世界醫療制度

World Health Systems

孫曉明—— 著

時報出版

內容提要

《世界醫療制度》一書分為總論、已開發國家與地區醫療制度特點、已開發國家與地區醫療制度、開發中國家醫療制度特點、開發中國家醫療制度5大篇，共21章。

第一篇總論涵蓋6章內容，基於多學科角度分析了世界醫療制度建立的理論基礎，並宏觀地介紹世界社會經濟發展與健康狀況，全面闡述醫療體系的制度結構及其健康決定因素，同時歸納世界醫療衛生制度的基本模式與選擇、社會醫療幫困救助制度政策，以及不同發展程度國家醫療制度改革的共通特點與趨勢。

第二、三篇主要集中論述已開發國家與地區的醫療制度，共涵蓋8章內容，先系統總結已開發國家政府在衛生服務市場中的作用、藥品管理基本政策及醫療費用控制模式等方面的特點，然後以國家衛生服務保障、社會醫療保險、商業醫療保險、儲蓄醫療保險、其他改良模式等5類主體制度類型劃分為主線，採取分鏡頭形式、有重點地、逐個深度剖析有代表性的已開發國家和地區（英國、加拿大、澳洲、瑞典、德國、法國、日本、波蘭、美國、新加坡、中國香港與臺灣）的醫療制度模式特徵，包括：醫療衛生政策體系的運行模式、發展過程、不同階段的改革措施與績效評價等，力圖詳盡地展現各個「流派」，旨在提煉不同已開發國家和地區的差異與特色。

第四、五篇主要集中論述開發中國家的醫療制度，共涵蓋7章內容，在對開發中國家的社會形態與結構界定基礎上，著重對「金磚五國」（BRICS，即巴西、俄羅斯、印度、中國、南非）醫療服務系統及其改革效果，進行比較研究，並概括開發中國家醫療服務和保障制度改革的經驗與啟示。同時，以「金磚五國」代表性引領國家，按區域分別詳盡、深入展示亞洲7國（中國、印度、泰國、越南、菲律賓、亞美尼亞、吉爾吉斯）、非洲3國（南非、埃及、摩洛哥）、歐洲4國（俄羅斯、匈牙利、捷克、保加利亞）、美洲4國（巴西、古巴、智利、墨西哥）等18個有代表性的開發中國家醫療制度的主要構成、特徵與未來改革價值取向等。

｜作者簡介

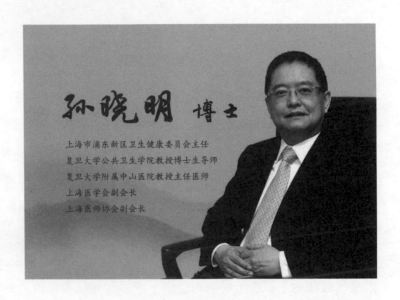

上海市浦东新区卫生健康委员会主任
复旦大学公共卫生学院教授博士生导师
复旦大学附属中山医院教授主任医师
上海医学会副会长
上海医师协会副会长

　　孫曉明，上海人。20世紀80年代上海醫科大學本科畢業，獲醫學士學位，從事臨床內科工作
多年。1990～1997年赴英國留學，1993年獲英國里茲大學（University of Leeds）全科醫學碩士學
位（M. Sc.）；1996年獲英國基爾大學（Keele University）衛生規劃與管理學博士學位（Ph. D），並
留校任研究員（Research Fellow）。留英期間，加入英國皇家醫學會，開始參加國際學術會議，發
表學術論文。2007～2008年，在美國哈佛大學公共衛生學院任研究員（Takemi Fellow），工作學習
一年。1997年，被上海市人民政府招聘回國，在衛生行政部門從事管理工作；2000年晉升主任醫
師。2005年，兼任復旦大學教授、公共衛生學院博士生導師、復旦大學附屬中山醫院教授、主任
醫師；2013年兼任復旦大學全科醫學系博士生導師。同時兼任上海市醫學會副會長、醫師協會副
會長、中華醫學會全科醫學分會副主任委員、上海社區衛生協會會長等職。

| 序

在第三次衛生革命來臨並逐漸被納入政府議程之際，2013年《世界衛生報告》提出了「全民健康覆蓋」（Universal Health Coverage, UHC）的時代主題，目標確保所有人都獲得其所需要的、可支付的衛生服務，希望各國在整個國家和地區內部減少健康領域的不平等，並作為可持續發展和減貧的關鍵組成部分。

作為一項基本的社會經濟制度，醫療制度是與一定時期社會、政治和經濟發展政策取向有密切關係。我們清楚地認識到，當前我國正處在完善社會主義市場經濟體制的重要轉型期，在工業化、城市化，新型城鎮化快速推進的背景下，中國醫改面對「看病難、看病貴」問題，依然存在著3個矛盾：一是居民高水準醫療需求與國家承受能力有限的矛盾；二是居民就醫需求與醫療服務供給的錯位性矛盾；三是醫務人員滿意與老百姓滿意之間的衝突性矛盾。有效破解這些矛盾的新思路是加強源頭治理、體系建設，透過改變醫療衛生服務模式和民眾就醫行為，真正從以「疾病」為中心、轉向以「健康」為中心，回歸百姓渴望獲得更高健康水準的原點目標與終極訴求。

雖然任何國家的衛生體制與保障，都與其政治制度、經濟水準及傳統歷史文化等「本土」因素，有著內在邏輯聯繫，但面對醫改世界性難題，中國醫療領域的問題，可能在一些已開發國家的某個階段曾經出現過，或目前某些處於轉型期的開發中國家正以不同形式或程度存在，如：如何處理好經濟發展與衛生投入的關係以及衛生資源配置的均衡、建立有序的分級診療制度等，這需要我們以全球視野去研究和掌握醫療衛生服務和保障制度發展的規律性，廣泛吸取世界不同發展水準國家的有益經驗，並把這些經驗與中國國情、與上海實際結合。

孫曉明博士的這本著作《世界醫療制度》，站在多學科的理論高度，全面闡述醫療制度結構及其健康決定因素，歸納世界醫療制度的基本模式與選擇，同時，分別系統比較有代表性的12個已開發國家與地區、18個開發中國家的醫療制度模式特徵、發展過程、改革措施與績效評價等差異，也總結不同發展程度國家醫療制度改革的共性特點、經驗啟示與發展趨勢，反思這些國家是如何應對和解決世界普遍性的難題，顯然這對於當前我們探索如何完善新醫改的道路，極具啟發價值。

　　這裡，提出3個層面的具體問題供各位讀者朋友探討、交流。

　　第一個問題是從宏觀層面出發，如何對醫療衛生領域政府與市場的關係進行有效制度安排呢？這個問題全世界都沒有答案。對正處在轉型攻堅期的中國來說，對這個問題的掌握更為敏感，稍有不慎可能影響整個國家社會經濟轉型的進程。在已開發國家中，英國國家衛生服務制度強調「計畫干預」；美國實行商業健康保險制度，重視「市場調節」；在「金磚五國」（BRICS）中，中國和巴西主要建立在「國家宏觀控制」的基礎，加以「適度市場調節」；印度和南非主要依靠「市場自發調控」；俄羅斯是「市場激勵」和「國家調控」共同推動，但BRICS之間衛生績效改善幅度差異明顯，且與本國收入水準關聯不大，這說明衛生服務與保障體制發展是有規律可循的。

　　對中國醫改來說，目前到底市場化過度、還是市場化不足呢？我以為這兩方面都存在，過度表現在於：公立醫院補償機制不健全、藥品生產經營混亂與價格虛高等，公平性問題隨之而來；不足表現在於：勞動技術價值無法體現、機構審核與人員流動障礙等，導致服務效率低下。對於新醫改保障的基本醫療衛生服務，帶有公益性質的公共或準公共產品，仍需強化政府主導，同步著力解決內部市場化失靈與不足現象；對於健康服務產業發展，如：社會辦醫與高端醫療服務、商業健康保險、生物醫藥與資訊技術等領域，可以選擇更多地依靠市場干預，以滿足群眾多樣化健康服務需求。

　　第二個問題是從中觀層面出發，衛生服務與醫療保障的行政管理體制應朝什麼方向發展呢？日本、德國等社會健康保險制度國家在21世紀初，將衛生與保障職能合併，有利於政府對衛生服務提供、醫療保險及其監管進行集中統籌。而處在發展中的金磚國家，印度根據本國國情建立了綜合性衛生行政管理體制，即國家衛生與家庭福利部；巴西也建立了集「醫療、醫保和藥品合一」的「大衛生部制」的行政管理體制。由於我國衛生管理與醫療保障處於相對「割裂」狀態，如：醫保分散在衛計委、人保、食藥監、民政等多個部門，容易造成政出多門、資源浪費。相關部門更多從本位利益角度推進孤立式改革，未能有效整合成以患者健康為中心的、連續的、協調的系統，這對整個醫療衛生體系的效率和品質是不利的。如果能夠藉助全面深化改革的形勢潮流，屏棄利益固化的藩籬，在理順醫療衛生保障管理體制上，優先取得一定的突破，在「大部制」理念的格局下，對於我們推進醫療、醫保和醫藥領域的協同、聯動改革，是否更為有利呢？

　　第三個問題是從微觀層面出發，在已開發國家已經較為成熟的家庭醫師與分級診療制度，能否也適用於開發中國家，並嵌入我國醫療衛生服務系統中呢？雖然，家庭醫師制度起源於歐美等已開發國家，可並非其專利，如：古巴政府從1984年開始在城鄉實行家庭醫師制，並於20世紀90年代推廣到全國。面對我國人口高齡化、持續改善健康需求與費用上漲，衛生資源配置需要策略性前移，鼓勵優質醫療資源向下，加強初級衛生保健（primary health care, PHC）體系建設，提高居民健康意識與能力，逐步實現本書中談到的從疾病保險向健康保險轉變，這樣服務就更具有效率，市民的就醫經濟負擔就能減輕。我國新醫改的政策行動是「保基本、強基層、建機制」，以構建有序有效的醫療衛生服務體系。社區全科醫師制度，可能是中國未來醫改的出路與方向。新醫

改以來，上海全科醫師制度實施走在全國前列，獲得了一些進展，但仍然存在種種障礙與疑惑，如：如何提出有效政策，讓優秀醫師的擇業首選為社區全科醫師，使得老百姓患病就醫放心首選全科醫師，危重症、疑難雜症才由全科醫師轉到大醫院找專科醫師？又如：怎樣使全科醫師服務的醫保支付方式，由「論件計酬（專案）後付制」改革成世界先進的「論人計酬預付制」，從而實現定點醫療、社區首診及逐級轉診的醫療秩序和制度？再比如：區域醫療聯合體的內部利益導向機制如何構建等。

上述這些問題能夠在本書中，尋找到一些有力的證據或合理的路徑嗎？是已開發國家的經驗舉措更可靠，還是開發中國家的實踐規律，更值得我們借鑑呢？我們需要從哪裡尋找更科學和更有力的證據，來支持政府下決心推進上述的改革呢？如果有興趣的讀者朋友，可以查閱本書2005年第一版以及2012年的再版《已開發國家和地區醫療體制與保險制度》，同時與這本《世界醫療制度》一起閱讀，不同的讀者或許會得出不同的感受。

孫曉明博士秉承令人嘆服的國際化視野，長期對國際醫療制度改革與發展趨勢的敏銳觀察及其追蹤思考，特別是近年來對開發中國家的聚焦研究，本書系統地增補大量最新的客觀資料、改革內容與實證分析後，全書顯得更加全面、豐富與精細，無論對政策制定者、學者，乃至許多社會公眾而言，或許可以對我們每個人心中的新醫改實踐道路，提供某些有價值的依據。因此，我很樂意為這本即將面世的新著作序，也歡迎各位讀者朋友，把你們閱讀後的想法與觀點與作者交流，和我們一起思考、設計更為理性和科學的模式，推進上海乃至中國的新醫改，積極為政府相關決策部門獻策，為中國能夠早日建立一套科學合理的醫療制度作出貢獻。

桂永浩　教授
復旦大學副校長暨復旦大學上海醫學院院長
2015 年 5 月

| 前言

　　鑑於我國國情，層級較高的衛生單位管理者，絕大多數由醫學專家擔任。他們每一個人從臨床醫師轉向管理單位時，心裡都糾結、掙扎過一陣子，那是因為醫師的職業有技術、有尊嚴，實在是很崇高。開始時，都認為從事衛生管理只是一種經驗，靠的是威信和權力，工作比較程式化和日常性，技術性比較低，我也不例外。20世紀80年代末期，從醫師走到衛生管理單位的時候，著實也痛苦了一陣子。

　　當我開始接觸衛生管理知識的時候，這種想法得到了根本的改變，從喜歡上這門學科，漸漸有些陶醉，甚至到了一發不可收拾的地步。1990年初，我幸運地獲得中英友好獎學金，前往英國，系統地學習和潛心研究這門學科。它展現給我的是一整套學之不盡、取之不竭的科學知識體系。我這才知道，原來世界上醫療體制和保險制度的研究、創新與實踐，也和藝術一樣具有多樣性、可變性和發展性，它是有「靈魂」的，充滿無窮的魅力。

　　經過多年的學習和積累，我在10年前編寫出版了專著《已開發國家和地區醫療體制與保險制度》，並於3年前傾力完成再版修編工作，使內容更加新穎、全面，收到來自學界同道、醫改相關決策部門及讀者朋友的熱烈迴響和鼓勵。在再版工作期間，我得到復旦大學梁鴻教授的啟示而產生一個念頭：能否在此基礎上，針對開發中國家的醫療服務與保障制度，再做進一步的研究？受社會經濟發展水準所限，廣大的開發中國家是否也有經驗可談呢？基於以下幾個方面的考慮，我認為答案是肯定的。

　　首先，21世紀是生命健康科學的世紀。這一主題在微觀層面上，體現在基因技術迅速發展；在中觀層面上，新的診斷和治療能力大幅提高，諸如各種器官移植、導管、微創技術的迅速突破和普及，公共衛生的防控能力提高也進展迅速；而在宏觀層面上，則聚焦在醫療服務體系和醫療保險制度的設計、實踐和不斷地改革，臻至完善。在全世界191個主權國家中，沒有任何兩個國家的醫療衛生體制是完全一致的。體制的建立與發展取決於國家國民的核心價值觀。醫療體制和保障制度改革也一樣，追求的目標是公平和效率，然而公平和效率只能兼顧，不能一致，否則世界上就不會有這麼多的制度存在，也不會有這麼多的爭論，使醫療改革成為世界難題。強調市場效

率的美國制度和強調計畫公平的英國制度，是世界上許許多多制度中，最典型的兩個極端。他們目前改革大方向都是汲取對方的優點，堅守自己價值取向的底線，小步向中間靠攏。其他已開發國家和地區的體制，都在這兩個極端體制的中間，有代表性的是德國和加拿大，其他只是偏向程度不同。近10年，世界醫療改革總的取向是以強調計畫公平、強調政府責任占主導地位，主要原因是認為人民的健康權是生存權的一部分，為了公平對待這種生存權，可以犧牲一部分效率。

自20世紀90年代以來，開發中國家的經濟，總體上呈現持續、快速發展趨勢，實力明顯增強，如：亞洲的中國、印度等國家，在過去的10年中，經濟增長遠高於經濟合作暨發展組織（Organization for Economic Cooperation and Development, OECD，簡稱經合組織）國家平均水準，開發中國家正大大地影響和推動世界利益局勢的大洗牌。有研究預測「金磚五國」將在2050年位列世界最強經濟體，因此，有理由相信，開發中國家的社會經濟發展與文明進步，會越來越受到國際關注與重視。在這樣的背景下，如果能站在更高的層級與座標，將開發中國家的醫療制度模式及改革進行全面、系統地展示與分析，我認為這符合未來時代的發展需求。

其次，從醫療衛生改革實踐角度來看，中國新一輪醫改已進入「深水區」與「利益衝撞區」，在立足本國國情的基礎上，需要吸收國際上已付諸實施且成效良好、具備可複製性、可推廣性的醫改理念或做法。對於諸多開發中國家而言，雖然國情各異，可是在同樣尚不發達的社會經濟條件下，都面臨屬性相似的命題，例如：經濟轉型、貧富差距拉大、人口多且流動性大、城鄉二元結構等，各國都在盡各自努力，嘗試不同的解決方案。也許這其中會蘊藏著適合我們借鑑的醫療改革經驗與規律。如本書提到的南非和埃及的醫療機構推行醫藥分開改革、大力發展商業健康保險；東歐和拉丁美洲的一些開發中國家推展家庭醫師制度，有效控制醫療費用的增長等。這些改革的實踐路徑，在我們構建有中國特色和時代特徵的醫療衛生體系時，亦具有很強的研究價值。

已開發國家的模式不能完全複製，開發中國家的路徑同樣需要修正。將兩者並行分析，互為參照，既能站在更高的起點上，又能進行更理性的思考。研究的視野越廣闊，展現的畫面就越客觀。當對開發中國家的分析進行到一定程度，這個想法促使我決定提煉兩方面的研究成果，整合成一本《世界醫療制度》。這些制度所蘊涵的價值取向與政治學和經濟學的理論，密不可分，植根於各自的社會經濟發展中，所以本書仍然從經濟學理論，輔以政治學觀點入手，以期深入探索能夠平衡兼顧公平與效率的醫療制度和改革方式。

應該提出的是，20世紀80年代以後的30年，是已開發國家和地區醫療體制和保障制度改革較為活躍的時期，各種理論和改革實踐，都能在這一時期得到充分體現，是當前模式演變和形成的基礎。所以本書從以往30年全世界相關的幾千篇文獻中，精選了最有借鑑意義的600篇，結合我在英國、美國、加拿大、澳洲等10幾個國家、10年的留學生涯中身臨其境的觀察、體驗和研究，進行參考、歸納、分析。此外，還著重收集整理世界衛生組織（WHO）、聯合國兒童基金會（UNICEF）、世界銀行（World Bank）等官方性質的世界社會經濟發展與衛生統計資料，以及非政府組織（NGO）和研究機構出版的某地區或國家的健康調查報告與政策方案。

相對而論，由於經濟、制度變遷與文化、語言等多方面原因，開發中國家醫療體制狀況與改革的相關資料，明顯少於已開發國家，特別是一些經濟疲弱的已開發國家，在國際文獻報導中很難查閱到，對這本書的編寫帶來很大的困難，因此，在選取典型開發中國家時，本書以「金磚五國」為代表國家，遵循了代表性和區域均衡性結合的原則。

本書分為5大篇，共21章。第一篇總論，重點分析世界醫療制度建立的理論基礎，並宏觀地介紹世界社會經濟發展與健康狀況，全面闡述醫療體系的制度結構及其健康決定因素，同時，歸納世界醫療制度的基本模式與選擇、社會醫療幫困救助制度政策，以及不同發展程度國家醫療制度改革的共通特點與趨勢。第二、三篇集中論述已開發國家與地區的醫療制度，系統總結已開發國家政府在醫療服務體系中的作用、藥品政策及醫療費用控制模式等方面的特點，然後採取分鏡頭形式，有重點地、逐一深度剖析有代表性的已開發國家和地區的醫療制度模式特徵，包括：醫療體系的運行模式、發展過程、不同階段的改革措施與績效評價等，力圖將各個「流派」詳盡地展現給讀者，旨在提煉不同已開發國家和地區的差異與特色。第四、五篇集中論述開發中國家的醫療制度，著重對「金磚五國」醫療服務系統及其改革效果，進行比較研究，概括開發中國家醫療服務和保障制度改革的經驗與啟示，並按區域分別展示18個代表性的開發中國家醫療制度的主要構成、特徵與未來改革價值取向等。

今天的衛生經濟學和衛生管理學，已成為一門從計量方法到系統論述都有嚴格定義和形式要求的科學，所涉及的領域也越來越廣泛，方法也越來越深奧。本書側重於介紹不同經濟發展程度國家和地區，衛生部門和醫療保險部門提出問題的方式和解決問題的方法，博採眾長和通俗易懂，始終是本書寫作的追求，本書最後還附有詳細的參考文獻索引，有意深究的讀者，可進一步參閱原始文獻。

感謝我的母校英國基爾大學衛生規劃與管理中心、里茲大學Nuffield衛生研究院、美國衛生研究院和美國哈佛大學公共衛生學院，那裡卓越的專家教授們，不僅培育我的學術才華、科學思維方式和實踐能力，並且提供大量有價值的參考文獻和資料。在本書編寫過程中，得到數位國內外領導、專家和學者的支持，特別是復旦大學副校長桂永浩教授的支持並為本書作序；我多年的合作夥伴、復旦大學梁鴻教授提出很多寶貴意見。此外，浦東衛生發展研究院的婁繼權常務副院長及張宜民、李妍婷、劉姍姍、荊麗梅、舒之群、白潔、丁嘩、喬韻等同事，給予大力支持，特別是張宜民博士協助我修正全書的邏輯框架，並進行統稿工作。還有雷鵬、鄒濤、汪曦、陳希、張芬、耿懷宗、蘆煒、黃蛟靈、劉蓉等研究人員，參與部分章節的資料收集、整理資料與校對工作及在前兩版參與部分章節的資料收集、整理資料與校對工作；以及在前兩版已開發國家和地區專著的編寫過程中，給予協助的原上海市衛生局的同仁們，對你們的辛勤付出和無私幫助，我在此一併表示表達誠摯的謝意。

　　當然，由於本書內容涉及面廣泛、統計資料豐富、參考文獻較多，同時，由於作者個人的認識水準和知識面有限，不可避免會存在不少問題，敬請專家、同道和廣大讀者指正。

孫曉明

2015年5月

目錄 CONTENTS

|第一篇 總論|

|第三篇 已開發國家與地區醫療制度|

第十一章　國家衛生服務制度代表國家　　　　　　258

|附錄|

第一篇

總　論

醫療制度與人類自身的生存發展和生活品質休戚相關。人類的健康發展不僅是社會生產力發展的首要條件，也是人類一切社會生產活動所追求的最終目標之一。

跨入21世紀，世界各國醫療制度的發展與改革，成了人們十分關注的熱門問題。美國醫療改革是前總統歐巴馬選舉時提出政綱的三大議題之一，在2010年3月獲美國國會通過。該醫療改革最終實現了全民醫療保險的夢想，具體實施方案包括：建立醫療保險交易中心、改革商業醫療保險、提高醫療衛生服務品質、高度重視疾病預防、鼓勵社區或家庭接受復健治療。法案初稿建議成立公營醫療保險，並管制由私人健保轉到公營健保。法案建議限制美國全民買健保，並不容許保險公司因疾病等藉口而對被保人拒保，或擅自增加保費。整個改革過程曲折而艱難，曾負責柯林頓總統時期的美國醫療體制和保險制度改革的希拉蕊，在她的回憶錄中曾寫到：「這個改革難題猶如人類社會政策領域的聖母峰。」歐巴馬推行的醫療改革，也一直遭受共和黨人的阻撓與反對，可以說美國醫療衛生體制改革步履艱難。

所有國家醫療衛生體制改革目標和原則是一致的：由政府主導和推動，一方面要不斷滿足人民衛生需求，而且這種滿足是公平的、可及的和高效率的，提高健康水準，促進醫學科技的進步；但另一方面費用不能過高，要保持財政平衡，控制政府、企業和個人負擔，保證社會保險基金的收支平衡，保持社會穩定。改革就是這種利益平衡，需要好好掌握拿捏。當中國社會經濟發展到今天，國內生產總值（GDP）已經成為世界第二，這種平穩發展應當偏向於增加政府財政投入，提高醫療保障水準和減少個人醫療負擔，特別是重大疾病的個人負擔。同時，重視社區衛生和全科醫學的發展，使衛生資源和病患就診基層下降，改革醫療保險的支付方式，從而達到控制醫療總額的目的。

中國也同樣面臨著醫療體制改革和醫療保險制度改革的關鍵時刻。一個世界性難題擺在我們面前：不斷滿足人民健康需求和有效控制醫療費用快速成長的矛盾。上海衛生行政部門經常引以為豪的一句話：「我們用開發中國家的經濟支持能力，維持已開發國家和地區的健康水準。」然而這話語背後隱藏了很多矛盾和危機。醫療衛生事業要發展，但投入和補償相對缺乏；人民的健康需求要滿足，但相應的醫療保險無論廣度還是深度都不充分；政府對醫療機構的正向投入補償不通暢；醫療市場激烈競爭和現代化發展的要求，迫使醫療機構將補償的來源轉嫁社會和患者。隨著各種因素的矛盾逐漸擴大，醫療服務體制和醫療保險制度本身與社會要求和承受力之間產生衝突，「看病難」和「看病貴」日益引起社會關注，要求改革的呼聲越來越高，並終於排入了政府的議事日程。這就十分需要從理論的高度以及已開發國家和地區改革實踐的經驗教訓中，重新審視當前面臨的矛盾和困惑。事實上，有很多相似的矛盾和問題，在已開發國家和地區的衛生服務和醫療保障事業發展過程中，都曾發生過，並以不同的方式被提出、激烈爭議、改革實踐。其他開發中國家——特別是金磚五國（巴西、俄羅斯、印度、中國和南非），今天也遇到了和我們相類似的問題。這些經驗和教訓對我國衛生事業的理論研究和改革實踐將提供有益的幫助。

美國和歐洲等已開發國家運用經濟學、社會學和公共政策學的理論原理，對醫療體制和保險制度進行了剖析和研究。這一研究體系在近30年裡發展迅速，很多著名大學建立了相應的研究所和學科群體，並透過研究和實踐發表了大量的學術論文和研究成果，已經形成了較為完善的學科體系。由於醫療服務和保險制度主要屬於公共部門的事業，因此已開發國家和地區更加注重宏觀政策的研究，更多地從資源利用效率、服務公平可及的角度，分析問題和解決問題。

| 第一章 |

世界醫療制度建立的
理論基礎

第一節　經濟發展理論

　　近90多年來，有5大經濟學流派深刻影響和主導已開發國家和地區醫療體制和保險制度的建立和變革，成為各國分析和評價的主要理論依據，尤其是近20年來的經濟發展理論，影響更為深刻。

　　經濟發展指在經濟增長基礎上，一個國家經濟與社會結構的現代化演進過程，即一個國家經濟、政治、社會文化、自然環境和結構變化等方面均衡、持續和協調的發展。經濟發展方式的衡量指標，除了經濟增長方式的指標外，還包括社會發展指標，如：人口總數和淨增率、國內發展指數、都市化水準、三級產業結構、居民居住條件、每千人口醫師數、人口平均預期壽命、政府廉政指數等；教育發展指標，如：公共教育經費占GDP的比重、國民平均受教育年限、在校大學生占適齡人口的比重等；社會公平與穩定指標，如：吉尼係數（Gini coefficient）、恩格爾係數（Engel's coefficient）、國民幸福指數、可持續經濟福利指數、收入差距警戒線、收入階層結構標準、貧困發生率、社會保障覆蓋率等；環境指標，如：自然資源和能源利用效率、環境汙染綜合指數等。

　　經濟發展的主要理論依據有馬克思等人的需要與全面發展理論、均衡發展理論、福利經濟學、分享經濟理論（魏茨曼〔Ezer Weizman〕等人）、創新理論（諾思〔Douglass Cecil North〕等人的制度創新理論、熊彼特〔Joseph Alois Schumpeter〕等人的技術創新理論）、可持續發展理論（人口與資源和環境協調理論、增長代價理論、自然回歸理論、持續提升人類生活品質理論、生態發展理論）等。

　　經濟發展理論，就狹義而言就是發展經濟學，是研究經濟落後國家以機器生產為基礎的工業經濟，取代以個體手工生產為基礎的農業經濟的工業化過程的理論。從世界經濟發展史來看，已開發國家經濟發展大體經歷了3個重要階段，也同時形成3種不同的經濟發展方式：

　　第一種經濟發展方式是：要素資源投入及資金投資驅動模式。大約是從18世紀末期工業革命起，到19世紀末期第二次產業革命開始前為止。背景是工業革命的興起，促使大量機器生產代替工廠手工業。該階段的經濟發展需要大量的機器製造業以及其他重工業支撐，經濟發展的動力主要表現為高投資的驅動。

　　第二種經濟發展方式是：技術創新驅動模式。大約是從19世紀末期開始，到20世紀中期為止。在該階段，要素資源的有限性，促使資源投入式的經濟增長無法保持，經濟增長的動力轉向技術進步和生產效率提高。

第三種經濟發展方式是：資訊技術驅動模式。從20世紀50年代開始，到目前為止（還沒有結束）。此階段的主要代表是先期工業化已開發國家。這些國家較早完成工業化，並逐漸步入以知識經濟為特徵的資訊化時代。本時期的經濟增長更多是將以互聯網為核心的資訊技術和高端技術的應用作為動力基礎。

就廣義而言，經濟發展理論是研究任何一個國家在經濟增長基礎上，經濟與社會結構的現代化演進過程的理論。

一、古典政治經濟學

作為從工廠手工業向機器工業過渡時期的經濟科學，英國古典政治經濟學是現代經濟發展理論的先驅。古典政治經濟學的經濟發展理論核心是：經濟增長產生於資本積累和勞動分工相互作用的思想，即資本積累推動生產專業化和勞動分工的發展，而勞動分工反過來透過提高總產出，使得社會可生產更多的資本積累，讓資本流向最有效率的生產領域，從而形成經濟發展的良性循環。亞當・斯密（Adam Smith）在論述如何增加國民財富時指出，財富的增長主要有2種途徑：一是透過勞動分工提高勞動生產率；二是增加生產性勞動的人數。

古典政治經濟學的經濟發展理論有3大主要特徵：

(1)古典政治經濟學經濟發展理論的分析方法，不是單純從經濟領域來分析社會經濟發展，而是全面考察影響經濟發展的社會、政治制度與道德等各種因素。

(2)古典政治經濟學認為，經濟發展是勞動、資本、土地等內在因素與技術變革、社會經濟制度等外在因素的綜合作用過程。經濟發展中始終存在著不同經濟主體的權力對立與利益衝突，經濟發展過程是充滿矛盾、衝突的過程。應當確立合理的制度，用法律規範各個經濟主體的權力關係，以保證經濟活動正常進行、有效地實現經濟發展。

(3)古典政治經濟學認為，經濟活動與經濟發展過程就是人類理性發揮作用的過程，以利益最大化為目標的「經濟人」，理性是經濟活動與經濟發展的內在動力與根本保證。作為經濟生活中「一般人」的抽象，經濟人就是「會計算、有理性、追求自身利益或效用最大化的人」。經濟活動是經濟人的「理性行為」，追求自身利益是驅動人的經濟行為的根本、普遍的動機。從事生產與交換的經濟主體，都是追求自利的理性人，每一個「經濟人」都試圖以最小的成本，獲得最大的收益。在自然秩序（市場機制、良好的法律和社會制度）的保證下，經濟人追求個人利益最大化的自由行動，會推動經濟的發展，並實現社會利益最大化。因此，經濟發展過程應當且必然是自發、和諧的過程。

古典政治經濟學認為，私有產權制度與自由競爭制度，是最適合人的利己本性與逐利理性的社會制度，因而主張建立與保護私有產權制度與自由競爭制度，減少政府對經濟的干預，讓「看不見的手」引導經濟的增長，進而鞏固、發展資本主義生產方式。從總體上來看，古典政治經濟學經濟發展理論認為，理性決定制度、制度實現理性，經濟發展理論典範是「理性主義」與「制度主義」結合的綜合典範，即基於理性的制度主義典範。古典政治經濟學經濟發展理論的這一基本特徵，成為後來經濟發展理論兩大典範——「制度主義典範」與「理性主義典範」形成的歷史淵源。

自20世紀80年代中期以來，許多發展經濟學家運用制度結構的研究方法，來研究各國的經濟

發展問題。他們認為，開發中國家經濟不發達的重要原因，就在於缺乏有效率的政治經濟制度，如：產權制度；提供公共物品的部門過於單一，缺乏競爭機制；權力過於集中，一旦決策失誤，影響是全面性的，損失巨大；市場體系和市場制度的不完善、不健全，扭曲價格信號，妨礙公平競爭。他們提出，開發中國家的經濟發展，除了需要有較高的資本積累率外，還必須進行相應的、同時也是非常重要的體制與制度的變革，甚至在某種意義上，制度變革對經濟發展的作用，比資本積累更為重要。

新制度主義認為，制度對經濟發展的功能主要有3個方面：(1)制度可以對財產和知識產權提供法律保護，激勵創新、形成發展的動力；(2)制度可以透過法律、規則、道德規範等來影響市場，提高資源配置的效率；(3)制度可以透過規則提高資訊的透明度，使每個人對別人和社會的行為反應，做出較準確的判斷。新制度分析典範重視制度因素和時間因素的內在作用，認為「制度是重要的」，制度不僅決定人們的相互關係，而且構成政治經濟和社會方面的交易的激勵結構，因此，注意力集中在制度激勵和資訊等，這些決定經濟績效的因素上。

二、福利經濟學

（一）福利經濟學及其社會保障政策主張

1920年庇古（Arthur Cecil Pigou）的《福利經濟學》（*The Economics of Welfare*）一書的出版，是福利經濟學產生的標誌。庇古把福利經濟學的對象界定在對增進世界或一個國家經濟福利的研究。庇古根據「邊際效用基數論」提出的兩個基本的福利命題，即：國民收入總量越大，社會經濟福利就越大；國民收入分配越是均等化，社會經濟福利就越大。他認為，經濟福利在相當大的程度上，取決於國民收入的總量和國民收入在社會成員之間的分配情況。因此，要增加經濟福利，在生產方面必須增大國民收入總量，在分配方面必須消除國民收入分配的不均等。

庇古認為，收入再分配過程中，窮人得到效用的增加要大於富人效用的損失，社會總效用會增加。因此，具有收入再分配性質的社會保障政策，可以擴大一國的「經濟福利」。據此，他在社會保障方面提出的理論主張，有以下幾點：(1)增加必要的貨幣補助，改善勞動者的勞動條件，使勞動者的患病、身障、失業和養老，能得到適當的物質幫助和社會服務；(2)向收入高的富人徵收累進所得稅，為低收入勞動者和喪失勞動能力者，增加失業補助和社會救濟，以實現收入的均等化，從而增加普遍的福利效果；(3)實行普遍社會保障制度，或按最低收入進行普遍補助的制度，透過有效的收入轉移支付，實現社會公平。庇古的福利經濟學，可以說是已開發國家和地區社會保障制度最主要的理論基石，對各國社會保障的建立與發展，產生深遠影響。

1929～1933年，西方世界發生經濟危機後，英美等國一些經濟學家在新的歷史條件下，對福利經濟學進行許多修改和補充。卡爾多（Nicholas Kaldor）、希克斯（Sir John Richard Hicks）、勒納（Marshall-Lerner）、西托夫斯基（T. Scitovsky）等人，建立在帕累托（Vilfredo Pareto）理論基礎上的福利經濟學，被稱為「新福利經濟學」。

最近20年來，西方經濟學家著重對福利經濟學中的外部經濟理論、次優理論、相對福利學說、公平和效率交替學說、宏觀福利理論等領域進行討論。他們認為，國家可以透過政府干預，調節價格和產量，實現資源的合理配置；這種分配制度，從某種角度看雖不盡合理，但是，如果

加以改變，則可能導致更不合理的現象。

　　儘管新舊福利經濟學，在理論上有很大不同，但是，作為福利主義的出發點都是相通的，那就是關注公平和效率以及社會福利的實現。

　　綜上所述，福利主義的社會保障理論的價值取向，有以下幾點：

1. 公平性

　　西方社會保障理論最顯著的特徵是：公平與效率的關係問題，始終處於西方社會保障經濟理論研究的核心地位，尤其是以公平為出發點，來構築社會保障經濟理論。福利經濟學正是以社會公平為出發點，來論證社會福利最大化的實現，認為社會保障的功能是為滿足社會公平目標，而提供的安全穩定機制，以彌補市場分配的缺陷。因此，必須把社會保障作為公民的基本權利和義務，由法律加以保證，並強制實施。福利經濟學所主張的：透過累進所得稅原則和個人間收入轉移支付制度，形成富有特色的「劫富濟貧」思想，這一思想直到今天，仍是許多國家的社會保障制度的理論基礎。

2. 普遍性

　　福利主義強調社會福利的普遍性和人道主義、人權觀念，服務對象為社會全體成員。社會保障的普遍性表現在2個方面：(1)社會保障是一項基本的人權，理應做到「人人有分」，不因民族、性別、職業、年齡等差異，而把一部分人排斥在外；(2)社會保障制度的「門檻」應低，應具有「可及性」，較易為社會成員所獲得，而不是理論上「人人有分」，但實際上卻難以享受到。

3. 福利性

　　「福利國家」的實踐，是福利社會保障理論最好的詮釋。按照福利主義者主張，社會保障的目標在於對於每個公民，由生到死的一切生活及風險，諸如：疾病、災害、老年、生育、死亡以及鰥寡、孤獨、身障者等都應給予安全保障。社會保障的福利性表現在3個方面：(1)個人不繳納或低標準繳納社會保障費，福利開支基本上由企業和政府負擔；(2)保障專案齊全，一般包括「從搖籃到墳墓」的一切福利保障，標準也比較高；(3)保障的目的不完全是預防貧困和消除貧困，而在於維持社會成員一定標準的生活品質，加強個人生存安全感。不僅是滿足人們的社會保障需求，而且要滿足人們的社會福利需求。

　　福利主義所主張的公平性、普遍性和福利性，本質上是統一的，統一於公平性這個基石上。普遍性和福利性是公平性的合理延伸。時至今日，公平性仍然是世界上多數國家社會保障制度的核心基礎。因此，通常人們講福利社會，思想是社會保障理論的鼻祖和主流路線，原因也正在於此。

（二）卑弗列治關於福利國家的主要理論

　　福利國家一詞，首見於英國坎特伯里（Canterbury）大主教威廉・鄧普（William Temple）1941年所著的《公民與教徒》（*Citizen and Churchman*）一書，福利國家是指企業生產物質產品，而政府則提供越來越多的、旨在提高文明和文化水準所必不可少的社會服務和基礎設施，包括：社會保障、公共衛生保健、住房、文化教育等內容。建立「福利國家」的目的是：有意識地運用政治權力和組織管理的力量，矯正市場機制對無能為力的勞動者在分配上的缺憾，為一部分特殊的社會成員提供物質生活幫助。一般認為，大多數已開發國家在第二次世界大戰以後，走向福利國家的道路。

　　1941年，英國政府委託曾任勞工介紹所所長和倫敦經濟學院院長的卑弗列治（William

Beveridge）教授，負責制定戰後實行社會保障的計畫，並於1942年底發表題為《社會保障及有關的服務》（*Social Insurance and Allied Services*）的報告，即「卑弗列治報告」（Beveridge Report）。其中心觀點是「社會保障應旨在維持生存的最低限度的收入」，「社會保障就是對收入達到最低標準的保障」，「國家所組織的社會保險、社會救濟的目的，在於保證以勞動條件並得維持生存的基本收入」，報告建議：英國社會政策應以消滅貧困、疾病、骯髒、無知和懶散5大禍害為目標，主張透過建立社會性的國民保障制度，對每個公民提供兒童補助、養老金、身障津貼、失業救濟、喪葬補助、喪失生活來源救濟、婦女福利等7個方面的社會保障。實現這些福利的基本方法有3種：社會保險、社會救助和自願保險。卑弗列治的報告提出社會保障的3個核心原則：

1. 普遍性原則

社會保障的實施範圍不限於社會的貧困階層，應包括所有公民，不論貧富都按統一的費用繳納保險費。

2. 政府統一管理原則

政府透過國民收入再分配，規劃、實施各種社會保障措施。國家有責任防止貧困和不幸，社會福利是政府的責任。

3. 全面保障原則或公民需要原則

實現充分就業，每個國民都有權從社會獲得救濟，使自己的生活水準達到國民最低生活標準。卑弗列治不僅在理論上確立了社會保障的主要內容、基本功能與原則，並且說明社會保障在實際運行中的機制。卑弗列治的社會保障理論為現代社會保障理論的發展奠定基礎，是社會保障理論發展史上的里程碑。

（三）福利經濟學對醫療服務和社會保障制度建設的影響

1948年，英國宣告已成為世界上第一個「福利國家」。之後，北歐國家包括：瑞典、丹麥、挪威以及其他西歐國家：法國、德國、奧地利、比利時、荷蘭、瑞士、義大利等經濟發達的國家，紛紛效仿英國實施社會福利政策，建立自己的「福利國家」。隨後，美國、澳洲、紐西蘭以及日本，也按「福利國家」的道路建立各自的社會保障制度。這種社會保障制度中，最主要的內容之一就是：為全體居民提供優質的醫療服務和醫療保障制度。伴隨著醫療服務和醫療保障制度的建立和發展，福利主義、福利國家已經在人類社會發展中，產生巨大的影響。今後福利主義思想，還將對世界各國的醫療服務和醫療保障制度建設，產生深遠影響。

三、凱恩斯主義經濟學

（一）凱恩斯經濟學理論的產生

1936年，凱恩斯（John Maynard Keynes）發表了《就業、利息和貨幣通論》（*The General Theory of Employment, Interest, and Money*），該著作主要是為了尋找資本主義大蕭條的原因及其救治措施。凱恩斯主義經濟學以需求管理為基礎，建立社會保障理論。凱恩斯認為，一個國家的生產和就業狀況，主要取決於有效需求。但是由於三大心理規律的作用，會經常出現有效需求不足，從而導致經濟危機與失業的發生。因此，國家必須對自由市場經濟進行干預，運用財政政策，透過有目的

和有意識的財政支出與收入，來指導消費需求的傾向。政府干預的方針是：國家利用改變租稅體系、限定利率及其他辦法，透過個人間的財政轉移支付，救濟失業者、貧困者，從而刺激消費需求。

他的理論體系和分析方法，開拓了全新的視角：社會保障制度對市場經濟的均衡效應。按照凱恩斯的理論，經濟蕭條和大規模失業，源於有效需求的不足，有效需求不足又是消費過低造成的。由於窮人的消費傾向高於富人，應透過向富人增加稅收，轉移支付給低收入者，以減少儲蓄，增加消費支出，從而實現宏觀經濟的均衡。凱恩斯的後繼者據此論證社會保障對宏觀經濟的長期均衡效應。凱恩斯的理論，掀起曠日持久的政府干預經濟的「凱恩斯革命」。

凱恩斯主義改變了西方經濟學的藍圖，也塑造了西方國家經濟的基本制度。自凱恩斯之後，自由放任的自由主義幾乎沒有市場，西方主流經濟理論毫不例外地打上凱恩斯主義的烙印：強調政府對市場的有效干預。典型的有米勒‧阿爾馬克（Alfred Müller-Armack）和路德維希‧艾哈德（Ludwig Wilhelm Erhard）等人的「社會市場經濟」思想及其在德國的實踐。「社會市場經濟」概念是由米勒‧阿爾馬克教授最早提出來的，他認為：社會市場經濟不是自由放任式的市場經濟，而是有意識地從社會政策角度加以控制的市場經濟。米勒曾說過：「社會市場經濟是按市場經濟規律行事，但輔之以社會保障的經濟制度，它的意義是將市場自由的原則和社會公平結合。」

到了20世紀80年代，出現了新的主張政府干預的學派——新凱恩斯學派，他們認為：政府的舉措以公共福利最大化為原則，或一般假設政府有良好的意願，政府政策制定在理論上應圍繞在怎樣使社會福利最大化。極力主張政府干預應在市場失敗的領域，發揮如下作用：維護競爭，限制壟斷；直接經營經濟事務，提供典型的公共產品；運用貨幣政策、財政政策調控有關的經濟變數，實現宏觀經濟環境穩定；注意收入再分配的調節，消除貧窮和不平等；界定和維護產權，促使經濟的外部性內部化。

凱恩斯主義對社會保障理論的最大貢獻，就是把「均衡器」這樣的價值觀念輸入社會保障，即社會保障是國家干預經濟的重要手段，也是調節經濟運行的「均衡器」或「穩定器」。

（二）凱恩斯主義對建立社會保障制度的影響

由於凱恩斯是從分析資本主義經濟的缺陷，推導出國家干預宏觀經濟的必要性，從國家干預的手段，論證社會保障對經濟波動的穩定作用。因此，凱恩斯理論從根本上論證了社會保障制度存在的合理性和必要性。由此，現代社會保障制度在美國誕生。此後，世界各國，尤其是已開發國家，不僅在建立社會保障體制時運用凱恩斯理論，在加強政府對包括醫療服務和社會保障制度在內的公共事業的干預，也將該理論作為實踐的基礎，在推動建立醫療服務和醫療保障制度上，也產生重要作用。

四、自由主義經濟學

（一）自由主義的經濟學理論

自由主義經濟學理論在西方經濟學中，根深柢固、淵源最深，可以說始終是西方經濟學的傳統流派。但在社會保障理論領域，第二次世界大戰之前的自由主義理論，並沒有機會與當時一統

天下的福利經濟學分庭抗禮，而在第二次世界大戰後的20～30年內，凱恩斯主義又如日中天，也沒有給自由主義經濟學理論留下多少空間。直到20世紀70年代後，伴隨著理論領域的凱恩斯主義危機，以及實踐領域的西方社會保障制度危機，自由主義理論才重新抬頭，代表者是「新自由主義」。新自由主義猛烈攻擊凱恩斯的國家干預、「混合經濟」、社會福利制度等，認為這些都違背自由市場經濟原則。20世紀80年代以來（特別是90年代），西方自由主義思潮及其政策主張，再度從不同角度影響社會經濟生活的各個領域，自由化和私有化成為貫串西方社會經濟發展的重要的主線。在社會保障領域，企業保險和商業保險計畫的異軍突起，構成社會保險私有化進程的重要組成部分，並在後來發展中扮演更為重要的角色。

以米爾頓‧傅利曼（Milton Friedman）為代表的新自由主義，以堅持自由市場經濟、反對國家干預經濟、減輕國家支付負擔為理由，對國有企業、社會福利制度等發起進攻。他們認為，政府作用的加強，是影響經濟利益和個人自由的禍根，過分的宏觀管理和社會保障，會形成官僚主義，導致非效率性。唯一的辦法就是削減社會福利，接受短期高失業。新自由主義的綱領是恢復自由市場經濟和強有力的個人主義刺激。新自由主義政策在整個20世紀80年代，有效刺激西方經濟再次發展。

新自由主義的代表，如：現代貨幣主義、社會市場經濟學派、公共選擇學派等，都認為社會保障破壞了市場機制的功能，嚴重影響自由競爭的市場秩序，因而反對「福利國家」，主張社會保障的市場化、私人化、多元化。

按照新自由主義的觀點，不僅企業要「私有化」、「市場化」，而且福利和包括醫療服務和醫療保障在內的社會保障，也應「私人化」、「市場化」、「商業化」，各人所得福利的多少，依據他的支付能力大小而定。這必然導致不同社會階層之間，社會保障待遇差距的擴大，加劇社會的不平等。而新自由主義恰恰認為，這樣可以克服資本主義社會福利制度的弊端，可以刺激工人的勞動積極性和資本家的投資積極性，有利於經濟發展。傅利曼指出，為了使自由市場有效運行，不應實現「福利國家」論者所主張的「公平」，而應當保持「不公平」。他說：「一個社會把公平放在自由之上，結果是既得不到自由，也得不到公平。」美國的醫療保險，就是典型的例子，過分注重民眾的選擇自由，導致醫療覆蓋面不齊，公平性不足。美國GDP的16%都花在醫療方面，效果卻不好，還有15%以上的人沒有醫療保險（大約4,000萬）。2008年9月，金融危機以來的3個月中，沒有醫療保險的人數，又增加了600萬。相比之下，法國在醫療方面的花費是GDP的11%，而所有法國人都有醫療保險。

（二）新自由主義對醫療保障制度的影響

貨幣主義和供給學派以經濟效率原則為出發點，針對凱恩斯主義經濟理論的失靈和福利型社會保障制度的危機，提出了削減社會保障支出的政策建議，並在各國社會保障制度的改革實踐中，得到廣泛採納和運用。醫療服務中，效率主要體現在醫療費用的有效控制和醫療服務的品質提高。在過去的20多年內，西方已開發國家找到有效管理醫療費用上漲的方法，醫療服務組織和籌資方法是關鍵。其中依賴國家預算籌資，或在總額預算下的多樣性保險計畫，以及醫療費用的分擔制，是最有效的。現在問題不僅是如何控制費用，而是如何在確保患者和公眾合理滿意的情況下，提供成本效果良好的各種醫療服務。

作為新自由主義理論影響社會保障制度建設的典型案例，在醫療保障方面當推美國的醫療保障制度。美國的醫療保障制度，基本上是按照新自由主義的原則，由市場來運作，而政府僅僅承擔有限的責任——對老人和窮人進行醫療照顧和救助。換而言之，只有無法透過市場解決的問題，政府才介入。

新自由主義對醫療服務和醫療保障制度的影響，表現在國際上越來越多的國家採用多層級的醫療服務和醫療保障制度。醫療服務和保障制度的多元化表現為：行政手段與市場手段並舉；政府與非政府組織、營利與非營利組織密切合作；個人和家庭、企業、社區和政府共同分擔等。體現多元化的醫療服務和保障制度的兩個部分：一部分是由政府承諾滿足的基本醫療和基礎性社會保障；另一部分是由多元主體提供，自主選擇參與特別需求的醫療服務和補充性的社會互助醫療保險，以及政府的醫療救助制度。

五、資訊和制度經濟學

（一）資訊經濟學對醫療服務和醫療保障制度的分析

1961年，斯蒂格勒（George J.Stigler）在《政治經濟學》雜誌上，發表了〈資訊經濟學〉的論文；同年，維克瑞（William Wikrey）在財經雜誌上，發表了〈反投機、拍賣和競爭性密封招標〉的論文。這兩篇文章的發表，代表資訊經濟學的誕生。許多重要的資訊經濟學專題，都以「對策論」為基礎，如：信號和逆向、機制設計、合約與道德風險、拍賣、聲譽等專題。這些問題大多涉及資訊不對稱。從本質上講，資訊經濟學是「資訊不對稱博弈論」在經濟學的應用。在資訊學文獻中，通常將博弈中擁有私人資訊的參與人稱為「代理人」（agent），不擁有私人資訊的參與人稱為「委託人」（principal）。據此，資訊經濟學的所有分析，都可以在「委託—代理人」的架構下進行。

1. 資訊不對稱和逆向選擇問題

當人們進行交易時，產品的品質是重要的特徵。在許多情況下，買主不了解產品品質，真正了解產品品質的是賣家。不同的賣家（廠商）提供的產品品質不同，那些賣品質差的產品（次級品）的賣家，為了自己的利益，將品質的資訊「隱藏」起來，這時候所有的賣家都說自己的產品是好產品。而對於買家而言，他們無法區分誰在說真話，誰在說假話，只能根據對整個市場的估計，決定購買數量以及決定支付的價格。在好產品和次級品被顧客以同樣的方式對待時，次級品在成本上具有優勢，從而可能在銷售上占優勢。當顧客發現所購產品並非如估計的那樣好時，他們會進一步降低對產品品質的估計水準，降低願意支付的價格。此時，則可能將成本高的好產品淘汰出市場，留下的是次級品。結果使得好產品在競爭中失敗，而次級品卻留在市場，違背市場競爭中優勝劣汰的選擇規則。

1970年，阿克洛夫（George Arthur Akerlof）對舊車市場（次品市場）進行分析，開創了「逆向選擇理論」，逆向選擇說明了偽劣產品對市場的破壞作用。偽劣產品有可能將好產品擠出市場，並最終摧毀消費者對市場的信任，導致市場的萎縮，這在市場上是很常見的事情。目前，民營醫療機構服務市場的局部惡性競爭中，已經出現這種情況。

但在一些情況中，能夠隱藏資訊的是買家，而不是賣家，如：醫療保險市場就是這種情況。在醫療保險中，那些知道自己身體狀況不佳，隨時都可能住院的人，最積極購買保險；而那些身

體狀況良好的人，購買保險的意願就會小得多。在這種情況下，保險公司提高保險價格（降低賠償金額），有可能將風險較少的健康顧客，逐出保險市場，而留下那些隨時會發生疾病風險或需要賠償的顧客。這就是逆向選擇問題。

在交易過程中，「價格」大多是相對於「數量」特徵而言，但是，當「品質」特徵的資訊使得交易變得不明確時，傳統的價格競爭模型，將失去對經濟現象的解釋力。「品質」的資訊對於市場的存在，變得重要起來。顯然，這種問題不僅是舊車市場和保險市場的問題，實際上是十分普遍、廣泛存在於經濟社會中的問題。我們可以看到經濟社會如果不能好好地解決這些問題（將好壞區分開來），市場很可能不復存在。如何將不同品質、不同特徵的產品區別開來，成為經濟社會非價格制度的重要內容。

資訊的甄別、區別產品的方法，可以由不知道私人資訊的人確定，即由委託人（舊車買家和保險公司）制定出一套策略或合約，供賣車人或投保人選擇。如：在醫療保險市場上，保險公司可以制定出針對不同投保人特徵的合約。當然，當品質不同的產品混在一起，無法讓消費者或顧客區別時，企業也會主動「顯示」自己的特徵，表明自己的產品品質較好，以便讓顧客把它和品質不好的產品區別開。經濟制度的重要功能之一，就是使經濟社會中的活動者，能夠透過經濟制度，顯示自己的真實信號。在擁有私人資訊的代理人，試圖透過信號的傳遞活動，將自己的特徵和其他社會成員區別開時，被社會共同信任的經濟制度，將發揮重要作用。

逆向選擇問題說明了在市場經濟中，對資訊真偽的甄別，是十分重要的。委託人可能透過合約的多樣化，甄別具有私人資訊的代理人的特徵。但是對代理人主動傳遞的資訊真偽的甄別，也是十分重要。在這個時候，政府及法律部門對信號的管理，具有重要的作用。在此基礎上建立的經濟制度，應該成為有效地傳遞真實資訊的基本工具或手段。

2. 道德風險

在交易雙方簽約後，當委託人的利益還要取決於代理人的行動時，委託人的利益實現就有可能面臨「道德風險」，委託人不能肯定代理人是否願意或是否積極去實現委託人的利益。在經濟學中，道德風險主要涉及契約中無法明確規定的代理人的行動選擇。對於這些行動的選擇，代理人相對於委託人具有私人資訊，具有隱藏性，委託人無法觀測到這些行動。代理人對這些行動的選擇，將影響委託人的利益。如：患者到醫院治療，患者已經支付了治療費。按照契約，患者應該得到相應的治療。但是，醫院派什麼水準的醫師為患者治療，醫師在治療中是否認真負責，這些行動的選擇，取決於醫院，患者無法知道自己是否得到醫院能夠給予的最好的或最恰當的治療。

3. 激勵的方式

為了避免出現道德風險，如何激勵他人採取有利於自己的行動，就是關鍵。應該說，承諾本身就是一種激勵，價格制度的本意，也是激勵他人從事某些行為。但是，當資訊不對稱時，這種方式是不充分的。機制設計說明了一個基本的概念：從事後的結果再來決定最終支付的價格是多少（如：經理的薪資、員工的薪資）；或者事後由於道德風險可能帶給委託人的風險，在合約中被部分（或全部）轉變成代理人自己的風險，如：定額承包制度就是這樣的機制。如果不承包，風險由委託人承擔；承包後，風險由代理人承擔。個體理性的決策者，會使他人遭受道德風險的損害，但不會使自己行動傷害自己的利益。但是，激勵的具體形式是什麼？在不同的情況下，哪一種方式合理？這就是十分複雜的問題了。如：人們可以透過契約，較為正式地解決相互激勵的問

題，合約可以較為詳細地規定在各種可能的情況下，雙方的利益安排是什麼。這種以契約解決問題的方式，需要以法律的約束力為基礎。

另外，人們也可以透過「信譽」的方式解決問題。任何人都不可能不和社會保持相應穩定的、長期的關係。這時候，「信譽」是他們獲利的重要「資本」。透過信譽解決道德風險問題，經濟社會產生對「職業道德」的需要。經濟社會對不同的職業形成「職業道德」的要求和評價標準。那些不能按照這種標準進行職業活動的人，有可能失去職業資格，這種威脅使得社會成員自覺約束不道德行為。社會職業道德觀念的形成以及對不道德行為懲罰，是解決道德風險的重要手段。

在醫療保險實踐中，由於存在著「第三方」付費，因此，對醫療保險管理機構和對服務機構的機制設計，更為重要。在醫療費用結算中，存在的各種方式，目的是誘導醫療服務機構採取有利於醫療保險機構的行為，但是，資訊經濟學原理告訴我們，透過信譽的方式，督促醫療服務機構樹立良好的職業道德，也是一個重要方面。

4. 逆向選擇、道德風險對醫療保險管理的分析

(1)醫療保險市場的不確定性

醫療保險市場存在許多特殊性和不確定性，從資訊不對稱角度來看，首先是逆向選擇的存在；其次是道德風險問題。經濟學家們比較醫療市場與標準競爭性市場後，發現前者具有許多特殊性。標準競爭性市場與醫療市場的區別，見表1-1-1。

由於醫療保險市場和標準競爭性市場的差異，導致資訊極度貧乏。主要體現在幾個方面：首先，患者缺乏醫療資訊，不具備專業方面的知識；第二，消費者要想了解這些資訊，就只有向醫師諮詢，而醫師恰恰是出售這種商品的人，難以公正全面地告知患者這些資訊；第三，消費者即使獲得一些資訊，也不一定能夠做出完全正確的判斷；最後，失誤的判斷很可能導致錯誤的選擇。而錯誤選擇的成本很高，與其他商品相比，在許多情況下，往往具有不可更改、不可重複，甚至不可逆轉等特點，因此，患者對醫師又產生資訊依賴，難以自己決斷。

(2)交易費用過大

私人醫療保險制度的交易費用，被認為高於社會醫療保險制度下的交易成本，其中部分原因是前者的會計成本和訴訟成本，占了相當大的比例，而會計成本和訴訟成本的高昂，被認為主要是由於資訊貧乏造成的。較高的交易費用，直接導致2個後果：一是降低醫療福利水準。主張實行社會醫療保險的人，正是抓住這個理由，認為私人醫療保險還不如沒有保險，在沒有第三方付費的情況下，就減免交易成本，從而可以提高資金的利用率。二是私人醫療保險導致醫療保險產品價格上升。由於交易成本高，保險產品價格昂貴，買不起保險的人口比例，可能會逐年增加，這

表1-1-1 標準競爭性市場與醫療市場的區別

標準競爭性市場	醫療市場
有許多賣者	醫院的數量有限
商品具有同質性	商品具有不同質性
買者資訊是充分的	買者資訊是不充分的
公司的目標是利潤最大化	大部分醫療不以營利為目的
消費者直接付款	消費者只支付一部分費用

又是主張實行社會保險的人所堅持的另一個重要理由。事實也是如此,以私人醫療保險制度普及面較廣的美國為例。1980年,沒有保險的人口比率為12.5%;到2002年這比率增至15.5%,即3,650萬人口沒有任何醫療保險;到了2010年,這比率增至16.3%,沒有醫療保險的人口上升至4,990萬。這與醫療保險產品價格上升,是有關係的。

(3)逆向選擇

導致醫療保險市場供給不足的重要原因之一是逆向選擇。不同的人感染疾病的機率是不同的。就理論上而言,天生體弱者只能支付較高的保險費,才能買到醫療保險,但是,逆向選擇的結果是高風險的人隱瞞其真實風險狀況,積極投保的人很可能都是天生體弱的人。結果促使醫療保險的人群不斷衰減。低於平均風險的人,要承擔平均風險水準的費用,認為划不來,就縮減購買需求;高於平均風險的人,要增加保險費用,否則被拒之門外,這種惡性循環,將會使退出市場的人越來越多。很多國家堅持強制性的社會醫療保險,就是為了從根本上解決逆向選擇問題。

(4)道德風險

無論是社會醫療保險,還是市場機制的私人醫療保險,都存在道德風險問題。在有第三方付費情況下,醫病雙方由於利益一致,可能達成默契,產生過度服務和消費,共同犧牲醫療保險部門的第三方利益。所以,醫療保險最大的困難是在納保之後的醫療消費過程。但是,由於「健康」的標準和治療的效果,與其他「產品」相比,很難界定和度量,醫療行為和過程難以標準化、程式化和規範化,因此,對醫療消費的監管,既受成本制約,還受技術制約。從更廣泛的範圍綜觀,道德風險還會表現在醫療消費環節之外。納保以後,很可能較少努力地去避免風險,如:不太注意飲食、吸菸和不太注意鍛鍊身體等,個人減少健康預防措施,必然影響醫療保險需求,結果必將是私人成本與社會成本的背離。社會醫療保險越全面,納保人對其醫療服務行為承擔的責任就越少,越容易過度消費,這也是醫療保障水準不能過高的一個原因。

透過運用資訊經濟學,對醫療服務和醫療保險市場的分析發現,醫療體制和保險制度可持續發展的問題以及長效管理,遠比建立一個制度更加困難。儘管資訊經濟學不能提供有針對性的、立竿見影的管理醫療保險效果,但該理論對醫療服務和醫療保險適用中的漏洞和弊端分析,是深刻的,因此,該理論是對醫療服務和醫療保險制度設計、政策制定和管理運行進行分析和評價的有力工具。

(二)制度經濟學對醫療服務和醫療保障制度的分析

制度經濟學是把制度作為研究對象的一門經濟學分支,起源於19世紀末的德國歷史學派。制度經濟學是研究制度對於經濟行為和經濟發展的影響以及經濟發展如何影響制度的演變。制度指人際交往中的規則及社會組織的結構和機制。康芒斯(John R. Commons)認為,制度是集體行動控制個人行動的一系列行為準則或者規則。舒爾茨(Theodore William Schultz)將制度定義為一種涉及社會、政治及經濟行為的行為規則。諾思指出,制度是一系列人為制定出來的規則、守法秩序和行為道德、倫理規範,是社會的遊戲規則,旨在約束主體福利或者效應最大化的個體行為,是規範人們相互關係的約束。柯武剛(Wolfgang Kasper)和史漫飛(Manfred E.Streit)認為,「制度是廣為人知的、由人創立的規則,它們的用途是抑制人的機會主義行為,它們總是帶有某些針對違規行為的懲罰措施」。以上定義雖然側重各有不同,但都表明一個共同的涵義,即:制度是規範

個人行為的各種規則和約束，這些規則和約束是人為制定的。因此，在制度演進的過程中，人們可以發揮改變舊制度、制定和實施新制度的主要動作。

制度經濟學分析中，非常強調規則的作用。規則是用來約束組織成員，並使之朝共同的方向努力的手段或措施，是制度的運行機制。要實現制度的發展，首先必須完善制度的機制或者制度中的規則。同時，在發現問題後，需要對制度做出相應調整。制度的調整實質是對人的行為的控制和調節，而制度的運作也有賴於人的行動來完成。人與制度的關係是雙向的：一方面，一切制度都是透過人的行為而形成、維持和演化的；另一方面，任何人的行為及支配行為的動機，又總是受到既定制度的約束和影響。完善合乎規律的規則或制度的運行機制，能夠推動制度不斷發展和完善。

制度經濟學還認為，制度的演進與其環境條件緊密相關。制度的運行是透過特定的組織實現的，任何組織的存在和發展，都離不開環境條件。在一定的環境條件下，也會產生相應的制度，而且隨著環境的變化，組織的規則（即制度的運行機制）也必須做出相應的調整，否則制度可能會解體。當然，強有力的制度或多或少也能對環境條件產生影響。但是，拋開環境條件談制度，是沒有意義的。當前世界各國的衛生保障體系各異，也正是各國結合國情需要和歷史文化環境，產生符合各國實際情況的衛生保障體系。

制度功能的制度結構、制度變遷、制度效率、制度配置、制度耦合、制度衝突和制度真空等重要概念，是制度經濟學的重要分析工具，對於研究制度演進、評價制度績效和發現制度中存在的問題，具有重要作用。諾思認為，制度變遷是制度不均衡時，追求潛在獲利機會的自發交替過程，而現實中，制度變遷方式的選擇，主要受制於社會的利益集團的權力結構和社會的偏好結構。各國的醫療衛生保障制度，一直經歷改革，每當公眾抱怨醫療保險的時候，總是會將制度包括在內，而制度經濟學也的確可以給醫療體制和保障制度一些理論指導。

1. 制度變遷的路徑依賴

路徑依賴是指人們一旦選擇了某個體制，由於規模經濟、學習效應、協調效應以及適應性預期等因素的存在，會導致該體制沿著既定的方向，不斷得以自我強化。「路徑依賴」理論被總結出來之後，人們把它廣泛應用在選擇和習慣的各個方面。在一定程度上，人們的一切選擇都會受到路徑依賴的可怕影響，人們關於習慣的一切理論，都可以用「路徑依賴」來解釋。

在亞瑟（W. ·Brian ·Arthur）的技術路徑依賴、戴維（Paul ·A. ·David）的歷史路徑依賴的基礎上，諾思把路徑依賴理論引進他的制度變遷分析架構，從而建立制度變遷的路徑依賴理論，這一理論已成為今天新制度經濟學極其重要而十分著名的理論。

諾思認為，路徑依賴類似物理學中的慣性，事物一旦進入某一路徑，就可能對這種路徑產生依賴。這是因為，經濟生活與物理世界一樣，存在報酬遞增和自我強化的機制。這種機制使人們一旦選擇走上某一路徑，就會在以後的發展中，不斷地自我強化。沿著既定的路徑，經濟和政治制度的變遷，可能進入良性循環的軌道，迅速優化；也可能順著原來錯誤的路徑往下滑。一旦進入鎖定狀態，要脫身而出，就變得十分困難，往往需要借助外部效應，引入外生變數或依靠政權的變化，才能實現對原有方向的扭轉。因為背後都有對利益和所能付出的成本的考慮。對組織而言，一種制度形成後，會形成某個既得利益集團，他們對現在的制度有強烈的要求，只有鞏固和強化現有制度，才能保障他們繼續獲得利益，哪怕新制度對全局更有效率。對個人而言，一旦人們做出選擇以後，會不斷地投入精力、金錢及各種物資，如果哪天發現自己選擇的道路不合適，

也不會輕易改變，因為這樣會使得自己在前期的巨大投入，變得一文不值，這在經濟學上叫「沉沒成本」。沉沒成本是路徑依賴的主要原因。

2. 制度結構理論視角

制度結構是指某一特定對象中，正式的和非正式的制度安排的總合。這裡的「某一特定對象」是指國家、社會或者某種具體的活動。正式制度包括：政治規則、經濟規則和契約，以及由這一系列的規則構成的等級結構，從憲法到成文法與普通法，再到明確的細則，到最終確定的單個合約；從一般規則到特定的說明書，它們共同約束著人們的行為。非正式制度是人們在長期交往中，無意識形成的，具有持久的生命力，並構成代代相傳的文化的一部分。從歷史來看，在正式制度建立之前，人們的關係主要是靠非正式制度來維持，即使在發達的市場經濟中，正式制度也只是決定選擇的總約束中的一小部分，經濟運行的大部分空間，仍然是由非正式制度來約束的。在諾思看來，非正式制度包括：價值觀念、倫理規範、道德觀念、風俗習慣、意識形態等等。在非正式制度中，意識形態處於核心地位，因為不僅可以蘊藏價值觀念、倫理規範、道德觀念和風俗習慣，而且還可以在形式上構成某種正式制度安排的先驗模式。

根據新制度經濟學理論，契約可以簡單理解為合法的雙邊交易中，雙方就某些相互義務達成的協議（菲呂博騰〔Furubotn and Richter〕，1998），任何交易都是透過一定的契約形式進行的。因而，醫療保險也可以理解為政府、醫療機構與個人，就交易醫療資源而簽訂的合法契約。從契約經濟學的角度入手，不僅可以從醫療保險機制層面考察交易本身，更可以將研究的範圍深入到醫療保險機制賴以生存的制度層面，正如德國經濟學家歐根（W. Eucken, 1951）所說，契約不僅是從事交易的方式，透過契約還可以創造不同經濟形勢的經濟組織和權力結構。

而醫療保險本身就具有明顯的契約性質，醫療保險契約作為一種長期契約關係，不僅強調專業化合作，而且強調長期契約關係的維持。政府和個人為了在醫療保險資源交易中，獲得最大的預期收益，在經濟的原則下，根據醫療保險制度建立當時的情況，規定部分的交易屬性和條件，對於當時無法做出明確規定或所費頗多的條款，留待以後進行過程性的相應處理或改革。因此，可以認為，醫療保險契約是典型的關係型契約。從合約的完備性來講，由於人們和政府的行為和決策，受到有限理性和資訊不對稱的限制，不可能確切地預期到關於醫療保險契約的所有變故，因而，不可能制定出完備無遺的契約條款；交易費用的存在，使政府在建立醫療保險制度的時候，可能人為地將醫療保險制度設計得不完善，而將那些耗費頗大或根本不可能進行界定的維度，暫時排除在醫療保險制度之外，留待以後保險制度改革或借助法律、習慣等制度約束來處理。

由於醫療保險契約的不完備性，政府如何防範個人、醫療機構利用契約的不完備性，而過多占用醫療資源，將是醫療保險機制能否維持的關鍵。新制度經濟學一般認為，默認的契約保證更符合「競爭性締約過程」的要求，且比明確的契約保證，更能有效地保證不完全契約的實施。新制度經濟學強調默認契約的重要性，同時默認契約的關鍵就是解決所謂「准租」問題。醫療保險中的准租，是指機會主義可能對醫療資源的侵占，主要來源於國家、醫療機構、個人的資訊不對稱以及與此相關的不完全的社保契約。醫療保險准租主要分為個人利用其資訊優勢占用准租和醫療機構利用其資訊優勢占用的准租。個人准租與商業保險類似，非商業醫療保險中個人的資訊優勢，同樣導致道德風險和逆向選擇。由於第三方付費，這裡的道德風險通常表現為個人過度利用衛生資源（使用醫療服務、昂貴的藥品及先進的醫療設備、更長時間的住院等）。

第二節　公共產品理論

一、公共產品的概念與特徵

公共產品理論是經濟理論焦點之一，理論創新可為公共產品（public goods）的有效供給提供理論指導。狹義的公共產品是指具有非競爭性和非排他性的物品。廣義的公共產品是指具有非排他性或非競爭性的物品，包括：純公共產品（pure public goods）、俱樂部物品與公共池塘資源三大類。薩繆爾森（Paul Anthony Samuelson）、布坎南（James McGill Buchanan）和奧斯特羅姆（Bengt Holmström）等指出廣義公共產品面臨的典型問題，如：搭便車問題、排他成本問題、公地悲劇問題、融資與分配問題，並基於不同的物品分類及其面臨的問題，提出相應的理論模型，如：純公共產品理論、俱樂部理論和公共池塘資源理論。物品分類的標準各不相同，有排他性與競爭性標準、公共性標準、相對成本標準等。如：海德（John G Head）和舒普（Carl S Shoup）發現相對成本標準，可以區分公共產品與私人物品（private goods），該標準也被稱為經濟效率標準。他們認為無論服務以何種方式被提供，只要在非排他的情形下，以更低的成本在特定的時間或地點被提供，那麼就是公共產品。霍爾特曼（Bernhardt Holtermann）認為，界定公共產品的標準是物品屬性。不同經濟物品，具有不同的公共性，對應不同的產權配置。巴澤爾（Yoram Barzel）則認為，由於存在資訊成本，任何一項權利都不可能完全被界定。生態資源的一部分價值，由於其權利界定的缺失而留在「公共領域」。哈德森（John Hudson）和瓊斯（Philip Jones）也認為產權和技術的變化會引起該物品屬性的變化，物品分類的唯一標準是公共性。

公共產品能為絕大多數人共同消費或享用，由政府（或公共部門）所生產和提供。公共產品一旦提供出來，所有人都能得到享受，且無法採取有效的措施，使得受益人主動自願地為這些公共產品付費。因為無法收回成本或賺取任何利潤，私人和企業不願投資公共產品領域。公共產品一般不能由市場提供，必須而且只能由政府或公共部門發揮主導作用。由於具有非排他性，每個人都相信他付費與否，都可以享受公共產品的好處，那麼他就不會有自願付費的動機，而傾向成為「免費搭乘者」，從而公共產品的投資無法收回。這種「搭便車」的現象，使得公共產品的市場提供，必定會出現不足的情況，即出現「市場失靈」的現象。

從理論上來說，界定一種物品或服務是否為公共產品，要看其是否具備兩個特徵：非排他性和消費的非競爭性。所謂非排他性是指：只要有人提供公共產品，不論其意願如何，都不能排除其他人對該物品的消費。若想排除其他人從公共產品中受益，或在技術上是不可行或極其困難的，或者排除的成本過於昂貴而缺乏可行性。所謂消費的非競爭性是指：某物品在增加一個消費者時，邊際成本為零，即在公共產品數量一定的情況下，將其多分配給一個消費者的邊際成本為零。這並不意味著多提供一單位公共產品的邊際成本也為零，在這種情況下，多提供一單位的公共產品的邊際成本和其他物品一樣是正的，因為公共產品的提供，同樣耗費有限的資源。依據以上兩個標準，我們可以將不同的物品劃分為純公共產品、準公共產品（quasi-public goods）及私人物品。同時具備上述兩個特徵的物品是純公共產品，兩個都不具備的是私人物品，只具備一個的是準公共產品。從嚴格意義上來說，上述兩個特徵的規定都不是絕對的，它們都有賴於技術條件

和具體環境。在確定物品是否為公共產品時，必須考慮受益者人數及能否將這些受益者排除在該物品的享用之外。當受益者人數眾多，且排除任何一個受益者，在技術上不可行時，該物品就可視為公共產品。薩繆爾森對公共產品的經典定義是：公共產品是指每個人對它的消費，不會減少其他人對該物品的消費量的物品。

在現實中，真正的純公共產品是很少的，大多數物品都可以被看作是介於純公共產品和私人物品的準公共產品。我們將從公共產品、準公共產品和私人物品的區別與聯繫切入，分析政府提供公共產品和準公共產品的範圍、規模及資金來源，並指出各級政府在這過程中的分工，進而分析公共產品和準公共產品的不同供應方式，最後說明公共產品理論對中國新醫改理論和實踐的意義。應用公共產品理論，可以對中國醫療體制改革領域的公共產品，進行範圍和規模的定位，可以明確衛生公共支出，即財政提供的公共產品的性質。在醫改領域中，財政作用範圍應限於公共產品和準公共產品中的公共屬性部分，對於私人物品和準公共產品中具私人屬性部分，應逐步退出，也就是說財政應從經營性和競爭性領域退出。從公共經濟學的視角，分析中國現行醫療體制改革中存在的問題，根據公共產品理論指出中國醫療體制改革中存在的市場失靈現象，能夠為完善中國醫療體制改革，提供啟示。

二、公共產品的分類標準

從分類標準來看，公共產品是與私人物品相對應的概念，是指在消費活動中具有效用的不可分割性、非排他性和非競爭性的物品，又被稱為公益物品。根據物品在消費過程中，是否具有非排他性和非競爭性的特徵，可以分為4種不同類型的物品：(1)同時具有非排他性和非競爭性的物品是純公共產品；(2)同時具有排他性和競爭性的物品是純私人物品；(3)具有非排他性與競爭性的物品是公共資源；(4)具有排他性和非競爭性的物品為準公共產品或混合物品。

三、公共產品理論分析

公共產品，所謂公共就是共用的意思。在既定的條件下，公共產品的利益並不歸屬某個人「私有」的財產，在市場交換的原則下，這種產品的交換行為難以產生，消費者與供給者的聯繫被中斷，雖然存在市場需求，但卻沒有市場供給，這時政府必須介入，補充這個市場缺陷，由此公共產品誕生。公共產品相對於私人產品，具有3個典型的基本特徵：(1)非排他性：如果將一公共產品提供給某個集體，就不可能阻止他人從中受益，或者要花很大的成本才能阻止其他人從中受益；(2)非擁擠性：同一單位的公共產品可以被許多人消費，對某一人的供給並不減少對其他人的供給；(3)不可分性：相對而言，公共產品（如：國防和外交等）是不可分的，且大部分的公共產品都要考慮規模經濟問題，如：鐵路、橋梁和博物館等，也是不能分割使用的。公共產品又可為純公共產品與準公共產品。純公共產品，比較典型的是國防。準公共產品又分為2類：一類稱之為自然壟斷型公共產品，是與規模經濟有關的產品，如：下水道系統、供水、供電系統；另一類是優效產品（merit goods），即那些無論人們的收入水準如何都應該消費或得到的公共產品，如：中小學教育、衛生保健、養老保險等。優效產品是相對劣效產品而言的，一般是指對個人和社會均

有益，且效用較高的物品（或勞務），如：初級教育、飛機上的安全帶等，而菸草、大麻則是典型的劣效產品。優效產品與公共產品的區別在於是否有消費者的排他性。公共產品、準公共產品與私人產品有著很大的不同，之間的區別見表1-2-1。

表1-2-1　公共產品與私人產品的區別

特　點	純公共產品	準公共產品	私人產品
消費時能否可以分割	不可以	部分可以	可以
購買時能否可以獨享	不可以	基本不可以	可以
購買方式	間接支付，如：稅收	部分間接，部分直接	自己直接支付
分配原則	政治投票	政治投票與市場購買	市場價格
個人有無選擇自由	沒有	幾乎沒有	有
不購買可否享用	可以	部分可以	不可以
是否可以鑑定好壞	不容易	不太容易	容易鑑定
使用時的浪費情況	不容易浪費	浪費較多	較少浪費
舉　例	國防、警察	義務教育	理髮、衣服、收音機

　　醫療服務產品屬於典型的優效產品，具有擁擠性。當消費者的數目從零增加到某一個可能相當大的正數，即達到擁擠點（point of congested）以後，增加消費者會減少全體消費者的效用。由於醫療服務和醫療保險消費過程，具有強烈的私人產品性質，因此，如果政府要免費提供或象徵性的收費，人們就可能過度消費該產品，從而造成擁擠性的加劇。事實上，人們總希望國家免費供給醫療保健服務，讓人們盡情享用，這是典型的「搭便車」心理狀態，這種情況在福利國家是普遍存在的。公共產品的性質決定私人（廠商）是不願提供這類產品，所以，毫無疑問的，公共產品的供給主體是政府。而私人產品的性質，具有產權上的排他性和消費上的可分割性，這決定了私人廠商樂意生產。當這類產品無人生產時，價格就會提高，可以吸引大批生產者進入該領域。反之，當大量生產者湧入時，生產過剩，價格下跌，又會有許多人自動退出。所以，對於私人產品，只要不產生政策性壟斷，由廠商生產比政府生產效率要高得多，其利益與風險均由廠商承擔，不必擔心消費者沒有可供選擇的消費品。

　　準公共產品生產的主體不是單一的。對於公共產品，一般認為由廠商生產、政府實行補貼比較理想。準公共產品是消費者所需要的，但由於消費量的制約，若沒有政府補貼，廠商收益得不到保證，生產就會受到影響；但如果完全由政府來生產，則又可能因人民吃「大鍋飯」，而降低應有的效率。

　　同時，不能絕對地否定政府在私人產品生產中的作用。政府在兩個目的的支配下，不僅可以而且必須生產私人產品：一個目的是為了限制該產品的使用量，使資源得到合理利用，同時資源的稀缺性，表明需要對某些資源的使用加以限制，以實現社會經濟的可持續發展。而私人部門有可能為了眼前利益而掠奪使用稀缺資源，從而造成部分資源枯竭。另一個目的是為了避免壟斷，實現社會公平的目的。政府只要出於這兩個目的，就可以生產私人產品。從總體來說，政府生產私人產品需要解決委託代理的利益機制與委託代理的成本問題，如果能將這兩個問題解決，政府

生產私人產品的績效，或許會更高一些。

　　公共產品的供給主要涉及兩個問題：公共產品的供給效率問題和公共產品的供給價格問題。由於公共產品具有非排他性，因而難免產生「搭便車」的問題。「搭便車」問題存在，總的來說，是由道德行為和自然行為兩方面引起的。從道德行為講，是人利己性或稱利己主義；從自然行為講，是因為公共產品自身行為存在的非排他性。即某一消費者，若他需要消費這類產品，他可不支付任何費用而消費，這也就決定了他在這種情況下不會支付「無謂的價格」。「搭便車」本身使資源成本無法收回，影響資本投入的回報，是缺乏效率的表現。這也就決定了在生產行為下，公共產品供給會出現嚴重短缺，從而造成社會福利的損耗。過度醫療保障下的醫療服務，往往會出現這種情況。

　　公共產品供給的定價，一般可以選擇以下方式：(1)邊際成本定價原則：一般福利的最適度相應於所有東西都在邊際成本上出售；(2)競爭性價格機制的引入：實行價格聽證制度，使生產者、消費者和管理者形成公開定價的機制；實行公開的招投標制度，在生產廠家引入競爭機制；對公共產品供給的價格調控，對公共產品進行政府定價、限價等。

　　醫療保障屬於準公共產品範疇，既具有公共產品性質，又具有私人產品性質。這類產品的消費既要由個人付費，又需要由政府扶持支付部分成本，以保證這類產品的有效供給。這類準公共產品供給有兩種方式：一種是由私人提供，政府補助；另一種是政府和私人分工合作聯合提供。

　　在完全市場的理想狀況條件下，醫療保險產品的供給與需求，是指居民個人籌集、支付所增加的醫療費用，同時，醫療服務提供完全依靠市場需求調節。居民個人能夠享有的醫療保險產品，取決於其經濟能力。個人支付費用總量決定供給量，支付費用多，提供的服務多。

　　事實上，在醫療服務市場用一般的市場供求原則很難實現。這是因為在醫療服務市場，由於服務者和消費者存在「資訊不對稱」現象，醫師可以透過改變患者對自己需求的感覺和誘導，對追求醫療高新技術的滿足程度，直接影響患者的需求程度，這樣價格上漲與需求的服務數量不能形成反比例關係，造成醫療費用居高不下，最後導致市場規律失靈。在現實生活中可以看到，居民利用醫療衛生服務時，由於居民缺乏醫療衛生服務專業知識，醫師引導甚至決定他們利用什麼、利用多大的量，都具有供給決定權。隨著時間的推移，為了獲取較大的經濟利益，醫師（部分以患者利益為中心的道德高尚的醫師除外）和醫療衛生機構，將不可避免地利用過度供給決定權，來抬高醫療消費。但是，由於社會財富分布不均，在出現財富向少數富人集中的情況下，醫療衛生服務價格上漲速度，比大多數一般居民經濟能力增長的速度要快。即在自費醫療制度下，總有一部分低收入居民得不到醫療衛生服務時，可能會有越來越多的居民得不到社會經濟發展所能給予的醫療衛生服務。由此可見，醫療服務和醫療保障產品是特殊的產品，用一般的產品供需理論，雖然能分析基本的供需趨勢，但是不能完全解釋醫療服務和醫療保障產品的供需和價格決定，特別是醫師利用消費決定權，可以誘導需求的問題，以及消費者在存在醫療保險「第三方」付費的情況下，容易過度利用有限衛生資源。對於這些問題，我們就需要用資訊經濟學來加以分析和研究。

第三節　社會公平理論

當代西方社會代表性的公平理論認為，公平是包含：起點公平、機會公平、過程公平與結果公平四個環節的循環過程。社會保障與社會公平的相關性表現為：公平是社會保障的核心理念，社會保障制度源於對公平的訴求；社會保障制度的設計體現公平原則，其自身的公平性確保機會公平，並維護過程公平；社會保障制度具有公平功能，即透過彌補起點不公平和縮小結果不公平，來增進整個社會的公平程度。

公平就是社會的政治利益、經濟利益和其他利益，在全體社會成員之間的合理分配，意味著權利的平等、分配的合理、機會的均等和司法的公正，受特定社會政治環境、利益結構、意識形態、宗教倫理、哲學思潮、文化傳統等方面的影響，人們的公平觀表現各異。

一、古典自由主義公平觀

古典自由主義認為，公平首先是指「起點平等」，即「權利平等」而非「福利均等」，政府的作用是保證人們享有同等的權利和自由，而不是直接給予快樂和幸福。古典自由主義崇尚價值中立原則，否定國家在社會中的積極意義。而現代行政理論認為：政府並非價值中立，既要維護自由權利，也要致力於公平的核心價值。在對公平的看法上，古典自由主義堅持起點平等、權利平等而非福利均等。

二、功利主義公平觀

功利主義的主要代表人物是邊沁（Jeremy Bentham）和約翰‧密爾（John Stuart Mill）。邊沁主張道德本質上的快樂論，認為當我們對任何一種行為表示贊成或不贊成的時候，我們是看該行為是增加、還是減少當事者的幸福。如果當事者是個人，那麼就以個人幸福為標準；如果當事者是政府，則以社會幸福為標準，並且這種幸福遵循邊際效用遞減規律。密爾則主張精神快樂論，即快樂不僅有量而且有質。在「最大多數的最大幸福」原則之下，功利主義認為國家與政府活動的主要職責便是「導養生存，達到富足，促進平等與維持安全」。功利主義不僅要求人們無損於人，還要求人們有益於人，力圖維護「最大多數的最大幸福」。正如密爾所說，「功利主義的道德觀確認人類有為別人福利而犧牲自己的最大福利的能力」，凡是能為別人的幸福而犧牲的行為，都是功利主義所讚美的。

三、羅爾斯主義公平觀

羅爾斯（John Rawls）首先假設了一種「原初狀態」，並認為原初狀態能夠保證在其中達成的基本契約的公平，以及任何被一致同意的原則的正義。當個人在原初狀態下選擇時，必將堅持兩個原則：第一原則即權利、自由的優先原則；第二原則即作為公平的正義對效率和福利的優先原

則。正義優先於效率原則和最大限度的利益總額原則,公平機會又優先於差別原則。差別原則又被稱為「最大最小值原則」,即除非有一種改善兩個人狀況的分配,否則不管其中一人的狀況得到多大的改善,而另一個人一無所得的話,一種平等的分配就更可取。

四、新公共行政學派公平觀

以弗雷德里克森(John Fredriksen)為代表的新公共行政學派,將公平價值作為公共行政除效率和經濟以外的第三個規範性支柱。為此,他提出了公平的複合理論,來解釋包括:就業、契約、政府服務、公共政策、社會領域、經濟領域以及政治領域等一系列的社會公平問題。該理論主要包括以下類型的公平:(1) 單純的個人公平:係指一對一的個人公平關係;(2) 分部化的公平:主張同種類的人應該同等對待,不同種類的人則不同對待;(3) 集團公平:要求不同群體之間以及次群體之間的公平;(4) 公平的領域:公平領域的界定可寬可窄,並且總在不斷地轉移、聚合或分散,並有可能涉及代際公平問題;(5) 機會的公平:包括:預期的機會公平和手段的機會公平;(6) 公平的價值:在公共行政中以尊重人的公平,代替中立的、武斷的和對個人需求變化不敏感的公平。

五、馬克思主義公平觀

馬克思主義的公平觀,大致包括3方面:(1) 從人類社會發展進程看,不存在永恆、絕對的公平。公平是受現實生產力條件約束的歷史性、暫時性範疇;(2) 未來社會公平分配質的規定性,取決於生產資源公有制;(3) 未來社會公平分配實現形式不是一成不變的,而是不斷變化的。

從理論上看,公平不是單一的概念,而是綜合的理論體系。在不同歷史階段來看,公平在概念、內容、實現方式等方面表現出極大的相異性,而造成這一狀況的原因則是:現實社會的具體、複雜性與公平概念的抽象、簡化性之間的矛盾。中國當前正處於社會轉型階段,既是重大的策略機遇期,也是大量的風險潛伏期。處理好公平問題,對於社會的和諧和可持續發展,具有重要意義。在公平理論看來,政府不應過度追求效率,忽略民主、公平、正義等基本的價值,而是要積極主動地回應公民、服務使用者的偏好,在確定政府應該做什麼的基礎上,同時強調對合乎目的的效率價值的尊重。

目前中國社會急遽分化,收入差距不斷拉大,各種社會矛盾日益突出,在這種情況下,只用一種關於社會公平的理論,來整合社會各種矛盾是不夠的。馬克思主義的公平觀,為當代中國的體制改革和制度架構,奠立合法性根據和道義基礎,這是中國的主流公平觀。但面對不同的公平觀在現實中的交鋒和衝突,明確建立並弘揚社會主義公平觀的同時,注意吸收和借鑑西方幾種公平觀,對於構建和諧社會具有重大意義。不論從理論上,還是在實踐上,福利主義經濟學的功利主義公平觀、古典自由主義的收入公平觀和羅爾斯的公平觀,對於今天我們建立和健全社會福利制度、社會保障制度和完善衛生資源的分配制度,都有一定的理論價值。

第四節　全民統一健康覆蓋理論

一、UHC理論的提出

　　世界衛生組織第一次提出全民覆蓋的概念是在《2000年世界衛生報告》中。按照《2000年世界衛生報告》的定義，「全民覆蓋」（Universal Coverage, UC）意味著「對所有居民有效的健康保護和分擔籌資風險；對每個人按照需要和優先選擇提供基本和可提供的健康保健服務；不管其收入、社會地位或居住地；即對所有人的基本衛生保健的覆蓋，而不是覆蓋所有人所有的保健服務」。

　　2005年在第58次世界衛生大會上，世界衛生組織正式向成員國提出實現全民覆蓋的衛生系統目標。在此會議上，世界衛生組織要求各個成員國於2005年承諾建立本國的衛生籌資體系，從而保證其國民能夠獲取衛生服務，同時不會因為支付這些衛生服務費用，而遭受經濟困難。這一目標被定義為「全民覆蓋」，也稱為「全民健康覆蓋」（Universal Health Coverage, UHC）。根據這次會議，全民覆蓋定義為「以可提供的成本，實現所有公民健康的促進、預防、治療和康復等衛生干預措施的可及性，實現可及性的公平。籌資風險分擔保護的原則，將確保保健的成本，從而使罹患重大疾病的人不會面臨籌資風險」。之後，世界衛生組織於《2010年世界衛生報告》中再次重申：各個成員國要實現全民覆蓋的目標，將《2010年世界衛生報告》的主題確定為「衛生系統籌資：實現全民覆蓋的道路」。

二、UHC理論的內涵和意義

　　世界衛生組織在該報告中，詳細闡述國家就調整籌資系統所能做的事情，從而得以更快地實現全民覆蓋這一目標，並維持已經取得的成果。報告提出：世界衛生組織成員國已經為自己制定了發展其衛生籌資系統的目標，以確保所有人都能利用衛生服務，同時，也要確保他們不會因為這些服務繳費，而遭受經濟困難。本報告是在新的研究結果和國家經驗的基礎上，為不同發展階段的國家提供行動綱領，並提出國際社會支持低收入國家實現全民覆蓋和改善健康狀況的各種方式。實現全民健康覆蓋，確保每個公民獲得公平、可及、品質可靠的衛生服務和保障，對政治穩定、構建社會安全網和提升社會公平性，具有重要積極作用。

　　2013年，世界衛生報告《全民健康覆蓋研究》強調，在推進全民健康覆蓋的過程中，研究工作發揮巨大作用，應透過研究，使所有人獲得優質衛生服務。2013年1月召開的世界衛生組織132屆執委會和5月召開的第66屆世界衛生大會，總結2000年確立的「千年發展目標」的最新進展，其中嬰幼兒死亡率、孕產婦死亡率以及控制重大疾病等衛生方面的指標，獲得顯著進步；同時，確定2015年之後全球發展議程，其中一個重要目標就是實現全民健康覆蓋，這是實現「人人公平享有最高可得健康水準」這一WHO根本宗旨的基礎和前提。

　　近年來，在包括WHO在內的聯合國系統討論2015年發展議程時，再次強調2015年之後，全球必須面對的重大挑戰，即是制定全球能普遍接受且可行的全民健康覆蓋的目標。目前，關於全民健康覆蓋的概念，國際社會達成的共識包括：衛生資源公平享有、衛生服務公平享有、保障制

度公平享有。這個概念架構與世界銀行宣導的醫療服務體系的目標模式（Availability, Accessibility, Affordability, 3As）是比較契合的，也與中國深化醫改的基本政策架構一致。與此對應，實現全民健康覆蓋以及深化醫改的政策重點，也必須集中在以下3個方面：

(1)保證衛生資源的可及性和可得性：就是必須在醫藥衛生領域有足夠的衛生人力、衛生財力和衛生設施等資源投入；

(2)醫療費用的可負擔性和對疾病風險的保護：就是醫療保障的程度。這個領域也可分為3個維度：一是覆蓋人群。保障制度如果要實現公平覆蓋，特別要優先保障窮人納保；還要實現富人補貼窮人、健康人群補貼病人。二是保障內容。不僅要核銷住院醫療費，還應核銷門診醫藥費，甚至擴展到健康促進、疾病預防、重點人群保健康復、老年長期護理和臨終關懷等，這是當代社會醫療保險制度發展的必然趨勢。三是保障的水準。即核銷的比例，應避免患者因自付大量醫療費而致貧等後果。其具體政策是：醫療保險起付線，不應影響病人的就醫行為，最高上限不應是為了防止醫保基金透支而設置的最高限額，而應是保證納保家庭避免因病致貧或影響正常生活的最高限額。這是社會醫療保障制度與商業健康保險的本質區別之一。

(3)保證每個居民都能獲得所需的安全、優質、有效的醫療衛生服務：即按照需要、而不是按照支付能力，提供醫療衛生服務。全民健康覆蓋就是每個人都可獲得品質良好的衛生服務，而不會面臨因付費帶來的經濟困難風險。這就需要有強有力、高效、運轉良好的衛生體系，可獲得基本藥物和技術，以及數量充足且積極進取的衛生工作者。多數國家面臨的挑戰是如何擴展衛生服務，利用有限的資源，滿足日益增長的需求。因此，積極開展對全民健康覆蓋的研究，顯得十分重要。

《2013年世界衛生報告》籲請：(1)增加國際和國內對研究工作的投資和支持，將目標特別放在改善國家之間和國家內部的衛生服務覆蓋面方面；(2)進一步促進研究者和決策者的密切合作，即需要使研究活動走出學術機構，邁入與衛生服務供應和要求較為接近的公共衛生規劃；(3)各國在本地發展一支受過良好培訓且積極進取的研究隊伍，建立研究能力；(4)每個國家均建立綜合性良好研究行為守則；(5)全球和國家研究網絡利用促進協作和資訊交流方式協調研究活動。

隨著經濟快速發展、疾病譜改變和居民疾病風險保護需求的增長，開展醫療衛生體制改革的呼聲，越來越高。目前，中國醫改正在開展5項重點改革，其中城鎮職工基本醫療保險、城鎮居民基本醫療保險和新型農村合作醫療制度（簡稱「新農合」）已經覆蓋95%的城鄉居民。這一改革措施在農村地區獲得的成績更為顯著：透過經濟激勵和行政干預等措施，新農合已經覆蓋8億多農民。從經濟角度來看，由於新農合一般以縣為單位，進行統籌和組織管理，因此，加強中央和省級財政轉移支付的力度，給予新農合適當補助，有助於將更多的農村家庭納入醫保體系。從行政角度看，新農合納入地方領導人的目標責任制管理，有助於降低農民個人自付費用，並為貧困農民提供醫療救助。整體來說，目前新農合運行良好，在籌資水準、投保人數等方面，均保持良好發展形式，並與經濟調整緊密結合。

近日，世界衛生組織與世界銀行聯合召開會議，就各國如何實現全民健康覆蓋，展開討論。會議認為各國在實現全民健康覆蓋方面，依然面臨許多挑戰，如：人力資源短缺、衛生人員數量在城鄉、貧困與相對富裕地區分布不均；如何實現衛生服務的可及性與政府負擔得起的衛生支出的平衡，依然是各國面臨的嚴峻問題。要解決以上問題，需要獲得最高決策層對全民健康覆蓋的政治承諾，改進資訊系統，並且使政府和衛生保健提供者對健康結果，更加負責。同時，應對全

民健康覆蓋進展情況，進行監測，並充分發揮研究人員、民間社會團體和國際機構的重要作用。為回應各國需求，世界衛生組織和世界銀行已經開始擬訂監督架構，幫助各國追蹤實現全民健康覆蓋方面獲得的進展。對於中國而言，10年來，透過不斷深化醫藥衛生體制改革，在建立基本醫療保障制度、邁向全民健康覆蓋方面，獲得舉世矚目的成就。在新一輪醫改實施5年後，特別需要進一步確立全民健康覆蓋的概念，不斷完善相關政策，制定實現全民健康覆蓋的策略和規劃。

第五節　衛生系統績效評價理論

一、績效評價相關概念界定

「績效」（Performance）最早源於企業管理，包括：企業的工作成果和員工的工作效率兩個層面。由於衛生領域同樣存在服務品質低下及工作效率不高等問題，因此，績效評估的理論及實踐，被逐步延伸到衛生系統。WHO將衛生系統界定為：所有以促進、恢復和維護健康為基本目標的活動。衛生系統的基本目標包括：提高居民健康水準、良好的衛生系統反應性及公平的衛生費用分擔。衛生系統的績效是指：衛生系統整體、所屬機構，實現衛生工作目標的執行力。良好的衛生系統績效水準，需要各國以衛生系統的發展目標為尺規，適時地修正發展方向，進而達到為民眾提供高績效衛生服務的終極目標。事實上，世界各國已經建立不同的績效評價框架，用於監測、評估和管理自身的衛生系統。

績效評價是監督衛生系統和提高衛生服務品質的有效方法，各國政府均極度關注。衛生系統的工作績效，直接影響衛生服務的可及性和健康的公平性，最終決定人民的健康水準。《2000年世界衛生報告》「改善衛生系統工作績效」主題的提出，成為世界各國政府變更衛生發展策略的轉捩點。各國達成共識，衛生服務對提高人群健康水準的貢獻，尚未發揮最大潛能，而導致這窘困局面的原因，已不單是衛生技術的局限，真正的障礙在於整個衛生系統資源整合利用度低下，即績效水準低下。

二、衛生系統績效評價模型

隨著人民對健康期望的增加，人民的健康水準取決於衛生服務系統的工作績效。即使處於相同經濟收入的國家，各國衛生工作的績效，差異也很大。作為衛生政策的決策者，有必要了解衛生系統面臨的機遇和挑戰，改進衛生系統的工作績效，從而提高人民的健康水準。所謂衛生系統，WHO定義為「涉及衛生行動的所有組織、機構及資源」。凡是對個人衛生保健服務、公共衛生服務以及其他非衛生部門，與改善人民健康有關的行動，均可稱為衛生行動（health action）。因此，廣義的衛生系統需要擴大範圍，凡是以改善健康為目的的所有行動，均屬於衛生系統。《2000年世界衛生報告》提出分析國家衛生系統的新框架（a new framework），如圖1-5-1。認為衛生系統應該有3個主要目標：

(1)獲得良好的健康：這裡不僅是指提高健康水準，提高健康期望壽命，減輕疾病負擔，還包括改善人群分布狀況，減少健康狀況分布的不公平性，尤其是要改善貧困人口的健康狀況。

(2)**加強人民所期望的反應能力**（responsiveness）：是指對機構以及機構間的關係的設計，是根據個體的普遍合理要求和對這一要求作出適宜反應的結果（非健康的結果）。這裡包括兩個方面的內容：一方面是尊重個人的尊嚴、個人及家庭對健康和治療的自主權和隱私權，體現尊重基本的人權。另一方面是對衛生服務利用者（對象）的反應能力，包括：服務的滿意度、是否及時注意患者的要求、社會支持網絡的利用、衛生機構的基本設施和環境及有無選擇衛生服務提供者的可能性。

(3)**確保衛生籌資的公正性**：包括兩個方面：第一是籌資的公正性。公平籌資的定義是：當每個家庭對衛生系統的籌資貢獻率相同的狀況下，這個衛生系統的籌資可視為是公正的；第二是重大疾病風險保護。保護每一個體不會因為衛生保健費用的支出，而帶來經濟上的風險；如果家庭可支配資金用來支付高額重大疾病治療費用，這種籌資系統則是不公平的。公正合理的籌資是根據支付能力，分散每個家庭因支付衛生費用而面臨的風險。公平的衛生系統應該能夠保護社會上所有的人，包括貧困者，而不至於使一些家庭因支付醫療費用而陷入貧困。在《2000年世界衛生報告》中，WHO對衛生系統的排序，正是依據三方面基本目標的評價結果，並認為這些目標的績效取決於4個衛生系統職能：①提供服務；②資源籌集；③開發資源；④管理與職責。

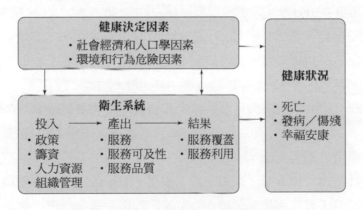

圖1-5-1　衛生系統績效評價框架模型

| 第二章 |
世界社會經濟發展與健康狀況

第一節　世界社會經濟與人口高齡化

一、經濟危機與轉型發展

　　2008年，由美國次貸危機引發的全球金融危機，造成許多國家經濟深度衰退、失業率增高、貧困人口激增、社會矛盾激化。在金融危機和主權債務危機的雙重打擊下，世界各國身處泥沼。目前包括已開發國家，如：希臘、愛爾蘭；開發中國家，如：葡萄牙、巴西等，都面臨財政赤字、經常帳戶逆差的問題。2003年，希臘的債務總額占GDP比率達97.4%，葡萄牙占59.4%。但到了2012年，兩國的這一指標分別飆升至156.9%和123.6%。在此背景下，盡快恢復經濟成了各國政府及其央行的當務之急。日益捉襟見肘的財政資金問題，使得政府在所難免削減包括醫療保障在內的相關支出，造成貧困和失業者原本艱難的處境，更加雪上加霜。

　　作為各個國家財政支出的中央方向，公共衛生和醫療，不可避免地成為各國削減支出的重要領域。各國都針對公共醫療和衛生領域公布了一系列的政策，來緩解財務風險。這些政策有些著眼於降低公共醫療與衛生部門支出，大量削減公共醫療與衛生系統的員工薪資、對公共醫療和衛生系統的員工進行計畫性大批裁員、凍結新員工雇用、減少各項公共醫療和衛生專案支出、控制專利藥品的價格和使用。有些國家則是增加公共醫療和衛生專案支出，增加社會保險稅徵繳比例，提高對公共醫療資源使用者的收費、提高菸草、酒類和藥品的稅賦等。有些國家著力於提高公共醫療和衛生部門的工作效率，完善衛生資訊系統和建立電子病歷。總結以上政策，大多國家採取的政策可歸為3個方面：(1) 如何實現公共醫療系統的收支平衡，使之不成為國家的預算負擔；(2) 如何在經濟下滑、公共支出削減的情況下，保障公共醫療的公平性和可及性；(3) 如何主動利用財政危機，透過政策提高公共醫療系統的運行效率。這三類政策中，第一類政策對控制財政危機是最立竿見影的，也最為常用。希臘為實現公共醫療系統的收支平衡，2011年，就將國家公共醫療支出占GDP比例降低0.5%，減少支出14億歐元（5.6億來自削減員工薪資和福利、8.4億來自降低公共醫院運營成本）。愛沙尼亞自2010年起，不再全額補助患者住院期間的護理費用，患者共付比例定為15%。由於受到金融危機影響，政府不同程度縮減對醫療衛生和保障的投入，不少國家的衛生和健康狀況也有所惡化。一方面，一些本已經絕跡的傳染病捲土而來，像瘧疾這種已經被認為在歐洲大陸絕跡的傳染病，又重新在希臘出現，不能不說這與希臘削減衛生領域支出有關。另外，一些人由於經濟問題，心臟病、憂鬱症、自殺等的發生率，也急遽上升。另一方面，

　　經濟危機下，醫務人員的待遇被削減，間接影響醫療品質。在一些受到經濟危機衝擊的開發中國家，許多醫護人員失業，還有大量醫護工作者數月沒有正常拿到薪資。一些公立醫院的供應商停止向醫院供貨。

　　全球金融危機，造成絕大多數國家貧富差距進一步拉大。目前非OECD國家的收入差距水準，普遍高於OECD國家，如：印度、中國和俄羅斯收入差距遠高於OECD國家。雖然印度、中國、越南等開發中國家在過去10年中，經濟增長水準高於OECD國家的平均水準，但這些國家在發展經濟的同時，不可避免地拉大了貧富差距。如何用有限的社會保障資金來縮小貧困差距，這考驗著各國的智慧。

　　面臨經濟、金融上的種種挑戰，當然還有許多其他世界形勢和所處年代的因素，使得大多國家試圖在衛生制度上，積極轉型。早在20世紀90年代，各國就試圖進行轉型發展，但是，實施的宏觀政策大多是以提高經濟增長為目的，很少顧及社會公平問題。也因為如此，醫療衛生保障制度朝令夕改，沒有得到足夠的重視。隨著新世紀的來臨和新一輪金融危機的衝擊，各國逐漸意識到過去單純追求經濟發展，而忽視公平的做法，是有失偏頗的。

二、世界人口高齡化現狀及趨勢

　　人口高齡化是指一個國家或地區、在一個時期內，老年人口比重不斷上升的現象或過程。國際上一般以60歲以上老年人口超過10%，或65歲以上老年人口超過7%為標準，界定高齡化國家、城市或地區。1992年，第47屆聯合國大會通過《世界高齡問題宣言》，並決定將1999年定為「國際老年人年」。2002年，第二次因應高齡化問題，世界大會通過了《馬德里高齡問題國際行動計畫》，以回應21世紀人口高齡化帶來的危機和挑戰。聯合國人口基金會（the United Nations Population Fund, UNPFA）2000年所提供的全球人口高齡化趨勢及預測，見圖2-1-1。佔計到2050年，已開發國家老年人口所占比率，將超過人口總數的30%。

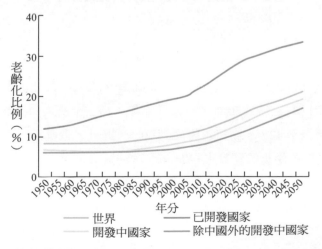

來源：聯合國，《世界人口前景》（2011年修訂本）。

圖 2-1-1 全球人口高齡化趨勢及預測

　　20世紀末的最後幾個星期，全球人口已突破60億大關。聯合國專家預測，全球人口到2050年將比目前劇增30億，而達到90億人的驚人數字。然而，由於21世紀人類生育率和死亡率大幅度降低，人口高齡化造成勞動力衰退的問題，暫時取代人口爆炸的憂慮，成為21世紀人類所面臨的最大挑戰。根據聯合國人口基金會公布的數字顯示，全球平均生育率已從1960年的每名婦女生育5名子女，降低至目前的每名婦女僅生育2.7名子女。同時，在過去的半個世紀，全球平均期望壽命卻從46歲延長至68歲。1950年，全世界60歲以上的老年人約為2億，1970年達到3億。根據聯合國的報告顯示，在2002年的全球人口當中，60歲以上的高齡人口多達6.3億。據2011年《世界人口前景》的修訂所做出的人口年齡性別金字塔圖，見圖2-1-2。

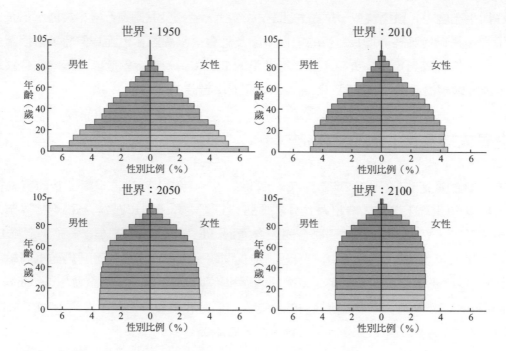

來源：聯合國，《世界人口前景》（2011年修訂本）。

圖2-1-2　世界人口年齡性別金字塔百分比

　　據聯合國的統計資料，歐美和日本等先進國家更首次出現60歲以上人口超過15歲以下人口的現象。歐洲最早步入老化社會，是世界上「最老」的地區。人口高齡化問題最嚴重的三個國家分別是：西班牙、義大利和日本。到2050年，西班牙老年人口占全國人口的比率，將由目前的22%增長到44%、義大利將增長到42%，而日本將達到60%。此外，俄羅斯、瑞典、瑞士、德國和比利時等國，也將是人口高齡化嚴重的國家。1996年，歐洲國家65歲以上人口比重平均達14%為首位，其次是北美（13%）和大洋洲（10%），非洲是最「年輕」的地區（3%）。20世紀末，65歲以上老年人口比率，在義大利為18%、希臘17.2%、比利時16.8%、西班牙16.7%、法國15.9%、德國15.8%、英國15.8%、奧地利15.5%、葡萄牙15.3%、丹麥和芬蘭14.8%、盧森堡14.3%、荷蘭13.6%、愛爾蘭11.2%。

　　2000年，全球60歲以上的老年人口約6億，占總人口的9.8%，2005年上升到8.2億，占總人

口的13.8%，並以每年2.4～3.0%的速度增長，預測2025年可達20億，占總人口的21.3%。屆時，60歲以上高齡人口的比率，首次超過15歲以下兒童人口比率，全球普遍進入高齡化社會。歐洲將是全球老化最快的地區，到2050年時，平均每3人中就有一名65歲以上的老年人；會有13個國家的80歲以上高齡人口，占其總人口的10%以上；義大利將以14%的高齡人口「領先」各國。全球100歲以上的老人，將大幅增加16倍而達到220萬人，平均每5,000人中便有1名。到時候，單在亞洲就有10億人口屬於高齡人口，使高齡人口再也不是各國的「少數族群」。聯合國專家強調，未來的50年歐洲及亞洲部分地區，由於嬰兒出生率不斷下降，人類期望壽命不斷延長，而出現日益嚴重的人口老化問題，此情況在日本尤為令人擔憂。屆時，日本60歲以上的人口將占該國人口的32.9%。在歐洲、美國、俄羅斯和中國，60歲以上的人口則分別占該國人口的31.7%、24.6%、22.4%及20.3%。

　　從上述數字來看，預計全球人口到21世紀中旬，將出現重大的結構性變化。隨著生產人口和新生兒的增長速度趨緩、高齡人口急遽上升而造成的社會成本，將重重地落在日漸減少的生產人口肩上，第一批經歷撫養比率上升的國家，將是歐洲國家和日本。不過，這種轉變是逐步的，如果能夠將實際退休年齡提高到比目前更接近於65歲，現行制度就能夠維持其保險統計的可行性。數量上日漸縮減的生產人口，將需要負擔起數目日益龐大的高齡人口的醫療保障費用，甚至陷入不勝負荷的情況。人口高齡化和生育率降低問題，將引發全球性社會和經濟的危機，帶來的挑戰包括：首先是生活指數上升，居民實際生活水準下降；其次是大批老年人退出勞務市場，勞動力出現青黃不接，導致經濟停滯不前或衰退的危機。以加拿大為例，人口高齡化，使該國大多數家庭的夫婦需要同時工作，以維持日常開支。如果有一方退休或失業，另一方就需要每週工作65～80小時，才足以應付一家大小的全年生活費用。在加拿大的航空公司，空中服務人員多為40歲或50歲以上的女性，就業市場勞動力高齡化，由此可見一斑。同時，醫療和社會保險體系負擔過重，相應的服務品質將得不到保證。

　　預計在未來25年中，全世界75%的高齡人口將集中於開發中國家，成為各國發展的沉重負擔。根據聯合國人口司估計，全球總生育率（Total Fertility Rate, TFR）從1960年代的4.9人，下降到21世紀頭10年的2.6人，下降了近一半，且下降幅度在「開發中國家」更大。1960年以來，這些地方的平均生育率已經下降了一半以上（意味著每位婦女將少生3名以上的孩子）。原本人們普遍認為，低生育率是受過良好教育且高度現代化的已開發國家特有的現象，但目前已開發國家人口只有世界人口的1/5不到，可以推測，如今造成全球低生育率，其實是開發中國家的人口。根據美國人口普查局數據，幾乎每個東亞國家都具有低生育率的特徵，而且在大部分東南亞國家（如：越南、泰國）、大多數加勒比島國以及越來越多的拉丁美洲國家（如：智利、巴西、哥斯大黎加、蘇利南和烏拉圭等）。低生育率還席捲了橫跨北非、經中東至亞洲的伊斯蘭世界部分地區，如：阿爾及利亞、突尼西亞、黎巴嫩、亞塞拜然、烏茲別克和汶萊等。和其他西方國家比較起來，許多開發中國家都缺乏一套覆蓋全民的退休福利計畫及社會福利政策，而且開發中國家在尚未完成工業化，而高齡化卻提前到來，同時，在應對人口高齡化問題上的資金儲備、技術儲備、設施儲備嚴重不足，導致他們在處理人口老化問題上，備覺艱辛，承受比已開發國家更為嚴峻的壓力。所以，各開發中國家包括中國，必須盡早汲取已開發國家和地區的經驗，盡早開始研究解決高齡人口劇增所引發的各種問題，包括：醫療服務和醫療保障制度。

三、人口高齡化對醫療費用支出的影響

全球人類壽命的延長，是社會發展及公共衛生的重大成就，然而，卻也為人類社會帶來重重隱憂，醫療費用的快速增長便是其中之一。根據OECD預測，2000～2050年間，與年齡相關的社會支出增長，將有一半是由醫療衛生和長期護理引起；與人口高齡化相關的社會支出占GDP的比重，將從2000年的不足19%、增長到2050年的26%，其中，醫療衛生、長期護理和養老金將占一半。在中國10年之間，上海市城鎮職工基本醫療保險費用增長了2.5倍，年均增長15.3%。未來10年，60歲以上納保人員的醫保費用支出，將從目前的190億左右，增加到290.43億元。

老年人隨著生理功能的減退，身體抵抗力下降，疾病的發病率大大高於其他年齡群，特別易受到高血壓、糖尿病、腦中風、腫瘤、失智症等慢性疾病的侵襲，成為致殘和致死的直接原因。長期的慢性病，導致疾病負擔的急速增加。中國2008年國家衛生服務調查顯示，全國60歲以上老年人兩週患病率為全人群的2.2倍，分別為43.2%、18.9%；慢性病患病率為全人群的2.2倍，分別為43.8%、20%，人均患有2～3種疾病。與1993年第一次調查相比，老年人口兩週患病率和慢性病患病率，均有明顯增加，尤其以腫瘤、心腦血管疾病、糖尿病、老年精神性疾病的增加，更為突出。聯合國報導顯示，目前全球75歲以上人口中，只有10%的人成功地保持健康的體魄，其餘皆遭受各種疾病和傷殘的磨難，造成社會沉重負擔。許多人從50～60歲便退休，開始安享晚年，在步入老年之後，還繼續保持健康之軀的人數，實在是少之又少。新加坡老年研究中心2002年的調查報告顯示，該國高齡人口目前罹患糖尿病、心臟病、腦中風及關節炎的機會，較15年前有明顯增高。15年前，只有13%的高齡人口罹患心臟病，到了2001年，這個比率卻增加到36.5%。目前，臺灣每8名生產人口就必須負擔1名高齡人口，而這些高齡人口中有高達56%的人，患有各種老年慢性疾病，每名高齡人口平均每3個月就醫5次，有1/10的高齡人口需要特別照料，1/3的高齡人口有心血管方面的疾病，多達9萬多的高齡人口沒有辦法獨立生活。據2008年中國的全國衛生服務調查，在失能方面，有4.0%的老年人長期臥床，7.3%的老年人很難聽清楚，7%的老年人生活不能自理，其中3%完全不能自理。人口高齡化還造成精神疾病發病率和疾病負擔急遽上升，如：美國阿茲海默（失智症）患者有400萬，每年用於治療失智的直接與間接費用高達3,000億美元。美國專家估計，如果沒有有效的防治方法，到21世紀中葉，美國阿茲海默患者總數可能高達總人口的1/10，巨大的醫療支出將對美國的國民經濟構成嚴重威脅。

老年病人疑難雜症多，且高危病人比例較高，手術比例高，住院時間長，檢查費用和診療費用都較其他一般患者高。有研究顯示，人一生中的醫療消費主要集中在老年人階段，而且老年疾病有一些共同的特點：病程長，反覆發作，難以徹底治癒，致使65歲以上老年人的醫療支出比年輕人多得多（一般相當於3：1）。英國1/2的醫療費用於60歲以上老年人；美國1/3的醫療費用於65歲以上的老年人；在澳洲，60歲以上老年人的人均健康支出，是15歲以下人口人均支出的6倍；在匈牙利是10倍以上；在日本老年人醫療費用是其他人群的5倍，約占醫療總費用的50%。世界銀行《1993年世界發展報告》指出：在對已開發國家和地區和開發中國家的一份大規模抽樣調查發現，老年人口比重可以解釋醫療衛生費用和公共基金支出的92%。也就是說，醫療費用和養老金快速增長的主要原因，是人口高齡化帶來的。

四、積極應對人口高齡化的對策

人口高齡化帶來醫療費用支出不斷增長和社會可籌集醫療資源有限之間的矛盾，日益尖銳，使各國醫療保險面臨重大挑戰。世界各國特別是人口高齡化嚴重的已開發國家和地區，針對這一情況，在擴大醫療保險籌資、建立專門的老年醫療保險制度和老年護理制度、加強社區衛生服務等方面，進行積極的探索。

（一）多管道增加醫療保險基金收入

隨著人口高齡化，大多數國家就業人口下降，導致醫療保險繳費人數下降，醫療保險基金收入相應減少。如：目前德國法定醫療保險平均14%的籌資水準，是建立在70%從業人員繳費、30%退休及無業人員不繳納費用的基礎上。而在今後的30～40年內，繳費人員將下降至60%，退休及無業人員將上升至40%，醫療保險基金將出現巨大缺口。

各國採取擴大醫療保險基金收入的辦法，主要是：擴大繳費基數和提高醫療保險費率。如：法國1991年起開徵的「社會共同救濟稅」，將許多替代性收入，如：養老金、失業保險津貼和遺產性收入及財產性收入（股票所得、房屋租賃收入、銀行利息）等，都納入繳費（稅）基數，並且稅率呈逐年上升趨勢：1991年為1.1%、1993年為2.4%、1996年為3.4%、1998年為7.5%。「社會共同救濟稅」全部用於醫療保險。日本從1999年9月起，將政府管理的健康保險費率從月薪資的8.2%，提高到8.5%。德國法定醫療保險的平均籌資比率，已由1970年的8.2%，增長到2002年的14%。此外，一些國家還透過發行彩票、開徵菸草附加費等辦法，補助醫療保險基金，如：法國政府除強行把藥品批發價砍掉10.7%外，還強制藥商將營業收入的4%交給政府，成為醫療保險收入的第二管道。

（二）建立單獨的老年人醫療保險制度

針對高齡人疾病發病率高、收入相對較低的特點，一些國家建立了專門的老年人醫療保障制度。政府對老年人醫療保障進行財政直接補助，或在稅收、投資上給予一定的優惠政策，解決老年人口的醫療保障問題。

美國的老年人醫療照顧計畫開始於1965年，享受待遇的對象主要是年滿65歲、繳納社會保險稅10年以上的老年人和身障者（包括他們年滿65歲的家屬或遺屬），有住院保險和補充醫療保險兩部分。住院保險包括住院及相關的醫療服務，補充保險自願參加。作為美國政府兩項公共醫療保險計畫之一，在整個美國的醫療保障體系中，住院保險占有十分重要的地位。據統計，美國參加住院保險的人數，1966年僅為1,908.2萬人，1990年達3,371.9萬人，1994年增至3,654.4萬人。老年人醫療照顧計畫中，補充醫療保險實施範圍比住院保險要寬，不僅限於65歲以上享受老、殘保險的人，而且適用於所有65歲以上志願投保並每月繳納保險金的老人，凡有資格享受住院保險待遇的人，也可以透過每月繳納保險金參加補充醫療保險。日本老年醫療保險制度建立於1983年，主要對象為70歲以上老年人及65歲以上未滿70歲的臥床者，70%的資金來自於國民健康保險籌資的醫療保險費，30%來自於各級政府財政。在今後幾年內，政府財政承擔的老年人醫療保健費用的比率，將提高到50%。

（三）建立適合老年人特點的護理保險制度

歐巴馬政府新醫改法案創立了全國的自願保險專案、社區生活補助及支持專案（Community Living Assistance Service and Supports, CLASS）。這個專案雖然不屬於醫療保險專案，但是，規定人們在工作期間，如果不提出反對意見，則每月從薪資裡自動扣除一部分用作保險費，該保費與年齡掛鉤，用於投保人發生功能障礙之後，聘請服務人員照顧其日常生活起居。

德國、日本、新加坡等國家，根據老年人慢性疾病患病率高，部分患者需要長期護理的特點，推出了老年人護理保險。老年人護理保險制度的建立，有利於提高老年人護理服務的品質，增加對社區醫療服務機構的利用，逐步減少利用醫院服務的數量和醫院的老年病床數。

德國於1995年建立獨立的法定護理保險。法定護理保險籌資比率為1.7%，由雇主、雇員各承擔一半。凡法定醫療保險的投保人都參加護理保險。目前，德國需要護理的195萬人中，除少數是事故護理、出生護理外，其他護理對象大部分為80歲以上的老人。護理保險為提供上門服務的護理人員每月支付384歐元的護理服務費，每月為家屬護理人員支付205歐元的護理服務費。

日本老年護理保險建立於2000年4月1日，目前已較為完善。是以縣級以下地方政府（市、町、村）為主體，護理保險金由政府承擔50%，其中，中央政府承擔25%，縣級政府承擔12.5%，市、町、村承擔12.5%。護理保險的對象分為40～64歲的人口和65歲以上的人口兩類，他們分別承擔保險金的17%和33%。由需要護理服務的老年人提出申請，政府成立專門評估機構，根據需要照顧的程度分為部分、輕度、中度、重度、最重度和特重度六種情況，給予不同的補助。

新加坡的人口結構相對比較年輕，現在65歲以上人口只有22萬，約占總人口的7%。到2030年，這一數字將上升到80萬，占總人數的18%。政府未雨綢繆，考慮到不久的將來，新加坡醫療保健制度將面臨人口高齡化的嚴重挑戰，為了減輕不斷縮減的就業人口稅收負擔，於2000年建立了老年護理基金。其利息收入用於補助社區醫院、療養院、日間康復、家庭健康檢查、家庭護理以及由民間福利機構管理的護理中心的運行費用。該基金主要針對中低收入家庭的老人。2001年又推出了老年護理保險計畫，為嚴重喪失行動能力的老人支付長期護理費用，包括家庭護理的費用。老年護理保險是以精算為基礎的終身保險，保費很低，可以用保健儲蓄支付，投保人從40歲開始繳費，一直繳到65歲。該保險的現金待遇是每月300新元，最長可以支付60個月。

（四）加強社區衛生服務

社區衛生服務著眼於人的基本保健，是充分利用社區資源對社區人群進行基本醫療、健康教育、健康促進、預防保健、康復和必要的社會服務的基層保健系統。在衛生服務利用方面，就診人次的90%是在社區衛生服務，醫院服務占10%。在人口高齡化的社會，政府或醫療保險機構可以透過社區衛生服務機構，對老年高危險族群進行監測和干預，推廣經濟、快速、方便的檢測手段，使慢性非傳染性疾病得以及早發現、及早診斷、及早治療，達到節約醫療費用的目的。社區衛生機構還可以根據老年人不同的衛生保健需求，建立健康檔案，發展家庭病床，提供出診、家庭護理、日間觀察、臨終關懷等服務。世界各國越來越重視社區衛生服務所發揮的作用。

歐巴馬醫改法案要求自2010年財政年度到2014年度，連續5年每年撥付100億美元，以繼續開展「老年人與身障者資源中心全國行動計畫」，該計畫由美國老年人管理局與聯邦醫療保險和醫療救助計畫中心共同管理，旨在鼓勵各州政府在社區設立疾病護理和康復的資源中心，及時方便地

為老年人和身障者提供疾病護理與康復方面的資訊。

英國不僅僅是社區衛生服務的發源地，而且還普遍被認為是社區衛生服務組織結構和服務功能最完善的國家，主要由全科醫師提供服務。英國法律規定，非急診患者必須先找自己的全科醫師（General Practitioner, GP，即家醫科醫師）就醫，否則不能享受免費醫療服務。人們普遍認為，英國的全科醫師「守門人」制度，是其醫療費用保持低增長的關鍵原因。

德國為了加強社區服務，調整醫師的專業結構，提高全科醫師的比例，將專科醫師與全科醫師6:4的比例調整為4:6，同時，提高全科醫師的收入，以鼓勵更多的醫務人員從事社區衛生服務工作。

（五）改革醫保支付方式

按病種付費是將醫院住院病人疾病按診斷、年齡等分成若干組，每組又根據疾病的輕重程度及有無合併症、併發症分為幾級，對每一組不同級別都制定相應的費用償付標準，按這種費用標準，對該組某級疾病的治療全程、全額向服務供給方付清。目前，國際上已經有十餘個國家採用診斷關聯群（Diagnosis Related Groups, DRGs）預付制度，主要是歐洲國家。DRGs是透過制定統一的疾病診斷分類，定額償付標準，達到醫療資源利用的標準化，使醫院資源的消耗與所治療的住院病人數量及醫療需求成正比。由於醫院獲得的費用償付是按病例定額預付的，因此，醫院所獲得的預付收入與每個病例及其診斷有關，而與醫院治療此病例的實際成本無關。醫院盈利與否，取決於DRGs標準費用與病人實際耗費費用的差額，這激勵醫院為獲得利潤，主動降低成本，盡量縮短病人的住院時間，從而有效抑制提供方誘導需求行為，使控制醫療費用的消耗成為可能。

第二節　全球健康狀況與面臨的問題

隨著社會的發展，人類在健康狀況改善方面獲得巨大的成就，健康評價的四大指標都有非常明顯的進步和改變：2012年，全球人口平均期望壽命女性為72.7歲，男性為68.1歲；嬰兒死亡率為35‰，5歲以下兒童死亡率為48‰，孕產婦死亡率為210／10萬人。同時，隨著經濟的發展，各國政府的衛生健康目標發生變化，社會大眾對健康的理解發生變化，健康觀念有了新的內容和要求。

一、健康觀念的更新

健康的重要性，就其本身性質而言怎麼強調也不過分。用諾貝爾獎得主阿馬蒂亞·庫馬爾·森（Amartya Sen）的話來說，健康（與教育一樣）是使人類生活體現價值的基本潛能之一。在聯合國祕書長安南（Kofi Atta Annan，任期為1997～2006年）為籌備聯合國千年峰會委託進行的一項全球調查結果顯示，良好健康的願望一直排在全世界各國人民希望的首位。疾病的痛苦和英年早逝，使得疾病控制成為全球關注的中心，並激發人們將健康列為國際法規定的基本人權之一。但什麼是健康？如何判斷健康？長期以來，對這個問題的回答，始終處於爭論狀態。隨著社會的發展，人們對疾病的認識和醫學模式逐步轉變，人們的健康概念也在不斷發生變化和更新。

（一）樸素的健康觀

古希臘醫師希波克拉底（Hippocrates）認為，人體存在血液、黏液、黃膽汁和黑膽汁，當4種體液比例適當，處於平衡狀態時，則處於健康狀態，否則，健康損失，這是古代原始健康觀。17世紀，顯微鏡應用於醫學之後，產生了生態健康觀，認為健康是致病因素、宿主、環境三要素的動態平衡狀態，但更強調致病因素的作用。在此基礎上，社會學家提出，個人行為因素、宿主因素和環境因素三者的協調，才使機體處於健康狀態。隨著生物科學的進步，解剖學、組織學、生理學、生物化學、遺傳學等生物學體系的形成，使人們從生物學的觀點認識生命現象及健康與疾病的關係。特別是19世紀中葉，「細胞學說」確立之後，生物學模式健康觀，逐步占據主導地位，認為健康就是「生物學上的適應，機體處於內穩定狀態」。生物醫學模式對醫學的發展，產生重大的促進作用。在基礎醫學方面，對人體的認識從宏觀進入到微觀的細胞和分子水準，建立了基因理論；在臨床醫學方面，發現了抗菌藥物，實現外科手術的無菌化，解決疼痛、感染和失血的問題，實現了控制和消滅導致人群高發病和高死亡的許多疾病；在公共衛生方面，透過改善環境和提供兒童預防接種，大大降低急性傳染病的發病率，降低嬰兒死亡率，提高平均期望壽命。生物醫學模式健康觀，雖然強調生命活動在結構、功能和資訊交換方面是統一的整體，卻忽視了人的另一個方面，即人是生物性和社會性的統一體。

（二）醫學模式轉變帶來的健康觀念轉變

由於生物醫學模式的成就，20世紀50年代以來，多數已開發國家和地區完成了第一次衛生革命，控制了危害人類健康的急性傳染性疾病，人類疾病譜和死因譜，發生了很大的變化，影響人類健康和生命的主要疾病，已由急性傳染病逐步改變為慢性非傳染性疾病。控制慢性非傳染性疾病，成為第二次衛生革命的首要任務。開發中國家雖然傳染病尚未得到最後控制，但心血管疾病及惡性腫瘤的發病率及死亡率，也在逐年上升，處於第一次衛生革命和第二次衛生革命的交替時期。與此同時，人類對於人的屬性的認識，由生物自然人上升到社會經濟人，對疾病的發生和變化，由生物層次上升到心理和社會層次，對健康的概念日趨全方位、多層次。隨著經濟的發展，國民收入的增加，人們對衛生保健提出更高的要求。人們已經不滿足於不生病、身體好，還要求合理的營養、良好的勞動生活條件和生活方式、平衡健康的心理狀態、良好的社會活動能力、較高的生活品質和較長的壽命。

醫學模式從生物醫學模式，逐步更新為生物－社會－心理醫學模式。醫學將從以疾病為主導，轉變為以健康主導；從單一患者為中心，轉變為以全社會各人群為中心；醫學的重點從診斷治療，轉變為預防保健。醫學的任務將從以防病治病為主，逐步轉向以人為本，全面維護和增進人的健康、提高人的生命品質為主。

（三）WHO提出的新的健康概念

1974年，世界衛生組織提出「健康不僅是沒有疾病和病痛，而且是個體在身體上、精神上、社會上的完美狀態」。1974年第27屆世界衛生大會強調：醫學應採用各種新知識、新技術和新方法促進健康，研究心理社會因素在疾病和保健中的作用。為了進一步使人們完整和準確理解健康的概念，世界衛生組織提出了衡量健康的10條標準：(1)有充沛的精力，能從容不迫地擔負日常

生活和繁重工作，而且不感到過分緊張與疲勞；(2)處事樂觀，態度積極，樂於承擔責任，事無大小，不挑剔；(3)能好好休息，睡眠好；(4)應變能力強，能適應外界環境的各種變化；(5)能夠抵抗一般性感冒和傳染病；(6)體重適當，身體勻稱，站立時頭、肩、臂位置協調；(7)眼睛明亮，反應敏捷，眼瞼不易發炎；(8)牙齒清潔，無齲齒，不疼痛；牙齦顏色正常，無出血現象；(9)頭髮有光澤，無頭屑；(10)肌肉豐滿，皮膚有彈性。

這一新的健康概念出現後，引起不少爭論。有人認為這樣的健康概念，涉及面太廣，超出醫學能力所及的範圍，是不可能實現的。但隨著醫學模式轉變和社會醫學研究的深入，人們逐漸認識到，這是積極的、揭示人類健康本質的概念，在更高層次上，把人作為一個社會成員，是將軀體與精神、人體健康與生物、心理和社會緊密結合在一起的自然人和社會人的統一。不僅是人類追求的目標，而且也揭示了健康內涵所涉及的各個層面，具有重要的現實意義。

現代健康和醫學模式的變化，使醫學對象從以患者為主的模式，逐步轉變為針對全體人群的模式，對於傳統醫療服務也產生巨大影響：**(1)醫療服務從治療服務擴大到預防服務**：預防保健、自我重視互動思想，貫穿生命的全部過程，重視三級預防，即：一級預防，在疾病未發生時採取有效措施，避免疾病的發生；二級預防，在疾病發生初期，做到早期發現、及時治療；三級預防，在患病後做好疾病的治療和康復工作，防止殘疾；**(2)醫療服務從技術服務擴大到社會服務**：醫師應當具有醫學知識和人文科學知識，除診治疾病外，還應當透過社會醫學診斷，發現居民的健康問題，找到危害居民健康的危險因素，進行健康指導和健康促進，指導人們形成健康的生活習慣和行為方式；**(3)從生理服務擴大到心理服務**：現代醫學模式要求衛生服務的整體性，在進行身體照顧的同時，也要對普通人群和患者進行心理服務，了解影響患者心理因素，不斷豐富心理服務的內容和措施。

（四）醫療保障的全民覆蓋

實現醫療保障的全民覆蓋是世界的潮流。綜觀世界醫療保障的發展史特點，歷來以提高醫療保障覆蓋面，直至實現覆蓋全體國民為目標。作為全民健康覆蓋中極為重要的一步，醫療保障的全民覆蓋，可以借鑑全民健康覆蓋的實現路徑。

如何實現全民健康覆蓋，也是全球熱議的話題。世界衛生組織指出，全民健康覆蓋的一個社區或國家，要實現全民健康覆蓋，必不可少以下幾個因素：(1)有力、高效、運轉良好、能夠透過以人為本的綜合保健服務（包括：為愛滋病毒、結核病、瘧疾、非傳染性疾病、孕產婦和兒童健康提供的服務）、滿足重點衛生需求的衛生系統，包括：為人們提供資訊，並鼓勵人們保持健康、預防疾病、及早發現健康方面的狀況、有能力治療疾病、幫助患者康復；(2)可負擔性——建立為衛生服務供資的制度，確保人們在利用衛生服務時不經歷財務困難。這可以透過多種方式實現；(3)獲得基本藥物和技術，以便診斷並處理醫療問題；(4)受到良好培訓並積極工作的衛生工作者，擁有提供服務並以現有最佳證據為基礎，滿足患者需求的充分能力。

促進和保護健康有利於增進人類福祉，並且是經濟社會可持續發展的助力。早在30年前，《阿瑪阿塔宣言》（*Declaration of Alma-Ata*）就指出「人人享有初級衛生保健」，不僅有利於提高生活品質，同時也有利於世界和平和安全。

影響健康的因素有很多，如同WHO對「健康的社會決定因素」（Social Determinants of Health,

SDH）的定義：在那些直接導致疾病的因素之外，由人們居住和工作的環境中的社會分層的基本結構和社會條件，而產生的影響健康的因素，它們是導致疾病的「原因的原因」（cause of cause），包括人們生活和工作的全部社會條件，如：貧窮、社會排斥、居住條件等。可見，促進和維持健康的方式，已經超出衛生部門的許可權範圍。人們生長、生活、工作以及變老的環境，都對人們的生死狀況影響巨大。教育、住房、食物以及就業問題等，都會對健康產生影響，便有了「將健康融入所有的政策」（Health in All Policies, HiAP）理論。

在中國，醫療保障中大部分職能，並非屬於衛生部門管轄，實現醫療保障全民覆蓋，需要充分貫徹HiAP的內涵。HiAP最先在2006年由芬蘭總統提出，旨在透過跨部門合作，實現共同目標。重申公共衛生對影響健康的政策和結構因素至關重要。2013年，第8屆全球健康促進大會在芬蘭赫爾辛基召開，將HiAP定為大會主題。世界衛生組織總幹事陳馮富珍，在大會上發表演說，指出健康的社會決定因素非常廣泛，其他部門的政策會對健康產生深刻的影響，應對健康問題必須充分運用「將健康融入所有政策」的策略，借助多部門力量，防止健康政策受商業利益的影響。會議審議通過了《赫爾辛基宣言》（*Declaration of Helsinki*）和《實施「將健康融入所有政策」的國家行動框架》，呼籲各國重視健康的社會決定因素，為實施「將健康融入所有政策」策略提供組織和技術保障。

（五）四維健康觀

從近代社會提出的「生物─醫學」健康模式，到20世紀40、50年代，世界衛生組織提出的「身體上、心理上、社會適應上都處於完好的狀態」的「三維」健康概念，人類對健康的理解和追求，已經發生巨大變化。尤其是近幾十年來，由經濟的快速發展而導致的社會環境與個人生活方式的變化，為人類健康帶來大量的新問題。為此，20世紀90年代，世界衛生組織又將「道德健康」納入健康概念中，新的健康概念包含「身體健康、心理健康、社會適應良好和道德健康」四方面的內容，即「四維」健康概念。

二、世界健康狀況比較

世界衛生組織在《2014年世界衛生報告》中，根據各成員國的綜合健康指標──傷殘調整期望壽命（DALE，或稱為健康期望壽命HALE）衡量各個國家國民的健康水準，並按照該指標的高低，把191個成員國排序。從表2-2-1中可以看出，DALE基本上能夠代表各個國家實際的健康水準，它所表現出來的國家間健康水準差距，與其他常用的健康指標（如：嬰兒死亡率、孕產婦死亡率、平均期望壽命）所表現出來的差距，是一致的。

到2012年，世界各國三大健康指標都有顯著提高，但是，不同經濟發展水準的國家之間，差距依然明顯。已開發國家和地區的健康水準，遠遠高出開發中國家，尤其是處在亞洲的日本，無論是平均期望壽命（84歲），還是嬰兒死亡率（2‰）、孕產婦死亡率（6／10萬），都處於世界前列。

從全球平均情況來看，2012年出生的女孩預期可活到約73歲，男孩到68歲，比1990年出生的孩子，全球平均期望壽命多了6年。世界衛生組織的年度統計報告顯示，低收入國家的進步最大，

表2-2-1　2012年全世界1億以上人口大國的健康指標

國　　家	DALE（歲）	各類健康指標			
		總人口數（百萬）	嬰兒死亡率（‰）	孕產婦死亡率*（1/10萬）	期望壽命（歲）
日　本	75	127.3	2	6	84
美　國	70	317.5	6	28	79
中　國	68	1,384.8	12	32	75
俄羅斯	61	143.2	9	24	69
巴　西	64	198.7	13	69	74
印　度	57	1,236.7	44	190	66
奈及利亞	46	168.8	78	560	54

*欄為2013年數據。

從1990到2012年，平均期望壽命延長了9年。期望壽命延長最多的6個國家是：賴比瑞亞（延長了20年，從1990年的42歲到2012年的62歲）、衣索比亞（從45到64歲）、馬爾地夫（58到77歲）、柬埔寨（54到72歲）、東帝汶（50到66歲）和盧安達（48到65歲）。貧富懸殊依然很大，高收入國家的人們活得更長的機會，依然要優於低收入國家。在高收入國家，2012年出生的男孩預期可以活到約76歲，比低收入國家出生的男孩（60歲）多了16年；女孩的差異更為顯著，高收入國家（82歲）和低收入國家（63歲）相差19年。日本女性的期望壽命位居世界首位，為87歲，其次是西班牙、瑞士和新加坡；女性期望壽命最長的10個國家，均在84歲以上；9個國家的男性期望壽命為80歲以上，男性期望壽命最長的國家是冰島、瑞士和澳洲。在天平的另一端，9個撒哈拉以南國家的男女期望壽命，仍不到55歲——安哥拉、中非共和國、查德、象牙海岸、剛果民主共和國、賴索托、莫三比克、奈及利亞和獅子山。

　　圖2-2-1列出了世界176個國家出生時人均期望壽命與人均GDP關係，可以發現，一般人均收入水準較高，人均期望壽命也相應較高；同時發現人均收入相近的各國，尤其是窮國之間，出生期望壽命有很大差異，如：獅子山（人均GDP為679美元）的人均期望壽命，比尼泊爾（人均GDP為694美元）低了22年；南蘇丹（人均GDP為1,045美元）比柬埔寨（人均GDP為1,007美元）低了17年；奈及利亞與菲律賓之間的差異是15年；中國與南非之間相差11年。圖2-2-1還顯示了人均期望壽命相同的國家間，人均GDP差距較大的現象，如：義大利與瑞士人均期望壽命均為83歲，前者人均GDP為35,926美元，後者為84,815美元；波蘭（人均期望壽命77歲，人均GDP為13,648美元）與秘魯（人均期望壽命77歲，人均GDP為6,662美元）；哈薩克斯坦（人均期望壽命68歲，人均GDP為13,610美元）與尼泊爾（人均期望壽命68歲，人均GDP為694美元），這說明某段時間的人均收入水準，並不是如一般曲線顯示的那樣，是衛生發展速度的絕對限制因素。

　　《2008年世界衛生報告》中，用經典的普雷斯頓曲線（Preston curve）顯示健康與財富間的確定關係，同時，指出普雷斯頓曲線隨著年分一直處於變化中。圖2-2-2顯示了1975～2005年間，經濟增長和出生時平均期望壽命的關係，表現出的3種截然不同的模式。這30年間，大部分國家都保持出生時人均期望壽命的延長和顯著的經濟增長，一是亞洲很多國家（包括印度）、拉丁美洲和低

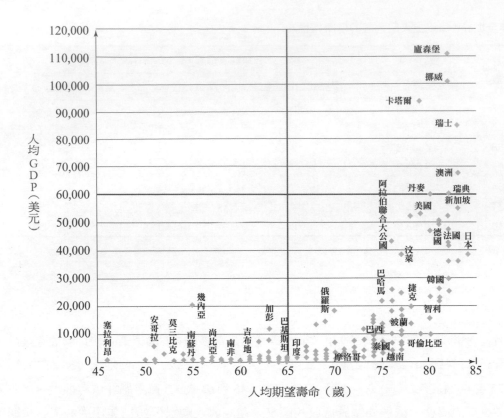

注：僅標明了幾個代表性的國家名稱。
來源：人均期望壽命——世界衛生組織（2012）；人均GDP——世界銀行（2013）。

圖2-2-1 世界176個國家出生時人均期望壽命與人均GDP關係圖

收入非洲國家，這些國家人口從1975年的11億，增長到2005年的20億，人均GDP增長了1.6倍，出生時人均期望壽命提高了12年。二是高收入國家和1975年人均GDP在3,000～10,000國際美元之間的國家，也有顯著的經濟增長和期望壽命的提高。三是在世界其他地區，GDP的增長並沒有伴隨著期望壽命的提高，如：東歐新獨立的國家人均GDP有顯著的增長，但伴隨前蘇聯解體出現的普遍貧困，使女性的期望壽命一直停滯在20世紀80年代末的水準，而男性的期望壽命則直線下滑，教育水準低和工作無保障的族群，尤其如此。中國在1980年以前就已將國人的期望壽命提高到遠高於20世紀70年代其他低收入國家的水準，隨著20世紀80年代初期開始的改革開放，中國的人均GDP以驚人的速度增長，但衛生可及性和社會保障情況，卻日益惡化，農村地區尤其嚴重，使得中國衛生發展的速度放緩，但得益於經濟的高速增長，提高人們的生活水準，才避免了人均期望壽命的倒退。還有一批低收入國家，根據2003～2006年「低收入困境國家」（LICUS）標準，被認定為脆弱國家約占世界人口的10%，其中66%的人口在非洲，這些國家是1975年出生時期望壽命最低的國家，而且是1975年以來期望壽命增長最少的國家，GDP和期望壽命都處於發展停滯狀態。這些國家普遍存在長期的國內衝突，政府執政能力低落，面臨相似的困難：脆弱的社會治安、社會關係解體、腐敗、法制破壞和缺乏建立法制和權威的機制。此外，還有一些低收入的非洲國家與脆弱國家，有相同的特點和境況，實際上，其中的許多國家在這30年裡，都有持續的內外衝突，如果那時有LICUS分類的話，他們已經被歸為脆弱國家了。這些國家的經濟發展十分有

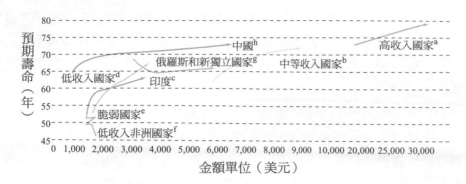

注：圖中按1975年的各國GDP值分組。
來源：世界衛生組織，《2008年世界衛生報告》。

圖2-2-2 1975～2005年間133個國家的人均GDP和出生時期望壽命趨勢圖

a 27個國家，1975年總人口為7.66億，2005年總人口為9.53億。
b 43個國家，1975年總人口為5.87億，2005年總人口為9.86億。
c 印度，1975年總人口為6.21億，2005年為11.03億。
d 17個低收入國家，不包括非洲國家，脆弱國家除外，1975年總人口為4.71億，2005年總人口為8.72億。
e 20個脆弱國家，1975年總人口為1.69億，2005年總人口為3.74億。
f 13個低收入非洲國家，脆弱國家除外，1975年總人口為7,100萬，2005年總人口為8.72億。
g 俄羅斯聯邦和10個獨立國家（NIS），1985年總人口為1.86億（無1975年數據），2005年總人口為2.04億。
h 中國，1975年總人口為9.28億，2005年為13.16億。

限，人均期望壽命的提高也一樣，但他們的人均期望壽命不是最低的，因為，目前很多南部非洲的國家遭受愛滋病大流行的影響。後者在1975年以來獲得一定的經濟增長，但期望壽命卻出現顯著地倒退。

三、人類健康面臨的重要問題

在全球很多地區，針對降低傳染性疾病危害，控制傳染病、寄生蟲和營養缺乏性疾病的任務，仍然十分艱巨。同時，曾經一度被控制的結核病、瘧疾等傳染病，由於出現抗藥性，又開始肆虐；新的傳染性疾病（如：愛滋病），在全球正呈現明顯的蔓延之勢。與人類社會經濟、都市化和人口高齡化、行為和生活方式有關的非傳染性疾病，又成為很多已開發國家、地區和開發中國家的主要死因。舊的健康問題尚未解決，新的健康問題已經出現，健康問題面臨著以下諸多挑戰。

（一）社會衛生條件極度不平衡

隨著社會經濟發展及科技進步，人類的生活勞動條件有所改善，但是在不同地區及國家之間，在同一個國家的城鄉之間、不同階層之間，差別仍然很大。

儘管在不同地區及國家表現形式不同，營養不良是一個世界性的社會衛生問題。據聯合國糧農組織和世界銀行估計，世界上有5～10億人口（大多數在開發中國家）得不到足夠的糧食，在高收入國家（歐洲、北美、日本及大洋洲各國）的11億人口中，人口增長率很低（0.7%）而糧食生產水準高，由於飲食過度造成的某些營養不良（如：肥胖病），是營養不良的普遍形式。在亞、

非、拉丁各個中等收入國家（除中國以外）的8億人口中，人口增長率雖高（2.8%），但經濟發展速度也快，糧食增產多，也有相當一部分（高薪階層）人口，患飲食過度性營養不良。在亞洲及非洲的貧窮國家中（有12億人口，人均GDP在200美元以下），估計有1/3～1/2人口嚴重營養不良，特別是兒童。

全球氣候暖化以及環境汙染對健康的影響，不容小覷，在中國和實行計畫經濟的亞洲國家中，國民生產毛額中等偏下，但明顯的營養不良並不多見。環境衛生狀況也類似，整體來看，人類的生活環境條件有所改善，但各地區很不平衡。在開發中國家，主要問題是基本的環境衛生設施不足以及高能耗、高汙染產業轉移所帶來的新的環境汙染；而在較發達的國家中，突出的問題是與工業化和都市化有關的環境公害、工業汙染、交通問題、噪音、空氣及水質下降等。在基本衛生設施方面，農村比都市差。據世界衛生組織1995年調查，都市居民中83%能用到自來水，79%能享受到合理的衛生設備，而在農村則只有22%居民能得到充分的給水，15%得到滿意的衛生服務。20世紀70年代初期，關於居住條件的調查顯示，都市中75%住房有電氣設備，而在農村地區僅25%住房有電氣設備（有的國家只有5%）。隨著工業化、都市化及化學物質利用的增加，環境（包括空氣、水源、土壤及食物）汙染程度日益嚴重，人類生活環境正逐步惡化。

（二）健康狀況存在著普遍的不公平性

首先，在國家之間存在著健康不公平。從平均期望壽命看，2009年全球平均期望壽命為71歲，但已開發國家為80歲，開發中國家為71歲，未開發國家為57歲；從嬰兒死亡率看，已開發國家為4‰，開發中國家11‰，未開發國家為36‰；從傳染病死亡所占比率來看，窮國占60%，富國僅占8%～10%；從死亡年齡分布來看，窮國有一半以上的死亡發生在15歲以下，而在富國15歲以下僅占4%。其次，在國家內部也存在健康狀況的不公平。不論是窮國還是富國，不同階層人群的健康狀況有著明顯差別，如英國的研究顯示，社會經濟地位較低者的死亡率與社經地位較高者的死亡率，存在顯著差異，而且這種差異存在梯度關係。在未開發和開發中國家，這種差異主要取決於社會經濟地位和衛生保健服務提供的公平程度。

（三）疾病譜和死因譜發生重要改變

非傳染性疾病是21世紀的主要衛生和發展挑戰之一，既導致患者承受痛苦，也危害各國社會經濟，特別是低收入和中等收入國家。沒有哪國政府能夠承受得起忽視非傳染性疾病負擔上升的後果。如果不採取循證行動，非傳染性疾病的人力、社會和經濟成本將會繼續上升，並遠遠超出各國處理該問題的能力。

2012年，全世界共死亡5,600萬人，其中3,800萬（68%）死於非傳染性疾病，圖2-2-3顯示2012年全球人口在30～70歲之間死於4種主要非傳染性疾病（心血管疾病、癌症、糖尿病和慢性呼吸系統疾病）的預測概率；圖2-2-4顯示2012年不同收入層級國家癌症的粗死亡率。非傳染性疾病導致死亡人數的3/4（2,800萬）以及大部分過早死亡（82%），發生在低收入和中等收入國家，而大部分非傳染性疾病導致的過早死亡，是可以預防的。中國因為非傳染性疾病過早死亡的情況，在同類國家（收入中上等）中，不算特別嚴重，但是，在全球來看是很嚴重的。

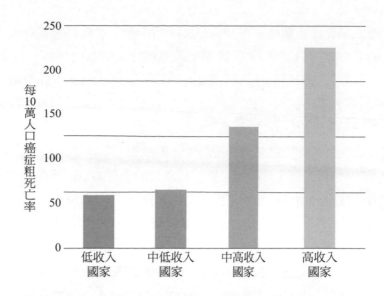

來源：WHO，《2014年全球非傳染性疾病現狀報告》。

圖2-2-3　2012年全球30～70歲之間死於四種主要非傳染性疾病的預測概率

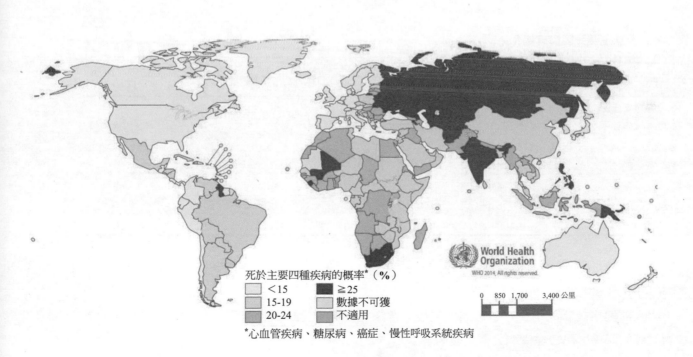

死於主要四種疾病的概率*（％）

- ＜15
- ≧25
- 15-19
- 數據不可獲
- 20-24
- 不適用

*心血管疾病、糖尿病、癌症、慢性呼吸系統疾病

來源：WHO，《2014年全球非傳染性疾病現狀報告》。

圖2-2-4　2012年不同收入國家癌症粗死亡率

　　數據顯示，中國過早死亡人數中，有19%死於此類疾病。在我們的調查中，澳洲、瑞典、日本等9個國家的此項平均數據只有9%。所以，中國應該採取適當的措施和政策，來降低這個數字。按照低收入和中等收入國家目前情況繼續發展估算，2011～2025年非傳染性疾病導致的累計經濟損失，將達7萬億美元。不採取行動的巨大代價，遠遠超出實施一整套影響大、干預措施減少非傳染性疾病負擔所需的費用（每年112億美元）。

　　世界各國領導人意識到非傳染性疾病的破壞性，對社會、經濟和公共衛生的影響，於2011年9月透過政治宣言，其中包含處理全球非傳染性疾病負擔的強有力承諾，並要求世界衛生組織採取行動支持各國的努力。其中一項任務是制定世界衛生組織2013～2020年預防控制非傳染性疾病全球行動計畫，包括9個自願性全球目標和1個全球監測框架。2013年，世界衛生大會批准了全球行動計畫及其自願性全球目標。

　　人類主要死亡原因已經由過去的急性傳染病、寄生蟲病和營養缺乏性疾病，逐漸轉為心腦血管疾病、癌症和意外傷害。用傷殘調整生命年（DALY）計算的疾病負擔分析，從1990～1999年，因傳染病、寄生蟲病和營養缺乏性疾病而死亡，從占全部DALY損失的45.8%，下降至42.8%；而慢性非傳染性疾病從42.2%，增加到43.2%；意外傷害從12.0%，增加到13.2%。在已開發國家和地區，心腦血管疾病死亡所占比重已經有所下降，但是仍然占近一半；在開發中國家，雖然傳染性疾病仍然是最主要的健康威脅，但心腦血管疾病和癌症的危害，也在逐步增加。表2-2-2顯示全球主要死因構成的變化趨勢。

表2-2-2　全球主要死因構成變化

（單位：%）

死亡原因	已開發國家			開發中國家		
	1985	1990	1997	1985	1990	1997
傳染病與寄生蟲	5	4	1	45	44	43
循環系統疾病	51	48	46	16	17	24
癌　症	21	21	21	6	7	9
呼吸系統疾病	4	3	8	6	6	5
圍產兒及孕產婦疾病	1	1	1	10	10	9
其他疾病	18	23	23	17	16	10
合　計	100	100	100	100	100	100

（四）社會病對健康的影響

　　與人類健康有關的不良行為因素，包括：吸菸、酗酒、吸毒、生活緊張及不良性行為等社會病對健康的關係，已日益受到人們的重視。

　　吸菸是使人們健康下降及過早死亡的一個主要原因。大多數歐洲國家，成年男子吸菸率在50%以上，成年婦女吸菸率10%～50%。在亞、非、美及大洋洲各國，成年男子吸菸率大多數在40%以上，有的國家（日本、菲律賓、南非）高達70%，但婦女吸菸率很低，很少超過30%。儘管吸菸（包括被動吸菸）對人們健康（包括下一代）的影響，已為許多調查所證實，但菸草的種植、加工和消費，卻有增無減。開發中國家的菸草生產，比已開發國家增長得還要快，全球10個

生產菸草最多的國家中，有5個（巴西、中國、印度、印尼及土耳其）為開發中國家。研究吸菸對健康的關係及控制吸菸問題，已經成為當代預防醫學與公共衛生的重要課題。

飲酒過度，不僅對個人健康，而且對於家庭和整個社會，均有影響。乙醇（酒精）消耗量與肝硬化罹病率呈正相關，但是，幾乎所有國家的乙醇消耗量都在增加。不少歐洲國家的年人均純乙醇消耗量在10L以上（如：法國16.8L、義大利13.6L、奧地利12.4L、葡萄牙11.7L、西班牙11.4L、瑞士10.8L）。

精神作用藥物的濫用，在全世界也呈現增加趨勢。在東南亞及西太平洋地區的某些國家，鴉片成癮是個嚴重而長期的問題。都市青少年的海洛因吸食率，逐年上升，新型毒品帶來更加嚴峻的挑戰。世界各地青年有更多、更早地進行性行為的趨勢，青年人罹患性病，特別是淋病發病率顯著上升；未婚少女懷孕者逐年增加，某些拉丁美洲國家的調查顯示，20歲以下女青年已生第一胎者占50%，已生第二胎者占25%，已生第三胎者占10%。在開發中國家，孕產期併發症已成為15～19歲女青年的主要死亡原因之一。

（五）公共衛生應急體系尚需完善

2002～2003年的嚴重急性呼吸道症候群（Severe Acute Respiratory Syndrome, SARS，非典型肺炎）在中國和香港都造成不小的損失，但「非典」在美國卻控制得很好，將損失降低在合理的範圍，得益於美國公共衛生的快速反應以及公共衛生體系的強大作用。全球氣候暖化，各地自然災害頻發，公眾的健康狀況受到巨大挑戰，對各國公共衛生的應急體系，也產生新的挑戰。

2008年5月12日，四川汶川發生芮氏規模7.8的地震，截至2008年9月25日12時，據中國民政部報告已確認69,227人遇難，37,4643人受傷，失蹤17,923人。根據官方統計報告，截至9月25日12時，救災人員已累計解救和轉移1,486,407人。據衛生部報告，截至9月22日12時，因地震受傷住院治療累計96,544人（不包括災區病員人數），已出院93,518人，仍有352人住院，其中四川轉外省市傷患仍住院153人，共救治傷病員4,273,551人次。

2008年8月28日，颶風「卡崔娜」以每小時282公里的速度向美國紐奧爾良撲去，市長雷·納金（Ray Nagin）當天下達強制令，全城所有人緊急撤離，盡最大可能避免損失。

2011年3月11日，日本東北部宮城縣以東、太平洋海域發生芮氏規模9.0的地震，震源深度10公里，共發生168次5級以上餘震，已確認14,704人遇難，10,969人失蹤。福島核電站多臺機組接連發生事故後，日本各地均監測出超標的輻射量。突發的自然災害帶來的生命威脅異於平常，完善穩健的應急體系，對保障生命健康顯得尤為重要。

第三節 「全球健康」概念的提出及發展趨勢

一、「全球健康」的內涵和演進

（一）全球健康的內涵

全球健康（international health）也可稱為「全球衛生」，是以全球範圍內人群的健康為關注焦點，而不是個別國家人群的健康，重點關注那些超越國家界限的、或者具有全球政治、或經濟影

響的健康問題。2005年，在美國賓夕法尼亞州費城市召開全球衛生峰會簽署的《費城協議》中，關於全球衛生的定義引述了美國科學醫學協會的說法，即「超越國界的或可能受到某些國家本身條件和遭遇影響的衛生問題與重大爭議，而聯合行動是解決這些問題的最佳辦法」。

對於「全球衛生」所具備的屬性，不同學者有不同的表述。布朗等（Brown et al, 2006）認為「國際衛生」起源於國家之間在傳染病控制上的共同努力，要求是「兩個以上國家」，而「全球衛生」則是世界人民對地球上衛生問題的共同關注，弱化了「國家」與「國家」的概念，這顯然更符合全球化模糊國家邊界的特性。本揚萬尼奇等（Bunyanvanich et al., 2003）在其文章中也提出了相似的觀點，認為「全球」二字將「地緣政治從衛生問題中脫離出來」，同時也是對衛生組織「人人享有健康」策略的呼應。此外，「全球衛生」強調各國人民在衛生保健的知識提供、政策上的共同性，是全球化在衛生中的體現。基克布施（Ilona Kickbusch）等認為「全球衛生」是指「那些跨越國家邊界和政府的、需要採取行動影響那些對健康起決定作用的全球各種力量、來解決的公共衛生問題」，這裡的「各種力量」不僅包括國家，更囊括諸多新興行為體。

（二）全球健康演進過程

全球健康一詞最早出現於20世紀70年代，從90年代開始逐步成為國際公共衛生領域占主導地位的流行用語，其前身為國際衛生。14世紀中期的黑死病大流行，為歐洲帶來很大的衝擊，為控制這種傳染病，義大利的一些港口城市，以威尼斯為首，開始對外來船隻進行長達40天的禁運，並於1377年建立「隔離檢疫」的制度。該制度在一定程度上控制了疾病的傳播，卻不利於當時以海運為主要貿易方式的歐洲經濟的發展。為在疾病控制和經濟發展中尋找平衡，1851年第1屆國際衛生大會（internal sanitary conference）在巴黎召開，這是歷史上第一次召集多國公共衛生管理者和研究者，致力於解決跨國家的衛生問題，因此，這一年被視為國際衛生的起始點。1907年，國際公共衛生辦公室成立，這是世界上第一個國際性的衛生組織，主要職能為：傳染病研究、定期召開國際衛生會議、執行會議決議等。第一次世界大戰過後，同盟國在國際聯盟設立了專門的衛生組織，主要從事疾病的流行病學、技術開發等研究，與國際公共衛生辦公室並存，但職能有所分工，並一直延續到第二次世界大戰。二戰以後，作為主戰場的歐洲損失巨大，不論是國際公共衛生辦公室，還是國際聯盟內的專門衛生組織，都無法繼續承擔國際衛生重任。1945年，在美國舊金山召開的聯合國會議上，巴西和中國代表團聯合提出建立一個世界性的衛生組織，這便是於1948年成立的世界衛生組織。國際公共衛生辦公室和國際聯盟內的專門衛生組織，則併入這一新的組織。世界衛生組織成立後的幾十年間，在疾病控制、健康促進和加強初級衛生保健等方面，獲得很大的成就，逐步形成以世界衛生組織為核心的國際衛生體系。隨著自由市場理念的全球化，資本、貨物、人員、觀念、思想和價值觀念超越國界傳播，經濟、政治和社會相互依存加深、全球一體化加速，這也影響到衛生領域。20世紀90年代開始，全球衛生概念悄然興起，並有逐步取代國際衛生的趨勢。

二、「全球健康」的相關研究領域

全球衛生的目的是改善生活，減少疾病傳播，促進世界穩定。強調全球衛生是人類人口的衛生，是我們彼此為鄰的世界公民共同擁有的責任。因而全球衛生不僅涉及傳統公共衛生領域（主要為疾病的預防與控制），同時也延伸至其他多個方面，較為突出的是全球衛生與外交的融合。

（一）全球衛生與健康

在全球衛生所需因應和解決的問題中，很大一部分屬於傳統公共衛生領域，即：預防疾病、延長壽命。而在這一領域中，傳染性疾病是全球衛生所關注的重點問題。全球化的不斷深入，使得傳染病在全球的蔓延加速，《2007年世界衛生報告》指出，由於國家相互依賴增強，人口流動和交通運輸速度加快，致使傳染病在全球的擴散能力加強，傳播速度提升。2003年的SARS、禽流感以及H1N1 A型流感，都是在很短時間內就傳播到世界各地。生產過程的全球化和貿易的擴大，產品的頻繁流動，促使傳染病流行。人們消費的食品有很多來自遙遠的地方，在種植、養殖、加工、運輸和銷售的任何一個環節出現問題，都可能導致傳染病傳播，狂牛病和口蹄疫的傳播，就是非常著名的例子。

（二）全球衛生與外交

長期以來，公共衛生一直處於外交政策的較低層級，在國際關係中的作用不被重視。近年來，隨著全球化的不斷深入，公共衛生被更多地賦予了全球的特性，人們也逐漸意識到公共衛生與外交政策中較高層級的交互關係，衛生在外交中的作用日益突顯，而衛生問題的解決，尤其是涉及各國的全球衛生問題，也需要外交談判、協商等手段的介入。這種衛生與外交的融合，不僅有利於主權國界解決波及自身的全球衛生問題，同時在全球也產生2大成果，即：《菸草控制框架公約》（*Framework Convention On Tobacco Control, FCTC*）和《國際衛生條例》（*International Health Regulation, IHR*），這些依靠國際談判與協商所達到、具有約束力的工具，在應對全球衛生問題上，發揮了重要作用。

三、「全球健康」的挑戰與機遇

全球衛生問題在本質上是全球性的，對於所有國家的和平、繁榮、福利而言，全球衛生在道義、實踐及策略考慮上，也都是十分重要。但由於當代的快速旅行、國際貿易、商業交流以及便捷的全球通訊，為全球衛生帶來挑戰和危機，主要有以下幾個方面：(1) 在疫苗、抗生素、潔淨水、環境衛生及其他科學技術的突破，對全球衛生做出貢獻的同時，全球化使得穿越國界的健康風險劇增，這些風險包括新發和重發的傳染病、與有害產品消費和不良生活方式相關的疾病的全球擴散、環境汙染、氣候變化對人類健康的影響等，尤其是愛滋病毒感染、日益增多的慢性病及全世界前所未有的人員和貨物流動，為全球衛生帶來挑戰；(2) 引發全球公共衛生許多問題的貧窮和衛生條件懸殊等各種因素，亟待處理；(3) 很多健康問題的社會決定因素，也越來越全球化，而處理這些決定因素，離不開非衛生部門的聯合行動，更需要增進各國對公共衛生事務合作與理

解。要成功預防新疾病暴發和促進健康狀況，衛生工作者和普羅大眾要樹立全球衛生觀，必須超越國界去思考，全球發生了什麼影響著我們，我們做了什麼影響整個地球上的鄰居；(4)需要制訂時間表，促使各國政府、非政府組織、宗教團體和諮詢機構、公共和私人基金衛生專案、健康與環境促進的綜合組織、衛生專業社團與協會、各國大眾教育系統、媒體等，在促進全球衛生工作中承擔義務，開拓衛生治理的良好局面。

第四節　探索醫療與預防結合的健康保險途徑

對因為疾病造成的經濟損失進行補償，是醫療保障制度建立的最初目的，但隨著人們健康觀念的改變，特別是現代健康觀念的影響，人們對醫療保障功能的認識也不斷變化。

一、逐步實現從疾病保險向健康保險轉變

建立醫療保障制度的初期，各國首先把疾病津貼作為醫療保障首要內容，繼而把治療費用納入保障範圍。在治療費用中，首先納入的是對人們生活水準影響較大的治療費用，如：高額的住院醫療服務費用。繼而擴大到一般醫療服務，在醫療保障制度比較完善的國家，已經逐步把老年護理、預防保健等內容納入保障範圍。隨著健康觀念的轉變，人們逐漸認識將預防保健納入醫療保障範圍中，有利於降低疾病的發生率或疾病的早期發現，從而達到既有利於控制醫療費用，又有利於從根本上提高健康水準的目的。

美國制定的《2000年人群健康》規劃中，把臨床預防作為三項總目標之一。臨床預防包括：疾病早期篩檢、疾病諮詢指導、免疫接種和化學預防三個方面。對於鑑別早期患者，早期診斷、早期治療、提高疾病的防治效果，具有重要的經濟意義和社會意義，如：子宮頸癌在開發中國家婦女中是癌症患者死亡的主要原因，每年死亡約15萬人；在已開發國家和地區，用脫落細胞巴氏染色法進行普查極為普遍。這種方法以35歲以上的婦女為目標，每隔5～10年普查一次，為那些有嚴重的癌前症狀的患者進行費用低廉的門診治療（如：冷凍變態細胞），如果還有良好的後續服務，那麼這種防治工作是富有成本效益的。

美國在1984年成立美國疾病預防特別工作小組（U. S. Preventive Service Task Force, USPSTF），自1998開始由美國衛生品質研究所負責提供經費以及技術支持，該小組的建議被視為臨床疾病預防的「金標準」。歐巴馬醫改法案要求，凡是被該小組推薦為A類或B類的疾病預防專案，聯邦醫療保險與醫療救助計畫以及所有的商業醫療保險，都要為參與者提供免費服務。此外，國際上也公認，乳腺癌發病率較高的國家，對50歲以上婦女進行乳腺X光攝影檢查，能夠顯著降低這一年齡組婦女的死亡率。

1990年英國的國家衛生服務制度規定，把原來按服務種類對全科醫師免費服務償付辦法，改為按工作績效發津貼的形式，如：根據全科醫師對所管轄範圍的兒童免疫和婦女子宮頸癌篩檢覆蓋率的高低，而給予不同報酬的方法，以此來鼓勵全科醫師積極做好預防工作。德國法定醫療保險提供的預防服務包括：健康諮詢、預防接種、每年為20歲以上的婦女和45歲以上的男子普查癌症、每2年為35歲以上的成年人檢查心血管疾病、糖尿病及腎臟病等。

二、加強健康教育和宣導健康的生活方式

當前，以心血管疾病和惡性腫瘤為代表的慢性非傳染性疾病，已經逐步成為全球居民死亡的主要原因。慢性病的治療往往是花費很高而且成效甚微。現代醫學研究顯示，改變飲食和生活習慣以及減少其他危險因素，是避免這類疾病發病率和減少不必要的衛生保健支出的最好辦法。當前，慢性非傳染性疾病的控制主要應依賴群體預防。群體預防是透過有針對性、向預防保健對象傳播必要的預防知識，建立知識、態度、行為的有效健康教育習慣，結合個體展開針對性的自我管理。只有使社會的所有成員都了解或掌握一定的健康衛生知識，才能有效地提高整個社會的健康水準。這就需要提高醫藥衛生知識傳播的深度、廣度，使社會所有成員都能樹立正確的自我保健意識，自覺採取積極措施維護與增進健康，養成符合健康要求的生活習慣，諸如：適當的體育鍛鍊、合理的飲食營養、正常的社會活動、戒除不良的生活行為等。要做到這些，就需要一定的衛生知識。

1989年德國根據《醫療改革法》的規定，要求所有的疾病基金會對一年內沒有就醫的參保人，回饋相當於1個月保險費的「健康獎勵」（no claim bonuses）。同年，德國法律對疾病基金會必須承擔健康促進的責任做出規定，所有疾病基金會必須向國民（特別針對低收入者）進行健康知識教育。聯邦衛生部要求所有基金會用於健康教育宣傳的經費，每人每年不少於5馬克。

三、推行醫療費用按人頭預付以促進預防保健

健康維護組織（Health Maintenance Organization, HMO）也是已開發國家比較廣泛採用的控制費用的模式，是管理式醫療早期的運作模式。1973年美國聯邦政府頒布的《健康維護組織規章》大力推動健康維護組織，在管理式醫療中，健康維護組織是最複雜的運作模式，強調對醫療費用和服務利用的管理和控制。健康維護組織分為開放型和封閉型兩種，近年來又出現自主選擇性及網路型等形式。開放型的模式中，醫師或其他義務人作為獨立個體與健康維護組織簽約，開放型的模式分為個體醫師協會和直接簽約兩種模式；封閉型的組織模式中，簽約醫師及其診所只限於為健康維護組織的成員提供醫療服務，不得為其他患者提供服務。健康維護組織的共同特徵是參保人員在就診選擇權上，僅限於健康維護組織服務網絡內的醫師和醫院，如果在服務網絡外接受醫療服務，健康維護組織將不支付相關費用，或者只支付有限的醫療費用；在門診醫療方面採用全科醫師管理模式，全科醫師充當「守門員」，管理和協調各種醫療服務的使用，決定專科、住院治療的建議。

醫療費承包預付制是指按服務人群、服務量或經測算的平均費用核定的醫療費用總額，預先支付給醫療機構，由醫療機構掌握費用支出，節餘歸己，超支自付。這種醫療費用結算辦法有利於促使醫療機構形成內在的醫療服務成本制約機制，自覺採取控制費用的措施，如：積極開展預防、健康教育、定期體檢等活動，以期最大限度地降低發病率，從而減少費用開支，鼓勵醫師以較低的醫療成本，為更多的患者服務。已開發國家調查統計顯示，實行醫療費用按人頭預付承包後，人均醫療費用能夠下降10%～40%，住院率下降25%～45%。

英國、丹麥、荷蘭的法定醫療保險，實行了按人頭預付的醫療費用承包的辦法。義大利在

1980年以前對部分參保人的醫療費用，採取這種辦法；1980年後在全國普遍推行。美國健康維護組織廣泛使用醫療費用按人頭承包預付的方式。印尼和哥斯大黎加也採取這種辦法支付醫療費用。1989年愛爾蘭終止原來就診和初診次數償付的辦法，實行醫療費用按人頭承包預付的制度。

按病種付費方式也在美國和臺灣等地實施，發揮較為明顯的費用控制作用。服務專案付費制，特點是方法簡便，易於操作，醫師的選擇空間較大，病人要求基本可以得到滿足。但因醫療機構收入與提供的服務量成正比，導致醫療機構過度提供醫療服務，誘導醫療消費，最終形成醫療費用增長過快，造成醫療保險基金超支、患者負擔增加。按病種付費是以國際疾病診斷分類標準（ICD–9），將疾病按診斷、年齡和性別等分為若干組，每組又根據病種、病情輕重程度及有無合併症、併發症，確定疾病診斷關聯群別分類標準，結合循證醫學（evidence-based medicine, EBM）依據，透過臨床路徑（clinical pathway, CP）測算出病種各個分類級別的醫療費用標準，並預先支付給醫療服務機構的醫療保險費用。

第五節　醫學科技進步及對醫療費用的影響

一、醫學科技發展的現狀和趨勢

在過去的100年裡，醫療衛生的巨大變化是生物醫學科學和醫療技術突飛猛進的結果。19世紀末20世紀初，細胞病理學、遺傳學等一系列生物醫學基礎學科的建立，成為現代醫學發展的顯著標誌。而醫學與各門自然科學和技術的緊密結合，是現代醫學技術發展的另一個標誌。20世紀醫學進步給人們的深刻印象，就是在龐大的現代化醫院中，令人目不暇接的各種診斷治療儀器和設備。從20世紀初的X光、心電圖，到中期的電子顯微鏡、內視鏡、示蹤儀（放射線核子醫學）、超音波診斷儀，再到電腦斷層掃描（CT）、正子攝影（PET）、核磁共振（MRI）等，使診斷學發生革命性的變化。準確化、精密化、動態化、微量化、自動化、無傷害化，已成為現代臨床診斷的特點。此外，腎透析機、心律調節器、器官移植和人工臟器、微創手術、大批新藥等，都顯示出新技術、新材料在臨床治療中的重要作用。

在20世紀中葉以後，以心臟外科和移植外科為標誌，說明外科學的日益進步。1967年，當巴納德（Christiaan Neethling Barnard）醫師成功地將一位婦女的心臟移植到一個54歲男性體內時，移植外科與當時的太空航行一樣，受到公眾的關注。隨著人類對免疫系統的進一步理解，透過發展免疫抑制劑解決排他性問題，為移植外科開拓了寬廣的新領域。在過去100年裡，外科不僅發展迅速，而且性質也發生了轉變。20世紀初期，外科基本上是縫合和摘除，而現在已轉變為精確的修復和無止境的替代。隨著腔鏡外科的出現，手術也朝著精細化、微創化的方向發展。

20世紀50年代以後，分子生物學的建立，人們從分子水準上闡明人體結構和功能的研究日益深入，為解決醫學的重大問題，如：腫瘤、免疫、遺傳、組織再生、抗衰老、藥物開發等，提供了理論指導。基礎科學研究已改變人們對機體與疾病對抗的理解，不少遺傳病的致病基因及其他一些疾病的相關基因和病毒致病基因陸續被確定，進一步從本質上證實基因是決定人類生、老、病、死和一切生命現象的物質基礎。同時基因工程也促進新藥物和新序列的湧現。1986年，美國科學家提出闡明人類基因組的全部序列的人類基因組計畫（HGP）。1990年該計畫正式啟動，2003

年美國宣布完成。人類基因組計畫的成果將成為現代生物學、醫學用之不竭的源泉。與此同時，免疫理論與技術也滲透和影響到整個醫學領域，並且透過對免疫與神經系統、內分泌系統之間相互影響的認識，促進對人體整體性和有機聯繫的深入了解。神經科學的發展為治療帕金森氏症和其他中樞神經系統的紊亂，帶來新希望。自20世紀90年代後，人們更加重視腦科學研究中整合性觀點的重要性，即認識到神經活動的多側面、多層次性。由此可見，分子生物學、神經科學、免疫學、內分泌學等的發展，不僅深化對人體基本結構和功能的認識，還從不同面向揭示機體的整體性和有機聯繫。現代醫學已開始注意從生命物質運動各層次和層次間的相互關係，並從整合方面去探索生命的奧祕，大大地促進了臨床醫學的進步。

醫學已經征服許多嚴重疾病、緩解疼痛之後，目標似乎不再清楚並已變得混亂。隨著醫學技術飛速發展而形成的「技術至善論」，將人們鎖定在醫學「能做、必須做」的雄心勃勃的幻想中——人類可以消除一切病痛，人的所有器官都像機器的零件，損壞後可以更換。醫學技術的發展在提高人類健康水準的同時，疾病的總數卻隨之增多。一方面這是人們對機體認識不斷深化的必然，但另一方面或許是人們也越來越多地將人類生命中正常的興衰變化看作需要藥物加以緩解的疾病，如：停經、身體功能隨年齡增加而衰弱等。無論如何，有一點是可以確定的，隨著醫學科學技術的發展，醫療成本發生了變化，而醫療保障不僅要關心醫療的品質，也要考慮醫療保障的成本問題。

二、醫學高新技術對醫療費用支出的影響

高新技術的發展，一直就是一把雙刃劍，促進了醫學進步，有利於提高健康水準，創造更大社會價值，但同時引發費用的高速上漲，大大加重社會負擔。

（一）醫學高新技術發展加劇衛生資源分配不公

臨床醫學中強調的廣泛而昂貴的治療，雖然挽救了某些危重症患者的生命，延緩了死亡的進程，但是這種關注疾病而忽視患者的傾向，以及為患者和社會帶來的沉重經濟負擔，越來越受到人們的批評。如何解決發展高新技術與適宜技術之間的矛盾，協調關心患者與治療疾病之間的矛盾，成為現代社會的迫切問題。美國一個負責醫療行政的人員曾計算，一次人工心臟手術所耗費的錢，相當於在診所中11,900人次普通門診需要的費用。在醫療資源總量確定的情況下，進行一次人工心臟手術就等於把11,900人次的普通患者拒之門外。反過來的話，就僅有一名心臟病患者失去延長生命的機會。在提供昂貴醫療服務的情況下，能夠給垂死的人換上人工心臟，但由於經費缺乏而不能對幾百萬名產婦進行產前檢查，這其中存在是否具有公平性的問題。很多專家認為，目前的高精密尖端醫學技術多為事後治療型技術，治療範圍及療效均存在一定局限，專科技術水準越高，受益人群就越少，公平性也就越差，對於提高人群整體的健康水準作用越小。

（二）過分依賴醫療技術造成的誤診導致醫療費用上漲

醫療高新技術出現後，醫師過分依賴高新技術，患者過分相信高新技術。在醫療過程中，醫師最重視的是手中的檢查報告，忽視了患者心理社會因素對疾病的影響。而患者最期望的是盡早

做他所能想到的「特異」檢查，而不是盡可能地向醫師提供更多的心理社會和生物資訊，幫助醫師分析診斷。這不僅淡化醫病關係，而且易造成誤診誤治。其次，由於部分醫療護理活動實現機械化、遙控化、資訊化和高速化，使護患之間直接接觸越來越少，疏遠護患之間直接交流，影響護患之間的情感表達和傳遞。這種醫師和患者、護士和患者之間形成的「醫護人員－機械儀器－患者」的關係，在國際上稱為「醫療公害」。例如：二尖瓣脫垂是1969年根據X光造影觀察到的病種，在20世紀70年代又用M型心臟超音波進行診斷，許多報導提出在女性中二尖瓣脫垂的檢出率很高，可能超過10%，成為最常見的心臟病。到20世紀70年代末，二維心臟超音波產生後，人們發現先前使用M型心臟超音波診斷出的二尖瓣脫垂，很大一部分是誤診，如果醫師能夠更多、更詳細地為患者體檢，而不是完全依靠檢查結果診斷，這些誤診完全可以避免。很明顯，過分依賴高新技術設備，與現代心理－社會－生物醫學模式的要求相悖，容易造成誤診誤治，不僅造成患者生理和心理上的巨大創傷，同時也造成大量衛生資源的浪費。

（三）濫用醫療新技術產生醫療費用浪費

人們完全認識一項新的醫藥技術需要一定的時間。某些不成熟的技術在推廣應用後，耗費了大量衛生資源，但最終被證實是無效的，甚至是有害的。例如：孕婦服用藥物「反應停」（Thalidomide）造成胎兒的畸形；早產嬰兒進行吸氧治療後引起晶狀體纖維化；胃病冷凍術的發明和大量應用，不僅對治療潰瘍無效，還造成患者死亡的惡果。因此，高新技術必須以審慎的態度使用，否則將造成患者健康損害，同時造成醫療費用浪費。但目前在商品經濟的衝擊下，各家醫院為經濟利益，採取各種物質獎勵辦法，促使醫師多開立高技術檢驗單和昂貴藥物。醫師在開立檢驗單時，考慮診斷疾病的適應性和患者的經濟承受力少，考慮自身經濟利益多了，直接造成的後果是「大檢查」、「大處方」。這嚴重影響醫病之間相互信賴的關係，也影響醫病之間的溝通，為診療帶來不利影響，因此，解決「看病難」和「看病貴」問題的呼聲越來越高。醫學科學技術的發展有可能導致不必要的醫療需求和醫療供給的增加，不但造就出更多的患者，而且導致人群總體健康水準的下降。美國一項研究顯示，至少有20%的臨床檢查屬於沒有必要，另一項對某教學醫院的調查認為47%的臨床檢查可以取消，並且不會影響醫療品質。美國對某年度冠狀動脈再造手術的調查發現，其中25%的手術缺乏醫學上的適應症。

國外一些衛生經濟學者認為，醫學技術的發展可以分為三個階段：第一階段為「非技術」階段，這一階段醫院和醫療服務改善健康狀況的作用很小，治療成本也很低；第二階段為「臨床技術」階段，這一階段許多疾病的治療成為可能，如：器官移植和癌症外科治療等，這一階段的治療成本很高；第三階段稱為「健康干預技術」階段，這一階段對疾病的發生有比較清楚的認識，並且可以透過預防措施來控制疾病的發生，如：免疫技術的應用。同時，提倡和改善人群的生活習慣、方式和環境。這種「高技術」更強調人群社會性的健康干預。這一階段的醫療費用增長也相對合理。若將相當一部分社會資金投入預防保健領域，產生的健康效果更好。在過去的30年中，醫療部門主要發展「半技術」來治療許多疾病，這些技術的發展使得醫療費快速上升。

| 第三章 |
醫療制度結構及健康決定因素

第一節　醫療制度的結構及其關係

一、醫療制度的目標和邊界

全世界大約有191個獨立國家，沒有任何兩個國家的醫療衛生制度是一模一樣的。事實上，即使在同一個國家內，醫療衛生制度的結構和運行方式，也在不斷地變化。但在限定的時間點上，我們能用一些通用的方法分析任何國家的醫療衛生制度。就好比每輛汽車一定都有引擎、輪胎和座位，每個醫療衛生制度也有特定的組成部分──儘管這些組成部分的特性可能大相逕庭。

對制度的分析必須是全面的分析，但是「全面」也必須是有邊界的。醫療衛生制度的目標決定了體系的邊界。醫療衛生制度的首要目標是促進健康或在生病和受傷時恢復健康，這點是毋庸置疑，但是，醫療衛生制度顯然還有其他的次要目標，如：創造衛生就業機會，再如讓工人保持健康，以維持生產效率。

衛生是目的，還是提高幸福感、經濟生產力和軍事力量的手段？這是個哲學問題。不論最終目的是什麼，衛生的首要和直接的目標是提高和保障民眾的健康。如果衛生服務存在的意義僅僅是為醫師創造營收，或其他與健康無關的目的，必然會引起嚴重的道德、甚至是法律問題。

即使採用醫療衛生制度的狹隘定義──首要目標是提高和保障民眾的健康──仍會有模稜兩可的情況，如：醫院的病床護理顯然是屬於醫療衛生制度範疇的衛生服務，那麼養老院中對老年人的護理呢？讓患軟骨症的兒童服用維生素也明顯屬於醫療衛生制度的範疇，那麼為所有在校學生提供營養午餐的規劃呢？上述兩個例子中的養老院和營養午餐都會對服務人群的健康有明顯的改善，但改善健康並非醫療衛生的首要任務。換言之，不論是為老年人提供護理服務，還是在學校提供午餐，保障健康只是副產物，而不是主要目標。

那麼在醫療制度的邊界內，應該涵蓋哪些內容呢？每個國家都提供各種衛生服務，如果研究背後所隱藏的龐雜資源和活動，就能發現一些主要的類別。在早期社會中，都市尚未形成，醫療衛生制度尚處萌芽，「藥師」對病人的照料就是當時醫療衛生制度的全部。我們隨後還會討論如今高度發達的醫療衛生制度是如何演變的。這裡，我們只需要知道，現代社會的所有醫療制度的結構和功能都不斷地變複雜。

如今每個國家的醫療衛生制度，都能比較容易地找出以下5大類相互聯繫的活動：(1) 創造或獲得某些資源（人力和物力）；(2) 在這些資源的基礎上，組織形成的衛生專案（形式因國家而

異），一般還有非正式的私營衛生保健市場；(3) 多方籌集的資金，用於形成衛生資源和提供衛生服務；(4) 為了在公立和私立的專案中提供更好的衛生服務，就需要某種形式的管理；以及 (5) 最終為健康人群和病人提供衛生服務，在不同的國家會有不同的模式，甚至在同一個國家的不同人群間也會有不同的模式。簡而言之，任何一個國家的醫療衛生制度的主要組成部分，都能用以下5條術語來概括：(1) 生產資源；(2) 組織專案；(3) 資金支持；(4) 管理方法；(5) 提供服務。

圖3-1-1 顯示的是這些組成部分之間的主要相互關係。需要指出的是，醫療衛生制度指的是虛線（邊界）內的部分；邊界之外的一側是需要醫療制度解決的問題和需求，另一側是醫療制度產出的結果。

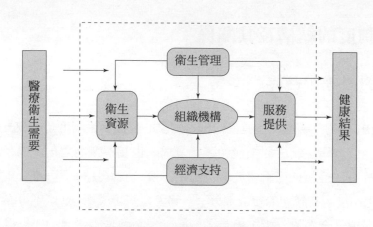

圖 3-1-1 國家醫療衛生制度模型

當今任何一個國家的醫療衛生制度，都經過幾個世紀的發展，受到宗教、科學、工業、都市化、通訊技術、國際貿易、戰爭、權力鬥爭和其他許多社會現象的影響。每個國家的經濟發展水準和主流的政治意識形態，對醫療衛生制度的各個組成部分發揮決定性作用。

若想要充分說明醫療衛生制度的5項主要組成部分的關係，就要在圖3-1-1上，增添更多的直線和箭頭才行。另外，在同一個組成部分中，也有不計其數的細分，有些可以看作是子體系，甚至還能劃分出子體系的子體系，如：在「衛生資源」的大類下，可以分出「衛生人力資源開發」的細項，然後能進一步劃分出「護士教育」的分類。在「組織專案」的大類下，在各國衛生制度中幾乎總能找到「自發組織的衛生機構」，再細分還可能有「結核組織」的分類。對一個國家的醫療衛生制度的研究越是深入，就越容易發現每一類的內容和特質，都和其他國家不同。

在了解醫療衛生制度涵義的背景下，讓我們詳細研究在任一國家的醫療衛生制度中，這5種組成部分的具體內容。

二、醫療衛生資源

每種衛生體系都包含若干種不同的資源，如：必須有提供衛生服務的人員（衛生人力），必須有能讓衛生人員開展工作的設施（衛生設施）──最簡單的是醫師的住所；必須有商品和補給品（衛生產品），主要是藥品，用於照顧病人；以及必須有完整的知識體系（衛生知識），用於治療和預防疾病，這種知識的具體運用，往往被稱作為技術。

　　上述4種資源要麼是被生產出來，要麼是已經擁有的。衛生人力或衛生人員通常要接受一定的培訓，或從其他國家移入；要建造衛生設施，必須有資金支持（此外還要投入人力、物力等）；藥品、繃帶、實驗設備等衛生商品，不是生產，就是進口，或者從自然界採集（如：草藥）；獲取知識則要研究、觀測、學習（最常見的形式）和總結經驗教訓。下面將著重闡述如何生產和獲取上述衛生資源。

（一）衛生人力

　　隨著衛生科學的發展，衛生人力的種類和數量也呈倍數增加。由於各種歷史原因，在所有的衛生系統中，醫師都是扮演最重要的角色，同時還存在大量其他各式各樣的衛生人員。已開發國家相對於未開發國家具有更好的衛生人力多樣性。一般情況下，我們可以把衛生人力分為以下幾種類型：(1) 醫師；(2) 獨立執業的衛生人員；(3) 為醫師和獨立執業的衛生人員提供支持的輔助人員；(4) 在其他人員監督指導下直接為患者提供服務的衛生人員。

1. 醫師

　　儘管在每個國家的衛生系統中，醫師都扮演非常重要的角色，很難對醫師做出明確定義。多年前，世界衛生組織的成員國試圖從獲得全球一致性和認可的目的出發，定義醫師的素質和職能。經過長時間的爭論，終於在1972年達成共識，定義如下：醫師必須先被所在國家承認的醫學院錄取，順利完成既定的醫學課程，獲得足夠的獨立行醫的技能（包括：預防、診斷、治療和康復），依法取得行醫執照，以提高社區和個人的健康。

　　也就是說，醫師在按照每個國家的法定標準培訓之後，具備獨立承擔提高居民健康的能力。實際上，醫師的教育和執業標準的要求，在不同的國家大不相同，以至於幾乎不可能設立國際普遍接受的標準。

　　根據這樣的定義，所有國家都有專業衛生人員，他們經過某一類正式的教育和培訓，被認為是疾病診斷治療、疾病預防和提升人群健康的專家。在大多數國家（但並不是所有國家），醫學院校和醫療機構附屬於大學。通常，醫學教育開始於基礎自然科學的學習，如：化學、生物、物理、解剖學、生理學、病理學等等課程。接下來就是臨床醫學的各種理論課程，包括：兒科學、外科學、產科學、婦科學、精神病學和內科學等。同時，在醫師的培養過程中，疾病的社會心理層面和健康促進、疾病預防的策略，越來越受到重視。最後，醫學生還要通過考試和參與治療各種病人的臨床培訓，將理論知識應用於實踐。上述過程的順序、持續時間、授課形式，在不同國家或同一國家的不同學校，都存在巨大差異。

　　從醫學院剛剛畢業的醫師，其實是擅長多種疾病診斷和治療的，通常稱作「全科醫師」。隨著醫學知識和科學技術的進步以及醫學專業的發展，以人為本的價值理念，越來越受到重視。在所有的衛生系統，尤其是高度工業化國家，醫師經過幾年的住院醫師的訓練，被培訓成各種不同科別的專科醫師。由於需要如此長時間的培訓，培養一名專科醫師的成本是巨大的，所以，專科醫師提供的服務價格要高於全科醫師。因此，培養和雇用專科醫師會增加國家衛生系統的支出。

　　醫師的專業可以從以下幾個方向分類：他們的工作可能聚焦於某一器官或者某一系統，如：眼科、心臟科和神經科；專科醫師也可能圍繞著某種技術類型，如：放射科、病理科或麻醉科；人口學特徵也可用於分類，如：兒科、產科以及最近興起的老年醫學科；內科學還可以進一步分

為：心內科、內分泌科、消化科、腎內科等；需要開刀的外科醫師可能會聚焦骨骼系統（骨科）、大腦和神經系統（神經外科）或者身體的其他部分。

針對全球專科化水準不斷提高的趨勢，許多國家已經開始提高全科醫師的地位，可能採取以下措施：對全科醫師定期進行教育培訓、提高全科醫師的待遇；在社區中心為他們提供輔助人員支持等等。有幾個國家已經實施全科醫學或家庭醫學的住院醫師研究生培訓專案，將全科醫學同樣視為一門醫學專業。

2. 獨立執業的衛生人員

傳統醫師或傳統治療師（按中國習慣可稱為「赤腳醫師」或「鄉村醫師」）在全球是分布最廣的一類初級衛生人員，他們向患者提供最直接、簡易和基本的服務。在現代醫學科學興起之前，這類衛生人員是最古老的醫師。在大多數開發中國家，特別是偏遠農村地區，他們仍扮演重要的角色，人數甚至超過受過現代醫學培訓的醫師。

傳統醫師的種類有數百種之多，下文將具體闡述他們的特點。他們的治療的理論基礎包括以下幾個方面：一是對疾病的宗教或超自然認識；二是藥草或其他自然物質等的傳統使用經驗；三是上述兩者的結合。有時（特別是在亞洲）這些人會接受短期正式的培訓；有時他們只作為學徒向「老師傅」學習技能。傳統治療師通常屬於獨立的衛生人力資源，但有時他們會被（全部或部分）吸納到政府的衛生專案中。但在已開發國家和地區，他們在法律上是被禁止的。

幾乎所有的開發中國家，與傳統治療師密切相關的一類人員是接生婆（traditional birth attendant, TBA）。接生婆通常是婦女，有生產經驗。在農村地區，接生婆一般在孕婦的家中接生或監督分娩過程，但在都市，情況往往也是一樣的。但千萬不要把接生婆與訓練有素的助產士或護理助產士混淆。接生婆主要靠經驗，熟悉當地風俗和分娩的規矩。開發中國家的產科服務人力廣泛採用接生婆，許多國家的政府衛生當局已開始系統地訓練她們，有時政府會提供正確剪斷嬰兒臍帶的設備，並訓練她們如何正確地消毒設備。

在許多經濟已開發國家（也包括其他類型的國家），存在另外一種衛生服務提供者。他們按照古老的宗教或經驗準則行醫，稱不上是醫師或治療師，只能稱作宗教或自然療法治療師。他們的治療理論其實是近代才逐漸發展起來的。這樣的人包括：整脊按摩師和順勢療法醫療師──整脊按摩師聲稱他們經由按摩脊柱就可以治療所有疾病；順勢療法醫療師則用過度稀釋的藥物治療幾乎所有疾病。又如：自然治療師和食療師，他們藉由特殊的飲食治療所有疾病；基督教科學派信徒則使用各種祈禱和宗教對話來治療疾病。其中，整骨治療師遵循和整脊按摩師類似的治療準則，但是，他們逐漸拓寬觀念，和現代普通醫學相契合（也被稱作對抗療法）。在許多國家的法律是保護上述這些醫學從業者的合法權益的，以便患者向他們尋求幫助的時候，他們可以提供服務。

除上述傳統治療師，獨立執業的衛生人員還包括：獨立醫學從業者。其他的獨立醫學從業者的工作，有堅實的科學依據，但是，僅關注身體的某一部分。最為大家所熟知的一類人員是牙科醫師（專注牙齒和牙周組織）和口腔學家（專注於口腔健康）。在大多數衛生系統，牙科醫師在大學接受教育，學習強度和普通醫師相同。和普通醫師一樣，牙科醫師也是分科的，如：擅長兒童牙科、牙齦疾病、咬合不正（畸齒矯正）或其他牙齒疾病。

在一些高度已開發國家或者中等已開發國家，還有其他的獨立執業的衛生人員，專注於其他身體器官，如：驗光師（有時被稱作配鏡師）會為屈光不正的患者配眼鏡，但沒有治療其他眼科

疾病的資格；足病醫師經過培訓來治療如：拇囊炎或足底疣等，相對常見的足部疾病。某些國家對於哪些症狀需要醫師、哪些可由上述人員完成，還有爭議。

　　精神疾病領域的衛生人力，尤其複雜。在某些國家，一些衛生人員可以合法獨立地直接為病人提供服務，然而，其他衛生人員必須在醫師的指導下執業。在一些國家的衛生系統，心理學家可以直接治療病人，有時社會工作者也可以；社工中可能只有精神科社工才有資格；在心理學家中，只有具有較高學歷的人，才有資格直接治療病人。

　　在各個衛生系統中，藥物方面的專家被稱為藥劑師，但藥劑師執業的獨立性，各國差別很大。一些藥物（如：阿斯匹靈）在任何國家，都可以由藥劑師直接配給任何病人。然而根據法律規定，許多藥物在大多數國家都需要醫師處方。事實上，類似的法律或法規並沒有被嚴格遵守，藥劑師可以在沒有處方的情況下，調配盤尼西林或洋地黃這樣的限制藥物，甚至有時是由不具藥劑師資格的藥販實施的。

3. 為醫師和獨立執業人員提供支持的輔助人員

　　護士是醫師最主要的支持輔助人員，同時，也是全球最主要的衛生人員。根據護士接受的教育和培訓程度以及所承擔的功能不同，護士可以分為不同的類型，但是他們都在醫師（有時候是牙科醫師或其他獨立執業的衛生人員）的直接或間接監督指導下，從事工作。最初的護士是修女，主要在醫院照顧臥床的病人。隨著衛生系統變得越來越複雜，護士也被培訓來承擔越來越多的任務。他們主要的培訓地點還是在醫院，但現在也會根據課程的長度和內容，安排在其他地方受訓。

　　最為大家所熟知的住院護士培訓規劃是：需要學生在完成10～12年基礎教育之後，再在護理學校和醫院培訓3年時間。這些護理畢業生必須通過考試，以成為政府承認的「註冊」護士，獲得從業資格。為了適應醫院和其他衛生機構不斷擴張的需求，大多數國家的衛生系統也會培養很多經過簡單培訓的准護士或助理護士。助理護士接受過4～8年的基礎教育，加上1～2年的護理專業教育。除此之外，有些護理人員主要在工作崗位上學習簡單的專業技能，通常被稱作護士助手或護工。

　　除了醫院護士外，還有其他護士承擔著不同的職能。在社區衛生中心等設施的護士，主要從事門診服務；在學校工作的護士，主要為學生提供護理和健康教育；在工廠的護士，工作與學校護士類似。護士在公共衛生專案中，是非常重要的，他們負責門診預約、免疫接種、家庭訪視和監督其他衛生人員，有時也會和醫師一起在私人診所或到病人家中提供臨床服務。然而，絕大多數護士是在政府或非政府的有組織的醫療機構中工作。

　　由於醫院和其他有組織的衛生專案雇用大量的工作人員，因此，需要對人員進行監管。許多國家已經有大學的護士教育，甚至有少量碩士、博士學位，以便讓這些高級護士能從事監管或教育工作。儘管各個層級的護士最終都是受醫師監督，但是，護士在日常工作中，也經常獨立決策。目前世界各地都存在這樣的趨勢，即把本屬於醫師的職責賦予護士。在一些國家的衛生系統，護士也會承擔常見疾病的診斷和治療工作，因為，這些專業的護士是為了成為執業護師，而接受額外的醫學培訓。

　　在一些國家，護士會接受額外的1～2年的培訓，以成為護理助產士（產科護士），她們就可以在醫院從事產科工作；有些護士也會接受額外的特殊培訓，成為麻醉護士。理論上，上述兩種特

殊的護士，都是在醫師的監督下工作，但其實受監督處並不多。醫院裡的專業助產士是同樣的情況，他們不是專業的護士，但是，他們培訓的時間與護士相當。

除了護士之外，還有為數眾多的其他衛生人員，輔助支持醫師的診斷和治療工作。在診斷過程中，需要經過培訓的、不同專業水準的實驗室技術人員或技師，他們可能擅長檢查血液標本、生化分析、細菌培養監測、病理組織製備和檢查等等；他們可能在綜合性大學、理工科大學、醫院或其他機構接受教育和培訓，在醫院、門診中心、科研機構或者私營企業等處工作。

同樣，影像診斷學的發展，也促成許多類型的X放射線或醫學影像技術人員的產生；心電圖技術的發展，促使心電圖技術人員的誕生；同樣地，腦波圖技術和用於診斷的電腦斷層掃描（CT）、核磁共振（MRI）等機器的出現，也促使大量技術人員的出現。

縱觀病人的治療過程，醫師還需要其他輔助衛生人員，如：營養師是食物的選擇、採購、準備和配發方面的專家。在大多數開發中國家，營養師在中學教育階段受訓，在已開發國家則在大學接受培訓教育。如果提高到公共健康的角度，營養學家專注於人群膳食習慣、食物需求、可能存在的營養不良，為提高社區營養研究發展策略。他們通常是專科醫師，但是，一些營養學家只接受營養學的培訓（嚴格的說，營養學家不是醫師的輔助人員）。另外，還有紀錄保管員或經過特定培訓的行政人員，負責保管病歷，也是醫師的輔助衛生人員。

對於各種肢體傷殘康復，對應的衛生人員有：物理治療師、職能治療師和語言治療師；測試聽力的衛生人員，稱為聽力矯正師；醫務社會工作者一般會協助醫師幫助病人，並合理利用各種社區資源。此外，上述所有衛生人員的輔助人員，構成了輔助人員的第二梯隊，包括：實驗室助手和物理治療師助理等。

隨著科學技術的發展，出現越來越多新的衛生人員，如：呼吸治療師就是為了吸氧或治療肺部疾病而出現的；助聽技師、計畫生育專家（避孕）和急救護理等，也是針對新的衛生需求而新出現的；用於腎透析的儀器和用於胸腔外科手術的人工心肺機等高科技尖端設備的出現，也催生了其他專業技術人員的需求。

對於精神疾病和精神衛生，除了醫師和精神科專家，我們之前也已經提到過獨立執業的衛生人員。在一些衛生系統中，心理醫師、社會工作者和其他衛生工作者是醫師的輔助人員，是整個精神衛生治療團隊中的一員。在一些國家還存在精神科護士，他們接受的培訓和全科註冊護士完全不同。在精神病院，可能會有經過專門培訓的精神科護理員，進行精神病人的護理工作。

藥劑師負責直接為病人配藥，上文將他們定義為獨立執業的技術人員。同時，藥劑師也是醫師的助手，輔助向病人發出處方。即使藥劑師處於輔助的角色，他們也負有一定的法律責任，要確保醫師開具的處方是合理、藥的劑量正確等等（有時候，藥劑師會針對某個特別的患者，向醫師提出某幾類藥物在藥理學上不相容的警告和建議）。由於目前大多數藥物都是由現代製藥公司製作的，藥劑師的職能往往局限於維護藥物庫存、正確地儲存藥物、配藥時註明標籤和說明等。

不管是處於獨立或輔助角色，藥劑師經常需要藥局店員的幫助。實際上，所有獨立執業的衛生人員都需要助手。為準備由驗光師開具的眼鏡鏡片，就需要配鏡師、光學技師或鏡片打磨師等。驗光師需要掌握調整眼鏡架基本操作。

牙科醫師需要牙科助理的輔助來開展工作。牙科技師或牙科技工負責製作假牙。在學校或工作場所，口腔保健員遵循牙科醫師的指導或獨立作業，負責所有的潔牙工作。在一些國家，無論

是否有相關立法，假牙技師可以直接為病人更換整個上部或下部的牙齒，且過程不受牙科醫師的介入指導。

4. 接受監督指導下直接為患者提供服務的衛生人員

在現代衛生系統中，第四大類衛生人力資源的地位，越來越受到重視，因為，已知的直接衛生服務需求，就已經大大超過了現有的醫師和其他獨立執業衛生人員的資源存量。大量農村人口和都市貧民的衛生服務需求，已經得到全球共識，這就促使各國簡單地培訓各種類型的社區衛生工作者（Community Health Worker, CHW），讓他們向當地居民提供最基本的預防疾病和醫療服務。社區衛生工作者的培訓內容和時間長短，各國大不相同，長的是中學畢業後再培訓幾年，短的是小學畢業之後培訓幾週。名義上，他們受醫師或其他受過更加系統培訓的衛生人員的監督，但是在大多數情況下，他們獨立工作。

在世界衛生組織的影響下，社區衛生工作者甚至是僅接受幾週培訓的社工，提供非常廣的衛生服務，包含：初級衛生保健的各個面向。社工工作主要靠經驗，接受一定的繼續教育。另一方面，某些社工只提供一種服務，如：免疫接種、病媒蚊傳播疾病的控制、傳染性眼病的監測與治療。在大多數開發中國家，不管是全能還是專才的社工，都成為越來越重要的一類衛生人力資源。儘管在理論上，他們需要在監督指導下開展工作，但是，相關的指導是不到位的，因此，導致諸多問題，我們將稍後討論。

另外一種類似的衛生人員是學校牙科護士（有時被稱作牙科治療師），他們為學校兒童提供各種牙科護理服務，偶爾受牙醫指導。學校牙科護士首先於1920年出現在紐西蘭，目前在20多個國家有這種類型的衛生人員，為兒童提供服務。學校牙科護士一般是女性，中學畢業後再接受2年的培訓，掌握幾乎所有兒童口腔護理技能，包括：補牙和拔牙，同時也會提供口腔衛生的健康教育。

公共衛生工作者是另一種非常重要的衛生人員類型，他們在監督指導下，直接向公眾提供服務。隨著衛生系統逐漸成熟，為了提高健康、預防特種疾病、提高醫療服務的效率，社區也會組織大量的衛生活動。在國家、省級、市級或大都市中，由受過專門培訓的醫師擔任領導者。在基層，各種公共衛生人員相對獨立地工作。

監測和控制環境以避免疾病發生，需要人們具備特殊的知識和技能。概括的說，這類衛生人員被稱作公共衛生專家或環保主義者，他們有很多種類型。自來水和垃圾處理系統的建立和運行，需要衛生工程師；監督環境衛生需要不同級別的各類衛生稽查員。一些人經過多年的培訓，承擔管理的職責；也有一些人經過簡單的培訓後，在指導下開展工作。控制疾病傳播媒介，如某一類昆蟲等，也是環境衛生工作的分支。自來水廠或汙水處理廠的員工，也需要特殊的培訓。

健康教育是另外一種近幾年發展起來的專業類型，有時他們服務的人群主要是學校兒童，但一般主要是服務普羅大眾。某一類疾病的流行，也會促使某種培訓，如：性病調查員和瘧疾專家的培訓。醫院和其他大型衛生機構的管理，需要經過特殊培訓的衛生管理人員承擔，衛生管理中需要用到財務、人際關係、採購和維護等方面的知識。還有另一種衛生管理者，負責特定地區的衛生服務管理。最近幾年，為了滿足未來衛生需求，需要對衛生服務進行規劃，這一任務促成了新的衛生人員。他們是進行大量數據收集、維護和分析的衛生資訊專家。

公共衛生護士的職能非常多樣。通常，這類人員在完成專業護士培訓教育之後，還需要接受1年或以上的公共衛生培訓。他們常監督公共衛生機構裡的其他衛生人員，也會負責結核病、痲瘋

病和性傳播疾病等特殊診所，或負責初級衛生保健。有時，他們會進行常規的孕婦、新生兒或小兒健康體檢，只有在問題嚴重時，才轉診給醫師。許多公共衛生護士也會進行家庭訪視，查看傳染病或新生兒。與之相關的是訪視護士，他們在慢性病患者家中，為患者提供床邊護理。

綜上所述，我們粗略地梳理了任一國家衛生系統中所有的衛生人力資源。為了在各國情況各異的背景下，整理出一些規律，我們將衛生人力資源大致分為以下4大類：(1) 醫師；(2) 其他獨立執業的衛生人員（直接提供服務）；(3) 上述人員的輔助人員；(4) 受監督指導下直接為患者提供服務的衛生人員。這4類衛生人員之間沒有明確的區分標準，在不同國家的衛生系統中，對於某一類衛生人員（如：藥劑師、公共衛生護士或心理學家）的定位，是大不相同的。同樣，不同人員的教育培訓方式和承擔的功能，在各國也存在巨大差異。

每個衛生系統內，衛生人力資源的供給和使用，是持續變動的。古老的個人行醫難以應付複雜的衛生現狀。一支由醫師、藥劑師、護士、牙醫、技師、公共衛生專家、社區衛生工作者、管理者以及其他類型衛生人員組成的團隊，必不可少。這樣的團隊是經過合理縝密組織的，也可能是鬆散的。正如我們所見，各個國家的衛生人力資源的變動都顯示，組織化的趨勢越來越明顯，因為組織化有利於提高國家衛生體系的效率。

（二）衛生設施

衛生體系中的第二類資源是衛生人員提供衛生服務的場所——衛生設施。只要這個場所不是患者的住所，就必須要建立必要的設施，保證衛生人員正常工作。衛生設施可以分為6種主要的類型：(1) 醫院；(2) 一般門診單位；(3) 專科診所單位；(4) 長期護理設施；(5) 環境衛生保護設施；以及 (6) 其他專門衛生設施。在這些主要的分類又可以進一步劃分。

1. 醫院

衛生設施中歷史最長的要數醫院了。醫院主要為重症患者提供庇護和病床照護。醫院一般是全科的綜合醫院，主要工作是服務各種急慢性病症患者以及嚴重的受傷人員。綜合醫院可能在規模和技術水準上差異較大：小醫院往往設備受限，而大醫院往往具備各種複雜技術資源。即使「綜合」一詞的意義，在各國也有不同的解釋。在一些國家，綜合醫院不包括婦產科，而在另一些國家則不包括傳染病防治。

專科醫院或非綜合性醫院有很多類型。幾乎所有的衛生體系都有專門針對精神疾病的機構。一些綜合醫院也收治精神病人，但精神病醫院則全是這類病人，他們多是急性或慢性精神病患者。某些精神病醫院也收治智障患者，雖然智障病人往往收留在單獨的機構中。

專科醫院也包括其他類型。有些專門收治圍產期（新生兒及懷孕生產）病例，有時則只針對婦科疾病，有些則全部收治兒童患者。有些專科醫院可能只收治感染性疾病或傳染性疾病病例。過去因結核病的發病率很高，且病程較長，很多專科醫院或收容所曾專門收治這類疾病患者，當然現在這種情況已經顯著減少了。在很多開發中國家，痲瘋病醫院專門收治感染這種慢性疾病的病人。也有很多專門針對骨疾病、關節疾病或需要做矯正手術的醫院。專門針對各類身障病人復健的醫院，也是其中一類專科醫院。在很多國家，因腫瘤的高發生率，專門的腫瘤醫院隨之增多，這個情況在心臟病專科醫院也是一樣。

一些綜合性醫院專門服務某類特殊人群，如：現役軍人或退伍軍人。專科醫院也有專門服務

原住民的情況；大的工廠、礦區、農莊（種植園）往往建立綜合性醫院，為雇員及其家人服務；高校也為自己的學生建立綜合醫院；甚至監獄也有為犯人提供服務的醫院。

　　與病人類型無關的一種分類方式，是按照所有權進行分類。醫院的所有權一般在投資建設方，但也可能隨出售或法律變更而變化。最常見的所有權分類方式為：(1) 政府醫院或公立醫院；(2) 公益非營利醫院；(3) 純商業或私人醫院。每個類型又能進一步分類。

　　政府醫院由不同級別的政府轄理，如：國家級、省級、州級、區級、市級或縣級；公益非營利性醫院由各類宗教組織和其他非宗教團體捐助和管理；私立醫院通常由醫師（個人或幾個醫師）所擁有，但也可能是公司的投資人所擁有。

　　在3種所有制形式下，醫院可能是獨立機構，也可能是屬於很多機構所形成的網絡。國家政府可能控制著軍隊醫院網絡或原住民衛生機構網絡，甚至一些大都市的市政府，也可能控制著綜合醫院網絡。宗教團體，尤其是天主教會，可能會捐建全國的綜合醫院或跨國的綜合醫院。近年來，一些國家的私人公司漸漸擁有一些大型綜合醫院或專科醫院。

　　在不同類型的國家衛生服務體系中，醫院所有制形式差異顯著。從全球來看，醫院的供應（常由醫院床位數指標來衡量）和人口床位數比例，在過去一個世紀穩步增長。不同所有制形式下的醫院數量百分比分布，對就醫服務有很大影響。醫院的內部管理架構和醫療服務的提供方式，也因為所有制形式不同，而有所差異。

　　隨著衛生系統的發展，醫院的功能正在逐步增加，從最開始僅僅局限於重症疾病的病床服務，到現在醫院可以向門診病人和流動病人提供服務、進行健康教育和醫學研究、開展醫學教育和其他預防服務，有時為患者提供居家服務，也有時作為某一地理區域的個人健康服務管理中心。

2. 一般門診單位

　　只服務門診病人的衛生設施的歷史比醫院稍短。如上所述，醫院通常也有門診部門，但全科門診單位只接治不需要臥床的病人。這些機構數量眾多，一般稱作衛生中心或社區衛生中心。有時，主要衛生中心（服務5萬人口）還有衛星機構，即分中心（服務1萬人口），甚至是只有一個衛生工作人員的衛生站。

　　衛生中心和相關單位，主要由政府所有和管理，但有些屬於宗教團體等公益性機構。它們在衛生體系中的相對重要性，各國有所不同，通常在開發中國家的數量更多、功能更廣。衛生中心及分中心的人員配置，各國也相應有所不同，在富裕國家，人員配置多為幾個醫師加上護士和其他人員；在落後國家，可能僅有輔助人員，或一個醫師加一些其他衛生人員。

　　這裡所說的衛生中心提供普通門診的服務，包括：預防和治療。有時服務的範圍稱為初級衛生保健。針對母親和兒童的預防保健，通常是服務重點，疾病的治療通常取決於醫務人員的能力。一些衛生中心可能有為診斷檢查的小型實驗室，以及針對日常小病配藥的小藥局。

　　在某些衛生系統中，主要的門診服務設施是綜合診療所。稱為「綜合診療所」是因為有一支多科室的醫師團隊，有時人員配置比得上大型綜合醫院，只是沒有床位。概念上，綜合診療所是更高級的衛生中心，常見於政府管理下的衛生系統。

　　衛生中心和綜合診療所，是全球衛生服務提供組織化趨勢的反映。幾個世紀之前，對於需要病床照護的病人，有組織的衛生設施已經被認為是必不可少的。現在，人們逐漸認識到門診服務也需要組織化，這種變化在私立和公立醫療機構中，都已經出現了。

　　最後，我們不能忽視普通門診服務中，醫師或其他醫護人員單獨工作的設施，名稱可能是辦公室、手術室、病房、私人診所等，不一而足。它們在幾乎所有的衛生系統中，都發揮一定的作用。這些設施在空間的大小、設備的種類和數量上，各國差異很大。在很多國家的大都市中，整棟樓裡可能有很多單獨工作的醫師和醫務人員，還有藥局、檢驗室和醫療器材商店，對病人來說相當方便。

3. 專科診所單位

　　衛生中心等主要服務於一般大眾，而有幾類診所則為特殊人群提供門診服務。和專科醫院類似，這類門診衛生設施可能服務軍人、工人或囚犯；專科門診也可能針對某種疾病或預防特定的健康問題，這類機構通常被稱為防治所。

　　這類診所可以依據所有權分類，大部分屬於公共衛生機構或衛生部。在每個國家，都有官方的防治站為5歲以下兒童做檢查，就母乳哺育、合理膳食和嬰兒照顧提供建議，進行預防接種，對嬰兒的異常體徵進行訪視等，通常稱作嬰兒站、嬰兒福利院、婦幼保健站或其他名稱。這些機構對於保護嬰幼兒健康、降低嬰兒死亡率，具有深遠的意義。在大部分國家（而非全部國家），這些機構對檢測出的嬰兒異常，治療功能往往非常有限。但進行孕產婦產前檢查的機構較少。

　　針對公共健康疾病的診所是多種多樣的，負責對肺結核、性傳播疾病、營養不良、瘋癲病、血吸蟲病、致癱瘓的疾病（包括成年人和兒童）、癌症、眼部疾病、牙科疾病、皮膚疾病、心臟病、精神問題、濫用藥物和其他情況，進行監測和訪視，有些診所也負責避孕（規劃生育）和免疫接種工作。這些診所大多數是由官方衛生機構設立的，少部分由志願團體或其他政府部門設立，且一般得到衛生部的補助。

　　對醫院日益重要的一部分，尤其是公立醫院，就是針對各種類型病人的門診部。這些門診部可能在每週特定時間、安排特定專科門診，如：外科、婦科、兒科、心臟科或整形外科等。另外，大多數普通醫院保持24小時急診服務，因為，很多病人會因意外傷害事故而尋求緊急醫療。醫院門診部門匯集形形色色尋求內科或外科專家的患者。

　　工廠也會有門診，尤其是那些有成百上千員工的工廠。工人在這裡接受入職體檢，或因工傷等接受急救和治療。總體來講，越大的公司會提供更綜合的衛生服務，醫護人員的配置取決於診所的規模，法律也會規定某些衛生標準。

　　學校都會為學生開設診室，大都配有護士。小學的診室負責免疫接種和傳染病預警；中學的診室經常治療運動傷害、吸毒、性病和常見的呼吸道感染等；在大學，學生往往遠離家庭，因此，診室提供更全面的治療和預防服務，一般設有全職或兼職的醫師。

　　在醫師以私人執業為主的國家，醫師往往成立「聯合開業診所」。有些聯合診所的醫師，來自不同的專業，有些則由相同專業的醫師組成。如果在衛生系統中，專科醫師一般都在醫院工作，那麼聯合診所的醫師可能都是全科醫師，但每個醫師可能專長治療某類患者，如：婦女、兒童、老人等等。

　　在少數國家，聯合開業診所可能主要服務購買私人醫療保險的特殊人群。在1959年之前，這種做法在古巴被稱為「互助社」；在美國類似的做法稱為「預付聯合醫療」。大約1970年後，美國的這種模式改名為「健康維護組織」（HMO）。澳洲和印尼等國也對這種組織形式的門診服務感興趣，用於服務付得起私人保險費的中產階級。

　　診所設施也可能由志願機構在其感興趣的領域捐建，如：針對心理問題、癌症檢測、身障兒童或其他特定用途的診所。政府福利機構可能為極端貧窮人群、老人或精神疾病患者，建立專門診所；農業部可能為農村家庭或特殊弱勢人群（如：農民工）建診所；在許多開發中國家，傳教團體會為特別偏遠的農村居民建造和運營診所。

4. 長期護理設施

　　如上所述，有些醫院主要進行長期性疾病患者的護理，如：精神疾病、肺結核或痲瘋病等。另外，許多國家還有醫院專門護理普通慢性病患者和生活不能自理者，病人大部分是老年人。這些設施在富裕的工業化國家，尤為重要，因為，這些國家的老年人口（一般指超過65歲）比率較高（超過10～12%）。在不同類型的國家衛生系統中，這些機構可能有不同的所有形式，有的屬於政府部門，有的屬於非營利性志願團體（通常是宗教團體），有的屬於私營機構。

　　針對老年人和慢性病患者的衛生設施，具有一定的層級。一些綜合性醫院提供24小時的積極醫療看護，而且只限於長期病人。在一些國家針對這類患者，發展形成專門的老年醫學學科。在人員和設備配置方面，長期護理性綜合醫院把精力主要放在各種形式的身心康復上。

　　慢性病患者雖然不需要積極的醫療干預，但仍需要護理服務和病床照護，因此，需要另一種類型的衛生設施。在一些國家，這類衛生設施被稱為療養院或專業護理設施，也被稱為康復醫院，有時則被稱為老年之家，儘管待在裡面更多的是生病的老人。在這種類型的設施中，有些病人可能完全臥床，而其他人則可能只需要最低限度的日常生活照顧（Activities of Daily Living, ADL）。

　　有少量的老年醫療機構，針對身體虛弱、但不需要臨床照護的老人，因此，這類機構被稱為養老院、老年公寓、老年日托中心等。服務對象被當作「客人」，而不是病人，他們往往無法獨自生活，缺少同住的家人或朋友。只有在較富裕的國家，才能找到這類機構，因為，日常維持費用昂貴，低收入國家人民可能無法負擔。

　　對於任何年齡層級的患者（當然更多是年輕患者），另一種類型提供長期護理的機構是康復中心。雖然康復中心提供的服務強度，有點像醫院，但康復中心在物理治療方面，更加擅長。嚴重的神經障礙患者，如：發生脊髓損傷的患者，可以透過長期的物理和職能治療，改善身體機能。他們學會使用義肢、輪椅、拐杖和其他設備。一些患者全天候住在康復中心，也有些患者定期來訪。康復中心的大規模發展，源於二戰的巨大破壞力，但此後康復中心開始服務普通的傷病患者，而非戰爭致殘的病人。

　　一些富裕國家建立了「臨終關懷醫院」，收容無法治癒、不久於世的重症病人。大部分需要臨終關懷的患者，都患有癌症等絕症，醫療只能緩解他們的病痛。臨終關懷醫院也會安慰悲痛的家人和朋友，並為臨終病人提供最大程度的舒適。

　　最後，長期護理設施中，還有一種最常見的形式——居家護理，是我們不應該忽視的。隨著各種醫療設施運營成本和材料成本不斷增加，許多國家已經建立相應的服務體系，讓虛弱和身障的病人能獨自在家或在家人的照料下在家養傷。到府送餐等服務，可以提供每天的餐食；居家護理護士可以定期到家中，幫助患者服藥、換藥或提供個人衛生服務。此類服務可能由志願機構或公共機構提供。在某些大都市，醫院會為長期病患規劃家庭護理計畫，醫院必要的技術人員還可以為需要住院服務的病人，釋放一些床位。

5. 環境衛生保護設施

　　雖然環境衛生設施並不提供個人健康服務，但此類設施可以有效保護人們，預防環境危害。不同國家衛生系統下的環境衛生設施，差異巨大，很大程度取決於經濟發展和都市化水準。

　　現代文明的一大特徵是公共供水設施，為人們提供安全的飲用水以及其他用水。人們在衛生工程設計上，採取各種策略，把管道和飲用水鋪設進都市的住房和其他建築物。在大多數國家，必須根據水源進行各種物理和化學處理，以確保水的純淨度。無論自來水管道系統構建多麼精細，為了確保飲用水安全，必須定期進行水質檢測。

　　全球大多數人口仍在農村，農村飲用水所需的設施與都市有很大的不同。農村的飲用水一般不來自室內的水龍頭，通常是在村裡的廣場打井或安放儲水管。每個家庭每天去取水，然後帶回家做日常使用。農村的水源可能來自河流、雨水、泉水等。如果缺乏這樣的設施，直接從河流或湖泊取水，通常是很不安全的。

　　對於所有衛生系統來說，人類排泄物的處理設施，非常重要。大都市通常有汙水處理網絡，但需要不斷維護。在較小的城鎮和農村，排泄物處置是個尚未解決的問題。在經濟比較發達的國家，汙水排入河流或大海前，會先經汙水處理廠處理，以減少環境汙染。在農村地區的農戶，甚至在許多開發中國家的城鎮和都市，必須依靠化糞池或旱廁處理排泄物。大規模建設這種小型設施，通常需要透過有組織的衛生專案。

　　在不同衛生系統中，還有其他各種設施，都在不同程度上，維護環境衛生。全球的都市需要處理固體廢棄物（垃圾），就必須有包括收集垃圾的車輛和傾倒垃圾的場所等設施。垃圾場可能只是某個偏遠的地點、指定垃圾填埋處、垃圾焚化爐，或將垃圾運輸出海及其他方法。

　　工業廢物排入河流，帶來嚴重的水汙染問題。人們越來越意識到有毒工業垃圾的危險性。在一些國家，處置核電站排放的放射性物質，也是一項重大的挑戰。控制病媒蟲傳播的疾病，需要排乾沼澤汙水等。衛生的居住環境，意味著房屋能保護居民免受齧齒動物和昆蟲的危害。空氣汙染防治需要淨化工業廢物、汽車廢氣和許多其他揮發性物質。

6. 其他專門衛生設施

　　除上述還有其他類型的設施，必須計算在所有或大多數國家衛生系統的資源中。人們可以在無處不在的藥局，獲得藥物和某些醫療用品。藥品可能是由病人直接選擇，也可能需要出示醫師的處方（根據當地的法律和法律的執行情況）。如果藥局出售許多藥品以外的消費品，如：化妝品、菸草製品、糖果等，則常被稱為藥妝店。

　　在一些國家，幾乎所有的藥局和藥妝店，都由個人擁有和經營；而在其他國家則屬於大型全國性連鎖企業的一部分。它們主要是小型私人企業，但在一些衛生系統中，則和醫院一樣屬於公共設施。很多衛生系統中，收入低的人得不到正規醫療，或認為正規醫療的價格過於昂貴，他們會將藥局或藥妝店視為方便的醫療資源，可以隨時造訪。

　　另一類基本設施是：醫學檢驗室，主要為醫學診斷，進行各種身體檢體的檢查。絕大多數檢驗室附屬於醫院或其他衛生設施，然而也有一些由私人或機構運營的獨立檢驗所。大型臨床檢驗室可能有不同的部門，分別進行細菌標本檢驗、病理組織檢查、血液檢查、多種化學測試等等。

　　在一些國家衛生系統中，同一區域的檢驗室會形成網絡，簡單的醫學檢驗，由週邊的小型檢驗室獨立進行；複雜的分析和檢查，則送到更大的檢驗中心進行。某些國家有兩套檢驗室系統，

一套專門進行公共衛生檢驗（如：水質檢驗、食品檢驗、傳染病疑似病例檢體檢驗等），另一套則針對所有病人的檢體。不過這種區分，正在逐漸淡化。

血庫用於儲存不同生物類型的人類血液和血液製品。血庫和檢驗室一樣，通常設在較大的醫院。有時候，為了救災，也會將血製品保存在單獨的機構。除了基本製冷條件外，在識別、測試和運輸血液過程中，必須仔細認真，以保證血液的安全性和有效性。血庫的另一項工作，是從健康的捐贈者處收集血液。

一些公立或私立的特殊設施中，可能提供各種類型的輔具設備。某些商店出售整形矯正設備，如：拐杖、束腹帶、疝氣帶、輪椅等。某些商店出售安裝在人身上的設備，如：支架、義肢等。在一些衛生系統，眼鏡行與驗光師或眼科醫師分離，後者負責確定矯正透鏡的度數。另外，還有出售助聽器的商店。

（三）衛生產品

所有衛生體系中，都存在的第三種基礎資源就是衛生產品，包括：(1) 物理和化學產品的集合，可以用於預防或治療疾病，最常見的是全球使用的各種藥品和生物製劑；(2) 用於治療和診斷的醫療用品；(3) 用於診斷和治療各種疾病的精密儀器，這種產品的數量，日趨增多。

1. 藥品和生物製劑

自古以來，礦物、植物和動物製品就被用於治療疾病。隨著知識不斷發展，藥品如今已能經由化學合成製備。現代化學誕生之前，藥物主要從草藥中提取；但時至今日，草藥仍然在開發中國家廣泛使用（某種程度上可以說是所有的國家都在使用），草藥可以統稱為傳統藥品，和現代藥品區分。

大部分的傳統藥品出自傳統醫師之手，他們會在診斷之餘，為病人開藥方。事實上，治療師的衛生諮詢服務，一般是免費的，只對藥方收費。印度和中國的傳統醫學（在中國稱為中醫）中，有非常浩瀚的著作，詳細記載治療各種症狀（如：疼痛、發熱、腹瀉、頭痛等）所用的藥方，而不是具體的診斷。有些傳統醫師已經意識到現代藥品的巨大價值，因此，行醫過程也會使用諸如青黴素等現代藥物。

全世界製藥廠生產的現代藥品，有成千上萬種，但主要藥廠集中在美國、德國、瑞士、英國和其他少數幾個國家。藥品在這些國家的藥廠生產，隨後出口到世界各地。許多製藥企業在開發中國家設立分支機構，將原料製成藥片和口服液，然後在本地市場上包裝和銷售（醫師和病人一樣搞不清種類繁多的藥品、看不懂藥品的價格，因此，需要有相應的改正措施，這點稍後將會討論）。

大多數的工業國家都有專利保護法，讓首先研發並生產出新藥的廠商，在一定年限內，享受完全的專有銷售權（在大多數歐洲國家是20年）。這種權利透過藥品使用的產品名（原廠藥）體現。其他的藥廠也能生產和銷售同樣的藥品，但要使用不同的名稱，而且，每銷售一粒藥都要向握有專利的公司付授權費。專利期過了之後，任何公司都能使用政府規定的通用名，生產這種藥物（學名藥）。通用名即藥物的化合物名稱。通用名藥（學名藥）一般要比最初的產品名藥（原廠藥）便宜。通用名藥的市場推廣，有諸多爭議，但出於成本的考慮，幾乎所有的衛生專案，都盡可能使用通用名藥。

　　隨著藥品生產的競爭日趨激烈，幾乎所有衛生體系下的製藥廠，都會投放大量的廣告。廣告的受眾主要是醫師，形式主要是醫學期刊上的廣告、針對性的郵件廣告或醫藥代表上門推銷。不需要處方的藥物，也會針對一般民眾投放廣告。進口藥品的價格相對較高，許多國家都會設立專門的機構，生產通用名藥。

　　國家衛生體系中，如何配送藥品，特別是進口藥品，一直是個複雜的問題。為了要給政府的醫院、衛生設施網絡和各類非政府的衛生設施提供藥品、為政府的藥品生產廠提供原料、還有為成百上千的零售藥局供藥，因此，藥品批發企業應運而生。國外藥企在本地開設的藥廠，一般有自己的銷售管道。藥品通常都大批進口，所以，需要有倉儲，存放進口藥品。生物製劑（如：疫苗和其他免疫製劑）的儲存和分銷，需要全程冷藏，免疫接種的成敗效果，取決於冷藏保存物流是否得到合理的維護。

2. 醫療用品

　　醫院、衛生中心和其他衛生設施，需要常年提供肥皂和消毒用品，以保持衛生；傷口和術後護理要用不同種類的繃帶；手術中一定會用到縫合傷口的針線；治療骨折和脫臼要夾板和特種石膏；檢驗室要用到各種試劑；X光檢查則要用到放射照相底片。

　　上述所有的材料，要麼是國家衛生體系自己能生產，要麼從國外進口。沒有這些必要的醫療用品，即使一些最簡單的診斷和治療，都無法進行。醫院的日常管理中，病床上的床單和驅蟲的殺蟲劑太過常見，往往不被當成醫療用品。但如果想要保證隨時都有足夠的床單和殺蟲劑，就需要制定採購規劃。另外，還要有足夠的紙和筆，用來書寫和保存病例。但近20年來，隨著資訊技術的發展，這些採購規劃運行、資訊交流與保存，變得越來越方便。

3. 醫療設備

　　現代醫學的診斷、治療和預防要用上無數的器械。注射器用於免疫接種等；溫度計看似簡單，但大多數國家都要靠進口；聽診器、血壓計、耳鏡、眼底鏡等，也大都要進口；現代化檢驗室中要用到顯微鏡、色譜儀、離心機、培養箱、冰箱和上百種其他設備，在現代醫學中都非常重要。高度已開發國家的大型醫院裡，連能在一滴血樣上自動進行12或24種檢驗的分析儀，都被視作必備設施，這樣的設備，在大多數的開發中國家，是難以想像的。

　　隨著醫學的發展，有越來越多的設備檢查人體的情況。19世紀初，聽診器是一項重大發明，可說是現代醫學的標誌。現代的醫學檢查中，心電圖已經是必不可缺的了；從人體孔口觀測體內情況，要用到陰道反射鏡、膀胱鏡、直腸鏡、胃鏡等內視鏡；腦波圖用於檢查大腦；脊髓造影用於檢查肌肉功能等等。

　　現代外科手術中要用到的醫療設備就更多了，簡直讓人眼花撩亂，如：用於切割、鉗夾血管、探測器官、收縮手術切口等的工具；產科要用產鉗和其他器械；現代眼科要用各種精密儀器檢查眼睛和測試視力；為了麻醉手術中的病人，麻醉設備越來越複雜；器官移植要用到精密的人工心肺機和其他高科技設備。

　　現代醫院的放射科檢查人體內部的健康和疾病狀況，他們使用的儀器也是不斷地升級。倫琴（Wilhelm Röntgen）發明的單次照射X光機，早已被淘汰，取而代之的精密造影設備，如：電腦斷層掃描（CT）設備和核磁共振成像技術（MRI），能從不同的角度發射射線，還原人體內部的三維結構。X光射線對人體可能有害，因此，有時醫師會用超音波設備，進行相關診斷，避免X光可能

造成的傷害。

高科技的治療方法用的又是不同的設備。鐳射能用於微創的組織切口；血液腎透析能延長腎病患者的生命；新的血管支架技術，能打開阻塞的動脈，延長冠狀動脈栓塞患者的生命；靜脈輸液和吸純氧，在現代的醫院裡已經司空見慣；放射線治療，已經是癌症和其他一些疾病的標準療法了。

在許多開發中國家，上述的先進技術只能在中央的高級醫院中，才能見到，或壓根就不存在。但是，比較簡單的設備、醫療用品和藥品，卻是衛生體系中，不可缺少的。大部分衛生用品都必須從國外進口，只有在少數幾個高度發展的國家例外。

（四）衛生知識

所有的衛生體系中都有的第四種資源是衛生知識。「知識」這種資源常常被人視若無睹，但獲取和掌握新的知識，需要有意識的創新研究。衛生體系所依賴的知識體系中，大部分都是從過去傳承下來舊知識，記載於文獻，再教授給衛生人員。預防和治療疾病的新知識，則透過期刊和書籍的形式傳播，有時也以研討會的形式傳播。

在一定程度上，每個衛生體系都會進行衛生科學研究，以獲取新的知識。有些研究可能從來不被發表，但大部分還是會成為共同的「經驗」，指導醫務人員的日常工作。不論數量多寡，衛生科學研究通常都是在較為正式的環境下進行的，如在大學、衛生部、專門的研究機構、醫院和診所等地開展。研究結果可能只發表在當地的期刊上。

高度工業化的已開發國家，完成最大量的醫學研究和嚴謹的醫學調查。新的發現大都能迅速發表，並廣為傳播，這對全世界的衛生狀況來說，是個好消息。醫學和相關科學的細分，催生數以百計的研究機構，專注研究國家衛生體系中的某些問題，如：傳染病、營養不良、癌症、心臟病、失明、職業病、精神疾病或其他數十種症狀。這些研究機構還可能會支助大學和其他機構，研究特定的問題。

在相對落後的開發中國家，主要的問題是新的知識和資訊，如何才能從國家的中心向邊遠地區傳播。網路通信不暢通，可能使生活在窮鄉僻壤的農民，得不到生死攸關的醫療資訊。在某些衛生體系下，衛生部或其他有關部門會採取針對性的行動，幫助傳播重要的新知識。

在藥物和專門設備中體現的知識，統稱為技術。不幸的是，很多用於治療和預防的新技術，沒有得到充分的評估。新技術一般都價值不菲，因此有越來越多人認為，使用新技術前，應好好地仔細分析它的價值，然後才能推廣。類似的評估和結果發布，可以透過不同的方式進行。

三、組織機構

（一）衛生部

隨著衛生服務領域不斷拓寬，政府在衛生防護中，發揮越來越大的作用，衛生部的職能相應擴大，組織架構變得更加複雜。任何兩個國家的衛生部的職責和組織架構，都是不同的，因為它反映的是這個國家的歷史。政府賦予衛生部的職責各異，這點和其他的機構有很大的區別。因此，本書對於衛生部架構和功能，只能非常籠統地描述。

1. 預防服務

衛生部最初建立往往都是為了透過各種手段對抗傳染病，因此，幾乎所有國家的衛生部，都有責任預防疾病。在各國衛生部的組織架構圖上，疾病預防的職責，可能落在某一個部門的肩上，也可能有幾個不同部門分管。不論何種行政安排，都能看到控制傳染性疾病，占據著重要的位置。在一些國家，某些疾病造成特別嚴重的問題，因此，會有專門的行政單位專門負責控制這些疾病，如：瘧疾、結核病、性病、痲瘋、媒介傳染的感染和其他傳染病。

此外，保護公眾不受環境汙染的傷害，一般也是衛生部的責任。安全的飲用水和正確處置人類排泄物，是每個國家保持衛生的必要條件。在許多國家，環境衛生的許多方面，都有其他機構直接負責，但是，衛生部必須對環境標準的合規，進行長期持續的監督。

衛生部的其他部門也會負責部分疾病預防的工作。嬰幼兒和學齡兒童的疾病預防，一般有專門的部門負責。此外，這個部門或是相近的部門，還要負責孕婦的健康，通常稱為「產婦健康」。在許多國家，孕產婦健康還涵蓋規劃生育和避孕，以達到促進母親的健康或控制人口增長的目標。在某些國家，控制人口被視為重要的問題，因此，承擔規劃生育職責的部門，被視為衛生部下屬的重要部門，在某些國家甚至會成立完全獨立於衛生部的機構來負責。

在預防疾病和促進健康職能下，衛生部另一個單獨的功能是營養和衛生教育，如：學生營養午餐或為營養不良的學齡前兒童提供膳食補充等營養促進規劃。營養研究院研究民眾的營養狀況，找到更適合當地膳食結構的食物。衛生教育的職責，主要是編纂有關主要健康問題的教材，鼓勵當地居民積極參與衛生部發起的活動。

根據各地的衛生狀況不同，衛生部的預防活動，可能主要集中在其他具體的問題上，如：工業化國家中，衛生部的一大任務就是防止大眾在道路、家庭或其他公共場所發生意外，預防傷害事故出現。如果沙眼和其他眼病流行，那麼衛生部有可能需要採取有針對性的應對措施。特殊衛生規劃的另一個例子，是在飲用水中加氟和提供口腔衛生教育，來預防牙病。

2. 治療服務

衛生部中負責治療服務或醫治患者的部門，一般都比較重要。有時這個部門只負責監督全國衛生部直屬的醫院，有時也需要對全國所有的公立和私立醫院，進行一定的管理。在某些衛生體系中，特定的大型三級研究醫院和教學醫院，隸屬其他機構，而不受衛生部的管控。在這種情況下，衛生部只需要負責二級醫療機構。負責治療的部門，通常會制定全國醫療機構規範，如：床位、醫師和護士人數以及其他指標，通常以每百名病人，或服務區域千人口核定床位、醫師、護士和醫技人員數量。

治療服務的責任，有時也包括監督大型衛生中心和綜合診所等大型門診衛生設施。如果這些衛生機構也提供免疫接種和其他預防性健康服務，則管理的許可權，可能屬於負責預防服務的部門。另一項職責是管理醫學檢驗室的人員配置和運行，因為，檢驗的工作往往和某個治療專案有關。治療服務還可能包括急診和門診服務，有時會與紅十字會等志願組織合作。另外，還可能負責藥局的監管。

3. 培訓

每個國家都要投入大量人力物力，培養不同種類的衛生工作人員，因此，衛生部之下，往往也會有專門的部門，負責衛生人員培訓，除了少數幾個國家（主要是社會主義國家）。這裡所說

的培訓，不包括在大學中主修醫學、牙醫學或藥學，而是指培養護士、醫士、檢驗員、衛生檢查員、營養師、各類社區衛生工作者等。這類人員的培養，一般在衛生部直屬的醫院或衛生中心進行，但有時也會在單獨的高職教育中培養。

負責培訓的部門，有時也要為衛生工作人員的培養，編寫指導手冊和製作影音材料。有時要辦理進修教育，以便讓衛生工作人員了解最新的科學知識。培訓進行方式，可能會為醫師和其他大學畢業的專業人員，舉辦專門會議；有時衛生部的培訓部門要負責全國醫師、職業護士和其他醫務人員的註冊工作。頒發執照的工作，也可能由另一個部門或衛生部以外的機構承擔。

在規劃國家衛生體系時，必須考慮到衛生人力資源的種類、數量和分布情況。要滿足人們對醫療的需求，就必須在幾乎所有的時間內、在所有的地方，配置各種衛生工作人員。這在大多數國家都是靠市場的力量完成的，但政府的規劃和干預，正發揮越來越大的作用。因此，衛生部的培訓職責，往往與它的規劃職責，緊密相連。

4. 其他主要職責

在各個國家的衛生部中，或多或少都有上述歸納的3個主要職責（預防、治療、培訓），承擔明確的義務。除此之外，還有其他職責部門負責某些重大問題。有些國家的衛生部負責藥品監管，有時還包括藥品生產，可能屬於單獨的部門，儘管理論上這是治療服務的一部分。有的部門可能負責精神衛生服務和酒精濫用、毒品濫用等。工業化國家中，慢性非傳染性疾病的控制，也需要特別的關注，特別是心臟病和癌症。此外，還有與高齡化相關的一般性問題和康復專案。之前已經提過，有的部門負責規劃生育和人口控制。

5. 衛生部的機構職能

和上述提到的業務職能相對應，衛生部還有為各種職員職責而設立的部門，以便支持和促進各項活動。一般會設有負責財務和人事的行政部門，為業務部門開展活動提供保障。行政部門通常負責與國家財政或財務部的溝通。作為行使公職的國家機關，行政部門必須遵守規章制度。一般國家各部會，每年都有一定的預算，由行政部門負責監督。如果發現某個專案在這個年度需要更多的經費，行政部門可能會同意，經行預算調整。行政部門可能還要負責所有用品和設備的採購，以及相關產品的運輸。

大部分衛生部的另一項重要的機構職能，是衛生規劃。儘管如今大多數國家都有專門的規劃機構（通常設在總理辦公室或總統辦公室下），但是，衛生方面的具體規劃，仍由衛生部完成。與這一機構職能緊密相關的另一項職能，是衛生研究和統計（也可能叫別的名字）。統計出生、死亡和某些法定報告疾病的數據，可說是衛生部最古老的職能之一了。

最後，大多數衛生部還設有對內或對外的聯絡部門。在開發中國家，這個部門可能要負責與接受外國援助相關的事宜，是非常重要的職能。所有的國家都需要和其他國家或國際組織（如：世界衛生組織和聯合國兒童基金會）就健康問題開展合作。在大多數富裕國家，這個部門可能代表援助國，負責監督對外援助。

6. 衛生部與地方衛生服務的關係

之前對於衛生部職能的分析，主要是在中央和政府最高層級。但是，除了最小的幾個國家外，幾乎所有的國家政府都認為，有必要將國土分割為較小的行政區塊。當然，如何劃分和如何確定層級，取決於國家的人口和歷史因素，方法大不相同。但通常都會採取自上而下三級政府

的形式。每個國家的名稱可能都不一樣，我們在這裡將三個層級籠統稱為(1)省、(2)市和(3)區。「省」可能也被稱為「州」或「地區」，「市」可能也被稱為「郡」或「大區」，「區」可能被稱為「自治市」或「社區」。另外，一個國家稱之為「省」，但在另一個國家的對應稱呼可能是「郡」，甚至是「共和國」。

在一些國家，最高政府下一級的機關（稱作「省」、「州」或「加盟共和國」）可能有相當大的自治權。在這些聯邦制的國家中，教育和衛生往往受地方政府的管轄。但在任何一個國家，只要進行行政區域的劃分，就會給地方政府一定的決策權。同樣地，聯邦程度最高的國家，也能看到中央集權的影子。換言之，國家的權力結構，是非常複雜的，不能簡單地用「中央集權」或「地方分治」來概括。

考慮到這種複雜性，許多國家的衛生部都有專設的部門，負責處理中央和地方衛生機構的聯絡。這個部門要負責確保或幫助確保省級機構的人員配置盡可能齊備、能正常開展工作。類似的問題首先應該由這個部門出面負責，在必要的情況下，可以尋求外部協助。如果要開展全國性的衛生運動，或要調整衛生法規，那麼這個中央的部門就要在和地方衛生機構的溝通中，發揮先鋒帶頭的作用。

衛生部不同層級之間的關係，往往被描述為金字塔形。當然，不同國家會下放給每個層級不同的職責。通常的情況是，某些預防性服務（如：孕產婦健康和兒童健康）會完全下放，而治療性服務中的大型醫院管理，往往會留在中央層級。

一般的規律是，最高政府的下一級（一般就是省級）機構的公共職責範圍和最高政府的完全相同。越往下、越到地方（市級和區級），職責範圍就越窄。但一個國家的不同省和不同市的職責範圍，可能是不一樣的，特別是在聯邦制的國家內。即使是在高度集權的國家，在省衛生領導的倡議下，這個省的職責範圍就可能比其他省更廣。

另外，還要看這個省、市或區政府領導的性格，如：一個省長可能政治威望很高，願意鼓勵衛生創新。另外，衛生部領導的風格，也會影響省衛生工作；同樣，省領導的風格會影響市衛生工作。有些衛生體系的內部溝通比較順暢；有些體系在不同層級的溝通，只能算是時斷時續，導致領導力和團隊精神較差。

很顯然，不可能用一句話概括所有國家的衛生部。在一個體系內的衛生部，可能強大而有影響力，在另一個體系內的衛生部，可能羸弱不堪，在第三個體系內的衛生部，又是前兩者的綜合體，即在某些職能上很有影響力，在另一些職能上，又完全發揮不了作用。衛生部的影響力和它提供何種服務無關。衛生部的相對影響力，很大程度上取決於衛生體系中，其他機構所發揮的作用，特別是私營衛生保健市場的作用。很多國家都有發達的私人醫療機構，因此，衛生部的工作重點就會放在窮人身上。這時衛生部只有在某些預防服務上，會對公眾產生較大的影響。

當然衛生部的結構會不斷變化，如：出現新的衛生問題或新的預防和治療手段時，就會變化。20世紀80年代，愛滋病在全球流行，就是個很好的例子。「世界衛生組織／聯合國兒童基金會1978年初級衛生保健會議」之後，各國的衛生部都進行相應的組織調整。國家政權更迭，或領導層級換血，往往都會引起衛生部和其他部會的職責和部門調整。衛生部如果在一種制度安排下，運行時間過長，就難免出現各種各樣的問題，這時經常會嘗試一些新的做法。改變既可能是橫向的（在一個層級上重新分配職責），也可能是縱向的（在不同的層級上調整職責）。

（二）其他政府機構

不論衛生部的職責範圍如何，每個衛生體系中，都會有其他政府機構，承擔一些衛生職責。如果衛生部的職責單位比較狹窄，其他機構承擔的責任，就會多一些。但即使衛生部的職責很廣，某些衛生職責還是屬於政府的其他分支。

當然，不同國家的衛生部和下屬部門的人員配置，差異很大。一項社會職能（如：交通運輸）在某個國家，可能由部長或內閣成員直接負責；在另一個國家卻可能隸屬於某個部會。本書所說的「部」是泛稱，用於指代某個國家職能承擔公共責任的地方，不論這項職能是否有官方的部級地位。

1. 勞工部

以下概論勞工部職能。

(1)社會保障：全世界大約有半數的國家，為全體國民或部分國民提供基本的衛生保健服務，資金來源於法律規定的保險。這些國家中，絕大多數會讓衛生部以外的政府部門，承擔這項責任，最常見的是勞工部，因為社會保障起源於工廠的工人組織。但也有讓衛生部和社保局承擔的，因為這和公共衛生相關，有時會和社會福利規劃（不屬於法定保險）放在一起，有時是獨立部門，也有時居於政府的另一個位置。

在許多衛生體系中，社會保障最主要的功能是提供經濟支持。但也有一些衛生體系中（尤其是開發中國家），社會保障也包括直接向受益群眾提供衛生服務。不管是哪種形式，社會保障都在整個國家衛生體系的運作中，發揮舉足輕重的作用。即使社會保險僅僅是為私營醫療市場提供資金，也能對市場的運行產生諸多影響。社會保險的不同稱呼，往往令人疑惑，有時會用不同的辭彙描述同一件事，如：疾病保險、健康保險、強制健康保險、預付醫療保健、社會保障等，不一而足。

有一種特殊的社會保障，比一般的醫療保健更常見，那就是工傷和某些職業病的保險，也稱為工傷賠償。工傷賠償既可能是醫療保健的一部分，也可能是單獨的保險制度。即便一般的健康保險由其他部門負責，工傷賠償通常由勞工部負責；有時會設立專門的公共委員會負責此事。各個國家對於工傷的定義，各不相同，工人從中享受的醫療保健，也千差萬別。

大部分的醫療保健社會保險中，受益人也會因為喪失勞動能力，而獲得經濟補償，這種形式常稱為殘疾保險（分為短期和長期兩種）。殘疾保險對於衛生也有重要的意義：衣食住行都要花錢。類似地，其他為特定生活困難人群提供補助的社會保障，也明顯有衛生含義，如：失業保險和退休金。這種補助幫助人們在困難時，能過更健康的生活，包括讓他們有錢接受治療。

(2)職業健康和安全規劃：勞工部另一項常見職能，是確保工廠和其他工作場所的安全和衛生。其工作主要包括：實地檢查工作場所和執行技術標準，而不是提供具體的福利，因此，一般不由社會保障部門管理。少數情況下，這項職能可能由衛生部承擔，或由專門負責工業企業一般生產檢查的機構承擔。

這項工作以預防為主，實際的執行力度可大可小。隨著全世界工業化和自動化程度提高，工人不可避免地面臨更多風險。即使在農業部門，機械化的農場、化肥、殺蟲劑等，都可能有危害健康的隱憂。在很多情況下，不論是已開發國家還是開發中國家，都有很多關於使用各種設備和化學物質對人類健康利弊影響的爭議。

2. 教育部

各級學校都與衛生體系相關。小學生一般都要學習衛生知識。在許多富裕國家，小學和中學都配有衛生老師（一般是護士），為學生提供急救和常規檢查。有時衛生老師是衛生部派遣的人員，但更常見的情況是：他們和學校的其他老師一樣，是學校的雇員。

大學和其他高等教育機構，可能會為學生提供更加全面的個人衛生保健服務。當然，高等院校還可能有專門的學院培養醫師、牙醫、藥劑師、臨床心理學醫師和其他衛生人員。醫師的培養直接受到教育部的管轄，實際上卻要求衛生部和教育部相互合作，以便培養出的醫學人才，符合國家衛生體系的需求。

3. 環境保護機構

在一些國家，某個部會或其他公共機構，對一般的環境問題負責。除了保護野生動物和某些純美學的環境工程，大多數的環境專案對衛生有直接的影響。隨著世界人口增長和都市化的加速，減少水汙染和空氣汙染，已經成為各國重要的課題。

環境保護當局可能直接管理自來水和汙水處理；可能負責處理大城市的固體廢棄物（垃圾）；可能需要專門負責工業廢棄物的管理。隨著民用核能的發展，核廢料處置不當，會引起極大的健康風險，因此，某些國家的環保部門還要監管核廢料的處理和預防核電站的洩漏事故。

4. 農業部

糧食的生產顯然對健康有著重大的意義。除此之外，政府的農業部門還可能負責直接提供衛生服務。較為發達的國家中，農業部經常為農村家庭提供培訓、宣導健康和營養知識等。在種植經濟作物為主的農村地區，農業部會教農民在自家的園子種植蔬菜。農業部下通常有專門的部門負責畜牧業，職責包括提高家畜的健康。另一項重要的公共衛生職能，是控制動物疫情，如：乳牛的普魯氏菌病和結核病。

在許多開發中國家，農業部還要負責農村社會的全面發展，如：建設農村衛生中心和衛生站等農村發展專案。在一些國家，農業部承擔在農村打井、維護飲用水安全的法定義務，尋找灌溉水源的同時，也能為家庭用水增加水源。

5. 公共建設部

在許多國家都會有專門的部門，負責各種主要的工程建設，如：道路、橋梁、學校、醫院和衛生中心等。即使衛生部或社會保障部發布衛生設施的建造規範，並提供資金，實際的建造，一般也會由政府中負責工程建設的部門執行。有時候，私營企業會獲得建造衛生中心的標案，但是，最終的責任依然由公共建設部承擔。有時候，公共建設部還負責大都市的自來水管網絡和汙水管網絡的建設。

6. 內政部

在國家政府的諸多部會中，內政部（有時也叫地方政府部或內部事務部）承擔的職責最為廣泛。有些國家中，在衛生得到足夠的重視、衛生部成為獨立的部門之前，衛生防護的工作由內政部下屬的機構負責。當時保持環境衛生、預防疫情蔓延，被視為員警的職責，而內政部負責監督地方員警的治安工作。即使在衛生部獨立之後，內務部還是保留部分與公共衛生相關的督察任務。

有些國家的工業化水準不夠，沒必要成立勞工部。這種情況下，內政部就要負責檢查工廠的衛生情況。內政部也可能有專門的部門，承擔照顧老人、收容無家可歸者、幫助因工傷致殘疾的

工人康復、戒毒、拯救失婚婦女等社會福利工作。

有些國家中，大都市不屬於所在省或州的管轄，這些城市的公共衛生不受省衛生部門領導。在這種情況下，都市的公共衛生職能，全部或部分受內政部的管理。

7. 商務部

衛生體系中要用到產品、藥品等，或多或少要透過商業貿易獲得。藥局和藥妝店通常要在商務部註冊登記。出售義肢、助聽器和眼鏡的商店，也同樣要登記。工商登記往往是出於商業管理的需要，而不是衛生的需要，但工商登記可能是獲得此類衛生資源資訊的唯一管道。

廣告受商務部的管理，它也可能影響健康。藥品的廣告有嚴格的規定，相關規定的執行由商務部管理。同樣，許多國家立法限制菸草和酒精的廣告（菸草和酒精有害健康），並由商務部執行。

8. 社會福利部

為老人、孤兒和難民等提供保護，屬於社會福利的一般範疇。這項職能一般由社會福利部負責，有時合併在衛生部或勞工部。不論哪種情況，社會福利顯然會影響衛生。養老院和孤兒院需要醫療服務；全世界有數百萬的經濟或政治難民，背井離鄉，他們居住的難民營也需要醫療服務。

在最富裕的國家，窮人和身障者可能會得到經濟補助。社會福利機構會為他們支付必要的醫療服務費用，讓他們能在私營醫療市場上得到治療。社會福利部還可能設立綜合性醫院，專門為最窮的人提供服務。

9. 交通和公用事業部

大型公共交通設施維護，如：鐵路、船隊和飛機，促成某些特殊的衛生專案。在很多國家，即使大部分的經濟活動都在私營部門發生，上述公共設施仍然是國有的。電話和電報、電力、自來水、天然氣等公用事業，也是同樣的情況，幾乎所有的公用事業單位，都會為員工提供特別的衛生保健專案。

上述設施的建造之初，往往會在非常偏遠的地區，遇到大量工程上的問題。因此，在這個階段提供醫療服務，尤為關鍵。隨著國家的經濟發展，公共交通和公用事業也同步發展，因此，特殊的衛生保健專案也會得到發展。

10. 司法部

每個國家都會有一套處置違法犯罪行為的司法體系，其中必然有監獄和拘留所。較為發達的國家會為囚犯提供醫療服務。顯然，這種服務一般得不到重視。提供服務的責任，主要落在監獄的管理當局身上。

11. 軍事和退除役官兵事務部

除了一兩個國家外，其他的國家都有軍事當局，儘管名稱可能是國防部、安全部或其他名稱。軍隊一般分為陸軍、海軍和空軍，為了保持士兵身體健康，不論在戰爭還是和平年代，都會有完善的軍隊醫療服務。

幾乎所有的國家都很重視軍事力量，因此，軍隊的醫療服務大都有充足的醫務人員、配有該國最先進的設備和用品。開發中國家的都市和農村的衛生服務，可能有很多缺陷，但是，陸軍和海軍的衛生資源，總是相當充足的，如：如果某國只能進口一臺全球最新穎的設備，那麼這臺設備一般會放在大型的軍事醫院。

由於軍事醫院的醫療設施非常先進，所以國家的各界政要也能在軍事醫院接受治療。有時即使不是達官顯貴，只要有錢也能享受軍事醫院的服務。軍醫往往都是軍官，輔助衛生人員也多少有軍銜。大多數國家中，最主要的軍事醫院都位於首都，其他的軍事衛生設施會出現在駐軍地。在許多國家，軍眷也能享受軍事醫院的醫療服務。有時軍眷可以在其他醫院就診，費用由國防部核銷。

榮民和退伍軍人在很多國家都很受尊重，特別是打過仗的士兵。作為服役的嘉獎，士兵退伍後仍能接受軍隊的醫療服務。通常這種醫療服務，僅限於由服役引起的健康問題，但對於較高階的軍官，可能任何健康問題都適用。在少數幾個國家，只要當過兵就能終身享受特殊的醫療服務，不論疾病是否與服役有關。

12. 財政部

通常財政部、國庫或其他同樣功能的機構，負責稅收和資金分配。由於國家收入是有限的，官方的預算又經常超出現有的資金，因此，財政部有最終決定權，能影響國家的衛生規劃。有時部長級職務由總統或總理承擔，決定出自國家的最高層。有時收入不能及時匯入政府，因此，財政部有權決定哪些公共專案（暫時）得不到資金。通常衛生部等國家部委，每年要先向財政部提交預算草案，然後才能確定預算。

13. 國家規劃部

二戰之後，幾乎所有的國家或多或少都對國民經濟和社會發展進行規劃。這並不是說每個國家都有專門的「規劃機構」，而是可能將規劃任務分給不同的部會，但一般都會牽涉財政部。在許多開發中國家和所有的社會主義國家，都有明確的中央規劃機構，而且這個機構的權力往往很大。這種情況下，國家規劃的一部分內容就是衛生事業，或是更廣義的社會福利。中央規劃機構通常會和衛生部的規劃部門合作，並統籌衛生部和其他部會的工作，如：公共建設部的建造衛生設施和教育部的醫師培訓等工作。

雖然關於「其他政府機構承擔的衛生職能」已經說了不少，但是肯定還有遺漏。有些國家可能會有少數民族部，職能之一就是為少數民族提供衛生保健服務。社會主義國家中設有輕工業部，負責藥品生產。婦女和老年相關的事務，也可能成為政府重要的分支，是提供衛生服務必不可少的部分。最重要的是，衛生職能貫穿於中央政府和地方政府的各個方面，大大超出衛生部的職責範圍。

（三）志願團體

在每個國家，除了政府之外，還有許許多多非政府組織的專案，直接或間接影響著國家衛生體系。富裕的工業化國家中，志願團體的數量更多、影響力更強，因為大量的中產階級，意味著家庭成員（通常是女性）有充足的時間和金錢，投身於各項社會事業。但實際上所有的國家都有非官方組織，這些組織的活動會對衛生體系，造成一定的影響。

志願組織的成立原因各種各樣。通常公民組織起來，就一個他們認為沒有得到政府足夠重視的問題，呼籲人們採取更多行動。很多針對某種疾病的組織，都屬於這種情況。有些志願組織是為了讓人們更關注並服務某些特定人群而成立的，如：老年人；還有些志願組織其實得到政府的支持，想用私營部門的力量去做政府不願意做的事情；某些志願組織完全是為了自己的利益而服

務的。

當然，人道主義目的和宗教目的，也發揮了作用。用於各類活動的資金，多少都會有一部分來自自願捐助。但在很多國家，政府都會慷慨補助志願組織，因為政府認為志願組織發揮了不可或缺的作用。而且現在還有不少聰明的募捐方法，如：透過銷售耶誕節假期專用的慈善紀念郵票募款。志願團體大略可分為以下幾類：

1. 針對某種疾病的志願機構

歷史上首次大規模針對某項疾病的志願活動，是圍繞著結核病展開的。在發現結核病的致病菌之前，就已經有數十個國家成立了結核病組織，幫助肺癆病人。在政府採取類似的行動之前，私營部門已經開始建造休養所和專門的診所。志願衛生機構的初衷，一般都是照料病人，但隨著政府接管這項責任，志願機構的目標轉而成為資助研發、衛生宣傳和為醫師提供治療結核的培訓。一些國家的結核疫情已經得到很好的控制，因此，結核組織的關注焦點開始轉向其他疾病。

志願組織也會圍繞某些長期的嚴重疾病開展活動。社會衛生團體已經開始關注性病；在很窮的國家，痲瘋病的治療得到私營部門的資助；脊髓灰質炎（小兒麻痺症）得到志願組織的廣泛關注；癌症的種種悲劇，也得到很多志願組織的關注，包括幫助病人和資助研發；在經濟較為發達的國家，針對心臟病的志願活動，得到廣泛的支持。

某些不常見但非常嚴重的疾病，也得到志願組織的關注，如：多發性硬化症和癲癇等神經性疾病；某些國家成立針對囊性纖維症和血友病等先天性疾病的志願組織；弱智兒童得到志願組織的大量關愛；先天或後天身障兒童也得到許多人的同情和幫助。這種志願組織一般是由病童的父母發起的，目標之一是讓政府能更關注這類病人遭受的苦難。

有些志願組織長期關注失明和失聰患者，設立學校教失明兒童閱讀盲文、教失聰兒童唇讀和手語。其他的志願服務包括：組織運輸、訓練導盲犬、呼籲政府立法為視障者提供無障礙設施。

針對某些失調症狀的志願組織，更像是互助組織，最有名的是匿名戒酒者協會（Alcoholics Anonymous），使用心理和信仰的手段，在很多國家成功地幫助眾多長期酗酒者；針對毒品依賴也有過類似的倡議，但是成效甚微。之前提到的血友病和癲癇組織，也有類似的互助性質。

2. 為特定人群成立的機構

全世界最需要幫助的人群可能就是兒童了，特別是貧窮和弱勢的兒童。幾乎在所有的國家，包括最不發達的國家，都會有人伸出援手幫助兒童，特別是那些相對較為富裕的母親。最常見的志願服務形式是：提供糧食補充，其他的形式還有：日間托兒所、提供衣物、為都市的孩子提供農家體驗活動等。這類活動有很高的支持率，因此，有些國家習慣上讓第一夫人出任這項運動的名譽主席。

在工業化程度較高的國家，高齡人口不斷增長，因此，許多活躍的志願組織專注於提高老年人的健康和福利。核心策略是讓老年人有事情做，以防過早地衰弱和無法自理。同時，志願組織也為已衰弱或行動不便的老人，提供餐食和其他幫助。

另一類需要特別服務的人群是殘疾老兵，特別是在缺乏政府支持的時候。同樣的情況，也適用於生活清貧的原住民和少數族裔。每個國家的主流文化常常會忽視少數民族的衛生需求，因此，需要志願組織伸出援手。概而言之，只要是窮人，不論年齡大小，都需要慈善救助。

3. 有其他特殊衛生職能的組織

幾乎每個國家都有紅十字會或（某些情況下）紅新月會，能在發生緊急事件時，提供救助服務。紅十字會和紅新月會最初成立於戰火之中，但在和平年代仍然繼續運行。紅十字會和紅新月會有救護車和血庫，隨時準備在自然災害突發時，提供各種援助。紅十字會還會宣傳游泳安全、預防火災和其他知識。有些國家的救護車隊，屬於另外一個由來已久的組織——聖約翰救護隊。

志願者活動的另一大焦點，是宣傳規劃生育和避孕知識。大多數國家已經認識到控制生育是極端重要，但是，仍有少數國家出於宗教原因，不接受避孕。和其他衛生領域的志願活動相比，宣傳規劃生育的志願組織，能得到政府更多的補助。各國政府當局都願意看到人口的增長得到控制，卻希望透過非官方的管道進行。規劃生育可能包括幫助有意願的孕婦墮胎，也可能不包括這項服務。

許多國家的志願組織還有另一項功能，即提供長期在家臥床的病人和康復期病人的居家護理服務。富裕國家的大都市會有居家護理護士協會，居家護理護士一般由普通市民組成。有時政府會出錢請他們看護低收入戶。居家護理護士的服務，得到越來越高的重視，因為，看護成本比住院治療或住療養院低得多。

4. 專業衛生協會或稱職業公會

在大多數國家，提供衛生服務的專業人員，都成立了國家協會或地方協會。這類協會的主要目標是保障專業醫務人員的利益，但與此同時，對國家的衛生體系也有產生影響。

這些協會中，醫師的協會發展最為完善，在醫師的進修教育中發揮了巨大的作用，代表所有的醫師與政府協商各種醫療費用和醫師的薪資。另外，醫師協會還可能作為醫德的守護者，調查有關醫師瀆職的指控。在一些國家，醫學協會還會為其成員的醫療事故訴訟投保。

在某些國家，由另外一個醫學組織負責監督醫師的倫理道德，通常稱為「學會」（College）或稱學術團體。有些國家的法律規定，剛畢業的醫師如果要在官方登記註冊、取得執業資格的話，必須註冊並保持學會會員身分。如果醫師被同儕發現有違職業道德，可能會被取消會員身分，因此失去行醫的法律資格。

牙醫、護士、藥劑師、檢驗技師和其他衛生專業人員，也有類似的協會。在某些特定的領域，如：驗光和足療，對於哪些衛生服務需要政府許可，還存在爭議。對於眼鏡和足部的治療，何時會超出法律允許的邊界、進入醫學領域，各類協會顯然都會為之爭取最寬泛的定義。在為整骨、脊椎按摩、自然療法、針灸等頒發執照的國家，也存在類似的爭議，對於哪些行為需要許可的爭論，相當激烈。

醫院、慢性疾病療養院和其他衛生設施，也會出於教育或政治目的成立協會。專業協會代表其會員醫院，與政府或非政府組織進行談判。這些協會對提高衛生設施的管理水準，有很大的幫助。

醫學越來越專業，自發成立的組織也越來越多，大部分是出於教育目的。除了組織會議和出版期刊，協會還會努力讓公眾更充分了解醫學專業。在某些專業領域，如：小兒科，協會向政府提出兒童健康標準的建議，並被採納。不幸的是，有時專業協會和政府會有嚴重的意見分歧，如：醫務人員的薪資待遇，甚至是某些法律條款，這時專業協會就會號召停工和罷工。類似的事情在醫院和護士或其他醫務人員的關係上，也曾發生過。

5. 宗教團體

之前已經提到，幾乎所有國家都有宗教團體出資建造的醫院。另外，歐洲和北美的教派，長期以來一直資助全世界開發中國家的傳教醫師，在低收入國家的偏遠地區，建造了上千座醫院、衛生中心和防治站。非洲和亞洲的殖民地獨立後，這些醫療機構被併入國家的衛生體系。雖然傳教醫師在治療時會收費，但是，原始資金通常都來自於外國的宗教慈善組織。幾乎所有的教派都會在國內舉辦一些與衛生相關的活動，不論佛教、基督教、印度教、猶太教還是伊斯蘭教，都為窮人和病人提供人道主義援助，如：佛教寺廟會醫治有毒癮的病人；基督教和猶太教的社會公益機構，為低收入家庭提供醫療保健服務；基督教慈善機構救世軍幫助那些赤貧的人，特別是生活在大都市的貧民窟裡的人。這些機構的最終目的可能是讓人皈依宗教，但衛生服務是達成目的的手段。

6. 慈善基金會

在最富裕的國家，有錢人出資成立慈善基金會，目的之一就是贊助衛生專案。洛克菲勒基金會（Rockefeller Foundation）在公共衛生和醫學教育領域所做的工作，已經舉世皆知。洛克菲勒基金會成立於美國，類似的善舉在英國、歐洲大陸和日本等地都可以看到。

大部分的基金會資助各種人道主義行動，有些基金會則關注某些特定的衛生問題，如：英格蘭的納菲爾德地方醫院信託基金（Nuffield Foundation）、日本的笹川和平基金會、美國的羅伯特·伍德·詹森基金會（Robert Wood Johnson Foundation）。美國的密爾班克紀念基金會（the Milbank Memorial Foundation）規模不大，長期以來的唯一目標就是：提高衛生服務水準。

基金會靠著個人的大量捐贈運作。但工業化國家還有很多社區組織，向大量的居民和商人募捐小額的善款，如：社區福利基金、聯合勸募協會、聯合慈善會等。這些慈善組織支持各種志願衛生機構，受援助的機構不再從其他途徑籌資。

7. 一般社會團體

除了上述的志願活動，每個國家還有為數眾多的一般性社會團體，可能也會涉及衛生工作。這些組織的工作一般針對特定的人群，如：婦女、青年、工人、農民等等。

婦女組織有各種不同的形式，如：富裕社區的精英女性俱樂部、大型女工組織、男工的妻子組成的組織等。婦女組織以不同的形式，提供孕產婦健康、兒童健康、免疫接種、規劃生育、營養教育等服務，參與醫院的志工服務、幫助沒有親屬陪伴的病人、或照顧老人。在較發達的國家，家長（一般是母親）會和老師組成家長教師會，促進學生在校的衛生服務。

工人組織，特別是工會，會致力於提高工廠的工作環境品質、進行職業安全教育。工會在全世界擴大社會保障覆蓋範圍的運動中，都發揮重要的作用。開發中國家的工人還會志願參與道路和樓房的建設，提高當地的衛生資源品質。

農村和農民組織在提倡改善農村的衛生和飲水條件方面，表現特別積極。他們會動員農民開挖水井、進行農業灌溉等，並建造衛生站以提供基礎衛生保健，組織合作社為基礎衛生保健服務籌措資金。

青年組織有不同的形式。工業化程度更高的國家，有分年齡組織的童子軍和女童子軍專案，參與培訓的兒童要學習各種知識，包括衛生課程。開發中國家的青年組織會參加環境清潔、動員家庭成員進行預防接種等活動。

政治團體是各個國家不同族群都會參加的組織，目的通常是推動某項特定的政治議程，如：支持某項衛生立法。為了加強組織的合作精神和熱情，會讓成員參與具體的專案，如：建造衛生中心。

（四）企業

企業也承擔一定的衛生保健職能，但規模比志願團體小。許多大型企業都為員工設計健康規劃，可能是出於法律規定，也可能是企業的人事規定。都市和農村的企業情況，有所不同。

1. 都市企業

富裕國家也好，開發中國家也好，絕大多數的生產企業規模都不大。根據大部分國家的定義，人數100人以下的工廠是小型工廠，一般不會有衛生服務。100～500人的工廠是中型工廠，超過500人的是大型工廠。

中型工廠一般會有受過急救訓練的人員，處理受傷和突然病倒的情況。在較開發國家，這人一般是護士；但在較不開發國家，有可能由學過初級護理知識的行政人員或工人代勞。工廠在附近可能有指定醫院，出現緊急情況時，有醫師隨時待命。

在大型工廠或其他企業（如：交通網絡），醫師會在每天的固定時段內到現場工作，為工人檢查身體或做職前體檢等。理想的情況下，這名醫師還要檢查工作環境、找出衛生隱患，但現實中很少廠醫能有這樣的技能，除非是在高度已開發國家的超大型企業（員工人數可達幾千人）。如果都市企業的員工需要更加全面的醫療服務，一般會轉診到當地的醫院。

2. 農村企業

農村企業中最常見的就是種植某種作物的莊園和種植園，或是採礦或開採石油的採集廠。如果這些企業的規模小於100人，就不太可能有衛生服務。人數超過100人的企業，特別是人數超過500人的企業，很可能配備衛生設施。如果員工家屬也能享受衛生服務，有衛生設施的可能性就更高了。

在開發中國家，如果企業附近有政府的衛生設施，也許能夠滿足企業的衛生需求，但是這種可能性太小了。政府一般會要求大型的農村企業照顧好自己的員工，所以政府會把衛生設施建造在別處。因此，偏遠的農村企業通常需要為自己的員工和員工家屬設立自己的醫療保健專案。農村企業大都利潤可觀，特別是外資企業，他們能付給醫師和護士較高的報酬，因此，不愁招不到醫務人員。

在非常大型的農村企業，如：煉油廠、橡膠廠、大型茶園和甘蔗園等，可能會有完善的衛生設施網絡：工作地點附近有衛生站、中央醫院專門收治轉診病人。國家的經濟發展程度和政治意識形態，決定了職業衛生服務的水準。高福利國家的法律對農村企業衛生設施的規定更為嚴格，不管國營企業或私人企業，都是如此。

（五）私有市場

一個國家有如此眾多的政府或非政府組織的衛生服務和衛生活動，有人可能認為已經沒有什麼空間可以進行純商業的衛生專案了。但實際情況遠非如此。幾乎沒有一個衛生體系能透過政府和非政府的衛生專案，滿足全民所有的預防需求和要求，更別提治療需求和要求了。幾乎所有的

國家都還有一部分純商業性的、盈利性的衛生保健服務，只是市場的規模有大有小罷了。我們可以根據以下服務的分類，來分析衛生服務的商業市場。

1. 傳統療法

幾乎所有的傳統醫師都在私營衛生市場行醫，收費一般較低，有時甚至接受用物品償付。在廣大開發中國家的農村裡，都能看到他們的身影，他們在文化和心理上，都和當地人非常親近。大部分的醫師平時務農或從事其他工作，進行傳統治療只是兼職。少數情況下，醫術特別高明的醫師會逐漸累積名聲，成為全職醫師，然後搬到都市，收取更高的治療費用。在某些國家，衛生部會雇傭傳統醫師參與官方的衛生專案，但是數量一般很少（中國除外）。

之前已經描述過傳統接生婆的工作。接生婆也處於私營市場，一般是兼職。她們收費較低，經常收取實物作為報酬。在開發中國家，每個村子都有本地的傳統接生婆，都市裡也有不少接生婆。傳統醫師只是偶爾被納入衛生部的官方衛生服務，相比之下，接生婆經常能得到官方的認可，還能得到衛生培訓。各國的衛生部都認識到，國內有大量的接生婆，婦女在分娩時也常常會請接生婆幫忙，所以更謹慎的做法是：為接生婆提供必要的培訓，而不是忽略她們。

開發中國家的私營衛生市場中，另一個常見的職業是無證藥販。除了批發來的現代藥品外，這些藥販還會出售配製好的傳統草藥。他們不會診斷疾病，只是根據病人的要求或是自己對病情的猜測，銷售藥品。藥販的開價波動不定，一般都很貴，因為他們大部分的藥品可能都是黑市上買來的。

2. 醫師和牙醫的私人門診

幾乎所有的國家都能看到完全在商業市場上行醫的醫師和牙醫。他們可能一直都開私人診所，可能從公立醫院中退休後，才開起自己的診所。私人醫師或牙醫在自己的辦公室或診所辦公，有很大的自主權，配有相應的輔助人員和設備。他們和獨自經商的商人，沒什麼區別。

在許多較為富裕的工業化國家，衛生保健的資金來自於社會保險或其他公共規劃，但是衛生服務仍然由私營市場上的醫師提供。如果沒有類似的核銷政策，私人醫師的病人通常是中高收入的族群。但是，如果病情嚴重，特別是在孩子生病的情況下，貧窮的家庭也會找私人醫師治療。

在許多開發中國家和個別已開發國家，醫師和牙醫每天在政府或衛生機構工作4～6個小時，餘下的時間可以接診自己的病人（可能會和其他醫師合作）。開發中國家醫師的薪資比較低，如果沒有私營市場上的這份收入，就很難讓醫師和他的家庭過優渥的生活。衛生部通常也不會干涉這種做法，因為只有這樣才能招到足夠的醫師，去那些沒什麼吸引力的醫院工作。但是，醫師同時服務於公共衛生和私營衛生市場，也會產生問題，例如他們會急匆匆地完成公立衛生機構的任務，以便有更多時間從事報酬更高的私人衛生服務。

3. 藥局和藥妝店

除了社會主義國家的藥局以及公立醫院和衛生中心的藥局，絕大部分的藥局和藥妝店都是私營的。這些藥局可能同時出售處方藥和非處方藥。不過，很多開發中國家不區分處方藥和非處方藥，病人想要什麼藥都能買到。如果購買處方藥，藥費可能由衛生專案核銷，也可能由病人自費支付。

私營藥局營業時間大都較長，每天都開門，所以即使醫師已經下班了，病人也可以從藥劑師

處（有時只是藥店裡沒有藥師資格的工作人員）尋求幫助。但就算醫師還在上班，有些病人為了省下掛號費，也會直接去找藥劑師。因此，有了「藥劑師就是窮人的醫師」這個說法。和藥局一樣，出售義肢、助聽器和眼鏡的商店，也以盈利的私人店鋪為主。

4. 私立醫院

當然大部分的醫院由宗教團體或其他非盈利機構運營，但也有一些醫院的運營方式類似於盈利的私營企業。私立醫院由一名或多名醫師所有，有時有其他投資者，規模一般較小，主要服務付得起醫療費的有錢人。私立醫院通常出現在都市，因為這裡的財富更集中。這些醫院有時也會收治有保險的、由第三方支付醫療費的病人，如：受工傷的工人。

私立醫院的一大特點是關注病人的舒適度，如：護理服務周到與否、醫院病號餐營養美味與否。病人大都住單人房，每位病人都有電視、冰箱……這些設施和服務要花不少錢，留給診斷和治療設備的錢就會少一些，所以現在私立醫院的趨勢是收治相對比較簡單的病例，如：普通孕婦、簡單的闌尾切除手術和其他小毛病。如果是更嚴重的病症，有錢人通常會選擇在更先進的大醫院就診。

大的公立醫院或非盈利醫院也會保留少數VIP病房，以便服務富人和「地位顯赫」的人。這種病房通常會額外收費。公立醫院是否應該提供這種豪華的私人病房，一直存在很大的爭議。

近年來，商業醫院領域出現一個新問題——一些大型企業建立或收購品牌連鎖醫院。這種情況主要出現在美國和西歐，因為這些地方能透過股市融資獲得大量資本。研究顯示，這類盈利性醫院的服務品質很好，但是收費要高得多。換句話說，同時經營大量的小型醫院能帶來規模效應，但是這種優勢帶來的是更高的利潤，而不是更低的價格。

這裡應該對商業衛生服務的市場，進行概括性的點評。通常來說，商業衛生市場的占比與衛生部、社會保障和其他衛生規劃的能力成反比。如果上述有組織的衛生規劃過於薄弱，無法滿足人們的需求，那麼大量的私營市場就會應運而生。如果社會支持的衛生服務發展強勁、覆蓋全面，那麼私營市場就會比較小。但是，即使在組織度最高、公共衛生服務非常發達的衛生體系下，也應該保留一部分的私營市場，以便收治不滿意公共衛生服務的有錢人。私營市場就好比是安全閥，如果不能照顧富人，就會產生和問題性質不成比例的政治困難。關鍵的是私營市場的相對大小。

私營衛生市場顯然不屬於傳統意義上的有組織衛生服務，但是它的特徵會受到供需關係、價格和競爭等經濟活動的影響。但是，經濟往往無法充分發揮作用，特別是在衛生這種複雜的事情上。病人很難完全理智確定自己需要什麼樣的服務，然後提出「需求」；事實上，衛生保健的大部分決定都是醫師（供應方）做的，而不是病人（需求方）。而且，生病這件事的性質，決定了病人無法「貨比三家」，無法比較同一療法在其他地方的價格，或是和其他醫師（或牙醫）比較治療的品質。

因此，大部分國家衛生體系的發展方向，都是強化組織、提高標準和保證資源和服務的有效管理（當然也有幾個值得注意的例外）。也就是說，雖然社會變化曲線的斜率有高有低，但是大部分國家都用社會組織的衛生專案，逐漸取代私人醫療市場。在20世紀80年代末，幾個國家的政治勢力曾鼓勵衛生服務的私有化，但從長期的社會發展趨勢來看，這很可能只是臨時過渡的階段。

四、經濟支持

（一）一般稅收

衛生部和其他政府機構負責的衛生專案的資金，來源大都是一般稅收。全世界的稅收都用於支持社區衛生預防服務，包括：環境衛生和個人衛生，對於治療服務的支持稍差一些。同樣的機制，還資助了各類醫務人員的培訓和衛生設施的建造。

一般稅收包括各級政府（國家政府、省政府和市政府）徵收的各個稅種，比如：個人所得稅和企業營業稅。一般採用累進稅率，即和低收入群體相比，高收入的人群和企業要為淨收入繳納更高的稅率。經濟欠發達國家的所得稅，往往較難徵收，所以更重視土地稅和銷售稅；對於進口產品和大件產品（如：汽車、冰箱等）也會特別收稅；酒精和菸草的稅率非常高，其他奢侈品，如：酒店和餐廳的消費，也被課以重稅；農產品和礦產品可能會在出售或出口時被徵稅；各種特許費也進入政府財政收入，如：經營、職業、駕車或演出需要繳納的費用。

上述稅費大都流入中央政府的國庫或是地方政府的金庫。衛生部門需要和其他政府部門爭奪這些經費。許多政治勢力會影響稅收，在不同部會的流向。因此，衛生部門的首長更偏愛專門劃撥給衛生的或是只能用於衛生相關目的的財政收入，例如：社會保障收入。

（二）社會保障

法律規定某類雇主（如：員工人數超過20人以上的工業企業）與其員工必須定期（如：每月）按照薪水的規定比例繳納用於醫療或其他社會目的的特殊基金，通常稱為社會保險或社會保障。由於這些錢不納入政府財政，所以通常稱為「繳存款」，而不是稅收。員工按照薪資比例支付的社會保險金可能有上限，如「每月薪資的5%，最高每月不超過1,000美元」。每月的薪水可能有類似的上限，也可能沒有。有些國家的社會保障法規定，政府必須為國民繳納一定比例的金額。

這些強制繳納的社會保險金可能都保存在中央的社會保障基金裡。但是，有些國家可能由於歷史原因，國家法律規定社會保險金全部存入地方的獨立保險基金，並受多項法律法規限制。如：根據事先制定的全國統一費用，地方基金可能須向醫師支付某些特定醫療服務的費用。有些聯邦國家，如：加拿大和美國，每個省或每個州獨立徵收社會保險金。社會保險金在具體措施上，可能還有其他差異。

由社會保險繳存款統籌的醫療服務種類繁多，且規定各異。有時被保險人必須支付每項醫療服務的部分費用，或者共同支付費用。有時患者必須先支付醫療機構全部費用，然後再向保險基金申請核銷80%或90%的費用。有時根據醫師治療的病人數量，從基金中每月按人頭撥款給醫師，這樣就不是按照醫師具體提供的服務付費了。在很多開發中國家（以及一些已開發國家），社會保障機構有自己的綜合醫院，所以只需直接發薪水給醫師等醫務人員就行了。由於具體情況各異，社會保險一般被統稱為「福利」。

（三）自願保險

在法律規定國民必須購買醫療保險之前，很多人早就開始自願掏錢買醫療保險，以防災病。在大多數國家，這種針對疾病（包括收入損失與醫療花費）的自願保險演變成法定的保險；在澳

洲、南非、美國等國家，直到20世紀80年代，自願保險還是籌措醫療費用的主要來源。自願保險大都與就業掛鉤，雇主支付大部分或部分保險費。

自願保險有多種載體。商業保險公司是重要的載體之一，主要做壽險、意外險、傷亡險。由醫師、醫院、專業組織資助的特殊保險機構也參與保險業。還有一種不常見，但投保範圍更全面的保險，那就是根據消費群體設計的保險基金。有些國家已有社會保障規劃，甚至還有政府財政買單的醫療服務，所以選擇購買個人自願保險的族群，是那些想要獲得私人醫療服務的高收入族群。

（四）慈善捐贈

之前討論過的公益衛生機構，大部分透過慈善捐贈籌集資金。捐款人的目的不是像買保險那樣獲得特別的福利，而是助人為樂。在富裕的國家，這種捐贈可能不計其數，因為大量中產階級手握閒錢。慈善基金會的資助，也屬於慈善捐贈。

衛生領域或其他人道主義領域的各種慈善機構，對捐款的需求非常高，所以在很多工業化國家，募款人成了一種特殊的職業。慈善機構把那些可能願意為某些事業捐款的人，編製成電子名單。用於募款的費用可能占善款的很大比例。慈善捐贈一般不是國家衛生體系的重要組成部分。儘管慈善捐贈是流向公益衛生機構主要的資金來源，但有時也會捐贈給某些經過挑選的醫院、大學，甚至是政府機構。

在相對貧困的開發中國家，慈善捐贈可能主要來自於一小群富人或皇室家族成員。也許更重要的「捐贈」，是那些社區裡為衛生事業無償付出的工作人員。

此外，慈善機構會發行彩票或發起一些靠運氣取勝的活動，從而為醫院募款或為醫療專案募款，政府有時也會這樣募款。發行彩票以及購買獎品的成本，往往占募得善款的很大一部分。

而國外援助也是一種特殊的慈善捐贈。為了幫助他國發展衛生事業，許多開發中國家常得到國外援助。國外援助最早的形式是：外國傳教士在他國興建醫院、診所，時至今日，這樣的醫療機構仍在世界各地運行。二戰以來，已開發國家向開發中國家提供衛生援助、衛生指導，主要有兩種類型：多邊援助與雙邊援助。無論哪種類型的國外援助，很少有現金援助，一般是提供技術人員、醫療設備、衛生用品、諮詢建議等要素構成的完整衛生專案。

最重要的多邊援助組織是世界衛生組織與聯合國兒童基金會，不過，聯合國開發規劃署、世界銀行、聯合國人口基金，也資助一些衛生專案。這些組織幾乎代表世界上所有國家，並且開展無數致力於衛生發展的專案。這些專案通常稱為「合作」，而不是援助。

雙邊援助由具體的專案組成，通常是國對國的援助。一國在另一國的代理可能是政府組織，也可能私人組織。如：日本在緬甸建了一所醫院，美國在肯亞開展了一個規劃生育專案。究其內在，援助者可能別有用心，但是不應該否定這些專案對於衛生發展的促進作用。私人資助的專案，可能由資助者所在國家的不同慈善機構發起。

（五）個人與家庭

在任何衛生體系中，無論政府財政與其他社會機制覆蓋的比例有多大，個人與家庭總是要承擔部分費用。因為疾病與意外是難以預料的，有些家庭如果沒有某種社會資助，就可能要面對突

如其來的巨額醫療費用。

　　在大多數國家，個人為日常保健專案花了很多錢，如：購買非處方藥、醫保的自付部分、看私人醫師等。個人醫療支出與家庭收入成正比，富人的醫療支出最多。另一方面，低收入家庭得重病的情況，更為普遍。家庭收入越低，衛生保健花費占其收入比例越高，這使得不公平現象更為嚴重。

　　有些國家的政策主張政府衛生支出保持最低，而個人衛生支出保持最大化。甚至到公立醫院、公立衛生中心就診，都要花錢。有些特別貧困的國家，公立醫院只為病人提供床位，病人必須自己掏錢買藥、做化驗、做X光檢查等。病人在醫院的一日三餐，一般由家人負責，除非病人沒有親人。

（六）小結

　　上述這些經濟資源的比例分配，因國而異，很難拿到具體的數據；但是，如果有的話，這些數據可以具體反映衛生體系的本質。該比例可以衡量國家是否將國民的健康視為其社會責任。

　　另一個衡量經濟支持的標準是：政府用於衛生事業的支出占總支出的比例。通常當軍費開支上升，導致政府預算增加時，衛生事業的預算比例就下降了。

　　如果比較衛生總支出（公共與私人）與國家的財力或國民生產毛額的關係，就能反映國家對衛生體系的重視程度。在整個20世紀，無論是開發中國家還是已開發國家，大多數國家的該比例一直在上升。其中有很多原因，如：衛生科學方面、人口方面、社會方面等。富裕國家用於衛生事業的國民生產毛額淨比例，一直高於貧窮國家。儘管各國的這個比例都有所提高，但是還是存在差異。在後續章節，我們將探討不同類型國家的本質特點與造成這些變化的原因。

五、衛生管理

　　除了經濟支持，對於衛生資源、專案、服務的第二大支持是管理。這個術語包含多個管理步驟：(1)制定規劃；(2)行政管理；(3)規範監管；(4)立法。

　　除了某些社會主義國家外，幾乎沒有國家擁有完整連貫的衛生體系，可以作為包含四個環節的整體來進行分析。事實上，正如我們看到的，大多數衛生體系是「專案」或子體系的集合，而在每一個子體系中，管理特徵都稍有不同。一個國家的普遍文化或理念，對所有子系統產生影響，但是管理措施的具體實施，卻一定是不同的，如：政府部門、志願者組織、私有公司的管理，一定是不同的。

（一）制定規劃

　　按徹底程度劃分，制定衛生體系規劃有多種類型。制定管理體系可能採用高度集中的方式，對系統的各個方面都進行監管，也可能只針對衛生部採用該方式。制定規劃的目的可能並不局限於人力資源與物力資源的生產，也可能包括所有衛生服務的具體標準，包括個人健康標準與環境衛生標準。

　　國家規劃制定的實體如採用集權制，那麼可能對所有重要的衛生工作都產生影響，不僅是衛

生部的專案，也影響獨立的社會保障衛生規劃、培養醫務人員的大學、內務部建造的供水設施等。如果只針對衛生部制定規劃，那麼可能由衛生部的規劃部門進行規劃。私有市場的醫務人員（醫師、牙醫、藥劑師等）完全不在規劃內，不規定他們在哪裡行醫或如何行醫。但也可能對私有市場進行一定的規範，從而使醫務人員在區域間合理分布。

制定衛生規劃可能採用多種方法。制定者可能透過調查或其他研究，預估民眾的客觀衛生需求。可能主動應對需求，也可能被動地根據現有資源，進行調整。衛生中心或醫院的選址，可能根據某個分析需求變化的客觀公式而定，也可能只是簡單地根據有影響力的領導人的喜好而定。儘管中央政府機構負責制訂規劃，非政府部門的專家也可能被邀請一起出謀劃策，如：為新生嬰兒的體檢規劃提出建議。

大國制定規劃的權力，在多大程度上被分化了？如果地方機構被授予很大的職責，那麼中央部門需要提出標準要求或指導建議嗎？地方政府制定的規劃需要中央部門的批准，才能實施嗎？某些非政府組織參與規劃制定過程嗎？只有解答了上述問題，才能了解管理中，規劃制定環節的特點。

（二）行政管理

「行政管理」和「管理」兩個詞經常可以替換，但是這裡的「行政管理」指專案領導的決策以及監督、控制等保證執行效果、達到特定目標的活動。不同的衛生體系專案，採取的行政管理政策各不相同。

行政管理的「風格」可分為多種，有專制型、民主型，還有許多介於這兩個極端之間的類型。在某類政治背景下，人們更傾向於專制型管理，而在另一類政治背景下，人們則傾向於民主型管理。在特定歷史時期，由於面臨危機，人們完全接受獨裁式管理。而有時，只有每個決策都經過廣泛的民主討論，管理才會成功。無論管理大型或小型的衛生專案，在某種程度上，都會至少涉及8個環節。

1. 組織

任何專案一般必須劃分為多組任務，分別由具備適當技能的人完成。這些任務之間有時間、物理上或空間上的維度關係。完成某個任務，才能開始下一個任務。組織環節要求把人員部署在某些地理位置，而且可能只有配備各種設備，才能完成某些任務。當然，組織資源的目的是為了提高效率，用最少的時間、資源、能源，達成目標。那麼該如何進行這些組織流程？

2. 招募人員與制定預算

開展專案首先要招聘人員，人選可能已經能夠勝任工作或還需要經過相關培訓。挑選人員時，通常不僅考慮其是否具備相關技能，還應考慮其是否能出色完成工作以及其工作穩定性。當然合理的人員管理，還應將薪水、工作條件、工作關係等因素納入考慮。怎樣處理這些問題呢？

人員一旦定下來，就可以預估其他費用了，包括：設備、用品、通訊費、差旅費等，這樣預算就做好了。一般預算需要得到專案的高層主管批准。只有預算制定好了，才能實施專案。預算裡是否包含應對意外情況的準備金？

3. 監督

人員到位了，接下來必須有適當可行的監督。有些員工非常勤懇，幾乎不需要監督，而有些

員工必須小心監督。監督可能產生正面作用，促進工作完成，也可能讓人惶恐，反而打擊員工的積極性。研究一國衛生體系時，應把握管理環節的這些特點。

4. 諮詢

與監督息息相關的是為員工提供諮詢，因為無論衛生工作者能力高低如何，他（她）總會遇到問題。有時管理者就能解答，有時需要找第三方的諮詢師。有時候其他同事也遇到過類似的問題，他（她）能給出建議。如果同一問題一再出現，這是否在提醒管理者應該召開員工大會呢？

將社區居民引入專案管理過程是一種特殊的諮詢方式。居民透過居民委員會傳達對專案服務的回饋，這對任何專案都大有裨益。居民是否提出改進意見？這種社區參與的方式，可以作為專案組與居民的長效諮詢機制。這是不是也確保了作為受益對象的居民對專案的信任？

5. 採購與物流

大部分有序開展的衛生專案，都需要可靠的藥品與其他用品的供給。供給管道可以多樣化。一般，相關用品從中央倉庫定期發往各個醫療點。一些特殊物品，可以根據預先制定的年度規劃，進行供應，或者根據基層單位的訂單，按需分配。在開發中國家，大部分的物品必須依靠進口，所以這些國家的困難之處在於外匯儲備不夠，無法購買大量進口產品。

有些衛生設施可以直接從當地市場購買相關用品。雖然淨成本很高，但是運輸問題解決了，可以快速有效地滿足需求。醫療用品的運輸可以與學校、農業、或其他專案的物品供給相整合，也可以相對獨立。

6. 記錄與彙報

做好日常記錄，並定期向管理高層彙報，十分必要，這有助於專案管理階層了解專案日常運行情況，並且及時發現需求的變化。衛生專案通常要求記錄患者資訊、診斷結果、服務內容、用藥情況等。有時候財務數據也須記錄。像衛生教育培訓會議這樣的活動，就需要記錄人數。這類資訊是否已經記錄了？

以記錄為基礎形成報告，定期上報管理高層。除了衛生服務的量化數據，報告還可以彙報實際的問題，或修改政策的建議，以改善專案。經驗豐富的管理者能透過報告，發現隱藏的問題。

快速通訊方式，也是重要的管理手段。不要理所當然地認為肯定有電話、傳真和郵政系統。這些設備或服務都能用嗎？這一點很難確保。

7. 協調

管理過程中的一項任務是：協調不同行政系統的專案。可能協調不同的衛生專案，也可能協調衛生專案與其他領域的專案。有時簡單的討論就能解決分歧。衛生專案與其他領域的專案之間的協調，可能很順利，也有可能根本無法協調。換句話說，跨領域合作的成敗，取決於不同社會領域行政人員的雙向溝通。

8. 評估

最後，衛生專案需要評估。評估是多層次的，有衛生單位內部或醫院內部的評估，有整個衛生大區或省內範圍的評估，有某個專案類別的評估（如：肺結核或規劃生育方面），也有全國範圍的評估。由於全世界的衛生支出普遍增長，衛生專案的成果評估，變得越來越重要。

衛生專案的評估方法不計其數，複雜程度各異。直接計算一國或一個地區的死亡率，並觀察長期趨勢，這也許是最常用的評估方法，如：嬰兒死亡率與出生時的預期壽命評估。這些數據在

很大程度上反映了一國或一個地區的實際情況，但是這些數據本身不能直接說明衛生系統的價值與實際運行情況。眾所周知，環境因素與社會因素，對死亡率的影響與衛生體系的影響，相當大甚或比預期更大，這些影響因素包括：就業、住房、教育、收入水準、農業情況等。

死亡率是衛生領域與其他許多社會領域的成果衡量指標。只有建立適當的研究條件，死亡率才能客觀地反映衛生專案的成果。其他衡量指標還包括：投入衡量指標與過程衡量指標。在某省培訓並分配1,000名護士，就是一種投入指標，因為護士可以為患者提供某些有益的衛生服務。

舉個例子來說，某地區80%的孩子接種了疫苗，就是一種過程衡量指標。假設疫苗效果一樣，那麼這個地區的衛生專案品質，就比兒童疫苗接種率為40%的地區好。另外，假設該疫苗對於預防某種傳染病確有效果，那麼最終的疾病發生率，就是該疫苗專案的成果衡量指標（假設兩個省在其他方面的情況都相同）。

各國對衛生系統評估的有效性，各不相同。為了保證評估的可靠性，通常由與專案或活動無關的第三方，進行評估研究。有些衛生專案的管理中，評估結果直接納入日常紀錄，能讓管理者得到有關專案過程和結果的回饋。這些回饋也可能與支出相關，這樣管理者就能根據資金情況，追蹤成本了。

（三）規範監管

制定並執行標準，是衛生體系管理的一部分。一般，監管是政府機構對商業活動進行的監督活動。大部分的監管，都屬於此類。還有些是上級政府機關或其他系統的政府部門，對下級政府機關的監管手段。這裡我們主要討論4類監管目標。

1. 環境條件

和衛生相關的監管，最早可以追溯到制定和執行自然環境標準，例如：對用水的純淨度有諸多標準，尤其是飲用水；例如：人類排泄物的處理也有許多規定，主要針對都市。還有，有些法規規定汙水排放進河道或其他水體之前，必須進行物理或化學處理，盡量減少汙染；工業垃圾的處理也必須遵守相關規定。

近幾十年來，許多國家也正式提出相關法規條例，以減少工業垃圾或生活垃圾造成的空氣汙染。在大城市，汽車廢氣的排放是造成空氣汙染的主要原因，所以對汽車生產企業也提出很多規定。為了保護清潔的空氣，也提出相關法規，如：限制戶外篝火或焚燒垃圾。

在動物奶（主要是牛奶，但也有其他動物奶）消費大國，收集和加工原料奶的過程中，奶品可能受到汙染，危害巨大。因此，很多國家對牛奶消毒有許多規定。同樣的，屠宰牲口、儲存與加工肉製品，都需要根據標準和法規進行。在大部分已開發國家，餐館衛生檢查是一種常見的監督手段。但是很多開發中國家，可能除了大城市，其他地區都沒有實行餐館檢查制度。

各種衛生執法行為都需要大量具備相關技能的執法人員，才能完成。但是，即使那些最發達的國家，也存在執法資源匱乏的問題。如果缺乏執行力或執行力薄弱的話，監管就失去意義。

2. 製藥

藥品監管是衛生體系管理的重要組成部分。由於藥品基本是私營公司製造的，在商業利潤驅使下，製藥公司販賣危險藥物、有毒藥物的悲劇，屢次發生。而且，許多藥品宣稱具有療效，但其實都是騙人的。

所以許多國家一直以來針對藥品生產與銷售，制訂一系列法律法規，目的是保證藥品安全，確保藥物具有其宣稱的療效。隨著藥理學的發展，法律法規要求藥物必須有證據，證明確實能對其針對的疾病產生療效。有些國家對進口藥品的類型有規定限制。

執行這些法規，就要現場監督製藥工廠，並且要大量報告藥物初步試驗的結果。法規還對藥品包裝標籤、藥品廣告的具體內容等，有詳細規定。那麼監督資源是否足夠？

3. 衛生工作人員與醫療設施

衛生工作人員的資格證、工作證，也屬於衛生體系的規範。每個國家都有醫師資格證。一般醫師完成規定的醫學教育，可能還要參加實際培訓（如：實習、下鄉行醫等）才能拿到醫師證。有些國家還要求醫師必須成為醫學道德監督學會的成員，以證明其品德。有些國家的政府部門，還設有醫務人員考試。各國針對國外醫學院的畢業生，通常有特別規定。醫學領域的專業級別，也有相關規定，但是通常是由專業協會來制定，並非政府。

護士、藥劑師、牙醫以及其他衛生工作者，只有受過完整的培訓，才能拿到資格證明。各國對獲證人員的分類與標準，差異比較大。有些輔助性衛生工作者，只需要完成公共衛生部門的培訓，就能就職，按規定他們必須在正規的醫療單位工作，但有些人後來也可能從事非法的私人行醫活動。

一般工作證、資格證都是永久有效的，除非有些人因犯罪或嚴重品行不良，而被吊銷執照。不過，也有少數國家規定某些醫務人員的執照，要定期重審。按規定，醫務人員通常需要參加一定數量的進修教育，否則就要重新參加考試。

許多國家也制定了規範醫院的標準，涉及建築結構、床位面積、消防、手術室、檢驗室等。這些規定還涉及某些具體操作，如：衛生環境維護、X光室的正確操作、醫務人員資質等。有些國家對所有醫院實行統一標準，有些國家的標準則只針對公立醫療機構。

除了政府制定的標準，非政府組織也制定一系列規範醫院的標準。醫院協會可能就政府標準未涉及的領域，進行補充，如：維護病患檔案、醫務職工規範、手術的正確流程等。這類非政府組織的認證，往往是為了向公眾說明某些醫院的水準較高；而沒獲得認證的醫院，可能存在隱患。

政府與非政府組織制定的類似標準，可以應用於其他衛生設施，如：提供長期護理的康復中心。檢驗室、血庫等機構內的某些部門，可能要遵守非政府部門或政府部門制定的其他標準。

4. 個人衛生服務

顧名思義，衛生工作人員的執照就是對他們的行醫行為制定的標準。受過良好培訓的人員，可以按照特定原則工作。除了這投入標準，大多數衛生體系還有其他針對衛生工作人員行為的規範，雖然這些規定可能是非正式的。

這些非正式規定最可能出現在醫院裡，醫師、護士與其他醫務人員一起工作的過程中，形成了一些自律性的行為規範。大家都希望得到同事的尊重，所以注意自己的一言一行。當然這種規範必然隨著醫院領導階層的特質變化、整個衛生體系的氛圍變化，而產生變化。這樣的自律，在衛生中心或綜合門診也可能存在。

在醫療保險體制下，醫師的收入與看診行為掛鉤，那麼對於專業水準的評估，也是一種規範方式。統計之後，可能發現有些醫師開了大量檢驗單或檢查單，或藥開得太多；有些手術沒有必要做，最後卻做了。儘管這些數據不能直接導出結論，但是，可以進一步對醫師展開調查。對於

牙醫服務也可能有類似的監管。

在司法體制下，病患如果認為醫師處置失當，可以向醫師提起訴訟，這也是一種間接監管。各國在醫病訴訟方面的法律與實際操作差別很大，在有的國家受理此類訴訟，非常容易，有的國家則不然。

（四）立法

法律體系直接或間接支撐著衛生體系。法律滲透衛生體系的五大組成部分，有些顯而易見，有些則比較隱蔽，所以法律是衛生體系管理的一部分。正如我們所看到的，很多監管很明顯是以法律為基礎。除此之外，在衛生體系的其他方面，也是以法律為基礎。

廣泛地講，法律對衛生體系的支持，主要分為以下6個面向。

1. 促進資源生產

法律可能規定醫師、護士、其他衛生工作人員培訓的資金來源，並保證資金到位。法律也可以規定醫學專業畢業生在獲得行醫資格前，必須有在農村行醫的經歷。某些新型的衛生工作種類，需要法律的批准。核發行醫執照也有相應標準。

建立醫院、衛生中心需要法律批准，其建造資金也需政府撥款。在衛生設施的區域化網絡中，法律可能規定某些醫療服務，只能在一定規模和層級的醫療設施中進行。

2. 批准專案

之前提到的大部分衛生專案，都要建立在一定的法律基礎上。衛生部的成立，一般也建立在法律基礎上，儘管法律只是對其職能做了大概的定義。但在「保障公共衛生」的目的下，為衛生部劃出廣泛的工作範圍。同樣，法律給勞工部的健康部門，也劃分了保障工人的安全與健康的職責，涵蓋的範圍也很廣。

各國在財政事務上的法律規定迥異。在議會民主制國家，每年的年度財政規劃，都要經由法定程序進行審查。而有些國家，政府把經費使用大權，直接授權給執行部門。不管是哪種方式，政府的衛生專案，有時甚至連私人出資的衛生專案，都要經過法律批准。控制傳播疾病、環境衛生、規劃生育服務、在飲用水中加氟化物以減少齲齒發生率等，不計其數的專案都需要法律批准。

3. 醫療保障的社會統籌

衛生服務的幾種經濟支持，也是全部或部分建立在法律基礎上，如：社會保險規劃顯而易見是根據法律規定，企業與員工定期繳納社會保險金。即使是自願保險，非政府保險機構的運營，都要遵守法律規定。同樣地，慈善機構也必須在法律的框架內運行。

稅收是大多數政府衛生工作人員的收入來源，而徵稅權也是由法律授予的。如：個人所得稅、土地稅、產品交易稅等的稅率，都根據法律規定實行的。如果由國家級以下的政府徵收稅收，那麼就需要有相應的立法授權。

4. 品質監督

之前提到的大部分涉及人員與醫院的管理，都是以法律為基礎，最終目的就是為了保護民眾，免受不良醫療服務之害。受金錢利益驅使，可能出現無益服務或有害的治療。為了保護民眾不受其害，法律必不可少。法律也要求對各種專業行為，進行同行審議方式。

5. 禁止傷害行為

　　大多數與環境衛生有關的規定，都屬於限制個人行為或集體行為的法律。例如：法律禁止當街亂扔垃圾，或將有毒垃圾投入飲用水的水源；法律限制汽車速度，還規定騎摩托車的人，必須佩戴安全帽。

　　這些立法是為了保障居民與社會的利益。由於這些法律法規經常限制個人自由，所以在執行時可能引發爭議。如：法律限制菸草製品或吸菸的廣告，因為這可能會對自己或他人造成危害。在國家憲法與司法框架下，法院經常要判斷是否應該或何時應該，把保障公共健康置於個人權利之上。隨著人們對衛生和疾病的社會決定因素的認識不斷增加，政府「管制權」的合理範圍，也在不斷變化。

6. 保護個人權利

　　許多國家的法律是為了保障衛生體系運營中的個人權利。例如：做手術之前，病人有權知道手術的風險，並簽署知情同意書；工人有權知道他們平常工作中所接觸到的有害物質。法律保障這些權利。

六、服務提供

（一）初級衛生保健服務

　　初級衛生保健服務指的是健康促進、疾病預防的大部分事務，包括對環境與個人的服務。世界衛生組織認為初級衛生保健應至少包含8類服務：(1)關於疾病、預防並控制疾病方面的教育；(2)增強食物供應，促進營養均衡攝入；(3)充足的淨水供應、做好基本公共衛生；(4)婦幼保健工作，包括計畫生育工作；(5)主要傳染疾病的防疫工作；(6)預防、控制地方性疾病；(7)常見疾病、病情的正確治療；(8)供應基本藥物。儘管這些分類好像主要針對開發中國家的國情，但是事實上，初級衛生保健在各國都適用。在已開發國家，充足的食物和淨水唾手可得，以至於人們感覺不到它們的存在，但食物和淨水對健康至關重要。世界衛生組織希望所有國家都能提供初級衛生保健，這樣所有人都能公平而及時地獲得衛生保健。

1. 預防性服務

　　世界衛生組織對於初級衛生保健的8個分類中，前6個都涉及疾病預防與衛生保健。為同一國家的不同社會階級（如：都市的工人）提供這些衛生服務的具體方式，都存在差異，更不用說不同國家的具體做法了，如：淨水供應與母嬰護理。

　　在開發中國家，有的地方的飲用水靠取井水，女人們頭頂著大水罐把水運回家；而在都市的高樓大廈裡，打開廚房的鍍金水龍頭就有淨水。在一些已開發國家，就算在農村，室內也有自來水；而城裡的有錢人覺得背包裡裝瓶水去鄉下，就像去度假一樣。可見不同國家、不同社會族群的差異性很大。

　　在母嬰護理方面，同一衛生體系的護理方法，可謂千差萬別。低收入的貧民可能到很破的公立醫院的繁忙門診部，等待助理助產師幫她做產檢；也可能在當地公立醫院的婦產科門診，進行產檢；亦或是在當地宗教團體開設的社區衛生中心，進行產檢。技術工人的妻子可能在社會保險指定綜合診所進行產檢，醫院裡有專門的產科醫師，也可能在全科醫師的私人診所檢查。有錢人

提前預約，在私人產科醫師的診間產檢。產檢的設施非常好，產婦躺在舒適的檢查檯上，護理人員周到地用乾淨的亞麻布床單將她遮著，還有優秀的護士協助醫師。以上這些情形中，負責產檢的人，收入來源也不一樣。有的是全職，薪水靠稅收支付；有的是兼職，薪水靠社會保險基金支付；有的是病人個人支付診費。而且專業人員的所受的培訓、設備、用品，也各不相同。在同一個衛生體系中，這些就千差萬別。無疑，如果跨體系的話，這些差別會更大。

初級衛生保健中，其他預防性服務的差異性也很大。看牙、衛生教育、疫苗接種、瘧疾防治等，在同一個衛生系統的不同社會環境下，都呈現出不同特點。當然，如處於不同的衛生系統，會有更多不同之處。要理解國家衛生系統，就需要認識其多樣性。許多關於國家衛生體系的分析，經常趨向過於簡化其多元特徵，並在衛生體系內，歸納出統一和普遍的特徵。

2. 治療

世界衛生組織指出最基礎的初級衛生保健，至少應包含8類服務，最後兩類指的都是治療服務。「常見的疾病與病情的正確治療」，聽上去很簡單，但其實包含的內容卻極廣，極為多樣化。可能在普通社區中，只有10幾種常見疾病，但是這些疾病的初級保健，需要多種資源，還要有序的組織、資金鏈、管理等。因此，無論是國與國相比，還是國內的各種服務，提供服務的模式也不同。

如：治療普通感冒，在同一衛生體系下，治療方法也大相逕庭。可以在家養病（躺著休息、喝些熱茶），可以去村衛生所的社區醫師那兒看病，可以去聯合國兒童基金會的行動醫務站看病（行動醫務卡車裡有許多藥品），也可以去城市裡小型衛生中心看全科醫師，或是去私人診所看耳鼻喉科專家；去軍事醫院找穿著軍裝的醫師看病；去大型工業診所讓受過培訓的護士幫忙看病；去看私人內科醫師；或其他醫療模式。由於治療方式不同，即使是在同一國家的衛生體系下，看這種常見小感冒，醫師配的藥、病人做的檢查（為了幫助診斷）、檢查時間、等候時間、醫務人員的關切程度、付款方式等，都存在差異。

在衛生體系的某些地方，我們可以確定初級衛生保健的主要服務模式。在工業國家的都市裡，看私人全科醫師是主要模式；在極其貧困的開發中國家的農村裡，人們請巫醫為他們看病；其他國家，無論是開發中國家還是已開發國家，人們一般去衛生中心或綜合診所找醫務人員看病。此外，人們有時候還會去綜合醫院的門診部看常見疾病。

對於初級衛生保健與二級衛生保健的過渡階段，人們如何看病這個問題仍充滿爭議。也許就其定義而言，國與國之間，不同的社會群體之間，仍存在差異。但是，為了便於比較各國衛生保健體系，還是採用世界衛生組織的界定，也就是之前提到的：對於初級衛生保健至少應包括8類保健服務。除了這8點，我們還可以加上第9點和第10點，分別是 (9)簡單的牙病預防與醫治（也能算是常見病，但是其技術操作比較特殊）和(10)預判可能發生的身體重疾或精神重疾，需要立即建議採取二級或三級衛生保健。

（二）二級衛生保健服務

二級衛生保健沒有統一的定義與範圍。為了對比各國醫療模式，本書認為二級衛生保健，應包含4類服務：(1)特殊的門診治療；(2)普通住院治療；(3)非醫療專家的治療；(4)普通的長期治療。

1. 特殊的門診治療

　　許多疾病需要的診斷或治療技能，已經超過初級衛生保健人員能力範圍，無論是社區醫務人員，還是全科醫師都無法勝任，如：肺結核的確診和制定精細的治療方案。這樣的例子還有：成人糖尿病、兒童癲癇症等。診斷以上三種疾病，需要特殊的檢查，這是初級衛生保健所不能勝任的。另外，做到正確、適量的藥物治療，也需要特殊的培訓。

　　如果初級衛生保健的醫師發現了這些症狀，他們應該把病人轉到二級衛生保健機構，即人員充足的衛生中心或區級綜合醫院的門診部。如果開發中國家有自己的社會保險醫院，一般都市裡綜合診所也有二級保健服務。在已開發國家或一些開發中國家的大城市裡，私人醫師也可以為病人（高收入族群）提供二級保健服務。

　　治療二級衛生保健的疾病，可能要用非常昂貴的藥物。上面提到的例子，都需要長期治療，治療費自然很高，大部分家庭都無法負擔。另外，病人的飲食、工作、居住環境都需要調整，所以只有經濟條件不錯的病患才能承受。因此，二級衛生保健一般需要社會保障專案為藥品買單。

2. 普通住院治療

　　無論哪種住院治療，即使是鄉鎮小型衛生設施，都是二級衛生護理。住院治療是為了照顧、觀察病人的病情發展，需要合適的人員和設備。有人可能會認為接生婆為產婦接生，屬於初級衛生護理。但是，醫院裡有醫療服務、設備、用品、藥物等，這是在家接生的接生婆不具備的，所以，即使是最簡陋的醫院，提供的也是二級衛生護理。

　　當然，住院治療的具體情況，各國也千差萬別。許多開發中國家，提供普通住院服務的醫院可能只有20張病床，甚至不到20張。人員也不多，只有一個全職醫師，幾名護士，一位實驗室技術人員，一名廚師，一名警衛。而有些國家的當地醫院可能有100到200張床位，10到20名經過良好訓練的專科醫師，實驗室、放射科，其他門診都配備精密儀器，手術室、產房設備齊全。在大多數國家，醫院裡都是全職醫師，但是在少數已開發國家，醫院實行開放政策。也就是說，社區的專家、全科醫師，每天去醫院輪班幾個小時，照顧他們的病患，其他時間則在私人開業醫院或診所看病。醫院的其他條件都可能從不同方面影響二級衛生護理的水準，如：護士的護理水準、工作紀錄、食物、藥物治療、部門組成等等。

3. 非醫療專家的治療

　　有幾類特殊的醫療工作者，他們並不是醫師，但是他們的工作也同樣影響二級衛生護理水準。如：驗光師之類的技師幫助患者挑選正確的眼鏡，這算是二級醫療服務；還有足醫為病人看足部的小毛病，也是一個例子。物理治療師、職能治療師、語言治療師，也是在提供二級衛生護理；牙醫為病人做複雜的換牙手術，或做其他複雜的牙科治療，都算二級衛生護理。

　　並不是每個國家都有這些非醫療類專家，但是，如果有這些醫療服務，各國提供這類服務的方式，可能存在差異。提供這類服務的可能是正規的醫療機構，如：醫院門診或綜合診所的門診。一般在這些地方，衛生從業人員領薪水，並且受醫師的指導。這些醫務人員也有可能自己開設診所，獨立行醫，治療費可能由病人支付，或者由專門機構支付。

4. 普通的長期治療

　　我們之前討論過，提供長期治療的機構有很多種。雖然此類治療服務對專業技能要求不高，但是，很明顯這已經超過初級衛生護理的範圍。在這種提供長期治療服務的機構裡，員工最重要

的特質是態度，而不是技術，如：重視慢性病患者或老年患者的感受等。這種態度對治療非常必要。

在家養病的慢性病患者，可能享受到護士居家護理服務、送餐服務或其他有組織的服務。就像經濟狀況不同，每個家庭的生活都不同一樣，長期衛生護理機構的護理也因人員、設備差異，而各不相同。

有些國家，長期護理機構吸引私人企業的投資。隨著這些工業國家高齡化速度加劇，長期衛生護理的需求逐步上升，所需費用也日益上漲。所以，富人可以享受到優質的服務，而中低收入水準的患者，只能獲得一般品質的服務，或在家護理。

（三）三級衛生保健服務

三級衛生護理主要指極為複雜的醫療服務和相關服務，且所費不貲。很多國家，只有一家或少數醫院才能提供三級衛生護理，而相關的醫師、技師和其他人員，受過多年極專業的培訓。有些開發中國家根本買不起這些昂貴的設備，也沒錢維護這些產品。幸運的是，只有極小部分的人，需要三級護理。

有些三級衛生護理，只是為了診斷疾病，如：電腦斷層掃描（CT）、核磁共振（MRI）。治療性三級衛生護理有：血液透析、腦部手術、心臟手術，還有大多數的器官移植手術。不可避免地，三級衛生護理一般都需要制定周密的計畫與團隊合作。無論是公共資金出資，還是私人出資，無論機構屬於政府機構，還是公益機構，提供三級衛生護理的方式，具有極強的組織性。

一般認為，需要高技術的衛生服務是三級衛生護理。除此之外，還有另一種服務也屬於三級衛生護理：由於嚴重身障者的康復專案費用昂貴、康復時間長、複雜程度高，所以屬於三級衛生護理服務。在有些非常富裕的國家，有專門機構主要為脊椎神經損傷的四肢癱瘓病人進行康復服務與護理。在艱苦的努力和高端設備的配合下，這類四肢癱瘓的病人透過康復護理，可以學會利用僅存的手指肌肉與顎肌，掌握大量技能。當然，這其中經驗豐富的護理服務，必不可少。

還有一類相關的三級衛生護理服務是：非常成熟的精神病醫院的治療服務。嚴重精神病患者需要接受長期、繁複的護理，需要結合精神療法、精神病藥物療法、社區治療服務。因為治療過程長、價格昂貴，所以開發中國家很少有精神病治療。在已開發國家，也許只有富人能獲得這樣的精神治療。

了解三種衛生護理服務後，我們發現：不僅各國提供衛生護理服務的方式，各有不同，即使在同一國家，不同社會群體所得到的衛生護理服務，也截然不同。多數情況下，有一小部分人獲得的三種衛生護理服務，都跟普羅大眾不一樣，如：軍官的家屬一直受到軍事系統的蔭護，即使軍官退休後，也是如此。軍官的孩子如果長大後也走上軍事生涯，那麼可以說他的一生從搖籃到墳墓，都獲得自成體系的衛生護理服務。同一國家的大部分人，也會接受不同的衛生護理服務，這取決於諸多因素，如：社會經濟條件、生病情況、他所在的地區等。即使是家境富裕的人，也可能接受不同的衛生護理服務。

從另一個角度看，嚴重智障的孩童，從小進入專門的智障兒童保護機構。他的一生有可能都在這個機構度過，且這個機構幫助他獲得初級、二級、三級衛生護理。他的一生，無論是好是壞，肯定和他的家人或社會上的大部分人不一樣。

　　以上提到的初級、二級、三級衛生保健，總是不可避免地在某種程度上，被過於簡單化了，其實這三種衛生保健服務的界限，一般並不那麼清楚。但是，這種簡化形式，可以幫助我們以適當的方式，有效地組織衛生系統，以便最大程度地利用資源。同時，這麼做也能幫助我們分析不同衛生體系中的實際情況。

　　很多衛生體系根據醫療機構主要承擔的衛生護理服務類型，明確地將其分成初級、二級或三級設施，這種政策通常稱為「區域化」。一般以社會統籌為主的衛生體系，主要採用這種方法。區域化原則為衛生規劃和衛生政策提供指導，其價值在資源有限的體系中，尤為明顯。

第二節　醫療制度的影響要素

　　第一節分析了國家醫療衛生制度的結構，但這種結構很少是事先設計好的，我們只能透過分析已經形成的醫療衛生制度，才能得出五大組成部分及其相互關係。如今在分析一國的醫療衛生制度時，我們看到組成部分已經受到長期歷史演變的影響。五大組成部分有各自的特性，加在一起決定了國家醫療衛生制度的類型。

一、經濟影響要素

　　經濟發展對國家的醫療衛生制度有顯著的影響，主要表現在：經濟決定國家的衛生狀況，即因疾病的種類，然後才有醫療衛生制度。窮國傳染病肆虐、兒童普遍營養不良；富國最主要的問題是老年人的慢性疾病，兩者的醫療衛生制度，自然有很大區別。即使醫療衛生制度的設計，有時不完全匹配公民的衛生需求，但是需求肯定會影響設計。

　　國家經濟發展水準對於醫療衛生制度還有其他影響，最明顯的是：影響衛生資源的供求，包括：人力、設施、產品和知識等。如：培養醫師需要大量的投入，因此，國家的財富會影響醫師的數量和品質。衡量國家發展水準的傳統方式是國內生產總值（GDP），即年內國家生產出的全部最終產品和勞務的價值。隨著國家經濟的發展，醫務人員數量（占總人口的比重）也在增加，儘管步調不完全一致。如果將所有國家的人均GDP和醫師人數列出來，就會發現有明顯差異，主要是因為在相同經濟水準下，一些國家賦予醫師培訓更大的政治價值，而其他國家則認為培養那麼多醫師太貴了。此外，國家經濟水準和其他資源的供應，也存在類似的關係，如：醫院床位數。

　　每個國家醫療資源的品質，通常和數量成正比，這是普遍現象。因此，相對富裕的國家（如：瑞典和希臘）的醫務人員、設施、設備以及醫院總體情況，都比低收入國家（如：蘇丹和哥倫比亞）好很多。

　　國家財富很大程度上取決於工業化程度，財富對衛生保健有多方面的影響。經濟較發達的國家，都市化程度更高，交通和通訊系統更完善，居民受教育水準也更高。這些社會條件既影響醫療服務的需求，同時也影響服務的供應。都市的醫院規模較大，醫師醫術更高，設備更先進。農村人口占很大比例的國家（如：印度和奈及利亞）不僅藥品短缺，處方也不太科學。當然，都市密度過高也有弊病，但都市能提供更好的手段，落實預防和治療措施。任一個國家內部，衛生資源的地理分布，主要取決於每一個區域的經濟水準。

國家經濟實力決定的不只是衛生資源的數量和品質，也影響衛生人員的工作模式。富裕國家有更活躍的市場經濟，提供醫師和相關從業人員很大的私人市場。這些國家的醫藥費可能像美國以個人支付（自費、自願保險）為主，或像法國、日本透過社會保險支付。即使法國、日本等國家幾乎全民參與社會保險，醫師仍然以私人執業為主。

另一方面，在厄瓜多和秘魯等拉丁美洲國家，絕大多數醫師僅靠開私人診所不能獲得滿意的收入。因此，醫師盡可能找帶薪職位，通常每天有4～6個小時在社會保險醫院、衛生部、部隊、私營企業，或其他衛生專案中工作，剩餘的時候接診自己的病人。只有少數醫師可以做到只在自己的診所接診，因為能負擔得起私人診療費的病人並不多。

在某些已開發國家，公共財政補貼私人醫師和私營醫院，讓經濟困難的居民在私人機構接受醫療服務，費用由專門的公共機構支付。在不那麼富裕的國家，窮人通常在公立醫療機構接受治療，醫師從醫院領薪資。這些國家因為財富有限，所以會更強調政府資金的有效使用。兩種方式都體現國家經濟水準，決定衛生保健的供應模式。

國家的經濟發展水準，決定了藥品、醫療設備、甚至科學技術在多大程度上需要依靠其他國家。未開發國家，幾乎沒有化工企業生產現代藥物，通常他們必須以相對較高的價格，進口這些藥品。即使能夠在本地生產，藥物的原材料，也需要進口。印度獨立後，政府做的第一件事就是（在外國專家指導下）發展自己的製藥廠；中國和古巴分別在1949年和1959年的社會革命後，採取同樣的行動。

科學研究除了要有高端的設備，還需要在科學家的培養上，有大量的投入，因此，不難解釋為什麼大多數的疾病預防和治療的科學發現，都來自高度發達的歐洲和北美國家。這並不是忽略印度草藥醫學和中醫的某些成就，我們會在後續章節具體闡述。幸運的是，國際上有廣泛接受的道德規範，因此，科學知識能透過刊物或其他方式傳播。

最後，國家財富還影響衛生投入的占比。相對富裕的國家，會將國民生產毛額（Gross National Product, GNP）的5%～10%投入衛生事業，而相對貧窮的國家通常只投入GNP的2%～5%。開發中國家必須支出相當比例的資金，提供食品和住房等必需品，因此留給醫療衛生制度的資金，相對較少。換言之，在窮國的醫療衛生制度，只得到經濟小蛋糕裡的一小片。

二、政治影響要素

相對於經濟要素，政治要素對一個國家的衛生系統，發揮同等或者更加重要的作用。政治要素與經濟等要素共同作用，常會影響經濟運行，所以政治要素有非常重要的作用。在一種或另一種意識形態的指導下，政治要素對於國家衛生服務的數量和提供模式的各方面，都有影響。

政治要素不僅局限於執政黨的性質或目前中央政府的法律形式。已經過去很久的政治事件，仍會影響國家衛生系統的許多特徵。即使一場社會革命忽然徹底改變了社會結構，之前形成的權力架構（如：省和市的行政劃分），還會保持不變。在歷史事件的進行過程中，歷史無可避免地影響到今天的政治決策。過去的事情是現在的序言而已。

美國從1776年開始反對英國皇室的革命之後，一個獨立的國家誕生了。美國革命思想體系的核心內容，是反對中央集權，無論權力是掌握在遠在倫敦的君王手裡，還是其他權貴手中。為了

使集權最小化，憲法在這場革命中誕生了，它包含了中央行政、立法和司法的權力制衡。憲法同樣確立了各州的主權地位（最初是13個英國殖民地），保留了大部分職責——不歸中央政府管的，都是州政府的事，其中之一是保護公民健康。因此，在合眾國成立200年之後，醫師執照、公共衛生專案、醫院規劃以及無數其他衛生專案，仍是州政府的職責（而不是中央政府的職責）。

再來看1789年的法國大革命。法國的革命對象不只是君主，還包括君主的同盟者（封建大地主和羅馬教廷）。羅馬教廷擁有大量的財富，同時執掌法國大部分醫院。當議會制的國民大會首次在法國第一共和國建立時，醫院的所有權自然而然轉移到「世俗力量」的手中。法國最終被分成90個省，每個省負責轄區內的教會醫院。大革命之後頒布的《拿破崙法典》在法國建立了強大的集權政治體制，由中央任命每個省的行政長官。除了其他事務，行政長官還負責區域內的醫院等公共財產。行政長官任命衛生官，衛生官負責省內衛生工作，並接受公民議會的指導。公民議會的成員由選舉產生，代表省內的各個大區。直到今天，按照中央政府的法律和法規規定，法國的公立醫院依然由地方政府擁有和控制，這些都是法國大革命的結果和延續。

俄國的克里米亞戰爭爆發後（1853～1956年），因英國戰士的實際需求，促使英國的弗洛倫斯・南丁格爾女士（Florence Nightingale）組織了一隊年輕女護士（都不是修女），遠赴海外照顧受傷的士兵。回國之後，她意識到亟需讓人們掌握正確的護理技能，因此，於1860年在倫敦的聖托馬斯醫院，建立了第一所非宗教性質的護理學校。也許隨著時代發展，護理專業遲早會建立起來。但是毋庸置疑的是，現代護理學在當時的英國誕生，與克里米亞戰爭的政治環境，有著千絲萬縷的關係。而護理事業的發展無疑對醫院的發展，發揮極大的推動作用。

18世紀末和19世紀的工業革命，同樣產生強大的政治影響力。領著固定薪資的工人大量聚集在城市，成立合作疾病基金，支持提高工人福利的社會主義政黨。作為回應，德國保守黨首相奧托・俾斯麥（Otto Eduard Leopold von Bismarck）在19世紀80年代通過了世界上第一部法定健康保險法，搶了社會主義黨的「鋒頭」。這部法律強化工人的疾病基金，使其在現在德國的衛生系統中，仍然發揮非常重要的作用。

放眼已經獨立的亞洲和非洲，殖民主義對這些地方的衛生服務機構，同樣產生影響。當時歐洲殖民列強，先是為了保護他們的海外軍隊和殖民者，後來又為了有效開發自然資源，在殖民地建立最基本的公共衛生和醫療服務框架，如：19世紀，英國控制的印度醫療服務（IMS），建立了一整套從中央到地方的衛生機構，負責管理醫院和診所、保持城市衛生。IMS成立於殖民統治時期，帶有半軍事化的性質。1947年，印度獨立之後，新的印度衛生部自然受到影響，也像軍事機構一樣，讓所有體制內的醫師，都成為全職國家公務員。相反，拉丁美洲國家的衛生部，沒有受到這種政治影響，因此，沒有類似的政策。

在非洲，殖民當局無法從歐洲吸引足夠的醫師和護士到非洲。醫院招募工作人員的唯一可行途徑，就是培訓當地男人和少量女人，輔助臨床工作。如此，非洲「助手」成為學徒，培訓後成為殖民地最常見的衛生工作者。二戰後，大多數非洲得以脫離殖民而獨立，大量的「助手」和其他輔助衛生人員，成了新的衛生系統的基石。新的政治體制下，隨著國內衛生學校的建立，「助手」得到更加系統的培訓。現在非洲輔助衛生人員的概念，明顯源自19世紀的政治體制。

在19世紀末、20世紀初期，西歐工業化的擴張，工人組織和政治勞工黨派的形成，帶動社會保險的蓬勃發展，包括醫療保險。隨著工會的壯大，公共衛生不斷擴大，受影響最深的是歐洲的

私人醫療市場。私人市場受到越來越多政府醫療保險制度的影響，如：德國首相俾斯麥的政策。1900年後，衛生系統開始被各國政黨擺上政策日程。第一次世界大戰引發了俄國革命，同時誕生了第一個覆蓋全社會的衛生系統，提供衛生服務的機制與市場體制，形成鮮明的反差。

第一次世界大戰後，英國著名的《道森報告》（*Dawson Report*）宣導由政府的衛生網絡來提供所有的衛生服務，顯示資本主義社會中，政治事件對衛生系統的重要作用。1922年，日本成了歐洲以外第一個通過強制職工醫療保險立法的國家；1924年，智利的工人運動引發了開發中國家的首次醫療保險立法，致使拉丁美洲其他國家群起效仿。

近期的政治運動和早期的政治運動一樣，對醫療衛生制度有明顯的影響。30年代的經濟大蕭條，加速了全球法定衛生保險制度的實施。在美國，大蕭條導致1935年的社會保障法案立法，帶動國家和地方公共衛生服務的發展，同時也奠定1965年老年醫療保險制度（Medicare）的基礎。第二次世界大戰也導致醫療衛生制度的巨大變革，如：英國國家衛生服務體系和中國的社會主義醫療衛生制度。

在東南亞，二戰後，英國統治者將政權移交給馬來半島的伊斯蘭蘇丹。蘇丹在日占期間扮演的「馬奸」角色，人盡皆知，因此，引發農村地區的遊擊隊武裝反叛。和法國人在越南的做法不同，英國軍隊在1952年對馬來半島進行有效的鎮壓。馬來西亞新議會成立後，提出一個政治問題：「農村的流血衝突後，是否有必要努力贏得農村人口的支持？」隨後，在1953年，馬來西亞農村衛生服務計畫確立，建造了數百個衛生中心，大大提高數百萬農村居民預防和治療疾病的水準。

再講加拿大醫院醫療保險的起源和二戰後的門診醫療保險制度。雖然早在1919年，加拿大的傳統政黨就討論過醫院醫療保險，但直到1944年，半社會主義的合作聯邦聯盟（Co-operative Commonwealth Federation, CCF）在薩斯喀徹溫省（Saskatchewan）的地方選舉中獲勝後，才於1947年在全省建立了第一個全覆蓋的醫院醫療社會保險。此後10年，加拿大全國均建立這一制度。1962年，同樣在薩斯喀徹溫省，率先建立了私人醫師醫療保險制度。雖然在推廣之初遭到大批醫師的罷工抗議，但是，1968年加拿大政府還是通過資助私人醫師醫療保險的法律。到1971年，私人醫師醫療保險已經覆蓋加拿大所有省。

再說拉丁美洲的政治對衛生服務的影響。從1924年智利的首個法定醫療保險制度，到1958年烏拉圭的醫療保險制度，政治成熟程度和都市選民的需求，引起關注。很多經濟訴求得到滿足，但是如果沒有工人階級強大的政治力量，就很難在大城市中提供先進的衛生服務。1959年，古巴的政治運動不僅讓古巴的衛生系統改頭換面，也激勵了其他拉丁美洲國家的衛生發展規劃。

西歐醫療衛生制度的發展，很大程度上是議會民主爭取選票的故事。社會保障中的衛生福利不斷提高，社會民主黨與勞動黨也不斷發展壯大。即使是保守黨，也不願意削減衛生福利，以免失去選票。英國工黨也在1948年推出國家衛生服務。等到托利黨（保守黨）上臺後，他們做的唯一明顯的調整，只是輕微上調處方藥的個人自付比例。在東歐，二戰後的社會主義革命，必然帶來社會主義衛生體制，效仿一戰後的蘇維埃模式。

出於政治原因，幾乎所有國家的領導階層都宣稱要保障所有公民的最基本衛生權利，但怎麼樣才算「合適」或「合理」的衛生，則因國家經濟水準而異，也隨意識形態而異。意識形態決定資源優先投入哪些領域，是衛生部門，還是軍事、交通、農業、工業或其他領域。但是即使在同一個優先順序上，醫療衛生制度的水準，仍取決於它的結構和政策，即醫療衛生制度的效率和效力。

　　上面舉了不少政治事件影響醫療衛生制度的例子，很多都與戰爭和革命有關。如果革命的目標是實現社會主義，那麼這場革命顯然會影響醫療衛生制度。但即便革命以其他理由開展，只要是曠日持久的大規模戰爭，就必然會影響到多個國家的醫療衛生制度。大規模軍事衝突下，交戰的雙方必然大量徵兵。為了保衛祖國，人力和物力以多種方式快速聚集，其中也包括衛生資源。二戰中的英國在遭到轟炸後，迅速成立地方醫院組織，就是個很好的例子。另一個例子是：中東的衝突加強以色列和埃及兩國政府組織醫療衛生制度的能力（更不用提從戰地醫院中發展起來的急救、輸血、護理、手術和救護技術了）。一個國家不到危急關頭（一般都是戰爭），就很難喚醒沉睡的潛力、組織有效的社會行動。當然，戰爭是政治談判破裂後的產物，卻能夠加強採取其他行動的政治意願。

　　類似的例子比比皆是，能夠清楚地說明各類政治事件，對於國家醫療衛生制度有重大影響。如果想在幾個世紀之前的政治事件中，找個一貫的主題，肯定會以失敗告終。法國大革命、美國獨立、殖民主義、工業化和都市化的萌芽、工會和社會運動的興起……這些事件都曾影響過政府的結構，並對國家和個人權力的分配，發揮不同的作用。

　　如果我們將社會事件看作一條因果相扣的鏈條，就能找到較為清晰的主題。政治壓力的來源各異，但在衛生保健領域，政治推動力量的大方向，總是加強政府對市場的干預，讓有需要的人能獲得衛生服務。市場干預就意味著讓衛生保健，逐漸從市場上的產品轉變為公益物，這種想法值得深入探討。不過，我們首先還是得考量醫療衛生制度的第三個決定要素——文化。

三、文化影響要素

　　除經濟及政治要素之外，醫療衛生制度還受許多其他社會及環境要素影響，我們統稱為「文化要素」。此處「文化」二字，不是人類學的狹義定義，而是從包含各種社會習俗的廣義視角出發。其中重要的文化要素有：技術進步、宗教、社會結構、語言及家庭等。上述各文化要素，都有影響醫療衛生制度的具體案例。

　　社會的技術進步，數之不盡，深刻影響醫療衛生制度的所有構成要素，如：藥品是眾多醫學療法的基礎。在藥品發展的基礎上，誕生了藥劑學。藥品使用不僅要求衛生領域的專業管理政策，同時催生大量的製藥企業，推動藥物管理的立法，並創新保險模式。

　　科技領域的重大進步，可能會透過擴大資源利用範圍及增強疾病控制能力，改變所有醫療衛生制度的特性。試想鏈黴素和異菸肼對結核病的治療作用，與世界各地療養院的入住率之間的關聯——結核病人的減少，使療養院可以改作他用，如：綜合性醫院、養老院或慢性病康復機構；再如噴灑DDT滅蚊，以控制瘧疾傳播的案例。此類技術進步，不僅提高衛生服務水準，還提升醫療機構的職能，使體系內有限的資源，得到充分配置及利用。

　　致病性微生物的發現及相對應的滅菌技術，深刻地影響醫院的發展。麻醉術的發現，使醫院的外科手術得以發展。諸多發明與發現，也帶來類似的變化，如：X光機、生化和病理檢驗、心電圖儀、各種物理治法、洗腎透析等，不勝枚舉。

　　細菌學及其相關領域，如：病毒學、寄生蟲學、免疫學，對公共衛生發展做出重要貢獻。當然，公共衛生機構出現遠早於巴斯德（Louis Pasteur）發現微生物，但致病菌的大量發現，大大地

促進公共衛生發展。免疫接種自1798年發現天花疫苗後，也得到極大的發展。環境衛生有了更堅實的基礎，個人衛生和社區衛生的觀念深入人心，結核病、性病和其他傳染病控制手段也得以完善。其後，包括傳染病及慢性非傳染性疾病（如：癌症和心臟病）等流行疾病學的發展成熟，進一步擴大公共衛生的範疇。

衛生領域以外的科技進步，也決定醫療衛生制度的許多特徵。如：衛生服務中迅速有效的通訊及交通方式，也帶來的影響。通訊的發展加強病人與醫師之間的交流，遠距醫療問診也成為可能。全球的醫療急救服務都依靠快速的通訊及交通工具，包括海、陸、空救護體系。

交通運輸徹底改變醫療衛生制度的「看病難」問題。交通越便利，看病就越容易。無論是已開發國家還是開發中國家，大城市的交通網絡，使多數病人可以方便就醫，因此，曾經非常普遍的出診服務，在絕大多數國家都幾乎絕跡。在很多開發中國家，藥品及其他用品會大量採購並集中保存，再由車輛分批運送到醫療機構。沒有便捷的交通運輸系統，醫療設施區域化配置的理念，根本無法實現。

資訊技術已經滲透到醫療衛生制度的所有領域。印刷的普及和文獻的大量出版，加速了科學知識的傳播。在較發達的國家，電腦能快速處理大量統計資訊，有助於更完善的衛生管理，對評估尤為有效。

從人類生活早期開始，宗教及宗教組織一直對醫療衛生制度的發展，有著關鍵作用。在古埃及，醫師就是祭司，絕大多數傳統醫藥流派都包含了宗教思想（或多或少還包含經驗主義的觀點）。後面我們還會討論，現代醫院體系根本上起源於中世紀基督教的庇護所。基督教宣揚同情及愛護弱者和病人，醫院就是實踐這一思想的場所。透過建立醫院或上門問診等方式來關愛病人及弱者的類似思想，在早期的佛教及後來的伊斯蘭教教義中也可以找到。

在現代社會，宗教團體仍積極資助醫院，還設立養老院和慢性病護理院。宗教教義也會影響衛生服務。猶太教要求對男嬰實施割禮；羅馬天主教廷長期反對「人工」避孕和任何形式墮胎（除非母親的生命受到威脅），因此，自然會對天主教的醫師及病人產生影響。

伊斯蘭教和印度教都強調女性的附屬地位：妻子是丈夫的私人財產，如果被其他男子觸碰身體，或僅僅是被直視面容，都是對她的褻瀆。儘管這些思想已經開始轉變，但還是影響著印度和很多穆斯林國家的衛生服務理念。女病人只能接受女醫師治療，而不是男醫師或男助手。印度農村的衛生中心要求不僅要有男醫師，還要有「女醫師」，但通常很難招到女醫師駐診。已婚婦女被認為應當大部分時間待在家裡，以免在馬路上被其他男人看見或引誘，出門則必須蒙紗。這些國家的宗教思想與習俗，無疑會限制女性享受衛生服務的權利。

對外界而言，聖牛僅僅是印度教宗教信仰的一種象徵而已。情況雖已有所改變，但其對印度人營養的影響，仍不容質疑。牛消耗穀物和其他食物，但牛肉不能被食用。另一個例子雖然邏輯相反，但結果相似：猶太人和穆斯林都認為豬是「骯髒的」，所以豬肉不可食用。印度教尊重所有生命，不僅僅是牛，還包括小昆蟲。但不幸的是，控制瘧疾的傳播需要消滅蚊蟲，所以據說印度國父聖雄甘地告訴民眾，噴灑DDT殺死蚊子的不是人，而是化學藥劑，最終才有效防範了瘧疾在印度的傳播。

宗教對醫療衛生制度最有效的影響可能是傳教，尤其是在開發中國家傳教。幾乎在所有宗教中，牧師都要慰藉病者。宗教信仰號召人們籌資興建醫療和衛生設施。世界各地的宗教團體至今

仍熱衷於出資修建醫院——天主教、絕大多數新教教派、猶太教、伊斯蘭教等等。甚至直到 19 世紀，整個拉丁美洲最重要的醫院都是由天主教會建造的。如今在亞洲及非洲，歐洲及北美的宗教團體建造了成百上千的衛生設施，並不斷為當地提供專門從事醫療服務的傳教士。

宗教的意識形態也會影響醫療衛生制度。很多國家的官方信仰，都會對政策的各方面產生影響。美國的政教分離，反倒是個例外。在加拿大，由國家財政支持教會學校，拉丁美洲同樣如此。1980 年，伊朗發生的伊斯蘭革命，使伊朗成為宗教主導國家所有事務的極端案例。即便宗教與政府脫鉤，也依然會影響政黨，如：絕大多數歐洲國家都有一個基督教民主黨。宗教對公共政策的影響，通常表現為支持保守派，強調個人及家庭義務多於社會責任。

社區結構作為文化環境的一部分，對醫療衛生制度產生影響，卻常常被忽略。在幾乎所有國家，醫院和門診服務主要根據城市、鄉鎮及農村地區的地理結構，進行區域化配置和管理。必須靈活運用各社區間的通訊和交通管道，才能保證整個區域內醫療服務的高效率。城市生活雖然可能會帶來某些疾病威脅，但也使服務於大量城市人口的資源調動成為可能。

城市發展無疑是工業革命的重要產物。工廠周邊擁擠的住房是傳染病傳播的溫床，既可以是人傳人，也可能透過食物或飲水等媒介傳播。有問題產生，便會有解決方案。早在古羅馬時期，人們就意識到建設公共排汙系統的必要性，所以建造了大下水道。如今，世界上最好的安全用水系統，都在大型工業化城市。與此同時，工業化使得生產事故層出不窮，催生了雇主責任相關法律；工傷賠償法案也隨之誕生，為工傷事故醫療提供社會保險。

當今社會，幾乎所有大都市都存在由不同社會階層組成的社區。在許多都市，低收入族群聚集的社區，往往淪為貧民窟。工業化國家的貧民窟通常位於市中心，房屋破舊不堪。開發中國家的貧民窟一般位於城郊交界區，居民多為求職未果的失業農民，只能在城市邊緣落腳。無論哪種貧民窟，都對醫療衛生制度造成諸多影響。貧民窟是傳染病傳播的溫床，需要特別的公共衛生監管。很多基本衛生服務最初都是從貧民窟發展，然後才大規模普及。這種情況在工業化國家非常普遍，因為常常有人出於商業利益，反對國家的衛生服務發展，如：只有先在貧民窟建立社區衛生中心，才更容易在其他不那麼糟糕的地方建立社區衛生中心。

語言和文化認同對醫療衛生制度也有影響。在很多開發中國家，如：印度或印尼，存在數百種不同語言；就算有官方語言，許多民眾也不一定使用。衛生服務在此類國家會因最基本的溝通問題而受阻。衛生教育材料都得準備多個語種的版本，更別提口語交流的障礙了。在很多非洲國家，語言問題因不同部落而更為複雜，部落制度導致部落間長期敵對，在醫療衛生合作方面，會產生明顯限制。醫院之間的區域化合作，也會大受影響。

甚至在高度開發的國家，如：比利時或加拿大，語種不同也會影響衛生政策的實施。在比利時，所有政府檔案必須用法語和荷語雙語版本。在加拿大，官方語言是英語和法語。語言不同，深層的文化認同就不一樣。特定的語言可能被認為與特殊宗教或哲學傳統有關。雖然加拿大人普遍使用英語，但該國所有衛生相關法律，都必須讓說法語的、驕傲的、獨立的魁北克人接受。

家庭結構也是對醫療衛生制度產生影響的文化要素之一。家庭是病人最堅強的後盾。研究顯示，缺乏完整家庭的未婚、離異人士及寡婦鰥夫，是成年人中住院率最高的人群。相同年齡段的成年人中，家庭關係疏遠的人，在生病時可能得不到足夠關愛，需要去醫院就醫。因此，強調家庭和諧的社會很可能對醫院及社保機構的需求較小。

也出於同樣原因，家庭文化對老年人的護理影響重大。在東方尊老的社會中，祖孫三代同堂的家庭很常見。中國及其他開發中國家的養老院不多，可能不是因為經濟水準不高，而是更重視家庭文化的關係。在歐美，社會流動性大，家庭更不穩定。老年夫婦有足夠的養老金，一般選擇獨立居住。當老年人無法獨立生活時，大都會選擇去養老機構。

國家醫療衛生制度中，有多種多樣的社會決定因素相互交織，經濟、政治和文化要素相互影響，決定了醫療衛生制度的特徵。這些因素還會因時因地，不斷變化。發現重要的資源（如：石油）可使國家醫療衛生制度所有組成部分迅速發展。但一般而言，變化是漸進的，醫療衛生制度的發展，是伴隨國家整體進步同時進行的。

國與國之間的經濟、政治和文化實力相差巨大，相互影響形成的國家醫療衛生制度，也千差萬別。我們已經提到過，甚至在一個國家內，不同群體的衛生服務，也存在差別。民族國家在國際事務和人民生活中發揮關鍵作用，所以有必要根據不同的國家特性，分析各國的醫療衛生制度。

第三節　健康的社會決定因素分析

世界衛生組織將健康定義為：「不僅是沒有疾病或體質強健，而是生理和心理的健康，以及社會的福祉和完美狀態。」健康決定因素是作用於人群健康的多種因素的集合。1974年《拉隆德報告》（*Lalonde Report*）中，闡述影響健康狀態的主要因素是：生活方式、環境、人類生物因素和衛生服務。從那時起，人們越來越多地認識到醫學和衛生服務決定人類健康水準的作用，是相當有限的，對醫療保健的投資，不會提高人類健康。另一方面，其他一些因素影響著人類健康。加拿大衛生部將以下的健康決定因素，作為未來人群健康政策和研究方向的出發點：(1) 收入和社會地位；(2) 社會支持網絡；(3) 教育、就業和工作環境；(4) 社會環境；(5) 物理環境；(6) 個人衛生行為和應激技能；(7) 健康的兒童發展；(8) 衛生服務；(9) 性別、文化、生物和遺傳，以上這些因素都對健康有著決定性作用，同時相互之間產生影響。這些決定因素既包含個體水準，如：個人衛生行為、生物、遺傳等，又包含人群水準，如：教育、就業、收入差異等。人群水準決定因素，會間接影響個體水準因素。

對於健康影響因素的認識，傳統上有兩種觀點：一種認為健康是個人的事情，可以透過醫療技術的發展獲得解決，這種觀點在過去50年內曾占據主流地位；另一種觀點則認為健康是受到人所生活的環境影響，影響健康的因素包括：遺傳、環境、社會、衛生保健和個人生活方式等。近年來，國際社會的關注焦點越來越集中於後者，即健康的社會決定因素（SDH）。

世界衛生組織於2005年成立「健康的社會決定因素委員會」（Commission on Social Determinants of Health, CSDH），致力於影響國民健康的社會因素方面工作，宣導建立「追求每個人的健康和福祉的世界」。CSDH於2008年結束工作，並發布工作報告《用一代人時間彌合差距》（*Closing the gap in a generation*）。我們從發展歷史上來看，聯合國、世界衛生組織、兒童基金會等國際組織，一直關注並不斷強調健康公平和健康的社會決定因素。千年發展目標的三項內容都是關於健康的指標，而其他目標則是這些健康問題的社會決定因素，如：性別、教育、全球化、經濟等一系列問題。實現千年發展目標實際上給各國提供了非常好的政策機遇，既包括189個成員國的承諾，也包

括國際之間的合作。

一、健康的社會決定因素概念框架

（一）健康的社會決定因素的概念

WHO對「健康的社會決定因素」的定義是目前最受認同的概念界定。健康的社會決定因素是指：在那些直接導致疾病的因素之外，由人們居住和工作的環境中，社會分層的基本結構和社會條件產生的影響健康的因素，這些因素是導致疾病的「原因的原因」（cause of cause），包括人們生活和工作的全部社會條件，如：貧窮、社會排斥、居住條件等等，被塔勒夫（Tarlov, A. R., 1996）稱為「人們生活的社會環境特徵」。它反映了人們在社會結構中的階層、權力和財富的不同地位。這一概念反映健康公平和人權的價值取向。

（二）健康的社會決定因素的行動框架

WHO從決定健康的「原因的原因」入手，以實現健康公平為基本價值目標，建立完整的「健康的社會決定因素」的概念框架，可以從下面兩方面採取行動，改善健康公平，促進健康發展。

1. 日常生活環境

包括：由社會分層決定的、在兒童早期發展、社會環境和職業環境中所面臨的健康危險因素；不同人群的差異化的物質環境、社會支持網絡、社會心理和行為因素；所接受的健康促進、疾病預防和治療等衛生服務狀況。

2. 社會結構性因素

包括：社會分層的狀況和程度；社會文化、規範和價值觀；國際和國內的社會經濟政策；國際、不同國家和地區的政治制度。

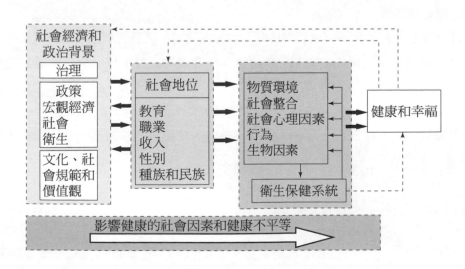

圖 3-3-1　健康的社會決定因素模型

（三）健康的社會決定因素的行動領域

WHO的概念框架所包含的一些社會因素，被認為對於現階段人群健康和衛生政策發展而言，為時尚早。因此，CSDH以全世界多個國家的經驗證據為基礎，列出一些因素作為目前各國採取政策干預措施的重點因素，成為9大知識網絡體系（Knowledge Network），包括：兒童早期發展、勞動條件、城市建設、社會歧視、性別平等、全球化、衛生體系、優先發展公共衛生、測量與證據。另外，還有一些其他問題，如：食品和營養、暴力和犯罪、氣候等，被認為是影響健康公平的重要因素（Additional Indicators），見圖3-3-2。

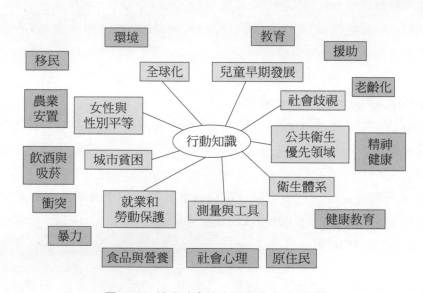

圖3-3-2　健康社會決定因素的九大領域

2013年6月，在第8屆全球健康促進大會發布了《赫爾辛基宣言》。會議中回顧渥太華會議以來健康促進影響；探討建立有效機制，以推動採取跨部門行動；並評價為了將健康融入所有政策而進行投資的經濟發展和社會因素。

透過將健康融入所有政策，落實CSDH提出的各項建議，開展健康融入所有政策的能力建設。會議中各國達成共識，認為優先健康和平等應當作為政府對公民的核心責任，並認識到為了健康的政策協調是必須和迫切的。CSDH呼籲「政府承諾將健康納入所有的社會政策之中，將健康社會決定因素作為政治優先，確保建立將健康融入所有的政策之中所需的組織結構和程序；加強衛生部能力；利用領導力、夥伴關係、宣導和調解等手段，促使其他政府部門透過政策實施，實現健康產出。」

二、健康社會決定因素的政策價值

半個多世紀以來，人們對健康的理解有進一步的擴展。在當代著名經濟學家阿瑪蒂亞・森（Amartya Sen）的「可行能力」和「以自由看待發展」的視角中，健康被看作是重要的人類「可

行能力」，以及「非常基本的自由」。在他的理論框架下，聯合國開發計畫署（The United Nations Development Programme, UNDP）開始發行人類發展報告，試圖把對發展的認識帶回到經濟學最初的關注上，提出人類的福祉是發展的真正目的，經濟增長只是發展的手段的觀點。從這個觀點出發，長壽且健康的生活，正是人類發展的首要目的之一，為人類發展過程所要擴展的、最關鍵的三大選擇之首，而占據主流經濟學主導地位的經濟增長，僅僅是發展的手段之一。

　　健康因其自身所具有的深刻的內在價值，而應該成為評估社會發展的重要維度。健康的生活本身就是好的生活，是人們普遍認為有價值，去追求並實現的最終目標之一。特定因素造成的健康差異，成為目前學界研究的焦點問題。經濟因素、社會因素、文化因素以及遺傳因素等，都可能影響實際健康水準。傳統的研究多數集中在上述某個單獨因素上，較少關注多個因素之間的相互作用。進入20世紀90年代以後，關於健康的決定因素研究，開始考慮多種因素之間的相互作用，其中比較具有代表性的健康決定因素理論模型主要有：

（一）健康生產函數

　　最先由格羅斯曼（Michael Grossman）提出，他構建了一個對「良好健康」物品的需求模型。該模型最重要之處是認為：健康是耐用資本存量，可以帶來健康生命時間的產出，並在很多重要方面，有別於其他人力資本形式。該模型假設個人可以繼承一定的初始健康存量，該存量隨年齡增長而減少，但可以透過投資個人、透過花費時間和購買醫療服務，來投資於健康而獲得增長。在這個框架中，健康的決定因素除了醫療價格因素外，還包括薪資、教育、營養攝入和環境條件等非醫療衛生因素。

（二）健康資本供需曲線上的差異

　　格羅斯曼的健康生產函數模型，提供三個預測：第一，如果健康折舊率在生命週期的某一時間之後，隨年齡而增長，所需求的健康資本，將隨生命週期下降。同時，如果健康資本的邊際效益曲線彈性小於1，則醫療費用將隨年齡增長；第二，消費者對健康和醫療服務的需求，與其薪資呈正比；第三，假如教育提高健康投資的產出效率，則教育水準更高的人將需求更大，為健康存量。

　　健康生產函數模型的優點是：在分析中考慮年齡和教育等變數，對健康資本的成本或邊際效益的影響。模型的不足是：一些假設太簡單化，如：模型假設消費者能夠充分預見健康折舊率的時間變化，並因此明確知道他們的死亡年齡，這在現實生活中，顯然無法做到。

（三）收入對健康的影響

　　關於收入對健康的影響，也一直是學術界研究的焦點。學者從不同角度出發，考察兩者之間的關係。由於相互之間有一致的地方，也有分歧之處，因此，圍繞該主題展開的討論，相當熱烈。絕對收入對健康的影響，主要表現為保持其他條件不變，個人收入越高，健康越好；反之，個人收入越低，健康越差。這就是所謂的「健康—收入分層現象」。

　　同時，收入對健康的影響，隨收入水準上升而遞減，也就是說：同樣一個單位的追加收入，在低收入群體中對健康的影響，要高於在高收入群體中對健康的影響，新醫療技術條件下，尤其如此。

（四）健康選擇對健康—收入關係的影響

儘管大量研究證實健康—收入分層現象，另一些研究卻提出：在分析健康—收入關係中的健康選擇，也就是收入的內生性，即假如健康增加了收入，而收入提高了健康，則另檢驗通常會高估收入對健康的結構性影響。為此，一些研究在估計收入對健康的影響時，採用工具變數估計等方法，避免這種由收入內生性引起對健康收益的過高估計。

（五）收入影響健康的因果路徑

人們對收入與健康關係的興趣，不僅在於影響的方向上，也在於聯繫兩者之間因果關係的具體路徑上。綜合不同的研究結果，最主要有4種路徑：早期兒童營養、有利或不利因素在生命過程中的積累、醫療等資源的獲得和不同生活方式等行為因素。

基於以上分析，對完善國民健康政策的價值，主要體現在以下幾個方面：

1. 構建健康公平的總體社會政策框架

首先，需要從改善人們日常生活的環境條件入手，關注國民的終身健康問題。其次，從宏觀經濟、社會和衛生政策上，採取措施，改善不平等的社會分層結構，宣導平等的價值觀和社會規範，並收集相關政策依據及數據，作為政府決策的基礎。

2. 實現社會、經濟與環境的共同發展

健康是實現社會目標的重要前提，減少不公平和社會差距，可增進每個人的健康與福利。我們應該認識到良好的健康狀況，不僅可以改善生活品質、提高生產能力和學習能力、持續地改善家庭與社區的生存環境，也有利於促進社會安全、加快社會融合和減少貧困。目前，健康與經濟發展的相互作用，已經被排入所有國家的政治議程。人民越來越期待政府各部門採取一致的行動，解決健康的決定因素，並避免行動的重複或分散。

3. 將健康融入所有的社會政策之中的基本思想和理念

政府可以透過制定策略計畫，並在其中明確規範跨政府部門間的共同目標，同時需要民間團體和私人部門的合作。為了管理健康與福利，政府需要重視跨部門解決問題和權力平衡的制度化進程，包括：提供領導力、委託授權、激勵、預算承諾和支持政府機構協作的可持續機制。衛生部門需要系統地介入各級政府和其他各部門，以解決各部會活動中涉及的健康問題。衛生部門可以透過積極推動政策制定和促進目標實現，來支持政府其他部門的工作。從具體的方法看，需要明確清晰的、協調的授權；全盤考慮跨部門間的影響；注重各種利益間的調解；對於健康政策要有問責制、透明度和分擔機制；積極引導非政府的利益相關者的參與；並意識到有效的跨部門激勵，可以建立合作關係與信任。

4. 衛生部門維護健康的新責任

健康的社會決定因素理論，要求衛生部門理解其他部門的政治議程和管理規則，承擔起為政策選擇和為計畫建立知識、證據基礎的責任，並在政策發展進程中，評價各方案的健康結果。同時，與其他部門建立討論和解決問題的平臺，透過評價跨部門合作和政策制定的效果，透過更好的機制、資源、機構和熟練的工作人員，加強能力建設；與政府其他部門合作，幫助其他部門實現目標，同時促進健康和福利。

| 第四章 |
世界醫療制度的基本模式及評價

第一節　全球醫療制度類型的二元劃分

一、國際醫療與保障制度的主體模式

　　國內外學者在開展醫療保險制度的比較研究中，將各種醫療保險制度模式按不同的角度和不同的標準劃分和歸類。有的將OECD國家的醫療保險制度分為3種類型：國家衛生服務模式（如：英國）、社會醫療保險模式（如：德國）和商業醫療保險模式（如：美國）；有一些研究人員將世界各國的醫療保險制度分為4種模式：國家（政府）醫療保險模式、社會醫療保險模式、商業醫療保險模式和其他醫療保險模式（如：儲蓄型醫療保險、社區醫療保險等）；也有按保險責任的歸屬分為：自費模式、自願性保險和強制性保險或公共服務；還有的根據保險方式不同，將醫療保險制度分為6種模式：自費自願模式、個人自願補償模式、公共補償模式、個人自願合約模式、公共契約模式、公共一體化模式。

　　中國學者烏日圖在綜合考慮各種制度對不同收入人群的覆蓋、政府承擔的責任、制度保障水準與功能等基礎上，將各國醫療保險制度體系歸納為5種模式（見表4-1-1），即：社會醫療救助制度模式、國家衛生服務保障制度模式、社會醫療保險制度模式、市場醫療保險制度模式、個人儲蓄醫療保險制度模式。

　　這些制度模式的劃分，有助於概要地了解各國醫療保險制度的特點。然而，從研究制度體系的角度看，用一種制度模式代表一個國家的醫療保險制度，既不能反映這個國家的醫療保險制度全貌，也不能反映這個國家醫療保險制度的特點。因為任何一個國家的醫療保險制度，都是多種制度結合組成的體系，如：商業醫療保險在美國，無論從參加保險的人數，還是從保險資金所占醫療市場的分額，都可以認為是主要的或基本的制度。但這個制度不能反映美國醫療保險制度的全貌，也不是美國醫療保險制度體系的唯一特點，因為在美國還有政府承擔主要責任、針對老人和窮人的醫療保險制度。另外，目前多數的制度模式研究，還停留在現行制度的表面比較階段，而對制度背後深層次的理論和歷史演變過程的研究還不夠。事實上，不同制度模式有很多相近的性質，如：瑞典、英國等福利國家覆蓋全體國民的全民衛生保健制度和國家衛生服務制度，與其他國家僅僅覆蓋特殊人群或少數人群的社會醫療救助制度，在歷史上是同源的，演變成今天兩種不同的制度模式，是量變到質變的過程。同樣，即使是相同的模式，在不同制度體系中，發揮的作用和表現形式也是不同的，如：商業醫療保險制度在美國是覆蓋絕大多數居民的基本制度或主

表4-1-1 世界主要醫療保障模式比較

項 目	國家衛生服務保障制度模式	社會醫療保險制度模式	市場醫療保險制度模式	儲蓄醫療保險制度模式	社會醫療救助制度模式
保障對象	不以收入為條件，覆蓋所有居民或部分特定人群	主要覆蓋一般收入人群，有些國家也把高收入、低收入人群納入	主要覆蓋高收入人群	主要覆蓋有收入人群	低收入、無收入人群、老年人群、失去勞動能力人群
政府責任	政府主辦	法律強制引導，社會主辦	政府監管，社會主辦	政府鼓勵，個人自保	政府主辦
保障功能	包括醫療，預防保健，一般不包括疾病或生育津貼	一般包括疾病醫療以及生育津貼，逐步擴展到預防保健	一般包括住院保險、重大疾病保險	一般包括住院醫療費用和門診特殊疾病	疾病醫療費用保障為主
保障水準	保障基本健康需求，保障水準較高	保障基本的醫療需求，保障水準隨國家經濟水準而異	一般保障較高水準的醫療需求	保障基本醫療需求	保障疾病醫療需求
體系中的地位	一般作為國家制度體系的主體	一般作為國家制度體系的主體	一般作為國家制度體系的補充，也有個別國家作為制度體系的主體	可以作為國家制度體系的基礎部分	一般作為制度體系中的基本制度
典型制度舉例	英國、加拿大、澳洲等國的國家衛生服務制度	德國、法國、日本等國的法定醫療保險	美國的私人醫療保險	新加坡個人醫療儲蓄制度	美國的窮人醫療救濟制度

來源：烏日圖，《醫療保障制度國際比較》，化學工業出版社，2003。

要制度，但在其他國家，這種制度模式只是對基本制度或主要制度的補充，或者是對少部分人群的替代性制度。

二、不同發展程度國家的制度模式選擇

我們將世界國家醫療衛生與保障制度，根據社會經濟發展程度和醫療制度主體類型二元劃分後（圖4-1-1），有以下5點總結。

(1) 全球各國的醫療保險制度都是不同的，說明各國的制度安排和本國的政治、經濟、文化有密切的關係。但同時，任何經濟發展水準的國家，都可以選擇某種醫療制度類型，二者沒有太多的關聯性或專屬性，醫療保險制度的本地化程度很高。

(2) 全球各國的醫療保險制度都不是單一的，為了適應不同人群的醫療健康需求以及制度本身的發展和完善，必然會形成多種制度組合、多層次的醫療保險制度體系。在中國，三橫三縱的醫療保障網絡互為補充，構建具有中國特色、多層次的保障體系，力求盡可能滿足廣大人民群眾的醫療需求。

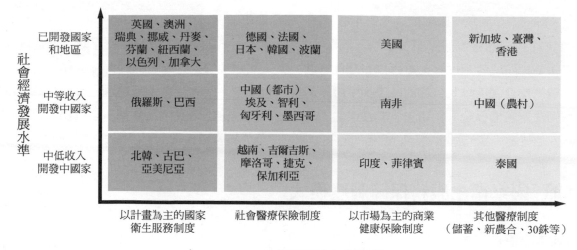

醫療制度主體類型

圖4-1-1 世界各國醫療體制的二元劃分

(3) 在建立和發展醫療保險制度的過程中，政府的責任是必不可少的。但在不同制度和不同發展階段中，政府的作用是不同的，如：中國在改革前，無論是在醫療衛生供給還是籌資方面，都高度依靠政府，政府負擔很大；改革後，政府負責基礎的國民健康和日常行政管理（圖4-1-2）。

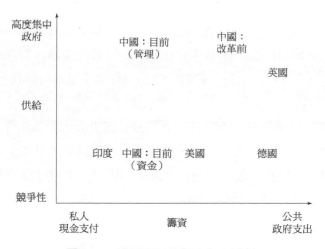

圖4-1-2 幾種不同的醫療衛生體制

(4) 世界國家的醫療保險制度體系雖然是複雜的、多層次的，但必定有一種或幾種制度作為基本或主要的制度存在，覆蓋社會的大多數人群。這些基本的或主要的制度與其他制度之間相互補充，構成國家的醫療保險體系，如：英國的國家衛生服務制度、德國的法定醫療保險制度，是這兩個國家醫療保障體系中的主要制度，覆蓋本國絕大多數國民。然而，在這兩個國家還有其他醫療保險制度，作為主要制度的補充，也發揮重要的作用。再如美國的老年人醫療照顧制度、窮人醫療救濟制度和商業醫療保險制度，是美國醫療保障體系中的主要制度，但還有聯邦政府安排的

對特定人群的衛生服務保險制度，也是非常重要的醫療保險補充。

(5) 世界各國的醫療保險制度不同，因而不具備比較性，但有些國家的醫療保險主體制度在很多方面是相同或者相近的，是可以相互比較的，如：加拿大的公共衛生保健制度、澳洲、巴西的全民衛生保健制度以及英國的國家衛生服務制度，有很多共同的特點，是可以相互比較的。同樣，德國法定醫療保險、法國法定醫療保險、日本國民健康保險以及越南強制型醫療保險，也有很多共同的特點。我們把這些相同或相近的基本制度，稱之為醫療保險的制度模式。

第二節　國家衛生服務保障制度模式

一、國家衛生服務與全科醫師制度

（一）國家衛生服務制度

第二次世界大戰之後，英國把戰時形成的醫療體制規範化。1946年，英國議會批准了聞名於世的《國家衛生服務法》。1948年，英國政府正式頒布、實行由政府稅收統一支付的「醫院專科醫療服務」和「以全科醫師（General Practitioners, GP）制度為基礎的社區衛生服務」。全體國民不論個人支付能力多少，都能得到國家衛生服務體系提供的免費醫療服務，在西方首創政府機構負責籌集衛生資金、又直接提供服務的國家衛生服務制度（National Health Service, NHS）。從20世紀70年代開始到80年代，這種制度在其他已開發國家，如：丹麥、冰島、義大利、葡萄牙、希臘、澳洲、瑞典等國，相繼確立。

NHS的宗旨是英國居民或長期居留者，不論其性別、年齡、文化程度和宗教信仰，都有權享受條件允許下最好的免費醫療服務。NHS內容包括：全科醫師服務、醫院服務、社區服務、婦幼保健服務、急救服務，以及牙科、眼科、藥劑服務。NHS賦予患者的權利──即《NHS患者憲章》的主要內容有以下幾個方面。

(1)根據衛生服務需要平等獲得醫療服務，而不是根據患者的經濟條件、生活方式或其他任何原因；(2)每一個人都可以註冊一名全科醫師，而且能方便和迅速地更換全科醫師；(3)急診患者可隨時透過自己的全科醫師，獲得救護車服務和醫院急診服務，也可以自己直接去醫院急診；(4)當註冊的全科醫師認為需要時，可以轉介去任何醫院找專科醫師或去專科醫院就診。一般情況下，轉介就近的醫院診治；(5)患者有權對自己的醫療方案獲得清楚的解釋，包括：醫療涉及的任何風險、副作用、併發症等，再決定是否接受哪項醫療方案；(6)每個人均能看到自己的健康紀錄，並在法定義務下，使自己的健康紀錄得到保密；(7)患者有權選擇是否接受醫學科研實驗以及醫學實習生訓練；(8)縮短等候就診時間。90%的患者應在13週內，其他患者在26週內得到專科醫師的診治；(9)等候手術的時間一般不超過18個月；(10)患者不滿社區衛生服務或全科醫師，可以投訴。對調查答覆不滿意，還可以上訴。

英國建立了比較完整的衛生行政管理體系，設立相應的管理機構，從國家衛生部到基層醫療小組，都明確規定職能。國家衛生部負責制訂NHS的長遠發展計畫、布局和配置衛生資源、掌管公共資金、制定衛生服務政策。下設8個地區衛生行政管理機構，負責監督檢查各地衛生管理機構和國家衛生管理委員會專案實施的情況。國家衛生管理委員會由財政部門、醫學和護理部門的

主任等組成，主要是監督作用。全國共374個衛生管理委員會，分別對各自所轄的服務區進行管理。衛生指導委員會則按當地醫療水準，提供權威性指導，全國共有99個衛生指導委員會，每個委員會平均要為50萬人口服務。基本醫療小組共有481個，由醫師、社會其他成員（如：患者家屬、護士、社保人員、衛生部門非行政人員和主任各一人）組成。英國衛生行政管理體系的基本架構，見圖4-2-1。

國家衛生部 ⟶ 地區衛生行政管理機構 ⟶ { 當地衛生局 ⟶ { 衛生指導委員會
國家衛生管理委員會 } 基層醫療小組

圖4-2-1 英國衛生行政管理體系基本架構

NHS的經費來源主要有三個途徑：一是國家稅收，這是NHS經費來源主管道，占82%；二是各種保險，占12%；三是其他收入，約占6%。醫院和全科醫師每年度將當年經費使用情況和來年經費預算情況，逐級呈報國家衛生部，由衛生部根據經費預算編列撥款計畫，由國家財政撥款給衛生部，衛生部再下撥給各地區衛生管理部門，然後由地區衛生管理部門分別將款項撥給醫院和全科醫師。

據英國衛生部的報告，NHS費用支出呈逐年上升趨勢。1949年為43.7億英鎊，1969年為87.0億英鎊，1989年為177.2億英鎊，1996年為222.0億英鎊，1997年為340億英鎊，2000年NHS費用支出已達到550億英鎊，占政府全年支出的11%，2010年為1,038億英鎊，2011年1,060億英鎊，2012年1,084億英鎊，2013年1,114億英鎊，2014年1,144億英鎊。醫療費用負擔已成了英國政府下一步改革的難題。據英國衛生部國際交流部門官員的說明，現在NHS系統越來越龐大，問題也越來越多，每天花費達1.5億英鎊，人均年花費1,000～1,200英鎊。經費問題已經成為NHS的主要問題之一。

（二）全科醫師制度

1. 全科醫師及其服務內容

英國醫師共有5.5萬，其中GP有3.9萬，每個星期約有300萬患者接受GP的醫療。GP均為政府雇員，向其註冊的居民提供從出生到死亡全過程、全方位基本醫療衛生服務，包括：疾病的診斷、治療、醫療保健、傳染病預防監測、健康諮詢、患者轉診等。GP掌握註冊居民醫療保健經費，是居民健康和NHS費用的「守門人」，基本上能解決註冊患者90%的問題。除急診外，患者去NHS醫院就診必須透過GP轉診。

2. 全科醫師的工作方式

GP是患者接觸到的第一線醫師。每個人都可選擇一個GP註冊。GP與患者之間實行單向選擇，即居民可以選擇GP，而GP不可以選擇居民，除非有恰當的理由。一般一個家庭在同一個GP處註冊，GP為每個人建立健康檔案，每個GP平均服務1,800～2,000名居民，透過GP，居民可以享受到各種基本醫療服務。GP與當地衛生部門簽服務契約，按註冊居民多少和年齡結構付款，付款形式比較靈活。2010年，GP的人均年薪為57,300英鎊，相當於每小時40英鎊。

GP可以單獨開展醫療衛生服務。近年來，政府鼓勵由幾個GP建立聯合診所，以團隊形式合作開展工作。理由是雖然都是全科醫師，各有一科專長，合作便於在技術上取長補短，提供服務，

同時也能解決GP休假和夜間值班問題。GP與患者聯繫主要是透過信件或電話，較少是面對面的服務。患者都有GP的電話號碼，隨時可以聯繫，患者可以按約定時間就診，或GP為患者居家服務。

GP有24小時為患者服務的責任，不論白天或晚上，十分勞累。預約和等候就診的時間很長，也不方便患者。為了解決這個問題，曼徹斯特市（Manchester）奧爾德海姆衛生服務機構（Oldham NHS Trust）的GP，施行「下班之後看病」的社區衛生服務專案。在覆蓋30萬患者的地區，GP組成合作組織，患者透過電話聯繫，由值班醫師或護士用電腦記錄電話內容，按患者來電的先後順序、病情的輕重緩急排序，再依患者來電時身份證號碼顯示的時間以及病情需要，將患者轉給GP或轉介醫院，及時處理，為患者提供更好的社區衛生服務。患者不用排隊看病，同時也可以減少GP的人數。患者服務約一半透過電話，一半透過家訪，提高了服務效益。電腦隨時記錄，並能保留、顯示病情紀錄，需釐清責任時，可以追究。同時，衛生管理部門也可以透過電腦，隨時抽查接診率、診斷正確率和誤診率，控制服務品質。

3. 全科醫師的培養

在英國要成為GP，至少要經過9年的醫學教育、實習培訓。首先，要經過至少5年醫學院的學習；畢業後經過1年臨床實習，即可向英國醫學會（General Medical Council, GMC）申請註冊成為醫師。英國醫學院培養的畢業生成為註冊醫師後，去向大致如下：GP占48%，醫院占25%，公共衛生占13%，軍隊占4%，醫學院占3%，其他占7%。要成為GP還需經過至少3年臨床培訓。這3年裡，18個月在醫院臨床實習，至少要輪三個專科，另18個月在有教學經驗的資深GP診所學習。或者2年在醫院、1年在GP診所學習；最後要通過皇家全科醫師學院（Royal College of General Practitioners）考試，取證GP資格，並註冊。GP可以選擇在哪一個社區服務，每年必須提交工作報告，接受檢查評估。GP註冊後，必須參加皇家全科醫師學院組織的進修醫學教育活動。

二、英國模式的特點及存在問題

（一）NHS的特點及各國差異

英國首創的NHS，具有以下3方面顯著特點：(1)國民健康衛生服務是透過國家計畫安排的形式予以落實與保障。國家衛生服務經費主要透過國家稅收形式籌集，占國家衛生服務經費絕大部分；健康保險籌資和個人以共付的形式分擔的費用，比例很小；(2)醫療衛生服務供給體系以公立機構為主。公共衛生和預防服務根據內容不同，分別由各級政府負責提供。住院醫療服務由公立醫院提供，政府對醫院按計畫給予預算補助，醫院醫師是國家公務人員，領取薪資。門診服務和初級衛生保健由全科醫師提供，全科醫師在性質上既屬私人開業者，而形式上又是NHS雇員，要與政府簽訂契約，根據其註冊服務的居民人數，獲得政府的補助，是典型的按服務人頭支付形式；(3)全民普遍免費享受綜合醫療衛生保健服務。居民首先需要選擇一名全科醫師註冊，並接受全科醫療服務，但居民可以隨時重新選擇和更換全科醫師；一般情況居民需要經過全科醫師轉診，才能獲得醫院服務。

採用NHS的國家在實行中，也有不同之處，主要是衛生服務集中管理程度和實施範圍的差別。英國是中央集權型，由中央政府提供資金，分配預算到地區衛生部門，再由地方衛生局分配預算到醫院和全科醫師，免費向全民提供醫療衛生服務。20世紀90年代初，英國衛生服務管理

也試圖開始進行「內部市場機制」改革，希望透過衛生系統內部形成市場買方和賣方兩個部分，透過競爭機制來提高服務效率。1998年，英國政府評估這項改革效果不理想。瑞典則是地方分權型，由縣議會以稅收籌集資金，提供服務，中央政府只給予補貼，並與地方政府協商衛生費用占GDP的比例。丹麥在地方行政範圍內實行NHS，將居民按自願原則分成兩組，第一組免費，在所選的全科醫師處註冊，一年後才許變動；第二組可以自由選擇專科醫師，但要支付部分費用。兩組人都享受免費的住院服務。目前選擇第二組的人只占6%。

（二）英國模式存在的主要問題

1. 醫療服務效率較為低下

　　由於醫師薪資固定，且與工作表現關係不大，致使醫師積極性不高，不願主動多提供醫療服務，出現看病難、住院難、手術難、等候時間長的問題。

2. 私人醫療衝擊國家醫療

　　從20世紀60年代中期開始，英國政府允許私人開辦醫院，讓私人醫院承擔部分NHS醫院的醫療任務。另外，私人也開辦諸如「老年之家」或「小型老年人療養所」的醫療機構。私人醫療所占比例雖然很少，但對國家衛生服務造成較大的衝擊是：國家衛生費用透過多種管道流入私人醫療機構，致使醫療費用上漲速度快；醫務人員盲目流向私人醫療機構，削弱國家醫療機構技術力量；國立醫院力量削弱，將對整個國民健康水準產生一定影響。

3. 醫院設備相對老舊

　　國家衛生經費投入不足，醫院設施設備相對比較陳舊。

三、北歐國家的社會福利模式

　　北歐國家主要包括：瑞典、芬蘭、挪威、丹麥和冰島等國，通常被看作是高度開發的福利國家，這些國家似乎已經公認形成了福利國家模式，有別具一格的特點和共通性。由於這些國家中，多數是斯堪地那維亞國家，因此，北歐福利模式也被稱為「斯堪地那維亞模式」。

　　北歐國家具有「人人平等」的社會價值觀念，其社會福利制度就以再分配為基石。在規定基石的標準線之後，對於標準線以上的需求，以社會保險補充；對於標準線以下的額外需求，則根據財產調查而實行的社會救助來補充。因此，北歐國家福利模式實質上是普及性的公共福利資助計畫。這一計畫將所有公民納入福利體系，而不是針對某些特殊群體給予福利；同時，該計畫的資金來源是政府的總稅收和雇主的繳費，而不是公民個人的繳費。因此，公共福利資助計畫是不同於繳費性的社會保險計畫和針對窮人的非繳費性社會救助計畫，是第三種類型的社會福利政策。從理論上看，北歐國家的福利制度是根據再分配原則建立的，但是，在公共福利資助計畫中，福利享受者的資格認定卻沒有完全遵從再分配制度中的「個別人受益」和「最低標準」的原則。在這一計畫中，國家從個人和雇主那裡收取了高額所得稅以後，向所有的公民——不論其生活狀況、家庭財產、個人繳稅情況如何，提供同等水準的福利資金或服務。可見，這種再分配制度的力度是相當大的。在這樣大面積的覆蓋之後，留在「安全網」之外的個人和家庭的數量，自然相對要少得多。

　　不過，北歐國家往往把這種福利計畫稱為「社會保險」，而不是「社會救助」或「公共資助」。這是由於這種以「平等」為原則的社會再分配，從給付方式上看很像是社會保險，所以常常被誤稱為「社會保險」。那麼，我們需要清楚區分兩者的概念：將那些未經財產調查的普遍給予的救助稱為「公共資助」，而將那些經過財產調查的救助稱為「社會救助」。這樣一來，在北歐，包含在社會救助中的專案就有：芬蘭的生活補貼和住房補貼；瑞典的社會救助和房租補貼；挪威的社會經濟救助、過渡救助和政府住房銀行支付；丹麥的基本補貼和住房補貼。需要說明的是，並不是所有的救助計畫都集中在窮人身上，但是這些計畫都必須經過財產或收入調查，並且大多數是提供給低收入者。在北歐國家中，獲得福利支付和服務的條件比較寬鬆，通常建立在「普遍性」（未經財產調查）的基礎上，提供的福利水準也比較高。也就是說，由於公共資助的廣泛性與普遍性，對社會救助的需求就相對地減少。

　　除了公共資助和社會救助之外，北歐國家也有少量傳統意義上建立在繳費基礎上的社會保險計畫。在支付給所有老年人和身障者的平均年金（公共福利資助）的基礎上，還會有與其原來薪資收入掛鉤的保險，這一部分需要透過個人繳費的方式來獲得，因此，是真正意義上的社會保險。

　　北歐國家為什麼要採取這樣大規模的再分配模式呢？北歐最早的福利制度源於對《濟貧法》的繼承，但是由於北歐國家「有福同享、有難同當」的價值觀念，使其具有公平分配的文化傳統，因而在提供福利時，以社會團結、社會安全和公正作為基本原則。根據這原則，所有公民不論生活狀況和社會地位如何，都有權得到基本收入和生活保障。另外，北歐國家在進入現代工業社會後，一直由社會民主黨人執政，該黨重要政治主張就是強調國家在福利模式中的重要作用，認為應該透過政府作為，解決社會上貧富不均的問題。

　　北歐國家在福利制度的管理方面實行雙層管理體制：由國家支付普及性福利，由地方政府提供社會救助。國家在全國支付普及性福利，可以減少重複發放和地區差別；由地方政府提供特殊社會服務，可以使服務更貼近需求者，可以及時反映公民的真實需求。在地方福利的層面上，地方政府擁有很大的政策決定權，福利經費由中央政府和地方政府共同承擔，中央政府承擔小於50%的經費支出，地方政府承擔大於50%的經費支出，具體情況因國別、年度而有所差異。各地方政府由於財力不同，所以在制定社會救助標準時，還是有地區差別，但是由於有中央政府的補貼，這個差別並不大。北歐在全國層面上的統籌可以達到一定的效率，而在地方層面上的個別服務可以滿足「合理」的要求。

　　經過以上的介紹和分析，可以概括出北歐福利模式的典型特徵：北歐國家為了實現「人人平等」的社會價值觀念，對包括弱勢群體在內的全體公民，都給予相同水準的福利，以龐大的普及性公共福利資助，作為其主要的福利制度，同時以社會保險和社會救助作為補充。這樣就使政府在福利模式中發揮主要作用，由政府保證公民的各種基本生活需求；國家在提供福利方面的責任比較大，家庭、市場和社區的責任相對要小一些。

　　另外，還可以從上述事實中看出：在社會保險、社會救助以及公共資助這三者之間，存在著重疊的模糊地帶，國家提出的一項福利政策，並不一定純粹屬於這三者中的某一項，很可能是處於模糊地帶中。因此，在分析北歐國家的福利模式及福利政策時，不能僅憑字面意思理解，而要探尋其本質。

四、開發中國家的主要政策與特點

（一）國家衛生保障制度的主要政策

1. 保障範圍

多數採用國家衛生保障制度的開發中國家，致力於免費向全體國民提供衛生服務，如：巴西建立的「統一醫療體系」，實行全民免費醫療；古巴的國民健康服務體系，使全民享受免費的醫療衛生服務。

其中，印度作為該模式的代表之一，具有涵蓋最廣的免費醫療特色。政府直接興辦公立醫療機構，制定各級公立醫療機構必須提供的公共衛生服務和基本醫療服務，確保在化驗、檢查和治療等方面，有最基本裝備水準和適宜技術；政府制定了基本藥物目錄，可向患者免費提供。印度政府將有限的政府資源，公平地補給最需要醫療服務的地方，並且既扶持政府醫院的穩定運轉，又鼓勵私立醫院健康發展。這種公立、私立醫院並存的現象，使得印度的富人和窮人病患，各有所依。政府衛生補貼和社會保障的主要受益人是貧困及弱勢群體，這是其醫療衛生體制相對公平的根本原因。

印度的醫療保障制度，核心思想就是：運用經濟和行政等各種槓桿，制定一系列行之有效的公共政策。西方學者一般都認為開發中國家由於貧窮，支付不起建立社會保障制度的代價，但是印度政府非常注重公共衛生制度的創新，在醫療保險制度創新上，就走出了一條適合自己的新路，如：印度非正規經濟部門推出的三種醫療保險方式，克服了常規保險專案無法接納的低收入或收入不確定者投保的障礙，這種制度上的創新，為我們開拓了新思路。

2. 資金來源及費用支付

在絕大多數實行國家衛生服務保障制度的國家，政府是該制度的直接組織者，保障資金主要來源是國家財政預算；個人不負擔或少量負擔醫療費用。以政府預算作為基本籌資管道，極大程度上保證了資金來源，且國家衛生服務保障制度中，政府透過興辦醫療機構，或購買私人醫療服務，直接向全體國民或特定人群提供醫療服務，不存在「第三方支付」。

古巴實行公立醫療體制，醫療籌資完全依靠國家稅收，醫療供給禁止私人進入，所有醫務人員都是政府雇員，每個公民都享有獲得免費的預防、治療、康復等服務的權利。古巴醫療衛生工作全部由國家統一負責，禁止任何私人和市場介入。所有醫療、預防、保健、康復等行為以及醫療衛生工作者的薪資等，均由國家財政承擔，從而為國民健康發展提供強大的物質保障。政府負責衛生基礎設施建設，建立醫院、診所、醫學院和醫學研究中心等機構，採購藥品和儀器，發放醫務人員、教師和研究人員的薪資。

在南美國家中，巴西是唯一採用以一般稅收為基礎的衛生籌資制度。一般稅收包括：企業所得稅、營業稅、消費稅、社會保險稅等，和英國及瑞典一樣。巴西醫療保險經費的籌集，經歷了以職業為基礎的稅收籌資、到以總稅收為基礎的全民稅機制的發展過程。醫療保險基金採用集中收繳、分散使用的辦法。即中央社會福利部透過銀行和財政籌集，根據各州和地區接診人次上報的實際需要，經社會福利部審查和綜合平衡，將經費下撥到各州；各州再根據預算，經州長批准，下撥經費。巴西的醫療保障制度是由兩個部分組成：一部分是基本醫療服務，所需經費由政府從稅收中列支；另一部分是非基本醫療服務，所需經費由個人透過私人醫療保險機構支付。巴

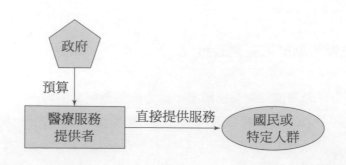

圖4-2-2 國家衛生保障模式

西的「統一醫療體系」惠及70%的人口，使其免費享有初級醫療服務。除了手術費用之外，其他醫療費用幾乎全免。醫院甚至負擔患者及病童陪護家長住院時的伙食費。

（二）國家衛生保障制度模式的普遍特點

開發中國家的國家衛生服務保障制度模式，具有以下特點：(1) 國家衛生服務保障制度模式是福利型的制度。在福利國家向全體國民免費提供，在其他國家是向特定人群免費提供；(2) 在絕大多數實行國家衛生服務保障制度的開發中國家，政府是該制度的直接組織者，保障資金主要來源是國家財政預算。個人不負擔或少量負擔醫療費用；(3) 政府透過興辦醫療機構，或購買私人醫療服務，直接向全體國民或特定人群提供醫療服務，不存在「第三方支付」；(4) 提供的保障專案一般包括：預防、保健、醫療和護理康復等以及各種醫療保健補貼在內的「全包式」衛生健康服務專案，保障水準比較高；(5) 衛生資源的配置具有較強的計畫性，市場機制基本上不發揮調節作用。

國家衛生保障模式的主要優點在於：解決了採用完全競爭的醫療市場提供醫療服務和進行籌資的負面作用，並消除市場失靈的根源。首先，國家衛生保障模式克服了由於資訊不對稱而帶來的市場失靈，醫療服務提供者不能利用專業知識的優勢誘導消費。醫療服務提供者給患者的醫療建議，提供醫療服務的數量和類型，不受政府制定價格的影響。醫療機構透過政府對預算的審核獲得補助。其次，政府能夠使制定的價格更接近邊際成本。需求可測量醫療服務的邊際支付意願，而邊際支付意願可用以測量邊際效益。因此，根據邊際成本的理論，價格等於邊際效益，也等於邊際成本。另外，國家衛生保障模式中，低收入者因比高收入者付稅少，從而以較低的支出獲得相同的醫療服務。這種模式使社會弱勢群體獲益，而使社會較富裕和健康的群體受到「損害」。

諸多開發中國家如：古巴、印度、巴西、馬來西亞等國，均採用國家衛生保障制度模式。備受窮人依賴的「統一醫療體系」是巴西全民醫療保障模式的特色亮點。統一醫療體系以一般稅收為基礎，是獨具特色的籌資制度，而公共服務體系則是以初級衛生保健為主體。占全國人口30%的窮人僅靠統一醫療體系，不買任何醫療保險。統一醫療體系的實施，大大降低巴西的嬰兒死亡率，控制了各種傳染病和流行病的蔓延，提高巴西國民的健康水準。

國家衛生保障模式的主要缺點在於：**(1) 激勵機制消失**：當醫療服務免費時，人們會有過度使

用醫療服務的傾向，全社會總的醫療成本會上升。人們在日常健康行為中會出現冒險傾向，因為他們知道將來不必為他們「不負責任」的行為而帶來的健康後果付費。如此，人們也較少利用預防為主的醫療服務；(2) **無利益動機**：醫療服務機構或醫療服務提供者在這種模式中，失去不斷提供高品質服務的動力；(3) **公眾負擔增加**：當醫療服務免費時，全社會總的醫療成本會上升，導致社會的福利損害。所以，支持這種醫療系統的費用較高，也易導致資源短缺，並影響短時間內對醫療的可及性（等待進入醫療系統的時間過長）。

第三節 社會醫療保險制度模式

一、德、法全民健康保險制度

社會醫療保險也是保險體制中很重要的模式，以德國、法國等歐洲國家為代表，強調社會保險，私立機構或醫師提供服務，採取市場與計畫相結合的社會醫療保險制度模式。國民健康衛生服務的經費籌集，主要依靠社會保險，而醫療服務供給體系，則以私立醫療機構和私人醫師為主，醫療服務的供給，以市場需求調節為主。這些推行強制性健康保險計畫的國家，透過強制性健康保險計畫籌集大部分的醫療費用，為全民提供基本的衛生服務。在此基礎上，允許人民自願購買私人健康保險，以獲得更好的醫療服務作為補充，但各國強制性健康保險的籌資政策，不盡相同。此模式下，政府只對軍人、老人、低收入者、農民和身障者以及慢性病、精神病、結核病等的治療費用提供補助；根據各醫療保險組織的經濟狀況給予不同的補助，以體現公平性。

德國是世界上第一個建立醫療保險制度的國家，於1883年、1884年和1889年分別頒布了《疾病保險法》、《意外傷害保險法》、《傷殘老年保險法》。醫療保險制度是以醫院、保險醫師為核心。法國的醫療保險制度，也具有悠久的歷史，建立的時間稍晚於德國，但自20世紀70年代中期以後，發生重大改革。德國、法國等實行社會醫療保險制度的國家，籌資主要由雇員、雇主以薪資稅的形式繳納，主要特徵是資金由社會統籌、服務由市場調節、公共籌資向私人機構購買服務、由市場需求調節服務供給。

這種方式的優點在於：公共籌資能保證社會公平，私人醫療機構根據市場調節提供服務能提高效率。與國家衛生服務（NHS）相比，社會醫療保險的管理體制更側重於市場調節。此類型醫療體制出現的問題有：忽視預防工作、缺乏醫療品質管理、醫療費用上漲較快等。因而，實行這一類型醫療體制的國家開始注意加強計畫調控的力度，矯正市場調節機制帶來的消極影響，如：法國在衛生改革中頒布了加強醫療費支出的監督管理、穩定保險費支出、加強價格的調控機制、控制醫院基本建設和設備購置、壓縮服務範圍等措施。

德國衛生事業實行聯邦、州二級分權管理。聯邦衛生工作一級主管的部門是「聯邦青年、家庭事務及衛生部」，主管青年社會工作、家庭政策、婦女政策、職業指導和培訓、公共衛生、衛生協作、藥品麻醉、老人及身障者福利等工作以及有關的立法事務等。此外，尚有三個部門與衛生工作有關：(1) 聯邦勞動及社會事務部，主管社會醫療保險下的醫療保健、醫院、康復醫療、勞動保護等工作及立法事務；(2) 聯邦研究及技術部，負責衛生科研工作及立法事務；(3) 聯邦內務部，負責環境保護工作及立法事務。各州衛生部除執行聯邦衛生法律外，主要負責學校衛生、口腔衛生、

醫院管理、傳染病防治、急救醫療管理等工作，並享有獨立的衛生立法權。州以下設區，區內設衛生處，除執行聯邦和州衛生部制定的衛生法律外，主要負責基層保健工作，如：健康教育、衛生指導、預防接種、疫情報告等。聯邦及州衛生部、醫學行政執行小組和衛生委員會等，則負責協調各部門的衛生工作。德國的醫療衛生保健系統由公共和私人兩類部門結合而成，其醫療衛生保健工作有3大支柱：一是公共衛生機構；二是醫院；三是私人開業醫師。公共衛生機構執行衛生保護、傳染病預防及管理以及協調工作；門診醫療幾乎全部由私人開業醫師承擔；而醫院則負責住院醫療。德國的醫院分3種類型：(1) 公立醫院：由政府、公共團體、社會保險機構提供資金開辦，數量占總數的36.4%；(2) 非營利性私立醫院：由宗教、慈善團體或各種基金會捐款開辦，數量占總數的34.2%；(3) 營利性私立醫院：由私人開辦的營利性醫療服務機構，數量占總數27.4%。

　　法國的醫療保險制度也具有悠久的歷史，建立的時間稍晚於德國，自20世紀70年代中期後，便發生重大改革。法國醫療保險的歷史始於1928～1930年間制定的《社會保險法》。醫療保險與老年保險一樣，其發展的歷史因職業種類、社會地位等而異。最早是1930年的《社會保險法》，該法使受雇者受惠；自營業者與農民則在第二次世界大戰後，經過很長的時間，才享有醫療保險。1960年，法國醫療保險制度覆蓋到農業從業人員；隨後在1966年，法國擴大為自營業者而設的四種制度的適用範圍；在1971年，對公務員、農業受雇者及鐵路員工實施根據一般制度的醫療給付補助。同時，在1967年，法國實施對醫療保險經營和管理組織的改革。至於全國居民開始普遍享有醫療保險，是基於1974年制定的《社會保險一般法》。1974年12月，制定《保險基金調整法》，實施制度間的基金調整。

　　一個多世紀以來，這種模式的醫療保險一直穩步發展。在不同發展階段，保險對象、程度和層級有所不同，如：早期德國對藍領職工實行強制性保險，近年來也允許一部分藍領職工參加非強制性的補充保險；1973年法國在能源危機、醫療保險基金狀況急速惡化的局面下，採取立法措施等，以圖控制基金對策與抑制醫療費。總的看來，社會醫療保險模式體現了保障水準與國民經濟發展水準相適應的原則，國家、單位與個人分擔醫療費用的原則和公平與效益相結合的原則，反映了社會保險強制性、普遍性、保障性、福利性的特徵。從歐洲大陸國家的政策取向來看，社會醫療保險將是世界醫療保險制度中的主流。

二、日本醫療體制與保險

　　日本厚生勞動省（Ministry of Health, Labor and Welfare）是國家級衛生行政部門。在全國共設有47個名稱不一的主管衛生部局，如：衛生部、環境保健部、衛生環境部等。縣以下行政區劃分為市、町、村，是基層自治組織。在衛生行政方面，100萬人口以上的大城市一般設衛生局和清掃局；10～100萬人口的中等城市設衛生局（或部）；10萬人口以下的市或町（鎮）設衛生科，有時與國民醫療保險業務合在一起，稱為保健衛生科；村一級多設有衛生系（股）或居民系（股）；市、町、村設保健中心，是居民進行各種健康促進活動的場所。

　　日本的醫療體制主要由服務體制（醫療機構和醫務人員）和管理體制（醫療衛生管理體系）構成。1960年以後，日本逐步建立高水準的特殊疾病的醫療中心，如：國立心血管病中心、國立癌症中心等。許多縣也建立縣級癌症防治中心、成人疾病中心等。幾個較大的城市還建立了兒童

醫學中心和婦幼保健中心。此外，還專門為65歲以上老年人設立老年人醫療設施。醫學院校的教學醫院共有104所，其中44所是國立的，11所是公立的，49所是私立的，還有6所附屬於大學的科研機構。教學醫院一般都擁有大量的高級診療設備，平均每個教學醫院病床為486張。教學醫院的主要目的是教學和培養醫科大學生及研究生。國家還指定179所教學醫院，作為住院醫師的培訓基地。

日本於1961年實行全民醫療保險制度，法律規定每個日本公民必須參加醫療保險，參加保險的公民可以選擇任何一個醫療機構就醫，個人只負擔很少的費用。全民醫療保險體制形成以後，日本又根據其經濟和醫療需求的實際情況，進行調整。20世紀70年代，開始對老年人、結核病患者及精神病患者實行免費醫療。進入80年代，人口高齡化加速、醫學科技水準不斷進步和人們衛生服務需求的多樣化，造成醫療費用上漲，尤其是老年人的醫療費用占醫療總費用的比重越來越大，醫療保險的財政問題越來越突出。為此，日本在全民保險制度的基礎上，對醫療保險以及與老年人相關的醫療保健福利制度等，進行一系列的調整，以保證國民享受平等、自由選擇的衛生服務。同時，加強對醫療費用的控制，包括對供需雙方的控制，如：增加個人負擔比例等。

步入21世紀，日本在人口高齡化的壓力下，把發展社區老年保健，作為緩解醫療保險財政壓力的重要措施。進一步明確訂定醫療費的共付比，以定額制取代計件制，實行管理型醫療保險。在老年人醫療保險方面，引入護理保險，目的是把老年患者的長期護理場所，從醫院轉移到社區（家庭、老年福利院、老年保健機構等）。日本護理保險是由中央統一制定政策，規範服務專案和服務基準，由地方各市町村實施，是個人、家庭、社區、地方和中央共同參與和運行的制度。把臥床和失智老人等作為護理保險的服務對象，這是對傳統家庭子女養護老人和家庭護理模式的重大突破，實現了家庭護理的社會化。此外，服務專案由各市町村地方政府和民間社會組織提供，既有利於發揮國家對護理服務的指導作用，也有利於提升地方政府和民間社會組織的積極性，更好地促進老年人護理服務的開展。但是，護理保險制度是日本「少子高齡化」迅速發展與社會保障提供不足的產物，仍存在諸多不足。其中最具爭議的就是，以老年人社會福利方式轉變為社會保險方式來解決老年人護理服務的問題，是否是歷史的倒退？是否可以持續為老年人提供質優價廉且可及的護理服務？還需要進一步探討，並進一步觀察。

日本《醫療保障法》最近一次的修訂，源於2006年6月政府頒布的《醫療制度改革大綱》。該大綱主要從三方面修訂《健康保險法》：實現醫療費用的合理化、創立新型老年人醫療制度、改組合併保險者。

三、韓國醫療體制與保險

韓國衛生保健的資金並未得到有效的配置。韓國靠強制性的全民「國家健康保險專案」（NHI）籌集到國家衛生保健費用的70%。雖然醫療費用由政府和患者分擔，但患者自付比例相當高（由政府分擔的只有住院費用的15.7%和門診費用的36.9%），這是韓國衛生體制建立的基礎。國家衛生費用的大部分（1996年為55.1%）由家庭而不是國家負擔。2000年，韓國個人負擔衛生費用的比例為55.1%，政府為44.9%；到2007年，衛生保健費用上升到占GDP的6.3%（亞洲平均占比為3.6%），其中，私人衛生支出占總費用的45.1%，政府支出占總費用的54.9%；到2011年，韓國

衛生總費用占GDP的7.4%，政府支出占55.3%。

韓國公共衛生健康專案包括的福利範圍很有限。患者仍然需要支付住院餐費、超音波和核磁共振成像等未保險服務的全部費用。首爾國立大學的衛生政策與管理系的Ok Ryun Moon教授認為，患者高額的自付比例是限制過度利用醫療服務的必要手段。在1989年，國家衛生保險實施之前，衛生保健費用的87%由個人負擔，到1998年個人負擔比例僅為46%。基於上述證據，Moon教授認為韓國健康保險專案是卓有成效的，專案將支付負擔從個人轉移給公共部門，使經濟狀況不佳的人更容易負擔得起。

長期以來，韓國的醫藥狀況較混亂，國民醫藥費用負擔過重，「回扣」之風盛行，帶來較多的社會問題。實行改革前，韓國藥品管理模式與中國相似，醫師既有處方權，又有藥品銷售權，醫院、診所均有自己的藥局，且可賣藥。另外，消費者不用處方也可直接在藥局購藥。這種體制下，醫院與藥局的藥品銷售行為極為相似。特別是在藥品銷售存在近50%利潤的情況下，受經濟利益驅動，醫師和藥品零售商都處方、販售更多不必要的藥品。這使韓國的藥品支出占總醫療費用的比例遠高於歐、美國家，高達30%左右。為扭轉上述現象，減輕患者和「醫保」負擔，韓國決心改革醫療體制，其中一項重要內容就是實施「醫藥分業」政策。但基於反對者眾多，加之政府讓步，實施「醫藥分業」後，韓國出現一系列扭曲現象，「醫藥分業」改革以失敗告終。

韓國龐大的衛生保健體制正面臨危機，而亞洲經濟危機使情況進一步惡化。儘管患者自付費用比例很高，但是國家健康保險專案自開始實施起，就面臨需求遠遠大於服務的問題。由於衛生保健費用不斷上升，衛生服務提供者和患者對國家健康保險專案越來越失望。服務提供者的醫療服務得不到足夠的補償，而患者則抱怨自己支付的醫療費用過高。

四、開發中國家的主要政策與特點

（一）社會醫療保險制度的主要政策

1. 保障範圍

大多數開發中國家的社會醫療保險制度都是透過法律強制實施的，而非個人或保險人的自由選擇，這是與市場醫療保險制度的重要區別之一。強制實施的主要目的是為了防止出現逆向選擇的風險，保證不同收入和不同健康狀況的人，能夠在同等條件下參加保險，同時保證醫療保險基金有足夠抵禦風險和互濟的能力。開發中國家社會醫療保險在確定參保人群範圍方面，都要考慮以下幾類人員的問題：(1)有收入的人群是否都要參保？如：自雇人員、高收入族群和有收入的退休人員是必須承擔繳費義務的參保人，還是可以免除義務的參保人？(2)繳費基數如何確定？是否按實際收入繳費？(3)要明訂與職業人群相關的直系親屬，是否可以連帶參保？還是必須承擔繳費義務？(4)對無收入或低收入的社會貧困人群，是免除繳費義務參保？還是由政府代繳參保？或者透過政府建立專門的社會醫療救助制度，解決他們的醫療保障問題？(5)對政府雇員和其他特殊職業人群（如：軍人等），是參加統一的社會醫療保險？還是建立單獨的保障制度？對上述問題的處理，各國都有不同的做法。

在墨西哥，社會醫療保險制度專案多樣化，其中覆蓋正規部門雇員的幾項計畫，資金來源相對穩定，提供的服務品質較好。墨西哥的社會醫療保險系統有幾種不同的保障類型：社會保障計

畫、國家公務員社會服務和保障計畫、石油公司醫療保險計畫以及大眾健康保險制度，針對不同類型的人員，提供保障。此外，公共醫療衛生制度由衛生部主導，並由聯邦財政提供資金，主要向沒有社會醫療保險的農村、偏遠地區和都市周邊的貧困人口提供醫療服務。私營的醫療保險系統向有經濟負擔能力、而未參加社會醫療保險制度的人群提供，醫療服務提供者形式多樣化，為富人提供高品質的醫療服務。

在捷克，健康保險系統人群覆蓋面廣泛，任何擁有捷克共和國永久居民身分的人，都有享受健康保險的資格，而那些沒有永久居民身分、但受雇於在捷克共和國註冊的公司的人，也能享受健康保險。每一個健康保險基金，有義務接受任一符合參保條件的人員參加保險。不符合法定參保條件的人，可以購買合約式的健康保險。根據客戶參加自願保險的相關條款以及保險支付的保健服務範圍，客戶可以選擇短期健康保險或長期健康保險。

2. 資金來源

社會醫療保險透過對有收入的人群徵收醫療保險費的形式來籌集資金。這種籌資模式有以下主要特點：(1)繳費的強制性。有一定收入就必須繳費；(2)體現了互濟性。即收入越多繳費越多，體現高收入人群對低收入人群的互濟（但多數國家都有繳費上限）；健康人群對患病人群的互濟；在職人員為退休人員分擔繳費義務；單身和無子女的人員為有家庭成員者分擔繳費義務；(3)雇員和雇主共同負擔繳費義務。在強調自我保健責任的同時，也體現雇主對雇員的責任；(4)社會醫療保險基金實行以支定收，收支平衡的基本原則。各國在社會醫療保險基金籌集的方式上，主要遵循上述原則，但在具體方式上，有所差異，如：墨西哥的社會醫療保險資金來源是受益人或受益家庭投入。私有企業雇員和公立部門職員的衛生保險費，從總薪資中直接累進扣繳。以前沒有參加保險的人，資金投入也是累進的，每個家庭應該繳納的保險金與其收入成正比。菲律賓的社會保險是強制性的，只要有工作的人都要加入社會保險體系，本人及其家人都可享受最基本的醫療保障；沒有工作的人也大都自願加入該計畫。菲律賓的雇員專案規定：所有的政府和私立部門雇員（包括家政和海外打工者）都強制參加國家醫療保險計畫（NHIP）。《保險法》規定雇員月薪的2.5%用於醫療保險，由雇主負擔1.25%，個人負擔1.25%。

3. 醫療費用的支付方式

社會醫療保險對醫療機構費用支付的最大特點是「第三方支付」，即在參保病人接受醫療機構的服務，並按規定支付個人負擔的醫療費用後，其他費用全部由社會醫療保險經辦機構與醫療機構結算。也有部分國家採用核銷制度，即個人先墊付醫療費用，然後到醫療保險機構核銷。這種辦法由於缺乏對醫療機構的費用控制以及不方便患者就醫，逐漸在社會醫療保險制度中被摒棄。

社會醫療保險對醫療機構的費用結算辦法，一般透過合約或協議的方式確定。結算辦法有很多種，包括：按專案、按服務人數、按病種以及按總額預付的各種結算方式。總的來講，社會醫療保險的結算方式，遵循成本效益最大化原則，即在滿足參保患者得到應有的醫療服務的前提下，一方面使醫療機構的服務成本得到合理補償，並鼓勵醫療機構積極提供服務，另一方面要使醫療服務的成本最低。各國的醫療費用結算辦法都不同，但大多數國家都不是採用固定、單一的結算模式，而是各種結算辦法的組合。

4. 管理和經辦

在大多數實行社會醫療保險制度的開發中國家，經辦機構都是依法設立的公共管理機構，這與商業醫療保險機構不同，最主要的區別是不以盈利為目的，純粹是為了服務。社會醫療保險的經辦機構有3種類型：(1)由政府興辦的公共事業機構，經辦機構的業務經費、人員薪資均由政府負責；(2)民辦法定社團機構，是經由參保人選舉所產生管理委員會下設的經辦組織，管理費用從醫療保險經費中按國家規定的比例提取；(3)企業成立的社團協會，對員工達到一定規模的企業和行業，法律允許在企業內組建醫療保險經辦機構，負責企業內部雇員及其家屬的社會醫療保險經辦業務。管理費用可以從基金中提取，企業也可以投入一定的經費。

開發中國家社會醫療保險經辦機構的共同特點，包括以下幾個方面：(1)對於法律規定範圍內的參保人，經辦機構不能由於參保人的年齡、健康狀況以及家庭的贍養人數等原因而選擇參保；(2)經辦機構有責任徵繳足額的法定醫療保險費用，沒有權利對有繳費義務的人員免除繳費；(3)必須保證法律規定的醫療保險待遇範圍和水準，經辦機構沒有削減待遇範圍和水準的權利，但在法律規定的醫療保險基金範圍內，經辦機構可以採取措施，提高參保人的待遇；(4)經辦機構有責任確保醫療保險基金的收支平衡，同時控制醫療費用的上漲；(5)經辦機構透過合約與醫療機構協商，確定醫療費用支付的辦法和標準；(6)經辦機構受到行政和法律的監督，以確保參保人的利益得到落實。

（二）社會醫療保險制度模式的普遍特點

社會醫療保險制度模式是國家採取社會保險的形式，透過大數法則分攤風險的機制和社會互助的原則，將少數社會成員隨機產生的各種疾病風險，分攤到全體社會成員的醫療保障制度。此模式中，雇主和雇員按一定比例繳納保險費，由依法設立的醫療保險機構作為「第三方支付」組織，代表參保人向提供醫療服務的機構或個人支付醫療費用（圖4-3-1）。社會醫療保險模式具有強制性、互濟性和補償性的特點。其資金一般按「現收現付」的原則籌集，並按「以收定支，收支平衡」的原則支付。

社會醫療保險制度模式具有以下特點：(1)社會醫療保險遵循社會保險的一般原則，即「強制性、互濟性和補償性」。強制性是指社會醫療保險是國家法定的保險專案，所有應參加保險的人員都必須參加；互濟性是指社會醫療保險資金在參保人群的範圍內，實行互助共濟；補償性是指社

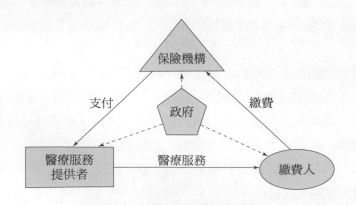

圖4-3-1 社會醫療保險制度模式

會醫療保險基金只能支付參保人發生的醫療費用的一部分，而非全部費用；(2)社會醫療保險的資金一般都來自專項保險費收入，基金按照「現收現付」的原則籌集，並根據「以收定支、收支平衡」的原則支付；(3)社會醫療保險強調權利與義務的相對應，要求雇主（包括行政機構）為雇員繳納醫療保險費，雇員個人也要繳納，國家一般不負擔費用或給予一定的補助；(4)社會醫療保險與就業和收入相關聯，保障的人群在大多數情況下，都是從部分產業工人開始，逐步擴大到全體社會成員；(5)依法設立管理醫療保險機構作為「第三方支付」組織，代表參保人統一管理醫療保險基金，並按規定向提供參保人醫療服務的醫療機構支付醫療費用；(6)社會醫療保險的待遇水準根據醫療保險基金的支付能力確定，一般都能保障參保人得到較好的醫療服務。

綜合來看，這一制度模式透過社會共同籌資、建立風險分擔制度，提高國民醫療衛生服務的公平性和可及性，而且醫療服務的提供通常不是全部免費的，被保險人需自負一部分醫療費用，這樣可以透過增加個人的費用意識，約束醫療服務的需方。但同時也存在幾個問題：(1)對醫療服務提供方與需求方的行為缺少有力度的制約措施，社會醫療保險所採取的「以支定籌」的基金籌措與償付方法，將會導致醫療保險基金收與支的循環上升；(2)社會醫療保險制度採用現收現付的財務模式，一般沒有基金積累，因而隨著人口高齡化速度的加快，不能解決醫療費用負擔的代際轉移問題。

與其他醫療保障制度模式相比，社會醫療保險制度的發展歷史較長，把社會醫療保險制度模式作為醫療保障制度體系中的基本制度或主體制度的國家，也是最多的。從1883年，德國第一個建立社會醫療保險制度以來，採用這種制度模式作為本國醫療保障體系的主體制度的國家，逐漸擴展到歐洲大部分國家，並在第二次世界大戰前後擴展到亞洲、非洲和美洲。在20世紀末，東歐社會主義國家陣營解體之後，這些國家也都在努力發展、建立以社會醫療保險制度為主體制度的醫療保障體系。目前，實施社會醫療保險制度模式的開發中國家主要有：埃及、匈牙利、伊拉克、墨西哥、巴拉圭、秘魯、菲律賓、越南、泰國、印尼、孟加拉、哈薩克、俄羅斯、波斯尼亞、羅馬尼亞、捷克、喀麥隆、迦納和肯亞。

第四節　商業醫療保險制度模式

一、美國商業醫療保險模式基本特徵

美國醫療制度沒有全民保險制度之類的穩定財源。截止2010年，美國有4,990萬人沒有醫療保險（占全國人口的16.3%），但是醫療費用極高，個人支出比例增加，家庭負擔沉重。大多數費用花在高級醫療和專科醫療上，而預防、初級衛生保健等綜合醫療狀況惡化，國民健康水準並不高。美國的初級衛生保健人力匱乏，在2008年，初級衛生保健人力缺口1.4萬人，2015年缺口達5萬人。16.3%的美國人沒有醫療保險，但醫療費用極高，2009年，美國在醫療衛生方面的總費用約為25,000億美元，人均8,047美元，占GDP的16.8%。中國人均衛生費用支出175美元，占GDP比重4.96%，美國人均支出約為中國的46倍。到2011年，美國人均醫療衛生費用已達8,467美元，醫療總費用占GDP比重為17.7%。

在美國經濟生活中，選擇自由是基本原則。消費者十分重視選擇，在醫療保險上，形式多

樣，滿足不同人群的醫療保健需求。但也有部分人沒有保險，如果按人群覆蓋情況對美國醫療保險進行分類，可以分為：私人保險公司、老人醫療保險制度（聯邦醫療保險，Medicare）、醫療幫困救助制度（Medicaid）、軍人和印第安人保險、政府公務人員的醫療保險和無保險人群。

（一）私人保險公司

大部分美國人是在私人保險公司投保，約有19,590萬人，占美國人口的64%。私人保險公司規模比較大，一般是營利性的，但也有非營利性的，如：藍十字公司、藍盾公司。藍十字公司（Blue Cross）是美國很大、很著名的非營利保險公司，投保人數約占美國醫療保險的30%。藍十字公司和藍盾公司的分支機構遍布全美，目前這兩個公司有合併的趨勢。有些州則已將這兩保險機構合在一起，如：在芝加哥設有全國藍十字、藍盾計畫總部，專門經營健康保險業務。盈利性質的保險是商業保險公司經營的。私人保險公司的形式有按服務收費（fee for service）、健康維護組織（HMO）、優先服務提供者組織（Preferred Provider Organizations, PPO）等形式；在付費方式上，也非常多樣，如：在就診時，參保人先付250美金或先付20%，然後由保險公司支付餘額，也有同時訂一個最高限額的方式。如想花錢少，HMO形式的保險是最好的選擇。

（二）老人醫療保險制度

老人醫療保險制度是政府對65歲以上的美國人實施的醫療保險，截止2008年底有4,520萬人參保，占美國人口的15.5%。老人醫療保險提供的專案以急症的醫療保健服務為主，主要包括：短期住院服務、熟練護理單位提供的保健、家庭健康服務。老人醫療保險制度有兩種費用支付形式：(1)在醫院的第1天費用由患者自己付，第2日後由政府付費，最多住院日60天，超過60天就必須由患者自己付費。(2)找醫師就診時，醫師的診療費用由政府支付80%，患者自付20%。美國政府把醫院和醫師分開，是由醫院和醫師的特點決定的。然而，老年人認為單靠國家醫療照顧制度的支付來保障醫療是不夠的，有2/3以上享受國家醫療照顧制的人，又參加了自費保險。該項計畫的資金（醫療保險信託基金）主要來自所得稅、政府總稅收和參保人每月繳納的保險費。正是因為有聯邦醫療保險，美國65歲以上的老年人才真正實現了全民醫療保險。

（三）醫療幫困救助制度

醫療幫困救助制度主要是針對窮人的醫療保險計畫。在美國，三口之家、年收入低於11,000美元，或年齡18歲以上、月收入低於1,000美元就歸入窮人的範疇，全美有4,860萬人，占總人口的15.9%。政府為這部分人提供醫療保險補助。聯邦政府和地方政府各負擔50%，費用發生時先由地方政府墊付全部費用，然後上報聯邦政府，向聯邦政府申請補助。2004年，覆蓋人群達到4,300萬人，2008年增加到4,900萬人。

（四）軍人和印第安人保險

美國國防部為現役軍人、退休軍人及其家屬提供醫療保險服務；退伍軍人事務部為退伍軍人提供醫療保險服務。美國衛生及公共服務部（Department of Health and Human Service, DHHS）下設專門機構，負責印第安人和阿拉斯加原住民的醫療保險服務。此類保險覆蓋共有1,500萬人，占總

人口的6%，這些人由政府提供醫療保險。

（五）政府公務人員的醫療保障

美國政府負責為政府公務人員提供醫療保健服務。聯邦政府設有專職部門，負責集中某地區所有政府部門公務人員的醫療費，自己充當保險公司，為其提供保險，政府雇員只需負擔保險費的1/4，剩下的由政府負責向醫院繳清。

（六）無保險人群

根據美國人口普查數據顯示，2018年有近2,800萬「非老年」的美國人沒有醫療保險，占總人口的近90%。美國是一個經濟大國，富裕程度超過任何國家，卻有如此多的人沒有醫療保險，美國政府認為這是恥辱。在美國，真正的窮人（貧困線以下）及65歲以上的老年人基本都有醫療保險，沒有保險的往往是貧窮線以上、65歲以下的人群。在沒保險人群中，80%是有職業沒保險的，他們一部分是非正職（每週工作在40小時以下），如：我們熟知的速食店的雇傭零工，政府沒有規定要為每週工作40小時以下的雇員投保，老闆也就沒有責任為他們投保；另一部分是小商店的店員，這些商店人數少於15人，老闆付不起保險費，寧肯多給錢，讓雇員自己去買保險，而雇員往往拿到錢後卻不買保險。實際上，有工作無保險的族群多半是在少於10人的小商店中工作，占有工作沒保險的人口的54%。

二、美國模式的特點及存在問題

（一）美國衛生服務和醫療保障的特點

歐巴馬政府醫療改革之前，美國是發達的市場經濟國家中，唯一沒有實行全民健康保險或國家衛生服務制度的國家，醫療服務需求和供給主要透過市場調節。供給體系主要由私立醫院組成，包括私人營利性醫院和非營利性醫院，醫師也大多服務於私人院所，醫院和門診醫師多數按服務收費。雖然醫療資源豐富、醫療技術水準高，但醫療服務費用高。2011年，美國人均醫療費用8,467美元，醫療總費用占GDP的比例達到17.7%。由於醫療資源地理分布很不均衡，不同人群享受的醫療服務程度差異很大。

醫療保險制度是美國籌集醫療保險基金的主要方式，醫療保險類別多種多樣，覆蓋美國大部分人口，對保障美國人民的健康，發揮極大的作用。健康衛生服務籌資主要透過人民自願購買私人健康保險，約占總人口的60%。政府只為軍人和退伍老兵建立醫療機構，直接提供服務，以及為老人和窮人提供健康保障。於1965年頒布的《老人醫療保險法》和《窮人醫療幫困救助法》，透過政府稅收和社會保險所得稅籌資，購買服務。美國的醫療費用總支出中，聯邦政府預算支付了29%，主要用於支付老人醫療保險和窮人醫療幫困救助，也透過國防部及老兵事務局為現職軍人、退伍老兵及其家屬支付醫療費；州和地方政府負擔13%，其中5%用於窮人醫療照顧，8%用於支持州和地方的其他醫療衛生規劃。還有約占總人口9%的低收入族群，沒有醫療保險。

美國醫療保障制度的層級化現象明顯，主要表現在以下幾個方面：**(1)健康計畫之間的層級化**：特別是Medicaid受益人幾乎被排斥在主流的醫療服務之外，Medicaid的參與對象沒有繳費的義

務，因而其地位也相對較 Medicare 低，這和深層次的文化認識有關。美國社會對貧困及窮人的認識，承襲了歐洲的傳統，因而主流社會不怎麼關注這個法案；**(2) 醫療機構的層級化**：美國學者戴安娜‧杜頓（Diana Dutton）認為，美國存在雙軌制的醫療服務體系，一個是私立服務，一個是公共服務，這意味著就診人群在候診時間、醫師可及性乃至醫療服務品質方面，都有很大的差異；**(3) 地域之間的層級化**：首先表現在醫師在城鄉之間分布不均衡，甚至有學者研究，12 個 OECD 國家中，鄉村地區醫師的缺乏和貧窮地區醫療服務品質不良，以美國為最。醫療人力缺少的地方不僅局限在鄉村，在窮人和非白人的區域，很少有私人醫師開業。

（二）美國模式存在的主要問題

1. 醫療費用高，保險覆蓋面不全

美國的醫療制度以自由醫療保險為主。全國醫療保險組織約有 1,800 個，以私人和私人團體保險公司的形式為主體。這些私營的保險組織，實質是以營利為目的的商業性機構。醫療市場的自由競爭和醫療企業的營利性服務，使得美國的醫療費用迅速增長。2009 年，美國在醫療衛生方面的總費用已達到 25,000 億美元。

由於私人醫療保險的營利性質，導致醫療費用的支出遠遠低於受保者繳納的保險費，剩餘價值即為保險組織的獲利。為此，私人保險組織往往排斥貧困者、體弱者。非營利性質的保險組織需要支付管理人員和醫務人員的薪資、購置醫療設備等，支出也相當可觀，因此其保險費也並不低，投保者患病時得到的補償有限。從而形成美國醫療制度的不公平性和覆蓋不全面性。

美國是唯一不向所有公民提供醫療保險的已開發國家，約有 4,990 萬人（2010 年）得不到醫療保障，包括：失業工人、半日工、正在調換工作的人，還有些重病、患絕症者也常失去醫療保險。目前用於健康和醫療的支出占公共福利總支出的 1/4，不僅使財政赤字扶搖直上，國力難支，而且由於私人保險的一部分是由雇主負擔，企業負擔加重，成本增加，於是更多的低收入個人和公司停保，致使越來越多的美國人被擠出醫療保險覆蓋範圍。

2. 醫療公平性等問題嚴重

美國醫療費用高昂，門診和住院費用都很貴，沒有保險的話，醫療就使人望而卻步，導致美國醫療服務不公的問題。明顯的表現是：美國尚有 4,990 萬人無保險。根據歐巴馬政府的醫療改革計畫，醫療體制改革的目標主要有兩個：一是擴大醫療保險覆蓋面；二是降低成本，提高效率。歐巴馬主政以來，致力推進醫療改革，然而改革的進程卻困難重重，舉步維艱。

3. 醫療服務品質下降

醫療成本的增加，使政府和保險公司採取一系列的政策和措施來抑制費用的激增，同時也帶來醫療服務的品質問題。醫療服務水準下降，不能保證基本的醫療服務，危害了受保人的基本權益，引起公眾的不滿。具體表現為：該做的檢查不檢查、該治療的不給予良好的治療、盲目縮短住院天數、醫師工作積極性明顯下降等。

三、開發中國家的私人健康保險

印度的商業健康保險計畫出現於 20 世紀 80 年代，在 21 世紀初開始迅速發展。2008～2009 年，

約占衛生總費用的3%。保險公司提供的產品主要是向私立醫療機構購買的住院醫療服務。印度的商業健康保險市場可粗略劃分為規模相當的兩大類：用人單位的團購市場和個體與家庭計畫的零售市場。2010年，商業健康保險計畫覆蓋大約6,000萬人口，占印度總人口的5%。

菲律賓的醫療制度與美國的制度相似，私有的比重較大。菲律賓政府在醫療保障方面的支出本來就少，為了保證醫療保障的發展，降低醫療成本，途徑之一便是擴大私營部門在衛生保健方面的管理作用，如：資金籌措、開辦醫院、對使用公共設施的消費者收費。向使用公共設施的人徵收使用費，是菲律賓衛生保健的最新發展趨勢。在醫療保障方面，國際醫療保險制度的改革趨勢是擴大健康保險的覆蓋面，將在非正式部門就業的人和窮人納入保障體系，改善醫療衛生服務的供給方式，提高醫療衛生服務的品質。在這個大趨勢下，菲律賓等各開發中國家也在推動醫療保健的改革和發展。

2004年，亞美尼亞開始允許自願健康保險（Voluntary Health Insurance, VHI）的引入和發展。由於大眾對該種保險專案的整體認識和了解有限，並對保險條款下的醫療衛生服務品質和安全性持懷疑態度，再加上高額的商業保險費，所以自願健康保險的發展，受到很大的限制。

1998年，南非通過新的醫療保障計畫法案，允許設立私營醫療保險計畫。南非私營醫療保險計畫是政府監管、市場運作、購買專業管理服務的互助型醫療保險。個人可以自願參加，個人和雇主可以分擔參保費用，政府允許部分參保費用稅前扣除。計畫一般向參保人提供私立醫院的醫療服務，醫療品質和醫療服務較好。截止2008年度第二季，南非大約有112個私營醫療保險計畫，提供約392種保險方案。目前，南非有約1/6的人口參加私營醫療保險計畫。

俄羅斯自願健康保險於1991年正式獲得批准，1992年政府進一步制定相關的監管法律。這種服務可以向個人或團體提供（如：企業員工），並且允許所覆蓋人群獲得基本福利以外的額外服務。只有私人保險公司提供此項服務（名義上是合資控股企業），這些公司是以營利為目的，但是這對於非營利性機構進入該領域並無限制。根據1993年的《強制性健康保險法》規定，自願保險可以由強制性健康保險體系內的私立保險機構提供。1997年《關於俄羅斯聯邦衛生保健和醫學科學發展的理念》提出應當發展自願保險，鼓勵更多人參加自願保險，但是此後並沒有進一步的行動。自願保險在俄羅斯聯邦的衛生保健籌資中，只發揮很有限的作用。1999年，自願保險只占衛生保健籌資總額的約3.5%。總體而言，只有富人和一小部分雇主為其雇員購買這種保險（除強制性保險費以外，特別是外國公司，願意為其派往海外的員工提供私人保險）。

巴西的私人健康保險制度大約覆蓋25.0%～30.0%的公民，據私人醫療保險公司協會統計，大約有4,500～5,000萬人購買各種形式的私人健康保險，他們多數是工業和服務業的雇員，由所在公司集體辦理醫療保險。有些家庭或個人直接與保險公司簽約，以獲得私人醫療服務或同時享有雙重保險。保險公司按照投保人的投保額與私立醫院簽約，確定服務專案價格。考慮的因素包括：(1) 保險公司與醫院簽訂合約的人數越多，單位價格越便宜；(2) 不同年齡、性別的被保人，保費價格不一，老年人和婦女保費較高；(3) 不同治療手段、方法和服務內容價格不同，比如單項手術和病種費用，都要與保險公司協商。

智利的商業保險和社會保險是分開獨立運作。社會保險是強制保險，但是並不對所有人強制，只要求企業員工和退休人員參保（員工需繳納其薪資的7%）。而商業保險的服務對象是高收入族群。因為缺少政府的監管，智利商業保險市場存在「刮脂效應」，造成商業保險只承保風險較

低的族群。有統計數據顯示，在智利，65歲以上的老人中只有6.9%能獲得商業醫療保險保障，與之相比，25～54歲人中有大約26.7%可獲得商業醫療保險保障。

第五節　儲蓄醫療保險制度模式

新加坡的醫療保險體制可謂獨樹一幟，從體系設計到制度實施，都具有鮮明的特色。20世紀80年代中期，新加坡開始實施獨具特色的醫療保健儲蓄的衛生體制改革。儘管這一改革成功地控制了衛生費用，但大多數亞洲的已開發國家和地區，對採用這一方式仍心存顧慮。

1959年，新加坡政府首先採取的措施之一，是在門診患者中引入「分擔費用」這一新的付費體制。患者在公立醫院門診就診時，每次付新元0.50元（合0.30美元），公共假日時就診付雙倍就診金，即新元1元（合0.60美元）。儘管實際上分擔的費用是微不足道，但是這種分擔費用的原則，使人們必須為自己的衛生保健直接投入現金，因而是新加坡控制衛生費用措施的主要特徵。

20世紀80年代，是新加坡衛生改革的重要時期。1982年，政府開始衛生體制的全面改革。這次衛生改革最重要的重點是引入以強制性儲蓄為基礎的新籌資方法。「國家衛生計畫」於1983年全面展開。

一、「3M」體制政策的建立

新加坡有三個不同的醫療儲蓄專案：保健儲蓄（Medisave）、健保雙全（Medisheild）和保健基金（Medifund）。保健儲蓄是最大的、所有工作者必須參加的強制性儲蓄，雇主和雇員各出一半。健保雙全是可以自願參加的、基本的、低費用的重大疾病保險計畫。保健基金是為了解決保健儲蓄和健保雙全政策未覆蓋人群（如：貧困人群）的衛生保健費用問題，而建立的國家投資的保障網絡。新加坡在2000年開始實施長期保健服務保險計畫，以解決老齡人口不斷增長的問題。

20世紀80年代的改革中，政府除了提出今後20年衛生保健的基本目標外，同時宣布透過稅收籌資的方法，對當時的衛生體制進行重大改革，採用保健儲蓄帳戶的籌資方法。新的計畫被稱為「保健儲蓄」。「保健儲蓄」規定，根據不同工作者的年齡，按其薪資的6%～8%進行儲蓄，作為衛生保健預算外的籌資。「保健儲蓄」最高上限是薪資的10%並且免稅。如果儲蓄者死亡，而其保健儲蓄帳戶仍有盈餘，其親屬可使用其帳戶。

「保健儲蓄」起初只包括公立醫院住院費用和公立醫院中低等病床的全部費用（新加坡公立醫院的病房主要分為三等，A等是1人1間病房，B等是4人1間病房，C等是6～8人1間病房）。1986年起，該計畫擴展到包括私立醫院就診費用。2年後，「保健儲蓄」又擴展到包括所有等級病床的費用。1995年，240萬個保健儲蓄帳戶共積累了127億新元（合76.2億美元），平均每個帳戶中有5,400新元（合3,240美元），而當年共從這些帳戶中提取了3.11億新元（合1.866億美元），資金閒置的比例較大。這就是為什麼專家學者爭議頗大，而世界上其他國家和地區引用較少的原因。

為了對「保健儲蓄」進行補充，1990年，新加坡政府開始實施基本的、低費用的、對重大疾病保險的「健保雙全」計畫。「健保雙全」根據投保者支付的保費高低，為患重病或病程長的患

者支付2萬～7萬新元（1.2萬～4.2萬美元）的賠償金。保險費可以每年從「保健儲蓄」帳戶中支付。由於「健保雙全」是一種保險政策，保險客戶可以選擇將「保健儲蓄」帳戶中的錢自動轉為「健保雙全」的保險費，不必再另外付保險費。1995年底，非強制性的「健保雙全」擁有150萬保戶，占符合投保條件者的87%。1995年，有43,919項保險索賠，共理賠2,560萬新元（1,790萬美元）。癌症和慢性腎功能衰竭是最主要的理賠疾病。「健保雙全」政策實際上是對「保健儲蓄」政策缺陷的糾正，使帳戶中閒置過多的資金，能有效地使用，發揮作用。

「保健基金」是為了解決「保健儲蓄」和「健保雙全」政策未覆蓋人群（如：貧困人群）的衛生保健費用問題，而建立的國家投資的保障網絡。自1993年該專案啟動以來，求助於「保健基金」的人，當中的99%獲得所需的財政資助。到1996年為止，「保健基金」共支出3,070萬新元（1,842萬美元）；1998年，「保健基金」支出了1,460萬新元（876萬美元）。

此外，「樂齡健保計畫」（Eldershield）是在2002年、由新加坡衛生部制定並推行的特殊醫療保險。「樂齡」是新加坡對老年人的尊稱。這是一項為年長的公積金會員而設立的嚴重殘疾保險計畫，為那些需要長期照顧的年長者，提供基本的財務保障。為了使「樂齡健保計畫」能夠適應人們日益變化的需要，新加坡衛生部於2007年對此計畫進行改革，提高每月賠償額度和賠償期限，同時可以購買「樂齡健保額外保障計畫」（Eldershield Supplements）作為補充。

二、新加坡模式的基本評價

世界銀行的數字顯示，「保健儲蓄」和「健保雙全」政策實施15年的成就，證明這兩項政策是新加坡行之有效的儲蓄手段。投入「保健儲蓄」的資金中，約90%未被使用。「保健儲蓄」體制的淨資產增長到國家年衛生總費用的350%。世界銀行東亞和太平洋地區首席經濟學家尼古拉斯‧普雷斯科特（Nicholas Prescott）總結「保健儲蓄」體制的成就，他認為：如果目前從預算和家庭所得的所有收入全都沒有了，個人仍可以僅靠保健儲蓄中的資金支付3年相同保健水準的衛生費用。這是非凡的成績，在相當程度上緩衝了收入銳減問題帶來的影響。

新加坡政府投入在國民衛生費用中的分額逐步減少，從1965年的51%降低到1984年的43%，而在保健儲蓄實施後，1995年更是降低到20%。同時，私人部門在國民衛生費用中的分額相應增加。

普雷斯科特先生認為，亞洲經濟體的衛生保健方法應分為3個層次：(1)允許他們的衛生保險體制部分或有選擇地為解決個人難以負擔的嚴重醫療風險（如：癌症治療）進行融資；(2)可選用個人保健儲蓄帳戶對中等費用的服務（如：住院平均費用）進行補充；(3)要求個人出錢負擔較小的費用（如：門診醫療）。

由於擔心亞洲國家及地區受到稅收減少的影響，世界銀行贊成人們把積蓄存入個人醫療儲蓄帳戶，就像新加坡的健康儲蓄，將來一旦需要，就可以使用這些錢。

不同意見認為，在提高醫療保險籌資水準困難的情況下，「保健儲蓄」閒置資金太多，不利發揮「稀缺資源」的最大作用，會降低醫療服務水準，甚至影響健康水準；政府投入減少，也並非好事。大多數學者認為，新加坡國家富裕，只要能滿足居民醫療保健需求，在民間多留些醫療保健專項資金並非壞事，「存錢防難」是東方文化的傳統。因此，國際社會總體上對新加坡「保健儲蓄」是褒大於貶。

第六節　其他醫療保險制度模式

一、港、澳地區及臺灣的情況

（一）香港地區醫療衛生體制

為了應對政府醫院不勝負荷，公營醫療水準與社會發展脫節，環境擁擠、輪候時間過長、人員態度惡劣；補助醫院經費來自政府但士氣低下，醫護人員流失嚴重、工會發起工潮等矛盾，20世紀90年代初，香港的公立醫院實現了所有權與經營權分離：公立醫院所有權都歸政府，醫管局及其所屬醫院擁有經營權。醫管局成立後，改革舉措包括：1991年接管38間公立醫院及其5萬員工，並統一16套不同管理系統；2003年接管59間衛生署基層公立門診；興建醫院以應付新市鎮人口增加；推行醫院聯網制度，創造區域協同效應；利用醫院轉介制度，擴大特殊服務覆蓋；統一採購藥品和儀器，節省資源；建立統一醫療資料庫和電腦系統平臺；改變醫院管理架構，清晰權責；推行大規模、多層次的管理培訓計畫；組織各醫院有關科室專家，成立專科統籌委員會，策劃服務發展和品質改善；建立以患者為中心的新文化，訓練員工待人態度，建立投訴機制；發展社區為本的醫療隊伍，加強社區照顧；以專業發展和工作滿足感，提升員工積極性。

另外，香港的私立醫院由衛生署根據《醫院、護養院及留產院註冊條例》進行准入和日常監管。以前，衛生署的准入和監管比較寬鬆。近幾年來，社會上要求加強私立醫院管理的呼聲，越來越高。2003年，衛生署制定《醫院、護理之家及留產院實務守則》，規定執業方面須採取的最低標準，包括：政策、組織、管理、程序、患者權益及風險管理，以及臨床服務的標準。在醫院申報審核以及年審時，由1名首席醫師、1名高級護理長和1名高級院務主任進行考核。另外，衛生署鼓勵私人醫院參加英國的「卓越評審計畫」（Trent Accreditation Scheme），提高管理服務水準。此外，香港公立醫院與私立醫院在人員培訓、患者轉診等方面，開展一系列合作。

在香港，82%的基層醫療由私立醫院或私人醫師提供，醫院管理局（Hospital Authority, HA）承擔了18%。兩者均有轉診制度。患者必須持有普通科門診醫師的轉診單，才能享受公立醫院的專科門診服務。兩者基層醫療與住院醫療的格局是：診所不設床位，沒有住院服務；醫院沒有普通門診服務，只有住院和專科門診。2008年，香港私立醫院有12家，護理之家有45家、診療所有74家，並有41間公立醫院和醫療機構、48間專科門診及74間普通科門診，共劃分為7個醫院聯網區。截至2010年3月，醫院管理局有雇員57,713人，直接為患者服務的人員占68.5%，護理人員占34.4%，醫療人員（包括：醫療人員、專職醫療人員、醫療支援人員）占34.1%。2009年，香港醫管局的實際支出達366億港元。面對自2001年以來醫管局出現的財政赤字等狀況，香港地區在重新定位公立醫療、有限度地調整公立醫療收費、降低運行成本、鼓勵公私營病例紀錄互通等方面，進行改革。

香港地區的居民健康狀況良好，各項指標與西方已開發國家基本持平。2013年，香港男性期望壽命為81.8歲，女性期望壽命為86.7歲，嬰兒死亡率為1.7‰，孕產婦死亡率為0。

（二）澳門地區醫療衛生體制

在澳門，醫療衛生領域的政府主管部門是澳門衛生局，職能包括：直接為市民組織提供公立

醫療和疾病預防保健服務，以及監管私營醫療服務，監管藥品、食品衛生等。澳門公立醫院為衛生局所轄，所有權和經營權均屬於政府，醫院員工為公務員。澳門也沒有強制實行的社會醫療保險，但澳門居民在基層衛生中心免費就診，在公立醫院約有70%的患者（15歲以下及65歲以上人群、公務員、教師、學生、孕婦、所有傳染病、貧困人群、腫瘤患者等）為免費治療。截止2010年，澳門共擁有醫師（包括：西醫、中醫、牙醫）2,022名，護理人員1,536名，仁伯爵綜合醫院共有病床約549張。澳門2009年醫療衛生支出為27.32億澳元，2010年達到29.74億澳元。

澳門於2001年底成立了醫療改革諮詢委員會，全面評估和檢討現行的醫療衛生體制，並進行有序和高效的醫療體制改革。研究報告認為1992年設計的澳門醫療衛生制度，表面上是非常有效的，但仍需要在社區醫療、可及性及綜合醫療、公共衛生、制度的長遠活力、醫療消費者的滿意度、品質、溝通、經營效率與財政業績、責任等諸多方面進行改革。根據報告書的建議，澳門成立疾病預防控制中心，推行「健康城市」運動。近幾年來，更不斷加強本澳的公共衛生建設。澳門衛生局疾病預防控制中心主要由疾病監測部、慢性病和健康促進部、環境及食物衛生部、職業健康部、衛生計畫部和結核病防治中心等部門組成。疾病預防控制中心在7個基層社區中心還設有社區衛生工作組，除有疾病預防控制職能外，還具有衛生監督職能。疾病預防控制中心下一步將重點加強能力建設，包括：資訊、管理能力、網路建設能力、傳染病監控能力、社區發展能力、輔助決策能力和應急反應及現場管理能力。

2005年以來，澳門衛生局有計畫地對仁伯爵綜合醫院和衛生中心進行擴建，增添人員和先進設備，加強服務。除了增聘醫務人員及加強醫務人員的培訓工作、鼓勵醫療技術交流合作和科研工作之外，也保持一定數量的外聘專家、醫師。此外，特區政府還支持私人執業西醫的培訓，透過與非營利和私人醫療機構的合作，充分發揮民間醫療機構的力量，提升醫療服務素質及醫護人員的水準，確保由政府、非營利和私人醫療機構三者所組成的醫療體系平衡發展，全力保障全澳居民的生命安全與健康。在2007年後，《醫療事故法》及其相關法規、吸菸的預防及限制制度、護士職稱、實習醫師制度、從事醫師、中醫師及牙科醫師的入職規範等法律、法規的起草及修改工作，逐步納入日程。

（三）臺灣的情況

2011年，臺灣人均GDP為37,403美元，人均衛生總費用達到2,479美元，衛生總費用占GDP的比例為6.6%。截止2008年6月底，參加全民健保的總人數有22,891,972人，投保單位有644,589家，幾乎全臺灣民眾都已投保。2006年，臺灣個人負擔支付的醫療費用，平均占家庭總費用的3.74%。1998年，臺灣總衛生費用增長了9.4%，而同年臺灣經濟僅增長了7%。1995年，隆重推出的、擁有臺幣500億（150億美元）充足資金的「全民健保計畫」，在1999年就出現赤字，虧損20億新臺幣（7億美元）。

臺灣「全民健保計畫」有幾個失敗之處：**(1)保險內容包含過細**：連咳嗽感冒這類小病也包括在保險範圍內，臺灣衛生保險費用的66%花在門診費用上，而這些疾病通常都是小病，是居民花一點錢就能解決的問題；**(2)患者分擔費用比例過低**：這個問題直到最近才有所改變。1998年以前，門診就診患者自付比8%～9%，住院患者僅自付7%～8%的費用。臺灣住院比例也很高，每年每千人中有120人住院，而韓國每年每千人中只有77人住院。不過，1998年，臺灣將較低的個人

負擔費用比例提高到16%，同時患者要為每張處方多付10元新臺幣（0.3美元）。

近年來，臺灣醫療費用暴漲得到有效控制，是因為在新世紀初臺灣衛生行政部門實行「健保總額點值」控制醫療費用。具體做法是將所有醫療服務拆成一個個單元，經由專家評估，給予一定的點數。點數價值多少，並不固定，必須將當年「全民健保」籌資量除以同期全臺灣醫療服務總點數，得出每個點數的價值，再撥款到各醫療機構。醫療機構服務越多，得到點數越多，點數價值就越低。這樣一來，醫療總費用雖然得到控制，但醫院的積極性普遍下降，效率下降，居民的怨聲隨之而來。

新加坡的經驗顯示，健康儲蓄帳戶能夠遏制衛生健康費用的上漲，並且將支付費用的負擔轉移給個人。韓國和臺灣具有綜合的健康保險專案、並努力解決衛生費用上漲問題，是可以從健康儲蓄帳戶體制的經驗中借鏡。然而，儘管認識到健康儲蓄專案的優點，但韓國和臺灣仍拒絕採用，因為該專案與他們強調集體責任的理念格格不入，此外，資金缺乏及帳戶資金閒置過多，也是重要原因。新加坡醫療保健制度遵循的理念是：「確保人人能獲得符合其需要，同時又負擔得起的良好保健服務」，並引入效率觀念，力求得到「高效率的公平」。新加坡強調「由政府承擔的高社會福利無法長期維持」，因為沒有效率的公平是維持不久的，這與韓國及臺灣的情況有所不同。

二、泰國「30銖」全民健康保險計畫

相較於已開發國家，開發中國家因經濟發展水準整體不高和社會財富分布不均，造成社會弱勢群體的數量和比例較大。為提高社會弱勢群體的醫療服務可及性，除了上一節介紹的、針對社會最底層的民眾提供的醫療救助，開發中國家還針對占社會人口大多數的弱勢群體，制定了各種醫療計畫，如：巴西的「家庭健康計畫」、印度的「全民農村健康計畫」。最為典型的便是泰國的「30銖計畫」。

泰國的社區衛生服務被世界衛生組織稱為「市場經濟條件下，實現人人享有衛生保健改革的新思路」；泰國在2001年推行的「30銖」全民健康保險計畫，更是一舉實現了95%以上的人口醫療保障覆蓋。

（一）實施之前的醫療保障體系

在實施30銖醫療計畫之前，泰國的醫療保障體系主要包括：公務員醫療福利計畫、社會醫療保險制度、健康卡制度、政府醫療救助制度。

泰國在20世紀60年代為政府公務員及其家屬建立醫療福利制度；70年代和80年代又先後建立公共醫療福利制度和農村自願健康保險制度，分別覆蓋窮人、老人、兒童和身障者等；20世紀90年代至2000年大約10年間，是泰國健康保障的擴展時期。1991年，建立覆蓋正規就業人口的社會健康保險制度；1997年，泰國修改憲法，強調健康是公民的基本權利。在此期間，實現將工人補償基金的範圍擴大到所有私立部門雇員，實行雇主、雇員和政府三方籌資，對醫院的支付方面則開始採用按人頭付費的方式；同時，將窮人免費醫療改革成公共救助系統，將支付方式由總額預付制改成按人頭付費。這一時期，泰國各種健康保障的總覆蓋率達60%左右。

（二）30 銖醫療計畫

2001 年，泰國政府提出全民健康保障制度，覆蓋除公務員和正規就業人口及其家屬以外的所有人群，取代原先的公共醫療服務制度和農村自願健康保險制度，即「30 銖計畫」。由中央財政部門按照一定標準，將經費預撥到省，省衛生局將資金分配給相應的醫療衛生機構，居民可以免費獲得預防保健服務。參與本計畫的公民到特定醫療機構看病，每次只要交納 30 泰銖（約合 6 元人民幣），即可獲得門診就醫和住院治療服務（不包括：醫療美容、器官移植和腎透析等治療）；貧困人口、60 歲以上老人、12 歲以下兒童、身障者、退伍軍人與僧侶可以免費。「30 銖計畫」成立之初，覆蓋了之前沒有醫療保險的人群和低收入人群——占總人口的 30% 以上；2002 年，此計畫覆蓋人群已經擴展到 80%，使泰國成為第一個實現全民健保的開發中國家。

1. 實施計畫條件

2001 年，泰國總理大選時，以他信為代表的為泰黨，在競選時，對人民許下的三個承諾，其中之一就是建立全民健康保障。

為泰黨上臺後，履行當初的承諾，著手建立全民健康保障。當時泰國的經濟剛從金融危機中恢復過來，國家財政雖較寬裕，但反對派民主黨的反對聲音高漲，他們認為推行高水準的全民保障，風險很大。他信總理是一位草根總理，特別關心農民疾苦，他的執政理念定位於服務貧窮人民，提高貧困者的生活品質，讓每一位泰國公民獲得保障，因此權衡利弊後，建立了保障最基本的、低水準的 30 銖醫療計畫。另外，泰國財政增加醫療保險費用的預算比例，並把菸酒稅全部用於 30 銖醫療計畫。這些都為 30 銖醫療計畫提供了資金支持。

2. 實施計畫的舉措

(1) 頒布法律：2002 年 4 月，泰國頒布《國民健康保險法》，從法律上保證 30 銖醫療計畫順利實施。制定《全民健康保險衛生人力資源管理指南》，規定資金困難醫院可以申請應急資金，但是必須嚴格按照指南管理醫院和醫師，診治病人。醫院提出申請以後，政府還會安排醫療領域的專家學者對該醫院進行調查和研究，深入討論醫院的資金利用、管理情況，並召集該醫院的管理階層人員參與討論，為雙方合作提出改進意見，並做出建議報告。該指南對應急資金的使用，也有明確的限制。對於規範醫院行為，發揮了制約作用。

(2) 加強行政管理：成立國家衛生委員會，由衛生部長領導。建立國家健康保險辦公室，管理30 銖醫療計畫的基金。在各個府建立府的衛生委員會，負責和參與計畫的醫療服務機構簽約。

(3) 改革支付制度：實施 30 銖醫療計畫以前，採用的是按服務付費方式。國家是根據各個府的歷年疾療費用支出進行撥款，影響資金的因素為：參與的醫院數量、病床的數量、醫師的人數。實施以後，國家則根據各府的服務人口數量進行預算分配。中央財政按各府服務人口，將資金撥付給各府；府衛生部門再分配給各個醫院。實施 30 銖計畫以後，採取門診服務按人頭付費，住院服務按照疾病相關群組付費的方式。人頭費根據各府參保人群的年齡、健康水準、常見疾病以及各府的不同情況而定，並根據每年的物價水準和醫療成本變化調整。按人頭付費方便管理，可以有效控制醫療費用，並對醫師在不同地區的分配有改進作用，增進預算分配的公平，提高醫療機構的工作效率。不同服務將採取不同的支付方式：治療性服務中，門診服務按照人頭付費方式、住院服務按照總額預算方式；預防與健康促進服務按照與績效有關的人頭費方式支付；事故與急救服務中，門診服務按專案支付、住院服務按照病種支付。按人頭支付額與支付標準，將根據成

本和物價每年進行調整。

(4) **增加財政投入，啟動應急資金**：政府將衛生費用除去基本建設、科學研究外，全部投入30銖醫療計畫中，包括：所有的管理機構的日常運營、人員薪資、各個簽約醫院的醫師薪資、人頭費、公立醫院運營後備資金。政府預測到很多公立醫院會因為資金流轉補助不夠而面臨困難，為了應付這一狀況，準備了充分的應急基金。因為實行按人頭付費以後，每個醫院得到的資金是與服務的人頭數對應的，其中醫務人員的薪資也包含在人頭費當中。有一些醫院的醫務人員比較充足，但是服務的人口數卻很少，這樣就得到很少的經費，以致無法維持日常的運轉，發不出醫師的薪資，面臨倒閉的危險，所以政府啟動了應急資金，幫助這些醫院渡過難關。

(5) **建立健全各級醫療服務體系，進一步加強社區衛生服務**：政府的財政資金投入中，特別重視初級衛生機構的發展。政府將大部分資金都撥付給縣級醫院、鄉村衛生所及鄉村衛生保健中心。

(6) **鼓勵引導分配醫學院畢業生到缺乏醫師的地方去**：相對而言，有些地區服務人口數很多，得到了很多的預算資金，但是缺乏醫務人員，無法提供醫療服務。政府的解決措施是積極引導醫學院畢業生到缺乏醫務人員的地方工作，採取學費減免、獎學金、薪資補償等各種政策，為醫務人員缺乏的地區提供醫師，緩解人力資源配置不合理的狀況。

（三）「30銖計畫」的優點

1. 豐富補償機制，使制度靈活化

單一的醫療服務支付方式，尤其是中國現在普遍實行的「按服務專案付費」的支付方式，很容易帶來醫療費用突飛猛漲的後果，出現醫療保險中「窮人補貼富人」的現象。多樣化的補償機制，是國外大多數醫療救助體系的特點之一，泰國的「30銖計畫」就鼓勵各省根據實際情況，採取不同的補償機制，主要包括「按病種付費」和「按人頭付費」兩種。

2. 適時的制度變遷與創新

每種制度的最終形成，都是經歷不斷地完善與修改，不存在完美無缺的制度。泰國的「30銖計畫」就是在「健康卡制度」的基礎上發展而來的。而巴西在全民免費醫療制度的基礎上，根據國民的實際狀況制定了「家庭健康計畫」和「內地化計畫」；印度政府除了實行三級預防保健網之外，還於2005年開始實行「全民農村健康計畫」。

| 第五章 |
社會醫療幫困救助制度與分析

　　社會醫療幫困救助制度是由政府承擔主要責任，並組織協調社會慈善機構和社會團體，對社會貧困人群和因其他原因導致生活困難人群中的病患，提供醫療服務的醫療保障制度。在已開發國家的醫療保障體系中，儘管英國、加拿大等國家實現了全民醫療保險，但仍為本國弱勢群體（如：窮人等）建立了相應的醫療救助制度，不同形式的醫療救助制度和政策是最早產生，且至今仍是最基本的醫療保障政策。美國的醫療衛生體系開銷巨大，與此同時，也有獨具特色的醫療衛生保障制度，雖然商業保險勢力強大，但窮人、老人和小孩是社會醫療保險的主要受益者，也有急診室的強制接診制度。

第一節　社會醫療幫困救助制度的理論基礎

　　社會醫療救助制度有廣泛的學術理論基礎，本節簡要介紹底線公平理論、社會公民權理論、層級需求理論以及三次分配理論等有影響的理論。

一、底線公平理論

　　人類社會自從有國家，就有政府的公共政策活動。公共政策伴隨民主化的演進而不斷發展，特別是民主憲政體制的確立，為公共政策提供合法保障。公平是人與人之間社會關係的度量，公正是理念化、理想化的公平，而公平則是現實化、具體化的公正。在福利最大化和效率最大化中尋找平衡，找到一條底線，平均主義走不通，福利國家走不通，小福利的局限性已經被突破，走底線公平的福利道路，是可行的選擇。底線公平理論發現，底線公平要比一般公平更有利於真正實現社會公平。怎樣確定底線呢？可以參考科學上的簡單性原則，滿足最低的社會保障；參考人文發展指數，提供社會支持。底線公平的原則主要包括：全民共用的原則、弱者優先的原則、政府首要責任原則、社會補償原則的持久效應。底線公平的制度結構是：(1)體現權利一致性的底線福利制度，反映社會福利的底線公平理念，主要包括：最低生活保障制度、公共衛生和基本醫療制度、義務教育制度和公共福利服務等；(2)體現需要差異性的非底線福利制度，反映社會福利的效率理念，主要包括：各種形式的「個人帳戶」制度、完全積累制度和商業保險制度等；(3)兼顧權利一致性和差異性的跨底線福利制度，包括：醫療保險制度、養老保險制度、失業保險制度以及社會互助、社會服務制度等；(4)按照底線公平原則確定制度的基礎部分與非基礎部分。

二、社會公民權理論

公民權是給予共同體的完全成員的地位（status），所有擁有這種地位的人，就這種地位所授予的權利和義務而言，是平等的，是維持特定社會的不平等所必須的。公民權包括三個基本維度或三個組成要素，即：民事權（civil rights）、政治權（political rights）、社會權（social rights）。公民權實質上是處於不斷發展過程中的社會平等制度，蘊含著邁向更全面、更充分的平等主義的內在潛能。

民事權是指構成個人自由所必需的各種權利的組成，包括：人身自由、言論、思想和信仰自由、擁有財產和簽署有效契約的權利以及尋求正義的權利，與民事權最直接相關的機構是法院。政治權是指作為政治權威機構的成員或此種機構成員的選舉者，參與行使政治權力的權利，與其相對應的機構是國會和地方政府的參議會。社會權是指從享受少量的經濟和安全的福利，到充分分享社會遺產，並按照社會通行標準享受文明生活的權利等一系列的權利，與之最密切相關的機構是教育系統和社會服務系統，是與社會保障關係最密切的權利。

西方公民權理論有兩大傳統，一是自由主義（liberalism）傳統，以洛克（John Locke）為代表，是西方近代興起的資產階級對抗王權的過程中所發展出來的，要求保障人身財產安全，要求憲政法治、代議政府、宗教容忍等權利保障的觀念。二是共和主義（republicanism）傳統，以雅典直接民主為代表，近代盧梭（Jean-Jacques Rousseau）加以宣導。強調發展市民的品質與特質、公平正義須由人民自己加以維護、參與政治活動是義不容辭的責任、個人是國家或共同體的一部分。公民資格意味著參與判斷和擔任公職的權利，近代民族主義與社會主義是其新形式。

從社會學衝突論的角度出發，城市貧困的產生，同時是公民應得權利在社會變遷中遭到剝奪的過程。印度諾貝爾經濟學獎得主、福利經濟學家阿瑪蒂亞·森認為，應得權利是「人們用在社會裡可資利用的法律手段去控制（物品）的能力」，而且這不純粹是個人的能力，從其主要的表現形式——社會權利來看，與貧困相關的內容主要涵蓋：公共和適當的資源分配權、工作權、醫療權、財產權、住房權、教育權、晉升權、娛樂權、名譽權、被贍養權、被撫養權及平等的性別權等12大類。當一批特定的群體和個人，在上述權利遭受剝奪，造成其數量不足，獲取權利的機會和管道不暢時，就會陷入貧困的境地。因此，消除經濟貧困的治本之道是：強化社會權利的平等和保障社會權利的公正。目前的醫療保障救助，如：最低生活保障制度，即是該理論的體現。

三、層級需求理論

層級需求理論由美國社會心理學家、人格理論家和比較心理學家、人本主義心理學的主要發起者和理論家亞伯拉罕·馬斯洛（Abraham Harold Maslow）所提出，見圖5-1-1。層級需求理論包含5大需求：**(1) 生理需求**：生理上的需要是人們最原始、最基本的需要，如：吃飯、穿衣、住宿、醫療等。若得不到滿足，人們則有生命危險。也就是說，生理需求是最強烈的、不可避免的、最底層的需要，也是推動人們行動的強大動力；**(2) 安全需求**：安全需求要求勞動安全、職業安全、生活穩定、希望免於災難、希望未來有保障等。安全需求比生理需求較高一級，當生理需求得到滿足以後，就要保障安全需求。每一個在現實中生活的人，都會產生安全感的欲望、自由的欲望、防禦實力的欲望；**(3) 社交需求**：社交的需求也叫歸屬與愛的需求，是指個人渴望得到家

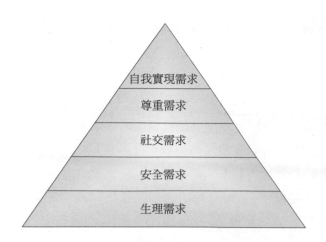

圖5-1-1 馬斯洛層級需求理論

庭、團體、朋友、同事的關懷、愛護、理解，是對友情、信任、溫暖、愛情的需求。社交的需求比生理和安全需求更細微、更難捉摸。與個人性格、經歷、生活區域、民族、生活習慣、宗教信仰等都有關係，這種需求是難以察悟，無法度量的；**(4) 尊重需求**：尊重的需求可分為：自尊、他尊和權力欲三類，包括：自我尊重、自我評價以及尊重別人。尊重的需求很少能夠得到完全的滿足，但只要有基本的滿足，就可產生推動力；**(5) 自我實現需求**：自我實現的需求是最高等級的需求。滿足這種需求就要求完成與自己能力相稱的工作，充分地發揮自己的潛在能力，成為眾所期望的人物，這是創造的需求。有自我實現需求的人，會竭盡所能，使自己趨於完美。自我實現意味著充分地、活躍地、忘我地、集中全力、全神貫注地體驗生活。

在該理論體系中，馬斯洛認為，生理需求是最根本的，只有這些最基本的需求能滿足到維持生存所必需的程度後，其他的需求才能成為新的激勵因素，醫療保障與人身安全，正是在基本需求的範疇。

四、三次分配理論

分配是國民經濟運行中非常重要的環節，是指社會在一定時期內新創造的出來的產品或價值（即國民收入）的分配。英國經濟學家喬治·拉姆塞（Sir George Ramsay）是資產階級古典政治學的最後代表之一。他在《論財富的分配》（*An Essay on the Distribution of Wealth*）一書中指出：「分配有兩種：一種可恰當地稱之為初次分配，另一種則為二次分配。除此之外，還有第三次分配，即在一些社會生活領域裡促使社會上富裕者多出錢，窮人少出錢，通過立法、稅收引導，鼓勵富裕者捐資建立各種各樣的社會基金，資助公益事業或慈善事業，資助科學研究、醫療、教育等事業，用於扶貧幫困、醫療救助等活動。」這三次不同形式和性質的分配，是相互聯繫、補充的。

第二節 社會醫療幫困救助制度的主要政策

一、社會醫療幫困救助的對象

世界各國的醫療幫困救助制度的主要對象是貧困人口、兒童、身障者以及愛滋病、結核病等

特殊疾病的患者，一般與救助對象的收入密切相關。醫療幫困救助的範圍，與一個國家的經濟發展水準密切相關，同時受到國家的傳統文化、價值觀念和人口結構的影響。醫療幫困救助的範圍不是一成不變的，而是隨著經濟和社會的發展，不斷進行調整。

美國醫療幫困救助制度是由聯邦政府與各州政府合辦，並由各州政府實施的福利專案，是美國兩大公共保險計畫之一。1998年，享受醫療救助的人數達到4,000多萬。這個專案不僅適用於窮人，而且適用於所有由政府贍養的人和需要給予護理的人。主要包括以下4種人：(1) 貧窮的老年人。美國有一半以上老年人的收入低於貧困線。他們中的許多人年老體衰，孤身一人，需要依賴別人照顧。大約有1/5的老人在死去之前主要依靠救助，住在療養院裡；(2) 智力嚴重缺陷者、視障者、身障者；(3) 由單親（父親或母親）撫養的貧苦兒童及其父或母。以上三類人數幾乎占享受醫療救助總人數的2/3；(4) 低收入家庭的孕婦和兒童。在柯林頓政府時期，政府又規定對貧困家庭的兒童進行醫療救助，家庭收入在17,050～34,000美元之間的四口之家，18歲以下孩子可以享受醫療救助。這項制度全面實施後，覆蓋人群達到8,000萬人，歐巴馬政府時期受益人群又有提高。

「弱勢群體」作為醫療救助對象，在各個國家雖然有不同的定義，但是在界定時，應考慮以下幾個特徵：**(1)社會特徵**，如：日本的國民健康保險要對申請人有無職業、何種職業等進行調查；**(2)經濟特徵**，如：新加坡、美國等要考慮救助對象有無收入、收入水準、支付能力等因素；**(3)醫學特徵**，如：韓國要考慮救助對象有無患病或傷殘、患何種疾病或傷殘程度；**(4)人口特徵**，如：日本的老人保健；**(5)保險特徵**，如：是否參保、保險或保障水準。

筆者認為界定醫療救助的弱勢群體，應該以經濟特徵和醫學特徵為基本條件，其他特徵作為輔助條件。也就是說，凡是因為經濟因素導致患者無法得到基本醫療的人群，都可以稱為醫療上的弱勢群體。因此，各州的醫療救助對象分為3類：**(1)「無保群體」**：他們與擁有社會保險和（或）商業保險的人群相比，一旦患病尤其是重大疾病，除了經濟條件較好的群體以外，他們將面臨較大程度的疾病風險，可能導致生活困難，相對後者來說處於弱勢地位；**(2)「困難群體」**：擁有一定程度的醫療保險，但是因罹病需支付大額醫療費用，以致影響其基本生活；**(3)「特困群體」**：指正處於或低於法定最低生活水平線的群體，主要是無依無靠又無生活來源的「三無」人員，多指孤兒、無醫療保險津貼的勞動者、長期患病者、未參加醫療保險且無子女和配偶的老人。

新加坡於2002年6月頒布老年保護計畫（Eldershield）旨在為40～65歲嚴重身障者提供基本的財政援助，以保證他們享有長期護理服務。同時，為了方便貧困老年人就診，新加坡政府制定初級保健合作專案（Primary Care Partnership Scheme, PCPS）為貧困老年人提供便利的服務。

日本專門為低收入者設立國民健康保險制度，主要針對人群收入來源形式多樣、收入不穩定者。由於保險費是按被保險者的收入按比例繳納，相互之間差別較大，因此，國民健康保險制度帶有明顯的「自助互助」特徵。但是，隨著社會經濟發展規律和人口結構的變化，國民健康保險不斷地受到資金短缺、赤字運行的困擾。原因是由於低收入者和老年人口不斷增加（日本人退休以後，從工作單位醫療保險轉到國民健康保險）。因此，日本於1995年3月對國民健康保險制度進行修訂；設立老年保健制度，將一部分老年人納入其中，以減輕國民健康保險制度的負擔。但日本這種自助互助，僅限於窮人之間進行，其社會公平性還有待提高。

二、社會醫療幫困救助對象的資格認定

社會醫療救助主要是政府出資無償提供，因此必須對救助對象進行資格認定，防止不符合條件的人員享受社會醫療救助，而加劇醫療待遇的不公平，增加政府財政負擔。

各國社會醫療救助對象的資格，都有專門的認定程序。美國社會醫療救助的申請者，首先必須接受經濟調查，用聯邦政府劃定的聯邦貧困線劃分，經調查證實，家庭收入和資產在規定的限額以下，方能獲得享受醫療救助的權利。2005年2月18日，聯邦政府在制定聯邦貧困水準表，對貧困水準進行分類，將貧困水準劃分為100%到250%的貧困水準，家庭成員人數是貧困水準百分比的主要影響因素。在一些州，只要收入超過最低標準，就會喪失獲得醫療救助計畫的全部資格。因此，雖然美國醫療救助計畫的受益者是窮人，但在貧困線以下的居民，有一半以上不具有獲得醫療救助的資格，沒有一個州的醫療救助計畫覆蓋所有收入低於聯邦貧困線的居民。英國醫療救助有嚴格的審查機制和約束機制，一旦查出弄虛作假者，將處以費用5倍的罰款。

在新加坡，如果患者覺得自己無力支付醫療費用，他可以將困境告訴醫院職員，醫院職員會安排他與駐院的社會工作者溝通。社會工作者會針對患者的處境提出相應的財務援助方案。每個公立或綜合醫院都有社會工作志願者，他們熟悉生活在社會底層的新加坡人的情況及需求，社會工作經驗豐富，由他們負責受理申請和分配資金，既能幫助窮人又能防止資金濫用。和其他人員相比，對以下兩類人員，保健基金提供更為有力的幫助：一類人員是連續繳納保健儲蓄，並參加健保雙全計畫的公積金會員；另一類是沒有保健儲蓄或保健儲蓄金額不足的新加坡老年人。2001年11月，政府批准9家非官方舉辦的醫療機構，成為保健基金的授權單位。在這些機構就醫的患者，只要符合條件，就可以申請保健基金的醫療救助。2009年1月起，根據住院病人經濟情況的評估，來決定提供政府津貼的標準。對於個人月平均收入在3,200新元以下的人，如果入住B2級或C級病房，可繼續按現行制度享受65%或80%的住院津貼。

韓國醫療救助的受益者主要為3類人群：(1) 無家可歸者；(2) 無職業、靠家庭提供生活來源者；(3) 因病需支付高額醫療費或個人收入低於國民人均收入25%的人。具備上述條件者，有資格獲得公共資助的醫療費用。以上3類人必須在指定醫療單位就診或住院，就診時除了政府給予必要的醫療救助外，3類人享受不同的醫療待遇。第(1)類人對獲得的服務無需付任何費用；第(2)類人需要支付住院費用的20%，當住院費超過10萬韓元時，可透過救助基金給予貸款支付，然後分期償還；第(3)類人除需承擔住院費用的20%外，門診費用需自付44%。

三、社會醫療幫困救助方式

社會醫療救助制度的形式，與國家主體醫療保障制度密切相關，總體來說，要麼依附於主體的醫療保障制度，要麼自成體系，實現方式主要有以下幾種。

1. 醫療救助有強制性和選擇性兩種形式

美國針對絕對貧困人群，主要是：有未成年孩子的低收入家庭的醫療救助（Aid to Families with Dependent Children, AFDC）專案受益者、貧困家庭兒童、孕婦、社會安全生活補助金（Supplemental Security Income, SSI）受益者、領養兒童資助受益者、特殊受保護群體和部分Medicare受益人。各州

自行決定選擇性救助條件，一般是貧困兒童、婦女，特定收入水準下入住慈善機構或接受家庭、社區服務者；收入水準在貧困線以下，但達不到強制性救助標準的老年人、視障者、身障者；州社會安全生活補助金受益者；特定收入水準下的在職身障者；特定疾病患者；因病致貧者等。

2. 對貧困人群實行醫療補貼

以智利為例，國家建立公立保險體系（FONASA）和一些私人保險機構（ISAPPEs），並按收入從低到高把人民分為A、B、C、D、E五個組。E組為高收入組，一般都被要求參加私人醫療保險。B、C、D三個組人一般透過繳費參加公立醫療保險，並得到相應的醫療服務。其中，B組人的收入不高，但不是絕對貧困人群，要自付一定比例的醫療費。A組低收入者，不必繳納保險費，並免費享受規定的醫療服務，費用全部來自公共資金。在日本，享受最低生活保障的家庭或個人，只能在政府指定的醫療機構就診；因支付醫療費用使收入低於生活標準時，由政府支付現金給予幫助。生活保障經費由國家財政負擔，其中中央政府負擔3/4，地方政府負擔1/4。

3. 建立專門的低收入族群的醫療保障制度

國家針對貧困居民收入較低、不能負擔正常醫療費的族群而建立的醫療救助制度，如：美國的醫療救助制度、新加坡的保健基金等。

4. 社會捐助和慈善機構提供的醫療幫困援助

主要依靠社會力量，如：非政府組織、各種社會慈善機構等，向貧困人口提供衛生服務，或依靠國際援助，解決貧困人群的衛生服務問題，具有一定的隨機性。已開發國家把它作為政府對貧困人口醫療救助的補充；極度貧困落後的國家，沒有社會保障，則把這種不穩定的救助視為依靠，一般在開發中國家較為多見。以孟加拉為例，該國中相當多的非政府組織向窮人提供衛生服務，包括：健康教育、兒童保健、接種免疫等；其服務提供主要透過招收和培訓自願服務者；籌資方面主要是向社會募捐，獲得國內外捐款。這種方式由於沒有穩定的人員和經濟來源，因此服務提供的範圍較小且不穩定，作用十分有限，難以滿足貧困居民的基本衛生服務需要。

5. 其他形式

在其他醫療保障制度內，透過特殊政策進行醫療救助的形式，如：德國的社會醫療保險制度規定，低收入人群可以全部（社會條款）或部分（過渡負擔條款）免除加付義務（醫療保險制度規定的個人需增加付費的部分），醫療保險機構承擔所有處方藥品、急救用品以及輔助用品的費用，投保人自己無需付任何費用，包括加付義務也予免除。英國、加拿大等實行國家衛生服務保障制度的國家，患者就診取藥時，一般要繳處方費，但接受補助的貧困家庭可以不付處方費。

四、社會醫療幫困救助資金來源

保障窮人和其他弱勢人群的健康權和醫療權，是政府義不容辭的責任，也是切斷病貧環鏈的治本之策。這一原則，即使是在市場經濟高度發達的美國，也得到了確認。因此，無論哪種醫療救助形式，政府在其中都發揮主導作用，政府財政支出是社會醫療救助的主要資金來源。

美國的醫療救助制度的所有費用，都由聯邦政府和州政府共同承擔，Medicaid的資金來源於聯邦政府（一般占50%～83%）和各級地方政府，是政府為符合特定條件的人群提供的經濟資助。Medicaid實行供方償付制度，各州按服務專案，直接向醫療服務提供者支付衛生保健費用，或各州

透過各種預付方式支付費用，在聯邦政府規定的上限和特定限制範圍內，自行決定償付方式和償付比例。這一模式自醫療援助制度產生之日起，一直未有改變。聯邦政府撥給各州的配套經費，是以各州的人均收入為基礎，依據一個計算公式而得出。對大多數人均收入在全國平均水準以上的州來說，50%是最小的配套率；對收入較低的州來說，83%是最大的配套率。此外，聯邦政府還負擔各州50%的管理費。

新加坡針對貧困人口設立的保健基金，是一項政府撥款建立的基金，設立於1993年4月1日，最初的一筆款項是政府投資的2億新元，以後每年政府投入1億新元，前提條件是經濟持續增長並有財政盈餘，目前該基金的帳面餘額是7億新元。該基金本金不動，只動用利息來支付救助對象的醫療費用。澳洲的救助對象，80%左右的藥品費由政府透過財政補貼的形式負擔，醫療資金也主要來自於政府財政撥款。

《2005年世界衛生報告》顯示，英國醫療費用基本上全由政府承擔，個人衛生支出占衛生總支出的比重從1998年的19.6%，逐步降到2002年的16.6%，個人主要承擔與醫療相關、不在NHS免費範圍的一些費用，如：NHS的處方費、牙醫費用、眼科費用和就醫路費等。

日本的國民健康保險，是日本政府根據當時的社會狀況，作為扶貧對策設立的，籌資由國庫、地方財政和個人三方完成，自1961年強制全民保險以來，隨著國庫負擔水準的逐漸提高，個人負擔比例逐漸下降。個人負擔由初期的50%，下降到目前的30%。以公費補足低收入階層的保費缺額，一般國家負擔1/2，都、道、府、縣與市、鎮、村各負擔1/4。最低生活保障的基金，由國家稅金負擔，其中地方政府負擔1/4，中央政府負擔3/4。

韓國醫療救助的資金由中央政府負擔80%，地方政府負擔20%，韓國財政經濟院下設的經濟企劃局和預算局，直接負責社會保障方面的政策和預算收支管理工作。醫療救助資金來源是一般性的稅收收入，透過一般會計管理。

五、社會醫療幫困救助待遇標準

社會醫療救助提供的往往是最基本的醫療服務，待遇水準的高低與國家經濟發展水準，密切相關，隨著國家經濟的發展不斷發生變化。少數國家向救助對象提供現金，用於購買基本醫療服務，如：芬蘭將基本醫療費用作為最低生活津貼內容之一。

美國醫療救助制度的具體專案，在各州之間有很大不同，但基本的醫療服務專案相差不大，主要包括以下9項：(1) 入院患者和門診患者服務；(2)X光透視和體檢服務；(3) 鄉村衛生門診服務和設備供給；(4) 對老年人的機構護理服務；(5) 醫師服務；(6) 家庭保健計畫服務和設備供給；(7) 對有資格享受護理的家庭的衛生服務；(8) 對兒童進行檢查、診斷和治療；(9) 護士和助產士專業人員提供的服務。除此之外，各州也可以提供一些選擇性的醫療服務，諸如：私人護理、門診、牙醫、物理治療、藥方、假牙、修復器械、眼鏡和其他有關服務等，所需費用由州政府承擔。如果各州向其他偏遠地區的缺醫少藥者提供保障，那麼，儘管在醫療服務專案提供方面具有較大的靈活性（不一定提供上述全部醫療專案），但正常的費用也得由各州支付。由於醫療救助制度是由各州政府公布實行的，費用支付由各州政府規定。享受醫療救助待遇的人，領取的救助費占醫療費用的1/3～1/2。

在政府財政出現赤字時，社會醫療救助的待遇往往會受到影響。自1982年起，美國政府首先

對健康保健專案進行改革，繼而又逐年削減醫療救助專案的支出，如：降低核銷標準、減少服務專案、減少家庭護理服務等。英國對貧困人群規定，除在國家衛生服務保障制度內，享受免費治療待遇外，還對到國家衛生服務系統的醫院治療的車馬費，進行補助，並向兒童和孕婦提供免費的牛奶和維生素。

日本國民健康保險中的低收入家庭成員，在罹病後可以享受法定的療養給付、特定療養費、高額療養費、療養費以及自願的助產費、喪葬費、傷病津貼、育兒津貼，給付金額一般為實際費用的7成。低收入家庭成員能同等享受國民健康保險直接經營的診療設施、保健教育等活動的衛生保健設施。享受生活救助的對象生病或受傷時，或因支付醫療費用使收入低於生活標準時，由政府指定醫療機構免費診治或支付現金給予資助。針對入院孕產婦、高齡者、單親家庭、身障者，則給予患者用品補助。除了提供資金補助外，日本政府對那些身體或精神存在明顯障礙的人，提供救護設施；對那些因身體或精神上的原因需要收容和保護的人，提供治療設施。

韓國的醫療救助制度向無工作能力的貧困人口，提供全部的醫療費用；向有工作能力的人口，提供50%的住院費用。

辛巴威等一些非洲國家的醫療救助專案，主要是對傳染病提供免費治療。

六、社會醫療幫困救助服務提供

社會醫療救助一般由政府直接管理，或委託社會公共機構進行管理。提供服務的方式主要是透過國家興辦的醫療機構免費對救助對象提供醫療服務，或由政府購買私人醫療服務提供給醫療救助對象。美國的醫療救助計畫主要由聯邦政府的衛生及公共服務部（DHHS）的下屬機構——衛生保健財務管理局（Health Care Financing Administration, HCFA）進行管理。

在州一級，醫療救助的管理機構各異，一般為衛生或人力服務部門。在美國，由於為醫療救助對象看病的醫師收入，比為老人醫療照顧計畫和商業醫療保險的對象看病的收入低很多，因此，很少有醫師願意參加醫療救助計畫，大多數醫師推諉接診醫療救助患者，使得實施醫療幫困救助的實際效果，相對較差。

第三節 社會醫療幫困救助制度模式與特點

貧困問題歷來是世界各國政府關注的焦點，保障公民基本的生存權利、促進健康公平，是政府的責任。醫療救助作為一種支持和幫助貧困人口獲得基本衛生服務的制度，醫療救助是全民醫療保險體系中，不可或缺的一部分，發揮著最低安全網的作用。政府和社會向低收入的貧困人口或患重病而無力支付昂貴醫療費用而陷入困境的居民，提供醫療費用資助，並透過政府財政轉移支付及社會資助，實現利他主義援助或收入再分配。醫療救助投入小、社會效益好的醫療保障形式，幫助低收入階層獲得最基本的醫療保障服務，促進了社會的公平。

中國醫療救助制度建立於農村。2002年10月，國務院下發《關於進一步加強農村衛生和工作的決定》，提出「對農村貧困家庭實行醫療救助」。隨著醫療救助資金投入數量不斷增加，中國城鄉醫療救助水準進一步提高。一些地區在救助病種範圍方面，以大病為主、兼顧常見病和門診；

在救助時限方面，逐步由事後救助，向事中救助和事前救助轉變；在資金結算方面，探索出透過民政部門直接與醫療服務機構結算，簡化申請手續和中間環節；在救助門檻方面，取消或降低起付線和自付比例；在服務提供方面，探索以社區衛生服務中心為平臺的服務提供機制；在制度銜接方面，對於困難群體難以承擔新型農村合作醫療的門檻費用和共付費用，透過預支、墊付等辦法，確保其獲得補償等。研究其他開發中國家的經驗，可為中國醫療救助體系的發展，提供借鑑。

一、已開發國家社會醫療幫困救助制度模式

由於在任何國家總有一些社會弱勢存在，所以不管是已開發國家還是開發中國家的醫療保障體系中，都有醫療幫困救助制度模式或類似的政策規定。就已開發國家而言，典型的如：美國對窮人、老人的醫療救助制度，是透過徵收社會保障稅籌集資金，專門為窮人、老人還有傷殘人員等提供醫療服務，滿足基本的醫療需求。新加坡是由政府財政出資，設立專門基金對沒有建立個人儲蓄醫療帳戶，或者個人儲蓄醫療帳戶資金不夠支付個人醫療費的人群，給予救助。其他一些建立覆蓋全民醫療保障制度的國家，如：英國和德國等，則採取旨在向窮人和老人進行醫療救助的傾斜政策，如：英國的「灰姑娘」制度。此外，在各國，慈善機構、工會組織和一些互助組織以及其他社會團體，也提供包括醫療救助在內的社會救助活動。但總的來看，這些只能是政府主導的社會醫療救助制度的補充。就社會醫療救助的性質來看，政府責任不會因為存在社會自發的醫療救助而免除。

有學者總結了部分世界已開發國家醫療救助的主要模式及特徵，不同的制度模式在制度名稱、覆蓋對象、資金來源和保障專案上，存在差異性，見表5-3-1。

表5-3-1 世界已開發國家醫療救助制度模式比較

國 家	名 稱	覆蓋對象	資金來源	保障專案
美 國	醫療救助制度	低收入的老年人、身障者、由單親家庭撫養的未成年子女、低收入家庭的孕婦和兒童	聯邦和州政府財政	向醫院和醫師購買規定專案內的服務，提供給符合條件的人
加拿大	醫療救助	65歲以上的老年人和貧困人群	財政預算，聯邦政府負擔1/3、省政府負擔2/3、專項捐稅補助	社區醫療服務、住院服務、醫療保健、免費藥品、居家護理和長期護理保健
英 國	社會醫療救助	老年人、精神病患者、兒童	政府預算	提供護理、保健服務以及優先服務
法 國	困難人群醫療救援	貧困人群	政府預算	補助患者醫療費用的共付部分
日 本	老年衛生保健服務計畫	70歲以上老人、身障者	政府預算	提供老年人健康護理等與老年疾病有關的服務
新加坡	保險基金	窮人或個人承擔醫療費用較高影響基本生活者	政府建立保險基金、社會各界募捐	為窮人支付醫療費用

來源：任苒，黃志強，《中國醫療保障制度發展框架與策略》（2009）。

二、已開發國家社會醫療幫困救助制度的特點

醫療救助是一項公共產品,強調政府的責任。以利潤最大化為目標的營利性組織,不可能透過市場交換來供給這項公共產品,只能由國家承擔醫療救助的責任。已開發國家儘管都形成多方位的醫療保險籌資管道,都將醫療救助視為政府職能,由政府財政提供資金,解決特定人群的基本醫療衛生服務需求;各國也都注重對弱勢族群的救助。衛生保健的公平性要求政府採取措施,努力降低社會各族群在健康和衛生服務利用方面存在的不公正,使每個社會成員均能達到基本的生存標準。將醫療救助作為最低層次的安全網,各國醫療救助都是作為對醫療保險體系或全民福利的進一步補充,定位於為現行保險體系或福利制度仍不能保障其基本健康需求的人,提供幫助,所以各國的醫療救助制度,都是旨在幫助本國弱勢人群,標準通常較低,並且有嚴格的管理制度。一項政策能否發揮作用,政策的制定和執行同樣重要。

各國的醫療救助專案都有健全的資金管理體系,從資金的籌集、運作、使用到受益者申請的審核、監督,都有嚴格的管理程序和方法,有法律確保其正常運行和規範發展。各國都制定了嚴格的受益者資格條件,對不同的人群有不同的救助標準,而且嚴格審核,注重監督管理,以保障專案持續發展。特別是為了順應醫療體系的變革,抑制醫療費用的快速增長,各國的醫療救助政策也在不斷地相應調整,嚴格限定受救助者資格,加強費用的控制和管理。

社會醫療救助制度模式具有以下特點:

(1) 政府承擔社會醫療救助主要責任。這種責任包括:確定救助標準、審核救助對象、籌集、管理醫療救助資金、選擇提供醫療救助服務的機構和結算醫療費用等,並指導和協助慈善機構和社會團體組織開展醫療救助的活動。

(2) 資金主要來源是國家財政預算支出。在多數情況下社會醫療救助的資金,實行中央財政和地方財政共同分擔。被救助對象一般不負擔任何醫療費用或僅負擔一部分醫療費用。

(3) 對象主要是社會弱勢人群。在多數情況下,社會醫療救助的對象主要是生活在一定收入水準以下的窮人、老人、傷殘人員以及其他原因造成生活困難的社會成員中的患病人員。

(4) 社會醫療救助的形式,主要是透過國家興辦的醫療機構直接為救助對象提供醫療服務,或由政府購買私人醫療服務,提供給需要醫療救助的人群。

(5) 和社會醫療保險的性質不同,社會醫療救助不是按照權利和義務對應的原則提供醫療保障,而是按照需求和規定的資格條件來提供,保障的水準是最基本的醫療需求。

三、已開發國家社會醫療幫困救助的費用控制

(一)醫療救助費用控制措施與實踐

社會醫療救助制度作為針對特定困難人群的制度安排,是現代社會各國醫療保障體系中,最基本的制度。隨著貧困弱勢群體的醫療需求日益增加,醫療救助費用控制,逐漸成為各國普遍關心和重點研究的問題,以下對4種不同籌資體系的代表性國家的醫療救助費用控制實施狀況,做相關闡述。

1. 國家衛生服務制度國家

英國是較早實施社會醫療救助制度的國家之一。在1911年，《國民健康保險法》頒布前，是以濟貧法制度、互助組織、慈善組織為主要救助形式；之後，濟貧制度逐漸消亡，而慈善組織得以長期保留下來，互助組織則被健康保險所取代。隨著1948年《全民衛生服務法》的頒布，醫療救助透過在全民衛生服務保障框架內的政策傾斜方式來實現，對低收入和無收入的人群，政府立法免除他們的繳費或納稅義務，統一納入一般人群的醫療保障制度。同時還規定，除在國家衛生服務保障制度內享受免費治療待遇外，還對到國家衛生服務系統治療的車馬費進行補助；向兒童和孕婦提供免費的牛奶和維生素；對老人、精神病患者、孕產期婦女、兒童等優先提供醫療保健服務（「灰姑娘」制度）；到由全科醫師和家庭護士組成的診所就診，不用付處方費。

英國醫療救助政策有嚴格的審查和約束機制，詳細規定享受各種資助的資格條件，準確監控救助對象的收入和健康狀況，沒能力負擔費用的人可以獲得救助，有能力負擔費用者必須自己支付，對弄虛作假者處以費用5倍的罰款。

2. 社會醫療保險制度國家

德國的社會醫療救助是透過政府立法，免除低收入人群的繳費或納稅義務，且依附於主體醫療保障制度。低收入人群可以全部（社會條款）或部分（過渡負擔條款）免除加付義務（醫療保險制度規定的個人需自費的部分），如：收入低於620馬克（原西德地區）或者520馬克（原東德地區）的人員，可以免除參加法定醫療保險繳納保險費的義務。近年來，德國政府加強審核，投保人的收入一旦超過一定水準，就將其從原來的救助名單中排除，以控制醫療救助費用。

3. 市場醫療保險制度國家

由於商業醫療保險體系很難覆蓋老人和窮人，美國政府專門為老人設立醫療照顧制度（Medicare），為窮人設立醫療幫困救助制度（Medicaid）。美國醫療救助制度是由聯邦政府與各州政府共同出資興辦，並由各州政府實施的福利專案，交給聯邦政府衛生及公共服務部（DHHS）的下屬機構——衛生保健財務管理局（HCFA）負責管理。

Medicaid的救助對象主要包括：(1)貧窮的老年人。美國有一半以上的老年人的收入低於貧困線；(2)智力嚴重缺陷者、視障者、身障者；(3)由單親父親或母親撫養的窮苦兒童及其父或母，以上3類人幾乎占醫療救助總人數的2/3。社會醫療救助的申請者，首先必須接受經濟調查，經調查證實家庭收入和資產在規定的限額以下，方能獲得享受醫療救助的權利。因此，雖然美國醫療救助計畫的受益者是窮人，但在貧困線以下的居民，有一半以上不具有獲得醫療救助的資格，沒有一個州的醫療救助計畫，覆蓋了所有收入低於聯邦貧困線的居民。

Medicaid的保障專案包括：住院病人和門診病人服務、X光透視和體檢服務、鄉村衛生門診服務、對成年人的護理服務、家庭保健計畫服務和設備供給等。除此之外，各州也可以提供一些選擇性的醫療服務，諸如：私人護理、門診、牙醫、物理治療、藥方、假牙、修復器械、眼鏡和其他有關服務等，所需費用由州政府承擔。

美國享受醫療救助待遇的人領取的救助費，占醫療總費用的1/3～1/2，當政府財政出現赤字時，社會醫療救助的待遇往往會受到影響。自1982年起，美國政府首先對健康保險專案進行改革，繼而又逐年削減醫療救助專案的支出，如：降低核銷標準、減少服務專案、減少家庭護理服務等。

面對Medicare和Medicaid所支付的醫療費用日益增長，美國於1983年導入依據「疾病診斷關聯

群」（DRGs）的支付方式，透過統一的疾病診斷分類的定額支付標準，依據患者的疾病診斷、年齡、是否需要手術等，確定同等程度醫療的費用，達到醫院資源利用標準化。DRGs以定額給付方式代替按服務專案的事後補償方式，使醫院失去定價和收費的自主權，變為按DRGs規定的價格收費，並實行成本分析。同時，透過控制處方藥費用和減少對服務提供者的償付，逐步增加管理型保健這一創新衛生服務模式在醫療救助（Medicaid）中的比重，使該模式成為控制醫療救助費用的主要措施。

其次，為控制成本、降低費用，各州透過設置起付線、共付保險或共同付費的方式，讓受益者負擔某些服務的少量費用。但孕婦、18歲以下的孩子及住院病人、急救服務和家庭計畫生育服務不在此列。大多數州採取的費用控制措施，並沒有針對費用最昂貴的人群──老年人和身障者。一些老年人為了符合救助條件，將資產轉移給子女，因此，需要加強資產監控和審查。

再者，實行救助資金總額預算限制，以控制費用的增長，如：2006年紐約州政府設置醫療救助上限，並接收地方政府的分擔費用，使得紐約州和紐約市各郡醫療救助費用節約65億美元。

4. 個人儲蓄醫療保障制度國家

1993年4月，新加坡透過政府撥款對貧困人口實施保健基金（Medifund）計畫。政府撥款2億元作為醫療救助的啟動基金，並隨著經濟的增長，每年撥出1億元進行補充，籌資較為穩定。無力支付醫療費用的窮人和因個人負擔醫療費用太多影響基本生活的人，必須向由政府任命的、設立在每個醫院的醫療救助基金委員會提出申請，經過調查核實後，獲得批准才能享受醫療救助。同時，新加坡還建立貧困病房床位等級制度，不同級別床位的付費標準不同，由病人根據自身支付能力選擇，可以增加貧困人口的費用意識，將過度利用的可能減到最小。

（二）醫療救助費用控制的基本特徵

雖然各國社會醫療救助制度設計層面，存在明顯差別，但其費用控制領域，還是能夠歸納出以下幾個特點：

1. 加強對救助對象的審核和確認

社會醫療救助制度所覆蓋的人群，主要是貧困人口、兒童、身障者及特殊疾病患者等特殊人群，無論實行一體化醫療保障制度的英國、德國，還是獨立建制的美國、新加坡，都透過各種制度和程序安排（按類別或家計調查）嚴把「入門關」，提高識別目標人群的準確性。

2. 注重對基層社區衛生服務的傾斜利用，優化配置衛生資源

英國對老人、精神病患者、孕產期婦女、兒童等實行的「灰姑娘」制度；美國Medicaid中逐步引入管理型保健模式（HMO），都強調由經過系統培訓的初級衛生保健醫師，即全科醫師提供社區首診服務，引導衛生資源流向社區和初級衛生保健領域，節約醫療救助費用支出。

3. 各國醫療救助保障專案中，均包含對公共衛生和基本醫療服務的補償

預防保健和公共醫療是最符合成本效益原理的服務類別，透過降低貧困弱勢人群未來罹患重大疾病的預期概率，實現醫療救助資金的長遠節餘。各國醫療救助都努力構築事前控制風險的機制，特別是傳染病發病控制和慢性病的普查，強化三級預防的理念，發揮初級衛生保健的功效，節約預期重大疾病診療支出。

4. 改革支付制度，強化對供方的控制，促進競爭

　　如：英國的全科醫師作為資金持有者，實行按人頭付費，居民可以選擇自己滿意的全科醫師註冊，地區衛生行政部門將大部分資金，按照註冊人數分配給全科醫師，並對其實行獨立的預算，透過契約的方式聯繫購買者和提供者，經費的流向取決於病人的流向，促進供方為爭取服務契約而競爭。美國在Medicare和Medicaid專案中，導入DRGs支付系統，增強供方的成本概念，不得不依靠降低成本和節約資源消耗，來贏得單病種的最大收益。

5. 實行共付制，增強救助對象的費用控制意識

　　制度變遷過程中，德國、美國、新加坡等國都透過設置一定的起付線和共同付費的方式，讓受益者負擔某些服務的少量費用，增加貧困人口的費用敏感意識，降低過度需求所帶來的資源浪費。

6. 監控機制健全，處罰制度嚴厲

　　德國發現投保人的收入一旦超過一定水準，就將其從原來的救助名單中排除；英國能準確監控救助對象的收入標準和健康狀況，對弄虛作假者處以高額罰款。

四、開發中國家社會醫療幫困救助制度

（一）以法律為保障、借助社會力量

　　開發中國家的醫療救助主要為國家立法保障，並提供財政補助的救助保障專案，或由國家免除基本醫療保險參保費用，也有政府聯合社會其他人群聯合交叉補貼的方式，或鼓勵社會團體創辦慈善機構的方式。多數國家都會採用多種方式，建立綜合的醫療救助，如：菲律賓政府為醫療救助對象提供免費醫療保險卡，還鼓勵社會力量建立慈善機構；印度政府除了建立二級醫療網絡為低收入者提供免費醫療服務外，還實施「全民農村健康計畫」，讓貧困地區的窮人、婦女和兒童獲得有品質、有效率的醫療保健服務。

（二）建立國家保障專案，健全體制機制

　　吉爾吉斯、亞美尼亞、菲律賓等國透過國家立法，確保醫療救助的體制機制。亞美尼亞實行垂直管理、高度集權的醫療衛生體制，從體制機制上確保全民享有醫療救助。亞美尼亞在獨立後開始改革，衛生部門頒布的一系列法律法規中，就包含《醫療救助和公共衛生服務法》，該項法律為醫療救助引入多樣的籌資手段，由國家保證人人享有國家衛生重點規劃範圍內的免費醫療救助與服務。在吉爾吉斯，強制醫療保險基金會向吉爾吉斯公民提供醫療療養救助的國家保障專案。

　　根據菲律賓1987年憲章第8條第11款，國家應該採取綜合措施，改善居民健康，應確保基本物品、衛生和其他社會服務，以支付得起的成本，滿足全體人民的需要，特別要優先保證病人、老年人、傷殘人士以及婦女與兒童的需要。1995年，菲律賓頒布《國家健康保險法案》（共和國第7875號法案）。法案規定菲律賓國家健康保險專案的基本原則為：廣泛性、公平性、反應性和為窮人提供醫療保健等18條原則。政府應該負責為需要個人衛生服務的窮人，提供基本服務配套方案，這可以經由為窮人支付保費或直接提供服務的方式來實現。菲律賓居民在確定貧困身分後，政府為其提供免費醫療保險卡。但貧困醫療救助提供的醫療補償範圍與其他參保人員有所不同。目前，主要覆蓋住院醫療服務，只有在農村地區才覆蓋診所醫療服務。

　　有些國家，如：巴西和印度，則由國家直接興辦公立醫院，向全民提供免費的基本醫療服務，甚至是藥品服務。巴西實行的是全民免費醫療制度和私人健康保險制度，全體居民到任何一家公立醫療機構就醫、體檢或申請其他預防性服務都免費，而貧困家庭看病和購藥的費用，可以全部免費。印度政府制定由保健站、初級保健中心和社區保健中心組成的三級醫療保健網絡，免費向廣大窮人提供醫療服務，免費專案包括：掛號費、檢查費、住院費、治療費和急診搶救的一切費用，甚至還有住院病人的伙食費，但不包括藥費。

　　有的國家，如：泰國，透過為窮人支付保費的方式，提供醫療救助。1975年，泰國實施「低收入者免費醫療專案」，並在1992年將覆蓋範圍擴展到沒有其他醫療保障覆蓋的60歲以上的老年人和中小學生。泰國政府直接向月收入在1,000泰銖以下、符合資格的醫療救助對象，頒發「低收入卡」（類似「醫療救助證」），醫療救助對象必須在一家公立衛生機構註冊，並定點接受門診服務，在有需要的情況下可轉診。政府根據各衛生中心或醫院註冊的醫療救助對象人數，向這些機構撥付一定金額的補助。1983年，泰國政府又在農村地區向低收入居民推出「健康卡制度」，農民以家庭為單位，每年繳納一定的費用自願參加，政府相應補助保費，持有健康卡的農民在一定條件下，就可以享受到公立醫療機構的免費服務。在2001年推出「30銖計畫」後，泰國政府規定：符合條件的醫療救助對象，可以免除30泰銖的參保費用。有關註冊、首診和轉診的制度安排，依然保留。

（三）政府和社會其他人群聯合交叉補貼，重視社會慈善機構

　　智利是世界上社會保障實施較成功的國家之一，也是實施政府和社會其他人群聯合交叉補貼醫療救助模式的典範。智利的醫療救助體系也經歷了改革，改革前，智利社會保險部門的赤字，完全由國家財政彌補，政府專門為窮人設計或針對某些特殊需要制定的社會救助計畫，通常與社會保險計畫混在一起，無論資金來源還是管理體制，都很難自成體系。

　　改革後，智利逐步把分散的社會救助計畫與社會保險分開，設立相關機構，對政府的社會救助計畫統一管理、協調與其他社會組織和機構的社會計畫的關係，從而形成比較完整、比較有系統的社會救助制度。

　　智利對貧困人口的醫療救助，採用政府和社會其他人群聯合交叉補貼方法，政府按收入將人口從低到高分成A、B、C、D、E五個族群。E為高收入族群，一般參加私人保險，其餘四個族群一般參加公立保險。A組不繳保險費，所享受的衛生服務費用全部來自於公共資金；B組繳一定比例的保險費，不足部分由C、D組在公立衛生系統中的支付剩餘補足。

　　智利採用的這種方式籌資穩定，提供的服務也較為完善，滿足了窮人的衛生服務需要。對窮人的補助採用政府和社會其他人群聯合的交叉補貼方法，體現了互助共濟的精神。

　　此外，借助社會力量實行醫療救助的典範，還有菲律賓。在菲律賓有大量的慈善醫療機構，這些機構通常向貧困人口提供免費醫療，或有部分自願性付費。如：菲律賓華人社就創辦很多類似的慈善醫療機構，實施貧困醫療救助。

　　也有國家是透過強制的法律規定，社會醫療機構必須履行醫療救助義務，如：巴西政府規定私立醫療機構，每年必須向中低收入者提供一定數量的免費服務。

| 第六章 |

世界醫療制度改革的特點與趨勢

第一節 已開發國家醫療制度改革特點

一、已開發國家衛生經濟政策的共同特點和趨勢

（一）醫療保障體制的共同特點

1. 醫療保險覆蓋面廣，保障程度高

美國的醫療保障覆蓋程度在已開發國家中所占比例是最低的。其他已開發國家大都實現全民健康保險，居民可以平等地享受各種普遍的、綜合的醫療衛生服務。

2. 公共籌資占衛生總費用的比重很高

2008 年，美國政府公共籌資只占 47.8%，在已開發國家中也是最低的。其他主要已開發國家的公共籌資，占醫療衛生總支出的比例平均達 74.4%，大多數國家都超過 70%。醫療保險的社會化程度很高，私人保險籌資是公共籌資計畫保障的補充。

3. 私人部門提供的醫療服務發揮重要作用

實行國家健康保險制度和私人健康保險制度的國家，醫療服務供給體系主要由私人部門提供。即使是實行國家衛生服務制度的國家，如：英國等，雖然全科醫師需要與政府簽訂契約，接受政府管理，但提供初級衛生保健服務的全科醫師，本質上仍然屬於私人開業。為了解決公立醫療機構效率低下的問題，滿足多層級醫療服務需求，近年來，民營醫院得到較快的發展。

（二）衛生政策的發展趨勢

1. 追求公平的效率目標

各國的衛生經濟政策主要以提高醫療服務的公平性和效率性為核心，保證醫療服務的公平分配，維持衛生經濟的穩定運行。絕大多數已開發國家都將衛生保健服務，視為準公共產品，強調政府有義務向每個公民提供全面的醫療服務和健康保障，並制定準則，以期既有效地籌集衛生費用，又能有效地控制醫療費用，保持社會經濟的協調發展。

2. 計畫調節與市場調節有效結合

在實行全民健康保險制度和私人健康保險制度的國家，政府對衛生領域的干預和計畫，有加強的趨勢；而實行國家衛生服務制度的國家正進行改革，引進內部市場，發揮市場競爭對效率的積極作用。

3. 宏觀調控與微觀自主相結合

實行全民健康保險制度的國家，政府都規定衛生總費用與國家經濟發展（德國）或各省經濟發展（加拿大）之間，要保持協調發展的關係；政府對醫院長期發展和日常業務的總預算調控加強，同時仍保持醫院的獨立性和自主經營權；政府對醫師行為的調控，也同樣是總收入控制與自主行醫相結合。英國國家衛生服務制度改革的重要措施是下放管理權，允許一些大的公立醫院獨立，按市場原則進行經營。

4. 衛生政策法制化

已開發國家衛生政策的實行、調整和改革，都以立法形式出現，具有權威性和強制性。德國政府自1881年制定了世界上第一個推行強制性健康保險的法律框架，明確規定各級政府及醫療保險有關各方的權利、義務。二戰後，立法機關又制定許多相關法規。1983～1986年，僅針對控制衛生費用，德國政府就頒布了5個法案。1988年頒布《健康保險改革法》，1993年又頒布《醫療改革法》。這些法規，使德國健康保障系統，成為整個經濟中最有條理的部分。衛生政策法制化，能較好地體現國家的長遠目標；立法過程的辯論，有利於防止政策漏洞，而且能增強各方對政策的理解以及各部門之間的協調，便於政策的貫徹和執行。

5. 衛生經濟決策科學化

已開發國家在衛生經濟決策過程中，越來越注重政策的成本、效益和效果的分析評價。為了防止先進卻昂貴的技術服務在全國過快增長，這些國家已廣泛開展新技術服務的成本效益分析。一開始，這些服務只限於在擁有專家、利用率高的少數主要醫療中心（通常是教學醫院）集中使用。只有當新技術很完善，成為現代醫療的基本部分時（如：影像診斷），才會被允許在全國廣泛使用，但仍然是由政府預算撥款提供資金。隨著衛生保健經濟分析、評價方法的完善，其應用的範圍越來越廣。

二、已開發國家主要衛生經濟改革

隨著衛生事業的發展、醫學科學技術的進步、人口高齡化以及生活和教育程度的提高，人們的醫療衛生需求，也相應增加。已開發國家的醫療保險費用，在20世紀50年代就已增長很快，至20世紀60年代末又加快速度。從1960年到1975年，醫療保健費用在國民生產毛額中所占比例，聯邦德國從4.8%上升到8.4%，加拿大從5.5%上升到7.4%，美國從5.3%上升到8.6%，瑞典從4.7%上升到8.0%。到20世紀90年代末，英國衛生總費用占GDP的比重為7.1%；德國衛生總費用占GDP的比重為10.5%，法國衛生總費用占GDP的比重為9.8%，美國衛生總費用占GDP的比重達到14.3%。到2011年，英國衛生總費用占GDP的比重上升到9.4%，法國衛生總費用占GDP的比重上升到11.6%，美國衛生總費用占GDP的比重上升到17.7%。高漲的醫療費用，造成已開發國家沉重壓力，如何控制費用成了各國衛生政策共同的首要任務。

費用上漲，除了上述客觀原因外，還與衛生保險制度本身有關。醫療保險和政府作為第三方支付費用，使患者和醫師都沒有費用意識，導致不必要的衛生需求，醫院、醫師過度的醫療供給，刺激醫療費用的上漲，各國已經普遍認識到按服務付費所帶來的不良後果。從20世紀70年代中期開始，特別是1980年起，各國以控制費用為目標，針對上述因素採取各種政策措施。這些政

策措施既有調節醫療衛生供給的，也有調節醫療衛生需求的。

（一）短期供給政策的調整

1. 改革定價方式，實行價格管制

實行國家衛生服務制度的國家，政府向醫院和全科醫師分配經費，居民免費享受服務，因此，醫療服務的供給不由價格調節。實行全民健康保險和私人健康保險制度的國家，醫療服務收費標準是由醫療服務提供者共同制定的，而按市場需求制定的價格往往較高。為控制費用，這些國家改變這種定價方式，實行政府統一定價或由醫療提供者與保險者協商定價。

1982年，美國政府為了控制醫療費用，頒布「價格管制」法規，規定醫院醫師在給享受老人醫療保險和窮人醫療照顧的患者看病時，必須在政府規定的價格內收費（其價格約為常規價格的75%），否則不予核銷。結果，老人醫療保險和窮人醫療照顧費用，得到一定程度控制，但也導致醫師歧視限價患者，將費用從限價患者轉到非限價患者身上，抬高後者醫療費用的現象。所以後來一些州政府強行要求醫院對所有患者的費用，都實行價格管制政策。

德國、法國、加拿大對醫師的各項服務，制定全國統一的收費表。加拿大還於1984年開始，禁止醫師額外收費。日本有更嚴格的價格管制政策，所有醫療保險服務，都按國家統一規定的點數價格系統收費，不論服務是由哪個層級醫療機構或診所提供，也不論是由哪個醫師提供。所有保險機構向所有醫師按相同的標準支付費用，不允許個別商定收費標準，任何收費標準的修改，都由衛生與福利部中央社會保險委員會進行。

已開發國家藥品價格，同樣受到嚴格控制。研究和施行結果顯示，實行統一的價格控制，比僅僅控制某部分價格效果更好；但價格控制也有可能刺激提供者增加服務供給，以彌補相應的經濟損失，所以僅僅靠控制價格，還是不夠的。

2. 改革醫院支付制度，實行各種形式的預付制

住院醫療服務費用，在各國都消耗近一半的衛生資源。在經濟合作暨發展組織（OECD）國家中，住院費用占公共醫療支出平均約為60%。各國都意識到住院醫療，是滿足醫療需求中花費最大的部分，但並非都是必要的，因此，削減這部分開支，成為各國共同的目標。

NHS國家紛紛改變對醫院的預算撥款方式，從按專案預算改為總額預算（澳洲）或限額預算（英國），要求醫院在限額預算內運行。強化預算約束，對醫院費用上漲控制，比較有效。

許多全民健康保險國家，如：加拿大、德國、法國、荷蘭，都改變了醫院支付制度，借鑑NHS國家的做法，對醫院實行總額預算制，代替以往按住院日或服務支付費用。因為按住院日或按服務支付，醫院願意讓患者長期住院，卻不進行嚴格治療。德國從1986年起開始對醫院實行「彈性預算」，即預先規定住院天數，對少於限定住院天數的醫院給予獎勵，並對超過者施以懲罰。總額預算制度要求醫院在預算內，為特定人群提供所需的所有服務，自負盈虧，因此鼓勵醫院降低服務成本，提高效率。OECD國家資料顯示，實施總額預算制的醫院比不實施者，費用控制能力高出13%。美國的一項研究估計，一些國家的總額預算制使得由於通貨膨脹調整的衛生保健支出，降低了9%～17%。

美國引進另一種方式。1983年，聯邦政府對老人醫療保險醫院患者實行按疾病診斷關連群（DRGs）支付費用的方式，就是按預先確定的病種價格支付給醫院。這一制度能刺激醫院降低每

個病例的服務成本，縮短患者住院時間。DRGs 對控制老人醫療保險住院費用，效果明顯。為防止實行 DRGs 帶來的費用轉嫁私人保險住院患者，同時也控制私人保險住院費用，美國從1984年開始 DRGs 制度研究，並逐步試行，到1987年，DRGs 在全美廣泛推行，再全面推廣，歷經了20多年，取得良好效果。1990～2006年，儘管病例數量增加18.5%，但平均住院天數縮短5.8天，床位數減少144,000張（21%）。DRGs 主要優點是透過把對提供方的補償與診斷病種特徵決定的服務量結合起來，促使提供方控制每一病例的費用，合理醫療、合理用藥，降低服務資源消耗。不足之處是：需大量統計數據支持，才能測算出各類、各級病種的診療費用，並且容易誘導提供方選擇同類病種中，病情較輕的患者或誇大患者病情嚴重性，以獲取較大經濟利益，增加管理成本。儘管 DRGs 有以上缺點，但實行效果明顯，因此，目前歐洲和日本等國現也在研究和試行 DRGs。

3. 改變醫師報酬的支付方式，限制醫師報酬水準

醫師是醫療服務供給者，也是醫療服務消費代理者。醫師行為很大程度上決定醫療費用的效率。傳統的支付方式刺激費用上漲，所以許多國家改變醫師服務費用的支付辦法。義大利實行按人支付或薪資制，代替按服務付費；法國新的醫師薪資補償辦法規定，專科醫師薪資與人均國內產值同步增長；德國對醫師協會所屬所有醫師的服務費用，實行總額預算制，在預算內對各個醫師再按服務量，進行支付。這種補償機制，促使醫師集體控制服務的總費用，並使醫師之間互相監督，因為服務量的增加，都導致單位服務補償的降低；醫師數量增加和服務增加，都會降低報酬。這一措施使得診所醫師平均收入持續相對下降，由1971年社會平均薪資的6.5倍，降低到1988年的3.5倍。

美國哈佛大學以蕭慶倫（William C. Hsiao）為首的課題組，經過10年的研究，提出以資源為基礎的相對價值比率（Resource-Based Relative Values Scale, RBRVS）這一新的醫師服務酬金支付方法。美國自1992年試行 RBRVS，根據各個專科服務的實際成本（包括：醫師服務時間及其勞動強度、業務成本和專科培訓的機會成本）的相對比值，調整各科收費標準。同時為控制醫師過多的服務量，對醫師服務總費用實行支出目標制，即控制增長率。該評估系統於1992年在美國試行成功後，如今已成為美國抑制醫療費用上漲的舉措之一，在美國、德國、加拿大、日本等國家應用多年。

4. 同行服務審核，監督服務利用

許多國家政府聘請專家，定期評鑑醫院、醫師，試圖透過醫療監督，限制醫院和醫師提供過度醫療行為或過度處方，以便消除昂貴、但效果小或同等效果的治療，控制醫療服務供給量，同時保證品質。丹麥、德國、西班牙、法國、愛爾蘭、葡萄牙、英國已經制定藥品規範；德國1989年制定藥品費用法定上限；英國制定全科醫師處方的指示性預算，對醫師處方行為加以規範。

比利時、德國、法國、荷蘭實施醫療行為規範，其中荷蘭僅針對專科醫師。比利時、西班牙、盧森堡和法國制定「醫療示意圖」的程序，就是根據醫療補償時，醫院義務提供的材料，按專業類別建立反映醫療活動與處方的示意圖，與預定的醫療行為標準相對照。德國地區醫學協會規定：處方費用明顯高於平均約10%的醫師，必須向評鑑委員會陳述理由，並制定包括建議、勸告、警告和罰款等不同條款的懲罰制度。最近，德國疾病基金會得到批准，可聘請醫師專門調查那些可疑的欺騙行為。

美國在1972年通過關於審查職業標準的立法，建立行業標準審核組織（Professional Standards Review Organization, PSRO），經常到醫院對醫師進行抽樣審核，檢查醫師用藥、治療等行為，使用

率是否太高，以此來督促醫師、減少浪費。研究表示，因為同行在互相檢查時，礙於情面，互相包庇，PSRO並沒有使醫師因此而減少服務量。

　　加拿大住院保險計畫經常委任專員，對全省的各類醫院服務進行統一分析，掌握各種疾病住院治療的診斷和服務數量、住院時間和成本費用，用於編列醫院預算，控制住院服務成本。住院保險計畫進行醫院服務品質的審查，要求每家醫院保留完整的醫療檔案，並把醫療紀錄輸入電腦，分析和評價住院服務品質，若發現病史紀錄不完整、存在差錯時，便責成醫院有關負責人改善。若發現有明顯的失職，則按嚴重程度給予警告甚至經濟處罰。這種即時控制，對限制醫師誘導需求和控制醫療事故，確有成效。

（二）長期供給政策的調整

1. 控制醫院基建規模和貴重儀器設備，按區域衛生發展規劃配置資源

　　過去在所有國家，醫院新建築和設備的投資，一度都由醫院的所有者自己決策和籌集。但是現在，實行強制性全民健康保險制度的大多數國家和實行國家衛生服務制度的所有國家，醫院資本投資都由政府直接控制，並且主要依靠政府預算撥款，提供資金（包括私立醫院）。

　　歐盟各國醫院部門雖然差別很大，但都採用區域化原則，在全省或全區對醫療機構和設施加以規劃，避免醫療機構和高費用技術不必要的重複。實行NHS的英國、瑞士等國家，政府結合分配預算與推行醫療網政策，促使醫療資源的地理分布成為目前全球分布最合理的國家。

　　1970年，法國《醫院改革法》建立相當詳細的技術規劃和管理制度。根據該項法案，法國衛生部規定影像透析機、直線加速器、CT掃描等各具體專案與人口的最大比例。德國自1972年起就實施醫院計畫，但由於地方政府未能認真執行，反而助長醫院的擴建，導致醫療資源過剩、床位閒置的問題。1985年，醫院資金籌措條例規定：所有醫院的基建費用由聯邦預算資金資助，但只有按照醫院需求計畫鑑定合格的醫院，才能獲得聯邦預算資金。1989年，根據《衛生保健法案》，德國又成立了「設備委員會」，以減少醫院和醫師重複購置設備。現在德國所有醫院硬體投資，完全操縱在政府手中。荷蘭《醫院供應法》第18條，授權政府衛生部發放高技術服務數量許可證的權力。這項法律條款旨在限制高技術設備的數量，以便提高服務的效率和品質。

　　加拿大政府對醫院預算的一個重要特點是：將日常開支和資本投資分開。醫院購置新設備必須向省衛生部門申請批准，請求撥款。低一級醫院要擴大規模、增加服務量或引進新技術設備，不論資金來自個人、社區捐贈或是直接向政府申請投資，都要經過省政府住院保險計畫的嚴格審查。不經過審查的新增服務，將得不到住院財政補助，住院保險計畫也將不調整未經審查的服務量的預算。住院保險透過法律規定：全省醫院的規劃、規模和等級，把醫院分成普通醫院、地區級醫院和都市中心醫院三級。住院保險計畫控制著每一所醫院的設備更新、引進、病床擴充和固定資產更換的審查權。因此，各省的醫院發展都按三個層級的配備標準來規劃，對普通醫院嚴格控制高成本、高技術的引進，把高端精良醫療儀器集中在區域醫療中心，允許普通醫院和地區醫院在中心醫院利用這些昂貴的技術和設備，實行資源共用，防止各家醫院盲目引進而造成利用率不高、衛生資源浪費，甚至造成誘導利用的弊端。實例證明，加拿大用經濟手段調控醫院發展規模和速度，卓有成效。

　　20世紀40年代至60年代末，美國政府曾試圖推行醫院計畫，向各州提供資金，按各地區人

口數和人均收入投資新醫院、病床，促進醫院現代化。由於各方不願放棄自由市場原則，最終並未成功。20世紀70年代，美國又通過了更嚴格的設備「需求證明」（Certificate of Need, CON）法案。該法案規定：凡醫院需購買年投資超過10萬美元的儀器設備，都必須經過市政府督導下的衛生計畫委員會（由地方醫療人員和非醫療人員組成）審核和批准後，才能購買。目的是控制醫院因過多添置設備和床位，而引起的成本上漲。研究顯示，CON對醫院的成本和設備投資幾乎沒什麼影響，僅對控制醫院病床的增加有影響。實行CON的地區，醫院病床減少了，可是醫院的總資產價值卻沒減少。因此，1984年國會就不再強制執行了。CON沒有成功，一方面是由於CON法本身不完善，僅限於醫院及其設備和床位的增加，醫院和私人醫師仍有漏洞可鑽；另一方面是由於醫院大型設備投資的決策、籌資和按服務收回成本的補償機制沒變，醫院仍有投資的衝動，不像加拿大和德國等是由統一的第三方（如：政府），來投資基礎建設和大型設備，並且控制收費，以此來調控醫院的長期發展。

日本過去對醫院的發展和大型設備購置，不加干預，結果日本人均接受的CT次數最高，出現供給過剩。日本最近的衛生改革法開始規定各區醫院床位的最高限額，並提出昂貴儀器設備共同利用以及開放國立醫院等方法。

政府控制醫院基建和設備投資的結果，雖然在有些國家可能導致某些昂貴診療專案的短缺和排隊現象，但減少盲目發展和重複購置帶來的浪費，進一步提高有限資源的利用效率。

2. 調整衛生服務的重點

1978年，世界衛生組織提出「2000年人人享有衛生保健」的目標，並制定「初級衛生保健」的全球策略，對各國確定衛生服務新重點，發揮積極的推動作用。20世紀80年代後期，各國在人口老化加劇和疾病譜改變的挑戰下，為控制醫療費用，逐漸加強對醫療供給長期政策的調整。與此有關的政策包括：修改住院部門的醫療服務、重視初級衛生服務、療養院、日間服務和家庭保健服務。1980～1988年，歐盟國家醫院病床下降3萬張。目前各國在尋求更加嚴謹的住院醫療規劃。美國等一些國家對病床的增加，採取「3H」政策，即家庭護理（Homecare）、保健服務（Health Service）和臨終關懷機構（Hospice），建立一些中間設施，使醫院工作轉移到院外。因此，各國門診服務專案、日間外科手術、家庭保健服務，有不斷增加的趨勢。在美國，醫療費用的上漲，促使衛生保健組織及其資金使用方法，發生明顯變化，像HMO這樣比較注重預防和初級保健的組織，在20世紀80年代獲得迅速發展。增進健康、預防疾病、醫療保健，已成為美國20世紀90年代衛生服務的方向。瑞典衛生和社會事務部公共委員會，制定了新的、改革後的保健制度，將醫療衛生的重點從「醫院治療」轉到「初級衛生保健和預防」為主的方向。在澳洲，公共衛生和預防保健越來越受到重視，聯邦政府發揮的作用，有不斷擴大的趨勢。為實現「2000年人人享有初級衛生保健」的目標，政府制定全國性的初級衛生保健目標和策略。聯邦政府還增加預防、保健經費及教育經費，以促進公共衛生、預防保健的研究和人員培訓。此外，許多國家都限制醫學院校的招生人數，日本還開展最適宜的醫師比例的研究。

（三）醫療保障政策的調整

20世紀60年代，免費醫療曾風靡一時，患者自己負擔醫療費用的觀念，逐漸淡薄。現在各國為控制醫療費用過快上漲，除有效調整醫療服務供給政策外，還轉向對醫療服務需求的控制，成

為調整政策的重要內容。

1. 普遍實行費用分擔制

　　為了增強患者的費用意識、減少消費，各國普遍實行各種形式的患者費用分擔。常見的措施是：提高患者的醫療自付額。日本1983年取消了老年人免費醫療，實行費用分擔；1984年，又對有薪資收入的被保險人，實行醫療費用部分自理政策。瑞典實行「醫療費部分自理證」制度，對每次處方患者所付金額規定最高值，同時規定每年看病超過15次後即取消，患者就不必再自費。在挪威，患者負擔費用不能超過最高年指數，自付分擔費用最主要用在藥品、牙科醫療等專案上。在丹麥和瑞典，自付額相當於一定百分比的藥費；在德國、荷蘭和英國，是以處方費形式支付的固定費用。各國實行的結果證明，費用分擔辦法，對抑制患者的過度需求有一定作用，但除了真正低收入者外，許多人透過私人健康保險支付自費部分，使得費用分擔的效果受到影響。

2. 重新劃定強制性健康保險的範圍

　　各國普遍規範強制性健康保險核銷的藥品和不核銷的藥品。1982年，愛爾蘭制定限制藥品的清單，並正在計畫制定核銷藥品的清單；1983年，德國健康保險取消一些低價藥品的補助；1985年，英國國家衛生服務制度規定不包括非處方藥品；比利時、丹麥、義大利、荷蘭、葡萄牙等國，都制定核銷處方藥品清單，以控制藥費的上漲。

　　許多國家修改福利待遇，取消一些次要的福利。德國規定強制性健康保險和私人健康保健，都必須保證的基本醫療範圍，將某些次要的福利取消，而增加許多預防性福利，如：按年齡規定的各項健康檢查。從1985年起，英國國家衛生服務制度，不再為成人提供配眼鏡服務的補助，並從1988年起終止免費牙科和視力檢查。

　　透過上述種種政策措施，各國衛生費用的控制，獲得了不同成效。20世紀80年代，醫療費用上漲速度比20世紀70年代有所下降。到20世紀90年代中期，英國、加拿大、德國、日本等國的衛生費用上漲速度，趨於穩定，和GDP增長保持同步。總體情況是，實行國家衛生服務制度的國家，費用控制效果比施行全民健康保險國家好；施行全民健康保險國家中，又以政府稅收籌資的加拿大和實行全國統一收費標準的日本，費用控制得最好。實行私人健康保險制度為主的美國，費用控制部分效果較明顯，如：老人醫療保險和窮人醫療照顧患者住院時間縮短，費用下降，但由於存在醫療費用從住院服務轉嫁到門診服務，以及從老人醫療保險和窮人醫療照顧患者轉嫁其他患者身上的現象，全國整體醫療費用增長，仍然居高不下。

三、探索私人籌資計畫

（一）實行私人籌資計畫的背景

　　英國實行NHS制度60餘年，醫療衛生費用的主要來源是國家稅收，雖然占GDP的比例低於歐盟國家平均水準，且遠遠低於美國，但也面臨國民對衛生保健需求持續增長以及醫療費用日益增長的壓力。近20年間，英國為控制醫療費用增長，始終實行控制和縮減醫院床位、避免刺激消費的政策。目前1,200所醫院（公立占96%）床位總數為19萬張，每千人口病床數已降至27～30張。由於病床數量緊縮，雖然醫院用縮短平均住院日來調節（如：公立醫院的平均住院日現已降至6天，為歷史最低水準），但需要住院的患者等候入院的時間，還是不斷延長，仍不能解決日益突出

的「住院難」的矛盾,引起社會的強烈不滿。另一方面,由於公立醫院的建築設施不能得到及時的更新,因此,普遍比較陳舊,建築使用超過10年的醫院占總數的83%。大量醫院亟待改建、擴建,也需要增加床位數來滿足患者的需求。NHS年度基本建設計畫用於新建醫院和維修改建的費用,已超過17億英鎊,預計未來幾年將增加到30億英鎊。由於資金缺口巨大,而政府公共財力有限,難以實現在短期內用增加公共投入來滿足建設大量醫院、儘快改善就醫環境的資金需求。

相反地,英國的私人機構卻擁有大量的閒置資金,對投資建造有長期穩定收益回報的公立醫院,很有興趣。對於私人機構閒置資本有建造醫院的投資意向,英國政府的態度是很樂意在政府管理下,透過市場競爭機制,引進資金,同時借鑑私營部門管理模式,提升政府公共部門績效。這種以市場為基礎的政府管理新模式稱之為「新公共管理」,注重以市場機制改造政府、以企業家精神重塑政府,鼓勵競爭,側重結果和績效,重視消費者選擇和強調效率。

這一政府管理新模式的產生,與20世紀70年代以來經濟學理論的發展,特別是新制度經濟學的發展,密切關聯。新制度經濟學的三個主要組成部分——公共選擇理論、委託代理理論及交易成本經濟學,正是新公共管理的知識基礎。從柴契爾夫人(Margaret Thatcher)執政開始,英國政府積極吸引私立機構投資公共基礎建設專案,諸如:學校、醫院、道路、水廠等。私人籌資計畫(Private Financing Initiative,以下簡稱PFI)就是其中一種模式,也有人稱是一種公私合營計畫(Public-Private Partnership,簡稱PPP),主要用於醫院。PFI的主要內容有4個方面:(1)私立機構投資建造公立醫院,醫院建築物產權在一定期限內歸私人投資方所有,醫院每年向投資方支付一定的費用;(2)投資方除投資建造外,在期限內還需負責建築的維修、保養和提供醫院後勤輔助服務;(3)期限滿後,建築物產權歸屬醫院,醫院不再向私人機構繳納費用;(4)一般這個期限定在20～30年,投資數額、每年支付的費用,由投資方、醫院和政府三方協商確定。

(二)實行私人籌資計畫的方法

英國政府選擇PFI後,在公立醫院建設中劃出一大塊,引入私人投資,解決資金需求的燃眉之急,轉移投資風險,加快建設進度。NHS提出,到2010年全國要新建、改建、擴建醫院100所,增加病床7,000張,其中運用PFI模式進行建設的占總數的2/3。到2009年,已有8個新建醫院按PFI模式操作,審查立項的PFI專案已有20個,正在審查中的有將近50個。英國政府希望透過私人資本挹注,打破公立醫院完全由公共投入的單一模式;在公立醫院中,引進市場機制和先進的管理運作模式,利用私營辦法來改變和提高公立醫院的經營效率和經營文化,推動醫院轉變機制,增強經營意識,降低成本、提高效益。也希望透過PFI,從機制上克服公共投資普遍存在的超額預算、超長工期以及機制不靈活等弊端,加強建築工程成本控制,提高建築品質。

為了達到這樣的目的,在已實施PFI的醫院建設專案中,英國政府允許私人投資方的年投資報酬率最高可達20%。在遷建專案中補助土地置換費,用「花錢買機制」的辦法,改變公立醫院無法引入私營機構的文化和環境,無法促進醫院降低成本、減少床位和提高效率的傳統局面。

在實施PFI的專案中,政府明確規定操作方法,因此,仍是發揮主導作用的重要一方。政府規定的內容包括5方面。

1. 四條原則以及應考慮的問題

各方應遵循的4條原則是:(1)醫院必須明確引入資金的目的和如何償還;(2)投資方需提供適

合的專案並能夠服務到位；(3) 醫師和護士都必須有機會參與專案的設計；(4) 投資方要明確投資目的。投資方和醫院都應該考慮的問題包括：成本、償還、合作夥伴、利用率、風險轉讓、管理文化和管理效率等。

2. 成立專門機構和明確各方職責

每個 PFI 專案均應成立專門機構，一般為理事會或委員會，負責整個專案的管理、協調和實施。理事（委員）會由 PFI 涉及的各方組成，包括：專案投資方、建設方、NHS、醫院經營者、醫務人員代表以及社區代表等。遷建愛丁堡新皇家醫院（Royal Infirmary of Edinburgh）就是一個 PFI 專案，委託人是洛錫安區大學醫院信託（Lothian University Hospitals Trust），設計與建造的是愛丁堡皇家醫院，投資方是聯合衛生保健公司（Consort Healthcare Consortium），設施管理方是哈登建築管理有限責任公司（Haden Construction Limited）。這個專案成立了一個由 53 名成員組成的機構，負責實施遷建計畫。其中 39 名成員由醫院員工選舉產生，包括：醫師、護士、藥品集團的代表、該醫院所屬的信託董事會成員以及專案組成員。14 個外部成員，包括：來自該醫院所在地洛錫安區衛生部門代表、全科醫師和來自其他信託的代表。這個機構的運作由專業的專案經理全權負責。

PFI 專案強調用契約形式明訂各方職責。由於專案時間長達 20～30 年，涉及多方利益，因此，界定各方關係、落實各方職責，顯得格外重要，必須運用契約形式確立合作各方的權利和責任，確定資金來源和施行辦法。

3. 嚴格專案精算

在英國，新醫院一般需 12 年才能回收投資，第 13 年才能開始盈利；在 20～30 年的期限內，院方支付投資方的費用也與投資成本相關。因此，在基本建設專案中，投資方、院方為顧及自身利益，會在保證品質的前提下，盡量降低建造成本，並儘快完工以供使用。但政府公共投入的建設專案中，卻比較普遍地存在巨額超支和工程逾期現象。在 PFI 專案中，透過嚴格的專案精算，嚴格控制建造成本，明訂工程進度，有效避免公共投入建設專案的超支、逾期弊端。一個從市中心遷往市郊、建築面積 10 萬平方公尺的醫院重建專案，原來公共籌資時，工程至少要 10 年時間，工程逾期和超支 10% 以上的情況，幾乎不可避免。而作為 PFI 專案進行專案精算，只用了 4 年時間就完成整個工程，嚴格的精算也有效控制建造成本。在已經實施的 PFI 專案中，基建成本平均下降了 10%。

4. 捆綁投資方收益與醫院效益

投資方將建造的醫院交付使用後，還要預留充足的維修基金，並負責建築的維修保養以及醫院清潔、膳食供應等後勤保障服務。如果由於建造品質的原因，影響醫院正常經營，既影響投資方從醫院獲得的收益，還需要增加維修保養費用。由於投資方的利益與建築品質、醫院經營狀況，密切相關，因此，投資方從自身利益考量下，絕不會偷工減料，從機制上有效保證醫院的建築品質。在已經完成的 PFI 專案中，建築工程的差錯率下降了 20%。

5. 醫院引入市場機制和高效管理模式

因為醫院每年須向投資方繳納費用，由此激發醫院的經營動力，促使醫院引入類似私立機構的經營管理模式，致力於降低運營成本和提高效率。例如有一個醫院遷建專案，醫院為降低成本，將床位數從 1,200 多張縮減為 857 張，並且想方設法縮減醫護人員——老醫師退休後不再招聘新醫師，由在職醫師分擔其工作；部分原來由醫師承擔的工作改由護士承擔，護士的一部分工作（如：送膳等）交由輔助人員承擔等。在病床和人員減少的情況下，醫院效率非但沒有降低、反而

得到提高，病床周轉率和使用率都顯著上升。可見由於實施PFI，市場競爭機制和私營機構的先進管理模式進入公立醫院，順利地轉換公立醫院的經營機制，提高經營管理效率。

在NHS的規劃下，部分PFI遷建醫院還重新進行功能定位，服務模式轉向新興的衛生保健模式，服務重心從住院服務轉向日間服務，從二級保健轉向初級保健。集中人員、專家、設備優勢，減少床位，降低成本，從而使醫院資源得到更充分的應用。

（三）實行私人籌資計畫的效果

對於英國政府來說，引入PFI彌補了公共財力的缺口，幫助政府在較短時間內實現新建、改建公立醫院的目標，有效地適應國民對衛生服務需求提高的形勢，同時也將投資醫院的風險從政府單獨承擔，轉向由政府、私立機構共同承擔。對於醫院，由於需要向私立機構支付費用，激發醫院的經營動力，促使醫院轉換機制、提高效率。對於私人投資者，投資新醫院能夠得到長期、穩定、較高的投資報酬率。因此，實施把投資方利益和醫院利益綁在一起的PFI，獲得了「三贏」的效果。英國政府在宏觀上把握適度比例，在微觀上強調專案精算，得以在短期內全面改善就醫環境。醫院引入私立機構高效管理的模式和文化，推進機制轉換，降低成本，提高效率。

第二節　開發中國家醫療制度特點與改革趨勢

一、亞洲國家醫療制度特點與改革

眾所周知，任何國家的衛生體制與保障，都是建立在本國特定的社會政治制度、經濟發展水準以及傳統文化背景的基礎上，並受一定的理論指導。也就是說，衛生體制與保障制度模式選擇，受到多種因素制約。亞洲國家和地區的衛生體制和保障制度，無疑與其政治、經濟、社會、文化等「本土」因素，有著許多內在的邏輯聯繫，但是一定區域內的國家和地區之間的衛生體制與保障制度，有一定的相似性，在長期的發展進程中，逐步形成有別於歐美傳統衛生體制與保障模式的一些重要特點。

（一）中央集權，政府托底

縱觀開發中國家的衛生管理體制，主要是以中央集權的衛生行政管理為主，各國中央政府都下設直接管理醫療的衛生行政部門。同時，從醫療保障制度發展軌跡，可以看出醫療保障制度發展，是以制度建立和完善為導向，並探索改進管理和服務效率，以滿足保障群體的基本需求。泰國是亞洲的開發中國家，政府重視醫療保障的公平性，從20世紀70年代，開始建立醫療救助制度，80年代又在農村推行「健康卡」制度，透過家庭自願繳費參加、政府補助的形式，建立包括預防專案在內的醫療保障制度。2001年，推行「30銖計畫」，旨在建立覆蓋全民的醫療保險計畫。越南強調扶貧與保證醫療的社會公平，透過代收部分醫院費用政策、扶持窮人的醫療保險政策以及公共醫療服務支持貧困者的辦法等，改善醫療衛生服務，以幫助窮人。菲律賓是新興的民主國家，目前正在進行衛生經濟管理體制改革，其衛生服務提供系統包括公立和私立兩大部分，且私立占主導，特別是在都市地區；在農村地區，醫療機構則以政府興辦為主。實行省區責任制，加

強地方政府對農村衛生的管理權限和責任。早在20世紀80年代初期，印度政府就在全國農村逐步建立包括保健站、初級保健中心和社區保健中心三部分的三級醫療保健網，免費向廣大窮人提供醫療服務。印度建立諸如全民免費免疫計畫和公立醫院免費治療專案等公共衛生制度，以保障弱勢群體，特別是廣大農民能夠享受基本的醫療保障。中國對低收入人群和社會弱勢群體，也有一些幫助措施，如降低保費等，但總體扶持力度不大，特別是在醫療保障方面，針對困難人群、弱勢群體、農村居民以及一些醫療費用花費巨大、個人負擔過重人群的狀況，正加快研究和建立社會醫療救助制度，加強對醫療保險專項資金的投入力度。

（二）衛生籌資多元，稅收與個人為主

印度衛生籌資管道主要來自於政府和個人。政府衛生投入包括：中央、州和地方政府三級，州和地方政府承擔3/4，中央政府承擔1/4。經費的籌資主要來自於：稅收、非稅收以及涵蓋邦雇員保險計畫（Employees' State Insurance, ESI）和中央政府保險計畫（Central Government Health Scheme, CGHS）兩大保險的社會保險費。

泰國衛生籌資來源按照專案，主要也來自政府稅收和個人。一是政府工作人員的醫療保障計畫，向政府工作人員本人及其親屬提供免費的醫療保障。目前此項保障計畫覆蓋660萬人，占全國總人口的10%強。其基金來自於國家稅收，由財政部進行管理。二是社會保障計畫下的醫療保險，是一種強制性保險，向受保人提供非因工疾病、傷殘、死亡保險，基金來源於雇員、雇主和政府三方繳納（各為職工薪資的1%）的社會保障基金。三是工人補償金計畫下的醫療保險，類似於工傷保險，向受保人提供因工作原因導致的疾病、傷殘、死亡保險，基金來源和社會保障計畫下的醫療保險相同。社會保障計畫下的醫療保險和工人補償金計畫下的醫療保險，均由泰國勞動福利部下屬的社會保障辦公室負責。目前這兩項計畫覆蓋480萬人，約占泰國總人口數的8%。

中國則為政府、社會、家庭和個人共同承擔醫療保障的責任。《中共中央國務院關於深化醫藥衛生體制改革的意見》（中發〔2009〕6號）明確把繳費與待遇享受相關聯的醫療保險制度，當作醫療保障體系的主體制度，透過多種管道籌集資金來購買基本醫療服務，按照中國實際狀況，建立符合中國現階段經濟發展水準、醫療服務市場現狀的醫療社會保障模式。

（三）社會保障廣覆蓋，水準相對不高

目前亞洲多數開發中國家，都建立覆蓋城鄉居民的醫療保險和社會保障體系。各國在充分考慮自身特點的情況下，堅持廣覆蓋、保基本、多層級、可持續的方針，以社會保險、社會救助、社會福利為基礎，以基本養老、基本醫療、最低生活保障制度為重點，以慈善事業、商業保險為補充，統籌協調做好醫療保險和社會保障，實現醫療保險和社會保障事業可持續發展。基於經濟發展條件的限制，雖然像越南、印度等國家實行全民免費醫療，但是由於強調廣覆蓋，保障水準相對不高。在中國目前已經建立城鎮職工基本養老保險、基本醫療保險、新型農村合作醫療、城鄉最低生活保障、醫療救助以及失業、工傷、生育保險等各項保障制度，同時國家針對農村開展新型農村養老保險制度試行，制定實施適合農民工收入低、流動性強特點的養老保險辦法，加速解決破產和經營困難企業的職工和退休人員醫療保障問題，確實落實被徵地農民社會保障政策，逐步擴大最低生活保障制度和醫療救助制度的保障範圍。透過完善失業保險制度、城鄉社會救助

制度，逐步提高城鄉低保、農村五保、醫療救助等待遇水準，確實保障農村貧困家庭、城鎮困難家庭、離退休職工、在校貧困大學生的基本生活。但是，由於國家人口眾多，財政投入有限，目前其保障水準相對不高。

（四）起步較晚，存在差異性

與歐洲衛生體制和社會保障體系一百多年的歷史相比，亞洲國家和地區的社會保障制度，普遍在二戰以後才逐步建立發展起來，起步較晚，歷史較短，總體水準不高。此外，與歐洲已開發國家衛生體制與社會保障水準通常伴隨著經濟發展而同步提高不同，亞洲國家和地區除日本外，尤其是開發中國家的衛生體制與社會保障制度發展，普遍滯後於經濟的發展，社會保障水準的提高速度，低於經濟增長速度。其中既有歷史文化傳統原因，也有優先發展經濟等方面原因。二戰後，亞洲國家和地區把經濟增長當作第一要務，不約而同地選擇經濟增長優先的低福利政策取向。這些國家與地區把社會福利看成是經濟增長的負擔，認為高福利的政策制度會增加企業的負擔和生產成本，削弱國際競爭力，進而影響經濟發展。這在中國、印度、菲律賓等新興工業化國家和地區，表現尤為明顯。於是，出現一個現象：這些國家的經濟持續快速增長，人均GDP已接近或達到已開發國家的水準，但社會保障水準沒有伴隨經濟增長而同步提高，社會保障支出在政府財政支出總額中的比重，大大低於已開發國家，社會保障標準和水準不高。

二、非洲國家醫療制度特點與改革

（一）關注貧困人群

非洲承受著全世界1/4的疾病，但擁有的衛生工作者數量，卻僅占全球衛生工作者總數的3%，這種極不平衡的狀況，令人吃驚。在整個撒哈拉以南的非洲地區，每天都有成千上萬的人死於瘧疾、肺結核、愛滋病以及其他一些可以預防和治療的疾病。撒哈拉以南非洲人口數占世界人口的11%，但是，如果按照因疾病致死和夭折的人數來衡量，卻承受全球疾病的24%，而在醫療衛生方面的支出，只占全球總量不到1%。醫療衛生工作者的匱乏，在一定程度上造成這一悲劇。目前在整個非洲大陸，成百萬上千萬的人，由於無法獲得訓練有素的醫務人員提供的醫療衛生服務，而遭受不必要的痛苦。在撒哈拉以南的非洲地區，危機最為嚴重。即使僅為該地區提供最基本的醫療衛生服務，也需要新增至少82萬名醫師、護士和助產士。為了彌補這種短缺，該地區的大多數國家必須將其衛生工作者隊伍的規模擴大140%。目前非洲國家急需建立一個由市場提供醫療保險、政府提供部分補助的計畫。據了解，奈及利亞和盧旺達等國家，已經有一個包含政府補助和市場提供的計畫雛形，正在實施，以緩解疾病負擔重、衛生資源極度匱乏的情況。

（二）提供免費醫療保障與救助

南非政府每年撥出一部分財政預算，專門用於貧困、身障人口的社會救助，2000年就撥出470億蘭特資助800萬人，按全國人口4,700萬計算，人均資助1,000蘭特；按800萬人計算，人均資助近6,000蘭特。南非採取中央、省和市三級的管理模式，中央負責統一制定政策和總體規劃，並對各地進行監督管理和考核社會福利金的發放是否符合中央的要求；省（全國共9個省）和市兩級

落實執行。中央設立社會福利部，主要目的：一是為一般人提供社會保障服務；二是為弱勢、身障、低收入、貧窮的人提供服務。社會福利部在9個省，都設有辦公室，配合地方開展社會保障工作。除社會福利部外，南非其他政府部門也參與為其國民提供社會保障，一是衛生部，負責醫療保險和生育保險，以及改善一些黑人的居住、生活環境等；二是勞工部，負責失業救濟，失業人員可以領到4〜6個月的失業救助金；三是交通部，因交通事故受傷害後的理賠辦法，由交通部負責確定。黑人居住在黑人區，交通事故率高，交通部就有責任設立意外交通事故險。

南非、埃及政府還為全體公民提供公共衛生服務，所有公民都可以到公立醫院享受免費診療服務。埃及法律規定必須參加政府的醫保體系，同時允許選擇參加商業醫療保險的人員放棄政府醫保。全國有1,700萬人參加政府醫療保險，其中就業人口由勞動部下屬的社會保險局管理，無業的人員由衛生部下屬的醫療保險局管理。政府公務員主要參加政府保險，也可參加政府不能提供的保險（主要是盈利部門）。埃及的社會保障體系，主要包括：醫療保險、工傷保險和退休人員的養老保險。

此外，在被聯合國宣布為世界最不開發國家如：蘇丹、蒲隆地，都在實行全民免費醫療制。蘇丹2001年的人均GDP為442美元；蒲隆地更窮，2003年人均GDP是100美元。底子薄弱的蒲隆地實行的是不同程度的免費醫療制度，採用醫療互助金和醫療證辦法，軍人全免，平民實行部分免費醫療，公職人員每月向互助基金繳納薪資的10%（個人6%，政府財政補助4%）。醫療證可全家使用，憑醫療證就醫者繳納醫藥費的20%。

南非為全體公民提供收費低廉或免費的基本衛生醫療保障服務。南非未建立明確的醫療保險制度，但政府規定，所有公立醫院都有義務無償地為窮人、老人、孤兒、殘弱人員提供免費診治，由衛生部統一結算費用。因為收費低廉甚至免費，適合低收入戶，全國約有90%的人口在公立醫院就診。也有一些公務員、私人企業老闆等前往私人醫院就醫，政府與私人醫院合作，個人繳交1/3費用，公司繳交2/3。高收入的白人基本上不去公立醫院就醫。此外，政府鼓勵發展商業保險，全國有十多家保險公司推出養老、醫療保險，由個人投保，政府不介入，參保人員基本上都是高收入族群。

埃及公立醫院為沒有參加醫保的無業人員，提供免費的基本醫療保障。無業人員可到政府設立、由衛生部門管理的醫院就醫，由政府從醫療保險基金中結算。埃及的無業人員可以向有關部門繳費參加醫保，享受與就業人員同樣的醫療待遇。同時，國家還為沒有參加醫保的無業人員，提供免費的基本醫療保障。無業人員可到政府設立、由衛生部門管理的醫院就醫，醫療費在政府籌集的4%的醫療基金中列支。在農村地區，約三、四個村範圍內也設有醫療中心，農民可免費在醫療中心看病。

在非洲其他國家如：肯亞、辛巴威等，都實行醫療免費制度。在公立醫院，無論大人和兒童都可以享受免費醫療；辛巴威在1995年2月推出扶貧行動計畫，月收入在400辛元以下者，享受免費醫療。當時，辛巴威的人均GDP不過是574美元。

（三）鼓勵商業保險提高保障

南非是個市場經濟發達的國家，發展商業醫療保險。政府公立醫院為全體國民提供收費低廉的醫療服務，政府本身沒有建立醫療保險制度，主要是商業保險運作，由個人和雇主投保。埃

及以國家法令明確要求所有從業人員，都要參加國家基本醫療保險制度，同時允許有條件的個人或公司參加商業醫療保險。參加商業醫療保險所繳保費高於國家規定的參保水平線者，可以不參與政府開辦的醫療保險，即允許公司或個人在政府醫療保險和商業醫療保險之間選擇。埃及經濟開放後，有些行業系統如：石油、銀行等收入大幅提高，舊的社會保險制度不敷部分高收入群體的需求，商業保險應運而生。原來所有醫院都是國家所有，後來出現能夠提供更好服務的私人醫院。實行經濟政策和私有制後，私營醫院大幅增加，一些私營醫院設備和公立醫院不相上下。在這種情況下，一些高收入人群就到這些高檔的私人醫院看病，其消費人群越來越大，個人的醫療費負擔也就非常大，因而保險公司介入醫療保險，與國家保險公司競爭。特別要指出的是，埃及婦女不工作，只能參加商業保險。但其工作的丈夫去世後，妻子可以繼續按其丈夫的薪資繳交3%保費，享受丈夫的醫保待遇。

（四）實行醫藥分開的醫療衛生體制

南非和埃及的醫療機構均實行醫藥分開制，醫院診斷病人病情並進行相應的治療，病人憑處方到藥局拿藥，基本杜絕醫院以藥養醫、違規用藥等現象。透過醫藥分開制，保證醫療保險制度的平穩運行，也使廣大人民以較低廉的費用，享受較優質的醫療服務。

三、歐洲國家醫療制度特點與改革

（一）建立接軌歐洲大陸的社會醫療保障模式

20世紀90年代，隨著經濟社會體制的轉型之後，俄羅斯、匈牙利、保加利亞等歐洲開發中國家的醫療衛生體制，也發生較大的改革和變化。匈牙利、保加利亞都從原來的公費醫療制度，轉變為社會醫療保障制度，醫療費用的籌集轉變為主要依靠社會保險，兩國門診醫療服務主要由私人家庭醫師（GP）提供，病人可以在半年或一年內，自由選擇家庭醫師（GP），政府則透過費用的固定責任額承包和規定最高服務量，來管理和控制。但是，住院醫療服務主要仍是由公立醫院提供，私人醫院的數量較少，匈牙利只有約10%的私立醫院，保加利亞則幾乎沒有。俄羅斯在總體上繼承前蘇聯的免費醫療保健政策，醫療保險服務範圍涵蓋絕大多數常見病的基本藥品、診療和住院費用。現行俄羅斯醫療保障制度，以法定醫療保險為主，私人醫療保險為輔。由於經濟社會制度都發生根本的轉變，經濟體制改革以實現私有化和建立市場經濟為目標；而醫療衛生改革，還是基於歷史和現實兩方面考量，趨向和目標已較為明確，基本上是要建立能與歐洲大陸接軌的社會醫療保障模式。

（二）醫療衛生改革的步伐循序漸進

俄羅斯、匈牙利、保加利亞等國，在經濟體制改革中運用的是「休克療法」，但醫療衛生領域改革的難度和複雜性較高，需要經過長期的論證和改革的推進過程，各國在改革的進程上，還是較為謹慎。各國在醫療衛生領域，從20世紀90年代開始先後進行改革，各項改革措施也隨著經濟社會的不斷發展，而進行相應的調整，引入市場機制的步伐，也非常謹慎。在衛生保健制度逐步發生變化之後，醫療服務體系改革，都是從便於市場調節的普通門診開始，透過診所私有化，發

揮家庭醫師（GP）的作用。公立醫院服務體系則沒有發生太大的變化，主要提供較為複雜的醫療服務和住院服務。近兩年，隨著醫療市場的發展和經濟狀況的好轉，醫療服務體系才醞釀引入市場機制，引進社會資本。衛生領域雖然進行保障模式的根本改革，但是醫療服務仍然強調公平性和可及性。在匈牙利，由於實行社會醫療保障制度，醫療費用主要來自強制性的社會保險和部分政府預算，醫療保障的獲得，不是根據是否繳納保險費用來享有，而是每一個人都能享受到基本的醫療服務。在強調社會公平的同時，醫療衛生領域市場因素比較缺乏，目前部分國家還沒有私人健康保險基金，醫院也基本以公立醫療機構為主。

（三）政府主導和市場參與

轉型後，俄羅斯、匈牙利、保加利亞政府在醫療衛生領域，仍然發揮強大的調控作用。公立醫院仍然提供絕大部分的醫療服務，除了普通門診之外，兩國的醫療服務主要由公立機構來提供。政府具有強有力的政策調控手段，醫療保險整體的籌資水準、給付、調整政策，都由國家衛生部提出或制定；醫療保險基金會作為獨立的法人機構，只負責基金的具體運作。同時，政府也規定每一個醫療服務機構和家庭醫師（GP）的最高服務量，防止醫療機構間和GP之間的不當競爭；政府預算在醫療衛生支出中，仍保持較高比例。匈牙利醫療總費用中除了強制保險外，依然占政府預算的20%，保加利亞醫療總費用占到了40%。此外，政府部門透過理事會對公立醫院院長的選拔和任命，保持對公立醫院較強的調控能力。

四、美洲國家醫療制度特點與改革

（一）強調公立醫療機構托底作用

巴西、阿根廷政府主要依託公立醫院實行全民免費醫療制度，並保證醫務人員獲得較高的福利待遇，靠的是理念、法律和資金投入。墨西哥的衛生部、社保局等各類醫療保障管理部門，均有直接管理的醫療機構，形成既相對獨立又互為補充的醫療衛生體系。墨西哥參加醫保的病人就醫，醫療費用全免，社保局管理的醫療機構採用預算管理方式，醫師收入與經營脫離，並允許醫師在自由時間兼職，提高醫師的積極性，同時又杜絕醫療機構的逐利行為。社保局管理的醫療系統，透過實行轉診機制，有效發揮各類醫療資源的整合作用，進一步降低醫療費用支出。此外，同時也採取多種措施，鼓勵全社會加大對醫療衛生事業的投入。

（二）多層級的醫療保險制度

巴西、阿根廷政府在實行全民免費醫療制度的同時，規定雇主、個人購買商業醫療保險的費用可免稅。這種制度使窮人的基本利益能得到保障，富人的高端消費需求也能得到滿足，既體現保基本的原則，又符合不同層級的醫療需求。巴西醫療衛生體制類似北歐的全民保健體制，始建於20世紀50年代，之後緩慢發展。1988年，巴西醫療保障制度發生重要變化，這年憲法規定：健康是公民的權力，國家要為公民提供廣泛而平等的醫療保健服務。1990年，正式建立「統一醫療體系」（Unified Health System, UHS），實行全民免費醫療。「統一醫療體系」惠及70%的人口，使其免費享有初級醫療服務。除統一醫療體系外，巴西衛生保健系統還有第二個子系統，即「補

充醫療系統」，包括一些自費的私立醫療機構和私立健康保險公司，覆蓋巴西25%～30%的人。相對於公立醫院，私立醫療機構的醫療設備、人員以及所提供的醫療服務都更好。私立醫療機構的充分發展，使巴西的醫療衛生系統更加多元化，人們有更多的選擇。針對偏遠地區農民和都市貧民，聯邦政府又陸續推出家庭健康計畫（Family Health Programe, FHP）和內地化計畫（Regional Management Plan, RMP）兩項重要計畫。FHP建於1994年，是關注家庭和社區、重點解決婦幼保健、疾病控制等問題的初級保建制度，而具體執行計畫的是家庭健康小組（Family Health Team, FHT），健康小組包括：醫師、護士、牙醫或相關衛生工作者。

阿根廷衛生部和地方衛生行政部門之間，事權和財權關係較為清晰。衛生部主要負責制定宏觀政策、疾病預防控制、食品藥品監督管理和對地方衛生工作的監督管理等；重大決策由衛生部和各省衛生部門充分協商後實施。衛生部主要透過實行專案計畫的方式，加強對地方的宏觀調控，目前主要有藥品計畫和相關醫療服務計畫。阿根廷的醫療保障，大體包括：全民免費醫療制度、社會醫療保險制度和私人商業醫療保險體系三部分。

墨西哥的各類企業雇工及其家屬的醫療保險，主要由社會保障部（Instituto Mexicano del Seguro Social〔Mexican Institute of Social Security〕, IMSS）負責管理，沒有雇主的、沒有工作的城鎮居民和農民等，享受衛生部的醫療保障服務。同時，政府還為沒有任何醫療保障的困難家庭開辦「人民醫療保險」，解決全部困難人群的醫療保障問題。墨西哥主要有4個保障類型，他們的管理機構都不相同，其中最主要的是墨西哥社會保障部，主要覆蓋私營部門和各州的政府公務員以及少數自主參加者；國家公務員社會保障和福利部（Instituto de Seguridad y Servicios Sociales de los Trabajadores del Estado〔Institute of Social Security and Services for State Workers〕, ISSSTE）主要覆蓋聯邦政府公務員；公共衛生計畫由衛生部負責，向沒有被社會保障體系覆蓋的人群提供服務；石油部門有自己單獨的醫療保障體系。這4個體系各自擁有自己管理的醫療機構。

（三）建立和完善分級醫療服務體系

巴西、阿根廷、古巴政府的初級衛生保健機構，立足於解決民眾大多數常見病問題，中大型公立醫院和專科醫院解決少部分的醫療需求，並嚴格執行分級醫療。墨西哥建立三級醫療衛生服務體系，並使公立和私立醫療衛生機構互為補充。為健全社區醫療衛生服務體系，重視擴展社區衛生保健設施，培養大批高素質的全科醫師負責初級衛生保健。病人只有經過初級保健醫師的轉診，才能進入醫院接受治療，醫院急診室24小時開放，只接受急症病人。小病必須先到家庭醫師處診治，如需專科治療，也由家庭醫師預約轉診。這樣大大降低醫療成本，控制衛生費用的增長。在此基礎上，規定病人必須首先在社區衛生服務站就診，個人負擔的費用比例最低。同時，逐步實施和完善社區轉診制度，形成「小病在社區，大病進醫院」的機制，從而充分、合理地利用現有的醫療衛生資源，更好地節省醫療費用。到20世紀70年代中期，古巴醫療衛生部門的三級體系，已初步形成。按照衛生服務系統的功能與層級，古巴在衛生領域建立和完善了具有本國特色的醫療衛生保健網絡，這個網絡分為三級：以社區為基礎的初級醫療衛生服務機構、提供專科醫療服務的中級醫療服務機構和高級醫療服務機構。尤其是古巴，政府從1984年起在城鄉實行家庭醫師制度，並於20世紀90年代逐步推廣到全國，使家庭醫師制度成為初級醫療網更好的組織形式，顯示出其獨特的魅力。

第二篇

已開發國家與地區醫療制度特點

| 第七章 |
已開發國家與地區醫療制度概述

第一節 已開發國家與地區醫療衛生投入狀況

衛生投入是反映一個國家或地區對健康發展支持程度的重要指標之一，通常以衛生總支出及政府衛生投入所占比例來表示，其中醫療總費用與支付結構是最重要的內容。政府應增加對醫療衛生的投入，增加在公共醫療機構中的補助比例，為保證基本醫療服務提供必要的物質基礎。已開發國家經驗顯示，只有政府財政在衛生總費用的投入保持相當高比例，才能對平抑衛生總費用的快速攀升，發揮實質性的宏觀調控作用。由於政府在衛生總費用的投入所占比例較高，引導投資方向的能力和平衡能力就較強，可有效縮小或消除不同族群的衛生消費水準的差別。

以美國為例，1997年，美國的醫療總費用10,928億美元；2002年躍升到15,530億美元；2011年增加到27,467億美元。醫療總費用占GDP的比例也由1997年的13.1%，2011年增加到了17.7%（表7-1-1）。不難看出，醫療總費用增長與經濟增長基本同步。從2000年到2008年，美國經濟增長4.4萬億美元，其中1/4都花在醫療方面。國會預算辦公室預計醫療方面的花費會從現在占GDP的16%，到2035年將上漲占GDP的30%。

以英國為代表的大部分歐洲國家，醫療費用的顯著特點是：政府支出占很大比重。英國衛生總費用占GDP的比重在2002年為7.6%，2011年為9.4%，人均醫療衛生支出為3,658.9美元，個人醫療支出僅占衛生總費用的17.2%；2002年，德國衛生總費用占GDP的比重為10.8%，2011年為11.3%，人均醫療衛生支出為4,474美元；2002年，法國醫療總費用占GDP的比重為9.6%，2011年為11.6%，人均醫療衛生支出為4,128美元；瑞典的情況也非常相似，2011年，醫療總費用占GDP的比重為9.5%，政府醫療支出占醫療總費用的比率達到81.6%。

澳洲的醫療總費用占GDP百分比，自1994年以來一直保持在8.5%。1998～1999年度，澳洲的醫療總費用為475億澳元，其中聯邦政府負擔占49%，州與地方政府占20%，非政府部門占31%。政府在衛生籌資領域發揮重要作用：聯邦政府共支出235億澳元，其中補助醫療費用占31%，用於公立醫院的占28%，藥品補助占13%，老年護理占13%，私立醫院占4%，管理和研究占5%，其他健康服務占6%。州與地方政府共支出94億澳元，用於公立醫院的占69%，社區與公共衛生占19%，急診、老年保健、牙醫以及管理和研究各占3%；非政府部門支出為146億澳元。2012年，衛生總費用占GDP的9.1%，人均醫療衛生支出費用達到3,890美元。

表7-1-1 1997~2011年美國醫療總費用和GDP增長情況

年　分	醫療總費用（億美元）	GDP（億美元）	醫療總費用占 GDP 比例（%）
1997	10,928	83,180	13.1
1998	11,503	87,820	13.1
1999	12,226	92,740	13.2
2000	13,094	98,250	13.3
2001	14,207	100,820	14.1
2002	15,530	104,460	14.9
2003	16,582	108,379	15.3
2004	17,729	116,573	15.2
2005	20,210	123,761	16.3
2006	21,521	131,329	16.4
2007	22,835	140,108	16.3
2008	23,914	143,300	16.7
2009	24,863	148,000	16.8
2010	26,337	149,644	17.6
2011	27,467	155,179	17.7

第二節　已開發國家與地區醫療服務狀況

一、健康結果的公平性

衡量醫療服務水準的標準是：全社會所有成員的健康狀況。美國醫療衛生服務技術處於世界領先地位，但並不是所有美國人都能享受到。各種醫療保險的福利程度，也存在差距。實際上，許多人的醫療保險是不完全的。一些偏遠城鎮和鄉村地區居民，就醫困難的現象依然存在。另外，貧富差異、種族差異，也影響就醫可及性和公平性。總之，儘管美國的衛生投入非常大，但產生的效益並不令人滿意，主要是公平性問題，富人可以享受到全世界最好的服務，而窮人卻差之甚遠。與其他工業化國家相比，美國的基本醫療衛生狀況歸納為「兩低」和「兩高」。「兩低」是人均壽命低、醫療保險覆蓋率低；所謂「兩高」指嬰兒死亡率高、人均醫療衛生支出高。

2000年，世界衛生組織發布全球191個國家的醫療衛生狀況排名，在醫療衛生系統的總體表現方面，美國排行第37位；在總體健康水準方面，美國排行第72位。大多數美國人因獲得較良好的醫療服務而健康狀況良好，但也有23%的非老年美國窮人，自訴健康狀況一般或不好（貧困線標準約為三口之家的年收入11,000美元，或18歲以上、但月收入低於1,000美元），而非窮人中只有10%有同樣的自訴。窮人罹患心臟病、糖尿病、精神失常的人數為非窮人的2倍，窮人的整體發病率是非窮人的2.5倍。此外，低收入家庭罹患愛滋病和結核病等傳染病的比例也特別高。

貧困兒童健康問題更為嚴重。胎兒期照顧不周，加上環境因素，使許多兒童終身健康不良。2003年，紐約市的一項研究顯示，最貧困地區的低出生體重兒發生率是最富裕地區的2倍。生活在貧困線以下的2周歲兒童中，只有38%獲得全面的預防接種，而相應生活在貧困線以上的兒童則為

61%。另外，居住環境也對貧困兒童產生不利影響。1986年的一項研究顯示，年收入不足6,000美元的家庭裡，有41%的兒童患有鉛中毒，而年收入在15,000美元以上家庭的兒童只有17%。

二、醫療服務的可及性

醫療服務的可及性，是衛生管理的基本內容之一，主要分為：地理上的可及性、服務上的可及性和經濟上的可及性。地理上的可及性是指：居民離最近衛生機構的距離、去最近衛生機構所需的時間和交通條件，通俗地講就是：居民是否「看得了病」。服務上的可及性是指：醫療機構和醫務人員的服務能力和服務效果，通俗講就是：居民是否「看得好病」。經濟上的可及性是指：當地醫療保險程度和居民對醫療服務的支付能力，通俗地講就是：居民是否「看得起病」。由於經濟、文化、人口、地理位置等因素的差異，不同地區的醫療服務可及性，存在一定程度的差異。研究醫療服務的可及性問題，可以在一定程度上反映醫療服務的公平情況。

醫療服務的可及性受很多因素的影響，其中經濟和人口因素，占了較大的比重。在一些大城市或經濟較發達的地區，人口相對較多且比較集中，醫療需求相對較大，衛生機構的投入也相對多一些，醫療網點的分布就較為密集。在經濟較不發達的地區，特別是貧困山區，人口相對較分散，醫療需求相對較少，醫療網點的分布就較為稀疏。不同地區的交通情況，也影響醫療服務的可及性。在一些地區雖然就診距離比較遠，但交通較為便利，到達醫療機構的時間，也就相應地縮短。因此，基於居民離最近衛生組織的距離和去最近醫療機構所需的時間分析醫療服務的可及性，結果不一定完全相同。這種狀況在已開發國家也普遍存在，但總體上比開發中國家好得多。

美國醫療服務機構的分布很不平衡。鄉村、部分城鎮和南方的醫療機構相對缺乏，使居民就醫受到影響，這些地區要達到美國政府規定的0.5‰醫師擁有率的最低標準，需要再增加11萬名從事基本醫療服務的醫師。1993年，有70%的郡被認為是屬於醫療服務不足的地區。在5,100萬缺乏醫療服務的美國人中，約4,300萬人住在這些郡。屬於南方的11個州中，至少有20%的人口得不到完善的醫療服務。導致這種分布不均衡的原因是：這些地區缺乏足夠的資金吸引、留住醫師和其他醫務人員。在這些相對較貧困的地區，許多人沒有醫療保險。聯邦政府出資支持醫療服務計畫，為較貧困的城鎮和鄉村地區提供資金，透過公立醫院、社區衛生中心及地方醫療部門提供服務，使沒有醫療保險的人有就醫場所。1991年，600多家社區和移民衛生中心，為600萬缺乏醫療服務的孩子和成年人，提供預防和基本醫療服務；1,200家公立醫院、2,932家地方醫療部門、2,310家社區精神衛生中心及一些醫療保健中心，也對無處就醫者提供預防、重病治療及護理等基本醫療服務；400多家學校診所也向貧困少年提供醫療服務和衛生教育。但隨著醫療需求的增加，這些公立或慈善機構的資金出現缺口，使得仍有許多人得不到醫療服務。

一般來講，比較富有的國家與比較貧窮的國家相比，在醫療費用的支出要多一些。從2011年各國衛生總費用占GDP的百分比來看，確實如此。丹麥為10.9%、英國為9.4%、德國為11.3%、法國為11.6%、瑞典為9.5%；人均醫療衛生支出方面，美國（8,467美元）最高，其次為挪威（6,106美元）、盧森堡（6,020美元），而烏克蘭（528美元）、越南（227美元）相對經濟發展水準較低，醫療衛生支出也較低。

從歐洲國家每萬人口所擁有的病床數來看，2006～2012年，德國為82張、法國為64張、丹麥

為 35 張、荷蘭為 47 張；比較貧窮的國家則較少，以愛爾蘭 29 張最少。每萬人口所擁有的醫師數，各國相差不大，2006～2013 年，義大利 40.9 人、法國 31.8 人、德國 38.1 人、西班牙 37.0 人、比利時 29.9 人、愛爾蘭 27.2 人、英國 27.9 人。

三、醫療服務利用的差異性

按理說，窮人、少數民族裔和鄉村居民因健康狀況較差，理應較多地利用醫療服務，但事實並非如此。

以美國為例，1997 年，有研究者對 65 歲以下窮人和非窮人利用醫療服務的情況進行對比，結論是：差異非常顯著。統計資料顯示，有 34.8% 的窮人沒有看過醫師，而非窮人為 27.4%；窮人就醫場所往往是社區保健中心、醫院急診室、公共及非營利醫院、慈善醫療服務點等；窮人在急診室接受醫療服務的比例是非窮人的 2 倍；窮人具備固定就醫管道的比例也比非窮人低，25% 的非老年窮人缺乏固定的就醫管道，而非窮人為 18.6%。少數民族裔與白人相比，儘管健康狀況較差，但醫療服務利用較少。1991 年，33% 的西班牙裔人和 22% 的黑人沒有醫療保險，而白人沒有醫療保險的比率僅為 12%。這種差別也存在於各收入階層，甚至存在慢性病患者中，如：1986 年有 30% 的黑人高血壓病患者沒有量過血壓，而白人比例僅為 19%。

此外，從預防接種、子宮頸抹片檢查和避孕措施的採用等能體現醫療保健實施狀況的指標看，除葡萄牙外，規定 1 歲前疫苗接種的受種率，相對經濟發展水準較低的國家明顯低於富國。婦女子宮頸抹片檢查的受檢率，也與經濟發展水準有關：丹麥、法國、盧森堡及英國較高。避孕措施因受法律和宗教信仰的制約，南北有別，南歐和愛爾蘭採用率低得多。

四、醫療保險對衛生服務的影響

醫療保險是保證美國人獲得醫療服務的重要手段，然而截止 2010 年，美國有 4,990 萬人沒有醫療保險，約占總人口的 16.3%。還有許多美國人面臨失去醫療保險的風險，如：1987 年和 1989 年，至少有 25% 的美國人中斷過醫療保險。沒有醫療保險的美國人，很難及時得到適當的治療和預防保健服務。

美國的醫療保險存在以下 3 種差異：**(1) 種族差異**：11.7% 的白人沒有醫療保險，而黑人及西班牙裔沒有醫療保險的比率分別為 20.8% 和 30.7%。白人兒童沒有醫療保險的比率為 6.9%，黑人 11.0%，亞裔 8.9%，西班牙裔為 16.3%；**(2) 貧富差異**：收入超過 75,000 美元的家庭只有 8% 沒有醫療保險，而收入低於 25,000 的家庭有 26.9% 沒有醫療保險。窮人家孩子中有 15.4% 沒有醫療保險，明顯高於平均水準 9.8%；**(3) 地域差異**：南部州沒有醫療保險的比率為 19.1%，東部則為 12.4%。

美國目前存在多種形式的醫療保險，有 64% 是私人保險（19,590 萬人），自從 2001 年起，這一比例在持續下降，其中由個人直接購買的比率為 9.8%（3,010 萬人）。由政府承擔的保險的覆蓋率為 31%（9,500 萬人）；由企業購買保險的比率在 2009 年從 56.1%（17,080 萬人）降為 55.3%（16,930 萬人）；醫療救助的人數比率為 15.9%（4,860 萬人）。購買醫療保險的費用過高，是影響雇主自願為雇員提供保險的重要原因。另外，保險公司為免遭大額理賠的衝擊，採取要求大批投保認購的做

法，向那些他們認為屬於高風險階層的個人或小公司收取高額保險費，或乾脆拒絕出售保險，因此，有近200萬的美國人因患有各種疾病而被保險市場拒之門外。

第三節　已開發國家與地區醫療保險狀況

已開發國家醫療保險體系的結構和制度各國不同，反映各國受自身社會、政治、經濟等因素影響所進行的制度安排不同。以下從不同收入人群、政府責任、保障功能三個方面，對各國醫療保險制度體系，進行分析。

一、醫療保險制度針對不同收入人群

多數國家在建立醫療保險制度體系時，都要考慮到不同收入人群對醫療保健需求的差異，並根據這種差異，設置不同的醫療保險制度。一般來講，會按照高收入人群、一般收入人群和低收入人群，設置不同的制度，以滿足不同收入人群的醫療需求，這種特徵在有些國家表現得非常明顯。高收入人群相對於其他人群，有較高的醫療保健需求，也有較強的抗風險能力，對於他們的醫療保險制度安排，多數國家給予比較自由的選擇。但是，有些國家比較強調社會團結的作用，要求這些人為社會盡更多的義務。

因此，對高收入人群的醫療保險制度，一般分為3種情形：(1) 強制參加國家的基本或主體的醫療保險制度；(2) 要求其必須在國家的基本或主體的醫療保險制度和私人醫療保險之間，選擇其一；(3) 自願參加各種醫療保險專案。

強制要求高收入人群參加國家的基本醫療保險制度，一般是實行全民國家衛生服務保障制度的國家，如：英國等。在實行社會醫療保險制度的國家和地區，也有強制高收入人群參保的例子，如：荷蘭的特殊醫療費用支出保險、臺灣的全民健康保險制度等。在強制要求高收入人群參加國家基本醫療保險制度的國家，高收入人群也可以同時自由選擇購買私人醫療保險，因此，這些國家的醫療保險制度體系，一般是由覆蓋全民的醫療保障制度和覆蓋少數高收入人群的私人醫療保險構成。如：在英國，國家衛生服務保障制度覆蓋所有國民，包括高收入人群，但同時還有占總人口12%的人，購買了私人醫療保險，這些人當中，大部分是高收入人群，他們參加私人醫療保險，是為了得到更好的醫療保健服務。

在多數實行社會醫療保險制度的國家，法律規定：高收入人群可以在國家強制實施的社會醫療保險和私人醫療保險之間，選擇其一。對達到一定收入標準的人群，在選擇私人醫療保險之後，就不能再選擇社會醫療保險。如：德國法律規定：在參保限額（2011年年收入低於49,500歐元或月收入低於4,125歐元）之下的所有公民，都有義務參加社會醫療保險。私營企業雇主和月收入超過4,125歐元以上的人員，可以自由選擇法定醫療保險或私人醫療保險，但已選擇私人醫療保險的人，不能再參加法定社會醫療保險。因此，德國的醫療保險制度體系，主要由2種制度構成：(1) 有90%以上的人民參加的法定醫療保險制度；(2) 有10%左右的人參加的私人醫療保險制度。

國家的高收入人群參加私人醫療保險的規模大小，取決於這個國家對一般收入人群實行的基本醫療保險制度保障水準的高低。一般來說，基本的醫療保險制度保障水準越高、範圍越廣，高

收入人群參加的私人醫療保險的規模就越小，反之就越大。這就是為什麼在英國、瑞典等福利國家，私人醫療保險市場比較小，而美國的私人醫療保險比較發達的原因。

對一般收入人群的醫療保險制度，往往是一個國家和地區醫療保險體系中的基本或主體的制度，其發展規模的大小，主要取決於這個國家的經濟發展水準或大多數居民的經濟能力。德國的法定醫療保險、荷蘭的一般疾病保險以及日本的雇員保險、臺灣的全民健康保險等，都是這些國家和地區醫療保險體系主要或主體的制度。

對低收入人群的醫療保險制度安排，已開發國家和地區的差異較大。不僅保障的形式不同，而且保障水準的差異也很大，大致可以分為3種類型。

(1)由政府出資建立單獨的醫療救助制度，比較典型的是：美國對低收入人群的醫療救助制度和老人的醫療照顧制度。

(2)透過政府立法，免除低收入人群的繳費或納稅義務，統一納入一般收入人群的醫療保險制度。如：德國規定，無收入的職工配偶和子女、身障者、收入低於620馬克（314歐元，原西德地區）或520馬克（263歐元，原東德地區）的人，可以免除繳納保險費的義務，參加法定醫療保險，各醫療保險基金會必須接受。而英國、瑞典、芬蘭、義大利等實行國家衛生服務保障制度的國家，將低收入和無收入的人群，都納入保障的範圍，不論他們是否有納稅的能力。

(3)透過政府代繳費用，參加醫療保險制度。這種方式存在於實行社會保險制度的國家和地區，政府財政補助低收入和無收入人群，向醫療保險基金組織繳納費用，如：臺灣的全民健康保險制度規定，低收入戶保費額度按平均繳費額度計算（每月約925元），全部由中央和地方政府負擔。

二、政府在醫療保險制度中的責任

建立和實行醫療保險制度，促進國民健康素質的提高，是絕大多數國家的經濟社會發展目標之一。但不同國家的政府，在建立和實施醫療保險制度中，發揮的作用和承擔的責任是不同的，大致可分為以下幾種形式：**(1)政府直接興辦；(2)政府扶持，社會興辦；(3)政府鼓勵，市場運作；(4)政府引導，個人自保。**

政府直接興辦的方式有2種：一是如英國的國家衛生服務制度、加拿大的公共衛生保健制度、澳洲的全民衛生保健制度，還有美國的聯邦雇員（公務員）、軍人、退役退伍軍人以及原住民的醫療保險制度；另一種是針對社會特定人群的醫療救助制度，如：加拿大對65歲以上老人建立的長期護理保健制度、荷蘭和日本的老人醫療照顧制度、美國的老年人醫療照顧制度和窮人醫療救濟制度等。政府直接興辦的最大特點，是帶有明顯的福利色彩，實現方式主要是透過建立公立醫院，向上述人群直接提供免費或基本免費的醫療服務。在這種體制下，政府既是醫療保險的保險人，又是醫療服務的提供者，承擔包括：制訂政策法規、提供財政資金和具體經辦管理等一切責任。

政府扶持，社會興辦形式，比較典型的有：德國、法國的法定醫療保險、日本的雇員健康保險和國民健康保險、韓國的雇員健康保險和家庭醫療保險等。在這種形式中，政府的責任是遵照國家法律，規劃、規範和監督醫療保障事業的發展，主要是制訂社會醫療保險的規章制度，保障

被保險人和醫療保險機構以及醫療服務機構的合法權益。政府一般不提供保險資金或給予少量補助,具體保險業務由非政府部門或醫療保險基金管理機構,負責經辦。

政府鼓勵下的市場運作形式,主要是大部分國家的私人醫療保險制度,包括營利和非營利性的醫療保險組織,最為典型的是美國的私人醫療保險制度。在這種制度下,政府的責任主要是制訂法律、法規和市場規則,監管保險市場,保護保險人和被保險人的合法權益。政府不承擔保險契約範圍內的任何經濟責任,醫療保險公司按照市場規則經營管理,並和投保人共擔風險。

政府引導,個人自保的形式,最典型的是新加坡的健康儲蓄計畫。新加坡強調個人和政府共同負擔醫療服務。一方面透過積極的預防和健康生活方式的促進,確保人群健康和富有生產力,不斷提高醫療服務效率,並不斷強化個人保持健康的責任;另一方面,新加坡的制度雖然強調個人責任,但政府一直在為制度的有效運行,創造良好的條件,實行政府、個人與團體責任共擔,從而保障新加坡國民在發生疾病時,能夠支付得起醫療費用。

三、醫療保險制度的功能

對於醫療保險制度應有的功能,目前有幾種不同的觀點:一是生活保險的觀點,即保險因病造成的生活困難;二是保險醫療費用支出的觀點,即醫療保險的主要作用是給付患者的醫療費,使國民不至於因醫療費用支出而窮困;三是保險健康的觀點,即醫療保險不僅僅是給付醫療費,而應擴大為對健康的保險。分析各國和地區的醫療保險制度,可以看出,比較完整的醫療保險制度體系,通常由承擔3種功能的制度構成:(1) 對因疾病而暫時或永久喪失勞動能力造成的收入損失的補償制度;(2) 對治療疾病發生的醫療費用的補償制度;(3) 包括治療、預防、保健服務、護理康復等內容的綜合健康保險制度。

因疾病導致收入損失的補償制度,是早期醫療保險制度的主要功能,目的是防止因疾病造成貧困。在現代醫療保險制度中,則是為了保障就業人群的基本生活,一般稱為疾病津貼。多數國家在建立醫療保險制度時,都建立了疾病津貼制度。在保障的方式上,主要有2種類型:(1) 納入整體的醫療保險制度,將疾病津貼作為保險內容之一,如:德國規定職工生病後,雇主必須支付6個月以內的薪資,超過6個月以上的薪資,則由法定醫療保險按薪資的70%～90%補助;在生育前6週和後8週,參保婦女可以領取每日不超過25馬克的生育津貼,生育住院期間,則固定補助每日150馬克;(2) 對疾病津貼單獨建立保險制度或從社會保障稅中一併徵收,採用這種方式的主要是實行國民健康保健制度的國家,如:愛爾蘭疾病津貼的資金來源,由雇員和雇主分別繳納薪資的1%。

從保障因病造成收入損失的疾病津貼制度,發展到包括醫療服務費用支出的醫療保險制度,並逐步將醫療服務費用支出,作為醫療保險制度的重點,是現代醫療保險制度的重要發展,標誌著醫療保險制度已經從單純濟貧的初級階段,發展到抵禦疾病風險的較高級階段。一般來講,門診醫療服務、住院醫療服務和藥品服務,都屬於醫療保險基金的支付範圍,但是,各國醫療保險制度對支付的醫療服務專案,有不同的規定。有的是按醫療服務費用核定,有的是按醫療服務專案結算,如:對於藥品,大部分國家都有明確的醫療保險用藥規定,非處方藥品一般都不被納入醫療保險支付範圍。也有國家規定,藥品不納入醫療保險支付範圍,如:美國的老年人醫療保健

制度。

　　按照全新的健康概念，將預防、保健、疾病治療、護理康復等專案，納入醫療保險的範圍，從醫療保險發展到健康保險，是醫療保險發展史上重要的里程碑，標誌著醫療保險制度已經發展到更高級階段。這一方面是經濟已開發國家在經濟條件允許的情況下，對醫療保險制度內涵的擴大和受醫學模式轉變影響的結果；另一方面，隨著高齡化社會的發展，也迫使各國政府不得不重新考慮，有效利用有限衛生資源的方法和措施。對於預防、保健和護理等服務專案，多數國家是將其逐步納入醫療保險範圍，也有的國家是開始建立新的保健專案和險種，如：德國1994年又頒布《護理保險法》，建立老年護理保險制度，將其從法定醫療保險制度中獨立出來。有些國家的醫療保險和公共衛生，分屬兩個系統，由政府投資建立公立的預防、保健服務體系，提供免費或低收費的保健服務。

| 第八章 |
已開發國家與地區政府在衛生服務市場中的作用

第一節　醫療市場失靈與政府干預

一、醫療市場的基本概念

　　一般認為，最傳統的醫療市場中有3個主要構成要素：(1) 醫療服務的供給方（醫師或醫療保健機構）；(2) 醫療服務的需求方（患者或被服務者）；(3) 醫療服務和價格。醫療服務關係到人的身體健康，如果在需要時，不及時尋求，就會影響身體健康狀況。而在實際生活中，醫療服務的需要（健康狀況）與經濟收入，有著密切的關聯，往往是經濟收入水準越高，健康狀況也越好，醫療支付能力高而需求低。相反，經濟收入水準越低，健康狀況也越差，醫療需求高而支付能力低。為解決醫療服務的公平性和可及性，使貧困者也能享受到平等的醫療服務，因此，在現代醫療市場中，出現了第三方，即醫療費用的支付方，通常為醫療保險機構。

二、政府對醫療市場進行干預的意義

（一）醫療市場的主要特點

1. 醫師具有兩權合一性，由此產生醫療市場上的資訊不對稱

　　所謂兩權合一，是指醫療服務供給權和消費代理權，均屬於醫師。在醫療市場上，醫師首先是醫療服務的供給者，同時由於醫療市場本身的特殊性，醫病關係屬於委託—代理關係，即醫師還具有消費代理權，可以決定患者吃什麼藥、用什麼療法、要不要住院等。這種消費代理權的產生，源於消費者缺乏醫療服務知識。在一般產品市場中，消費者對產品的了解程度要比醫療服務大得多。例如：消費者去商店購物，一般都知道自己要買什麼產品，同時還可以對產品的品質與價格做出選擇，甚至可以貨比三家，做出最後選擇。然而，由於消費者缺乏醫學知識，無法判斷自己患了什麼病，需要接受何種醫療服務，需要花費多少醫療費用，也無法與醫療服務提供者討價還價，只能聽從醫師的安排，導致醫療服務消費的被動性。消費者是主動尋求醫師，被動接收服務，不能選擇醫療服務內容，一切聽從醫師安排。

　　從資訊經濟學的角度來看，醫師擁有較多的權利，導致醫病雙方資訊不對稱，即患者是醫療資訊劣勢方，醫師是醫療資訊優勢方。資訊不對稱的產生，主觀方面是由於不同的個體獲得的資訊不同所致，客觀方面是由於社會勞動分工和專業化所致。資訊不對稱是客觀存在的，一般市場

都有，但是由於醫師的兩權合一性，資訊不對稱在醫療市場中，尤為突出，而只靠市場自身的力量，難以克服。在一般產品市場中，處於資訊劣勢的消費者可以在自己資訊不充分時，延遲或者拒絕消費；而在醫療市場中，治病救人的問題無法等待漫長的討價還價，患者若是因掌握資訊不充分而拒絕醫師提出的診療措施，就可能耽誤治療時間，性命不保。

2. 醫療市場是嚴格准入市場，行業專業化程度高，導致地區醫師供需不均衡

　　一般市場的進入門檻較低，只要投入資本即可進入，不需要審核投資者的從業能力，且進入時間短。醫療服務不同於其他服務，與人們的生命和健康權利休戚相關，容不得半點疏忽。因此，是否具備從事醫療護理工作資格，成為允許進入醫療市場的前提條件，只有依照各國對醫師執業管理的相關法律、法規及規章制度嚴格審查，才能保證醫療市場的合法與安全。嚴格的准入制度，體現在進入醫療行業的機會成本很高，即要花費好幾年的時間，才能獲得醫師資格。關於醫師的准入方式，各國做法基本相同。美國法律規定，專科醫師在考試取得基本醫師資格後，根據專業不同，進行3～7年的醫學教育和培訓，經國家專科醫師資格考試合格，取得專科醫師證書。在英國要成為全科醫師，至少經過9年的醫學教育、臨床培訓。首先是至少5年醫學院校的學習，畢業後經過1年臨床實踐，才可向英國醫學會（GMC）申請註冊成為醫師。日本法律規定，專科醫師培訓需在取得醫師證書後，經過5～6年的臨床進修或攻讀研究院專科，再經2次考試合格後，才由各專科學會授予專科醫師證書。香港法律規定，在取得「內外全科醫學士」後，再經6年的訓練和考試，具備「香港醫學專科學院院士」資格後，才是法律認可的專科醫師。因此，通常在參加專科醫師資格考試前，必須經過由專科學會或衛生行政部門嚴格制訂的專科教育和培訓程序。在按要求完成相應時間的教育和培訓，並經審核合格後，方可參加專科醫師資格考試。考試形式包括：筆試、口試、現場評估和科研論證等，以綜合評估其專業知識及技能、解決問題的能力等。經過多年的教育、培訓以及考試，合格的醫師已經具備相當高的專業醫療水準，這種高度專業化，成為業外人士進入醫療行業的門檻。

　　醫療市場的嚴格准入制度，造成醫師供求區域性不平衡的情況，難以改善。已開發國家不同地區的醫療人力供給能力，是不平衡的，有些地區較高，如：都市地區；有些地區較低，如：農村地區。都市地區由於經濟發達，醫師培養體制健全，醫師供給充沛，甚至供過於求。農村地區對醫師的需求也很大，但由於醫師培養體制落後，醫師供給有限，如：農村醫師的相對短缺，是美國聯邦政府及州政府衛生政策制定者和醫學教育者所面對的一個長期而又嚴重的問題，大約有20%的美國人（5,000多萬人）生活在農村，但只有9%的醫師在農村行醫。

　　1998年9月，美國聯邦政府在非都市化的縣中，核定1,879個地區為缺少初級衛生保健醫師的地區。這些地區需要2,370位全科醫師，才能達到最低的非短缺標準；如要達到每2,000人有1名醫師的配置比例，則需要5,355位醫師。一方面，農村地區這種供需不均衡狀態，無法在農村內部挖掘人才來解決，因為醫療市場是嚴格准入的，普通人不經過專業醫師培養體制的培養，就拿不到醫師資格證書，那些江湖醫師會被當地醫院拒之門外；另一方面，大多數合格醫師都是從都市地區的醫學院畢業，並在那裡的醫院實習幾年後，獲得醫師資格證書，且都市的待遇比農村高，對他們更有吸引力。大多數醫師取得資格後選擇留在都市從醫，因此，醫師供給過剩的城市，無法將其過剩的供給能力轉移到需求旺盛的農村。例如1967年，美國在都市地區建立新的醫學院校和擴建原有院校，希望透過建立極大的供給總量，來促使部分醫師進入農村，從而解決醫師供給的

地區不平衡問題。但實際效果是：截至1997年，美國雖擁有736,264位註冊醫師（大約是1970年的2倍），醫師對人口的比例也從1970年的130／10萬，上升到1997年的276／10萬，但是，農村醫師的數量只有小幅度增長，其中大多數的增長是在鄰近都市的大型農村社區，而在人口少於1萬、並且遠離都市的農村，醫師對人口的比例，幾乎沒有改變。

由於上述兩方面原因，透過市場配置人力衛生資源，存在障礙，已開發國家醫師區域性供需不平衡現象，一直難以改善，而這種不平衡現象，又會帶來不公平問題。

3. 醫療市場是行業控制型市場，由此形成壟斷、效率低下和技術進步受限

醫療市場屬於行業控制型市場，是指在某個行政區域內（以市為例），通常由幾家權威醫療機構組成醫療網絡，覆蓋當地的醫療市場。醫療機構根據所處的地理位置和自身的經營能力，確定提供醫療服務的區域，從而劃分醫療市場。也就是說，當地的醫療服務行業控制在幾家醫療機構手裡。這種行業控制型市場，形成的原因主要有以下幾個面向。

(1) 醫療行為直接影響患者的生命健康。任何國家的政府從生命與健康至上的原則出發，都有責任保證醫療行為的安全性，因此，醫療行業是受政府嚴格管制的行業，而對醫療機構進入市場進行必要的行政審查，是政府管制醫療行業的起點和基礎。醫療機構不管其投資管道、隸屬關係、歸屬行業、所有制和經濟性質如何，均需按其規模、功能和影響，由相應級別的衛生行政部門進行設置審查和登記註冊後，才能開始營業。這種嚴格的准入制度，其實是一種進入壁壘，使「亂辦醫」現象，受到有效控制，醫療機構數量被限制在很小範圍內。

(2)20世紀90年代以來，全球醫院的集團化現象，十分普遍。如：美國1995年有20%的醫院涉及合併與出售，住院醫療機構的總數從1975年的6,701所，下降到1996年的6,376所，分布在全國的37個州以及英國和瑞士兩國。在英國，醫院組成醫療集團，已不是一般意義的策略聯盟，而是在集團內部進行資源重組，從制度上把原來各自獨立的醫院捆綁在一起。英美醫院的集團化，最終使少數醫療機構控制了整個醫療行業。

(3)高度的規模經濟效益，使大醫院比小診所更有競爭力。這種規模經濟效益表現在：醫院經營的邊際成本隨其規模的擴大，不斷遞減，例如：一家小診所即使只給一位患者看病，仍需經過掛號、診療、開藥、收款、取藥等步驟，這家小診所需要設置掛號處、診療室、收款處、藥局等。大醫院一天為許多患者看病，可以充分使用醫療設施，降低成本，即大醫院治療的患者越多，單位醫療服務的成本就越低。因此，規模經濟效益使資本不斷向大醫院集中，最終控制了醫療資源和醫療市場。

壟斷總是與效率低下聯繫在一起，壟斷的存在會大大降低市場配置資源的效率，幾家大型醫療機構處於寡頭壟斷狀態，可以透過共謀，抑制行業競爭，抬高診療價格和藥品價格，最終導致醫療費用高漲。

（二）醫療市場失靈的表現

市場機制發揮其優化資源配置的作用，是有條件的，當不能滿足這些條件時，就會導致市場失靈（market failure）。市場失靈是指市場機制的調節結果，未能使市場經濟本身正常運轉，反而導致經濟的失衡和混亂；在某些領域或某些情況下，市場機制不能很好發揮其優化資源配置的功能，或根本就不能發揮功能，反而成為資源配置優化的阻力。

1. 公共物品的非排他性、非競爭性，導致人們「搭便車」

公共衛生服務提供的是：預防疾病、促進健康的特殊的勞務產品，從經濟學角度看，這種勞務產品屬於公共物品，並具有明顯的正外部性。公共物品是相對於私人物品而言的，是由集體消費的物品，具有消費的非排他性和非競爭性。非排他性是指公共物品一旦提供給公眾集體，無論誰都可以毫無例外地享用，任何人都不可能或要承擔很大的成本，才能阻止其他人從中受益，如：經過消毒處理的清潔用水、公共場所的衛生安全措施等。非競爭性是指同一單位的公共物品，可以同時被許多人消費，公共物品對某個人的供給，並不因消費的人數增加而減少，如：健康知識的宣傳、傳染病控制對人們的保護作用、地方公害病的治理等。由於上述特性，在公共衛生服務的消費過程中，必然會產生「搭便車」現象，即某些人雖然享受公共衛生服務，卻不願意支付公共衛生服務的生產成本，因此，不存在市場交易和價格，這就導致私人部門不願意生產和提供公共衛生服務，所以，依靠醫療市場自發調節，公共衛生服務的供給就大大小於需求，市場無法最優配置公共衛生資源。

2. 公共衛生服務的正外部性，導致其供給不足

產品的外部性是指：某種經濟活動對與這種活動無關的第三方造成的影響，分為正外部性（給第三方帶來利益，但經濟活動主體不能因此得到補償）和負外部性（給第三方帶來損害，但經濟活動主體並不為此支付補償損害的成本）。公共衛生服務具有明顯的正外部性，體現為社會公益性，如：預防接種，不僅使接種者（消費者）產生抗體，避免相應傳染病的侵害，還在人群中形成免疫屏障，使未接種者（第三者）也減少被感染的機會。又如：戒菸的干預措施，減少吸菸者罹患慢性病的危險，也減少周圍人群被動吸菸的機會，從而有利於全人群的健康。具有正外部性的公共衛生服務，即使由市場調節實現供求平衡，結果同樣是公共衛生服務的供給會小於需求。因為私人成本與社會成本相等，社會收益卻大於私人收益。從社會角度看，實現了資源最優配置，但從個人角度看，並未實現資源最優配置。

3. 醫療服務的非同質性，導致醫療市場缺乏競爭

一般來說，在醫療市場上，醫療服務由於供給方在醫療設施、技術、服務等方面的差異，以及需求方在身體狀況、疾病嚴重程度和併發症等方面的差異，不具有產品同質性。例如：不同醫院提供的「闌尾炎手術服務」，就不是完全同質的，其替代性較差；對於更加複雜的醫療服務，如：心肌梗塞的內科治療和心臟冠狀動脈繞道手術等，在服務的內容、品質、療效以及患者就醫時可能承擔的風險等方面，存在更大的差異，具有更高的不可替代性。醫療服務產品的同質性差，增加患者對「質優價廉」服務的搜尋成本，限制患者的選擇範圍，降低醫療機構的競爭壓力，形成醫療市場較弱的競爭環境。需要指出的是，不同醫療服務產品的可替代性和競爭性，是不相同的，如：常見病、多發病的治療服務，具有較強的替代性和競爭性，市場競爭機制能夠發揮作用；急診服務和複雜疾病的治療服務，替代性較差，需求彈性小，市場競爭機制作用受到限制，就需要政府介入及干預。

4. 道德風險、逆向選擇和擠出效應等一系列問題，導致醫療保險失靈

衛生服務需求者與衛生服務籌資機構之間的資訊不對稱，會帶來消費者的道德損害和逆向選擇。私人保險公司以盈利為目的，實行風險費率，對高風險人群收取較高保費，使得那些最需要保障的人群，往往因無力支付高額保費，而被排除在商業保險之外（擠出效應），如：老年人、

慢性病患者、兒童等。又由於投保人具有道德風險，為降低支付的保費，往往隱瞞真實的健康狀況，導致平均費率上升，這使得健康人群認為保費虛高，而退出醫療保險市場（逆向選擇）。保險公司為維持經營，不得不提高平均費率，進一步加劇擠出效應，造成惡性循環。

三、政府對醫療市場不進行干預的後果

1. 政府如果不考慮公共物品的非排他性、非競爭性及正外部性對服務供給方的影響，會導致公共衛生和基本醫療供給不足

衛生事業由醫療（主要涵蓋基本醫療與特殊醫療）和公共衛生兩部分構成。政府與市場作用的程度在這兩個領域，有明顯差異。衛生經濟學界較普遍的看法是：公共衛生屬於公共產品和準公共產品範圍，基本醫療屬於準公共產品，特殊醫療則屬於私人產品。如上文所述，公共產品消費具有非排他性、非競爭性，在市場機制下很少有需求，私人沒有主動提供的動力。同樣，在市場機制下，準公共產品供給，也達不到最佳需求量。但是，投資於公共衛生和基本醫療會產生極好的投入產出效應（產出以健康計），據《1993年世界發展報告》估算，在開發中國家用於成本效益不佳的醫療支出中，若有50%能重新配置於公共衛生和基本醫療，將能使其疾病負擔減少1/4。政府應對提供不足的公共衛生和基本醫療，承擔責任。正外部性問題，以傳染病的治療為例，治癒的結果具二重性，即患者的痊癒和疾病傳播的中止。患者個人一般只重前者，而不關心後者。如果不考慮正外部性，任由市場決定較高的醫療價格，則治療的提供將會不足。中國近年來結核病發病率上升，就是教訓。所以，這些具有正外部性的基本醫療，必須由政府提供補貼。

2. 政府如果不解決資訊不對稱，基本醫療需求會被強迫轉換成特殊醫療需求，最終導致醫療費用高漲

如前所述，由於醫師擁有醫療服務供給權和消費代理權雙重權力，醫病雙方資訊不對稱的問題，比一般產品市場更加突出，因此，政府干預的重點應是加強醫病之間的溝通，使醫師尊重患者的知情權和自主選擇權，並透過設立醫療服務資訊發布機制，使患者能夠自主選擇醫師和治療方法。如果政府不顧患者的資訊劣勢，不對醫療市場資訊不對稱的缺陷，進行彌補，容易引起醫師為了自身利益，誘發醫療需求、損害患者利益的「激勵不相容」問題。「激勵不相容」是指：代理人有自己的利益，這種利益有時和委託人的利益相衝突，他們只在有利於自己的時候，才顧及委託人的利益，即不同的利益取向，造成雙方行為激勵的不相容。如果醫療服務是按專案收費，且醫師的收入與收費掛鉤，在這種醫療服務體制下，存在著醫師為追求醫院和自身經濟收益，而提供不必要的醫療服務的可能性，如：開大處方、做不必要的檢查、延長患者住院時間等。服務過度提供的一個例證是：在美國的各種手術當中，有8%到10%是不必要的，且造成患者身體功能損害，甚至喪失生命。有的醫師還兼任藥品、保健品或保健器材推銷員，說服患者購買，從中獲利，這時作為代理人的醫師，追求自身收益的激勵與作為委託人的患者「少花錢、治好病」的激勵，發生矛盾，而醫師恰恰利用資訊優勢和地位優勢，侵害患者的利益。後果是一些需要基本醫療需求的患者被誘導需求，被迫接受不必要的特殊醫療服務，最終後果是：衛生費用的不合理上漲和稀有衛生資源的浪費。

3. 行業壟斷如果沒有政府抑制，會導致醫療服務價格高、供給少，與「提供優質低價服務」的行業宗旨相違背

醫療行業是與所有人生命息息相關的公共事業，所以這一行業服務價格的高低，關係到整個社會的健康成本。壟斷醫療機構為追求利潤，透過壟斷定價把大量患者利益轉移到自己手中，使自己拿到遠遠高於競爭價格的利潤，結果是整個社會健康成本的提高。壟斷醫療機構能透過壟斷，獲得超額利潤，從而妨礙效率的提高，妨礙向患者提供更優質服務的積極性。另一方面，禁止其他投資者進入，從而嚴重打擊資本的投資熱情，使公眾喪失選擇多樣化醫療服務的機會。如果說醫師利用醫病雙方資訊不對稱而誘導需求、傷害患者利益，那麼行業壟斷則在患者多消費的同時，抬高服務價格，使患者在消費數量和價格上，受到雙重損失，這與「提供優質低價服務」的行業宗旨，是背道而馳的。

4. 如果沒有政府的衛生規劃，衛生系統的可持續發展，將難以實現

衛生系統中存在各種各樣的衛生問題，均需按照一定的計畫和步驟，逐步進行調節和解決。然而，市場機制的調節屬於自發性的、事後調節，不能解決宏觀總量的平衡問題、長期發展問題以及產業結構的調整。如果沒有政府承擔中長期衛生規劃任務，對區域衛生系統進行管理、規劃和引導，那麼衛生系統的發展，必然是無序的，衛生系統健康的可持續發展，就難以實現。

四、政府對醫療市場的干預目標與政策導向

醫療行業是個十分特殊的行業，首先是要公平，其次才是要效率。如果醫療市場靠市場機制自發調節，只能保證市場運行效率，不能保證醫療服務的公平性，這樣一來，患者的生命與健康將承擔很大風險。另一方面，市場失靈又會降低醫療市場的運行效率。因此，已開發國家政府干預醫療市場，既與權衡醫療服務中效率和公平問題有關，又與醫療市場存在的行業壟斷、資訊不對稱和公共物品這些市場失靈因素有關。

（一）政府干預的目標是兼顧公平和效率

政府首先要保證公平，即醫療保障應使全部患者享受「國民待遇」，實現醫療服務在窮人與富人之間的平衡。在維護公平的前提下，應採取措施克服市場失靈，提高醫療市場運行效率，即優化醫療服務的資源配置，控制醫療費用的增長等。

（二）既定目標下的政策導向

1. 透過醫療保險彌補醫療市場資訊不對稱

私人醫療保險和社會（全民）醫療保險，對於醫院和醫師的監督與制約作用，正在逐步加強。有專家預測：將來保險機構可能成為醫院最大的、甚至唯一的約束力量。醫療保險機構有專職的人員與醫院長期打交道，甚至工作人員本身可能就是醫學教育背景，很熟悉基本醫學知識以及醫院工作程序。這些工作人員與醫務人員之間的資訊不對稱程度較輕，由他們負責規範醫院和醫師的診療行為，約束力很強。且作為病患方利益的共同體和代言人，醫療保險機構有足夠的積極性去維護病患利益，尤其在抑制醫師誘導需求方面。

2. 政府鼓勵公民利用私人醫療資源，來減輕社會醫療保險負擔的措施

(1) 政府在社會醫療保險實踐中受阻後，求助於私人醫療保險：澳洲的醫療保險制度是由兩個部分組成，即全民醫療保險制度和私人醫療保險。全民醫療保險制度覆蓋全體居民，保證所有居民能以合理的價格，獲得必須的醫療服務，由聯邦政府和州政府聯合撥付經費。在該制度之外，澳洲政府還鼓勵私人醫療保險的發展。全民醫療保險制度與私人醫療保險相結合，共同組成澳洲的醫療體制與保險制度。

全民醫療保險制度的保障程度較高，覆蓋面廣，而且確實做到公平第一，因此受到大多數公民認可。但是，近年來，隨著移民的增多、人口逐漸高齡化、高新技術在臨床廣泛應用以及現有制度不完善出現的漏洞，如：少數人虛報、冒領醫療費；私人醫師虛報患者就診次數，以換取更多保險機構的償付；患者選擇性參保、小病大養以及公立醫院過多使用昂貴的大型檢查設備等，醫療支出大增，全民醫療保險制度開始不堪重負。為了減輕負擔，政府積極宣傳私人保險的好處，鼓勵公民購買私人保險，並制定激勵措施：①停止隨意調動各私人醫療保險資金，以保證私人保險金的穩固；②把全民醫療保險和私人醫療保險公司結合起來，允許私人醫療保險成為全民醫療保險體系的代理；③年齡越大，購買私人保險的費率越高；相反地，年輕人購買私人保險的費率逐年遞減，這項措施可以鼓勵人們盡早購買私人醫療保險；④為了防止患者有重大疾病後才參保等選擇性參保，採取延長保險生效時間的辦法，規定繳費參保1年後，才能享受保險待遇。患者都有時間偏好，越早拿到保單，保費效用越大；另一方面，患者還有貨幣流動性偏好，罹重病時，身邊留有現金越多越能應付意外支出，因此，這項措施提高患者獲得保費的時間成本，降低生病時的貨幣流動性，從而促使人們提早參加私人醫療保險，規避日後生病時的損失。

(2) 政府從社會保障體系建立伊始，就引導私人醫療資金發揮主導作用：目前世界上大多數國家社會保障體系的運作，都基於政府、企業和個人三方共同負責的原則，但在有些國家，由個人和企業共同籌資，國家只處於依法監督的地位，如：新加坡、馬來西亞、印尼等東南亞國家。新加坡在醫療保障方面實行「全民保健儲蓄計畫」，以個人或家庭儲蓄，作為醫療費用的主要來源。除了參加政府管理的這個計畫，個人還可以從私人醫療保險中，獲取資金來源。私人醫療保險覆蓋新加坡75萬雇員及其家屬，個人購買保險，費用由雇主支付。

從20世紀80年代開始，新加坡政府就將醫療資金負擔，轉移給私人部門，多年來，政府承擔的額度都保持在30%左右，不到總支出的1%。政府把更多的資源用來提供醫療補助，或提供窮人免費醫療服務。1993年，新加坡政府在衛生政策的研究報告《大眾化醫藥保健白皮書》中指出，不管採取何種醫療資金籌集方式，該項費用最終會轉嫁給公民，因為無論採取扣除薪資，還是納稅的形式，保險費最終還是由公民支付。所以，政府把自己的任務定位在如何引導私人醫療資金，發揮更好的保障作用。

3. 政府克服私人醫療保險缺陷的措施

私人醫療保險存在道德風險、風險選擇和逆向選擇等缺陷，政府在應對道德風險方面，並不具有優勢，但在應對風險選擇和逆向選擇時，作用非常有效。政府作用又分為兩種：一種是被動地彌補私人醫療保險的缺口，即先由市場自由選擇願意擔保的人，對於那些擔保風險高、私人醫療保險不願覆蓋的人，政府負責其醫療保障。這種措施常見於私人醫療保險占主導地位的國家，如：美國。另一種是主動消除私人醫療保險的風險選擇行為，即政府阻止承保人根據健康情況排

除某些人，要求他們對所有潛在購買者，提供相同內容和保費的保險；還可以要求承保人和個人簽訂長期契約，使參保人年齡變大成為高風險個人後，仍然可以享受低費率，這種措施常見於社會醫療保險占主導地位的國家，如：澳洲。

(1)政府被動彌補私人醫療保險的缺口：美國是唯一不向所有公民提供醫療保險的已開發國家，在私人保險公司投保的人約有1.5億，占美國人口的60%。在美國經濟生活中，有一個基本原則，那就是選擇的自由，消費者十分重視選擇。美國的醫療保險屬於自由競爭主導型，私人保險公司為了吸引客戶參保，競相向客戶提供優質服務，而競爭會形成高效率，促使資源配置達到最優化。但是，私人保險有覆蓋面不夠廣的問題，因為私人保險公司以盈利為目的，實行風險費率，對高風險人群收取高保費，使得那些最需要保障的人群，往往因無力支付高額保費，而被排除在商業保險之外（擠出效應），如：老年人和窮困多病的人。為了彌補私人保險的不足，維護所有公民公平獲得醫療服務的權利，美國政府提出老人醫療照顧（Medicare）和醫療幫困救助（Medicaid）計畫。

醫療照顧是指以65歲以上老人為對象，聯邦政府直接管理的公立醫療保險制度，享受者人數有3,250萬人，占美國人口的13%，主要服務形式包括：醫院保險、醫療保險、處方藥費的覆蓋等。費用來源管道為未滿65歲的雇主與雇員強制繳納的保險費、一般稅、享受者繳納的保險金及享受者個人負擔部分等4個方面。目前醫療照顧資金的89%來自在職職工繳納的保險費和一般稅，剩下的11%來自享受者繳納的保險金。醫療幫困救助是提供低收入者的公立醫療保險制度，享受者人數有1,750萬人，占總人口的7%。財源來自州政府的一般稅和聯邦政府的所得稅，聯邦政府和地方政府各負擔50%。

(2)政府主動消除私人醫療保險的風險選擇行為：澳洲政府實施社區統一費率制度，即按照社區人群的平均罹病率，制定費率，每個人、不論男女老幼及健康狀況好壞，均繳納同樣的保費。政府制定這條政策的初衷是：保證所有澳洲人都能購買到私人醫療保險，不因年齡、身體狀況受到歧視，從而體現醫療服務的公平性。

(3)建立區域再保險（集團）制度，以承擔風險：由於實施社區統一費率制度，某些保險公司可能會因參保成員高齡化等結構性問題，而負擔過重。針對這種情況，澳洲政府實施區域再保險制度，試圖在各保險公司之間，均衡因成員年齡結構差異產生的費用負擔差異。具體做法是在一個州內建立再保險基金，區域內各私人醫療保險公司繳納一定的資金，同時聯邦政府提供一部分資助。再保險基金每年按照各私人醫療保險公司在慢性病方面的費用，進行調配。對於65歲以上和連續住院時間超過35天的患者，再保險基金為之提供部分津貼。再保險基金由私人醫療保險管理理事會（Private Health Insurance Administration Council, PHIAC）負責管理，聯邦政府透過衛生部長與PHIAC協商的方式，保持對再保險基金的干預。

五、政府干預的失靈及矯正

（一）政府干預的失靈

由於市場機制的失靈，需要政府透過干預，來促進市場機制作用的充分發揮。但是政府的調節機制也不是萬能的，也存在「政府失靈」（government failures）。政府失靈是指：政府的政策措施和干預行動，沒有達到糾正市場失靈的目的，反而導致資源配置的惡化以及資源利用效率的降

低，甚至帶來比市場失靈更壞的結果。例如：英國的國民衛生服務制度（政府主導型）存在醫療費用支出上升、醫療服務效率低下、看病就醫排隊等候的「英國病」；美國商業化保險與政府的醫療救助相結合的模式（市場化型）存在：看病貴、公平性差的「美國病」。而這些弊端產生的根源，都或多或少與政府失靈有關。政府失靈的主要原因如下：

1. 政府決策失誤

在政府決策的過程中，有很多困難和障礙會引起政策決策失誤，主要原因有：

(1)資訊的有限性：市場資訊不足，是市場失靈的重要原因，同樣政府的決策也需要有充分、準確的資訊，作為決策的科學依據。但事實上，政府也很難充分掌握決策所需的全部資訊。

(2)公共決策的局限性：政府決策具有普遍性、權威性的特點，但事實上，政府並不能準確地將千差萬別的個人偏好，轉化成政策措施，到頭來，政府政策往往體現了社會強勢群體的價值要求。因為真正做決策的只是少數人，他們在決策時，會有意識或無意識地傾向於自己所代表的階層或集團的利益。即使是透過選舉產生的決策人，也往往服務於特定的利益集團。

(3)決策實施過程的不確定性：即使政府能夠做出正確的決策，但在決策具體實施過程中，也會由於受到各種因素的干擾，而使預期目的無法達成。主要原因包括：龐大的政府機構難以協調；決策本身的缺陷；干預對象複雜多變，難以採取針對性的措施；「時滯」作用和效果的不確定性；政府官員利益和監督等問題。

2. 政府的過度膨脹

(1)追求機構規模最大：作為「經濟人」，政府官員追求的並不是「利他」，而是名譽、地位、權力、酬金等利己的目標。按照著名的帕金森定律（Parkinson's Law），政府官員的名譽、地位、權力和酬金，經常與其所掌握的政府機構的規模大小成正比。因此，政府官員為了提高知名度和社會地位，為了擁有更大的權力，為了獲得更高的酬金，必然會千方百計地擴大政府機構，爭取獲得更多職能和預算。

(2)政府官員的行為不受產權和利潤支配：私人企業家和消費者的行為，建立在私有產權的基礎上，因此，他們最終都要受到各自預算的限制。他們會想方設法降低成本，用盡可能少的預算，獲得盡可能高的利潤，從而為自身帶來好處，如：職務的提升、利潤的分享等。但對政府官員來說，這樣的產權約束幾乎不存在。他們的收益不是與工作效率成正比，而是與政府的預算成正比。由於政府預算是公共所有的，因此，政府預算可出現赤字，額度也可以透過立法追加稅收來提高。正是由於政府官員的行為不受利潤的支配，導致政府官員追求預算最大化和政府過度膨脹。

(3)對政府部門的監督乏力：在民主制度中，政府官員必須服從當選者和公民代表的政治監督，無法為所欲為。但在委任制中，監督效力則大大下降。因為監督者行使監督職能的資訊，是由被監督者提供的，這樣，被監督者完全可以利用資訊優勢，欺騙或操縱監督者。

(4)政府機構的高度壟斷性：國家屬於自然壟斷的範疇，決定了政府機構的高度壟斷性，使政府成為各種公共產品的壟斷供給者。政府機構可以利用自身的壟斷地位，隱瞞有關公共物品生產的實際成本，這樣，不僅不利於公共物品生產費用的降低，還可能導致政府機構的膨脹和預算規模的擴大。

3. 官僚機構的低效率

官僚機構效率低下是眾所周知的，主要原因是：**(1)缺乏競爭**：官僚機構壟斷公共物品的供

給，缺乏節約成本、提高效率的壓力；**(2)缺乏利潤激勵機制：**由於公共產出的非市場性質，成本與產出難於測量，而且政府官員不能把利潤據為己有，所以官僚的目標並非利潤最大化，而是規模最大化，以此增加個人升遷的機會，擴大勢力範圍。結果勢必會造成公共生產過剩、機構龐大、效率低下；**(3)缺乏監督：**官僚機構在公共生產資訊方面，占有優勢，監督者有可能受到「被監督者」的操縱。在監督機構面前，被監督者所處的地位，使他們實際上可以強制規定最符合自身利益的政策。

4. 分配的不平等

市場機制會導致收入或財富的不平等，而旨在克服市場分配不平等的政府干預，自身也可能產生權力集中與收入上的分配不公平。因為任何政府干預，都是將一部分人的權力強加到另一部分人身上，是有意地將權力交給一些人而不給另一些人。而由於權力的分配不公，不可避免地出現「尋租」（rent-seeking）現象，導致經濟資源轉移，造成政府干預失敗。

5.尋租活動

人類追求自身經濟利益的活動，分為兩類：生產性的、可以增加社會福利的尋利活動和非生產性的、不會增加、甚至還會減少社會福利的尋租活動。廣義的尋租活動，是指人類社會中，非生產性的追求經濟利益活動，或者說是指那種維護既得的經濟利益，或是對既得利益進行再分配的非生產性活動。狹義的尋租活動，亦即現代社會中最常見的非生產性追求利益行為，是利用行政法律的手段，來阻礙生產要素在不同產業之間自由流動、自由競爭的辦法，以維護或攫取既得利益，如：行賄、遊說等。尋租活動本身不增加社會財富的總量，但會引起社會財富的轉移、重新分配及資源的非生產性耗費。

尋租活動的後果有：(1)造成經濟資源配置的扭曲，阻止更有效的生產方式的實施；(2)尋租活動白白耗費社會的經濟資源，使本來可以用於生產性活動的資源，浪費在對社會無益的活動上；(3)會導致其他層次的尋租活動或「避租」活動。如果政府官員在這些活動中享受特殊利益，政府官員的行為會受到扭曲，因為這些特殊利益的存在，會引發新一輪追求行政權力的浪費性尋租競爭。

（二）政府失靈的矯正

政府失靈的普遍性，說明了一個問題，即政府失靈不完全等同於政府失責。政府失責、政府決策失誤、存在政府無法解決的市場失靈、政府組織結構的本身缺陷等，都有可能是導致在醫療保障領域政府失靈的原因。在衛生服務領域，矯正政府失靈的主要策略為：一方面引入市場機制和利潤動機，另一方面提高決策科學性。

1. 在公關部門引入市場機制

經濟學家設想透過在公共部門引入市場機制，來消除政府的低下效率。具體設想有：(1)設置兩個或兩個以上的機構，來提供相同的公共物品或服務，使這些機構之間展開競爭，而增進效率；(2)借用私營部門的獎懲機制，根據政府高級官員的工作實績，給予特別「獎金」，並允許政府機構的負責人把本機構的「節餘資金」用於「預算以外」的「投資活動」，以刺激和發揮政府機構及其負責官員的積極性；(3)將某些公共物品的生產，承包給私人生產者，以便更多地依靠市場經濟的作用，來生產社會所需的公共物品。此外，還可以採取加強和鼓勵地方政府之間的競爭，來提高地方政府的工作績效。

2. 引入利潤動機

即在公立衛生服務機構內，建立激勵機制，使政府官員樹立利潤觀念，允許其對財政剩餘具有某種自由處置權。

3. 提高決策的科學性

提高政府衛生決策的科學性，一方面需要為決策者提供可靠的、充分的資訊，使其決策具有科學的依據；另一方面，需加強決策者的決策能力和素質的培養，提高其決策的水準。

第二節　已開發國家與地區政府加強醫療機構的宏觀規劃

一、實施區域衛生規劃

1. 調整醫療機構布局

日本的醫療機構按所有制，可分為：國立醫院（中央政府所辦）、公立醫院（地方政府所辦）和私立醫院等。日本的中央衛生行政主管部門（厚生勞動省）可以對國立醫療機構進行大規模的體制改革，基本方針是：合併、關閉和轉讓，以達到各種醫療機構的合理布局。具體做法是：在同一地區已有類似規模的公立或私立醫療機構，國立醫療機構難以發揮作用的，屬於關閉對象；對相距太近的同類國立醫療機構要進行合併；對一些在當地居民的醫療活動中確有一定影響，但如果交給地方政府或民間團體經營管理更有效的國立醫療機構，可轉讓經營管理權。日本厚生勞動省調整醫療機構布局的目的，是為了解決國立醫療機構的低下效率。

2. 促進醫療機構合理分工

日本厚生勞動省要求逐步實現：將初級醫療保健和一般醫療服務，交由公立、私立醫療機構承擔，而國立醫療機構主要發揮的作用，轉為：開展政策性的醫療活動，即戰勝一些對居民健康有很大危害的疾病，在治療方面發揮主導作用，開展各種臨床研究；為其他公立、私立醫療機構提供可供醫療和科研的高精密設備、實驗室和技術支援；承擔各級醫院的臨床醫師進修和專科醫師的培訓、醫院管理型人才的教育和進修；收集醫療情報，並推廣醫學科研成果。

新加坡政府調節分工的目標和日本厚生勞動省相似，80%的初級衛生服務，都由私立醫療機構提供，公立綜合診所只提供剩餘的20%。而對於相對昂貴的醫院服務，公立醫院承擔80%的服務率，剩餘20%由私立單位提供，目標執行情況可以從公立醫院的病床數和收治人數比例，略見一斑。截止2006年末，新加坡擁有29個醫院和專科中心，其中72%的床位是在13個公立醫院機構，包括7個公立醫院（其中5個綜合醫院、1個婦女兒童醫院和1個精神病醫院）和6個國立專科中心。2006～2013年，新加坡每萬人口床位數為20張；醫師人數為6,380人，護理和助產人員為18,710人，每萬人口醫師為19.2人，每萬人護理和助產人員為63.9人。

二、政府透過市場協調機制，干預醫療服務契約的制訂

在奉行國家衛生服務制度（NHS）或社會醫療保險的國家，全體公民作為一個整體享受醫療服務，所有醫療機構也作為一個整體提供服務。為了提高費用結算的效率，醫療服務提供者與支

付者雙方，一般會就醫療服務的買賣，事先締結契約，契約內容包括：服務價格、服務標準以及費用補償方式等。政府在契約制訂過程中，可以扮演以下兩種角色。

1. 政府不作為契約方參與契約的制訂，只負責最後審查

典型例子是法國。醫療服務提供者是醫師職業團體的工會，以工會的立場交涉，爭取自身最大利益；支付者是以民間受雇者為會員的「全國受雇者疾病基金」、以從事農業者為對象的「農業共濟中央基金」、以自營業者為對象的「全國自營業疾病基金」的代表。雙方締結醫療保險協議時，凡事先由當事者決定，政府不出面過問。雙方對於以醫療費修訂為中心的各事項，達成一致意見後，獲得衛生福利部部長的同意，締結契約，由衛生福利部部長公告契約內容。雙方不能達成協議時，衛生福利部部長有權介入，進行協調。

日本的做法是：由醫療保險組織與醫療機構簽訂契約。契約內容包括：提供服務的內容、服務區域及有效期等，契約的簽訂由醫療保險組織和當地政府聯合審查。

加拿大則是由各省及準省的健康保險機構（委員會）與醫師雙方談判，制訂診療報酬表（費用表），談判沒有結果時，再由政府制訂。

2. 政府作為契約方直接參與契約的制訂

英國政府是這方面的典型。引入「內部市場」後，原先相關的國家醫療管理機構，變成了醫療服務的購買者，負責分析居民醫療需求，代表國家和服務提供者，以訂立承包契約的形式，代為購買服務，而不再行使管理醫院的職能和履行提供服務的義務。政府直接介入契約談判的方式，實質是一種市場協調機制。

三、依靠醫療聯合體促進醫療衛生資源的縱向整合

1. 實行醫療聯合體的前提與作用

近20年來，醫療機構之間的整合，成為國際醫療服務體系變革的重要趨勢。所謂「醫療聯合體」，即由部分高級別專科醫院，聯合一定區域範圍內的社區衛生機構，組成縱向「醫療聯合體」，居民則選擇就近聯合體簽約就醫，在社區實行首診，逐級轉診。美國哈佛大學公共衛生學院劉遠立教授表示，區域醫療聯合體的本質是「協調、同質」，具備互聯共用的資訊化平臺，規範化的協同服務流程，清晰界定其中的利益分配機制，並建立准入和退出規則、風險分攤機制等，則是確保區域醫療聯合體有效運行的關鍵因素和前提條件。

推行區域性醫療聯合體或醫療集團，政策作用和價值主要體現在以下幾個方面：(1)有利於提高縱向資源整合以及資源的配置效率，減少醫療機構的無序競爭和重複就醫帶來的資源浪費，可以節約成本；(2)醫療聯合體通常與特定的預付制保險制度相結合，能夠促進醫療服務的重心前移，強化預防保健工作，控制和節約醫療費用；(3)借助更高級別醫院的後臺技術保障，有利於提高基層醫療機構的服務品質，方便在聯合體內解決患者的全部訴求，減少醫療糾紛的發生；(4)有利於促進不同區域性醫療聯合體之間的競爭，提高醫療資源的使用效率和規模效應，減低壟斷帶來的效率損失；(5)作為推進家庭醫師制度的基礎性平臺，能夠為家庭醫師制度提供補給和支撐。

2. 已開發國家醫療聯合體政策與運行

(1)美國管理型醫療保健產生於20世紀60年代，主要代表形式有：健康維護組織（HMO）、定

點服務計畫（Point of Service, POS）、優先服務提供者組織（PPO）。其核心是試圖透過減少不必要的衛生保健服務利用來控制費用；特點是投保人在計畫內部提供網絡中尋求服務的費用分攤率，比他們到網絡外尋求服務的費用分攤率要低。它具備以下幾個要素：根據明確的選擇標準來挑選醫療服務提供者（醫院、診所、醫師）；將挑選的醫療服務提供者組織起來，為被保險人提供醫療服務；有正式的規定，以保證服務品質，並經常複查醫療服務的使用狀況；被保險人按規定程序找指定的醫療服務提供者治病時，可享受經濟上的優惠。目前，國際上比較有代表性的「管理型醫療」制度，主要有：市場主導型、國家福利型、公共契約型和公私功能互補型4種類型，其管理意義和效果明顯，值得借鑑。

2009年，歐巴馬政府醫改方案也在推動發展醫療聯合體，稱為「醫療責任組織」（Accountable Care Organization, ACO）。但是，美國推動醫療聯合體主要是力圖達到兩個目的：①系統管理和協調患者的治療全過程，提高醫療品質；②透過提高醫療品質，減少不必要的檢查、治療，避免醫療事故，節省和控制醫療費用。這是歐巴馬醫改方案中的重要內容。這顯示，除了有助於解決看病難問題之外，醫療聯合體可以在醫改中發揮更大的作用。因此，美國的醫療聯合體之所以稱為「醫療責任組織」，意味著醫療服務方不僅要對治療某一個具體疾病負責，而且要對患者的整個治療過程負責，對患者的健康負責。這需要具有一定規模的醫療聯合體，將患者的治療全過程都包含在醫療服務內。特別是對於患有慢性病的患者來說，治療過程需要涉及各種不同的醫療服務專案和內容，包括：急性發病的治療、慢性病的管理和護理、藥品治療等。

(2) 在俄羅斯實行醫療聯合體制度，主要職責是：聯合體予以轄區居民高水準的專業醫療救治。在企、事業單位的職工和轄區居民中，舉辦和進行定期的預防工作，以降低疾病、殘廢和死亡的發生率；舉辦衛生常識教育和健康宣傳。為完成這一主要任務，聯合體保證：①確定居民在醫療救護和醫療服務方面的要求；②確保在加強預防、運用高效診斷、治療和管理醫療機構的先進方法的基礎上，發展和提高醫療服務品質；③確保聯合體的發展，創建現代化的物質基礎，提高生產效率和為充分休息創造條件，建立公平的分工制度；④確保聯合體的經濟獨立，提高每個職工的工作積極性，關心集體和國家大事；⑤確保職工物質利益與高品質生產勞動相結合，保證人民身體健康。

醫療聯合體的薪資基金，按照提供醫療服務和有償服務的收入標準來確定，並隨著醫療服務收入總額不斷增加，按比例進行調整。根據職工的貢獻大小，確定每個人的薪資標準，薪資由聯合體薪資資金支出，可從集體經濟核算收入中，支取生產發展基金、社會發展基金和物質獎勵基金。聯合體可以下設醫療預防機構（診所、醫療衛生部、防治所、醫院、療養所等）、衛生預防機構及其他衛生機構，能夠集中分配列入聯合體機構的全部或部分職能、集中分配物質技術資金和編制等。

(3) 在加拿大，醫院有3種結構模式：傳統的金字塔模式、水平模式、縱向模式。傳統的金字塔模式是針對個體醫院和醫療服務提供者，職位越高，位處越上面，類似金字塔。傳遞醫院管理資訊的方式為：向副總彙報後，再向CEO彙報。功能性領域或部門組成金字塔結構，有明確的命令鏈，例如：兒科部門、產科部門、公共部門。這種模式導致組織分裂且重複，昂貴且沒有效率，很少關心病人的利益，政府支付服務費用給醫師，這與服務目標衝突，因為醫師沒有薪水，他們提供服務越多，得到政府給予的報酬也越多。

第二種水平模式，屬於分散性結構，實行的是專案管理制，在每個專案水平進行管理，這就打破了傳統科室和社區醫療管理的模式，是部門之間的結合。分開付款機制，導致分散和沒有效率，而這種模式使部門之間建立聯繫，提高效率，並固定規則。但這種模式使病人在部門之間移動時，還是有些問題，如：從社區到醫院。傳統和水平這兩種模式，共同的特點是：出現雙重彙報的弊病。

第三種是垂直管理的縱向模式，對既定人群全面服務，主要按地區安排。醫院和其他醫療服務機構正慢慢結合，正如普洛威頓斯醫療集團首席執行官卡爾·洛伊（Carl Roy）先生所言：「這種縱向模式使我們的服務無間隙。」這也是目前最好的模式。在加拿大，生病通常不可以直接上醫院，那裡也沒什麼掛號之類的機構，有病先要看「家庭醫師」。每個醫師通常有自己的診所，有一兩個祕書或助手。這些醫師往往是從婦產科到精神科什麼都懂一點，但什麼都不精。小毛病能解決，大病就會把病患轉往醫院或專科醫師。普洛威頓斯醫療集團原來有8個CEO，20個副總裁，現在變成了1個CEO、4個副總裁。這種模式要求系統化發展和團隊合作，互相溝通，醫療集團內部之間資源重新整合。縱向模式建立在資訊化比較發達的基礎上，CEO坐在辦公室裡，透過電腦就可以看到其他科室的情況。而前兩種模式是建立在資訊不對稱的基礎上，彼此科室或者專案之間資訊溝通較差，所以同時要彙報給很多人。

對中國目前的醫改來說，像普洛威頓斯醫療集團這樣規模的醫療機構，在公益性和非營利性的環境下，採取何種模式經營，值得進一步探索。

(4)負責公立醫院建設與管理的香港醫院管理局，自2002年起推行醫院聯網制度，按地區和人口的需要，將香港劃分7個地區，以聯網的方式運作。醫院管理局是香港公立醫療機構的唯一法人，各聯網均設有醫院聯網行政總監。每一聯網內的醫院，按照服務性質分為：急診醫院和康復醫院。在每一所急診醫院的附近，都有1～2所康復醫院與之配套；聯網內醫院根據各自的專業能力和特色，不重複設置，病人的服務透過轉診予以解決，提高各醫院的服務效率；聯網內醫院的大型設備不重複配置，實現資源共用，降低運行成本。

新加坡按照公立醫療機構的地理位置和規模，把所有公立醫療機構劃分為2個醫療集團，即位於東部的新加坡衛生保健服務集團（Singapore Health Services, SHS）和位於西部的國立衛生保健集團（National Healthcare Group, NHG），目的是促進公立醫療機構的內部競爭。這兩個集團規模相當，得到的政府補助也一樣。SHS包含4家醫院、7家綜合診所和4家衛生服務中心；NHG包括4家醫院、9家綜合診所和2家衛生服務中心。集團的總裁都由衛生部任命，集團內的董事會由各醫療機構的負責人組成，兩個集團有各自不同的管理和激勵機制。衛生部還對集團實施「收入總量控制」，即如果集團的總費用超過最高限制，則政府給予的補助會相應按比例減少。研究顯示，兩個集團的運行在控制醫療費用、提高資源使用效率方面，都發揮了重要作用。

3. 相關經驗與啟示

(1)從國際醫療機構之間的整合趨勢來看，醫療機構之間正在從水平橫向整合向垂直縱向整合發展，即從強強聯合式的醫療集團向不同層級醫療機構之間的縱向聯合體轉變，強調診療服務間的「無縫銜接」。

(2)在構建區域性縱向醫療聯合體的過程中，通常遵循「鬆散式」、「緊密型」和「一體化」三個不同的聯合體發展階段，最後構建科學合理的法人治理結構。國際經驗顯示，醫療聯合體的終

極發展模式，是以醫療聯合體集團為核心，設立法人代表，以資產、技術為紐帶，實行統一經營管理和分配模式；統一醫院文化，採取集權方式，對集團內各家醫院進行調控的一體化治理結構，實現管理、功能、人員、資訊的「四個整合」，形成橫向到邊、縱向到底的服務網絡。

(3) 對於「緊密型」醫療聯合體組織形式而言，即成立聯合體理事會，負責統一運行管理和資源調配。聯合體內各家醫院各自設立法人代表，這尤其需要建立嚴格的契約關係，明確訂定相互之間的利益分享和風險共擔機制，以規範和約束聯合體內各醫院的行為，否則很可能回到「集而不團、團而不緊」的鬆散型狀態。

(4) 醫療服務新模式的構建，需要相應的醫療保險支付方式來支撐。根據已開發國家的醫療保險體系變遷軌跡來看，向醫療聯合體實行統一醫療保險預付（按與聯合體簽約的定點就醫人數確定）或支付給聯合體內的家庭醫師（由其購買專科醫療服務），是中國醫保支付方式改革的未來。

第三節　已開發國家與地區政府對人力資源的調控

一、根據醫療服務需求調控醫師總量供給

隨著社會經濟不斷發展，醫療服務的總需求也不斷變化，為了跟上衛生服務總需求變化的步伐，美國、西歐、日本等已開發國家政府，已經形成了為該國人口提供適宜數量醫師所必須的干預方法，其中調整醫科院校學生人數，是最重要的方法。因為一方面各國政府普遍認為醫療行業非常強調服務的安全性，增加醫師供給，必須透過醫學教育來完成；另一方面，需要限制醫師人數時，減少招生人數，不會像醫療機構裁員那樣造成失業，對社會穩定的影響較小。例如：英國一直是根據對醫師的需求量，來決定醫科院校招生人數，由衛生部決定每年醫科院校招收的學生總數，因顧慮醫務人員失業，或為了充分使用學校資源而增加人數，也會減少到醫科院校接受培訓的醫師數量。

已開發國家政府於20世紀60年代末，開始著手調整控制醫師人數。1967年，美國衛生人力顧問委員會公布了一份有影響的報告，指出醫師短缺的現象，這促進全國醫師培訓專案的擴大。從那以後，各州開始建立新的醫學院校，或擴建原有院校，使醫師的供給量大大增加。據美國醫學會統計，到1997年，美國擁有736,264位註冊醫師，大約是1970年的2倍，醫師對人口的比例從1970年的130／10萬，上升到1997年的276／10萬，醫師短缺的問題，在總量上得到解決，但在醫師分布上，還有很大缺陷。北歐國家歷史上，也常有缺少醫師的情況。為此，瑞典在第二次世界大戰以後，建立三所新的學校，1947～1972年間醫師增加了7倍；芬蘭在20世紀70代早期，也增設2所新校，擴大招生。除了擴大教育外，各國政府還採取外國醫師遷入的促進政策，以增加醫師供給量。

進入20世紀80年代後，各國出現醫師增長過快、供過於求的新問題，後果是醫師失業人數急速上升。於是，各國政府從強調醫師不足，到反過來強調醫師過多，開始控制醫師數量，常用的方法有以下幾種：

1. 限制醫科院校學生人數

1982～1987年，丹麥將招生人數減少23%；法國是透過嚴格的考試制度，控制畢業生人數，

近年來，醫科院校畢業人數明顯少於招生人數；義大利實施控制措施後，1980～1989年招生人數下降了62%；新加坡限制新專科醫師數量為原來的40%，將其餘的醫師培訓成全科醫師。

2. 裁減多餘的醫務人員

西班牙、義大利、愛爾蘭也先後實施衛生人力資源控制計畫。1983年，愛爾蘭不再允許填補退休醫師的空缺；1983～1985年，義大利減少12,000名醫務人員；1982年，西班牙規定：除非新建醫院，否則不再提供新的醫師職位；1983年，英國政府提出裁減8,000名衛生系統雇員的計畫，2010年前9個月，英國國家衛生服務系統裁減衛生系統雇員大約1.5萬個職位；2003年，美國100家醫院進行大規模的裁減計畫，而2008年1～11月期間，就有117家醫院進行大規模裁員。

3. 透過執照管理控制市場准入

美國政府對市場准入進行一系列限制，主要是全國性考試和各州不同的行醫執照標準；德國、加拿大和美國一樣，也是由州或省政府管理執照，而英國由中央政府進行管理。

4. 限制外國醫師入境工作

加拿大的「保健服務的皇家委員會」（Royal Committee on Health Services，俗稱霍爾委員會，Hall Committee）於1975年提出建議，要對外國醫師入境工作加以管理。1965～1974年，入境醫師數每年有1,200～1,300人，占全國醫師新增人數的56%～57%；但1975年後，入境醫師人數降至每年300人左右，僅占醫師新增人數的15%。實施入境管理前的1974年，入境醫師與醫科大學畢業生總數為2,657人，1977年銳減為2,000人，雖完成阻止醫師急增的任務，但相比1965～1972年的水準，沒有太大變化。因此，根本對策除了對招生名額改革外，別無他法。

5. 限制外國醫學院畢業生到本國接受住院醫師培訓

美國允許外國畢業生到美國接受住院醫師培訓，本意是希望外國畢業生到美國本土醫師不願去的農村行醫。事實上，一些外國畢業生確實選擇去農村行醫。但是整體來看，去偏遠地區的外國畢業生人數，和美國本土醫師基本一樣。有的研究甚至發現：一些大都市醫院依賴外國畢業生從事住院醫師工作，沒有可靠的數據顯示外國畢業生比美國醫學院畢業生，更有可能進入農村行醫。研究顯示，外國畢業生和美國醫學院畢業生在地區分布上是類似的，甚至輕微地偏向於大都市醫院。美國總審計署的報告認為，試圖透過雇傭外國畢業生去解決醫師分布地區不平衡問題，是不成功的，結果反使美國面臨醫師過剩現象惡化，並使其他國家喪失有才能的臨床醫師。因此，美國政府透過嚴格核發簽證，限制外國醫學院畢業生到美國接受培訓的名額。

二、政府在改善區域性醫師供需不均衡方面的努力及效果

各國政府為解決農村和貧窮地區的醫師短缺現象，做了多種努力，以下闡述增加農村地區醫師供給量的主要方法。

1. 直接由美國政府資助的專案

有許多政府專案直接針對服務不足地區，例如：州和聯邦政府資助的家庭醫師住院實習基金，被認為是有用的方法，因為家庭醫師比專科醫師更有可能在農村行醫。但只此一點，不可能解決農村地區醫師短缺的問題。

另一個較有影響的專案是：國家衛生服務合作專案。參加該專案的醫師與有關政府部門簽訂

契約，由有關政府部門為醫師提供醫學院的學費及住院醫師培訓費用；而醫師則同意到政府指定的衛生人力短缺地區，行醫一定的時間。自1970年國家衛生服務合作專案建立以來，已經安置1.5萬餘名醫師，花費20多億美元。在20世紀80年代後期，新進入衛生人力短缺地區行醫的初級衛生保健醫師中，大約1/4是國家衛生服務合作專案的參加者。因此，這個專案被認為是為農村醫師短缺地區，提供重要的安全網。

為了培養鄉村醫師，傑弗遜大學（Thomas Jefferson University）於1974年提出醫師短缺地區計畫。該計畫的運作方式為：每年從報考傑弗遜醫學院的學生中，挑選15名來自鄉村並願意到賓夕法尼亞（Pennsylvania）鄉村地區工作的人，作為培養對象，在大學第三年到鄉村地區進行家庭醫學的實習，第四年在家庭醫學門診進行進階實習（通常在鄉村地區），以增進學生對鄉村的感情，盡早了解初級保健的工作模式，同時享受小額的助學補助。學生畢業後進入住院醫師培訓專案，完成全科醫師的畢業後教育，然後到賓夕法尼亞州的鄉村地區工作。在2008年的一項調查中顯示，該計畫培養出來的醫師，在鄉村地區行醫的穩定率為79%。

另外，值得一提的是：地方健康教育中心專案於1970年成立，宗旨是向那些沒有獲得足夠服務的人群，提供衛生服務。自從那時起，許多地區和州建立了地方健康教育中心。海因斯（Kevin Hynes）和吉夫納（Nathaniel Givner）研究農村醫師對人口的比例在多大程度上，受地方健康教育中心專案的影響，結果發現在1975～1985年期間，少於5萬人的縣中，凡是有地方健康教育中心的，比那些沒有地方健康教育中心的，在醫師對人口比例上平均高出3～5個百分點。

2. 老人醫療保險補償策略的改變，對美國農村醫師的影響

美國自1966年開始實行老人醫療保險，覆蓋對象是所有65歲以上的居民。由於覆蓋面廣，這一保險專案的任何政策變化，都會對整個衛生體系產生深遠的影響。對於農村衛生體系來說，一個顯著的變化是：1989年建立的老人醫療保險獎金支付專案（也稱老人醫療保險激勵支付專案），這個專案給那些在農村衛生人力短缺地區行醫的醫師，提供顯著的經濟刺激。起初，在1989年有5%的獎金，到1991年提升到10%，這一水準保留至今。很明顯，對留在衛生人力短缺地區的一些醫師來說，獎金補助是個重要的激勵因素，起碼在某些地區看來，有明顯的穩定作用。

3. 日本建立專門為農村地區培養醫師的醫科大學

「自治醫科大學」是根據中央政府的提議，由全日本47個府、主管社區衛生的政府機構主辦，並由每一府每年向醫科大學提供相同數額的資金。這所大學入學考試的重點人群，是畢業後願意回到本府去行醫的學生。在進入這一學校後，每一學生必須和校方簽訂協議。協議規定：學習期間，學校向他們提供貸款；畢業後，他們在某一指定的農村醫療機構服務一定年限，貸款可予免除；在指定醫療機構服務的期限為：在校學習時間的1.5倍。醫科大學建在東京以北100公里的一個農村城鎮中，目的是讓學生體驗農村生活，為將來到農村中服務做準備。

從1972年設立，到1995年，自治醫科大學共有畢業生1,871名。在這1,871名畢業生中，有1,434名（77%）目前正在農村地區工作，其他畢業生中，大多數正在接受畢業後培訓或在研究所學習。792名（42%）畢業生正在政府指定的農村地區工作。從第一屆到第九屆的924名畢業生中，有858名（93%）已經按照合約，在政府指定的地區完成為期9年的服務，其中619名（67%）至今仍在本府工作，305名（33%）至今繼續留在農村地區行醫。從畢業生的地理分布來看，他們幾乎遍及全國。僅75名（4%）畢業生未履行合約，償還了學習時所借的貸款，幾乎所有的畢業生

（96％）均履行了合約所規定的義務。大批醫科畢業生奔赴農村工作，解決了農村醫師供需不平衡問題。

4. 英國政府根據各地區已開業全科醫師的受理登記人數，限制新醫師開業

為避免全科醫師分布的偏傾，英國政府根據已開業全科醫師的受理登記服務人數，把地域分成以下4種：(1) 指定地域：平均登記人數超過2,500人的地域，家庭醫師可自由新開業，且可領取特別津貼；(2) 有空缺地域：登記人數在2,200～2,500人的地域，家庭醫師可自由開業；(3) 中間地域：登記人數在1,800～2,200的地域，須經過個別審查才允許新開業；(4) 限制地域：登記人數在1,800人以下的地域，新開業須等待有職業空缺。

第四節 已開發國家與地區政府對藥品的干預和醫療品質控制

一、政府對藥品的干預

1. 直接價格控制

各國對藥品價格直接控制，有3種類型：第一種是以每一種藥物為基礎，如：法國和日本都有直接訂定藥品定價的制度；第二種是以一類藥物為基礎，如：德國的參考價格制度；第三種是以其他國家的藥物價格為基礎，如：義大利和荷蘭的跨國參考價格制度。供方價格控制的局限性在於：單獨控制價格，不能影響藥品消費數量，而價格降低可能會導致消費量的增加。另外，一些價格控制形式，特別是參考價格制度，可能導致藥品比價水準、處方行為和藥品創新者的回報等發生扭曲。

2. 數量控制

除價格控制之外，法國等國家採用控制進入市場的藥品數量的措施。在藥品生產者層面，政府往往直接限制某種藥品進入市場的數量；在醫師層面，政府透過公布藥品目錄和嚴格的處方規範，來影響藥品數量。藥品目錄可以是藥品核銷目錄（formulary）、准入藥品名單（positive lists）或排除名單（negative lists）。政府的處方規範規定某種藥物何時或怎樣使用。

一些歐美國家透過實施「醫藥分業」，來控制醫師對藥品的使用。患者在社區經全科醫師或家庭醫師診治後，持醫師所開的處方，到零售藥局配藥，由藥劑師給予用藥指導。英國政府禁止家庭醫師調配藥劑，家庭醫師開出處方後，患者必須憑處方，在有國民保健服務簽約藥劑師的藥局取得藥品。在偏僻的地方，或在藥局不易取得的藥品，家庭醫師自己開立處方後，可將藥品提供給患者，但是這樣一來，對家庭醫師缺乏監督，醫師可以誘導患者使用價格昂貴或不必要的藥劑。因此，英國政府自1983年起規定，偏僻地區的家庭醫師自己配藥時，必須獲得偏僻地區配藥委員會的認可。法國也有類似措施，藥劑師與家庭醫師獨立經營，醫師的處方不適合時，藥劑師可對醫師陳述意見，甚至拒絕給藥。

限制供應數量，可以有效地控制藥品消費總量，但問題的關鍵在於，什麼是「適宜」的總量。這個問題目前還在探討之中。

3. 消費控制

近年來，許多國家越來越重視在藥品的總額消費層面上，干預藥品市場。英國的「藥品價格

調控計畫」（Pharmaceutical Price Regulation Scheme, PPRS）是一個試圖透過控制藥品廠商獲利，來控制藥品市場的體系。該體系一方面允許藥品公司在藥品價格方面有一定的自由，另一方面將公司藥品的消費總量與該公司在英國的投資、資本的報酬率以及長期風險水準掛鉤。根據最新的「藥品價格調控計畫」，製藥公司可以自行制定專利處方藥價格，但銷售給英國國家衛生服務體系的該藥品利潤，應保持在17%~21%之間。法國則採取另外一種方法，與每一家藥品公司簽訂收入限制協議。這些方法為市場參與者提供了一定的自由，但不利於新產品在市場的發展。因為，一個取得突破的產品，在幾年內銷量可能會成倍上漲，而由於上述措施，該產品的銷售量會受到其歷史銷售水準和投資水準的限制。在控制供給方的同時，許多國家正在轉向對需求方的消費控制，例如：對醫師的藥品費用預算或總醫療保健費用預算的控制。

二、政府對醫療品質的控制

醫療品質應該屬於醫務人員關心的問題，但是，由於醫方擁有的資訊比患者更充分，自我調控性很差，因此，已開發國家政府越來越注重對各級醫療機構服務品質的調控。調控的方法包括：對醫務人員和醫療組織的資格審定、使用行醫指南、政府檢查醫療結果（包括：公布品質結果資訊）、讓患者和社區介入品質評估、醫療糾紛處理等。這些方法無論在市場機制的醫療制度，還是在公共機制的醫療制度中都通用。

1. 審定醫務人員和醫療組織的資格

資格審定是確保醫務人員達到基本水準的常用方法。對醫療組織的資格審定，採取兩種形式：一是由政府直接制定標準，以此作為醫療組織繼續經營和獲得資金的先決條件；二是成立行業自律機構，決定對加入者的監督標準。

美國採取第二種形式，透過一家非營利機構——醫療服務機構評鑑聯合委員會（Joint Commission on Accreditation of Healthcare Organizations, JCAHO），對全美18,000多家醫療機構和專案進行評估和審定，制訂標準，聯邦和州政府的調控，則根據JCAHO的標準進行。

在加拿大，對醫師的資格審定，是透過「同伴審查制度」（peer review）進行的，由一家獨立自主的委員會監督資格，醫務人員在委員會所有成員中所占比率不超過50%。但是在加拿大，由於公共資金不依從是否順利通過審定而撥付，醫務人員一般沒有什麼動力去達到委員會制定的標準，這種組織結構反而比較強調教育和自我發展。

與加拿大相反，澳洲資格審定是醫療機構進一步獲得公共資金的先決條件。澳洲資格審定機構是獨立的，但是醫務人員占絕大多數，重點在於審查醫療機構內部品質保證機制的運行，目的在促進一定標準醫療服務的提供，而不是處罰有關機構。

英國對私營和公共醫療制度的調控結構不同，坐落在倫敦的英國皇家基金（King's Fund）的目的是改善全民醫療制度管理品質，為此制定了一部分審定標準。英國主要透過同伴診療審查，達到自行改進的目的，而不是要清除違規醫師。

2. 政府使用行醫指南

政府用行醫指南來影響診療決策。指南通常根據對實際情況的審查來決定，有時以專家意見作為補充。與獎懲方法相結合，指南的使用可以是強制性的或自願性的、靈活的或不可通融的。

但是，醫師通常會認為指南是為了約束他們，因此，常常會有反彈情緒。事實證明，光有行醫指南是不足以改變行醫規範的，當它和經濟補償相聯繫時，醫師會更積極地執行行醫指南。

3. 政府公布醫療品質結果

監督醫療結果，是保證品質的最有效方法。在美國，醫療結果的資訊，不僅被廣泛收集和監督，而且有時是公開的。如：美國醫療籌資委員會曾經公布1986～1992年老年患者住院後30天的各醫院總死亡率；在1988年又公布各醫院心臟病、腦中風和肺病死亡率排名表。公布某些醫療結果，能有效地改善醫療品質，如：紐約公布心臟冠狀動脈繞道手術數據，與今後4年這一手術死亡率下降41%，有密切關係。另有報導說，有些醫院針對公布數據，採取了降低死亡率的直接措施。

4. 讓患者和社區介入品質評估

由於患者的滿意率，是衡量品質的關鍵因素，讓患者和社區介入的技術性評估和個人醫療服務品質的評估，日趨重要。來自美國管理醫療組織的一份報告建議，成功的醫療品質保證，需要多種方法，其中特別強調了患者介入式干預。

5. 醫療事故處理

醫療事故處理是讓醫務人員對其醫療行為負責，迫使他們提供一定品質的醫療服務的傳統方法，最嚴厲的方法是吊銷行醫執照。在美國各州的醫療資格證書和紀律委員會，通常會處理對醫師的投訴，並加以紀律規範，但是，這種組織基本由醫務人員組成，使這種組織的作用形同虛設。在英國，醫療總委員會負責接收對醫務人員投訴和處理。英國醫療訴訟案件數量，遠少於美國，但是自1990年1月起，衛生部補償所有醫院和社區醫療機構職工受起訴的所有損失，醫療訴訟案件數量，迅速上升。

第五節　已開發國家與地區政府在控制醫療費用方面的措施

醫療費用不合理上漲，是很多已開發國家共同面臨的醫療問題。為了節約開支、有效利用有限的醫療資源，同時保證國民享受的醫療服務水準不至於下降，各國政府提出了各種政策，以期讓醫療費用的增長與國民經濟的增長，協調一致。

一、「管理醫療」和「管理競爭」

美國的醫療制度有其致命的弱點，即醫療費用居已開發國家之首，與人民健康水準不高互相矛盾，這決定美國醫療必須走向改革的道路。美國醫療費用比其他國家高，不是因為高級醫療普及率高很多，而是每項診治費用非常高。在美國，診治費用是計件支付，而且由第三方——保險公司償付，所以，醫療機構不考慮花錢多少，盡可能以高質醫療來贏得患者，沒有盡量少花錢獲得最大效果的激勵機制。在患者不能充分了解相關醫療資訊的狀況下，將醫療資源分配委託給市場的做法，會出現很大的效率問題，資源分配給高級醫療和專科醫療的過多，分配給初步治療和長期治療的則過少，醫療費用就會上漲。針對這個問題，美國政府提出兩種改革措施，分別在患者個人保險方面和整個保險市場中，進行干預。

1. 在個人保險方面，「管理醫療」將成為主流

「管理醫療」是一種提供綜合醫療的體制，依據的原則很簡單，即在保證品質的前提下，控制一切不必要或過度的開支，使費用控制在最低水準。「管理醫療」的手段是建立健康維護組織（HMO），作為支付者主導的競爭安排，它是醫療保健單位和保險公司的選擇性結合體，提供一系列預先規定的醫療保健服務，但費用是由參加註冊人員在事先預交的，在提供醫療服務後，不需另外繳費。預繳費用因年齡、性別、過去病史及集體加入人數的多少而變化。

HMO與許多醫療保健單位及醫師簽約，或擁有自己的醫院和醫師，透過他們對參加本系統的每一個人提供醫療及保健。選擇HMO的個人，必須首先選定一個HMO認可的全科醫師，患者從該全科醫師那裡得到各種必要的醫療保健服務。如果醫師認為患者的病情需要看專科，則由全科醫師來決定是否轉診。

過去醫院和醫師只是在提供醫療服務後，按價收取服務費用。而現在，在HMO系統內，醫院和醫師或醫療集團，每月從HMO收到按註冊患者數計算的費用，選擇這一醫院和醫師的註冊人數越多，醫院和醫師得到的預付款也越多。這時如果患者來看病越少，成本越低，醫院和醫師得到的利潤也越多。因此，醫院和醫師為了降低醫療費用，就會努力加強保健工作，降低患病率及就診率。

全科醫師是HMO計畫的關鍵，他們充當把關者的角色。他們管理、協調和提供醫療保健，把需要轉診的患者介紹給專科醫師，只有在全科醫師認為確實必要時，患者才能接受特殊醫療服務、住院或外科手術。這樣就可以最大限度地減少對各種醫療服務的濫用。弊端是醫院為了省錢，可能會抑制病人的合理需求，全科醫師為了保持預算平衡或增加盈利，就可能會減少病人的服務量。

2. 在保險市場中引進「管理競爭」

所謂「管理競爭」，就是在聯邦政府的管理下，利用市場競爭的壓力，降低醫療費用和保險價格。各州政府必須建立一個或幾個購買醫療保險的集團（Health Insurance Purchasing Cooperative, HIPC），又稱為地區健康聯盟（Regional Health Alliance, RHA）。每個美國人都必須參加由政府建立和管理的某個聯盟。這些聯盟實際上是一些採購俱樂部，為會員向保險公司購買醫療保險，負責和醫師、醫院談判，確定醫療收費標準，向會員收取保險費，向保險公司及醫院付款。在聯盟規定的競爭規則下，各保險公司在保險內容、條件和價格上，相互競爭，各醫療保健單位則在服務品質、服務價格方面，進行競爭。各衛生計畫應根據HIPC的基本保險金，對受保者提供基本服務。如希望在服務中獲利，需明確申明，並以附加保險金的形式，單獨標價，HIPC要求所有的競爭機構具有高度的統計透明度，收集每個衛生計畫的臨床治療數據，包括：死亡率、併發症發生率、重新住院率、半年或一年生存率等。對不同計畫下的用戶，進行滿意度調查，HIPC將這些數據和調查結果定期公開，透過這些資訊來提高衛生機構的服務品質，控制醫療費用。這樣，把自由經濟市場與政府有關政策結合起來，創造自由競爭的醫療保險市場，以期使公民用較低的保險費用，享受一定品質的衛生服務。

隨著美國人口高齡化，政府將致力於控制保險價格和醫療費用；「管理醫療」和「管理競爭」在這方面有顯著作用，必將成為今後美國醫療制度的核心。

二、醫院「總額預算制」

加拿大衛生局負責醫療費用的償付，對醫院實行總額預算制，規定醫院對所承擔的社區全體居民的住院服務，提供免費醫療服務。衛生局依據去年醫院實際支出和今年的增長率，與醫院進行談判，確定總預算。談判達成協議後，各位醫師之間如何分配，由醫師協會協商解決。各位醫師收入取決於各自的服務點數，點數越多分配就越多。對於那些不遵守規則的醫師，由醫師協會維權自律。

法國則是把前一年的患者數與平均每天的費用相乘，算出每年的醫院預算。但以前，這種預算的編列極為鬆懈，醫院對預算的執行也沒有嚴格的管理。自1984年起，法國政府實施以抑制住院醫療費為目的「總額預算制」，較之以往的平均一天的費用方式，要求更嚴格的預算編制與執行。自1985年起，醫院門診也列入預算對象。這種預算制度規定：(1)嚴格編列新一年的預算，決定不把前一年的赤字部分全部編入預算；(2)要求各醫院合理化醫療費用，依此決定醫院的預算；(3)把一年預算除以12，按月分配預算，不考慮每月支出之差額；(4)為改變醫院各診療科的獨斷、不負責及不重視效率的問題，以醫院整體的預算控制各部門，並設總幹事（非醫師），賦予權力，並由總幹事擔負起經營責任。這種「總額預算制」已開始奏效，住院醫療費的增長，現在呈現緩和趨勢。

三、調節老人醫療服務供給方式

已開發國家的實證研究顯示：醫療費用的快速增長主要源自住院費用的膨脹，而老人住院治療費用，占所有住院費用的比例很高。同時，已開發國家政府開始意識到高齡化浪潮，不久將席捲整個國家。因此，有的國家提出透過改變老人醫療服務供給方式，來降低醫療費用，其中包括：居家治療和居家護理兩種制度。

1. 居家治療

居家治療也可稱為居家照護（home care）。法國居家治療的特徵是：主治醫師根據醫院醫師的處理，與醫院醫師、護士等協作，對出院的患者實施居家治療。實施居家治療的公立醫院，包括巴黎公共援助醫院（Assistance Publique-Hôpitaux de Paris）在內有10所，非營利的社團法人有22個，合計有32個機構。居家治療的利用者平均年齡為63歲，其中45.6%為70歲以上的老人，主要對象為罹患慢性病的老人。居家治療的利用率在具體疾病排序是：1982年排序為癌症47.6%、循環系統疾病14.7%、運動器官傷病（包括：骨折）8.8%、神經及感覺器官障礙8.1%。

政府推動居家治療主要有以下幾點理由：(1)在日常生活環境中的治療，可能使患者提早復原；(2)即使是不治之病，也可以在家庭中實施臨終安寧照護（terminal care）；(3)居家治療較住院費用便宜。

2. 居家護理

居家護理相當於看護的制度，是在醫院結束治療之後，由護士根據醫師的處方，視需要與按摩師、物理治療師等協作，給予老人照護，提高其生活品質的一種社會醫療福利性事業。在法國，現在居家護理被定位為：以老人為對象的居家援護措施的重點。居家護理的實施主體中，公營機構占31%、社團法人占57%、社會保障基金占9%、其他占3%，由社團法人扮演中心角色。費

用支付方面，投保醫療保險者由醫療保險基金負擔；未投保者，法律規定由縣負擔，受益人零負擔。1984年，醫療保險負擔的部分達67,100萬法郎。據日本厚生勞動省2004年的統計數據顯示，居家護理站有護士23,418名，每個居家護理站平均護士人數為4.7名，每個護士月出訪患者數是69名。

政府推動居家護理，主要有以下幾點理由：(1)在醫學、社會條件許可的範圍內，可避免老人長期住院，降低醫療費用；(2)出院後可迅速回到自己住宅；(3)可監視利用者的身體情況；(4)可緩和病情的惡化；(5)可避免老人進入社會福利設施。

第六節 已開發國家與地區政府對解決衛生服務問題的措施

一、解決住院、門診等候名單過長問題的措施

1. 英國政府的「全科醫師預算擁有」計畫和出國接受公費治療

英國的NHS雖然保證了醫療服務的公平性，但是卻有缺乏效率的問題。英國雖然也有私立醫院，但高額的收費，令普通人望而卻步。相較之下，大多數人還是選擇NHS，並開始漫長的等待。等候住院許可的人，在英國經常有60萬人左右，這個數字以1978年的68萬為高峰，之後逐漸減少。等候名單雖因診療科目與地區而異，但外科一般較長。通常疝氣的手術要等候15～20週、靜脈瘤手術要等20～25週、扁桃腺肥大手術要等10～23週。為此，英國政府曾經試圖將住院需求分散到門診部門，然而，卻使門診患者數增加，從初診件數來看，1954年一年間有137萬人，但在1981年增加到212萬人。隨著門診部門需求的增加，約定的等待日數延長，與住院一樣也出現等候名單過長的問題。為了從根本解決問題，提高效率，英國政府自1986年7月起，以3年計畫著手縮短住院、門診候診時間。

英國政府在NHS中引進「全科醫師預算擁有」計畫，在該計畫下，一些註冊人數較多的全科醫師，可以直接從衛生協會獲得預算，為他們的患者從醫院購買某些特定服務，這些服務包括：專科門診、診斷檢查、住院治療和日間手術等（昂貴和複雜的醫院治療專案，不在此列）。1991年4月，306名全科醫師成為第一批預算發放的受惠者。1992年4月，又有300名全科醫師加入這個行列。到1995年為止，在這樣的全科醫師處登記註冊的人數已超過加入NHS人數的50%。和在非預算擁有全科醫師處登記註冊的患者相比，在擁有預算全科醫師處登記註冊的患者，通常可以較快得到治療，提高了效率。

截至2002年，英國仍約有100萬病人在排隊等候治療，而其中等候時間超過一年的有4.2萬人。對英國人來說，做一個非緊急的手術，等上一年半載是很普通的事。在國內醫療界的建議和壓力下，也迫於歐盟的規定，即如果在國內得不到預期的治療，歐盟成員國的患者有權到其他成員國的醫院接受治療，英國衛生大臣於2001年10月做出決定，等待手術已超過半年的患者可以自行選擇國內的私立醫院或出國接受公費治療。2002年1月18日，首批英國患者赴法就醫，接受公費治療。在醫師、床位窘迫的情況下，利用國外的先進設備和寬鬆的就醫條件為國內患者提供治療機會，雖只是緩解一時之急的權宜之計，但對患者而言，受益匪淺。

2004年4月起，為了增加衛生服務的公平性，改善基層醫療服務品質，英國NHS體系實施新

的服務合約——「綜合醫療服務」（General Medical Service, GMS）。合約引入新的全科醫療（GP）薪酬體系，打破僅論人計酬的制度。全科醫師根據取得的「品質和結果評價框架」（Quality and Outcomes Framework, QOF）分數，可以獲得額外的報酬。在考慮服務工作量的同時，全科醫師獲得的分數越多，表示其提供的服務品質越高，得到的報酬也會越多，薪酬制度的改變，提高了全科醫師的積極性。

2. 新加坡政府透過硬性規定解決問題

2001年，新加坡衛生部與每個醫療集團簽訂協議，明確規定各集團享有衛生部醫療補助的同時，還對各集團要達到的服務量和服務品質，提出硬性規定。如：對預約時間和候診時間都定出一個範圍：接受補助的患者，預約就診等候平均時間為14天，如果出現預約候診時間超過42天，則視為不合格；診所就診的患者平均等候時間為30分鐘，如果候診時間超過75分鐘，則視為不合格。協議規定對不能達標的醫院，要嚴格執行罰款。

二、提出「社區保健勝過住院治療」政策

據估算，醫院一年的運營費用是社區保健投入費用的6倍，因為保健能提高居民的健康水準，從而減少治療，降低醫療費用。鑑於此，很多國家的醫療政策重點，已由住院治療轉向社區保健服務。

英國政府實施「社區保健勝過住院治療」的政策，目標在提高老人和身心障礙者對社區的依賴程度，讓他們盡量在家接受治療。要支持這個政策，則先要充實社區的基本保健人員，其核心是家庭醫師，而配合家庭醫師工作的保健訪視員、地區護士、助產士，也相當受政府重視。

1. 配合家庭醫師的工作人員

(1) 保健訪視員：保健訪視員與地區護士、助產士一樣，屬於地區保健局。他們拜訪老人、殘障者（兒童）家庭，掌握保健上的問題，提出建議，必要時聯絡家庭醫師、醫院、地方公共團體的社會福利部等。要成為保健訪視員，須取得正式護士執照後，修完3～6個月的助產課程與1年期的保健訪視員養成課程，通過考試後，取得執照。每隔4～5年，接受一次進修教育。1980年，英國的保健訪視員約有9,800人，一年間總共實施382萬次訪視。

(2) 地區護士：拜訪老人、殘障者等家庭，施行潔身擦拭、協助入浴、換寢具、換包紮紗布、打針、給藥、進行血液與尿液的檢查等。要成為地區訪視護士，必須在取得正式護士的執照後，經過3～4個月的實地訓練，考試及格後，取得執照。1980年，在英國約有13,000名地區護士，一年間總共實施342萬次居家照護。

(3) 助產士：實施自宅分娩、產前產後的指導與保健。要成為助產士，在取得正式護士執照後，必須經過18個月的實地訓練。1980年，在英格蘭從事社區保健服務的助產士約有2,800人。

2. 引進社區醫師（公共衛生醫師）制度

1968年發表的《有關醫學教育的皇家委員會報告》主張：必須要有不以個人醫療問題、而以整個社區保健醫療問題為專職的醫師。據此報告，英國自1974年起引進社區醫師（公共衛生醫師）制度。社區醫師由屬於地方保健局的地方醫務官、屬於地區保健局的地區醫務官以及由地方保健局或地區保健局雇用的專門醫師所組成。地方醫務官與地區醫務官分別指揮下屬的專門醫師。社

區醫師就管轄的地域或地區的保健醫療需求與服務、地方自治團體的環境衛生、社會福利、住宅、教育等進行分析，同時承擔與相關機構的聯絡協調、調查研究等任務，現實的工作中，行政事務占6成。要成為社區醫師，必須在一般醫學協會登記後，經過實地訓練並通過考試。1982年，英國僅有社區醫師500人。

加拿大政府以往為了滿足對長期療養照護的需求，將重點放在進入設施（醫院）的照護。但考慮到人口高齡化、新疾病、醫療技術的進步、醫療費增加等種種因素，醫療制度必須進行改革。因此，為了有效利用資源、實施具功效、高效率的照護，政府除了擴充設施外，正推行盡量採取區域服務（社區保健服務）的政策。為此，政府要求醫療從業者、民間團體及個人，要和政府合作，共同做好社區保健服務。實施這項政策，會產生專業人員不足的問題，因此，有必要建立患者親友的支援體系。現在，面對需要照護的老人增加，如何推進以居家照護為中心的長期療養照護，已成為加拿大政府的一大課題。

三、調整合理補償政策

加拿大的健康保險，由醫療保險與醫院保險兩個部分組成。其中醫療保險指社會醫療保險，以全民為對象，給付所有醫學上必須的醫師診療服務與特定的外科性牙科服務。根據《加拿大保健法》，保險給付範圍內的服務，患者無需付費，即不承認全科醫師與牙科醫師追加收費的請求。自1984～1987年止，有5個省請求追加，政府為了維護社會醫療保險的宗旨，對其中加收患者部分負擔的4個省，扣除總額2.4億美元的聯邦補助金。由此截至1987年，所有的省及準省，均廢除追加請求和患者部分負擔，接受保險對醫療費減額的償還。

四、透過增加醫護人員配備數量來提高服務品質

日本的醫療體制曾面臨一個問題——服務品質不高，國民滿意度下降。根據美國哈佛大學對日本、加拿大、德國、英國、美國的一項調查，日本國民對醫療的綜合滿意度最低，僅為67%，其他4個國家當中，最低的是英國，滿意度為87%，仍比日本高出20個百分點。日本醫院的服務不好，表現在給患者配置的醫務人員數量上。日本服務1名住院患者的醫務人員（包括：醫師、護士、行政事務、技師）平均僅為1.0人，而每個住院患者的住院天數平均為30天。相較之下，美國服務1名住院患者的醫務人員（不包括醫師）平均為4.5人，而平均住院天數僅為5.5～5.6天。就是說，雖然美國的醫務人員是日本的4.5倍，但患者住院天數僅為日本的1/6。英國服務1名住院患者的醫務人員平均為3.0人，住院天數為10天左右。德、法平均同為2.5人，住院天數為12～13天。由此可見，1名患者平均所擁有的醫務人員數量與住院天數恰成反比。

在已開發國家當中，與30年前相比，1名患者平均所擁有醫師、護士的數量一直沒變的只有日本，這是因為日本醫院不斷地增加床位，其醫院床位的增加比率是其他國家的2～5倍。美國、法國、德國、英國等國家，1名患者平均所擁有的醫師、護士的數量都比30年前幾乎增加了3倍。增加醫護人員可以減少患者住院天數，可以進行較高效率的醫療。這樣做，雖然醫療費的單位價格會上升，但是由於患者住院天數縮短，所需總費用並不會增加。鑑於此，1997年日本厚生省提出

如下改革建議：對普通病床提高護士配置的標準，由當時每4位住院患者擁有1名護士，改為每3位擁有1名護士，同時減少病床數和住院天數。

五、穩定國民醫療需求方面的調控作用

新加坡「全民保健儲蓄計畫」是全國性、強制性的儲蓄計畫，該計畫幫助國民將部分收入存入帳戶，用於支付本人及家庭成員的住院費用和部分昂貴的門診檢查費用。政府在實行這項計畫時，經常要採取一些措施，防止醫療需求波動。

1. 防止帳戶資金過度積累，引發過度需求

保健儲蓄繳費率的設置，既要保證國民的基本醫療需求，又要避免因儲蓄過多「沉澱」，而造成醫療需求不適宜的增大、醫療服務的過度利用以及醫療資源的浪費等問題，因此，政府對每月繳納保健儲蓄金，規定了最高限額。

2. 需求不足時的「赤字」措施

對於保健儲蓄資金因某種原因減少，而不夠應急的家庭，政府為了讓這部分人享有基本醫療，會先讓這些帳戶出現「赤字」，然後以和中央公積金一樣的利率，連本帶息補助保健儲蓄帳戶。

六、彌補公共衛生和基本醫療供給不足的措施

1. 政府提供

在市場經濟發達的已開發國家中，政府透過稅收，向社會提供包括公共衛生服務在內的公共物品，是政府的職責之一。政府透過設立非營利醫療機構，不僅可以抑制行業壟斷，還有利於滿足人們的公共衛生和基本醫療需求。由非營利醫療機構提供公共物品，當產生外部收益或消費者不願意支付公共物品的生產成本時，由於非營利醫療機構不以利潤最大化為目的，仍以滿足消費者的需求為首要目標，因此，不會產生公共衛生和基本醫療供不應求的問題。

2. 政府購買

非營利醫療機構的作用，也在於當私人提供者因缺乏外部收益補償而不願提供服務時，非營利醫療機構先以等於外部收益的價格，向社會購買公共衛生和基本醫療服務，再向民眾提供，發揮間接彌補供不應求的作用。

3. 補貼私人生產者

政府對於引起正外部性的生產者，還可以給予補貼，使正外部性內在化，外部收益就成為生產者收益的一部分，使私人收益增加到與社會收益相等，從而促進生產者增加有正外部性的生產活動。這和政府購買行為的效果差不多。因此，加大對公立醫療服務機構的投入和合理補助私人醫療機構，是增加供給的重要策略。

第九章

已開發國家與地區藥品管理的基本政策

第一節 已開發國家與地區政府對藥品生產的有關政策

在藥品生產管理方面，已開發國家與地區政府通常主要關注2個目標：(1)安全性與功效；(2)成本。對於藥品安全性與功效的管理，已開發國家政府大都制定了相當詳盡而複雜的法規，本章主要介紹已開發國家對藥品生產產生重大影響的管理政策。隨著社會經濟發展和健康保障制度的完善，各已開發國家政府對藥品生產的管理目標在不同階段各有側重重點，根據側重重點不同，大致可分為3個階段。

一、市場管理與法制完善階段

20世紀60年代中期至20世紀80年代中期，是全面加強和完善藥品市場管理法制化的階段。20世紀60年代初的「沙利度胺」（反應停，thalidomide）悲劇，促使已開發國家重新審議並加強藥品生產品質的管理。在這個階段，各國逐步建立一套行銷許可制度，包括：原料、產品、生產、臨床試驗許可證、銷售及廣告製作和促銷等許可證（6證）。新藥（原廠藥）、仿製藥（學名藥）及生物製品，只有達到各國政府及其藥品管理機構規定的嚴格標準，才能進入市場。對於假冒偽劣藥品，各國也制定相應的法律，予以取締和制裁。

進入20世紀80年代後，大多數已開發國家對臨床使用藥品的副作用的監管，也都成為藥品管理的一部分。對新藥的行銷，歐美各國都設有專利期或市場獨占期，予以保護（美國平均8.5年、加拿大7～10年、歐盟6～10年）。

二、降低藥品成本階段

20世紀80年代中至20世紀80年代末，各國政府一方面開始採取對新藥研製的鼓勵政策，促進新藥的研製；另一方面又迫於藥品費用上漲過快所帶來的沉重財政負擔，放寬對仿製藥生產的嚴格限制，以增加仿製藥生產，來降低藥品的成本。

1. 新藥的研製

由於以研究為基礎的藥廠，大多聚集在已開發國家（美國、英國、法國、德國、瑞典等），並保持著高出口率，新藥研製政策是這些國家藥品管理的重要領域（如：法國新藥研製費用在法

國研究領域名列第三）。20世紀70年代中期以來，由於臨床前期研究在科學和政治方面承受的壓力及由此產生的經濟壓力，使過去30年中新藥申請減少了。以美國為例，由於獲得新藥生產許可證，必須經過新藥上市許可（New Drug Application, NDA）程序，而每個NDA平均投資2.31億美元，客觀上造成新藥申請的減少。

然而，自20世紀80年代中期以來，各國政府對新藥研製又相繼採取了不同的傾斜政策。美國國會在1984年頒布《藥品價格競爭和專利期恢復法》（*Drug Price Competition and Patent Term Restoration Act*，也稱為 *Hatch-Waxman Act*，此法案不適用於生物藥品），允許藥品專利獲得長達5年的專利期延長，以便補償因美國食品藥品監督管理局（Food and Drug Administration, FDA）新藥申請程序耽擱的專利有效期。1985年，美國對治療罕見疾病（目標患者只有約20萬人）的新藥研製，採取更強的鼓勵和保護政策：(1) 稅收優惠政策；(2) 7年的市場獨占期（比專利保護期長）。這些政策對美國的新藥研製產生重要影響，幾乎所有以研究為基礎的製藥公司都積極參與。1987年，歐盟制定了「對生物製品和高度創新藥品」的市場保護法令。要求對這兩類藥品給予資料保護（即使沒有專利保護），並且規定第二個許可證申請要在6～10年後才可提出。

自1993年1月2日起，歐盟國家對受到有效專利保護的藥品（藥物化合物、藥品及其製備方法或應用）在獲得有關衛生部門的生產許可後，如果專利的剩餘保護期不足5年，可以到專利局申請補充的保護證書，使其藥品專利的法律保護延長最多5年。1994年12月8日簽署的《烏拉圭回合協議法》（*Uruguay Round Agreements Act*），將專利從被批准日算起的17年保護期，變更為從最早申報日算起的20年保護期。1995年6月8日以後註冊的專利，按新規定執行，對未過期的、在1995年6月8日以前註冊的專利，按舊法或新法規定中專利期較長的演算法生效。

2. 學名藥品的生產

當某種新藥的引入能為其研製贏得高額利潤時，在專利期滿後，就會有較多的廠商加入競爭行列，生產和銷售「相似」的產品。經驗顯示，原廠藥和學名藥之間，由於成本結構不同，成本相差40%～70%，因此，各國政府出於成本控制的目的，自20世紀80年代中期開始，紛紛採取鼓勵學名藥生產的政策，以促進藥品價格的競爭。1984年美國《藥品價格競爭和專利期恢復法》規定：學名藥在專利期滿或市場獨占期滿後，只需經過簡單的NDA即可投入生產，而無需像從前那樣重複所有的動物和臨床試驗，即FDA無需進一步考慮其功效和安全性。作為《藥品價格競爭和專利期恢復法》條款之一的博拉爾（Bolar）修正案，甚至允許學名藥製造商在專利到期之前就著手研究仿製品。因此，學名藥可以在專利過期之前，以研究目的進行樣品生產，但不可以進行產品生產。結果，美國的學名藥生產，大大增加了。1987年，歐盟頒布學名藥生產簡化申請程序時，對於與原創藥品「基本相似的產品」在「第一申請書」專利期滿後，免於提供「第一申請書」的藥理、毒理和臨床資料。

三、強調衛生經濟效益階段

20世紀90年代到現在，各國政府（或保險組織）又透過消除限制補償藥品的種類，強化替代藥品的生產，使政府（或保險組織）成為更積極的推動者。以美國為例，學名藥在處方藥中所占的比例在1979年僅為29%，1990年上升為40%，今後目標是至少不低於50%。此外，1993年起歐

盟藥品生產許可證統一法規生效。全球藥品生產的許可證統一化趨勢，對於進一步加強藥品市場的競爭，降低各國藥品管理成本及延遲新藥上市以降低醫療費用，具有積極意義。

最近幾年，已開發國家還對新藥上市前的成本／效益等衛生經濟學方面的立法可能性，給予高度的重視，期望能夠利用分析的結果，指導新藥的選擇和利用。儘管目前評價技術方面，還存在一些難題，然而，不久仍有望把它們應用到新藥生產許可程序上。2011年8月，美國物理學家組織網報導，美國科學家首次使用電腦和染色體組的資訊，為現有藥物找到新用途。他們發現，用於治療潰瘍和癲癇發作的藥物，分別可用來治療肺癌和炎性腸病。美國國家衛生研究院藥物基因組研究網路負責人羅切爾‧隆（Rochelle Long）表示，如果我們能為已經獲得批准並在市面上銷售的藥物，找到新的用武之地，就能縮短新藥從實驗室到臨床應用的時間、降低相關成本，並改進治療效果。

第二節　已開發國家與地區政府對藥品行銷的有關政策

藥品的特殊性決定藥品定價不同於一般產品，製藥企業可能利用資訊優勢及制度缺陷，虛高定價，較高的藥品價格，導致患者支出增加，也降低國家醫療體系的運作效率。因此，藥品價格受到世界各國政府高度重視。從廣義上講，製藥業除了包括藥品的生產，還包括藥品批發和零售等。藥品行銷的主管道為生產藥廠→批發商→零售商（80%左右）；另外，還有側支管道。各國政府對藥品流通管理，一般包括2個方面內容：(1) 批發商、零售商進入藥品流通領域，必須得到政府有關機構頒發的許可證，其經營的範圍和自身的條件，都受到嚴格的限定；(2) 各國由於普遍實行全民健康保險制度，只有政府有權籌集衛生保險資金，因此，大多數已開發國家（或保險組織），在藥品流通領域有足夠的能力採取一系列控制藥品成本的措施，即對藥廠、批發商和藥局（或藥劑師）的利潤或價格，予以控制。此外，各國政府還制定間接影響藥品流通的政策法規，如：藥品分類管理法及鼓勵藥品進口的政策。

下面側重介紹已開發國家政府在藥品流通領域中的有關政策。

一、對生產藥廠的價格控制

作為健康保險體系的一部分，大多數歐美國家都建立處方藥價格控制系統，但不同系統定價的自由度，是不同的，見表9-2-1。

表9-2-1　歐美5個已開發國家對藥品價格控制的方式

控制方式	美國	英國	法國	德國	瑞典
價　格			+		+
利　潤		+			
參考價值				+	+
市場競爭	+				

注：＋表示這種控制方式存在。

1. 定價管制體系

這是最直接的價格控制。法國和瑞典等國，對門診處方藥實行這種辦法，即新藥的價格及上漲，直接受政府的控制，價格由政府與各個藥廠協定。制定價格的標準，包括：新藥的治療價值、可比治療方法的價格及該藥的銷售對國家經濟的貢獻。瑞典的新藥定價，還可以以該藥品在其他國家的價格為基礎。目前，列入法國國家醫療保險核銷目錄的藥品，全部由政府定價，約占市場所有處方藥品的95%，占藥品銷售總額的78%。對於新藥，法國最高衛生委員會下屬的透明委員會及保健品經濟委員會，負責管理藥品的定價。透明委員會在對藥品進行評估後，保健品經濟委員會根據透明委員會對藥品價值評估的結果與價格建議，與藥廠進行價格談判，協商零售價與核銷比例，並與藥廠簽署相關協議。藥品一經定價，價格協議及核銷的有效期為4年。一般來看，藥品價格調整後一般降價1%～2%。瑞典政府則試圖使藥品價格改變與通貨膨脹率變化，保持同步。

2. 參考價格（或補償價格）體系

為間接的價格控制手段。參考定價是基於：在特定的藥物組別中，不同藥物在治療上具有等效性，在臨床上具有相互替代性，那麼就可以確定通用的補償水準。即政府（保險組織）給保險補償範圍內的藥品設立可以補償的價格上限（即參考價格）。1989年，德國成為第一個引入參考價格制度的國家，立法規定的參考價格，為該藥品和相似產品的平均價格。製藥商可以隨意定價，但高出參考價格的部分，必須由消費者自付，因此，製藥商的定價受到消費者支付意願的制約。參考價格體系透過減少對高價藥品的需求和刺激企業主動降價，來降低藥品價格，而不是直接限制藥品價格。但截至1993年7月，德國約有50%的藥品，沒有參考價格；截至2005年，德國市場上仍約有40%的藥品，沒有實行參考定價。瑞典的參考價格定為比最便宜的學名藥高10%；紐西蘭是以同類藥品的最低價格，作為參考價格；加拿大各省老年人和窮人健康保險計畫，也採取藥品補償價格政策。

3. 利潤控制體系

目前英國和西班牙採用此種間接的價格控制。西班牙採用藥品成本加成定價法的同時，進一步限制製藥公司的利潤率在12%～18%之間。英國對專利處方藥的價格調控，始於1957年，稱作「自願價格調控計畫」（Voluntary Price Regulation Scheme）；1978年更名為「藥品價格調控計畫」（Pharmaceutical Price Regulation Scheme, PPRS）。PPRS每5年進行一次修訂。根據最新的「藥品價格調控計畫」，製藥公司可以自行制定專利處方藥價格，但銷售給英國國家衛生服務體系的該藥品利潤率，應保持在17%～21%之間，並允許有25%的容忍區間（margin of tolerance）。廠商的利潤與其投入水準（生產、研製）有關係。當製藥公司實際淨利潤超過目標利潤25%時，公司必須採取或者降低一種或幾種藥品價格，保證其淨利潤下降到目標水準，或將公司超額利潤轉交給衛生部。不過，如果公司利潤只有目標利潤的50%或更低，公司則可向衛生部申請提高藥品價格，使其利潤能達到目標利潤的80%。此外，NHS還限制廠商用於促銷的費用，要低於總銷售額的9%。儘管英國的藥廠可以自由決定新藥的價格，但其價格調漲必須經政府同意。NHS對學名藥利潤空間限定到很小，因為學名藥前期投入要比新藥小得多，學名藥藥廠追求利潤方式，主要透過降低生產成本和增加銷售量。自1996年起，日本在藥品供應領域使用費用清單制度（fee schedule），每種藥品的售價是由平均購買成本，加上合理利潤構成。從實施費用清單制度後，藥品的利潤水準

從1992年的15%，降到1998年的5%，2000年又降到了2%。

4. 自由定價體系

　　美國的醫療保障以商業醫療保險為主，沒有覆蓋全體國民的全國性醫療保障制度，政府對藥品價格的干預能力較差。因此採取藥品自由定價政策，沒有全國性的價格控制措施，沒有全國性的藥品目錄，也沒有消費者費用共付的統一政策。在這一體系下，藥品價格主要由市場供需總體趨勢決定。企業在對新藥進行定價時，往往會有意抬高定價的基準。這導致在歐洲和美國銷售的同一藥品，在美國的價格往往較高，這也使得美國以外的製藥企業，傾向將新藥首先在美國上市。藥品自由定價政策為美國製藥產業的發展，提供強大的激勵作用。在美國，民間管理式醫療組織（健康維護組織〔HMO〕等）是抑制藥品價格的主要力量。HMO透過與保險公司簽約的特定醫療機構提供服務，並且制定針對醫師的《指定藥物目錄》，對目錄內的藥品進行補助。藥品能否進入這一目錄，將直接影響銷售量。由於HMO與醫師和患者具有緊密的關係，在與製藥企業談判時，能夠爭取到很大的降價空間。因此，美國強大的民間組織能夠對藥品價格，產生較強的制約。

　　已開發國家對藥廠所採取的價格控制政策，既有行政命令的，也有依靠市場力量的，兩者的平衡點各不相同——即政府透過行政手段與市場機制的力度，各不相同。法國偏重於行政手段，強制實行一對一的產品價格控制。德國偏重市場調節，採用的參考價格系統可以帶來雙重功效，一方面使藥廠為了要產品進入補助系統而競相降低價格；另一方面促使患者選擇價格較低的藥品。而英國採取較折衷而相對靈活的管理策略——利潤控制，行政命令和市場競爭並行，藥廠有相當大的定價自由度。瑞典則綜合採用法國和德國的兩種辦法。

二、對批發商的政策

1. 鼓勵競爭

　　1992年歐盟頒布批發商許可證，1993年1月1日起生效。這項措施減少了歐盟各國藥品貿易的壁壘，加強批發業之間的競爭（包括：國內、國際）；由於各國政府還透過政策，鼓勵藥廠之間、批發商之間和藥局之間競爭，透過競爭，歐盟國家的藥品利潤降低了，一般為6.5%～8.5%。

2. 政府壟斷

　　歐洲各國（除丹麥外）政府對批發業或控制其利潤，或採取加強競爭的政策，或壟斷藥品的採購。在歐盟，由於競爭導致利潤過低，一些小的批發商受到淘汰的威脅，大的批發商透過結構重組（合併、購買、合資等）傾向成為大的國際公司。1993年起，加拿大政府迫使批發商同意把其利潤確定為一個銷售的百分比。1993年的利潤率為9.5%，淨收入的一部分用於支持藥物治療、臨床病理學研究及建立國際間可比較的藥物統計學研究。

　　按照最高允許費用（Maximum Allowable Charge, MAC）核銷及批量購藥以減少批發商的回扣，即透過簽約的藥局與批發商協議批發價格，以達到控制批發商利潤的目的。目前，批發商得到的回扣為新藥10%～15%，學名藥為40%～60%。

3. 限定藥局補助費用

　　在美國，由於HMO的介入（HMO與藥局簽約）規定了補助的最高允許費用，因此，對藥局而言，批發商的價格比其自身的服務費更重要。因為藥局的服務費不隨時間變化，而批發商的折

扣卻隨時間而變化。藥局為了賺取更多的利潤，會努力壓低批發商的折扣。比較而言，美國透過市場機制形成的批發業利潤要比歐洲高。

三、對藥局（或藥劑師）的政策

歐盟各國（除丹麥）對藥劑師的藥品費加價規定了上限，以每個處方固定的服務費來計算。法國藥劑師得到的費用，按零售價的30%計算。國家立法限定藥劑師人數為1人／2,500居民，非處方藥也必須在藥局購買，但對藥局數目沒有限制（目前德國的藥劑師人口密度為1人／4,000居民），其他商店可以出售非處方藥。德國藥局的利潤接近30%，藥局納稅占藥局總收入的50%。丹麥政府新成立的競爭委員會（The Danish Competition Council）正在試驗放開藥局以增強藥品價格的競爭。美國與HMO簽約的藥局對每個處方的服務，收取2.5美元的費用。在澳洲，根據藥品的批發價，藥劑師收取不同的藥品加價率（與差別差率類似）：批發價在180澳元以下的藥品，藥劑師加價率為10%；180～450澳元間的藥品，藥劑師加價18澳元；450～1,000澳元間的加價率為4%；超過1,000澳元的藥品，藥劑師收取40澳元的加價率。另外，藥劑師收取5.44澳元的處方費；而危險藥品將額外收取2.71澳元；藥劑師臨時配製的藥劑，同樣要額外收取2.04澳元。

四、對醫院的政策

在流通管道中，藥廠向醫院直銷產品，也占有一定的比例，如：英國、法國、德國為5%～19%，價格由醫院與藥廠協商確定。在流通領域中，歐洲各國（除丹麥外）政府（或保險組織）對藥廠和批發商的干預較強，大多數歐洲國家都建立對藥廠和批發商的價格控制系統，除對其價格或利潤及藥品加價進行控制外，還透過各種其他手段，促進其市場競爭，整體效果是兩者的集中化程度更高了。政府對藥局（或藥劑師）的干預相對較弱，藥劑師同業之間的競爭相對較弱，儘管政府對其藥品加價進行控制，藥劑師仍是收入最高的職業之一。

透過上述種種控制藥品成本的措施，儘管藥品價格得到一定的控制，但這並不意味著整體藥品費用得到控制。藥品費用的增長，可以分解為三項：藥品價格的上漲、藥品使用數量的增長、藥品品種組合改變，導致的藥費增長。藥品品種組合的改變是指用高價藥（往往是新藥）代替低價藥（往往是傳統藥）。大量分析藥品費用增長來源的研究文獻均顯示：導致藥品費用增長的主要原因是：藥品使用量的增加及藥品品種的改變，而不是藥價上漲。比如：伯恩特（Ernst R. Berndt）分析美國處方藥品資料時發現，1994～2000年，美國藥品費用平均年增長率為12.9%，其中藥價上漲因素僅占2.7%，其餘10.2%是來自於藥品使用量增加和藥品使用品種的改變。亞第斯（A. Addis）和馬格里尼（N. Magrini）分析義大利藥品費用增長來源時發現：2001年，義大利的藥品費用比2000年增加了13.5%，其中來自藥品使用量的增長率為9.5%，來自藥品品種改變的為4.8%，而藥品價格在此期間下降了1%。英國1992～2000年，藥品費用平均年增長率為8.7%，而在此期間藥品價格年平均下降1.8%，藥品使用量年增長率為4.9%，藥品品種組合改變則占5.4%。加拿大也有類似情況，2002年較2001年專利藥品費用增長率為13.9%，而專利藥品價格在2002年實際上卻下降了1.2%，使用量則增加了15.5%。已開發國家的經驗顯示，降低藥品費用的關鍵，不是控制藥價，

而是如何引導醫師合理用藥。

第三節　已開發國家與地區對藥品的補償政策

作為國家健康保險體系的一部分，大多數已開發國家都已建立處方藥核銷制度。20世紀80年代初、中期，各國的藥品費用控制目標，往往局限在藥品的價格上，特別是銷售各環節的價格（藥廠→批發商→藥局）。這些傳統的政策，似乎已經限制藥品價格上漲，但是，藥品明顯地過度利用和新藥價格較高等因素，使各國的藥品費用，仍然持續上升。面對這些給各國衛生保健預算帶來新壓力的諸多因素，1990年前後，各國政府（或保險公司）在加強傳統控制方法的基礎上，又制定輔助政策——處方藥助償政策。一方面把限制對象擴展到醫師和消費者，另一方面強化對藥廠的控制。目的有兩個：一是控制藥品的過度利用；二是把政府增加的財政負擔，轉嫁到消費者、醫師和藥廠身上。

美國HMO等保險組織則採取綜合的辦法，控制處方藥的核銷費用；即最大限度地使用學名藥替代，按最高允許費用（MAC）核銷及規定核銷範圍，以便醫師開成本效果最好的藥品。下面側重介紹已開發國家藥品補助政策的具體辦法。

一、增加消費者藥費的自付比例

增加消費者藥費的自付比例，目的是提高消費者的費用意識，以減少藥品的過度利用，從而減輕國家的財政負擔（見表9-3-1）。

二、鼓勵醫師開便宜處方

由於醫師是使用藥品的第一線決策者，在藥品選擇上具有重要作用，因此各國政府（保險公司）的藥品政策改革，在不同程度上都把對醫師的經濟刺激與他們的處方選擇連結，以提高醫師的費用意識，從而促進藥品價格的競爭。如：英國採取2種策略使醫師成為降低藥品費用的代理人：(1)政府提供醫師藥品安全性、成本／效果資訊及定期報告醫師處方的數量和費用，以便與標準對照；(2)1991年制定醫師處方指令性費用目標。該目標的決定因素包括：歷史性費用、患者的人口結構、當地社會和流行病狀況及藥品價格的通脹率。目前，這個預算指標無上限、超標的全科醫師也不受懲罰，但是，這種情況也許不久就會改變。

德國1993年起實行「門診費用總額預算」，如果藥品費用超出預算，要以減少門診醫師的預算來補償。第一次發揮作用是從醫師薪資預算中扣除28,000萬馬克（占醫師治療參加法定醫療保險患者收入的1%），作為醫師處方超出預算的懲戒。結果，1993年，處方數量減少到71,200萬張（1991年為79,500萬張）。1993年，德國總藥費開銷低於1991年總開銷，1993年政府藥品支出比1992年減少了25%。1994年起，處方量逐漸攀升回原有水準，但官方公布預算控制方案，使藥品預算節省約10%。加拿大則採用總額預算的方式，限制住院患者藥品費用補助。

表9-3-1 1989～1993年歐洲四國藥費患者自付比例增加情況

藥　品	1989	1991	1993
法　國			
「必需」藥品	30%	同前	35%
「安慰」藥品	60%	同前	65%
慢性病	0	同前	0
德　國			
有參考價格的藥品	超出部分由患者自付	同前	(1) 藥費 30 馬克以上患者自付 10% (2) 慢性病患者自付超出參考價格的部分，自付比例逐步增加
沒有參考價格的藥品	每個處方患者 自付 3 馬克	同前	(1) 藥費 30～50 馬克：患者自付 5 馬克 (2) 藥費 50 馬克以上：患者自付 7 馬克
英　國			
患者定額自付	2.8 英鎊	3.4 英鎊	4.25 英鎊
80%的人口（老年人、窮人、兒童、孕婦）	免費	同前	85%
需長期服藥的患者可購卡	14.5 英鎊／4 個月 40 英鎊／12 個月	同前 同前	22 英鎊／4 個月 60 英鎊／12 個月
瑞　典			
患者定額自付	90 克朗	同前	(1) 一次處方自付 120 克朗，處方期最長 90 天 (2) 超出參考價格的費用由患者自付

三、對生產藥廠的嚴格控制

1. 對藥廠採取降低藥品成本的政策

　　1991年，法國政府下令所有藥品降價2.5%；1993年，德國政府下令所有參考價格系統未覆蓋的藥品，統統降價5%，且所有的處方藥要比1992年5月的價格水準低2%。此外，1994年仍然有效的所有藥品價格凍結；1993年，英國政府下令所有藥品降價2.5%，而且以後3年價格凍結。

2. 限制藥品的補償範圍

　　為了控制處方藥品的費用，如果某種藥品的治療效果不明確，或其價格高出具有同等治療效果的藥品，那麼這種藥品就不包括在政府（或保險組織）的藥品補助範圍內。這樣，在補助藥品名單系統下，製藥業之間的競爭就更加激烈，因為產品能否取得商業上的成功，與產品是否進入補助藥品名單，是密切相關的。大多數新藥已不再自動地被納入補助藥品名單，補助藥品名單對衛生經濟評價發揮越來越大的作用。

　　基本上，所有國家都使用藥品目錄，來區分藥品的補助狀態：正目錄中包含納入補助覆蓋的藥品，負目錄（Negative lists）包含被剝奪補助資格的藥品。藥品進入正目錄的標準，包括：絕對療效、相對療效、社會應用範圍、預期銷售量、製造成本等。負目錄中的藥品一般是療效非常微弱的種類，應用廣度不及正目錄，主要使用國家有德國、英國和匈牙利等。此外，英國還採用「灰目錄」（grey list），目錄中藥品的補助資格受到特定疾病的制約。為了保證藥品目錄能不斷適應市場環境，政府或保險公司需要對目錄進行修訂和升級。各個國家藥品目錄修訂工作的頻率差別較大：一些國家修訂相當頻繁，如：比利時、法國和愛爾蘭每月修訂一次，丹麥每兩週修訂一

次；而採用負目錄的德國和英國，則鮮有改動，德國自1991年迄今只修訂3次，而英國的目錄自1984年創建以來，沒有做過大幅度的改動。

3. 限制承保人的補助價格

提高患者藥費自付率及對醫師或醫療機構的支付實行總額預算制，這新的市場激勵，無疑可以透過提高患者和醫師的費用意識，減少不必要的藥品消費，有助達到藥費控制的目標。然而，問題是藥品費用的分擔，並非包括全部藥品和（或）全部患者，而且自付率及預算的確定，也遠非沒有問題。藥品的補助範圍和補助價格，是各國政府透過各自的健康保障制度對製藥業的又一重要控制，其採取適宜技術，並保證保健品質。這種方法無疑是可取的，但也仍然存在2方面的問題：(1)補助藥品名單的衛生經濟分析與評價方法，有待完善；(2)由於未進入該系統的藥品，大部分是新藥，且價格較高，故有可能形成兩級制度，造成新的不公平。因此，現在就對各國新藥品費用控制機制的效果下結論，還為時尚早。

總之，近30年來，歐美各國對藥品市場是從溫和管理到強硬管理，從競爭性的替代品生產到強制的替代品生產；政府（或保險公司）目標從藥品的價格控制，轉移到藥品的費用控制——既限制價格，又限制數量。目前歐洲國家的藥品價格已得到控制，但新的費用控制機制，仍有待進一步完善。製藥業儘管仍保持高額利潤，但其投資的報酬率，已大大降低。

第四節　已開發國家與地區基本藥物政策

一、基本藥物概念的發展與影響

（一）基本藥物概念的發展

基本藥物的概念已有40多年的歷史。在WHO第一版《基本藥物標準清單》（*Model List of Essential Drugs*）誕生之前，就有一些國家已經在其藥品供應體系內，使用類似的模式，如：瑞典、荷蘭和瑞士遴選出300～500個藥物，供公立機構的採購和使用，雖然這些國家不採用「基本藥物」這樣的名詞，實質上是執行「基本藥物」的理念。1975年，WHO公布一份關於各國藥品領域存在的問題的分析報告，並首次引入基本藥物的概念，意在將其作為促進使用重點藥物的指南，以縮小全球在藥品獲得方面的差距。1977年，基本藥物遴選專家委員會第一次會議頒布WHO基本藥物標準清單以及一份技術報告。在第615號技術報告中提出「基本藥物是能夠滿足大部分人口衛生保健需要的藥物」，並制訂第一版《基本藥物標準清單》。WHO最初將基本藥物概念推薦給比較落後、藥品生產能力低的國家，讓這些國家能夠按照國家衛生需要，以有限的資源購買並合理使用品質和療效都有保障的基本藥物。

1985年，WHO召開具有里程碑意義的奈洛比會議（Nairobi Conference: the Rational Use of Drugs），為基本藥物注入新內容：基本藥物不僅是能夠滿足大多數人口衛生保健需要的藥物，國家應保證生產和供應，還應高度重視合理用藥，即基本藥物還必須與合理用藥相結合。並推薦把基本藥物的遴選、處方集和標準治療指南的制定相結合。國際合理用藥網絡（International Network for Rational Use of Drugs, INRUD）在WHO的資助下，於1989年應運而生，辦事機構設在美國衛生管理科學中心。1990年7月，INRUD在印尼召開首屆網絡會議，隨後連續舉辦數次促進合理用藥

培訓班。INRUD 的工作與 WHO 基本藥物及藥物政策司的工作緊密配合，促進基本藥物概念的推廣，推動國際合理用藥工作的開展，具有國際性和代表性。世界各國的合理用藥工作也不斷展開和深入，很多開發中國家都在 INRUD 的支持下，成立了本國的合理用藥中心組。

2002 年，WHO 為了更精確地表述基本藥物，將基本藥物從 "essential drugs" 改成 "essential medicines"，並進一步定義為：基本藥物是滿足人民群眾重點衛生保健需要的藥物。基本藥物的選擇要考慮到公共衛生實用性、效率和安全方面的依據以及相對的成本效益。在運轉良好的衛生系統中，應當能隨時獲取足夠數量、適當劑型、品質有保證並具有充分資訊的基本藥物，其價格能夠被個人和社會接受。

WHO 基本藥物的概念，從 1975 年到 2002 年產生如下變化：(1) 基本藥物的遴選更系統化，在確定優先疾病的基礎上，遵照循證分析的診療指南進行遴選；(2)2002 年以前，WHO 標準清單裡不收錄昂貴的藥品，因為那時認為，使用昂貴藥品是不切實際的。在新定義中，單價高的藥品如果成本效果好，仍可被收錄到基本藥物清單中。

（二）基本藥物的影響

從人道主義的倫理觀考慮，藥物本不應該有基本和非基本之分。無論何人患何種疾病，無論發病率多麼低，只要有一種藥物能夠治癒或緩解此病症，就算價格再昂貴，也是對患者生命的基本保障。然而，各國上市銷售的藥物有很多，其中不少藥物可以用於治療同一種疾病，其療效有所不同，價格也可能差別很大。而且，各國用於醫療衛生的資源是有限的。在一定的預算限制下，世界上沒有任何公共或私有的衛生體系，能夠負擔購買市場上的所有藥品。因此，在資源有限的情況下，從醫學和經濟學角度分析，限定藥品品種數量，都具有一定的意義。從醫學角度考慮，一定數量的基本藥物，可以帶來更高品質的醫療服務和更好的健康效果，並幫助有針對性地開展品質控制、提供藥品資訊、進行處方培訓和醫療審計。基本藥物的遴選考慮到藥品的「有效性與安全」，因此，多使用基本藥物是促進藥品合理使用的措施之一。從經濟學角度看，基本藥物可以幫助充分發揮資金的使用價值，透過實現規模效益來降低費用，簡化採購、供應、流通及核銷體系，並減少庫存和運轉成本。

基本藥物概念的影響是巨大的。在基本藥物概念剛提出的時候，一些國際組織並沒有認識到它的重要性。在 1977 年時，大約只有 10 幾個國家擁有基本藥物清單或基本藥物規劃。目前，WHO 的 193 個成員國中，已有 156 個國家在 WHO 標準清單的基礎上，制定該國國家基本藥物目錄，並善加利用去舉辦藥物領域的活動，促進醫療衛生事業的發展，其中 29 個國家建立國家基本藥物目錄已經長達 5 年以上，127 個國家在最近 5 至 10 年內更新了目錄。目前 100 多個國家已經制定或正在制定國家藥物政策，更重要的是，越來越多的國家正在由政策向行動過渡。國家藥物政策日益成為基礎，使利益攸關者能夠致力於各國內部的藥物部門改革。1977 年時，有關藥物合理使用的客觀資訊，極其有限，如今至少有 135 個國家制定治療手冊和處方手冊，為衛生專業人員提供關於藥物合理使用的準確和客觀公正的最新建議。發布第一份基本藥物清單時，WHO 國際藥物監測規劃才剛剛正式確立。目前有 83 個國家的網絡提供對藥物不良反應的全球監測，並定期收集關於潛在安全問題的資料。30 年前，各國幾乎不公開提供價格資訊，且很少有國家積極鼓勵以非專利藥替代。截至 2007 年，至少 33 個國家進行藥品可得性和定價調查，並公開提供相關資訊。

　　基本藥物概念不僅在貧困國家和開發中國家發揮重要作用，對已開發國家也很有助益。需求增加、費用激增和不合理使用藥物等問題，也存在已開發國家，透過系統的遴選，最大限度地發揮有限資金的作用，對於已開發國家同樣有意義。許多已開發國家制訂「藥品處方集」，雖然名稱不叫基本藥物目錄，實際上利用的就是基本藥物概念，作為國家藥物政策的核心，貫穿在藥品生產、購買、銷售和使用的每個環節中。這也是WHO經常推薦澳洲等已開發國家的做法。據統計，在已開發國家70%以上的藥品，是透過核銷計畫和其他機制由公共機構資助的，如：澳洲藥品保險補助制度就覆蓋了市場上90%的藥品市場。

二、已開發國家與地區基本藥物的遴選與使用

（一）基本藥物（藥品處方集）的遴選

1. WHO 遴選基本藥物的標準

　　WHO遴選基本藥物的標準與程序，與時俱進，透過採用系統分析和科學證據，不斷改進，「WHO基本藥物遴選和使用專家委員會」遵循以下標準進行基本藥物的遴選：(1) 有來自臨床的、有充足安全性和有效性的數據；(2) 與疾病的發生和流行、遺傳和人口的變化相關，還應考慮環境因素、醫療機構條件、財力和技術能力；(3)「相對成本效果」是在同一個治療學類別內遴選基本藥物的主要考慮因素。遴選應基於相對安全性、有效性、品質、價格和可及性。除單位價格外，也要比較治療成本；(4) 大多數基本藥物都應是單方藥。固定劑量的複方製劑，只應在被證明其治療效果、安全性和依從性有優勢，或可減少治療瘧疾、結核和愛滋病藥物抗藥發生時，才可收錄。

　　WHO指出，基本藥物遴選是持續的過程，應當時刻關注新療法、新病種和抗藥性的出現，並隨時參照藥品不良反應、不良事件數據，定期更新。只有這樣，基本藥物才能具有並保持其代表性。然而，過於頻繁地對基本藥物目錄進行更新、調整，無疑增加監督管理成本和實際操作難度。因此，在增加目錄調整的靈活性的同時，還應權衡穩定性。《WHO基本藥物標準清單》每2年更新調整一次，其他推行基本藥物制度的國家，目錄調整的時間間隔，一般不超過2年。WHO基本藥物調整原則及相互關係，見圖9-4-1。

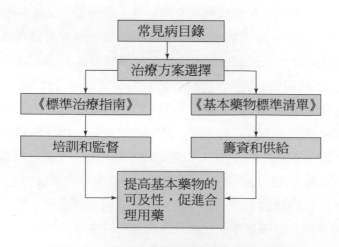

圖 9-4-1　WHO 基本藥物調整原則及相互關係

2. 英國的藥物目錄遴選程序

(1) 確定優先進入遴選程序的藥物和醫療技術種類。英國國家衛生醫療品質標準署（The National Institute for Health and Care Excellence, NICE）首先對藥物和醫療技術生產廠商等機構提交的備選名單進行「適當性」評估，包括：該藥物的評估是否在NICE的權責範圍內、是否是突發性公共衛生危機的干預手段、是否是罕見病的臨床治療和干預手段等。然後按照衛生部制定的標準，具體包括：疾病負擔（患病人群比例、疾病死亡率、疾病致殘率等）、對衛生財政的影響、臨床診療意義、政治意義（是否在政府的優先發展策略計畫內）等，對備選藥物進行再審核後，列出推薦性、臨時性的名單。

(2) 衛生醫療技術評估中心挑選符合資格的外部第三方評估組織，委託其作出評估報告，並確定在遴選過程中對每一步驟進行監督的評價人員名單。

(3) 界定擬評估藥物和醫療技術的相關問題，包括：對擬評估的藥物和醫療技術進行清晰界定和詳細描述、理解衛生政策制定人員需要的資訊、制定遴選進度表、對所採用的遴選技術進行詳細說明等。

(4) 由擬進入遴選程序的藥物生產企業，向第三方評估組織提交遴選評估的資料，包括：擬評估藥物的臨床實驗數據、成本效果分析數據的書面申請等。

(5) 委託的評估組織撰寫藥物和醫療技術的遴選評估報告，一般這個過程會持續36週左右。除了藥物生產企業提交資料外，其他評估組織、病患群體組織、醫務人員等相關組織，都可以向負責此次評估的組織遞交事實數據。

(6) 藥物和醫療技術目錄准入顧問委員會（Technology Appraisal Committee, TAC）撰寫初步遴選報告。NICE在收到遴選評估報告後，將其轉送給TAC，由TAC給出是否進入藥物目錄的初步遴選意見，形成初步遴選報告。然後向公眾公布，在4個星期內接受公眾質疑。

(7) NICE在初步遴選報告的基礎上，給出最終目錄遴選意見，這個過程最長不能超過14週。

整個遴選程序至少需要14個月的時間。如果諮詢人員或藥物生產企業，對遴選意見有異議，可以申訴。此外，NICE專門對社會上非常需要或有重大創新性的藥物，設計了專用遴選程序，以保證這類藥物可以盡早進入市場，供患者使用。

3. 澳洲的公開遴選程序

基本藥物遴選程序的透明化和遴選依據的公開化，不僅為相關利益團體的廣泛參與提供保障，還為建立公開透明的監管機制，發揮重要作用，使各部門權責明確，接受社會公眾監督，減少基本藥物遴選過程中的「尋租空間」，最終有利建立科學的基本藥物遴選系統。澳洲藥品福利計畫（Pharmaceutical Benefits Scheme, PBS）委員會更新《藥品福利計畫目錄》有其嚴格程序和要求，此程序是公開、透明的。企業、消費者、醫藥工作者等相關利益團體，都可以在PBS官方網站上了解並下載相關資料。目前，澳洲是遵照2008年的《向藥品核銷諮詢委員會（PBAC）提交申請指南》執行的。該指南已經更新過多次。在該指南中明訂藥品核銷諮詢委員會（Pharmaceutical Benefits Advisory Committee, PBAC）藥品核銷定價管理機構的職責、工作程序，申請者如何申請、貯備證據、提交證據等；還明確訂定PBAC會議時間、接受資料的類別與期限、評價證據的技術細則等重要內容。澳洲的基本藥物公開遴選流程，見圖9-4-2。

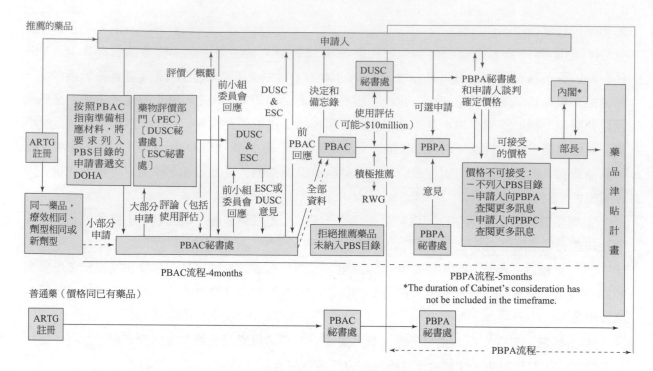

圖 9-4-2 澳洲註冊藥品列入 PBS 基本藥物目錄流程

（二）基本藥物（藥品處方集）的使用

　　如今，基本藥物概念被廣泛應用於衛生工作人員的培訓、醫療保險費用的賠償、臨床合理用藥的指導、發展標準化的治療指南、藥品的生產與供應、藥品的品質保證、公共採購系統、核銷系統、初級醫療保健的建立、藥品的捐贈、藥品上市後的研究、抗感染藥物的抗藥監測、公共教育和其他衛生活動等方面。此外，基本藥物目錄還被用於指導聯合國、雙邊合作和非政府組織的許多藥品專案。

　　許多已開發國家制訂「藥品處方集」，作為國家藥物政策的核心，主要目標是提高藥品的可獲得性、可支付性、使用合理性和安全性。以擁有2,500張床位的義大利聖瑪蒂諾（S. Martino）教學醫院為例，從費用分析中發現，1997年、1998年住院治療天數相差不大（分別為727,641天、707,280天），但是1998年實行了藥品處方集後，抗生素藥物的費用比1997年下降了10.5%，節省了345,000歐元；住院病人每天的抗生素平均費用從1997年的4.53歐元，減少到1998年的4.18歐元，節省了8.5%。最引人注目的頭孢他啶（第三代頭孢菌素類抗生素）費用從1997年的741,000歐元，下降到1998年的356,000歐元，降低了52%。同時，藥品處方集制度對控制藥物品質的作用很大，並且能減少醫師處方差錯和降低醫療事故的發生率。

第五節　已開發國家與地區「醫藥分業」政策及啟示

一、醫藥分業的概念界定

　　國際上通常提倡的「醫藥分業」（Separation of Dispensing and Prescription, SDP）概念，主要是

要求保持醫師和藥師在專業範圍和業務工作上的分工：醫師根據患者病情進行診斷和醫囑處方，有診斷權和處方權，但無審核和調劑處方權；藥師依據處方調劑藥品，並提供藥物諮詢，有審核醫師處方和調劑處方權，但無診斷權。這是社會發展和科技進步，要求社會分工更加具體細化的結果。其目的在於規範「醫」和「藥」的行業行為和專業技術服務，形成對處方的交叉審核，從而確保藥物治療水準和醫療品質，為患者的藥物治療結果負責，保護患者免受、減少或減輕與用藥有關的損害，提升生活品質。

「醫藥分業」強調醫師和藥師是兩個不同的專業，兩者既有明確分工，但又緊密相聯，不可分割，尤其是臨床藥學專業畢業的臨床藥師，憑藉掌握的現代藥學專業知識和臨床醫學的基本知識，參與臨床藥物治療活動，協助醫師選藥、用藥，但不能代替醫師對患者進行診斷和治療；醫師可以根據影像學診斷或臨床檢驗結果以及豐富的現代醫學專業知識，對患者病情提出診斷與治療意見，並開具用藥處方。藥師是醫療治療團隊成員，因科學技術的發展，醫師需要藥師參與臨床藥物治療，聽取、接納藥師對患者用藥的意見，醫師不能代替藥師審核或調劑處方。醫藥分業透過優化醫、藥的專業技術，強調專業化技術服務，形成臨床用藥的合作、互補、干預機制，促進合理用藥。

二、西方已開發國家醫藥分業的原由與政策實踐

（一）西方國家醫藥分業的原由

西方國家和中國香港、澳門地區以及臺灣提出醫藥分業，與其醫療服務性質和結構有關，多是為了規範醫師和藥師的執業行為，明確各自的職業範圍和職責，特別是針對可能有不法執業行為的診所和個體行醫者。有些私人診所和個體行醫者設有藥局，但往往沒有執業藥師，醫師和藥師的職責不分，醫師為患者診斷、開方、治療，醫師或非藥學專業技術人員為患者調劑處方、配發藥品，由於不了解藥學專業知識，易發生差錯或事故。此外，私人經營者在經濟利益驅動下，經常開大處方或開具與疾病治療無關的藥品等。

因此，各已開發國家相繼制訂《醫師法》和《藥師法》，明確規定醫師和藥師各自的專業範圍和職責，規範醫師和藥師執業行為，要求凡設置藥局的醫療機構，必須配備註冊藥師，否則不能設立藥局和調劑配發藥品。此外，還規定診所除允許配備少數急救藥品外，不能設立藥局，個體行醫者不能自行調劑配發藥品。醫師開立的處方，患者需到配備註冊藥師或執業藥師的社區藥局或醫院藥局買藥。雖然社區藥局藥師的執業活動屬醫療行為，但藥局不屬醫療機構，故規定社會零售藥局不准設立醫療門診為患者診斷和開立處方，患者看病必須到社區醫療中心、診所或醫院，請臨床醫師診斷、開立處方和治療。

從西方國家醫療服務體系的演化來看，大多數國家傳統上是醫師和醫院服務相分離的，患者在社區經全科醫師或家庭醫師診治後，持醫師所開立的處方到零售藥局配藥，由藥劑師給予用藥指導。醫療機構只設有住院藥局，服務住院病人；由於接診的門診或急診病人較少，醫師開具處方後，病人仍可到社區藥局配藥，不會對患者造成很大不便；有時為方便病人配藥，醫院也有提供藥局服務設施。對於這些國家來說，醫療機構與藥品行銷之間的經濟利益聯繫，歷來就不存在，醫師收入與藥品處方之間的經濟利益聯繫，也由於醫療保險等外部約束以及較高的醫師收

入，並不成為社會關注焦點，其要解決的問題在於如何加強醫藥之間的專業溝通與聯繫，以提高與用藥相關的醫療品質。

（二）西方歐美國家醫藥分業制度

1. 美國

美國的大部分醫院設有藥學部，部分中型醫院和小醫院無門診藥局，患者經社區診所保健醫師診斷後，持處方在社區藥局買藥。1951年通過的《達拉姆—漢弗萊修正案》（*Durhan-Humphrey Amendment*），嚴格區分藥劑師和醫師在提供醫療服務過程中的不同作用：醫師專職於診斷、治療及開立處方；藥劑師依據醫師處方調配藥品，並提供用藥諮詢。為了改善醫病之間嚴重資訊不對稱的狀況，美國運用有效市場均衡機制來約束醫師行為，建立由醫療保險機構、藥品福利管理機構（Pharmacy Benefit Manager, PBM）、藥劑師分別在事前、事中、事後實行全面監督的機制。這是美國崇尚市場機制的一貫思想，透過市場手段促進合理用藥的生動體現。

(1) 醫藥分業將處方藥調配從醫療服務中分離出來，部分改變醫師在診療過程中所具有的資訊優勢，但藥劑師對處方的核查和審核，只是事後監督，對醫師未能形成有效的監督。

(2) 醫療保險機構作為患者的代理，借助其在醫療服務使用和管理以及成本控制方面的專業優勢，如：嚴格藥品使用審核、監督與分析醫師醫療行為等，進一步規範醫療機構／醫師的診療行為，在很大程度上改變了醫病雙方資訊優勢對比。但是，對醫療服務範圍和藥品核銷目錄的規定，屬於事前的干預手段，由於藥品和疾病資訊的複雜性以及臨床診療的差異性，醫療保險機構並不掌握藥品、疾病以及臨床診療的具體資訊，對於醫師如何處方、需要何種醫療服務等方面，仍缺少有力的制約。

(3) PBM進一步將健康維持組織在藥品管理方面的職能獨立出來，並將其在藥品管理、疾病管理以及臨床診斷管理等方面的專業優勢，加以拓展，透過藥品管理服務，在醫師和藥師之間提供事中監督。PBM掌握功能強大的藥品和疾病資訊資料庫，向醫療保險機構提供藥品和疾病等有關資訊，根據不同的疾病診療情況，即時提供最有效的處方藥解決方案。在保險機構支付較少醫療費用的前提下，可以使患者獲得合適的治療。

2. 歐洲國家

(1) 德國是世界上最早實行醫藥分業的國家之一，早在12世紀的「高登巴姆王朝」的魯道夫時代，便形成行醫與售藥分開的方式。在長達幾個世紀的嘗試和摸索，形成鮮明的、清晰的、完備的、最具參考價值的醫藥制度體系，這種制度滿足國民對醫療衛生方面的基本需求，為低收入患者和重大疾病患者提供基本醫療保證。目前，德國實行醫院和診所兩級分診制度，醫師看病和藥局售藥分開。醫院因門診量較小，絕大多數不設門診藥局。每家醫院均設有住院藥局，收治住院患者和急診患者，收入歸醫院所有。診所從事社區醫療服務和門診病人。不論在哪裡看病，國民都是持醫療保險卡就診，除醫療保險合約規定的部分由患者自付的費用外，醫院或診所不向患者收取處方費、診療費等，更不能出售藥品；患者持卡到社區藥局買藥。醫院與診所的醫師向發放保險卡的保險公司索取報酬，社區藥局按患者處方與保險公司結算藥品銷售收入。因此，患者不與醫院、藥局直接經濟往來，這也從源頭上杜絕醫患之間、醫藥之間、患者與藥局之間的金錢利益合作或衝突。德國成功的醫藥分業得益於其醫療保險制度，德國從1883年就建立比較完善的醫

療保險體系，醫保覆蓋率達100%。德國法律規定，所有國民都必須根據收入的高低，參加法定或私人醫療保險。參加醫療保險後，每人的繳費額雖然不同，但均可享受基本相同的醫療保險待遇。

(2) 法國醫療保險制度健全，醫保覆蓋率100%。實施家庭醫師制度，每個公民都需登記一位醫師，如需進行進一步治療，應由家庭醫師轉介到相應醫院。法國醫院只負責開立處方，患者持處方箋到藥局購藥。資料顯示，法國84.7%的藥品透過藥局銷售，零售藥局是患者購藥的主要管道；15.3%的藥品由藥廠直接銷售給醫院。藥局遍布於法國每個城鎮的大街小巷，根據街道居住人口比例進行分配，藥局必須獲得國家醫藥部門審查合格，才能營業，既避免惡性競爭，又保證藥局品質。藥局的工作人員，都經過極為專業的訓練。法國的藥品管理制度十分嚴格，定價過程分工明確，透明度高，政府與專家結合，具有較高的科學性與公平性。因此，各家藥局藥品的價格大同小異，差距極小，如果藥局要提高收入，只有在信譽和服務上下功夫。

(3) 瑞典係福利型國家，為節省醫療費用支出，做好社會福利事業，於20世紀60年代中期成立了藥品公司，實行類似連鎖店的模式經銷藥品。全國的醫院藥局均歸藥品公司統一管理、統一供藥、統一經營、統一與藥品廠商談判、簽訂供藥協議，將藥價壓得較低，折扣讓利較高。瑞典醫院無藥劑部，因此，醫院藥學的功能和任務均已取消，實際上已無醫院藥學這一學科，但藥局公司對所屬各藥局的藥品諮詢工作，仍很重視。應該說，瑞典實行的是比較徹底的「醫藥分業」。

(4) 挪威、冰島和瑞士三國實行醫藥分業管理，看病與賣藥嚴格分離。醫療機構主要負責看病，住院藥局的藥品僅供住院病人使用，不得對外銷售。一般藥局主要負責賣藥，不對外看病。三國的醫療機構一般實行醫院與診所兩級分診制度，病人看病一般是先到診所找私人醫師，私人診所不能解決的疾病，再轉到醫院治療。經醫師診斷後，若病情輕微，不需住院治療，則由病人持醫師處方到社區藥局買藥，藥局藥師根據醫師處方為病人配藥；如病情嚴重，需要住院治療，則病人住院治療期間所需藥品，可由醫院藥局提供，藥品費用包含在住院病人的整個醫療費用中，不單獨計價。除了常用的醫藥分業措施之外，三國都對藥品價格實行比較嚴格的監管，透過多種措施對藥品價格進行管理和控制。

(5) 比利時的醫院裡沒有藥局，病人從醫師那裡拿到藥方，必須到藥局去買藥。而在比利時的藥局裡，同樣的一盒阿斯匹靈，有高低不等的三個價格，這並非欺詐，而是比利時的社會保障制度規定的。沒有參加社會保障的人，買藥看病得付全額費用；參加社會保障的人，只須付很少的一部分費用；拿養老金的人和失業者按最低價付費，費用還可以申請核銷。

三、亞洲已開發國家與地區醫藥分業改革情況及評價

（一）韓國

1. 改革過程

由於醫療服務體制的相似性，只有東亞國家和地區才會推行醫藥分業。韓國是第一個強制推行醫藥分業的國家。

由於在藥品銷售中，醫師與藥品零售商是相互獨立的賣藥行為，缺乏對醫師所開處方的交叉審核和監管機制，藥品的使用不當和濫用，普遍存在。韓國自1994年開始醞釀醫藥分業政策，在實施過程採用了激進的手段，結果原定於1999年7月開始施行的改革方案，引起醫師的全面罷

工。經過與醫師、藥師和醫院等利益相關各方，長時間協調、磋商後，政府最終迫於壓力，做出大幅讓步，對原本設計較為合理的政策方案，進行修改，補充數項補救措施：為補償醫師可能出現的收入下降狀況，在一年內提高40%的醫療保險費；在總藥品費用中，處方藥比率從原先的50%上升到75%；為醫師增設治療費以外的處方費，為藥師增設藥品調劑費；藥師無權使用學名藥替換醫師處方的原廠藥。

醫藥分業改革實際推遲到2000年7月1日，才開始在包括衛生所、區縣級醫院、市級醫院和中央衛生部門所屬醫院等醫療機構中，正式實施。其核心措施是取消醫院門診的藥局；門診患者從醫師處拿到處方後，直接在社區藥局購藥，處方藥品特別是注射用藥須有醫師處方才能購買；患者買到注射藥品後，再回到醫院接受注射，僅抗癌藥等重症患者使用的注射劑和需冷藏的注射藥除外。

從理論上，藥師審核醫師處方，可降低用藥差錯，提高用藥安全性；醫師處方在社區藥局配藥，可以增加醫療服務的透明度，降低藥品流通費用，提高醫藥行業的資源配置效率；增加病人用藥的知情權。因此，醫藥分業政策的出發點是為了減弱醫師過度處方和藥師配藥的不正當經濟激勵，期望增設醫師處方費和藥師調劑費後，能夠壓低藥品利潤差價收入，從而降低醫藥費用、提高群眾對藥品的可及性。此外，預期收益還包括：減少藥品不合理使用、減少抗生素的抗藥性等。

2. 實施效果與經驗教訓

一些研究分析醫藥分業後，韓國的藥品使用情況：以消化性潰瘍治療藥物為例，分業後的處方量和藥品費用，分別增加了13.9%和98.4%，尤其是高價藥、原廠藥在其中的推動作用明顯。也有研究發現，對醫師調配處方加以限制後，包括抗生素在內的所有藥品處方，數量減少，病毒性疾病使用抗生素治療的不合理用藥現象，也有所減少。

但是，基於反對者眾，加之政府讓步，實施「醫藥分業」後，韓國出現一系列扭曲現象，政府面臨的形勢更為嚴峻。扭曲現象包括：(1) 醫師與藥師為共同經濟目的聯合起來，結果不僅處方交叉審核的目標沒能實現，醫師、藥師還共同欺騙消費者，政府控制藥品過度使用的設想，也沒能實現。(2) 處方藥比例的增加，使患者實際藥費支出不降反升，患者和保險公司不僅要支付藥費，還要支付處方費和藥品調劑費，更加重患者和「醫保」負擔。(3) 由於不准許藥品替代，醫師處方大多詳細指定某廠藥品，根據處方上指定的廠名，醫師仍可得到藥廠的「回扣」，導致大處方依然存在。如與改革前2000年1月相比，處方量雖有輕微下降，從95.2%降低到2002年1月的92.6%，每處方藥品數目也有所減少；但高價藥的比例卻從29.8%，增加到2002年1月的38.5%，處方用藥天數由5.1天增至7.5天。

韓國醫藥分業改革在推進進程和實施結果中表現出來的問題，是值得深入研究的。其中牽涉到多方利益的調整，在一定程度上，反映了各利益相關者的政治資源以及在政治結構中所扮演的角色，由此決定其對政策的相關影響力。最大的借鑑意義在於：在今後的政策制定中，注重評估各利益相關者在政策提議和執行中的地位、潛在利益的體現和責任履行的強度。

醫藥企業是醫藥分業政策最直接的受益者，因此，醫藥企業憑藉其政治影響力遊說政府，積極推動政策的傾斜；相反的話，醫師的利益將因失去處方權，遭受較大損失。由於其重要的社會地位和政治影響力，醫師利益方有實力與政府進行談判，參與政策修訂，改變政策路徑，以維護其群體的既得利益。

對於患者來說，要在短期內完全改變他們的傳統習慣是很難的。不僅患者配藥程序較改革前

複雜，且政策執行後，並未給患者帶來實際利益，卻得負擔更多醫藥費用，成為改革成本的負擔者。雖然政府最初的出發點是為了保障群眾權益，卻在沒有很好地協調各方利益的條件下，採取激進策略，結果民眾普遍反對，政府形象也因之受損。

（二）日本

1. 改革過程

　　日本早在1874年發布的《醫制》中，首次出現有關「醫藥分業」內容的條文。1956年，《醫師法》、《牙醫師法》和《藥劑師法》部分條款修訂後，執行處方釋出原則成為義務。但礙於從醫師處直接取藥的傳統習慣，實質的醫藥分業，難以順利發展。直到1974年，日本開始提高處方費，才正式開始實施醫藥分業。之後，分別於1994年和1997年進一步提高處方費，引入門診患者處方藥自付機制。保留醫師處方權的同時，也採取措施，確保用藥安全、有效。1996年，全日本的處方釋出為2億餘張，醫藥分業率是22.5%；1997年，處方釋出張數增加，醫藥分業率達到27.3%；2002年，醫藥分業率達48.3%；到2004年，處方釋出超過6.1億張，全年平均醫藥分業率已達到53.8%。據日本藥劑師公會最新公布的《保險藥劑的動向》的數據顯示，2007年，醫藥分業率為59.7%。此外，日本醫藥分業的進展，隨地域是有差別的。2004年，醫藥分業率排第一位的秋田縣（79.2%）和排最後一位的福井縣（18.7%），兩者的懸殊差異達到50%以上。

　　日本對醫藥分業採取的是漸進式策略，希望透過提高處方費和引入門診患者處方藥自付機制等措施，來加速醫藥分業進程，逐步將藥品調配，從醫療服務中分離出來。日本醫藥分業政策由厚生勞動省來執行。厚生勞動省在1985年確立醫藥分業推進的示範地區，1992年開始設立藥品儲備、醫藥情報提供等醫藥分業推動中心，注重藥品資訊的收集和傳播，指導藥學服務的研究活動。由專門的機構負責研究、交流醫藥分業制度建立中的問題，如：東京成立由東京醫學會、藥學會和牙醫學會代表組成的「醫藥分業工作小組」。

2. 改革效果

　　由於厚生勞動省核定的社會醫療保險範圍內的藥品價格，與醫療機構的實際買入價之間有一定的差價，因此，醫療機構受利益驅動，會產生降低藥品進價的動機。在患者與醫師之間的特殊供需關係中，處於絕對優勢的醫方，有條件透過增加藥品使用量，達到降低藥品買入價的目的。「藥價差額利益」的存在，導致日本醫療機構「以藥養醫」問題的蔓延，危及社會醫療保險制度的順利發展。為引導醫療機構合理用藥，控制醫藥費用增長，降低藥品收入比重，日本實行積極、有效的藥品價格管理制度：醫療保險藥品全部由政府定價，厚生勞動省連續下調藥品價格，開始導入新藥價計算標準，逐年縮小藥品進銷差價利益。同時提高醫師診療報酬，特別是技術服務報酬。從藥品支出看，取得較為顯著的改革效果：1975～1984年間，藥品費用在衛生總費用中的比率均在30%以上；1981年，一度升至38.7%的最高點；1985～2000年間，下降到20%～30%；2001年開始下降至20%以下，2002年為18.4%，其中住院用藥所占比率，降到占醫療總費用的9.7%。

　　近年來，日本提倡發展社區衛生事業，引導患者到社區診所就診，一般憑處方在藥局取藥。在醫院門診就診的患者可在醫院藥局配藥，也可到院外藥局取藥。實際上，多數患者仍在醫院藥局取藥。在日本醫藥分業改革進程中，醫藥分業率得到提高，醫療費用中藥費所占比率下降，藥局數量和藥劑師數量有一定增長。但時至今日，日本的醫藥分業改革，還在進行之中。

（三）臺灣

1. 改革過程

據統計，截至2010年，臺灣擁有藥局7,558家（其中有藥師執業的藥局5,049家、藥劑生藥局2,509家）、西藥販賣業者（西藥局）5,388家、中藥販賣業者（中藥房）11,308家。臺灣行政院於1989年提出實施全民健康保險，作為政府擴大社會福利、縮小貧富差距的重要手段。經過數年規劃，於1995年正式實施。全民健保制度實施2年後的1997年，首先在臺北市與高雄市開始推行醫藥分業，即醫療機構不設藥局，醫師專職診療、開立處方，由社區藥局的藥事人員負責調劑藥品及提供藥物諮詢。但是，臺灣醫藥分業政策在醫與藥兩大利益團體的抗爭中，始終爭議不斷。醫師公會、藥師公會走上街頭抗議，展開對處方調劑權的爭奪。最後，政府為平衡各方利益，實施醫藥分業分階段、「雙軌制」的方式。「雙軌制」是指允許醫院、診所設立藥局，聘請藥師調劑，同時也允許藥局藥師執行調劑業務。因此，出現大量的醫院、診所自辦的、開在醫療機構門前的「門前藥局」。

據中華商店經營發展協會和臺北縣藥師公會專家的說明，目前臺灣醫院處方流入醫療機構之外的藥局調劑的，僅約35%，而扣除慢性病連續處方箋，則只有7%流到社區藥局。這讓原本被寄予厚望的醫藥分業，似乎一下子回到從前，不少人甚至認為該模式下的醫藥分業是「完全失敗」的。

專家認為，臺灣實施雙軌制的原因，主要是因為利益因素的存在，醫療機構不願將既得利益拱手讓人。如此環境之下，主要以接受健保處方調劑為主的社區健保藥局，不得已為了吸引醫院處方的流出，必須與醫師建立良好的關係，然而，社區藥局一直處於弱勢地位，與醫院無法抗衡，其中原因主要包括幾個方面：**(1)制度原因**：醫師看完診後，會囑咐患者在醫療機構附設藥局（即「門前藥局」）直接取藥即可；**(2)社會原因**：醫師社會地位和權威性優於藥師；**(3)利益原因**：部分健保藥品（即通常所說的基本藥物）有藥價差；**(4)法律原因**：一旦出現藥物使用失誤，一般追究醫師的責任，而非藥師。

2. 改革效果與評價

研究發現，臺灣實施醫藥分業政策後，有60%的診所雇傭了藥師，藥品使用沒有明顯變化，大多數處方仍是由醫師開出，而不是由社區藥局開出。政策對配有藥師的診所沒有顯著影響，但是對未配備藥師的診所，不開立門診處方的比例快速上升，其門診處方率和每門診藥費，比對照的診所分別低17%～34%和12%～36%，在一定程度上，改變了醫師處方行為。在藥品費用下降的同時，藥品調劑服務費和諮詢費上升，因此，每門診醫療費用並未減少。另有研究也顯示，大多數藥局處方仍是來自診所醫師。為了彌補取消藥品調配權造成的經濟損失，一些診所在周邊開設藥局。而醫藥分業政策旨在：增強藥師在處方調配中的自主性，透過增加處方過程的透明度，來保障患者的權益。數據分析卻發現，大部分診所的處方，僅能在一家藥局取藥，市場集中程度高。因此，臺灣實行醫藥分業，沒有造成太大的社會動盪，但目前也未有明顯的政策效果。

不完全的醫藥分業，不平衡的醫藥爭利，遊走於法律邊緣的不正當競爭，使得臺灣藥品零售業，不得不向非藥領域謀求發展，轉以非藥為主的複合式經營方式，以藥品、健康食品、化妝品、母嬰用品等多樣化產品經營的藥妝店，得到迅速發展。眼下，臺灣藥局仍然在藥品多元化經營的深淵中，盼望醫藥分業的「徹底化」。臺灣的醫藥分業經歷畸形分業、醫藥爭利的掙扎，醫藥分業的當前情況，基本上是日本當年的翻版。隨著制度的完善，相信臺灣醫藥分業也會趨向更公

平、更合理。

目前多數開發中國家正在探索或將實施的醫藥分業，估計將會更獨特，可能是政府指定（醫保）取藥地理範圍，或由醫療機構指定，甚至是開具處方箋的醫師推薦與自己利益相關的藥局取藥。至於哪些條件決定走向，無疑是各自的利益驅使。作為政府管理機構，側重便於管理以及社會公正性；作為醫療機構或醫師，側重於自身利益。開發中國家各種情況的複雜性，決定了醫藥分業難度之大，遠勝於已開發國家或地區，無法一蹴而就。

四、對中國大陸醫藥分業改革的價值啟示

1. 醫藥分業有利於控制醫療費用無序增長和提高服務品質

從已開發國家醫藥分業的經驗來看，醫藥分業的目的是形成「臨床用藥合作、互補、干預機制」，促進合理用藥，提高醫療品質，是先進醫療管理理念的體現。一方面，醫藥分業政策有利於控制醫療費用，特別是藥品費用的快速增長；另一方面，醫師處方在社會藥局配藥，增加醫療服務的透明度，有效防止藥品購銷活動中商業賄賂腐敗現象，降低藥品流通費用，提高醫藥行業的資源配置效率。藥師審核醫師處方，可降低用藥差錯，提高用藥安全性。醫藥分業可以為醫師提供合理用藥指南和藥學情報，有利於監測藥物不良反應，尤其是在不同醫院施行診治的患者，避免患者因重複就診，增加經濟負擔。

2. 醫藥分開的核心動機是切斷醫藥之間的利益紐帶

醫藥分業的科學性與合理性，早已被衛生經濟學理論和多國的經驗所證實。歐洲各國、北美、南美各國，都已實施醫藥分業。「醫」與「藥」既有明確分工，又緊密配合，不可分割；既相互協作，又相互制約，這是科技進步和醫療衛生事業發展的必然。儘管醫和藥在醫療業務上難以分離，但在經濟運行與利益上，是可分開的。如：在美國，社區藥局是藥品銷售的主要管道，2006年34億張處方是由社區藥局銷售、調配的，平均每人11張以上，而醫院藥品費用僅占醫療總費用的15%。在歐洲各國，醫院藥品費用占醫療總費用比例，維持在12%～31%之間，值得學習。已開發國家醫院用藥占醫療總費用的比重，見表9-5-1。

特別需要強調的是，實行醫藥分業，主要是強調斷開醫療機構／醫師醫療行為與藥品收入之間的經濟紐帶，改變醫療機構／醫師以超過患者合理治療所需用藥進行處方的利益激勵，從而轉變醫

表9-5-1 已開發國家醫院用藥占醫療總費用的比重

國　家	醫院用藥占醫療總費用比重	國　家	醫院用藥占醫療總費用比重
美　國	15%	荷　蘭	19%
比利時	27%	波　蘭	12%
芬　蘭	25%	西班牙	29%
法　國	26%	紐西蘭	20%
德　國	13%	英　國	26%
匈牙利	19%	加拿大	11%
義大利	31%	日　本	38%

師行為激勵模式，而不是注重在形式上將醫療機構與其藥局在直屬關係和／或收支帳目上的分開。

3.醫藥分業的具體方式需與本國具體國情和衛生制度相結合

　　各個國家具有不同的國情和衛生體制，因此，醫藥分業採用何種方式、具體如何操作，不能一概而論。歐美國家「醫藥分業」的提出，主要與其醫療機構結構有關。在這些國家，存在大量私人開設的醫院，尤以小醫院、診所和個體經營者為多，這些醫療機構往往沒有專業藥師，而非藥學專業人員調配處方，不熟悉或不懂有關藥師專業知識，易影響用藥安全，因此，醫師開立的處方，病人需到配備持有執照的註冊藥師的社區藥局或醫院藥局買藥。日本的醫藥分業採用漸進模式，但推行1個多世紀，醫藥分業率也僅達到59.7%（2007年），而且地域間進展狀況，有明顯差別。韓國曾採用行政強制性的醫藥分業，改革並沒有達到理想的效果，反而由於管理不力，造成醫務人員遊行、民眾不滿、社會不穩定。

　　但是，由於歷史的原因，中國各級醫療機構內一般都配有藥局，將這些藥局完全剝離出去或實行託管，存在較大的阻力和障礙，且前幾年，部分地區的改革探索，最後也未取得明顯效果或不了了之。從現有政策環境和可操作性來看，在增加財政投入和社會保障基金支出的前提下，實行藥品零差率，是比較可行的途徑。

| 第十章 |
已開發國家與地區醫療費用控制模式與政策

第一節　已開發國家與地區醫療費用控制的背景

一、已開發國家與地區醫療費用變化情況

美國是世界上醫療衛生支出最大的國家，1960年醫療衛生總費用僅為269億美元，占GDP的比例不到6%；1993年該項指標達到13%，增長了1倍多；1996年，醫療衛生總費用首次突破1萬億美元，達10,351億美元；2011年增加到2.7萬億美元，占GDP的17.7%，人均醫療支出達到8,467美元。1999～2009年，加拿大醫療衛生總費用平均每年增長90億美元，2011年達到1,938億美元，人均醫療費用為4,541美元，占GDP的10.9%。

德國的醫療衛生總費用占GDP的比例，自1985年到1993年間的增長率為負0.1%，1993年達到8.6%。但此後開始增加，2000年達到占GDP的10.3%，至2011年增加到11.3%。法國是全民醫療保險的國家，醫療費的大半（一般制度的平均償還率為90%）為社會醫療保險覆蓋的醫療費。法國的醫療費增長率遠超過GDP的增長率，1980年醫療總費用僅占GDP的7.0%，2003年占10.1%，2011年達到11.6%。1950年瑞典醫療費用占GDP比率為3.4%，1970年時增加到6.1%，1981年時達8.9%，2011年上升到9.5%。

1973年，日本進入高齡化社會，政府規定70歲以上的老人可以獲得免費醫療，因此，老人醫療費急遽增加。如何分散高齡者醫療風險，成為日本醫療保險制度改革的主要內容。1955年日本

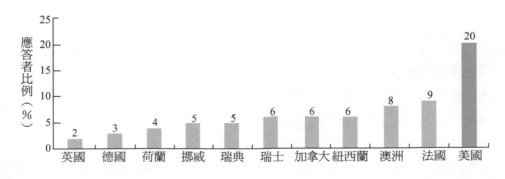

來源：2010 Commonwealth Fund International Health Policy Survey.

圖10-1-1　2009年已開發國家醫療帳單支付存在嚴重問題或完全不能支付者比例

醫療費用占GDP的比例為3.42%，1975年增長到5.22%，2000年為7.7%，2011年達到10%。

醫療費用增長帶來的直接後果是：支付醫療帳單變得越來越困難。由圖10-1-1可以看出，2009年已開發國家中，美國醫療帳單支付存在嚴重問題或完全不能支付者比例最高（20%），遠遠超過其他已開發國家，其次為法國和澳洲，分別為9%和8%，而英國比率最低，僅為2%。

二、醫療費用過快增長的原因

第二次世界大戰後50多年來，由於以下四個主要原因，導致全球衛生服務需求不斷膨脹，醫療服務費用急驟上升。

1. 醫療技術發生革命性的變化，特別是診斷和治療手段的發展

半個世紀前，醫師的職責只限於認識疾病，預計可能的後果，給予患者照料，對許多疾病都是束手無策。今天，醫師不僅能透過超音波、CT、MRI、基因等技術確診絕大多數疑難疾病，也能透過抗生素等多種有效藥物的應用以及心律調節器、洗腎透析、器官移植、顯微外科手術、伽馬刀、質子刀等方法，有效地治癒疾病或控制病情的發展。新興、昂貴的醫療技術，在20世紀後的出現和使用，導致衛生醫療費用的迅速上漲，是西方已開發國家的共同問題。而在美國，醫療技術的推廣速度和使用範圍，尤其快和廣。經濟學家和保險人都認為：歷年來，醫療費用的逐年增長，有很大部分源於新技術的使用。

2. 第三方付費機制的建立

諸如國家衛生服務制度（NHS）、社會醫療保險等，使得就醫者接受免費醫療，或享受醫療服務數量和程度與個人繳費多少無關，這種機制在降低患者疾病經濟風險和增加醫療服務可及性的同時，醫療服務需求大幅度釋放，造成醫療費用大幅度上升。

3. 人口高齡化、疾病譜改變等生物因素的影響

西方已開發國家在20世紀70年代，先後進入老年社會，老齡人數的急遽增加，形成相對規模的「銀色」醫療保健和護理需求。心腦血管疾病、腫瘤等慢性病的發病率和死亡率，呈快速上升趨勢，使得居民的疾病譜發生根本的改變。另外，隨著國際都市化的進程不斷加速，生活節奏的加快和工作壓力的增加，心理疾患日益增加。應對這些變化，都需要增加大量投入，導致醫療費用上升。

4. 經濟迅速發展和衛生知識普及等社會原因

經濟迅速發展和衛生知識普及，使得人民對健康的認識發生根本的轉變，人民已不滿足低水準的醫療服務，高標準的服務要求，日益增加，這些都導致醫療費用的支出，不斷增高。此外，影響醫療費用增長的因素，還包括：醫療保險的參保人數不斷增加、管理成本龐大、由於通貨膨脹而導致醫師薪資的增加和醫療服務價格的增長等。

醫療費用持續快速上漲，已經為許多國家帶來沉重的經濟負擔。進入20世紀70年代，隨著西方已開發國家經濟陷入長期停滯，財政赤字居高不下，以高權利低義務、包裹給付為特徵的醫療服務模式，逐漸步入連年超支、難以為繼的困境。20世紀90年代開始，隨著大量高級診療儀器設備和高新技術的引進，大多數開發中國家也開始面臨日益龐大的醫療費用支出難題。為了使衛生費用保持在國民經濟可以承受的範圍之內，無論是已開發國家還是開發中國家，紛紛開始進行醫療服務體制和保險制度的改革，以控制衛生費用的過度膨脹，化解低速經濟與高額醫療費用之間的矛盾，

平衡醫療保障水準與經濟發展的關係，減少衛生資源浪費，提高衛生資源配置與利用效率。

在施行上最使各國政府普遍感到棘手的是：一方面要不斷滿足人民的衛生需求，不斷提高人民健康水準，推動醫學科學發展；另一方面又要保持財政平衡，減少企業負擔，保證社會醫療保險基金的收支平衡，求得社會穩定。綜觀近年來各國的衛生制度改革，焦點都在選擇兼顧這兩方面的平衡點。

有幾個觀點，各國政府和學者已經取得共識：(1) 根據社會經濟承受能力決定醫療費用總支出，限制醫療費用過速增長是改革主流。(2) 減少浪費，降低醫療服務成本，提倡適宜技術和服務方式的應用。(3) 要從醫院、醫師、患者三方入手建立長效機制，共同控制醫療費用。醫院和醫院、醫師和醫師之間適當引進市場競爭機制（internal market），採用社會醫療保險等第三方付費和患者個人部分負擔的費用分擔機制(co-payment mechanism)，以提高服務效率，降低成本和減少浪費。(4) 繼續提高衛生服務的公平性、可及性、效率性。公平和效率要兼顧。強調效率是考量衛生資源稀有，但目前國際社會更強調在保證公平的前提下，提高效率，這是從人權的角度考慮的。在這種背景下，近20年來，世界各國多種控制醫療服務費用的模式，相繼提出。(5) 醫療服務可以分層級，滿足不同人群的醫療服務，政府的社會醫療保險和NHS不全部包攬，只保證滿足基本醫療需求。基本醫療需求的鑑定範圍，是根據各國經濟能力所決定的。鼓勵一部分社會資金和商業保險機構加入，以求緩衝矛盾的部分。

三、醫療服務發展的經濟學模式三階段

從衛生經濟學角度，縱觀醫療費用和社會經濟承受能力之間關係，可以將醫療服務發展模式分為三階段，即膨脹階段、制約階段和協調階段（圖10-1-2）。

從圖10-1-2可以看出，在三階段中的膨脹階段開始時，醫療費用支出低於社會經濟承受能力，隨著醫學科技水準和服務能力的不斷提高，醫療費用支出迅速上升，速度逐漸超過社會經濟發展水準和承受能力，矛盾激化。而政府干預後進入制約階段。制約階段醫療費用支出得到控制，超過社會經濟承受能力的醫療費用支出，增長速度開始減慢，逐漸回到社會經濟承受能力以內，而化解矛盾。協調階段的醫療費用支出的增長速度與社會經濟發展水準和承受能力一致。

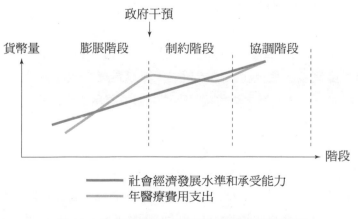

圖 10-1-2 醫療服務發展的經濟學模式三階段

膨脹階段最典型的方式，是按服務專案付費（fee for service, FFS）。這是最傳統的衛生服務模式，屬於「後付制」（post payment），源於一般市場交換原理，即按服務量多少付酬，服務越多報酬越多。按服務專案支付方式，至今仍然是大多數國家所採用的方法。這種方法在醫療衛生服務發展初期，特別在缺醫少藥階段或地區，對推動衛生事業的發展，發揮積極的作用。然而，正是由於醫療衛生服務供方的收入與提供服務的專案和程度有關，對供給方提供醫療衛生服務有經濟激勵作用，加上醫療服務供需雙方資訊不對稱和第三方付費監督不力的情況，在醫療衛生服務水準和規模發展到一定階段，就可能導致提供過度的醫療衛生服務，使供給方獲取更大的經濟利益，增加不必要的醫療衛生服務支出，浪費衛生資源。

問題的難點在於：(1)判斷醫療服務過度和浪費的標準是一個變數，是根據社會經濟發展水準和醫學科技水準的提高而變化，過度服務和浪費是相對於經濟承受能力的概念。(2)制約過度服務和浪費的技術要求和管理成本較大，醫療服務的運作模式決定了它的弊端，在這種模式下要依靠政府衛生行政部門來約束，非常困難。醫療機構經濟利益的強大驅動力，使得政府與醫院、醫院與居民、居民與政府之間的矛盾，很難達到統一。

如何既保持一定的經濟利益驅動力，帶動醫療機構之間的競爭、提高工作效率，又能控制醫療費用的不合理增長，是各國面臨的難題。各國政府出面干預，紛紛提出新的政策措施，使醫療衛生服務模式從膨脹階段，進入制約階段。

制約階段較典型的方法有2種基本形式：

1. 總額控制方式

總額控制方式（global budget），如：健康維護組織（HMO）、按疾病診斷關聯群（DRGs）和總量控制（GC）等，這種方法的主要特徵為：服務對象的服務價格總量是事先確定的，醫療服務機構提供的服務程度與服務收益的總量無關。

2. 收益限制方法

收益限制方法（revenue obstruction），如：區域衛生規劃（Resource Allocation Working Plan, RAWP）、個人帳戶（IMA）和擴大自付比例（ECPR）。收益限制方法主要特徵是：控制醫療機構發展規模或提高病患費用意識，使醫療機構的收益受到限制，從而控制醫療費用的快速增長。

第二節　已開發國家與地區醫療費用控制的主要措施

高新技術的使用、人口高齡化等造成的醫療費用上漲，為許多國家帶來沉重的經濟負擔。進入20世紀70年代以來，隨著已開發國家經濟陷入長期停滯，財政赤字居高不下，以社會福利制統包全付為特徵的醫療保障制度，逐漸步入連年超支、難以為繼的困境，各國紛紛進行醫療保障制度改革，以協調保障水準與經濟發展之間的關係，控制醫療費用不合理增長。

一、嚴格控制大型醫用設備的配置

在長達半個世紀的發展歷程中，人們逐漸認識到高新技術在發展階段，其臨床安全有效性和經濟有效性，不能得到保證，有必要加強技術評估和配置管理工作。各國普遍對大型、昂貴的醫

療設備等資源的配置，實施區域衛生規劃，實行嚴格的准入制度，加強管理和配置數量控制。

1976年，美國通過的食品、藥品、化妝品修正案，賦予食品藥品監督管理局（FDA）對進入市場的設備進行審查和批准的權利。核磁共振成像儀（MRI）就是第一個通過認證批准後，進入美國市場的影像學產品。德國聯邦醫師和疾病基金會常務委員會的醫療工作委員會，負責對新技術是否納入支付範圍進行審核，該委員會同時負責評價現有的醫療技術。葡萄牙1998年立法規定衛生部負責全面控制大型醫用設備的購置，私立部門購置設備也必須納入管理。英國政府規定，全國擁有的CT和MRI按百萬人口4.3臺和0.9臺的水準配置。法國在1970年就建立了非常嚴格的規劃和控制體制，對大型設備實行配置上限制度（planned ceiling）。日本以前沒有對醫院大型設備加以限制的政策，結果人均接受CT檢查的次數全球最多；近年來，日本開始規劃各區醫院床位的最高限額，並提出昂貴設備共同利用和開放國立醫院等辦法。美國20世紀70年代實行「設備需求證書」（certificate of need）法案，規定醫院購買超過10萬美元以上的設備，必須經過衛生行政主管部門的批准，但因醫療機構的強烈反對，實行數年後夭折。但近年來，美國對大型醫療設備的准入，已趨於嚴格。

二、建立醫療費用分擔機制

美國蘭德公司（RAND Corporation）的意向對比實驗顯示，95%的自費組與免費群組相比，人均費用下降60%；而且醫療服務的次數與用藥量，也隨自付比例的增加而減少，但整體來看並不影響被保險人的健康狀況。為增加患者的費用意識，許多國家逐步實行費用分擔制。常用的方法主要有：起付線（deductible）、共付線（copayment）、封頂線（ceiling）以及三者的不同組合。

在藥品使用方面，從1982年至2000年，英國把每張藥品處方的自付標準，從1.3英鎊逐步提高到3.8英鎊。德國在1989年提出的《醫療改革法》規定，對有參考價格的藥品實行定額支付，差額由患者負擔；對沒有參考價格的藥品，患者自付3馬克。1993年提高藥費自付比例，而自2000年起，德國法定醫療保險為住院患者所支付的住院費，在西部由每天25馬克減為17馬克，在東部由20馬克減為14馬克，相應地增加患者自付費用。葡萄牙在1984年、1986年、1988年，先後三次規定並調整醫療保險4類藥品的自付比例。英國的國家衛生服務保障制度，自1979年起增加配眼鏡和牙科治療的自付費用；1987年又規定牙科治療費用的最高支付限額為115英鎊，常規治療超過17英鎊的部分，自己要負擔40%。需長期服藥的患者可購醫療保險卡，1989年為14.5英鎊／4個月、40英鎊／12個月，1991年調整為22英鎊／4個月、60英鎊／12個月。日本從1999年開始，政府管理的健康保險制度中，個人負擔的醫療費用從10%，提高到20%。法國2004年的醫療改革，將患者每次門診的自付部分提高了1歐元，同時規定，醫療保險機構有權根據當年經濟增長速度，確定藥品補助比例。

三、加強對醫療服務的管理

傳統的醫療服務價格由服務提供者制定，這種由供方主導的、可自由變動的價格，是造成醫

療費用上漲的主要原因之一。許多國家都對醫療服務的定價方式，進行改革，實行政府定價或由保險機構與醫療機構協商定價，用統一的價格，引導醫療行為的規範化。

德國1989年的《醫療改革法》規定，建立藥品價格參考體系，制定藥品參考價格的實施細則和藥品價格目錄。1993年7月，德國約有50%的藥品沒有參考價格，到1997年1月1日，大約有339藥物和27種藥物化合物（占市場的60%）確定了參考價格。該法還明確規定，所有的疾病基金會都必須按照規定的價格，支付藥品費用；製藥行業從法定醫療保險獲得價格補助。為了遏制藥品費用的持續增長，1993年德國首次對藥品價格進行直接干預，將處方藥、準處方藥和非處方藥的價格，分別強制調降5%、2.5%和2%。1983年，英國有選擇地降低一部分藥品的價格後，又實行了藥品價格凍結方案。日本厚生勞動省根據醫學的發展，每2年更改一次「診療報酬分數表」和「藥價標準表」，臨床檢查、治療、藥價都有相對的分數，醫療保險機構根據分數的多少，支付費用。

四、實行醫療費用承包的總額預付制

醫療保險的傳統方式，是按照醫療服務量實行事後償付（按專案付費），醫師為了追求經濟利益，往往過度提供醫療服務，造成醫療費用快速上漲。各國在研究如何合理控制醫療費用的過程中，對醫療費用的結算辦法進行各種嘗試，得到大多數國家普遍認可的辦法是：實行總額控制的預付制。這種辦法的特點是：透過制定預付標準和總量，來約束醫療提供者的醫療行為，使其共同承擔經濟風險，規範醫療行為，自覺、自願使用適宜技術，而不是一味追求昂貴技術，從而控制醫療費用。從各國的施行經驗發現，醫療費用由以前的按專案付費改為實行總額預付制，主要內容是醫院按病種付費、社區按服務人頭預付，已經成為各國醫療保險費用支付制度發展的趨勢。美國老年人醫療照顧計畫實行按病種付費5年後的總結報告顯示，美國65歲以上老人住院率每年下降2.5%，平均住院天數從1982年的10.2天，縮短為1987年的8.9天。

德國在1993年1月1日生效的門診醫療緊急法案，對10.9萬名醫療保險醫師的門診經費實行總額預算管理，預算總額以1991年門診醫療費用總支出額為基礎計算，並規定只有在醫療保險基金總量增加的情況下，才會增加預算。但也規定了例外情況，如：門診外科手術每年預算增加10%，預防性治療每年增加預算6%。在住院醫療服務費用方面，1993年前，德國實行的是根據醫院床日成本和住院率確定的床日支付標準，向醫院支付費用。這種支付辦法，既不能鼓勵醫院合理地利用醫療衛生資源，也不利於有效地控制住院醫療費用。所以1993年提出的《醫療改革法》取消了以往按床日支付住院醫療費用的辦法，並逐漸實行單病種結算住院醫療費用。對還不能按病種結算的醫療費用，逐步實行費用支出預算上限措施。到1996年，已經實現對76種外科手術實行一次性單病種付費。日本自1998年開始，在10個醫院中、對183種疾病，進行單病種付費的試辦，進行評價後，並在2003年在全國推行。此外，丹麥、荷蘭、義大利、哥斯大黎加等國家，也主要採取按服務人數進行費用承包的總額預付方法；阿根廷、澳洲、匈牙利在住院醫療費用結算中，主要採取單病種付費的方式；而英國、加拿大、愛爾蘭等，對醫療機構實行醫療費用的總額預算制度。

第三節　已開發國家與地區控制醫療費用模式的比較

一、控制醫療服務費用的五種模式

在醫療費用過度膨脹的背景下，保持醫療費用合理增長，使醫療保障事業與社會經濟協調發展，已成為全球已開發國家的共同目標。目前，控制醫療服務費用，主要有以下幾種方式：

（一）健康維護組織

健康維護組織（HMO）是在美國實行的典型按人頭預付的方法，是指醫療服務供給方在固定的時期內，以預先收取每個投保者的保險費用來補償其合約規定範圍內的一切衛生服務，不再另行收費，從而促使供給方自覺採取費用控制措施，並開展疾病預防、健康教育、定期體檢等活動，以期最大限度地降低發病率，減少醫療費用開支。這種方法從經濟上刺激供給方盡量減低成本，擴大收益與支出之間的差額，但也可能誘使供給方選擇低風險的投保者，以降低服務費用，並限制所提供服務的數量和品質，進而影響衛生服務的公平性和可及性。近年來，美國政府採取透過保險機構統一保險費，並進行公開登記的方法，來減少其負面影響。HMO形式在美國對控制醫療費用、提高衛生服務可及性，發揮了積極的作用。有近40篇研究文獻報導，與按專案支付相比，論人計酬預付，使人均衛生費用下降10%～40%，住院率下降25%～45%，而門診次數和平均住院天數基本持平。

（二）按疾病診斷關聯群支付

按疾病診斷關聯群支付主要是美國、澳洲、阿根廷等國採用的醫院收費方法，近年來，加拿大以及一些歐洲和開發中國家也開始採用該方法。DRGs是指醫療服務供給方，預先確定每一病例或治療階段醫療服務的全部費用。主要優點是：透過把對供給方的補償與診斷病種特徵決定的服務量結合起來，促使供給方控制每一病例的費用，降低服務資源消耗。不足之處是：容易誘導供給方選擇同類病種中病情較輕的患者，或誇大患者病情嚴重性，以獲取較大經濟利益，增加管理成本。

（三）區域衛生規劃

區域衛生規劃（RAWP）是以計畫為主要手段，合理配置衛生資源的方法，最早由英國學者根據NHS基本原則提出，並被政府採納而實施，理論基礎是提高衛生服務的公平性和避免重複配置，以減少醫療資源浪費，透過對區域內醫療資源配置的調節，來平衡社會需求、經濟發展和醫療費用之間的矛盾。對醫療資源相對過多、醫療費用增長過快的地區，主要制約其醫療機構、醫師數、醫療設備、床位數和經費投入等，來控制醫療費用的不合理增長。這種方法已被大多數國家政府接受。這種方法的主要缺陷是：缺乏市場競爭、效率低下。由競爭和效率所產生的效益被削弱了，為此，英國政府在1991年提出稱為「內部市場」（internal market）的改革措施，用RAWP配置醫療服務提供方（計畫配置提供方以求公平），對於需求方則是每個居民可以選擇一位家庭醫師（GP），治療一般疾病；遇大病時，每個全科醫師可以替居民選擇醫院（市場調節需求方以求

競爭、提高效率）。不幸的是1998年評估時，英國的此項改革措施效果並不明顯，以「半市場」兼顧公平和效率的設想，在英國沒有達到預期的效果。

（四）個人帳戶

個人帳戶（IMA）是美國學者首先提出，但被新加坡政府採用並全面實施的方法。是以個人醫療專用帳戶的形式，將一個人生命中某一個年齡段發生疾病所產生的經濟風險，縱向分散到生命全過程，並透過個人帳戶的繼承，還可以分散到幾代人。個人帳戶主要優點是：可以大幅度提高患者需求方節約醫療費用的意識；相對於疾病經濟風險橫向分散到整個人群的社會統籌（社會醫療保險）來說，其不足之處是：疾病經濟風險的分散能力很有限。中國專家在研究這兩種方法優缺點以後，設計了「合二為一」的城鎮基本醫療保險模式，即門診小病由個人帳戶經濟風險縱向分散，住院重大疾病由社會統籌經濟風險橫向分散，既可以控制醫療費用，又在一定程度上避免重大疾病患者因病致貧的問題。

（五）擴大自付比例

擴大自付比例（ECPR）是1987年世界衛生組織為控制各國醫療費用過快增長，而提出的一項建議。這一建議尤其針對開發中國家，WHO認為在經濟還未發展到一定程度，而醫療需求又超越經濟承受能力時，擴大自付比例是控制醫療費用的有效措施，並指出只有有效控制醫療費用過快增長，才能擴大醫療保險的覆蓋面。

二、醫療費用控制模式比較與結論

綜合以上五種控制醫療服務費用模式，在對醫院行為費用制約、醫師行為費用制約、患者自我費用控制、衛生服務數量抑制、費用控制總效果、費用控制的管理成本和促進醫院之間的競爭等7個方面比較分析，見表10-3-1。從背景分析和國際上各種制約型醫療服務模式的比較，可以初步得出以下結論和建議：

表10-3-1　五種醫療服務費用控制模式的比較

	HMO	DRGs	RAWP	IMA	ECPR
對醫院行為費用制約	＋＋	＋＋＋	＋	－	－
對醫師行為費用制約	＋	＋＋＋	－	＋	＋
患者自我費用制約	－	－	－	＋＋＋	＋＋
衛生服務數量抑制	＋	－	－	＋＋＋	＋
費用控制總效果	＋＋	＋＋＋	＋	＋＋	＋
管理成本	＋	＋＋＋	＋＋＋	＋＋	－
醫院之間競爭	＋	＋	－	＋	＋

注：＋＋＋表示作用強；＋＋表示作用中；＋表示作用弱；－表示無作用。

(1) 選擇和制定符合國情、簡便有效地制約型醫療服務模式。

(2) 各種制約型醫療服務模式中，沒有一種是完美無缺的，所有方式既有優點，又有缺點，對於大多數模式的缺點，可以透過其他措施進行控制。

(3) 採取複合性制約型醫療服務模式，優於單一模式。採取複合性模式，不僅更便於實施和管理，還能夠消除單一方式的負面效應。

(4) 探索醫療保險在社區衛生服務中選擇採用論人計酬預付方式和在醫院選擇採用DRGs方式，雖然管理成本較大，但此方式比較科學，控制費用的力度和減少浪費的得益，遠遠大於管理成本支出，有利於醫院之間的競爭，促進醫院良性發展，已經被絕大多數已開發國家採用。

(5) 無論採用何種制約型醫療服務模式，來控制醫療費不合理過快增長，都不能犧牲醫療服務品質，控制醫療費用的同時，必須保障醫療服務品質。

第四節 已開發國家與地區醫療費用控制政策及其趨勢

一、已開發國家與地區醫療費用控制政策

醫療費用的逐年持續上漲，是一個世界性的普遍難題，一定程度上累及國民經濟的增長。已開發國家的醫療保健支出，一般都已達上限，占GDP的7%，且多數國家醫療保健費用的增長速度，都大大超過GDP的增長率，從而造成這些國家的醫療保障制度，而臨新一輪的財政危機。各國採取了多種政策措施，以控制衛生費用的過度增長。已開發國家採取的主要醫療費用控制政策，見表10-4-1。

德國1976年採用以收定支政策，以求醫療保險資金達到平衡與穩定。1977年實施醫療保險費用控制法，包括：增加患者自付費用、改革醫師報酬方式、疾病基金間的獎金調整等。1981年又制定第二次醫療保險費用控制法案和醫院醫療控制法案，後者的主要內容包括：控制醫院建設與醫療儀器的引進、限制醫院日均醫療費額度的提高等。

瑞典採取的費用控制政策主要有：政府強化宏觀調控，將經營權下放到26個縣，加強各個縣

表10-4-1 已開發國家醫療費用控制政策

國　　家	主要費用控制政策
德　國	①以收定支政策（1976年）；②醫療保險費用控制法（1977年）；③第二次醫療保險費用控制法案和醫院醫療控制法案（1981年）。
瑞　典	①政府強化宏觀調控；②引入市場機制；③加強對供方控制和制定藥品使用規範；④增加患者自付費用；⑤加強保險基金管理。
法　國	①醫療費用控制政策和增加新的保險資金來源（1979年）；②新的藥價規定與限制（80年代後期）；③提高醫療保險費率（90年代）；④醫療保險制度的一體化和醫療費用總額規劃制度（2000年）；⑤醫療體制改革方案（2004年）。
美　國	①施行依據疾病診斷與收費標準的支付方式（1983年）；②費用管理計畫；③有調控的醫療服務計畫。
日　本	①優化醫療機構（1996年）；②改革藥品定價制度（1996年）；③增加患者自付費用，老年人醫療推遲到從75歲開始（2001年）；④按病例組合支付制度（2003年）；⑤引進市場機制。

的財政自主權；引入市場機制，在供方之間形成有序的競爭；加強對供方控制措施，包括：加強對醫院預算、規模、發展、衛生人力及醫療的成本效益的控制，並制定藥品使用規範；加強對醫療需求的控制措施，包括：增加患者自付費用和加強保險基金管理等。

法國是全民醫療保險的國家，醫療費的大半（一般制度的平均償還率為90%）為社會醫療保險覆蓋的醫療費。醫療費控制政策，主要為控制醫院醫療費、提高個人自付比例、降低檢查費等。20世紀80年代後期，法國採用新的藥價規定與限制；到90年代，上述醫療費用控制措施配合增加資金來源的措施，包括：提高保險費、對老年退休者徵收醫療保險費（對基本退休金徵稅1%，補充退休金2%）、對藥局徵收相當於年淨收入1.5%的銷售額特別稅（每年只限一次）、對製藥公司徵收宣傳費的2.5%的特別稅（只限一次）等。2000年，採用醫療保險制度的一體化和醫療費用總額規劃制度。2004年初，推出醫療體制改革方案，主要包括：主診醫師制度、降低門診患者診療費用的補助比例、控制藥品使用範圍、推廣患者電子醫療檔案、改變公立醫院的預算方式。

美國十分重視政府宏觀調控和強調市場競爭機制。對醫療費用的管理和監督，主要有三種方式：即機構和服務管理、效用管理以及費率和收益管理。以這三種管理方式為取向，聯邦政府在不同時期推出了三種費用管理計畫：需求證明計畫（certificate of need）、專業標準評估組織計畫（professional standards review organization）和預期支付制度（prospective payment system）。1983年開始實施依據疾病診斷關聯群支付方式（DRGs）。作為競爭性的預付式醫療保障模式，健康維護組織（HMO）透過以下三種方式來控制費用：(1)建立激勵機制，刺激醫療機構重組，打通從昂貴的住院治療到相對低廉的門診服務等各種醫療衛生服務的通道，使其融為一體；(2)在傳統的衛生保健系統中引入競爭，鼓勵醫療機構之間相互競爭；(3)透過市場機制，在不同的HMO之間，選取最優價格。

日本醫療費用大幅度增長的主要原因是：人口高齡化和相應帶來的老年保健和醫療費用的增加。老年醫療費用控制政策的主要方向是：控制醫療供給、擴充老人保健機構、老年人自我健康護理與保健的努力、發揮民間的積極性等。日本採用的費用控制政策，主要有：優化醫療機構、改革藥品定價制度、增加患者自付費用、「老年人醫療」推遲到從75歲開始、按病例組合支付制度和引進市場機制等。

二、未來基本趨勢與走向

已開發國家採取多種政策措施，以控制衛生費用的過度增長，包括：加強對藥品的管理；增加患者的自付費用，實施衛生資源配置的區域規劃、控制經費預算和改革支付制度等；引入市場機制，增加競爭等。未來趨勢主要表現為以下幾點：

（一）由單純微觀控制發展到綜合宏觀管理體制變革

不同的醫療保險管理體制與支付模式，產生不同的經濟效率和管理成本，並進一步影響衛生資源的消耗，對醫療費用控制效果，有明顯差異。英國、加拿大等國家，實行全國統一的醫療保險管理與支付模式；德國、法國等實行透過多管道籌集醫療保險基金，但最終集中到社會醫療保險機構的準統一支付模式，這兩種模式經過多年實踐，被公認為對控制費用有顯著效果。而以市

場醫療保險為主的美國，眾多支付主體、以不同的方式和不同的標準，對醫療服務提供者進行償付，消耗大量管理成本，大約占總衛生費用的15%。據推算，OECD國家的醫療保險管理費用占保費比例，只相當於美國的1/3不到，越來越多衛生經濟學者建議，實施統一管理體制和單一集中支付主體，以降低管理成本，節約衛生費用。

（二）由以需求方為主轉向以供給方為主，兼顧供需雙方

醫療保險制度發展初期，人們往往認為醫療費用的過快上漲，是由於醫療保健的需求過多、過高所導致的，採取的控制措施也大多針對需求方。隨著對醫療服務市場特殊性的認識，如：資訊不對稱、技術與地域壟斷等特徵，使醫療服務市場成為供給方主導的不完全競爭市場，醫療消費的數量、價格、品質等，主要由供給方決定；醫療保險的實施，又降低了需求方對費用的敏感性，帶來消費膨脹，也就是說，醫療服務的過度供給，帶動了醫療服務的過度需求，醫療費用控制的方向，應以供給方為主，兼顧需求方。對需求方的控制，主要採取費用分擔制和設立個人帳戶為主；對供給方的控制，主要是實施衛生資源配置的區域規劃、控制經費預算和改革支付制度等。

（三）控制的重心在於改革與完善對供給方的償付制度

各國醫療保險改革經驗證明，對給供方的制約，是控制醫療費用的關鍵和核心，而對供給方的費用償付方式，又是控制供給方行為最有效的手段。目前，醫保支付方式有：按專案付費、疾病診斷關聯群、論人計酬、按服務人次付費和總額預算付費。隨著後付制的種種弊端不斷顯現，實行以疾病診斷關聯群、論人計酬、總額預付等預付制為主的預、決算相結合的方式，逐漸成為各國醫療保險支付方式改革的主流。德國的主流支付方式是總額預算制；英國的主流支付方式是總額預算制和按區域論人計酬；日本的主流支付方式是按病例組合支付方式；美國的主流支付方式是按疾病診斷關聯群定額償付、論人計酬。總體來看，住院診斷關連群、門診論人計酬，是未來採用的主流支付方式，也代表支付方式的發展趨勢。

（四）由主客體關係向協同關係轉變

傳統的醫療保險運行模式是一個三角四方的關係，即被保險人向保險機構繳納保險費，醫療機構為投保人提供服務，保險機構作為第三方向約定醫療機構支付費用，政府對需、供、保三方進行宏觀調控與管理。雖然醫療服務機構有潛在被取消「定點」的威脅，但仍不足以促進醫療服務機構之間有效競爭，也不能為控制醫療費用作出努力，這種傳統的費用控制系統，是由司控主體（醫療保險機構）與被控客體（醫療服務機構）構成的。

70年代以來，在美國迅速發展起來的健康維護組織（HMO）、優先服務提供者組織（PPO）打破傳統的三角關係格局，HMO集醫療保險提供者與醫療服務提供者於一身，使被控客體變成自我控制的司控主體，一方面在保費水準、保險範圍、便利性和服務品質等方面，與傳統的保險競爭；另一方面又試圖以最低成本，提供醫療服務，與原有的按服務專案付費的醫院和醫師競爭，這樣既減少了醫療保險機構與醫療服務機構之間的摩擦成本，也使醫療服務機構和醫師具有控制成本的激勵，從而在保險市場中贏得成本優勢，這種管理型醫療保健方式，對控制醫療費用有良

好效果。

（五）由單純控制醫療費用發展到全面控制醫療成本

醫療保險費用的控制是一項系統工程，需要社會各個部門的通力合作，需要運用保險學、精算學、醫學、藥品經濟學、管理學等多學科知識去處理。醫療費用的持續上漲，既有「需求拉上」，又有「成本推動」，屬於「供求混合推進」型費用膨脹，其中又以「成本推動」為主。進入20世紀80年代以來，已開發國家對醫療費用的控制，逐步延伸到對衛生服務成本的全面控制，其中又以人力成本與藥物成本為主要控制目標。對人力成本的控制，包括：限制醫師人數、裁減多餘的醫務人員、限制醫師進入醫療保險等；對藥物成本的控制措施，主要有：提高藥品費用自付標準、規定年內藥品起付線、制定藥品使用規範、實行多種措施控制藥品價格等。

（六）由事後控制向事前事後的雙重控制轉變

醫療保險運營有事後風險調節方式和事前風險調節方式兩種經濟調節方式。透過事前風險控制，加強預防，促進社區衛生保健與服務，能夠大大降低疾病（尤其是慢性病）發病率，從而有效控制醫療費用的支出。世界各國在改革中，由以往的事後被動償付保險費，開始逐漸注重以加強預防和社區服務為主的事前風險控制，構築事前減少風險頻率、事後提供風險保障的雙重保險機制，表現在制定健康促進相關法律、加強初級衛生保健等方面。

（七）由計畫或市場單一型向兩者有效結合轉變

計畫與市場是資源配置的兩種手段，各有優缺點，只有充分發揮各自的長處，取長補短，才能提高資源配置的效率。醫療費用的控制，實質決定著衛生財力資源的流向與分配，同樣需要計畫手段與市場手段的有效結合。如：在市場經濟極為完善的美國，也實行醫療設備資源的衛生規劃；英國政府引入市場形式的激勵機制和管理職能，建立將衛生服務購買者和提供者分離的「內部市場」，使得醫療資金隨病人走；新加坡儲蓄型醫療保健制度，為了提高服務效率和控制醫療費用，也引入市場競爭機制，在醫療費用最高總額限制下，鼓勵兩個公立醫療集團的競爭，充分發揮計畫與市場兩種手段的合力與互補功能。

第三篇

已開發國家與
地區醫療制度

| 第十一章 |
國家衛生服務制度代表國家

第一節　英國醫療制度

　　英國位於歐洲西部，由大不列顛島、愛爾蘭島東北部及附近的許多島嶼組成，面積24.4萬平方公里，分為英格蘭、威爾斯、蘇格蘭、北愛爾蘭四部分，全稱「大不列顛及北愛爾蘭聯合王國」。英國人口總數6,409.7萬（2013年），居歐洲第三位，僅次於俄羅斯和德國。由於英格蘭的人口占整個英國人口的83.2%，英格蘭的社會經濟和衛生狀況及其指標，具有很強的代表性。由於歷史原因，英國四個部分各有相對獨立的立法和管理制度，但所實行的國家保健服務制度的原則和基本形式是一致的。英國社會經濟及居民健康指標，見表11-1-1。

　　英國人口特徵為：老年人口比例高、平均期望壽命高、人口密度高（246人／平方公里）、都市人口比率高（80%）、出生率低、死亡率低、人口自然增長率低，尤其是人口高齡化問題非常突出。

　　英國是最早實行兩黨制的國家，現執政黨工黨以費道主義（Fabianism）理論為綱領，以改良主義的方式來調和民眾與統治黨團的矛盾，推行階級合作，提倡大企業國有化，強調「社會福利」。保守黨崇尚市場競爭，主張企業自由經營，強調市場調節，不提倡國家干預，旨在保護壟斷資本的利益。由於英國主要是工黨和保守黨交替執政，兩黨不同的宗旨和施政方略對醫療衛生政策有重大影響。國家衛生服務制度（National Health Services, NHS）正是由強調福利政策的工黨執政時制訂的。

　　英國衛生區劃的重要特點即：衛生區劃與行政區劃分離。在行政區劃方面，全國劃分為英格蘭、威爾斯、蘇格蘭和北愛爾蘭四部分，各自再分為若干個郡（county）或區（district），區以下設社區（community）或稱為教區（parish）。在衛生區劃方面，英格蘭、威爾斯、蘇格蘭、北愛爾蘭四部分有各自的衛生部，直屬於內閣。衛生部下轄NHS區域辦公室和區衛生局。一個區域辦公室

表 11-1-1　2013 年英國社會經濟及居民健康指標

指　標		指　標	
人口總數	64,097,085	65 歲及以上人口比例	17.5%
平均期望壽命（男／女）	79.5／83.6 歲 *	人口年增長率	0.6%
嬰兒死亡率	3.9‰	人均國民總收入	41,680 美元
衛生總費用占 GDP 的%	9.4% *	孕產婦死亡率	8.0／10 萬

*2012 年數據。

要覆蓋數個郡，一個區衛生局涉及 2～3 個行政區。衛生區劃主要根據人口的聚居狀況、地理環境特徵（如：山川、河流等）、衛生機構的布局和輻射範圍等，充分考慮提供衛生服務的便利和客觀需要，尤其是社區衛生服務的需要。

英國 NHS 剛建立時，經費 90% 來自國家財政撥款，國家遇到最大的困難即財政負擔過重。因此，在保守黨上臺執政後，多次試圖廢除 NHS。但是，NHS 有著深厚的群眾基礎，而且反對黨經常以政府對 NHS 的政策作為攻擊執政黨的關鍵。由於 NHS 是民眾關心的重大問題，每次大選，競選者必然有解決 NHS 問題的政策承諾。因此，執政黨的更替必然出現 NHS 政策的改革。

1997 年 5 月工黨執政後 6 個月即發表白皮書，認為 NHS 長期堅持的原則是正確的，即國有衛生機構向大眾、按需求提供綜合性服務、衛生經費主要來自稅收、全民享受免費衛生服務等。政府堅信，與其他國家比較，英國的 NHS 是高效、公平的衛生服務系統。NHS 實施 50 多年來，隨著政權的更替，國家各個部門各項政策變化很大，惟獨 NHS 雖然一直銳意改革，在服務提供方式和管理措施等方面，進行廣泛深入的革新，但 NHS 的基本政策和原則沒有變化，是連續性最好的管理體制之一。

一、國家衛生服務制度的建立

（一）制度起源

1. 英國國家醫療保健制度的起源

英國衛生服務的基本特徵是全民免費的國家保健服務制度（NHS）和社區衛生服務（Community Health Services, CHS）。國家財政預算在衛生保健方面的投入，占總衛生經費的 80% 以上，居民享受免費程度很高的醫療衛生服務；在衛生保健的實施及管理方面，強調國家中央集權控制衛生資源的分配，以社區保健作為衛生服務的重點。英國是現代社區衛生服務的發源地，社區衛生服務在英國衛生系統中的地位及對維護居民健康，發揮重要作用。

英國的醫療保健制度是根據 1946 年的《國家衛生服務法》（*National Health Service Act 1946*）而建立的，提供包括疾病預防與保健的綜合性醫療服務的制度。《國家衛生服務法》自 1948 年 7 月 5 日起實施。《國家衛生服務法》的誕生和實施，不僅成為英國的重大事件，在國際社會也引起強烈回響，被稱為「20 世紀中最偉大的成就之一」。這部法律的重要內容有以下幾個方面。

(1)對全英醫院進行國有化改革：政府接管所有的醫院，醫院醫師和管理人員全部改制為國家公職人員，領取薪俸。

(2)實行全科醫師制度：每位居民可以選擇一位全科醫師（GP），由全科醫師負責保健和常見病、多發病的基本醫療。需住院者由全科醫師負責與醫院聯繫轉診。全科醫師與政府有關部門簽訂合約，按與他簽約的居民論人計酬。門診地點可以自設，但政府鼓勵全科醫師診所設在政府所建的社區衛生服務中心內。

(3)地方政府的衛生局負責社區衛生服務中心和救護車的管理，同時承擔公共衛生、學校衛生和產科服務等職能。

(4)所有的醫療服務一律免費，由國家財政從稅收中支付。

(5)保留居民對醫師的選擇權利。

英國NHS的鮮明特點是：第一，覆蓋全體居民，甚至包括在英國居住滿半年以上的外國人，全面體現人人享有平等的醫療保健服務的宗旨。第二，提供免費服務，不論居民貧富、種族、性別、職業、收入的差異，一律由國家公共財政支付醫療保健費用。第三，實行全國統一的服務標準，實行中央集中管理制度，因而在縮小地區差別及人際差別方面，相對更為有效。

雖然醫療保健制度歷經若干的修正：1949年新制定藥劑的患者負擔制度、1951年新制定義齒的患者負擔制度、1982年制定對外國人的收費制度、1979年以後實施民間醫療的促進政策等，但NHS迄今仍然維持基本結構。

2. 英國社會醫療幫困救助制度的起源

英國是最早實施社會醫療救助制度的國家之一。早在1601年伊莉莎白時代，英國政府就頒布濟貧法（舊濟貧法），1834年英國政府又頒布新濟貧法，新濟貧法和舊濟貧法的最大不同，是在救濟的方式上，將以「院外救濟」為主改為實行嚴格的「院內救濟」。但是新濟貧法實施以後，院外的救濟並沒有完全取消，院外救濟和院內救濟長期並存，一直到1948年。在濟貧法制度下，對患者及身體不健全者所提供的醫療救助分兩部分：一是生活救濟；二是提供醫療服務。濟貧法制度下的醫療服務，主要透過濟貧醫院對那些收入較少、無力支付醫療費用者以及那些接受院內救濟的貧民，提供基本的醫療服務。

在當時，由於濟貧醫院藥品缺乏和床位不足，這種醫療救助制度對就醫人員有嚴格限制，甚至對就醫者的個人品行都有要求，只能對醫療救助對象中的少部分人的醫療需求，提供最低的保障。應該提到的是，在濟貧法制度之外，還有一些其他的社會醫療救助行動，一類是工人互助組織，如：工會和友誼會，為其成員提供醫療救助；另一類是慈善組織提供的醫療服務和救治。前一種可看作是醫療保險的萌芽，逐漸演變為社會醫療保險制度；後一種則作為獨立的形式存在，至今在很多國家都有各類慈善組織，提供包括醫療救助在內的各種社會救助。

（二）起步時的組織管理結構

國家衛生服務起步時的管理機構，如圖11-1-1。全科醫師服務、醫院服務、社區衛生服務的三個領域被分開來管理營運。全科醫師服務由執行委員會管理，醫院服務由地方醫院委員會管理，社區衛生服務則由地方自治團體管理。

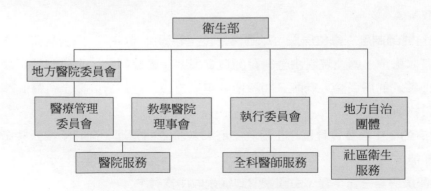

圖 11-1-1　1948～1974 年英國國家衛生服務組織

二、國家衛生服務管理體制的發展變遷

（一）NHS第一次改革

三個領域的分離，使得各部門缺乏合作，對服務的規劃、綜合連續等，造成明顯障礙。1956年的《季爾波特報告》（*Guillebaud Report*）、1962年的《波利特報告》（*Porritt Report*）都強烈指出國家衛生服務管理機構的嚴重問題。於是政府開始重視這些問題，從1974年4月起，將三個領域的服務開始統一，同時將其重組為由地方、地域、地區三層管理的模式（如圖11-1-2）。從此，地方自治團體所推行的社區保健服務，開始被當作國家衛生服務事業來實施。

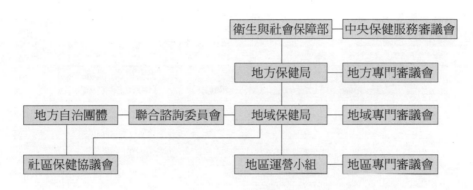

圖 11-1-2　1974～1982年英國NHS組織結構

（二）NHS第二次改革

NHS第一次改革，實施服務的綜合統一化，但由於管理機構成為三層，責任體制變得複雜化，在管理上消耗的精力超過對居民的服務。例如：衛生與社會保障部（Department of Health and Social Security）對下屬組織下發政府檔案，一年多達200件。因此，1982年4月又進行了第二次改革，廢除地域保健局，由三層管理體制簡化為兩層管理體制（如圖11-1-3），沿用至今。

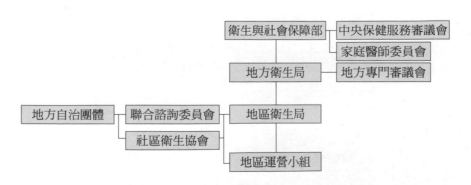

圖 11-1-3　1982～1991年英國NHS組織結構

（三）NHS第三次改革

1991年，保守黨政府對NHS進行實質性的改革，最顯著的變化有2個方面：(1)取消全部17個大區衛生局，由衛生局NHS委員會下設8個辦公室，代替大區衛生局的職能。此舉不僅精簡機構，而且加強中央的控制力，尤其是衛生預算目標的控制；(2)引入市場競爭機制，形成NHS的內部市場，衛生服務的供方和買方分離，由此而產生各種與衛生行政部門形成合約關係的委託機構和基金組織（圖11-1-4）。

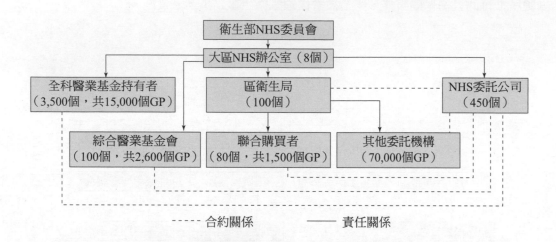

圖11-1-4　1991～1997年英國NHS組織結構

（四）NHS第四次改革

1997年工黨執政後，認為保守黨對NHS的改革加強衛生服務的商業意識，不利於NHS基本原則和方針的延續。因此，除保留保守黨NHS供方和買方分離的改革策略外，停止原來的大多數改革舉措。工黨政府特別強調衛生服務供方與需方、供方與供方之間的合作夥伴關係，尤其是社區內衛生服務的廣泛協調合作。因此，目前衛生系統改革的重要變化之一是各種社區衛生經營管理組織的融合，見圖11-1-5。改革的主要目的是為了社區內的廣泛協調，使衛生保健的供給方和需求方，真正形成一種夥伴關係。

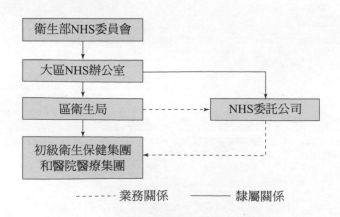

圖11-1-5　1997年以來英國NHS組織結構

1. NHS改革方向

以患者為中心，並以為居民提供快捷、方便的衛生服務為目標，改善服務品質、消除主要病因和不公平現象。

2. NHS改革和發展的6項原則

(1) 使NHS成為真正的國家衛生服務，患者在任何地方都能獲得公平、高品質的衛生服務。

(2) 衛生服務既要有國家標準，更要強調地方的責任，因為地方更了解患者的需要。

(3) NHS內部亦要強調夥伴關係，打破部門壁壘，以患者為中心。

(4) 克服官僚主義，努力提高衛生服務的效率。

(5) 努力提高衛生服務的品質。

(6) 重塑NHS的公眾形象。

3. 近期NHS工作的重點

(1) 縮短門診和住院預約的候診時間。

(2) 使患者了解自己的健康狀況和所接受的衛生保健，並積極加入衛生保健活動，參與衛生措施及改善衛生服務品質的決策。

(3) 建立更多的便捷健康中心（one stop centers & walk in centers），使社區衛生服務更便民。

(4) 裝修全科醫師診所。

(5) 改善醫院食品及清潔衛生環境等。

(6) 加強癌症、心血管疾病等慢性病的防治工作。

(7) 加強精神衛生服務、藥物濫用的控制、菸害防制、健康教育、兒童保健等。

（五）NHS第五次改革

2000年7月，英國政府提出旨在增加全民醫療衛生保健體系投資的NHS改革方案：*The NHS Plan: A Plan for Investment, A Plan for Reform*，這是1997年執政後的工黨政府，對NHS首次進行重大改革，規劃未來10年內NHS的走向，勾勒出以病人為中心、新的衛生服務實施系統。在衛生保健和社會公共服務、NHS與私人部門的關係上，也做出改變。

1. 改革的核心原則

(1) 在全國為人們提供免費的、最基本的衛生保健服務。

(2) 提供全面而綜合性的服務，服務的提供以病人為中心，適切回應不同人群的不同需求。

(3) 繼續努力提高服務品質，並將錯誤與問題減少到最低。

(4) 支持和尊重工作人員的勞動價值。

(5) 衛生保健公共基金將會單獨為NHS病人提供。

(6) 與相應部門合作，以保證服務的全面性。

(7) 協助人們保持健康，並為減少健康和衛生保健的不公平性而努力。

(8) 尊重病人隱私，提供關於服務、治療等開放的資訊管道。

2. 改革的具體措施

(1) 透過合約管理方式，將身分為私人開業的GP融入國民醫療服務體系中，從而強化GP的醫療服務提供者職能。

(2)增強英國醫療體系提供非住院醫療服務的能力。

(3)加強對醫護品質的檢測、評估，加強對醫療機構的監控。

（六）NHS第六次改革

2005年12月，英國政府發表名為 "Health reform in England Update and next steps" 的報告，進一步改革NHS體系。這次改革是對10年計畫過半後的總結，並提出下個5年NHS的改革細節。這次改革的目標是在衛生保健體系內引入激勵，以促使持續在品質、衛生保健和衛生保健產出和資金利用上的改進。改革的具體措施有：

(1)病人擁有更多的選擇以及更強有力的表達權（需求方的改革）。

(2)多元化的提供者，有更多的自由創新和提高服務（供給方的改革）。

(3)資金跟隨病人，獎勵最好、最有效的提供者，激勵其他提供者促使改進（業務改革）。

此外，在較大的NHS改革政策中，也有一些較小的政策變化，詳見英國醫療衛生領域的改革時序表（表11-1-2）。

表 11-1-2　英國醫療衛生領域的改革時序表

時　間	改革主要內容
1980 ～ 1981	將病人的短期津貼縮減 5%
1982	提出削減政府公共支出的建議，包括：私人健康保險制度、國民健康服務制度等
1983	強調私有化減輕國民健康制度的壓力，私有化為國民健康服務制度提供有用的選擇
1985	發布《社會保障改革計畫》綠皮書，提出社會保障應該是個人與國家共同的責任與義務
1989	發布《醫療制度改革白皮書》，強調引入市場機制，改革醫療保險制度，擴大公民自主選擇權
1991	保守黨執政，頒布新的《國民健康服務與社會關懷法》，宣布引入「內部市場」
1992	全科醫師基金持有政策，使全科醫師有了預算控制權
1996	廢除區域衛生行政機關，建立 9 個區域衛生辦公廳
1997	工黨上臺，宣稱要「24 小時工作以拯救國家醫療衛生服務」
1999	廢除全科醫師基金持有政策
2000	頒布新的規劃，制定改善服務和縮短等候時間目標
2001	引入醫院排行榜
2002	宣布大幅度增加醫療衛生服務資金投入
2002	初級保健機構聯網接管服務委託權
2002	28 個衛生策略局替代 100 個地方衛生局
2004	批准第一個基礎醫院聯網
2005	開始推行按工作量計酬政策
2005	宣布由初級保健委託醫院服務的政策
2006	初級保健機構聯網由 302 個削減至 152 個，衛生策略局由 28 個削減至 10 個
2006	廢除醫院排行榜
2008	NHS 新章程
2009	打破原有分區就診制度，允許公眾「用腳投票」，自由選擇全科醫師

三、國家衛生服務制度的籌資

（一）國家衛生服務籌資

國家衛生服務的籌資來源，在 2002 年籌資約為 321 億英鎊，83.3% 直接來自稅收，8.9% 來自政府預算的間接稅收，只有 7.8% 來自於患者個人繳費。至 2009 年，籌資約為 1,000 億英鎊，其中財政稅收占 82%，國民保險稅收占 12.2%，患者自負醫藥費（主要是處方費、牙科和眼科醫藥費）占 2%，其他收入及慈善機構捐贈資金占 3.8%。

衛生經費中，人員支出占 60%，藥品支出占 20%，硬體設備、人員培訓、醫療設備購買、人員接待和後勤占 20%；約 80% 的衛生費用直接撥付給當地初級保健信託機構（Primary Care Trusts, PCTs），由 PCTs 制定服務專案和服務內容標準，根據全科醫師診所為居民提供初級衛生保健服務的數量和品質，支付經費，轉診病人的經費支付給相應轉診醫院。全科醫師診所與醫院經費比例約為 1:1。2009 年英國國家衛生服務的資金流，如圖 11-1-6。

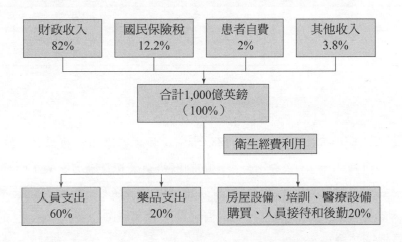

圖 11-1-6 2009 年度英國國家衛生服務的資金流

（二）患者自費部分國家衛生服務情況

1. 藥劑費

患者對每張處方要繳處方費作為自費部分。處方費逐年增加，如：1984 年為 1.06 英鎊，1996 年為 3.80 英鎊，2004 年為 5.20 英鎊。處方費有以下情形者可免除。

(1) 為住院中患者所必需的藥劑。

(2) 為治療性病所必需時。

(3) 16 歲以下或 19 歲以下的學生。

(4) 男子 65 歲、女子 60 歲以上之長者。

(5) 孕婦或產後一年以內者。

(6) 必須持續性治療的癲癇、惡性貧血等患者。

(7) 無人扶助、無法外出的身障者。

(8) 失業或拿救濟金的對象及其扶養者。

(9)因軍務而引起的疾病與殘疾的治療等。

對於持續性需要藥劑的人，有一種制度是向家庭委員會支付一定金額，則可免去4個月或12個月的患者負擔。

自1985年4月起，包括：止痛劑、鎮靜劑、感冒藥等2,000種藥，不再成為國家衛生服務的補助範圍，目的在於削減快速增加的藥劑費。

2. 牙科

部分的牙科服務要求患者自費（表11-1-3）。45%以上金製齒冠填補，自費費用為每顆50英鎊，其他材料製造為26英鎊（患者負擔總額為95英鎊）。但住院接受治療者：16歲以下者、19歲以下學生、孕婦、12個月以內生育者，可免去患者的自費負擔。

表11-1-3 英國患者需自費負擔的牙科服務

義 齒	合成樹脂	金屬或陶瓷
1～3顆	22英鎊	40英鎊
4～8顆	23英鎊	42英鎊
9顆以上	24英鎊	44英鎊

3. 自費病床

醫院的主任醫師可利用國家衛生服務的醫院設施，將患者當作自費患者，施以診療，可充作此用途的設施稱為「自費病床」。這種不合常規的制度是為緩和實施國家衛生服務時，醫院與醫師的反對而採取的妥協，同時也能滿足部分居民要求主任醫師服務而不需預約排隊等候太長時間的要求。使用自費病床的患者負擔全額費用，其中醫師費用成為醫師的個人收入，而設施費用則歸醫院。各費用價格是根據法令規定。

4. 特需病床

住院患者非因醫學上的理由、而因個人理由，希望住進條件較好的單人病房，在這種情形下入住的病房稱為「特需病床」（amenity bed）。特需病床的費用依規定自費，且明顯高於普通床位。

5. 外國人醫院醫療服務

對於持外國護照、在英國居住未滿6個月以上者，自1982年10月起改為收費服務，這是由於國家衛生服務的財政困難，逐漸無餘力對外國人提供免費的醫院醫療服務，而且當英國人在等待住院許可時，不納稅的外國人卻因需要急救而先接受免費治療，被認為是不公平的事。但居留英國超過6個月以上的外國人、受雇於英國的外國人、自營業者或與英國簽訂有醫療互惠協定的國家國民等，則可免費。

（三）國家衛生服務費用支出

全英國國家衛生服務費用支出逐年增加，且增長速度快。1949年時，衛生服務費用支出為4億3千7百萬英鎊，1984年增加為169億8千5百萬英鎊，2003年則高達500億英鎊。從占GDP比率來看，1949年為3.9%、1970年為4.6%、1984年為6.2%、2002年為7.6%，2004年達到8%，至2012年

更高達9.4%。NHS費用支出2010年為1,038億英鎊，2011年為1,060億英鎊，2012年達到1,084億英鎊，2013年達到1,114億英鎊，2014年達到1,144億英鎊。

　　隨著老年人口，尤其是高齡老人的增加與醫學科技水準的提高，國家衛生服務費用一直在增加，使政府致力於資源的有效運用。如：1984年實施預算制度時，要求醫院經費使用效率提高，以減少0.5%費用支出。

　　從醫療資源有效運用的觀點，採取將重點由醫院服務轉向社區衛生服務的政策導向。僅管如此，醫院服務所需經費仍占全部費用的51%。

四、社區衛生服務

（一）社區衛生服務的特點

　　英國是市場經濟體制國家，但社區衛生服務以及整個NHS基本上是以計畫模式運作的。社區衛生服務是英國NHS的重要組成部分，社區衛生服務的發展與NHS密不可分。

　　英國的社區衛生服務發展涉及眾多部門，社區衛生服務機構與主要部門的關係，如圖11-1-7所示，主要特點如下。

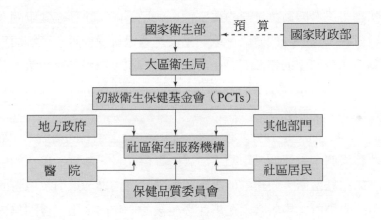

圖11-1-7 社區衛生服務機構與其他部門的關係

1. 實施區域衛生規劃，強調衛生資源配置的公平性

　　實行衛生資源分配，是以區域內人口特徵為主要依據的政策。衛生資源配置的均衡性，以區域內衛生服務的飽和度（如GP服務人口數等）為標準，進行嚴格控制。

　　區域衛生規劃（RAWP）是20世紀70年代英國專家首先提出來的，後被政府採納。其中核心是衛生資源分配公式，稱為Crossman公式或RAWP公式，以此作為衛生資源配置依據。該公式的主要參數是：各區的人口數、年齡、性別、婚姻狀況、出生率和死亡率等。30多年來，RAWP公式不斷調整，但基本參數仍然保留。現行的衛生經費分配政策，也將RAWP公式作為主要依據。

2. 實施醫療保健向「灰姑娘」服務傾斜政策

　　社會對醫療保健服務需求，總是處於不斷增長的狀態。不論是實行保險制度的國家，還是實行國家衛生服務制度的國家，總是處於資源供應相對不足的狀態。英國的醫療資源幾乎是全部依

賴國家稅收，公共財政支出不可能完全滿足全社會的醫療保健需求。加上人口高齡化、醫療技術的飛速發展、貴重儀器和藥物使用，導致醫療成本上升等因素，在近20年來對醫療保健事業造成巨大壓力，迫使政府只能在有限資源供應中，調整政策以適應社會發展的變化。

醫療保健資源向社會弱勢人群傾斜，便是在資源供應總量不足的情況下，政府醫療保健政策的重點取向。20世紀70年代以來，工黨、保守黨政府在執政期間都貫徹這一傾斜政策，給予老人、身障者、精神病患者、婦女兒童優先服務。這些社會群體是最需要得到醫療照顧的人，不同的政黨和社會輿論在這方面的意見是一致的，人們把這一傾斜政策稱之為「灰姑娘」服務，這是因為童話中的「灰姑娘」是受社會忽視又亟需得到幫助的人。「灰姑娘」服務政策，大幅度促進社區衛生服務的發展。

3. 競爭與夥伴關係

目前執政的工黨政府（編按：執政期1997～2019年）認為，儘管在NHS中劃分供給方（醫療衛生機構）和買方（代表居民的政府衛生行政部門），但兩者應該是一種夥伴關係。在此基礎上，形成連續、綜合性的衛生服務。目前的衛生改革方向是，減少衛生系統的利益或商業性競爭，強化夥伴意識，提倡衛生服務以社區為範圍的廣泛協調。

4. 居民參與衛生決策

居民參與（user involvement）是世界衛生組織一貫宣導的衛生策略。近年來，英國NHS及社區衛生服務，特別強調居民參與衛生決策的重要性。居民不僅反映社區健康問題及衛生服務中存在的問題，而且參與討論解決問題的方法。以前主要是透過接受投訴，了解居民對衛生服務的意見，經常是在供需關係比較緊張的情況下，才著手解決問題。居民參與決策，使解決問題的方式從被動轉向主動。

5. 患者憲章——患者權益與投訴機制

患者憲章（patient's charter）是1991年頒布的，目的在維護患者的權益，主要內容包括：更換全科醫師的規定、轉診條例、主要非急診和手術候診等待最長天數等。現在的患者憲章涵蓋的內容，進一步擴展到臨床和社區衛生服務各種專案的具體品質指標，以引起患者的關注和興趣。患者對服務不滿意，可提出申訴；申訴必須在事件發生後的一年內提出，否則無效。申訴一般不提倡經由司法途徑解決，主要由社區衛生委員會來處理。各級衛生行政部門都有專門調查、處理醫療糾紛的官員。

6.「經費跟隨患者走」與連續性和責任性的醫病關係

連續性和責任性的醫病關係，是英國社區衛生服務的主要特點，也是英國衛生經驗對國際衛生保健的重大貢獻。1948年NHS建立時規定，年滿16歲的英國公民和旅居英國的外國人，都有資格選擇一個GP登記註冊（父母及監護人為16歲以下的兒童挑選GP），形成固定的醫病關係。每個人持有專門的醫療卡，選定唯一的註冊號。居民患病時先找自己的GP就醫，憑GP處方去藥局拿藥，患者只付少量的處方費，不付藥費；需要住院或GP不能處理的患者，由GP轉介專科醫院；患者出院時，醫院將病情轉告GP，由GP負責後續追蹤治療。

居民可以隨時選擇別的GP登記，更換GP時，不必通知原來的GP，衛生局會根據註冊號轉移患者。GP可以拒絕患者登記，但必須具有充分的理由，且衛生局必須在2天內向患者提出解釋。如果患者在新駐地暫居一段時間，可在當地選擇GP，以臨時患者的形式登記。同時，可以要求原

來的 GP 保留自己的註冊資格。如果外出時間短，也可自費就醫，回家後可在當地衛生局或其他 NHS 組織核銷，這就使「經費跟隨患者走」（the money following patients）的改革，更加落實。經費跟隨患者走，是近年英國衛生服務的改革措施，目的是為了方便患者。

7. 改善衛生服務計畫

改善衛生服務計畫（health improvement program）是以社區人群為目標的衛生工程，透過地方政府、社區衛生組織和其他部門的協調合作，提高衛生服務的公平性、利用程度和品質，改善人群的健康狀況。主要措施包括：以衛生區劃為範圍，完成國家衛生目標，簽訂 3 年的服務合約，並落實到責任人，重點在於提高衛生服務系統的反應能力及衛生服務的標準。除了各種衛生機構要履行職責外，地方政府、相關部門和志願組織等，都在衛生保健方面具有相應的職責或職能。

8. 保健品質委員會

保健品質委員會（Care Quality Commission, CQC）是英國衛生服務品質管理的最高機構，負責改善英國的衛生服務品質。每年 CQC 會對英國的所有醫療機構，包括社區衛生服務機構的醫療品質進行考核，並公告結果，促進社區衛生服務機構主動改進品質，保證居民能夠得到高品質的社區衛生服務。

（二）全科醫師的服務

1. 全科醫師的開業

全科醫師實施國家衛生服務醫療時，須與全科醫師委員會（General Practitioner Committee）訂立契約。為避免全科醫師分布的偏傾，政府把地域分成以下 4 種：

(1) 指定地域：在已開業的全科醫師平均每人受理登記人數超過 2,500 人的地域，全科醫師可自由新開業，且可領取特別津貼。

(2) 有空缺地域：登記人數在 2,200～2,500 人的地域，全科醫師可自由開業。

(3) 中間地域：在登記人數為 1,800～2,000 的地域，須經過個別審查始准予新開業。

(4) 限制地域：在登記人數在 1,800 人以下的地域，新開業須等待有空缺。

1982 年，當時在英格蘭、威爾斯開業的全科醫師，有 1% 符合指定地域、32% 符合有空缺地域、52% 中間地域、15% 限制地域。

對全科醫師而言，尤其在大都市區開業，住宅環境及子女教育環境較差；另一方面，居民的醫療需求多，全科醫師的工作量大。因此，想在大都市區新開業的全科醫師少，而現有開業全科醫師已呈現高齡化。有鑑於此，在 1986 年 4 月公布的、有關全科醫師改革的綠皮書《初級衛生保健》（*Primary Health Care*）中提議，為促進全科醫師在大都市區新開業，採取 3～5 年短期診療報酬增加給付的訂約方式。

一個全科醫師可受理多至 3,500 人的登記，成為他們的家庭保健醫師。若與其他全科保健醫師合夥時，可受理多至 4,500 人登記。1995 年，在英格蘭、威爾斯，全科醫師平均每人受理 2,147 人登記。

2. 全科醫師的業務

(1) 以 24 小時服務為原則

全科醫師雖以 24 小時服務為原則，但平均每週實施 60～200 人的診療、20～30 人的出診，有 60% 以上的全科醫師提供平均每週 60 小時以上的醫療服務。

全科醫師於休假與夜間，有時委託同行的全科醫師代理。專門處理代理全科醫師業務的機構，在整個英國約有60個。由於代理機構的醫師，有時未能掌握居民日常的健康狀態，使醫療服務品質發生不少的問題。

(2) 全科醫師團隊

在國家衛生服務剛起步時，全科醫師以單獨實施診療者居多。但2人以上的全科醫師團隊，於診療時彼此交換意見，休假與夜間時相互支援，這是有益的。而設備與助理人員的資源共用，也可充分發揮效果，因此，政府鼓勵全科醫師實施團隊式診療服務。團隊診療的增加情形，如表11-1-4所示。

表11-1-4　1970～2000年英國全科醫師團隊診療服務變化

年　分	單獨（萬次）	小　組　診　療（萬次）					合計（萬次）
		2人	3人	4人	5人	6人	
1970	5,037	5,970	6,081	3,748	1,631	1,230	23,697
1975	4,362	5,344	6,264	4,584	2,489	2,148	25,191
1980	3,729	4,941	6,442	5,291	3,345	3,159	26,907
1985	3,325	3,461	6,632	5,571	5,427	4,376	28,792
1990	3,307	3,452	6,637	5,583	5,445	4,621	29,045
1995	3,254	3,393	6,623	5,599	5,471	4,884	29,224
2000	3,101	3,276	6,638	6,626	5,492	5,291	30,424

對作為團隊診療場地的社區衛生服務站（health center），正在進行整合。1982年時，英國有1,385個社區衛生服務站，2003年為1,572個，有1/5的全科醫師在這些站點中診療患者。

在社區衛生服務站上班的，有保健訪問員（婦女）、地區護士、助產士、社會工作人員、辦事員等。他們與全科醫師合作，從事管理居民健康的工作。社區衛生服務站也成為診療、預防接種、媽媽教室、心理衛生等保健活動的場所，同時也是老人診療與保健指導、眼科、牙科、耳鼻科等診療的場所，但不包括環境衛生。

(3) 全科醫師的任務

全科醫師是負責管理居民日常健康和醫療衛生經費的人。英國居民感到身體不適時，先接受自己的全科醫師的診療。全科醫師負責對患者進行健康指導，包括對醫院治療必要性的判斷，以及醫療衛生經費的使用和管理，因此被稱作居民健康和醫療費用的「守門人」。「守門人」制度是英國全科醫師的核心內容和任務，是NHS成功與否的關鍵之一。

全科醫師開立藥方，患者憑藥方在藥局取得藥品。但在偏僻的地方，或在藥局不易取得的藥品，全科醫師自己開立藥方後，可提供患者藥品。全科醫師從事診療、預防接種、健康諮詢等廣泛的居民健康管理。有時醫藥費也較醫院便宜許多，因此，英國政府正在推動社區衛生服務和全科醫師制度。全科醫師的診療件數，達到為每位居民年平均服務4次的程度。

3. 居民的登記

居民可以自己選擇全科醫師，向該全科醫師登記。全科醫師可以已有太多登記人數等理由，

拒絕受理登記。居民找不到全科醫師時，由全科醫師委員會斡旋。16歲以下的兒童，由父母代為登記。再者，全科醫師可以在前1週發布預告，取消已受理登記者的登記。登記沒有期限的限制。變更全科醫師須將登記卡寄給全科醫師委員會，經過2週後實施變更。

以往在英國有住處的人（不限本國籍），都可以登記全科醫師。但自1982年10月起NHS實施外國人的收費制度後，對於居留英國未滿半年的外國人（受雇者及擁有醫療互惠協定國家的國籍者除外），根據1984年5月衛生與社會保障部對全科醫師委員會的通知，不予受理登記，改為自費診療處理。

有調查顯示，並非全體國民均向全科醫師登記，大約4人中有1人未登記，而登記者中有30%已死亡或遷居。

居民在國內旅行生病時，若是3個月以內的短期旅行，則當作「暫時居留者」；24小時以內的短暫停留，則當作「急救病患」，可接受全科醫師的診療。

4. 全科醫師的診療報酬

全科醫師診療報酬標準，根據每年醫師及牙醫師診療報酬委員會的諮詢，由衛生與社會保障部決定。在決定時，先測算全科醫師的平均所得數，如2000年6月測算全科醫師的當年平均收入為29,418英鎊；然後再根據各個全科醫師受理登記的居民人數和所提供的服務，而在平均所得上拉開差距，例如全科醫師單獨一人受理約550人的登記者時，收入在1萬英鎊以下；相反的，以小組診療方式受理3,000人以上的登記者時，則收入高達3萬英鎊以上。

全科醫師診療所需經費的補償方法，包括：第一，實際所需金額為直接支付（如：休假時代理醫師的費用、助理員的給付、診療設施租金等）；第二，所需費用透過各種津貼，間接支付（如：實施預防接種時，每次分別支付手續費，其中包含預防接種的經費與醫師的收入）。全科醫師的診療報酬專案，可分為以下4類：

(1) 按登記人數支付。

(2) 各種津貼（基本診療津貼、小組診療加給、加班津貼等）。

(3) 服務手續費（預防接種、子宮細胞檢診、生育服務等）。

(4) 一定的經費（藥劑費等）。

專案與全科醫師所得和經費補償的關係如下：

人頭比例 ─────→全科醫師基本所得
各種津貼
服務手續費 ─────→間接補償的經費
專項經費 ─────→直接補償的經費

2000年，對全科醫師每人平均支付額，在基本所得部分為29,418英鎊，衛生服務間接補償的經費為14,560英鎊，直接補償的經費為15,200英鎊，合計58,908英鎊。一項2006年的報告指出，在2006年，英國全科醫師一年52週的報酬為95,000英鎊。

現行的診療報酬制度，由於人頭比例部分所占分量重，即使全科醫師提供高品質的服務，也不會相對反應在報酬上，反而因費用增加而產生經濟困難的矛盾。因此，全科醫師改革的綠皮書提案引進「優良服務品質的醫療津貼」，而該津貼規定要視GP的診療服務、保健服務、預防接種等特定服務的實施狀況、畢業後進修狀況等給予補助。在2005年實施新的GP合約中，引入績效達標標準，且支付方式直接與醫療服務的品質緊密相關，建立「品質和結果評價框架」（Quality and

Outcomes Framework, QOF）。很顯然，這套系統的理論基礎是目前國際上支付方式的「新寵」——
「按績效付費」（pay-for-performance, PFP）。QOF是對醫師支付方式的改革，第一次將醫療服務績
效與醫師收入直接掛鉤，旨在提高衛生服務品質，實現衛生服務成本效益的最大化。

5. 全科醫師的培養

英國皇家醫學會為全科醫師下的定義是：GP是獲得執照的醫科畢業生，他為各種患者進行綜
合性醫療服務，可以在診所、患者家裡為患者治病。他結合生理、心理、社會因素，考察疾病，
明確診斷，並進行初步處理。透過治療、預防疾病及健康教育，改善患者及其家庭的健康狀況。

英國醫學教育一般為5年，醫學院學生畢業通過考試後，被授予醫學學士學位。全科醫學教育
完全是學後教育，醫學生從醫學院畢業後，需經過3年的培訓，才能成為GP，具體是一年在醫院
擔任住院醫師，一年在全科醫學培訓單位學習並在健康中心擔任實習GP，第三年可在醫院亦可在
社區接受臨床訓練。臨床訓練科室和內容包括：全科醫學、老年醫學、兒科、精神醫學、急救醫
學、普通外科、婦產科等，可根據個人興趣和需要有所側重。全科醫學培訓內容主要包括：急性
病、慢性病、康復及臨終患者的管理，預防保健和健康促進，患者及其家庭的連續性保健，與其
他社區衛生人員協調合作及團隊工作的知識和技能。

除通過上述培訓獲取GP證書外，參加在職培訓也可獲取GP資格。在職GP培訓計畫是為了使
更多的醫師有機會成為GP，參加者具有較豐富的臨床經驗並且通過面試，在職培訓累計時間至少
在6個月以上。透過不同途徑培訓後，通過考試獲得GP資格證書，並註冊成為英國皇家全科醫學
會會員，才能開業。

GP證書考試採取綜合考試的方法，包括：多選題試卷、病歷書寫、專題報告、實踐操作等。
考試的內容包括：全科醫療必要的臨床醫學知識和技能、交流能力、綜合分析能力等。

GP培訓經費由衛生部提供，醫學院校畢業生在接受GP培訓過程中，與住院醫師的待遇相似。

在英國，全科醫師發展迅速，在1980年全英國僅有全科醫師29,220名，1990年有34,051名，
2000年有37,981名，至2009年有49,184名，平均每千人口為29.83名。

社區衛生服務的核心雖然是全科醫師，但與全科醫師密切配合工作的保健訪問員（婦女）、地
區護士、助產士、學校護士的任務，亦相當重要。

（三）其他衛生技術人員

1. 保健訪問員（婦女）

保健訪問員（婦女）與地區護士、助產士一樣，屬於地區衛生局領導。她們拜訪老人、身障
者（兒）家庭，掌握保健上的問題，提出建議。必要時，她們聯繫全科醫師、醫院、地方公共團
體的社會福利部等。

要成為保健訪問員（婦女），必須取得正式護士的執照後，修完3～6個月的助產課程與1年期
的保健訪問員課程，通過考試後取得執照。每隔4～5年，接受一次進修教育。保健訪問員（婦女）
在英格蘭約有9,800人，一年間總共實施382萬人次的訪問。

2. 社區護士

社區護士訪問老人、身障者等家庭，施行潔身擦試、助浴、換寢具、換包紮紗布、打針、給
藥、進行血與尿等的一般常規檢查等。

要成為社區護士，必須取得正式護士的執照後，經過3～4個月的實地訓練，考試及格後取得執照。在英國社區護士約有13,000人，一年間總共實施342萬人次的居家護理。

3. 社區助產士

社區助產士實施住家分娩、產前產後的指導與保健。要成為社區助產士，在取得正式護士的執照後，必須經過18個月的實地訓練。從事社區保健服務的助產士，在英格蘭約有2,800人。

4. 社區公共衛生醫師

1968年發表的《有關醫學教育的皇家委員會報告》（*Royal Commission on Medical Education Seebohm Report*），又稱為《托特報告》（*Todd Report*），主張必須要有並非處理個人醫療問題，而以整個社區人群的預防保健為專業領域的醫師。根據此報告，自1974年起引進社區公共衛生醫師制度。

社區公共衛生醫師由屬於地區衛生局的行政官員，或由地區衛生局雇用的專門公共衛生醫師（與醫院的顧問主任醫師同待遇）所組成，領導或指導社區整體的衛生醫療服務。社區公共衛生醫師就管轄地區的保健醫療需求與服務的分析、環境衛生、社會福利、住宅、教育，從保健醫療的觀點，提供建議，同時以與有關機構的聯絡協調、調查研究等為任務。實務上，行政事務管理工作占6成。

要成為社區公共衛生醫師，必須在一般醫學會登記後，經過實地訓練與通過考試取得專門執照。現在英格蘭及威爾斯僅約有500名社區公共衛生醫師。

五、醫院服務

根據1977年的《國家衛生服務修改法》，「醫院」的定義是指：提供患者住院、施行診斷治療、生育、康復、醫學保健的場所，以及包括附屬於場所的診療設施、配藥設施、門診部門，在法律上醫院沒有分門別類。在英國有極少數不屬於國家衛生服務、施行私人診療的民營醫院。以下所述者除民營醫療機構部分外，其餘內容僅限於國家衛生服務的醫院。

若要在國家衛生服務的醫院接受診療，除了急救的情形外，原則上須透過自己的全科醫師約定。由於醫學上的理由，而不能將患者轉送醫院時，則由醫院醫師前往患者的住家出診。

（一）住院服務

平均住院時間在1965年為30天，1981年為18天，2002年為11天，2009年為6.8天，呈顯減少趨勢。尤其是老年科，從1965年128天減至2009年為52天。這除了由於醫學科技水準的提高等因素外，還有政府「社區保健勝過住院治療」的政策性引導，目標在於提高老人的精神病患者、身心障礙者的優先程度，使他們盡量在家中過一般的生活，同時接受治療。為支持這個政策，須充實全科醫師、地區護士、保健訪問員等基本醫療保健的工作人員與屬於地方公共團體的社會工作人員，並促進這兩個部門的合作。因此，政府將國家衛生服務的預算用於強化社會福利。

雖然病床數減少，但由於住院時間的縮短，住院服務的效率增加了。出院病患數（包括因死亡而出院者）在1951年為370萬人，在1961年為501萬人，1971年為644萬人，1982年為718萬人，2002年為1,594萬人，有明顯增加的趨勢，因此，醫院的病床數以及每千人口病床數減少，至2008年，可利用病床數為206千張，平均每千人口病床數為3.4床（表11-1-5）。

表 11-1-5 1950～2008 年英國國家衛生服務的醫院病床數

年　分	可利用的病床數（千張）	平均每千人口病床數	年　分	可利用的病床數（千張）	平均每千人口病床數
1950	542	10.8	1990	453	8.1
1955	561	11.0	1995	486	8.3
1960	559	10.7	2000	481	8.2
1965	551	10.2	2002	236	3.98
1970	536	9.7	2004	231	3.87
1975	497	8.9	2006	216	3.61
1980	458	8.2	2008	206	3.4
1985	449	8.0			

關於住院問題，最主要的是等候時間。等候住院許可的人，在英格蘭經常有60萬人左右，但這個數字以1978年的68萬到達高峰，隨後逐漸減少。等候名單雖因診療科目與地區而異，但外科一般較長。通常疝氣的手術要等候15～20週、靜脈瘤的手術要等候20～25週、扁桃腺肥大症手術要等候10～23週。

不過，不能以等候名單的長度，判斷醫院供給體制是否不足。列入等候名單的患者中，90%並非急症，而且也包括在其他醫院治療過的人。英國政府自1986年7月起，開始實施等候名單和等候時間縮短政策。其中最主要內容包括：提高公立醫院的服務效率和購買民營醫院的服務。2002年第三次評估顯示，這個政策已取得較好的效果，但仍然沒有在根本上解決問題。

（二）門診服務

醫院門診患者數有增加的傾向（不包括社區全科醫師門診數）。從初診件數來看，1954年一年間有137萬人，在1981年為212萬人，2002年增加到723萬人。這是將住院需求部分轉移到門診的政策效果。隨著醫院門診部門需求的增加，患者約定的等待天數在延長。因此，與住院的等候名單一樣，自1986年起政府著手對此有計畫地縮短，2002年評估與住院一致。

（三）日間醫院

自20世紀70年代起，日間醫院（day hospital）的形態開始發展。所謂日間醫院是白天將患者留在醫院，施以醫療；夜間讓他們回到家中，以填補住院與居家治療的差距。日間醫院以老人、身心障礙者為主要對象，現在政策上正在推動。此外，利用救護車提供自家與醫院的往返服務。

（四）醫院職員

1951年英國有醫院職員41萬人，2002年為155萬人，增加了近3倍。從職業類別來看，各領域的人員均在增加，但由於近幾年的政策，以充實與患者直接關聯的領域為優先，因此，管理事務與現職助理人員數受到抑制。

醫院的醫師在大學醫學系學習5～6年後，擔任1年的實習醫師（house officer），從事臨床實習後，在一般醫學會登記，成為獨立的醫師。接著擔任1～2年的資深實習醫師（senior house officer），再經歷2～3年的住院醫師（registrar）、4～5年的主治醫師（senior registrar）職位後，可升為副主任醫師（associate specialist）、主任醫師（consultant）。

隨著醫院醫師的高齡化，醫師階層成為倒金字塔的結構：主任醫師占37%、資深實習醫師占28%、住院醫師17%。因此，下級醫師升遷困難，引起工作意願衰退與工作負擔過重等問題。

（五）醫院的區域規劃

20萬人左右的地區，大約有800張病床的醫院，設有內科、外科、小兒科、老年科、精神科，根據需求也設有眼科、神經科等一般專科醫院。

雖然醫院發展計畫未能完全貫徹執行，但醫院設施的現代化持續進行。雖然地區一般醫院的概念現在仍然存在，但自1974年起，提出重視社區醫院（community hospital）的政策。社區醫院是發揮地區一般醫院與全科醫師的橋梁功能，在居民生活居住地區設置50～150張病床的輕型裝備的小規模醫院，預料這種醫院將來也能兼具全科醫師診所的功能，尤其期待老年醫療、慢性疾病、大醫院出院後的追蹤治療和小手術等，都能在社區醫院處理。

（六）民營醫療機構

英國的醫療絕大多數由國家衛生服務提供，但有一小部分的民營醫療機構存在。民營醫院及療養院的病床數有34,000張。民營醫院的興建須依據《國家衛生服務法》（1976年），興建20張病床以上的民營醫院或在指定地域興建民營醫院，須獲得衛生部長的認可，以確定不會對國家衛生服務制度造成負面影響。目前英國最大的民營（私立）醫院是里茲市（Leeds）的納菲爾德醫院（Nuffield Hospital），床位100張，而在該院附近的全英國最大公立醫院聖詹姆士醫院（St. James Hospital）床位多達1,800張。

民營醫療機構的診療服務由患者全額自費負擔，除非是NHS向民營醫院購買的服務，以縮短NHS服務等候時間。英國民營醫院存在，有以下2個的理由。

1. 對國家衛生服務的不滿

在國家衛生服務制度下，居民在獲得入院許可以前，往往要等待相當長的時間，即使是門診，也大多無法預約自己方便的時間。同時，國家衛生服務的設施老化，有時使入院者感到不滿。這些不滿，使一部分居民寧願自費，轉求民營醫院。

2. 民營醫療保險的存在

民營醫療保險可以彌補民營醫療患者的經濟負擔，民營醫療保險公司是非營利團體，代表性的有保柏（BUPA）、PPP、WPA。民營醫療的被保險人有增加的傾向。這三家公司的被保險人數在1982年有418萬人，2002年達到826萬人。企業替從業人員支付保險費作為福利，使他們加入的比例逐漸增加，也是支持民營醫療保險成長的重要原因。目前，保柏公司遍及全球的190個國家和地區，擁有參保會員400多萬，為4萬多家企業提供醫療保險業務。

在柴契爾夫人政權下，對民營醫療採取促進的政策。因為這個政策與柴契爾夫人政黨的基本哲學——縮小政府的管理範圍、盡量運用民間活力的政策一致，同時可將對國家衛生服務的醫療需求一部分轉移到民間醫療，透過民營醫療的優質資源和服務，激勵國家衛生服務。

促進政策的方法有：(1)給予民營醫療保險稅制上的優惠，將企業從業人員的保險費當作企業

成本處理；(2)透過購買服務方式，加強與國家衛生服務的合作。例如民營醫院的病床與設備有空餘時，將國家衛生服務的患者轉去民營醫院，以縮短預約等待時間，促使國家衛生服務負擔經費的範圍和方式，更為普及。

六、其他醫療服務

（一）藥劑服務

在偏僻地域，藥劑有時由全科醫師給予，但通常由全科醫師開出處方，在有國家衛生服務簽約藥劑師的藥局取得藥劑。

對藥劑師的診療報酬，是藥劑師把處方寄給衛生與社會保障部的計算局，經過審查後，由全科醫師委員會支付。藥劑師報酬的計算方式，是從藥劑的批發價格中，扣除批發業者可容許的平均折扣（通常為百分之幾），加上平均每劑的手續費（2002年為1.5英鎊），再加上相當於藥劑師利潤的附加成本。附加成本的計算方法是，若1個月的配藥件數在249件以下時，為批發價格的23%，5,000件以上時為8.4%，中間有80個以上的等級。其次，還要計入基本營業津貼（一般為3,500英鎊）。另外，正常營業時間以外的營業、氧氣罩服務、藥劑師實習生的訓練等，則根據實際業績支付。

為防止藥局集中於大都市，規定在1公里以內有其他藥局的區域，在1980年7月以後與國家衛生服務首次簽約的藥局，不支給基本營業津貼。

與國家衛生服務簽訂合約的藥劑師，在2002年有13,884人；至2010年，英國共有藥劑師39,715名。

（二）牙科服務

根據國家衛生服務規定，居民需要接受牙科醫師的服務時，要先與國家衛生服務簽訂契約的牙科醫師預約，然後接受服務。牙科醫師的情形與全科醫師不同，居民無需向牙科醫師辦理登記，而可隨時選擇與國家衛生服務簽訂契約的牙科醫師。牙科醫師如遇特殊情況，也可拒絕診療。郵局、圖書館、社區保健協會、市民諮詢所、全科醫師委員會，均備有牙科醫師的名單。接受診療的居民須向牙科醫師出示國家衛生服務登記號碼，在牙科診療帳單上簽字。

作為國家衛生服務，牙科醫師對於金製的假牙或填料、2個以上的齒冠、較大範圍而長期的治療等，須事前獲得牙科審查委員會的許可。若居民希望得到超過醫學觀點所需的高價治療時，也須事先獲得牙科審查委員會的許可，在患者負擔超出規定費用的條件下，可接受治療。

若需高度技術的牙科服務，可到醫院的牙科部門接受治療。即使與國家衛生服務簽訂契約，牙科醫師也可施行需自費的診療。牙科醫師有優先施行高收益的特殊需求自費診療的傾向，因此，尋找願意實施國家衛生服務治療的牙科醫師，有時會較為困難。

有鑑於此，1986年4月公布的全科醫師改革的綠皮書提案，對於與國家衛生服務簽訂契約的牙科醫師，應規定義務施行國家衛生服務的最少時間，而居民無法找到可接受國家衛生服務治療的牙科醫師時，由全科醫師委員會協助解決。

牙科醫師的國家衛生服務診療報酬，是論量計酬。診療服務專案分為150個，都有明確費用標

準。關於專案費用標準的決定方法，先以總體方式決定牙醫師扣稅前所得，然後根據他們投入的成本，再用一個係數進行調整，逐項決定每項服務費用。牙科醫師應得收入標準，是根據醫師及牙科醫師診療報酬委員會的建議，由衛生與社會保障部決定。2002年6月決定的牙醫師年所得為38,765英鎊。按照實際資料測算，2002年實際收入約為決定收入的1.2倍，即44,860英鎊。

2002年度，國家衛生服務對牙科醫師的支付額，從業務經費和牙科醫師所得2方面，分別分析如下：(1)業務經費，包括：助理人員薪水占21%、牙科消耗材占11%、檢查費用占8%、設施維護占7%、其他占13%；(2)牙科醫師所得占40%。

牙科醫師把牙科診療費帳單寄給牙科審查委員會。經過該委員會的審核後，由全科醫師委員會支付診療費。

與國家衛生服務簽訂契約的牙科醫師數，在1983年為16,010人，每10萬人口平均有28.4人；2002年為19,584人，每10萬人平均有32.1人，人數逐年慢慢增加，至2010年，英國有特約牙科醫師22,799人，每10萬人平均有37.0人。在英國牙科醫師數雖然充足，但高齡牙科醫師很多，前述的綠皮書提案引進牙科醫師與全科醫師相同的退休制度。

（三）眼科服務

眼睛有異常的感覺時，居民通常先與全科醫師聯繫。由全科醫師轉介醫院或眼科醫師處接受診療。白內障等眼病，由醫院的眼科進行診療。

眼科醫師須具備醫師資格，為顧客做視力檢查（驗光）、開立配戴眼鏡處方單；眼鏡由驗光師或眼鏡商製造。驗光師也可做檢查視力的工作。2002年，英國的眼科醫師有1,236人，驗光師6,478人，眼鏡商2,631人。對眼科醫師或驗光師的報酬支付，按實際業績，由全科醫師委員會支付。

國家衛生服務免費提供視力檢查與配鏡服務，但國家衛生服務提供的眼鏡樣式不太好，不受民眾歡迎，所以實際上自費購買的情形居多。因此，自1985年4月起，除了對低收入戶、兒童等外，廢除眼鏡的免費提供。現在對於低收入者等也將進行改革，更人性化，將實物提供改為優待券（coupon）制度，讓他們有更多的選擇餘地。

七、醫療糾紛的處理

（一）醫療服務監管體系

1. 英國醫療服務監管體制改革的三個階段

(1)監管興起階段（1990～1997年）

在這一階段主要的政府監管機構是：由衛生與社會保障部於1969年成立的健康諮詢服務局（Health Advisory Service, HAS），負責醫療服務專業性監管。HAS向衛生與社會保障部負責，局長由部長任命，預算和資金來源是衛生與社會保障部，有一定獨立性，主要是維持和改進醫療服務機構（尤其是療養院與精神疾病醫院）的管理和組織水準，負責檢查長期保健機構（療養院和精神疾病醫院）中存在的問題。在醫療機構財務監管方面，審計委員會（the Audit Commission）與國家審計辦公室（National Audit Office），發揮重要的作用。醫療服務督察員不僅受理來自於國會議員提起的申訴，還直接受理公眾針對NHS機構的申訴，地方督察辦公室在對地方當局的監管中具

備類似的功能。

除了法定的政府監管機構，在英國還有一些非政府組織監管NHS機構，其中包括英國皇家醫療學院（Academy of Medical Royal Colleges），主要監管醫療培訓。另外，1995年英國推出委託機構醫療過失監督計畫（Clinical Negligence Scheme for Trusts , CNST），負責監控NHS機構的管理風險，由NHS訴訟委員會負責運作。

(2)監管膨脹階段（1997～2002年）

1997年後，新的工黨政府採取內部市場的做法，希望透過競爭機制促進NHS服務品質的提高。政府成立2家新的監管機構：一個是國家臨床醫學卓越研究院（The National Institute for Clinical Excellence, NICE），任務是在醫療實踐和技術評估方面，提供國家性指導；另一個是健康促進委員會（Commission for Health Improvement, CHI），主要監管NHS機構。此外，政府還新增設了3家監管機構：國家臨床評估管理局（the National Clinical Assessment Service, NCAS）、國家患者安全機構（National Patient Safety Agency, NPSA）和現代化機構（NHS Modernization Agency）。

(3)新監管改革階段（2002年至今）

2002年4月，英國衛生部宣布全面的監管改革方案，即將醫療服務監管和社會保健監管適當分離，重新建立2家新的超級監管機構：(1) 醫療服務審計和監督委員會（the Commission for Healthcare Audit and Inspection）、(2)社會保健監督委員會（the Commission for Social Care Inspection），監管所有的社會保健服務。同時，健康促進委員會、國家保健標準委員會（National Care Standards Commission）、醫療服務督察員都被撤銷，審計委員會的規模和管轄範圍也大幅度削減，主要負責財務審計和地方政府的績效審計。

2. 英國醫療服務監管體系現狀

英國現有的醫療服務監管機構，可以分為政府監管機構和非政府監管機構兩大類，詳見圖11-1-8，其中圖的右側為政府監管機構，左側為非政府監管機構。

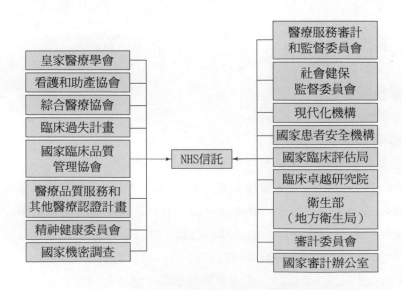

圖 11-1-8　一家NHS機構要面對的主要監管機構

(1) 政府監管機構

①行業（業務）監管機構

英國衛生部擔負中央政府的醫療和公共衛生職能，負責協調與監督英格蘭和威爾斯地區的地方衛生服務。衛生部的具體職責包括：a. 明訂醫療和社會護理服務的發展方向；b. 設定醫療和社會護理服務的標準並監督其執行；c. 確保NHS和社會護理組織擁有必需的資源；d. 確保病人和公眾能夠選擇其所使用的醫療和社會護理服務。

行業（業務）監管機構——醫療服務審計和監督委員會，接管了健康促進委員會的所有職責。主要包括：對NHS機構進行醫療管理品質方面的審查；對NHS服務中存在的嚴重問題深入調查、執行全國性的醫療服務審查；向NHS機構提供醫療管理方面的建議和指導方案。此外，還負責國家保健標準委員會中的私人醫療服務監管，負責NHS審計委員會中的績效審計，以及原先由衛生部負責的一些職責（如：提供醫療服務績效評估統計和等級評比）。

社會保健監督委員會的職責包括：國家保健標準委員會中的私人社會保健監管；醫療服務督察員的職責；審計委員會中的社會保健績效審計；衛生部和審計委員會的績效評估和星級評比。

國家臨床卓越研究院的職責包括：評估現有及新出現的醫療技術，指導NHS機構、病人、醫師合理地使用這些醫療技術；針對一些重要的保健領域和病人群體，推薦臨床治療指導方案。

現代化機構不是一家獨立自主的機構，屬於衛生部的組成部分，主要目的促進NHS醫療服務品質的全面改善，因此，現代化機構的事權範圍非常廣泛，各監管活動之間往往沒有內在的聯繫。

②財務監管機構

在醫療機構財務監管方面，審計委員會與國家審計辦公室，發揮重要的作用。兩家機構的工作內容包括：核准公共醫療機構的帳目，檢查財務規範和標準的執行情況，對違反財務規則和詐欺行為進行懲治，檢查NHS機構公共資金使用效率和效益。值得一提的是，對醫療服務機構的財務監管，只是兩家機構監管職權範圍中的一小部分，實際上，兩家機構負責所有公共機構的財務審計工作。

國家審計辦公室成立於1983年，工作目標是保證公共資金按照國會審定的意圖支出，以強化對政府和公共機構的財政控制，提高公共資源的使用效率。國家審計辦公室負責所有政府部門、機構的財政和績效評估工作，在衛生領域，主要與衛生部聯繫。審計委員會成立於1983年，是政府委外的公共機構，是透過立法設立的，由理事會負責其運作，理事會委員由衛生部長和環境部長共同任命。工作目標是改進公共資金管理工作，促進公共服務水準的提高，協助地方政府和NHS，提供經濟而高效的公共服務。

(2) 非政府監管機構

除了法定的政府監管機構，在英國還有一些非政府組織監管著NHS機構。目前，非政府性質的醫療服務監管組織主要包括：英國皇家醫學會（Royal Society of Medicine）、醫療過失監督計畫、國家外部品質保證計畫（National External Quality Assurance Services）等。這些非政府性質的監管機構，沒有正式的法定權力去監管NHS機構，也沒有權力要求NHS機構配合其調查和符合其要求，但這些機構擁有一定的非正式權力。如：如果皇家醫學會收回醫療培訓認證，NHS機構將不能招募初級醫師，這樣，醫療服務的提供就會出現問題。

皇家醫學會主要負責監管初級醫師的教育和培訓，制定NHS機構醫師培訓的認證程序，認證

標準每5年由學會會員及高級醫師進行修訂，如果NHS機構未達到醫師培訓的認證標準，學會將收回其認證。

醫療過失監督計畫，主要監管NHS機構的管理風險，由NHS訴訟委員會負責運作。該計畫設定了管理風險認證機制和一系列風險管理標準，那些符合認證標準的NHS機構，將承擔較少的醫療訴訟費用。

國家外部品質保證計畫，負責對NHS病理實驗室的服務，提供外部的品質評估，透過檢驗實驗室中一系列的控制樣本，來查核實驗室的績效。

臨床病理認證是另一個病理學服務監管專案，由皇家病理學協會（Royal College of Pathologists）創立。臨床病理認證設定一系列的認證標準和調查程序，病理實驗室可以自願參與認證，但是參加國家評比專案的病理實驗室則必須得到認證。

醫療品質服務機構的監管對象包括NHS醫療服務機構與私人醫療服務提供者，是20世紀80年代由女王基金創立，現在是獨立機構，主要提供NHS機構與私人醫院的品質認證服務。國家機密調查（Secret Committee of Inquiry），主要負責監督手術品質，於1987年創立，透過祕密調查手術後死亡率來審查手術品質，並提供一般性報告。

（二）對醫院服務的糾紛

糾紛大致可分為：針對醫院的營運等而與醫療行為無直接關係的醫療糾紛和與醫療行為有直接關聯的醫療糾紛。關於前者，可先向直接的當事人提出，若不滿意，則向當事人的機構主管提出；若還是得不到令人滿意的結果，則以書面形式向地區衛生局的總幹事提出申訴，但須在事件發生的一年以內提出。

受理的總幹事聽取當事人的意見，完成協調的答覆函，徵求當事人的同意後答覆申請人。若協調不成，則將案例轉到負責地區保健醫療服務營運的地區營運小組處理。重大的案例由地區衛生局的局長處理。

關於衛生行政管理部門對於醫療糾紛的處理方法，採取以下3個階段處理：

(1) 對醫院醫師的醫療行為不滿時，向當事人（醫師）提出。醫師透過地區衛生局答覆患者。

(2) 對於醫師的答覆不滿時，患者以書面向地區衛生局上級衛生行政部門提出申訴。上級部門在聽取醫院醫師與患者的陳述後，發表意見。如果醫師施行的是適宜的醫療，則設法消除患者的疑慮；相反，若醫療上確有問題，則實施事後服務，使損害減到最小。

(3) 若以上兩個階段均無法處理，衛生行政官員將案例委託兩位醫院的主任醫師審查。依照規定，其中一位需指定為非發生案例地方的主任醫師。接到審查報告後，衛生行政官員答覆申訴者。對於棘手的案例則增加委員，成立委員會加以審查。

全英國醫院醫療糾紛的例數，一年約有12,000件。

（三）對全科醫師服務的糾紛

對於全科醫師的服務糾紛並非由醫學會處理，而必須向全科醫師委員會等提出。居民必須在事件發生的8週以內，以書面方式提出。

首先，全科醫師委員會由該委員會的總幹事處理事件。若事件棘手，總幹事無法處理，則成

立由醫師3人和醫師以外4人（其中1人為主任）組成的醫療糾紛處理委員會，加以審議。委員會有時會聽取事件當事人（全科醫師）與申訴者雙方的意見。全科醫師委員會接受委員會的審查結果後，可能做出以下的結論：

(1)全科醫師沒有過錯。

(2)全科醫師雖有問題，但情節輕微，不必視為問題。

(3)有醫療過失，削減當事全科醫師受理的登記人數。

(4)建議衛生局，警告全科醫師。

(5)建議衛生局，減少全科醫師的診療報酬。

(6)取消當事全科醫師的資格，將案例和意見交給國家衛生服務審查委員會裁定。

全科醫師委員會的審查過程，根據1968年衛生與社會保障部部長會議，以非公開方式處理。

全英國全科醫師的糾紛案例，一年約有800件。

（四）向保健服務委員的申訴

保健服務委員（HSC）俗稱「行政監察委員」（ombudsman），自1974年起設置。向行政監察委員提出的糾紛，涵蓋全部的國家衛生服務，包括：醫院的營運、服務、急救與醫院伙食等、護士的服務、衛生行政當局的處理等各方面。

糾紛件數每年有500～800件。申請人先向管轄的衛生當局提出申訴，不滿意衛生當局的回覆，則可向行政監察委員申訴，申訴提出必須在事件發生後1年以內。但以下事項不在行政監察委員管轄的範圍內。

(1)有關醫療內容判斷。

(2)有關全科醫師行為。

(3)與審判和訴訟有關之事。

（五）向醫學會的申訴

全科醫師、醫院醫師等有違反職業倫理的行為時，居民可向醫學會提出處分當事醫師的要求，倫理部分的內容包括以下幾個方面：

(1)放棄醫師的職責。

(2)洩漏患者的個人隱私。

(3)濫開麻醉類藥物。

(4)向患者虛報、索取不正當費用。

醫學會遇到申訴案例時，由職業倫理委員會（Medical Ethics Committee）審查。這種審查按照正式訴訟的形式進行，結果是對醫師提出警告或取消醫師執照等處分。

如果認為醫師的健康狀態有問題時，則由醫療委員會（General Medical Council）審查，作1年期限內停業的處分。

對於案情不必交給委員會的案件，則不採取特別的行為。

（六）社區保健委員會的任務

社區保健委員會（Community Health Councils）代表社區居民的利益，對地區衛生局有陳述意見的任務。地區衛生局1年1次以上與該委員會開會，聽取意見；在變更政策時，必須徵求社區保健委員會的意見。

該委員會站在居民的立場，聽取居民抱怨，介紹糾紛處理途徑、方法以及有關政策，當居民在全科醫師委員會申訴時，擔任作陪的任務。

社區保健委員會委員有18～24人，其中地方自治團體占一半，社會工作義工團體占1/3，地方衛生局指定人員占1/6。

八、國家衛生服務制度改革與未來新政策

（一）2000年NHS改革計畫成效

NHS發展迄今，面臨一系列挑戰，如：資金不足、病人等待時間過長、與鄰國相比一些重大疾病治療效果較差、人力資源短缺、硬體設備老舊等問題。為振興和重建NHS，英國從2000年開始實施重大的現代化專案，該專案支持資金以每年5.8%的速度遞增，獲得比較顯著的效果。

這一專案主要聚焦於4個方面的改革：(1)重新設計衛生服務以提高效率；(2)改革衛生體系運行機制，將權力下放到地方的服務機構，引入外部競爭和新的經濟激勵機制；(3)重構員工角色，改善工作條件和待遇；(4)開發新的知識獲取途徑，應用新技術和科學的方法。

這一衛生改革的目的是把患者和當地居民放在首位，實施4大改革策略：**(1)合約管理改革**：資金用在病人身上，獎勵優秀醫師，完善激勵機制；**(2)需方改革**：透過強化需方責任，加強預防保健，增加病人醫療選擇的多樣化；**(3)供方改革**：提供者多元化，居民有更多自由服務選擇，實現供方服務的創新與改善；**(4)管理制度改革**：革新管理、監督、決策制度架構，確保NHS的安全、品質、公平和效率。

改革獲得的成效如下：

(1)等待就醫的時間縮短：如圖11-1-9所示，等待時間超過6個月的病人數從2000年的250,000人，降至2005年的50,000人以下，更多的病人能夠及時得到醫療服務，有利病情的控制。

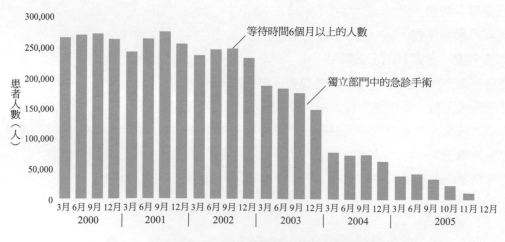

圖 11-1-9 2002～2005 年英國患者等待就醫時間變化

(2)**急診服務明顯得到改善**：如圖11-1-10所示，從2003年到2006年，4小時之內接診的病人比率，逐年增加，從2003年初的80%左右，增加至2006年末的98%，這意味著98%的急診患者能夠在4小時之內受到診治，有利於病人病情的處理。

(3)**重大疾病死亡率下降**：如圖11-1-11所示，從1992年至2002年，英國居民冠狀動脈心臟病（簡稱冠心病）、腫瘤、腦血管疾病死亡比例，逐年下降。肝病死亡比例，略微上升。

(4)**患者滿意度提高**：如圖11-1-12所示，4年來，急診病人、門診病人、一般病人的滿意度，逐年增加；住院病人滿意度曲線上升，NHS總體滿意度緩慢提高。

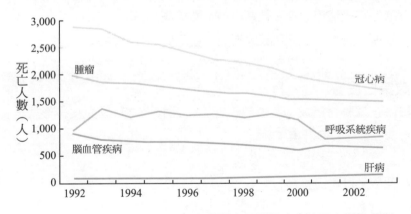

圖11-1-10　2003～2006年英國4小時之內接診患者比例

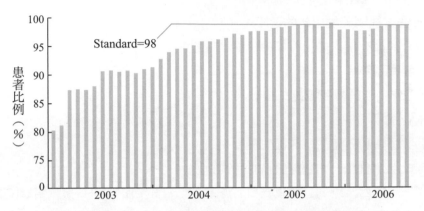

圖11-1-11　1992～2002年英國主要慢性疾病的死亡變化趨勢

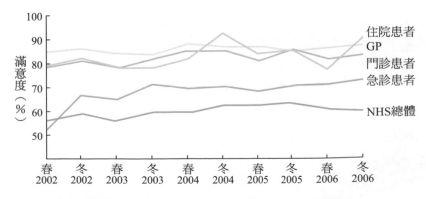

圖11-1-12　2002～2006年英國患者滿意度情況

（二）NHS新法案

2008年6月，英國衛生部部長達茲爵士（Lord Darzi）提出新的方案——全民高品質保健：國民衛生服務體系下階段論述（High Quality Care for All：NHS Next Stage Review）。新方案進一步改革過去的「目標管理」模式，實行「品質管理」，並規劃NHS未來10年的發展路線。今後，病人對於不同醫療機構的評價，成為國家撥款的重要依據。新方案包括兩個中心：(1)以病人為中心，給病人更多權利和對自身健康和治療的控制；(2)以品質管理為工作中心，提高醫療服務的品質。

1. 以病人為中心的具體措施

(1)擴大民眾對GP的選擇。

(2)在新NHS法案裡明確提出新的選擇權力。

(3)確保每個公民擁有個人的、長期的健康服務方案。

(4)控制個人健康預算。

2. 以品質管理為工作中心的具體措施

(1)確定基本範圍。

(2)獨立的品質標準和確定的臨床優先事項。

(3)第一次系統地測量和公布醫療服務的品質資訊。

(4)將病人第一時間對治療的直觀感覺和品質滿意度，直接作為NHS撥款給醫院的依據。

(5)傑出醫療獎勵體系。

(6)透過網路系統，使NHS的衛生服務人員更容易獲取資訊，以提高服務的品質。

(7)採取措施，以確保初級醫療服務和社區服務不斷提高品質。

(8)對各地新的稅制進行分析，並採用鼓勵提高服務品質的稅制體系。

（三）衛生新政策白皮書

由自由民主黨和保守黨聯合組成的英國新政府，於2010年7月以白皮書形式，提出衛生新政策，明確訂定NHS今後5年的發展計畫。

1. 改革的主要目標

(1)患者利益放在首位，以病人為核心。

(2)改善健康照顧的結果。

(3)進一步提高臨床工作人員的資質要求，增強臨床工作人員的責任感。

(4)減少官僚行為，提高效益。

2. 改革的主要措施

(1)經費跟著患者走，由全科醫師管理經費。

(2)增加病人選擇權和影響力。

(3)減少醫院住院病人數，提高效率。

(4)降低管理層的消耗。

(5)工作重點轉向社區，更多關注弱勢群體。

(6)由醫院直接領導社區，打破NHS的壟斷。

第二節　加拿大醫療制度

　　加拿大位於北美洲的東部，面積997.6萬平方公里，居世界第二位。截止2013年，總人口35,158,304人，絕大多數居民是英國和法國移民的後裔。全國共分為10個省和3個聯邦直轄區，聯邦政府為內閣制。加拿大是英聯邦成員之一，管理體制與英國有許多相似之處。

　　世界銀行資料顯示，2012年加拿大的平均期望壽命為81.2歲，其中男性為79.1歲，女性為83.4歲。加拿大2013年的孕產婦死亡率為11／10萬，嬰兒死亡率為4.6‰。2012年加拿大的衛生總費用為1,985億美元，占GDP的10.9%，人均醫療費用為5,740.7美元。

　　加拿大實行國家衛生保健制度，政府不僅是衛生經費的主要提供者，而且對衛生服務有很強的調節和控制能力。加拿大衛生部是國家衛生服務計畫和管理機構。各省衛生行政部門的機構設置與國家衛生部相似，主要職責是衛生服務的計畫、組織、服務的提供、籌資、管理和調控，以及對公共衛生服務進行評價等，其中還包括制定各種支付制度，以調節和控制醫療費用的增長。

　　加拿大的國家保健服務制度與被稱為「全民健康保險」的社會醫療保險制度，密切相關，是以國家憲法賦予各地方行政區劃的權力架構為基礎而形成的。之所以被稱為國家保健服務制度，主要是由於各省及社區的衛生服務和健康保險計畫，都是按照國家規定的衛生保健原則來制定的，而提供衛生服務並對其進行管理的責任，由各省和地區自行負責。

　　國家保健服務制度規定，凡加拿大公民，不論其經濟支付能力如何，都平等地享有國家醫療照顧和醫療保障的權利。所有居民在就醫時，個人只需支付很少的醫藥費用，即可獲得必要的門診和住院服務，在較大程度上實現醫療衛生服務的公平性，保障人人享有衛生保健的基本權利。儘管衛生服務公平性與可及性不斷在改善，但不同人群間健康狀況的差距、衛生費用的快速上漲、邊遠地區和農村衛生服務供給不足等問題，使衛生改革與發展的任務，仍然嚴峻。

　　為了進一步改善衛生服務的公平性和可及性，加拿大立法規定衛生保健的5項原則，是改革衛生體制及制訂衛生政策，必須遵循的基本原則：**(1)衛生保健管理的統一性**：國家負責衛生服務的計畫管理，以非營利性衛生服務為醫療保健的發展方向；**(2)衛生服務內容的廣泛性**：包括：醫院服務、初級衛生保健服務與社區衛生服務；**(3)衛生服務的公平性**：確保社區內所有居民能夠公平地獲得醫療保險所覆蓋的衛生服務；**(4)衛生服務的便攜性**：指當居民臨時到省外或國外居住時，在省外或國外獲得醫療保健服務所發生的費用，將根據健康法案所確定的標準，得到一定的補償；**(5)衛生服務的可及性**：居民在需要時能及時獲得必要的醫療保健服務，而且不應該受經濟或其他因素的影響。

一、醫療制度的建立與發展

（一）醫師制度

1. 歷史沿革

　　對於醫師制度，加拿大很早就採取各省自主的資格認定制度。關於醫師的來源、配置、執照問題等，均由各省政府自行管理。

　　自從1912年設立加拿大醫療審議會（Medical Council of Canada）後，一直由該審議會實施同一標準的醫師考試，但醫師的考試資格與醫師執業許可證的發放，均由各省的資格審核機構決定，沒有由聯邦政府實施統一認定和發證。

　　1961年成立的衛生服務皇家委員會（Royal Committee on Health Services，簡稱Hall Committee，霍爾委員會）於1965年提出建議，指出要大力加強醫師的培養。建議內容主要為：在20世紀70年代與80年代，確保以1961年為藍本的醫師與人口的比率，有必要增加現有醫科大學的招生名額，並新設4所醫科大學。同時建議於1966年設置衛生資源基金（Health Resource Fund），由聯邦政府補助教育研究機構規劃成立。此外，採取外籍醫師移民引進的鼓勵政策。由於這些措施，使得20世紀80年代後期，醫師數量快速增加，以至超過當初規劃人數，逐漸造成醫師供給過多的問題，迫使政府在20世紀90年代，從以往的強化培養政策轉而開始實施抑制政策。

2. 現行醫師執業資格制度

　　加拿大現有16所醫科大學（其中5所在安大略〔Ontari〕省），實施規定的4年教育。這些醫科大學均為省立，接受省財政的補助。學生是從其他大學畢業後，才進入醫科大學，4年教育中，前2年為基礎醫學，後2年是臨床教育。也有部分學校實施3年的教育課程，這種情形是3年期間全部實施臨床教育。醫科大學畢業後，畢業生須通過加拿大醫療審議會舉辦的考試，然後在醫院實習1年。若要成為專科醫師，則必須再擔任4年的住院醫師（resident），再通過加拿大醫療審議會的考試，才能獲得各省醫師協會的認可，表11-2-1羅列加拿大歷年註冊醫師（不含住院醫師）總數。1979年，加拿大平均每10萬人口擁有150名醫師；2009年，平均每10萬人口擁有201名醫師；而醫師的男女性別比例差異，隨著年齡的增長，呈現逐漸擴大的趨勢（圖11-2-1）。

表 11-2-1　2000～2009 年加拿大註冊醫師總數（不包含住院醫師）

（單位：人）

年　分	2000	2001	2002	2003	2004	2005	2006	2007	2008	2009
總　數	57,803	58,546	59,412	59,454	60,612	61,622	62,307	63,682	65,440	68,101
全科醫師	29,113	29,627	30,258	30,662	31,094	31,633	31,989	32,598	33,712	34,793
專科醫師	28,690	28,919	29,154	28,792	29,518	29,989	30,318	31,084	31,728	33,308

來源：加拿大衛生資訊研究院。

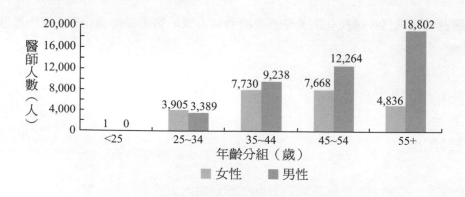

圖 11-2-1　2009 年加拿大醫師的性別年齡構成情況

在加拿大，要成為家庭醫師、醫學或外科手術專家，必須滿足以下條件：

(1)持有經過認證的專案獲取的醫學博士學位；(2)完成家庭醫學、其他醫學或外科醫學專業認證的住院醫師專案；(3)通過加拿大皇家醫師和外科醫師大學或家庭醫師大學的資格考試；(4)通過加拿大醫學會資格考試第一部分和第二部分；(5)在省級監管機構註冊。經過加拿大皇家醫師和外科醫師大學或加拿大家庭醫師大學認證的醫師，擁有可移動的執業許可。他們沒有全國通行的執業資格證，但無需額外的考試或培訓，便可在不同省分申請執業資格證。

接受國外醫學教育的醫師要在加拿大執業，必須滿足下列條件：

(1)聯繫執業地所在省分的相關監管機構，接受評估和資格認證，包括語言能力和其他條件；(2)將證書提交加拿大醫師協會保管；(3)通過加拿大醫學會評價考試，並在家庭醫學或其他醫學專科完成一項經過認證的住院醫師專案；(4)通過加拿大醫學會資格考試第一部分和第二部分；(5)要獲取監管機構的執業許可，可能還需通過加拿大皇家醫師和外科醫師大學或加拿大家庭醫師大學的資格考試；(6)在省級監管機構註冊並取得執業許可。所有省分均有權要求對申請在該省進行執業或實習的醫師，進行額外的資格評估。

3. 現狀及問題

2000年，加拿大有61,134名醫師，其中25%～30%為在醫院工作的醫師，其他是開業醫師。收入幾乎都是按專案付費（fee for service），金額由省政府與醫師協會協商決定。醫師的平均收入約為薪水階層的4倍。

關於醫師供給問題，由於1965年衛生服務皇家委員會的建議，謀求醫科大學的增設與入學名額的增加，以後應1987年醫師人力資源國家委員會（Health Human Resource Strategy）的建議，對醫師供給問題再次進行評估和規劃。醫師人力資源國家委員會首先建議限制外籍醫師的入境。表11-2-2顯示每年醫師人數增加的情況，自1965年霍爾委員會建議後，入境加拿大的外籍醫師數每年有1,200～1,300人，占醫師新增數量的比率達42%～50%。但1990年以後，人數降至每年231～326人，僅占新增醫師數量的10%～15%。

表11-2-2 1960～2000年加拿大醫師增加情況

年　分	(1)入境醫師（人）	(2)加拿大醫科大學畢業生（人）	(1)+(2)合計（人）	入境醫師比率（%）	醫科大學畢業生比率（%）
1960	445	839	1,284	34.7	65.3
1965	792	1,032	1,824	43.4	56.6
1970	1,113	1,108	2,221	50.1	49.9
1975	1,221	1,546	2,767	44.1	55.9
1980	1,302	1,747	3,049	42.7	57.3
1985	745	1,835	2,580	28.9	71.1
1990	326	1,853	2,179	15.0	85.0
1995	227	1,920	2,147	10.6	89.4
2000	231	1,976	2,207	10.5	89.5

根據1987年醫師人力資源國家委員會的建議，1990年規劃人口對所需醫師的比例為：

(1)2,300人對1名一般醫師（全科醫師）。

(2)8,200人對1名內科醫師。

(3)90,000人對1名神經科醫師。

(4)11,000人對1名精神科醫師及一般外科醫師。

對此結果，第4次霍爾委員會於1995年整理以加拿大國家及地方保健制度為題的報告，更於1999年提出「衛生人力的聯邦及省諮詢委員會」的建議，建議內容包括以下幾個方面：

(1) 減少2000年以後的醫科計畫招生名額10%。

(2) 進一步加強外籍醫師的入境限制。

(3) 減少專科醫師的訓練機會。

(4) 促使拿外籍簽證在加拿大培訓、實習的醫師回本國。

近10年來，各省均遵循建議的方向，實施具體的政策。如：安大略省減少專科醫師的培養機會；不列顛哥倫比亞省（British Columbia）不僅削減培養機會，還削減更多實際在工作的醫師數。

關於地方醫師分布不均衡的問題，則政府從醫師收入方面思考對策，加以調整。也就是說，對居住在地方的醫師，予以充分所得的保證，這也成為引進醫療保險的契機。有關當局認為，引進保險，對以低收入者為對象的醫療和以富裕者為對象的同樣的醫療，給予收入的保障，將有助於解決醫師分布不均衡問題，尤其是地方醫師不足的問題。

當然，僅憑此一項措施尚不能解決醫師分布不均衡問題，因此由各省分別謀求對策。大多數的情形是提出對邊遠地區醫師提供補助的政策。目前，加拿大醫師供給和服務，依然存在一些問題。

(1)候診等待期過久：由於醫師服務價格由醫師管理委員會與地方政府協商確定，缺乏價格競爭機制，在衛生服務供給不足時，容易出現治病「排長隊」現象。做一個手術，或許會等上一、兩年。

(2)醫師短缺：在加拿大醫師以私人執業為主，具有較強的獨立性，同時醫師的收入較高，不會為了謀生而付出更多的時間，接診更多的患者。即便如蒙特婁（Montreal）的一家醫院診所（hospital clinic）聲稱日夜提供服務，但其實際服務時間也只有12小時。由於政府運營成本居高不下，為了減少支出，政府大幅削減用於支付醫師收入部分的支出（政府每年須付給每位醫師50萬加幣），減少雇傭醫師的數量或減少用於支付醫師服務的費用；同時，加拿大政府還決定削減醫學院學生人數，醫師短缺現象日趨嚴重。部分地區如魁北克（Quebec）省醫師缺額達1,200名之多，甚至有1/3居民雖然擁有醫療保險卡（Medicarecard），卻無法獲得簽約服務，該地區已成為加拿大醫療服務最短缺地區。因此，對於貧困人群、新移民、吸毒人群等弱勢族群而言，利用醫療保健服務系統，將變得更加困難。

（二）醫院制度

1. 歷史沿革

醫療供給體制由各省政府負起第一線的責任，聯邦政府除了擁有以特定對象為目標的醫院外，僅執行間接性管理任務。

然而，從歷史上看，醫院原本不是由省政府興辦發展而成。加拿大醫院的歷史很久，均由宗

教團體設立、管理，以收治貧病者為首要目的。第一次世界大戰後，隨著醫學事業的發展，住院治療受到重視，大眾利用醫院的情形變得普及。在20世紀30年代，各省均設立多所醫院，包括：結核病醫院、精神病醫院和臨床研究設施等。第二次世界大戰後，病床床數大增。特別是一般醫院擴充，醫院制度產生巨大變化。尤其在1948～1960年間，病床數大量增加，那是由於聯邦政府的「國民健康補助計畫」（National Health Program，1948年度實施）對各省幾乎所有醫院建設，均投入補助。

在1970年，由於聯邦政府被無需再擴大醫院建設的觀念影響，中止了這項聯邦補助計畫。但聯邦政府的「衛生資源基金」對醫療從業者進修教育培訓以及研究教學醫院的擴充，予以建設補助。

2. 現狀及問題

在1999年，加拿大全部醫院中屬於聯邦政府者有126所、公立醫院有1,054所、民營醫院有75所。在全部175,058張病床中，上述醫院分別有4,895張、169,714張、3,453張病床，分別占3%、94%、2%。可見公立醫院占據壓倒性的高比例。雖說是公立醫院，但其中大多由私人機構營運。公立醫院依照法律規定，對所有醫療需求者開放。

1999年，公立醫院有1,054所、169,714張病床，平均每千人口6~7張。其中約半數為短期治療、手術用醫院。另一方面，約1/4病床用於長期護理，為確保病床足夠使用，半數以上公立綜合醫院分別以100張以下的規模，設置長期護理病房。

聯邦醫院包括退役軍人醫院與船員醫院等，以特殊團體為對象的醫院，這種退役軍人醫院僅被留下2所，其餘均售給其他非營利機構。退役軍人的醫療，由退役軍人部（Veterans Affairs Canada）提供。

加拿大政府與醫科大學合作的教學醫院有62所，許多患者因這類醫院所具備的高超技術，偏好選擇在這些醫院就診，樂於參與醫學教育。來到教學醫院的患者，可以拒絕被當作醫學教育的對象，但不願意成為教學對象者根本不會去教學醫院。教學醫院也有由醫科大學營運者，但並非都是如此。財政上與其他醫院一樣，主要依賴醫療保險的收入。

加拿大有18所復健或病後護理的醫院、132所慢性或長期護理醫院，並已有300所以上具備長期護理用病床的醫院。許多地方上的小型醫院較都市大醫院，有更高比率的長期住院護理患者。

聯邦政府對醫院建設的補助計畫始於1948年，止於1970年。醫院須首先經由省依照設施標準與高度技術的區域衛生規劃標準（非平均配置性設備，而使各區域分擔任務）兩種標準核定後，聯邦政府才給予補助。由於此項計畫，在20年間，加拿大的醫院因重建而達到現代化。在引進一般性的醫院保險制時，許多省預計對醫院的需求將會劇增，紛紛投入與興建許多急救醫院，但這也成為阻礙區域衛生規劃的主要原因之一。然而，至20世紀70年代止，由於醫療保險的控制，省政府開始能有效地推行區域衛生規劃。在20世紀70年代結束以前，許多省已成功地將CT和MRI限制在區域醫療中心或介紹制醫院。有人指出，加拿大區域衛生規劃的高效率服務，有助於抑制醫療費用。

省政府對於醫院的設施或人員的配置訂有標準，透過新的建設費補助過程，每年對醫院財政狀況進行調查評估，以確保醫院依循這個標準。此外，還要實施由醫院自主要求其他機構的標準認定。為此目的而設立的機構有加拿大醫院標準核定委員會（Canadian Commission on Accreditation of Hospital）。可見這樣的自主性管理，在加拿大越來越受到重視。

（三）衛生同業監管體制

同業監管總體原則包括：監管權力被授權至醫療、會計、工程及律師等行業；由同業公會實施自我監管。監管權力由省政府制定相關法律給予授權，監管適用的法律包含監管部門所有可以運用的權力，如：醫療同業適用的《醫療專業法》（*Health Professions Act*）等，監管部門可以根據監管法令自行制定出附屬法規條文。

專業監管機構的使命在於：服務大眾，保護大眾。職能為：確保所有同業公會成員都符合專業資格標準，具備專業能力；確保同業公會成員遵循明確的職業標準與道德操守。如：不列顛哥倫比亞省共有25個自我監管的醫療專業機構，分別由22個管理局（college）監管（名為管理局，但不是政府機構），設有內科與外科醫師管理局、牙醫管理局、按摩治療專業管理局、藥劑師管理局、心理學管理局、中醫針灸管理局等等。各管理局的權力包括：制定行業准入的標準、執業標準、專業行為守則、執行執業（專業能力）標準規定和行為（專業行為）守則規定，上述行為必須根據法律行使所有政府授予的權力。其經費來源於行業會員繳交的會費，會員每年都必須繳納會費，否則不能成為同業公會會員，也無法取得執業資格。一旦准入同業公會，新進成員便獲得一定的權利，如：使用專業頭銜和執業的權利。否則不能享有上述權利。

監管程序包括：決定同業公會准入程序，調查並解決醫療投訴程序，允許醫療人員不服投訴裁決而提起上訴的程序。以不列顛哥倫比亞省的內科與外科醫師管理局為例，該管理局成立於1886年，是該省內科與外科醫師發放執業執照的監管機構。由省政府授權，制定、監管並執行嚴格的專業認可與醫療執業標準。同時，管理局意識到自我監管是特殊的權力，最終使命將以民眾的利益為依歸。該管理局由15人構成的理事會負責運行，其中的10人來自同業公會成員投票當選的醫師，另外5人則是由省政府衛生廳指派的民間代表。其職責在於設定不列顛哥倫比亞省境內所有內、外科醫師都必須遵循的專業資格標準，以取得執業執照；確保醫師的執業與專業行為符合嚴格的標準；處理民眾對醫師的投訴，若有必要，懲戒行為失當的醫師；通過正式的認證程序，確保私人外科診所、檢驗室和影像診斷中心等醫療設施，符合既定標準；回應大眾對政策、指導原則、病患照護和病歷等方面的諮詢；提供醫師有關執業各層面的指導，尤其是在道德守則、專業行為與符合法律規範等領域。與政府、大學、醫院及其他單位合作，以解決以下議題：改善公眾取得醫療服務的管道、改善醫療品質、確保病患個人資訊與病歷隱私權。根據《醫療專業法》要求，制定處理公眾的投訴與質疑、評估並就職業道德議題進行溝通、針對醫師應有的職業道德和績效設定並維繫嚴格的標準。根據省政府的法令，管理局核發執業執照給合格、有能力的醫師、協調各種品質確認和設施改善，以強化和維繫嚴格的醫療照護標準、裁決公眾對醫師行為操守的投訴。投訴必須是書面形式，並附有投訴人地址、電話和親筆簽名；管理局調查委員會透過審閱相關紀錄、與投訴人和所涉醫師進行溝通、討論及信函往來等。如被投訴醫師確有行為不當，則有可能被調查委員會要求改變執業方式，或接受進修教育。如所涉醫師沒有達到目前的專業標準，或明顯違背職業道德守則中的操守規定，管理局將予以申訴或提出行為補救建議。在某些特殊情形下，管理局可遵循正式懲戒程序，限制或完全禁止被投訴醫師繼續執業。在採取限制或禁止執業處分前，須握有足夠的證據，證明所涉醫師明顯誤診，或行為不當，或缺乏最新的知識與技能，或其身體狀況不再適合繼續執業，所有證據必須送呈懲戒委員會，同時必須取得涉及醫師的同意。醫師不服裁決，可向法院提起上訴。

　　法院在同業自我監管中的角色，定位在監督管理局如何運用法律所賦予的權力，確定監管機構沒有越權，同時以公正的方式運用監管權力。法院尊重自我監管機構的專業，同時認為專業人士的資格、能力與行為的鑑定，最好由同業監管機構來判斷和決定。

二、衛生保健提供者

（一）衛生保健提供者的教育與監管

　　在加拿大，每個省分都提供醫療衛生教育專案。大部分專案都經過認證，以保證其符合特定標準，並有效地為學生在醫療衛生領域從業做好準備。圖11-2-2反映近10年來加拿大醫學教育專案畢業生數量的變化趨勢，基本呈上升趨勢。

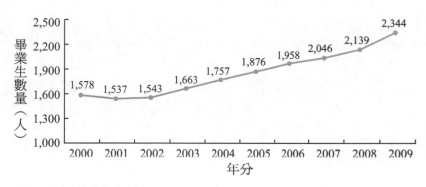

來源：加拿大醫學院系協會

圖11-2-2　2000～2009年加拿大醫學教育專案畢業生數量

　　部分教育專案在每個省都有，包括：註冊護士和放射醫學技師。相反，對其他衛生職業來說，只有部分地區才提供相應的教育專案，如：2010年，只有魁北克省和安大略省才提供脊椎推拿教育專案。了解培訓專案的數量和地點的重要性在於：可以據此獲知進入全國各衛生專業的應屆畢業生的潛在供給和流動情況。表11-2-3總結與部分衛生職業相對應的教育專案的數量。

　　有些職業，如：牙科醫師、藥劑師、內科醫師、驗光師和註冊護士，在加拿大各省和地區都受到監管。這就意味著要在某個行政管轄區域執業，就必須在省或地區監管機構註冊以獲得許可。另外一些職業，如：醫學實驗室技師和放射醫學技師，只有在部分省分才受到監管。表11-2-4綜合加拿大各省（地區）2010年衛生同業的監管環境。由於不同行政轄區的監管政策不同，跨行政區域執業的流動性可能受到影響。

（二）衛生保健提供者的供給與分配

　　衛生保健提供者與服務人口的比例，反映某地理區域內特定類型的衛生專業人員的相對數量。從2005年到2009年，加拿大衛生保健提供者數量呈增長趨勢，但是不同衛生職業的人員增長幅度有些微差異，如：心理學註冊護士數量增長了5.0%，而助產士數量增長了58.8%，詳見圖11-2-3。

　　2006年，加拿大衛生同業人員平均年齡為42歲，比加拿大一般勞動力平均年齡年輕3歲。衛

表 11-2-3 2010年加拿大各省（地區）醫療衛生教育專案數量

職業／省分	NL	PE	NS	NB	QC	ON	MB	SK	AB	BC	YT	NT	NU	總數
聽覺矯治專家	0	0	1	0	1	2	0	0	0	1	0	0	0	5
按摩療法醫師	0	0	0	0	1	1	0	0	0	0	0	0	0	2
牙科保健員	0	0	1	1	8	20	1	1	1	7	0	0	0	40
牙科醫師	0	0	1	0	3	2	1	1	1	1	0	0	0	10
營養師	0	1	3	1	3	4	1	1	1	1	0	0	0	16
衛生資訊管理專家	1	0	1	1	4	6	1	1	1	1	0	0	0	17
執照許可護士	2	2	3	4	42	22	4	2	8	16	1	0	1	107
醫療檢驗師	1	0	1	2	10	5	1	1	3	2	0	0	0	26
醫學物理學家	0	0	0	0	1	2	1	0	2	2	0	0	0	8
醫療放射技師	1	1	1	4	4	10	2	2	3	1	0	0	0	29
助產士	0	0	0	0	1	3	1	0	1	1	0	0	0	7
執業護士	1	1	1	2	6	10	1	2	3	4	0	1	0	32
職業治療師	0	0	1	0	5	5	1	0	1	1	0	0	0	14
驗光師	0	0	0	0	1	1	0	0	0	0	0	0	0	2
藥劑師	1	0	1	0	2	2	1	1	1	1	0	0	0	10
醫師	1	0	1	0	4	6	1	1	2	1	0	0	0	17
物理治療師	0	0	1	0	4	5	1	1	1	1	0	0	0	14
心理醫師	0	0	1	1	4	9	1	2	2	3	0	0	0	23
註冊護士	1	1	3	2	9	15	4	2	6	13	0	1	1	58
註冊精神科護士	n/a	n/a	n/a	n/a	n/a	n/a	1	1	1	3	0	n/a	n/a	6
呼吸治療師	1	0	1	2	7	6	1	0	2	1	0	0	0	21
社會工作者	1	0	1	2	8	12	1	2	1	7	0	0	0	35
語音語言病理學家	0	0	1	0	3	3	0	0	1	1	0	0	0	9

注：NL：紐芬蘭與拉不拉多省、PE：愛德華王子島、NS：新斯科細亞、NB：新伯倫瑞克、QC：魁北克、ON：安大略、MB：曼尼托巴、SK：薩克其萬、AB：亞伯達、BC：不列顛哥倫比亞、YT：育空地區、NT：西北地區、NU：努納武特。

來源：Health Personnel Database, Canadian Institute for Health Information.

表 11-2-4 2010 年加拿大各省（地區）衛生行業的監管環境

職業／省分	NL	PE	NS	NB	QC	ON	MB	SK	AB	BC	YT	NT	NU
聽覺矯治專家				Y	Y	Y	Y	Y	Y	Y			
按摩療法醫師	Y	Y	Y	Y	Y	Y	Y	Y	Y	Y	Y		
牙科保健員	Y	Y	Y	Y	Y	Y	Y	Y	Y	Y	Y	Y	Y
牙科醫師	Y	Y	Y	Y	Y	Y	Y	Y	Y	Y	Y	Y	Y
營養師	Y	Y	Y	Y	Y	Y	Y	Y	Y	Y			
執照許可護士	Y	Y	Y	Y	Y	Y	Y	Y	Y	Y	Y	Y	Y
醫療檢驗師			Y	Y	Y	Y	Y	Y	Y				
醫療放射技師			Y	Y	Y	Y		Y	Y				
助產士			Y	Y	Y	Y	Y	Y	Y	Y			Y
執業護士	Y	Y	Y	Y	Y	Y	Y	Y	Y	Y		Y	Y
職業治療師	Y	Y	Y	Y	Y		Y	Y	Y	Y			
驗光師	Y	Y	Y	Y	Y	Y	Y	Y	Y	Y	Y	Y	Y
藥劑師	Y	Y	Y	Y	Y	Y	Y	Y	Y	Y	Y		Y
醫師	Y	Y	Y	Y	Y	Y	Y	Y	Y	Y	Y		Y
物理治療師	Y	Y	Y	Y	Y	Y	Y	Y	Y	Y			
心理醫師	Y	Y	Y	Y	Y	Y	Y	Y	Y	Y		Y	Y
註冊護士	Y	Y	Y	Y	Y	Y	Y	Y	Y	Y	Y	Y	Y
註冊精神科護士	n/a	n/a	n/a	n/a	n/a	n/a	Y	Y	Y	Y	Y	n/a	n/a
呼吸治療師			Y	Y	Y	Y	Y	Y	Y				
社會工作者	Y	Y	Y	Y	Y	Y	Y	Y	Y	Y			
語音語言病理學家				Y	Y	Y	Y	Y	Y	Y			

注：Y 代表該行業在 2010 年屬於監管範圍。
來源：Health Personnel Database, Canadian Institute for Health Information.

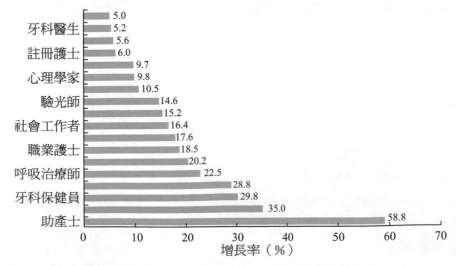

圖 11-2-3 2005～2009 年加拿大各類衛生人員增長率

生保健提供者工作地點的分布，取決於服務人群及其健康需要、執業區域和資金來源。不同醫學專業人員的工作地點差別很大，但醫院是非常關鍵的地方。2009年，23%的衛生保健從業人員為兼職身分。

衛生人力資源計畫和管理的重要性，在於保證所有加拿大人都能夠獲得衛生服務。衛生保健規劃部門透過比較當前衛生專業勞動力供給和人口未來預期的衛生保健需要，來預測人力資源需求。

（三）全科醫學制度

在加拿大，專科醫師多的地方，人群健康水準相對較差；而初級保健醫師少的地方，人群健康水準也很差；貧富差距大的社區，全科醫師就顯得更為重要。在加拿大，每個全科醫師一年大約要做2,500例次診斷治療服務，診斷450種不同臨床表現的疾病，開具20,000張處方，涵蓋833種藥品，約需照料1,500至2,000位居民。全科醫學服務具有第一時間接觸、縱向性、廣泛性、協調性、以家庭為中心和社區導向等特徵。有鑑於此，加拿大全科醫學培訓中，高度重視全科醫學生對社區和患者的了解，在醫學教育早期即安排醫學生深入社區和診所，跟社區居民和患者密切接觸，隨著醫學教育不斷深入，學生與社區和居民的接觸也隨之增加。由於私人執業（約占24%）無法滿足社區居民形形色色的醫療保健服務需求，因而全科醫學服務多以全科醫師與各類專業人員合作來完成，合作對象包括：祕書、護士、物理治療師、社會工作者、社區心理護士、社區護士、註冊執業護士和助產士等。

加拿大的全科醫學教育大致分成3部分，即：本科生教育、研究生教育和進修教育（醫師進修學院）。醫學本科生畢業後即可參加國家考試，如通過則於次年參加實踐考，如通過則取得全國通用的全科醫學執業資格，可申請在全國任何地點執業。全科醫師臨床實踐將覆蓋服務對象中90.5%的慢性病患者，89.5%需要心理輔導或治療的患者，86%需要預防性醫療措施的患者，83.1%的精神病患者以及74.7%需臨終關懷照料的人群，並回應73.9%的家庭來電諮詢等。

三、醫療保險的現狀與趨勢

目前，加拿大的醫療保險制度是根據1984年起生效的《加拿大保健法》（*Canada Health Act*）實施的。醫療保險制度由醫院保險與醫療保險構成，醫院保險是根據1957年4月的《醫院保險、診斷服務法》，自1958年7月1日起實施；醫療保險則是根據1966年12月的《醫療保健法》，自1968年7月1日起實施。以上兩個制度，均由各省在一定的標準下實施，聯邦政府對各省提供財政上的補助。兩個制度適用幾乎所有的國民，適用範圍已變得相當廣，兩個制度建立的過程如下。

（一）醫療保險制度的誕生

加拿大追求全國性醫療保險的活動，可遠溯至第一次世界大戰前，如：1928年的下議院調查委員會的調查事項中，收集包含有關疾病保險的資料。另外，1935年的《雇用及社會保障法》，賦予負責監督的委員會收集有關醫療保險制度資料的功能。然而，當時有一法院對該法中有關失業保險的規定做了違憲的判決，之後數年，使加拿大醫療保險進一步的發展受到阻礙。1938年，下

議院的社會保險特別委員會正式提出全國性的醫療保險，該委員會的報告書中具體列出綜合性的醫療保險方案，但因時值戰爭而決定暫時中止行動。

　　第二次世界大戰剛結束後，1945年8月，聯邦政府對省政府提出更廣泛的社會保障計畫。該計畫主張聯邦政府與省政府共同負擔費用，著手成立綜合性的醫療保險制度。該制度的內容是在各區域預先選定家庭醫師（全科醫師），家庭醫師對登記在名單上的患者負起醫療服務責任，論人計酬。另外，省級的管理、運行，委託給由消費者與醫療提供者代表組成的委員會，並在各地區任命醫療官來監督該委員會。這一提案雖受到一般大眾或主要醫療提供團體的支持，但因有侵害省自治權的疑慮，而未能立即付諸實施。但由聯邦與省共同負擔保險服務費用的構想，原則上達成共識。1947年，加拿大薩斯喀徹溫省率先在加拿大試行公立醫院免費醫療。1957年，加拿大聯邦政府提出第一部衛生法——《醫院保險與診斷服務法》，提出由聯邦政府和省政府按1：1的比例，共同負擔診斷費和住院治療費，此外，部分公司為雇員支付醫師費用，大部分個人仍需負擔看診費及藥費，因而仍然存在因病致貧，甚至破產的案例。該法案規定由稅收收入承擔所需資金，並且由政府公共管理部門全面管理，體現普遍性和公共管理原則。1964年，聯邦政府制定《醫療保健法》，規定聯邦政府與省政府也以1：1的比例共同承擔院外醫療服務費用，同時將醫師服務納入全民醫療保險範疇，正因如此，使得加拿大居民在境內任何地方，均可獲得由保險資金支付的醫療服務，實現醫療衛生服務的境內全面施行；同時該法案還規定成立管理部門及其管理原則，體現可移動性和全面性原則。1984年，聯邦政府通過《加拿大衛生法》，這是具有劃時代意義的法律，確立了聯邦政府、省特區政府為提供醫療保健服務的職責和任務，形成國家立法、兩級出資、省級具體管理和提供服務的局面。該法確保了任何醫療上必要的服務由全民醫保支付，不因支付能力不足而得不到相關服務。至此，加拿大醫療制度全面建立，其5大原則也隨之浮現，即：全民普及、公共管理、可移動性、全面性、可及性。

1. 經費來源

　　加拿大醫療保障的資金主要依靠稅收，即個人和企業上繳給聯邦政府和各省區的所得稅及基本保險金。

2. 費用分擔

　　聯邦政府只是在法律規定的醫院支出計畫和醫療保險方面承擔50%的費用；養老院支出、藥物支出、精神健康支出及其他專案支出完全由各省負責。其實，在全部公費醫療方面的真正支出，聯邦政府只占25%，其餘75%的公費醫療支出由各省承擔。從1997年開始，聯邦政府開始以加拿大衛生與社會撥款名義，以稅收轉讓和現金撥款結合的方式提供給各省。以不列顛哥倫比亞省為例，2010年其醫療支出達195億加元，其中省政府預算就達157億，而聯邦按人頭撥付的醫療轉移撥款只有38億，遠遠低於50%的額度，這與不列顛哥倫比亞省的財政收入狀況較好有關，類似的還有亞伯達省（Alberta）。

（二）醫院保險

1. 醫院保險實施前的各省狀況

　　首先，薩克其萬省（Saskatchewan）在實施全國性的住院保險以前，早已實施省獨立的住院保險計畫。1914年，薩克其萬省出現了加拿大首個醫療保險雛型「省醫師計畫」（Municipal Doctor

Plan），為以都市從業人員為主體的投保者，提供抵禦不可預期的疾病及意外傷害的醫療保險服務。1947年，「合作聯邦聯盟」（Co-operative Commonwealth Federation, CCF）在薩克其萬省上臺後，建立起以個人保險費與省地方稅為基金，發展成負擔全體居民住院費用的「省衛生服務計畫」（Saskatchewan Hospital Service Plan, SHSP）。該計畫明確規定，凡該省居民，不論其政治信仰及經濟狀況如何，都有權享有SHSP提供的住院醫療保健服務。

另外，紐芬蘭省（Newfoundland）在1934年不屬於加拿大，但省政府對處於地理上、經濟上特別不利的居民，提供醫院和醫療保健服務（cottate hospital and medical care plan）。在此制度下，付給醫師與護士的報酬是月薪。在1949年紐芬蘭成為加拿大的一省後，此制度得到進一步擴大。

其他不列顛哥倫比亞省、亞伯達省、安大略省也發展適合各省情況的醫療保障制度。然而，僅有省的計畫，要發展醫療保險還是困難重重。因此，政府以促進省的醫院協會與私營保險產業的種種計畫來補充、完善省計畫。不過，民間活動還是有限，即使在私營住院保險非常發達的安大略省，在1956年當時，加入醫院保險的居民僅約占全省居民的40%。另外，民間保險的給付內容有很多不周之處，不斷增加的醫院費用，使得民間保險支付出現捉襟見肘的窘境。對處於這種情況下的省分，戰後聯邦政府實施一般保健補助金制度（general health grants program）作為建立醫療保險制度的過渡措施。

2. 一般保健補助金制度

自1948年起實施的一般保健補助金制度，當時的麥肯吉（Alexander Mackenzie）首相說明其主要宗旨：重點在於為實施全國性的醫療保險制度奠定基礎。也就是說，對省政府實施的調查、醫院建設、醫療設備改善或醫學教育，聯邦政府給予補助金。透過此制度，在加拿大全國實施醫療保險的基本前提條件，已逐漸齊備。

3. 聯邦與省的協議過程

在建立醫療保險制度以前，若干省已實施各省獨立的制度，安大略省是其中之一。1955年，省主席佛羅斯特（L. M. Frost）成功地將有關醫療保險的問題，推上聯邦和省的政府協商會議。

在會議開始時，佛羅斯特主張：「醫療保險這個非常重要的問題，值得在會議上充分討論，而且無論何種醫療保險制度，都必須聯邦與省的參與、合作。有關健康問題，從人類的進步方面來說，也是重大目標之一。為了訂出更好的制度，就有值得協議的價值。」對此，當時聯邦政府羅倫茲（Lorentz）首相明確表示對醫療保險制度有積極努力的意向。在第二年（1956年）1月，羅倫茲就向省政府提出具體的聯邦政府方案。此方案的重點是：提出優先實施醫療保險中住院保險及診斷服務的指導方針。然後，至該年底為止，聯邦與省的衛生大臣、財務大臣等數次聯席會議，深入討論，就未來實施的《住院保險及診斷服務法》（*Hospital insurance and Diagnostic Act*）的主要內容，加以審議。結果，該法案在上、下議院獲得一致通過，在1957年4月1日制度化，從第二年7月1日起正式實施。

4. 醫院保險基本標準與範圍

實施住院保險的重要目的，是聯邦政府透過省政府，以對醫院及相關服務給予補助的方式，謀求醫療可及性和服務品質的提高。全國性的加拿大醫院保險，由各省的住院保險計畫所構成。當然，各省的計畫又各具特色，彼此並不完全相同，但為取得聯邦政府的補助金，必須符合聯邦規定的基本標準。

(1)聯邦的基本標準：①普遍性（universality）：除軍隊與王室騎衛隊外，不論年齡、性別、身體及經濟條件，以同一條件適用於全部有投保資格者。②非營利性（non-profit）：由非營利團體管理及運行。③綜合性（comprehensiveness）：給付範圍具全面性。④可行性（accessibility）：保險費與部分負擔有適當的標準。⑤給付的通用性（portability）：居民自一省遷居他省，或暫時離省，也能享受給付。對於符合上述聯邦基本標準的省計畫，聯邦政府規定給與財政援助。

(2)保險給付的範圍：①住院服務：至少包括以下9個領域：A. 住院及伙食的附帶費用；B. 護理服務；C. 診斷；D. 藥品；E. 手術及麻醉劑的使用；F. 外科用品與器具（routine surgical supplies）；G. 放射線診療；H. 物理治療法；I. 醫院支付的醫院醫療從業者服務。②門、急診服務：門、急診服務原只限於意外事故急救時，但後來適用範圍也不可避免地逐漸擴大。何種門、急診為保險給付的對象，交由省負責認定，省實施的門、急診，也由聯邦政府給予補助金，加以援助。

(3)受領補償的手續：除亞伯達省與安大略省以外的其他省，有投保資格者可自動登記而受領保險給付。但在安大略省的情形是：在擁有15名員工以上的公司加上其眷屬，必須強制加入保險，其他則有選擇的自由。那是因為該省預先向加入者徵收保險費，而以實施給付作為回報。不過，實際上不加入保險者，極為少見。另外，各省加入加拿大的醫院保險，是依據各省情形，由各省自由選擇。

(4)加入住院保險的時期：在《住院保險及診斷服務法》制度化的1957年以前，薩克其萬省、紐芬蘭省、亞伯達省、不列顛哥倫比亞省等已實施省獨立的住院保險計畫。但省制度尚未充分發達的省，聯邦法的成立，對省制度的發展有很大的貢獻。各省加入加拿大醫院保險計畫的時期，詳見表11-2-5。

表 11-2-5 加拿大各省加入醫院保險的時期

省 分	參加時間	省 分	參加時間
紐芬蘭與拉不拉多	1958 年 7 月 1 日	安大略	1959 年 1 月 1 日
薩克其萬	1958 年 7 月 1 日	新伯倫瑞克	1959 年 7 月 1 日
亞伯達	1958 年 7 月 1 日	愛德華王子島	1959 年 10 月 1 日
不列顛哥倫比亞	1958 年 7 月 1 日	西北地區	1960 年 4 月 1 日
曼尼托巴	1958 年 7 月 1 日	育空地區	1960 年 7 月 1 日
新斯科細亞	1959 年 1 月 1 日	魁北克	1961 年 1 月 1 日

來源：L. Soderstrom, *The Canadian Health System*, London: Croom Helm, 1978.

5. 其他醫院保險的特徵

結核病療養院、精神病院、護理院（nursing home）、老人醫院等的患者，當初並沒有成為聯邦的補助對象。因此，上述患者的醫療費用主要由省政府與慈善團體提供，但自1966年4月加拿大補助制度（Canada Assistance Plan）成立後，聯邦政府開始補助其費用的1/2。由於1957年住院保險制度的建立，有關住院與門診的費用開始納入全國性的保險範圍，但醫師的診療費並未納入。

（三）醫療保險

1. 醫療保險建立前的加拿大一般狀況

　　1920～1930年，私營保險產業對居民提供有關醫療的保險。進入1940年後，由於醫師團體的支持，而有非營利保險組織的出現。第二次世界大戰後，由於醫師團體和私營保險業的關係，居民可自由加入的各種保險快速發展，但任何一種保險均附帶種種的限制條件，如：對健康情形欠佳或年長者，保險公司無意冒險與之訂立保險合約。即使願意簽約，通常都要求極高的保險費，透過公司等投保團體投保的被保險人還好，否則簽約條件更加苛刻。因此，大多數人對未來疾病等的危險性，根本無法採取任何對策。其他非營利的自由保險，也將保險給付限制於住院或外科的治療，或對給付額設上限等，有許多不完善之處。

2. 省獨立的醫療保險方案

　　(1)紐芬蘭與拉不拉多省：1957年1月，將兒童保健服務（children's health service）制度化，靠一般稅收對住院及門診服務實施保險給付。自1958年起，開始以公共財源負擔16歲以下兒童在醫院接受的內科、外科等診療費用。

　　(2)薩克其萬省：1959年初，省主席達克拉斯（Douglas）聲明要大力推行由5個基本原則構成的綜合性醫療保險計畫。5個基本原則為：以預付為前提，以全體居民為對象，建立充足的給付標準，由公立機構管理及運行，充分考慮提供及接受服務者雙方的便利。根據上述原則規劃的綜合性醫療保險，在1961年11月制定，並自第二年（1962年）7月1日起實施。

　　在此過程中，省政府承認醫師不直接屬於醫療保險體系，但患者（而非省政府）有直接申請診療費的權利。這個劃時代的醫療保險計畫，不僅影響其他省，對以後加拿大建立普及全國國民的醫療保險制度，也有很大的影響。

3. 霍爾委員會

　　由於1957年醫院保險制度的建立，住院費用與門急診服務費用，開始成為全國性的涵蓋對象，但關於醫師的診療費，卻沒有建立全國性的涵蓋機制。

　　為了建立更好的保健體制，在第二次世界大戰後，加拿大實施數次大規模的全國調查。其中對加拿大醫療保險制度的建立有重大影響的，是霍爾委員會的報告書。該委員會設於1961年約翰‧迪芬貝克（John George Diefenbaker）內閣時，委員長為霍爾（E. M. Hall）。

　　該委員會設立的目的，是為全體加拿大居民提供最高品質的醫療保健服務，對現行保健體系加以調查，根據調查結果預測未來的醫療保健需求，對聯邦政府建議完善的方案等。根據1964年與1965年出版的報告書，內容涉及醫師與醫療專家的培養、醫療機構的擴大和完善、醫學教育機構的增加、精神衛生服務的充實等多方面。其中最值得注意的一點，是對未被住院保險制度涵蓋的服務如何加入保險，提出由省獨立實施的「給付以同一條件適用於全體居民」的醫療保險，明確地提出聯邦政府財政補助的必要性。1965年，萊斯特‧皮爾遜（Lester Bowles Pearson）總理接受霍爾委員會的建議，向省政府提出具體的加拿大全民醫療保險方案。1966年，聯邦政府通過了全民疾病保險法案。

4. 醫療保險制度的聯邦標準

　　在1965年召開聯邦與省之間的首長會議以前，關於皮爾遜總理提出的加拿大醫療保險制度，聯邦及省政府的衛生當局事前商議，結果他們同意所有省針對以預付制為基礎，提供居民診療服

務制度的建立，給予最大的權利（優先權）。在1965年的聯邦與省長聯席會議上，皮爾遜總理聲明對符合以下聯邦標準（Four Points）的省，聯邦政府將負擔醫療保險服務所需費用的1/2。醫療保險制度的聯邦標準與住院保險制度所用的聯邦標準，沒有本質差別。

(1)**綜合性**（comprehensive coverage）：醫療保險以醫學上必須提供的醫師診療服務為基礎，如：臉部的整形等也應包括在內。除非是醫學上認為有其診療服務必要，否則不能成為保險給付的對象。再者，牙科主要限於在醫院的口腔外科診療，但有的省獨行，對一般的牙科治療也實施保險給付。其他對檢查視力、腳部（水皰）治療、整骨醫師的專科服務，也有獨自實施給付的省分。

(2)**普遍性**（universality）：有若干省為抑制民間保險，推廣社會醫療保險，聯邦的醫療保險法規定「有投保資格的95%（最初2年期間為90%）以上的人群，必須成為省計畫的適用對象」。

(3)**公共管理**（public administration）：省的醫療保險計畫須由省政府本身、或由省政府所轄的下級機構，站在非營利的立場上管理和運行。

(4)**通用性**（portability）：受領資格在受領者暫時離開省或遷移他省時，毫不受影響。

醫療保險的聯邦基本標準統一，但省計畫因各省的社會經濟情況不同，而使各省的醫療保險內容變得形形色色。

然而，在住院保險制度實施之際，關於服務種類、聯邦政府的費用負擔方式等細節，聯邦及省政府之間必須意見一致。比較之下，醫療保險制度對各省醫療保險的特徵，只需聯邦與省大致上的統一，相當富有彈性。

5. 醫療保險的給付

聯邦法規定除軍隊或屬於王室騎衛隊的人以外，對於有投保資格者必須依照計畫給予保險給付。另一方面，在亞伯達省、不列顛哥倫比亞省、安大略省，雖然承認居民在參加保險時有選擇的權利，但實際上幾乎所有人都成為省計畫的受益人。在其他的省分，希望獲得保險給付的人，必須強制地向適當的社會醫療保險機構登記。如前所述，醫療保險的給付，是針對醫師、牙醫師所施行的各種診療（包括在醫院的診療）服務。

6. 各省參加醫療保險的時間

與參加住院保險的情形一樣，加拿大由各省自行決定參加醫療保險。各省參加的時期，如表11-2-6所示。

表11-2-6 加拿大各省參加醫療保險的時間

省　分	參加時間	省　分	參加時間
薩克其萬	1968 年 7 月 1 日	安大略	1969 年 10 月 1 日
不列顛哥倫比亞	1968 年 7 月 1 日	魁北克	1970 年 9 月 1 日
新斯科細亞	1969 年 4 月 1 日	愛德華王子島	1970 年 12 月 1 日
曼尼托巴	1969 年 4 月 1 日	新伯倫瑞克	1971 年 1 月 1 日
細芬蘭與拉不拉多	1969 年 4 月 1 日	西北地區	1971 年 4 月 1 日
亞伯達	1969 年 7 月 1 日	育空地區	1972 年 4 月 1 日

來源：L. Soderstrom, *The Canadian Health System*, London: Croom Helm, 1978.

7. 現行醫療保險支付制度的主要特點

(1)相對單一的支付者系統：國家醫療保險的支付者，在很長一段時間主要是政府，即聯邦政府和地方政府（省一級政府），最終支付者是省政府。在2002年，聯邦政府的撥款以及省政府的財政預算占總支出的比重達到了71%。私立保險主要承保政府保險覆蓋範圍以外的住院、醫療、牙科服務和處方藥等。

(2)對醫師主要實行單一的按服務專案付費：省醫療保險部門對醫師費用支付的主要方式，是按服務專案付費。以安大略省（以下簡稱安省）為例，這種支付方式占醫療保險部門向醫師支付費用的91%。醫院對雇傭的醫師，如：放射科醫師、病理醫師以及麻醉醫師等，一般以薪資的形式支付。

(3)對醫院主要實行總額預付：醫療保險部門對醫院住院費用的支付，嚴格執行「醫院綜合預算制度」，即依據上一年醫院的實際支出和預期的增長率，由省衛生署和醫院協商確定預算總額，對超支費用，不保證支付。總額預算中不包括：醫院設備修理、購買等長期資金投入。這類資金一般由省政府對醫院需求進行評估並批准後，醫院才可獲得，且醫院必須自籌10%～40%的費用。

(4)實行相對固定的醫療服務價格：加拿大國家醫療保險衛生服務的價格，是透過省政府與醫師協會定期協商確定，對某一省的所有醫師提供的同一種醫療服務的價格是相同的。在安省，省醫師協會（以下簡稱OMA）每年制定或修訂收費標準（OMA Schedule of Fees，以下簡稱OMA收費標準），並為衛生署推薦尚未列入醫療保險支付範圍的專案。但最終支付以談判協商確定的支付範圍和標準（OHIP Schedule of Benefits，以下簡稱OHIP收費標準）確定，談判過程廣泛徵求專家意見。對未列入醫療保險支付範圍的專案，醫師可按OMA收費標準收費。目前OHIP收費標準所涵蓋的支付範圍，約占OMA的59%。

(5)需方享受基本免費的服務：居民不承擔因患病而帶來的經濟風險，是加拿大醫療保險制度的重要特徵。1984年通過的《加拿大衛生法》，明文規定各省不得濫收醫療服務費，且不得向病人額外收費；如果任何省分允許醫院或醫師對公費保險計畫規定的醫療專案徵收服務費或額外醫療費，則聯邦政府將依法對該省處以罰款，其違法所得也將從政府對該省的撥款中扣除。

（四）延伸醫療服務

根據1977年的《聯邦省財政措施和制度財源籌措法》（*Federal Provincial Fiscal Arrangements and Established Programs Financing Act, EPF Act*），引進延伸醫療服務（Extended Health Care Service, EHCS）制度，對此制度也開始實施聯邦補助。在這以前，各省自行實施不列為醫療保險給付對象的延伸療養服務，並負擔其費用。

延伸醫療服務制度提供：(1) 老人療養院及疾病恢復期護理院護理；(2) 養老院護理；(3) 居家護理；(4) 康復醫院康復護理。聯邦補助金按照居民每人平均額（人頭額）決定，1998年為居民平均每人150加元，後來隨著國民生產毛額（GNP）的增長而提高，聯邦補助的增長率也因而提高。實施聯邦補助的2個條件是：(1) 承認聯邦補助；(2) 提供必要的資訊和接受監督。

四、醫療保險的管理

（一）醫療保險的籌資與財政補助

醫療保險的籌資由省政府與聯邦政府共同負擔。在1977年4月1日實施EPF法以前，兩者大約各負擔一年。實施EPF法之後，聯邦政府將財源負擔方式由以往依照各省醫療保險費的方式，變更為按照人頭額的方式，也就是按照人頭額在過去3年間GNP的平均增長率，每年予以提高。這樣做的目的是為了：(1)確保穩定的籌資來源；(2)允許各省有彈性地運用調整經費；(3)確保省與省之間衛生經費和服務的公平性；(4)共同政策討論；(5)加拿大醫療服務的標準化。醫療保險的資產財務管理依據的是1977年（1984年更改名稱）《聯邦省財政措施和制度財源籌措法》。

保健法列舉的醫療保險準則，包括以下幾點：(1)為非營利的公立營運；(2)具備綜合性的保障內容；(3)以全民為對象；(4)轉移至其他省、準省後，同樣可獲得給付；(5)保險費與患者負擔均須合理。準則又以聯邦政府負擔財政（給予補助）為條件，要求：向保險福利部門提供有關醫療保險運行和管理的資訊；承認聯邦補助金；廢除患者的額外負擔。

聯邦政府的財政補助額，依照以下的方法決定：(1)先算出平均每位國民的聯邦補助金額。該金額全省統一，係以1995年聯邦補助金每位國民的平均額為基礎，加上過去3年間GNP平均增長率部分；(2)各省所接受的聯邦補助金總額為平均每位國民的聯邦補助金乘以各省的人口。

聯邦政府給予省財政補助，以現金給付與平衡稅轉移支付方式實施。1998年度對醫療保險的聯邦補助總額為221億加元（現金給付100億加元、平衡稅轉移支付121億加元），對延長療養服務的聯邦補助額為28億加元，合計為249億加元。1998年度的聯邦補助金總額為266億加元，平均每位國民補助金額為845加元。

醫療保險的籌資絕大部分依賴聯邦政府與省政府的一般稅收入，但也有少數省徵收勞資的保險費或患者部分負擔，作為補充，如：安大略、亞伯達、不列顛哥倫比亞等省徵收保險費，但亞伯達省與安大略省對於一定收入以下的被保險人實施保險費補助，同時對65歲以上長者，免除徵收保險費。可見如何籌措健康保險的經費，由各省自行決定，但徵收患者部分負擔時，這一部分將從聯邦補助金中扣除。各省醫療保險的保險費與患者部分負擔狀況，如表11-2-7所示。

（二）醫療保險的組織管理

醫院保險、醫療保險和延伸醫療服務規定，由省政府或省政府管轄的公立機構進行非營利性的運作管理。管理機構因省而異，紐芬蘭與拉不拉多省、新斯科細亞省（Nova Scotia）、魁北克省、薩克其萬省、不列顛哥倫比亞省的醫院保險，由省保險局或保健社會服務局管理，醫療保險由醫療保險委員會或醫療服務委員會管理。其他各省大多由保險服務委員會或保健局統管這兩種保險。延伸醫療服務在各省的保健局、社會服務局等監督下，透過護理院等提供（此制度的管理規定由各省的保健局、保健區域服務局、社會服務局等管轄）。

（三）醫療費支付方式

對醫師的診療報酬幾乎都是按服務專案收費方式支付。診療價格表（費用表）由各省的醫療保險機構（委員會）與醫師協商決定，各省不一樣。除按服務專案收費方式外，也引用部分薪資

表 11-2-7 1994 年加拿大各省醫療保險費與患者部分負擔狀況（包括延伸醫療服務）

省分（地區）	健康保險	醫院保險
薩克其萬	無保險費及患者負擔	無保險費及患者負擔
新伯倫瑞克	同上	同上
新斯科細亞	同上	同上
愛德華王子島	同上	同上
西北地區	同上	同上
育空地區	同上	同上
魁北克	同上	同上
紐芬蘭與拉不拉多	同上	同上
不列顛哥倫比亞	有一定的保險費，但低收入者減免；無患者負擔。	同上
亞伯達	有一定的保險費，但對於 65 歲以上長者，予以免除或補助；無患者負擔。	同左
安大略	同上	有一定的保險費。但對於 65 歲以上長者，予以免除或補助。對於罹患慢性疾病者的療養，有患者負擔，但低收入者予以免除。
曼尼托巴	無保險費及患者負擔	醫院認為無醫學上的必要，但有必要收住於私人護理院（personal care home），而在該院接受個別照護的患者，一天需自行負擔 21.9 美元（延伸醫療服務）。

方式與論人計酬支付方式。對醫院的診療報酬採取預算方式，醫院依照此預算運作。

（四）私人醫療保險

　　加拿大的私人醫療保險涵蓋各省的健康保險不涵蓋的醫療服務，是具有補充功能的民間保險。私人醫療保險的經營主體為民間保險公司與各種非營利團體（保險公會、藍十字會等）。

　　投保私人醫療保險的人數在1970年以後開始增多，1975年有270萬、1985年有650萬、1995年有795萬（占全部人口近1/3）。尤其是牙科保險的投保者多，成為私人醫療保險的主要業務。1998年私人醫療保險給付費用占醫療總費用的24%。

　　私人醫療保險幾乎都採取按專案支付方式，但對牙科醫師，有採取論人計酬的支付方式。

（五）醫師服務利用與支付

　　表11-2-8列出了2007至2008年，加拿大各省（地區）醫師服務的數量。安大略省的諮詢與訪視類服務總量超過7,200萬，位居各省（地區）之首，且遠遠超出其他各省區，其後依次是魁北克省、不列顛哥倫比亞省和亞伯達省。從診療類服務總量上來看，安大略省也是遠遠超出其他省區，約占整個加拿大（不包含育空地區）的57.9%。安大略省醫師服務總量約占加拿大（不包含育空地區）的43.8%。醫師服務總量位居前列的還有魁北克省、不列顛哥倫比亞省和亞伯達省，分別占20.8%、12.9%和10.1%。

　　表11-2-9反映的是1999至2008年，加拿大各省（地區）支付給醫師的臨床服務費用。與醫師服務的數量相對應，各年度費用支出最高的省區依次為安大略省、魁北克省、不列顛哥倫比亞省

表11-2-8 2007～2008年加拿大各省（地區）醫師服務數量

服務專案/省分	NL	PE	NS	NB	QC	ON	MB	SK	AB	BC	YT	合計
會診（次）	197,360	38,600	306,306	361,291	4,180,748	5,796,229	349,423	424,858	1,852,349	2,207,714	未報告	15,714,878
重點評估（次）	139,010	54,538	161,094	105,520	7,708,439	7,969,281	833,116	344,104	1,727,637	11,444,911	未報告	30,487,650
其他評估（次）	2,090,763	358,303	3,596,595	2,283,502	26,816,152	43,760,048	3,722,727	4,035,907	12,860,420	8,128,230	未報告	107,652,647
住院護理（天）	268,234	86,396	324,159	280,213	1,591,001	4,470,936	926,758	572,815	1,448,812	1,327,427	未報告	11,296,751
特別電話（次）	36,033	19,598	66,191	30,303	466,057	2,988,567	194,687	123,262	537,583	942,210	未報告	5,404,491
心理治療/輔導（次）	92,780	33,109	141,542	117,380	3,402,977	7,404,878	299,478	212,634	1,929,882	1,401,356	未報告	15,036,016
諮詢與訪視總量（次）	2,824,180	590,544	4,595,887	3,178,209	44,165,375	72,389,940	6,326,190	5,713,580	20,356,683	25,451,848	未報告	185,592,434
大手術	43,945	8,297	67,945	78,691	630,455	1,458,998	118,635	104,018	376,783	354,199	未報告	3,241,966
小手術	57,198	5,538	26,770	15,173	635,030	957,565	77,630	90,990	295,747	270,982	未報告	2,432,624
外科手術襄助	4,026	6,134	19,668	16,305	44,727	407,103	20,912	34,060	246,380	197,106	未報告	996,421
麻醉	**	**	**	**	**	**	**	**	**	**	未報告	**
產科服務	2,877	1,534	12,587	7,649	158,801	386,502	26,197	15,396	174,005	79,951	未報告	865,499
診斷/治療服務	485,852	183,254	560,285	817,994	5,187,058	19,234,887	960,371	1,166,185	2,624,172	4,197,541	未報告	35,417,598
特殊服務	81,590	43,441	431,563	245,415	38,859	6,177,521	419,942	160,460	885,261	596,157	未報告	9,080,209
其他服務	313	7,275	35,355	336,361	856,789	7,922,183	260,387	523,608	138,959	1,015,738	未報告	11,096,968
診療總量	675,801	255,473	1,154,173	1,517,588	7,551,719	36,544,759	1,884,074	2,094,716	4,741,307	6,711,674	未報告	63,131,284
服務總量	3,499,981	846,017	5,750,060	4,695,797	51,717,094	108,934,699	8,210,264	7,808,296	25,097,990	32,163,522	未報告	248,723,718

來源：National Physician Database, Canadian Institute for Health Information.

表11-2-9 1999～2008年加拿大各省（地區）支付給醫師的臨床服務費用

（單位：千加元）

財政年度/省分	NL	PE	NS	NB	QC	ON	MB	SK	AB	BC	YT	NT	NU	合計
1999～2000	153,047	38,916	309,604	205,965	1,995,615	4,103,523	328,449	272,463	840,227	1,392,630	–	–	–	9,640,439
2000～2001	156,442	36,162	318,591	204,053	2,117,383	4,274,114	375,530	321,693	906,592	1,463,859	–	–	–	10,174,420
2001～2002	171,547	37,206	329,806	229,104	2,264,173	4,458,579	403,467	354,524	1,047,262	1,693,013	8,050	–	–	10,996,730
2002～2003	181,196	40,941	359,901	255,182	2,345,356	4,530,445	425,597	379,325	1,223,614	1,812,306	9,578	–	–	11,563,442
2003～2004	217,040	43,951	404,075	281,889	2,570,703	4,896,254	450,683	391,538	1,270,431	1,858,765	10,644	31,146	–	12,427,120
2004～2005	239,260	45,682	427,759	303,874	2,632,717	5,169,037	485,037	437,385	1,364,047	1,893,752	12,023	31,185	–	13,041,759
2005～2006	244,487	46,250	450,912	320,119	2,727,587	5,766,526	513,225	467,031	1,512,813	1,981,913	12,579	31,185	–	14,074,627
2006～2007	238,956	51,716	476,370	347,622	2,801,522	6,076,564	556,106	487,026	1,589,344	2,144,271	14,943	30,260	–	14,814,698
2007～2008	250,257	58,911	495,172	367,510	3,032,484	6,685,286	591,757	523,979	1,790,223	2,281,835	16,342	30,651	–	16,124,408
年變化率（%）														
1999～2000	–	–	–	–	–	–	–	–	–	–	–	–	–	–
2000～2001	2.2	-7.1	2.9	-0.9	6.1	4.2	14.3	18.1	7.9	5.1	–	–	–	5.5
2001～2002	9.7	2.9	3.5	12.3	6.9	4.3	7.4	10.2	15.5	15.7	–	–	–	8.1
2002～2003	5.6	10.0	9.1	11.4	3.6	1.6	5.5	7.0	16.8	7.0	19.0	–	–	5.2
2003～2004	19.8	7.4	12.3	10.5	9.6	8.1	5.9	3.2	3.8	2.6	11.1	–	–	7.5
2004～2005	10.2	3.9	5.9	7.8	2.4	5.6	7.6	11.7	7.4	1.9	13.0	0.1	–	4.9
2005～2006	2.2	1.2	5.4	5.3	3.6	11.6	5.8	6.8	10.9	4.7	4.6	0.0	–	7.9
2006～2007	-2.3	11.8	5.6	8.6	2.7	5.4	8.4	4.3	5.1	4.7	18.8	-3.0	–	5.3
2007～2008	4.7	13.9	3.9	5.7	8.2	10.0	6.4	7.6	12.6	6.4	9.4	1.3	–	8.8

注：空格表示該年度該地區未提交數據。
來源：National Physician Database and National Health Expenditures Database, Canadian Institute for Health Information.

和亞伯達省。2007～2008年，這四個省區臨床服務費用支出占加拿大（不包括努納武特地區）的
85%以上。安大略省費用增長的最高峰出現在2005～2006年度，增長率達到11.6%，其次是2007～
2008年度，達到10.0%。這四個省區中，亞伯達省費用增長也較為值得關注，2001～2003年間，增
長率曾經連續兩度超出15%，2005～2006年度為10.9%，2007～2008年度為12.6%。

五、醫療費用的動向與控制政策

（一）醫療費用的動向與趨勢

1. 衛生總費用

　　1975～2009年加拿大醫療總費用的增長情況，可參見表11-2-10。2009年，加拿大衛生總費用
為1,821億加元，校正通貨膨脹因素之後為1,345億加元，與2008年相比增加了3%。從圖11-2-4可
見，1975年至1991年，衛生總費用年均增長率為3.8%。從1991年至1996年，衛生總費用增長較為
緩慢，年均增長率為0.9%。從1996年至2009年，年均增長率為4.5%。從1997年開始，出現較強
烈的增長趨勢，2009年有所緩和。這個趨勢主要是由於各級政府在經歷20世紀早期和中期的財政
緊縮之後的投資增長。

表 11-2-10　1975～2009 年加拿大醫療總費用的增長情況（按當年價格計算）

年　分	醫療總費用（百萬加元）	年增長率（%）	占 GDP 比率（%）
1975	12,199.4	－	7.0
1980	22,298.4	16.3	7.1
1985	39,842.4	8.4	8.2
1990	61,026.3	8.8	9.0
1995	74,086.4	1.3	9.1
2000	98,589.1	9.1	9.2
2005	140,653.4	6.7	10.2
2009	182,112.7	5.7	11.9

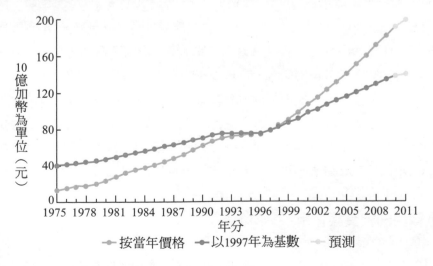

來源：加拿大衛生資訊研究院，國家衛生支出資料庫。

圖 11-2-4　1975～2011 年加拿大衛生總費用增長趨勢

2. 人均衛生費用

2009年，加拿大人均衛生費用為5,401加元，消除通貨膨脹因素的影響（按1997年的價格計算）之後，從1975年至1991年，加拿大人均衛生費用年均增長率為2.6%。從1991年至1996年，人均衛生費用以年均0.2%的速度遞減。在隨後的幾年，年均增長率出現較大反彈。從1996年至2009年，人均衛生費用年均增長3.5%，見圖11-2-5。

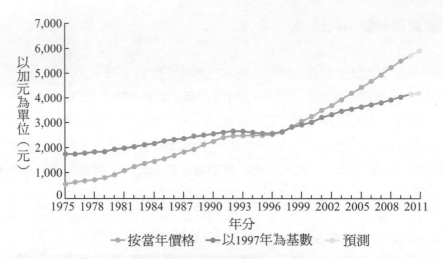

來源：加拿大衛生資訊研究院，國家衛生支出資料庫。

圖11-2-5　1975～2011年加拿大人均衛生費用

3. 衛生支出與經濟增長

2009年，加拿大衛生總費用占GDP的比例為11.9%（見表11-2-10）。在過去的十年裡，衛生總費用年均增長90億加元。與此同時，GDP也呈現增長趨勢，只有2009年因為經濟下滑除外。

1975年，加拿大衛生總費用占GDP的比例為7.0%。在20世紀70年代晚期，衛生總費用與GDP的增長率幾乎相同。20世紀80年代早期，二者增長率之間出現差異。GDP在1982年的經濟衰退中出現下跌，一直到1984年才恢復到衰退之前的水準。這段時期內，衛生總費用仍然呈現增長態勢。結果，衛生總費用占GDP的比例，從1979年的6.8%劇增至1983年的8.3%。

1990年至1992年間，加拿大又經歷一輪經濟衰退。衛生總費用占GDP的比例，顯著上升，於1992年首次達到10%。1993年至1997年，衛生總費用增長率低於GDP。結果，衛生總費用占GDP的比例，逐年下降，在1997年達到8.9%。從1998年開始，衛生支出增長又開始高於GDP，由此導致衛生總費用占GDP的比例在過去十年不斷上升，在2009年時達到頂峰，見圖11-2-6。

（二）醫療費用的籌資與使用

1. 籌資來源

2009年，加拿大政府和政府機構（公共部門）用於衛生保健的支出是1,291億加元，商業健康保險公司和家庭（民間部門）支出為530億加元。從1997年開始，公共部門支出占衛生總費用的

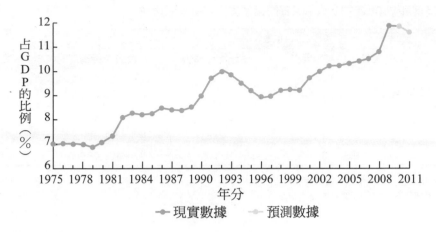

來源：加拿大衛生資訊研究院，國家衛生支出資料庫。

圖11-2-6 1975～2011年加拿大衛生總費用占國內生產總值的比例

分額比較穩定地維持在70.0%左右，2009年為70.9%（圖11-2-7）。

1975年至1991年，公共部門衛生支出的年均增長率為11.0%。在1990至1992年經濟衰退期間，公共部門衛生支出的趨勢發生明顯變化。政府採取財政緊縮措施，對衛生和社會專案支出產生影響。在這一時期，民間部門衛生費用支出增長率要高於公共部門，因此導致1997年民間部門支出占總支出的比重增加到29.9%，並一直保持穩定。

(1)公共部門衛生支出：公共部門衛生支出的資金來源由包含省級政府、聯邦政府直接衛生保健支出、市政府在內的三級政府和勞工補償委員會（Workers' Compensation Boards）以及魁北克藥物保險基金（Quebec Drug Insurance Fund）。公共部門支出的構成，如表11-2-11所示。1975年省級政府支出87億加元，占公共部門支出的93.6%，其他來源的資金為6億加元，占6.4%。2009年，省級政府支出為1,189億加元，占公共部門支出的92.1%。

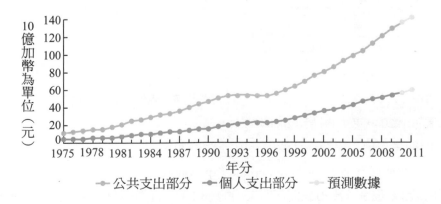

來源：加拿大衛生資訊研究院，國家衛生支出資料庫。

圖11-2-7 1975～2011年加拿大按籌資來源劃分的衛生支出

表11-2-11　1975年和2009年加拿大公共部門衛生支出資金來源構成

資金來源構成	1975		2009	
	金額（百萬加元）	百分比（%）	金額（百萬加元）	百分比（%）
省級政府	8,709.3	93.6	118,900.5	92.1
聯邦政府直接支出 *	398.3	4.3	6,871.9	5.3
社會保障基金	121.1	1.3	2,378.2	1.9
市級政府	71.6	0.8	938.8	0.7
總支出	9,300.3	100.0	129,089.4	100.0

*聯邦政府轉移支付給省級政府的衛生經費算作省級政府支出。
來源：加拿大衛生資訊研究院，國家衛生支出資料庫。

　　聯邦、省、地方負擔的公共醫療費比率，從表11-2-12可以看出：加拿大公共基金近年來增長控制較好，2000年約86%的醫療總費用為公共醫療費。從各省情況看，安大略省與魁北克省約占全部的61%。2000年居民每人的平均醫療費是3,168加元，最高的安大略省約為3,861加元。最低的是愛德華王子島，為2,167加元。最高與最低之間差距較大。

表11-2-12　1960～2000年加拿大聯邦、州、地方公共基金負擔的醫療費用

年　分	公共基金醫療費（100萬加元）	年增加率（%）	占GNP比率（%）	國民每人平均額（加元）	占醫療總費用比率（%）
1960	904	－	2.4	50	42.2
1965	1,779	14.5	3.2	90	52.1
1970	4,392	19.8	5.0	206	70.2
1975	9,263	16.1	5.5	408	76.2
1980	16,695	12.5	5.5	694	74.7
1985	29,618	6.3	6.4	1,167	75.6
1990	33,422	6.4	6.6	1,586	77.3
1995	39,664	6.8	6.9	2,214	81.5
2000	41,643	7.3	7.1	3,168	86.9

　　加拿大人口也在快速地高齡化，預估在2040年65歲以上人口將占總人口的22.5%，隨著此趨勢的發展，預估65歲以上人口的公共基金支付醫療費比率，將由2000年的57.4%上升為70.2%。國民人均醫療費預估至2040年，將達到2000年的1.8倍。

　　(2)民間部門衛生支出：民間部門衛生支出包含三個不同的部分：家庭現金支出、商業和非營利性保險支出和非消費性支出（non-consumption expenditure，包含與患者無關的醫院收入、健康研究等）。1988年，家庭現金支出占民間部門支出的58.1%，到了2009年由於商業保險公司支出增長更為迅速，這一比率降至48.4%，見圖11-2-8。

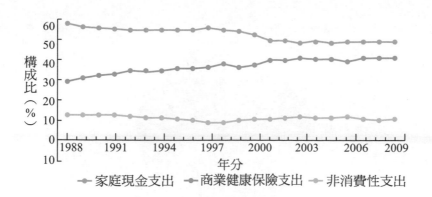

圖 11-2-8　1988～2009 年加拿大民間部門衛生支出的構成比

　　商業健康保險人均支出比其他資金來源增長，更為迅速。在 20 年裡，商業健康保險人均支出從 1988 年的 139.4 加元，上漲到 2009 年的 648.9 加元。同期，人均家庭現金支出從 277.5 加元，上漲到 761.6 加元，人均非消費性支出從 60.7 加元，上漲到 161.9 加元，詳見圖 11-2-9。

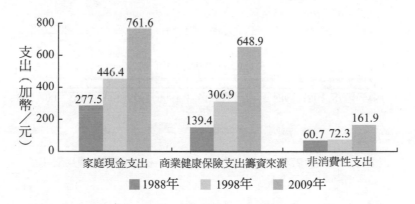

圖 11-2-9　1988、1998 和 2009 年加拿大民間部門人均衛生支出

2. 資金流向

　　衛生經費用於購買健康產品和服務、提供資本投資、管理公共和商業保險計畫以及公共衛生專案、資助科研。這些用途被歸納為 9 個大類。醫院在衛生保健費用支出中占據的分額最大，在 2009 年達到 29%，其次是藥物占 16%，再次是醫師占 14%，見圖 11-2-10。

　　圖 11-2-11 顯示 1975 年至 2011 年以當前價格計算的醫院、醫師和藥物支出的動態變化情況。從同時期相較不難看出，從 1997 年開始，醫院消耗費用的上漲幅度，高於醫師和藥費支出增長幅度。

　　(1) 醫院：醫院在衛生保健提供過程中，占據主導地位。在 20 世紀 70 年代中期，醫院大約占用 45% 的衛生總費用和 56% 的省級政府部門衛生支出。在過去 30 年裡，醫院占據衛生總費用的分額有所下降，從 2001 年開始，穩定維持在 29% 左右。2009 年，省級政府衛生支出約為 474.0 億加元，占醫院收入的 89.5%，其次是民間部門約為 48.5 億，占 9.2%。

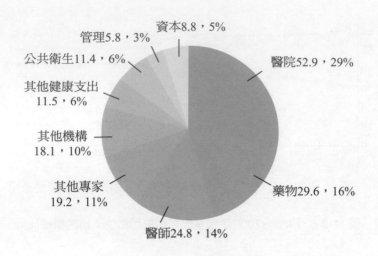

圖 11-2-10 2009 年加拿大衛生總費用的資金流向（單位：10 億加元）

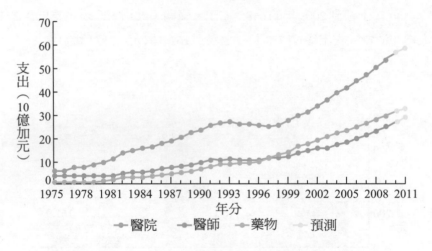

圖 11-2-11 1975～2011 年加拿大醫院、醫師和藥物費用支出

(2)**藥物**：2009 年，處方藥和非處方藥零售（醫院和其他機構配藥不包含在內）費用達到 296 億加元，其中處方藥費用占 83.9%。1975 年，民間部門支出占處方藥費用支出的 79.5%，1992 年降至 52.3%，並一直保持相對穩定。將民間部門支出分為家庭支出和商業健康保險支出兩部分來看的話，後者占據的分額較大，總體趨勢是隨時間逐漸增大，前者的分額從 1988 年的 44.5%，下降至 2009 年的 32.4%。

(3)**醫師**：2009 年，醫師服務費用達到 248 億加元，占衛生總費用的 13.6%。1975 年以來，公共部門在這方面的支出一直維持在 98% 以上，2009 年人均達到 724 加元。家庭支出幾乎占民間支出醫師服務費用的全部。

（三）醫療費用控制政策與重點

比較其他已開發國家，加拿大的醫療費增長率與占 GDP 比率，被認為控制在較適當的水準，因此至今尚未採取強有力的醫療費抑制政策。不過，加拿大溫和的醫療費控制政策，正在實施以

下措施：(1) 預算限制；(2) 民間部門的再評估與其適用不斷擴大；(3) 從設施護理到區域護理的重點轉變，以及以社區為基礎的醫療保健服務與社會福利服務協作；(4) 加強健康促進行動等。

　　由於人口高齡化、新疾病、醫療技術的進步、醫療費增加等種種因素，引起未來制度改革的需要，要求政府、醫療從業者、民間團體及個人的相互合作。以往為了滿足長期護理照料的需求，而將重點放在護理院內服務，如今為了有效利用有限的資源，實施長期護理，加拿大政府鼓勵採取擴充院外區域服務的政策，因此而導致專業人員的不足，故有必要建立家人與友人的支持體系。因為需要護理的老年人增加，如何推進以居家護理為中心的長期療養護理，是加拿大的一大課題。

第三節　澳洲醫療制度

　　澳洲為英聯邦成員國，位於太平洋西南部與印度洋之間，領土包括澳洲大陸和塔斯馬尼亞島等。總面積為769.2萬平方公里，全國劃分為6個州和數個領地，其中以西澳州（Western Australia）的土地面積最大。第二次世界大戰以後，澳洲人口增長迅速，據1981年普查，全國總人口為1,492萬人，2009年澳洲人口為2,129.3萬人。但人口分布頗不均勻，以新南威爾斯州（New South Wales）人最多，約占總人口的35%。2013年澳洲的總人口達到2,313萬人。

　　澳洲經濟發達，世界銀行數據顯示，2013年人均國內生產總值約6.75萬美元。人口衛生狀況良好，2012年男性期望壽命為79.9歲，女性期望壽命為84.4歲；衛生總費用占GDP的比重是9.1%。2013年的孕產婦死亡率為6／10萬，嬰兒死亡率為3.4‰，同時人口的粗出生率、粗死亡率和出生28天內新生兒死亡率，在國際上均屬先進水準。

　　澳洲實行覆蓋全民的強制性社會醫療保險制度（Medibank），1984年改革後，在原來的保險制度上，建立新的社會醫療保險制度（Medicare）。醫療保險的資金來源一部分來自政府的普通稅，另一部分來自於Medicare的專門稅，占公民應納稅總量的1.5%。此外，私立醫療保險占了很大市場比重，為澳洲衛生總費用的11%左右。

一、國民健康狀況及面臨的挑戰

（一）總體健康水準

　　在過去的一個世紀裡，澳洲出生人均期望壽命迅速延長。在過去幾十年裡，老年人的期望壽命增長，非常明顯。65歲男性平均活到84歲左右，相當於全球平均的女性出生期望壽命；65歲女性平均活到87歲左右。1907～2007年澳洲出生期望壽命和65歲時期望壽命變化趨勢，見圖11-3-1。

　　根據澳洲2010年國民健康報告，透過30個指標對比澳洲和其他29個OECD國家國民健康狀況，澳洲列於最好的1/3。除了少數例外，如：肥胖和嬰兒死亡率，澳洲大部分健康指標都處於最好的1/3。在有些領域，澳洲接近於最好排名，如：期望壽命、中風死亡率和成年人吸菸率。

　　在疾病別死亡率中，澳洲長期下降趨勢最為明顯的是傳染性疾病。得益於生活條件和營養的改善、疫苗接種、抗生素和其他控制措施，傳染病死亡率在過去幾十年中，顯著下降。20世紀，傳染性疾病死亡率下降約96%。在20世紀70年代晚期，達到歷史最低點，傳染病引發的死亡僅占全部疾病的5‰。

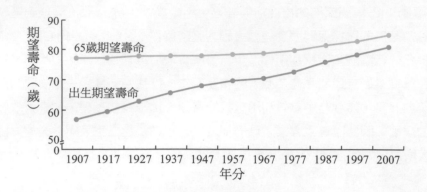

圖 11-3-1　1907～2007年澳洲出生期望壽命和65歲時期望壽命變化趨勢

20世紀80年代之後，由於敗血病、愛滋病和肝炎引起的死亡數量增加，傳染病死亡率有所上升，但在20世紀90年代後半期，基本穩定。2007年，澳洲傳染性疾病引起的死亡，僅占全部死亡人數的比例略超過1%（見圖11-3-2），而該數字在1922年為15%。然而，傳染性疾病仍然非常普遍，存在潛在嚴重性。

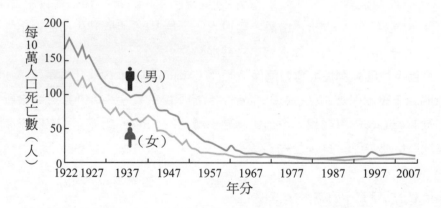

圖 11-3-2　1922～2007年澳洲傳染性疾病死亡率變化趨勢

（二）不同人群的健康分布

澳洲不同人群的總體死亡率差別很大。原住民的死亡率幾乎是澳洲平均死亡率的2倍。社會經濟地位處於最底層1/5的人口，死亡率比全國水準高出13%；居住在省會都市以外地區的人口，死亡率高出全國水準8%。另外，在國外出生的澳洲人死亡率比全國水準要低6%；社會經濟地位處於最頂層1/5的人口死亡率，低於全國水準17%，詳見圖11-3-3。

澳洲原住民的總體死亡率顯示他們的健康狀況與其他澳洲人相較，存在普遍和巨大的差距。對於主要的幾類疾病所導致的原住民男性和女性死亡率，也明顯高於其他澳洲男性和女性。癌症／腫瘤死亡率高出平均20%，糖尿病則高達6倍。此外，原住民死亡率高於其他澳洲人的現象，並不止於少數幾種疾病。原住民男性和女性的期望壽命比其他澳洲男性和女性的期望壽命，平均低

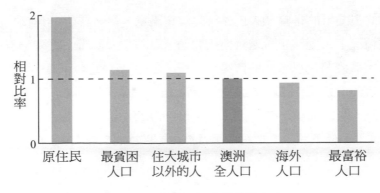

圖 11-3-3　澳洲不同人群的死亡率

12歲和10歲。

　　根據個體社會經濟地位將澳洲人進行分組，健康差異非常明顯。不僅是社會經濟地位最低下的人群與最優越的人群健康狀況差別巨大，而且中間人群的健康狀況也呈現出明顯的層級現象。如原住民一樣，健康弱勢體現的範圍非常之廣。受弱勢社會經濟地位影響的澳洲人口數量非常龐大，為公共衛生和社會帶來非常嚴重的挑戰。以2002～2006年間，針對15～64歲人口的調查來看，社會經濟地位最低下的人群死亡率，比社會經濟地位最優越的人群高出70%。

　　對於很多疾病和健康風險因素而言，社會經濟地位最低下的人群比最優越的人群，更容易遭受疾病和健康風險。大多數情況下，層級效應非常明顯，伴隨社會經濟地位的改善，健康狀況也隨之改善。一個例外是飲酒這個高風險因素，與社會經濟地位不存在明顯關聯。

（三）衛生領域面臨的挑戰

　　2010年，澳洲最主要的疾病和傷害負擔因素是癌症，明顯要甚於心血管疾病。癌症與心血管疾病致死性負擔，比排名第三、第四的疾病要高得多。排名第四的精神疾病造成的患病和失能負擔，比其他疾病都要嚴重，詳見圖11-3-4。

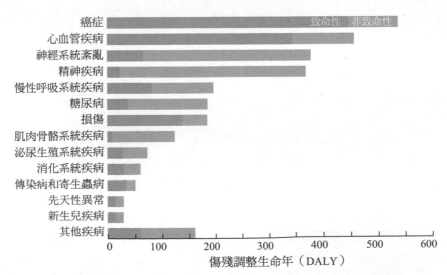

圖 11-3-4　2010年澳洲主要疾病種類的致命性和非致命性負擔預測

　　初級衛生保健的主要目的是幫助人們保持健康和滿意。從系統學的角度來說，也要保持人們不住進醫院。正常情況下，應該正確處置衛生問題，以防止人們產生入院治療的需要。這些衛生問題包括：可透過接種疫苗加以預防的傳染性疾病、急性病（如：耳部感染或嚴重的腸胃炎）和慢性病（如：糖尿病、肺氣腫及其併發症）。因為因這些健康問題而住院，其實是可以避免的。這種類型疾病的住院率，在2002～2003年至2007～2008年有所增長。值得注意的是，這種增長與居住地偏遠、社會經濟地位低下問題的增長相伴隨，詳見圖11-3-5。

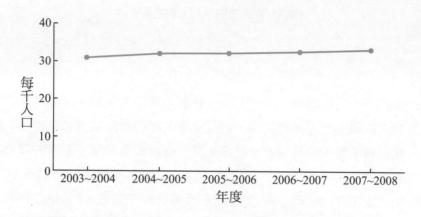

圖11-3-5　2003～2004年度至2007～2008年度澳洲可避免的住院率變化趨勢

　　從2003～2004年度至2007～2008年度5年間，非必須手術等待期中位數從28天上升到34天。居住於偏遠地區的人們等待期最長，而社會經濟地位最為優越的1/5人口等待期最短。等待期中位數最小的手術是心臟冠狀動脈繞道手術（14天），最長是膝關節置換（156天）。腫瘤手術病人等待期中位數為20天，詳見圖11-3-6。

　　近年來，澳洲在以下健康領域的表現欠佳：

　　(1)注射毒品使用者共用針頭的不安全行為發生率；

　　(2)全科醫師治療上呼吸道感染時抗生素使用率（上呼吸道感染一般是病毒引起的，使用抗生素是無效的）；

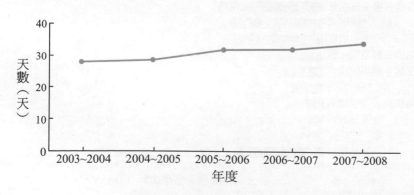

圖11-3-6　2003～2004年度至2007～2008年度澳洲公立醫院非必須手術的等待期中位數

(3) 乳腺癌和宮頸癌篩檢率；

(4) 接受醫院急診科室照護的等待時間；

(5) 醫院不良事件（包括：藥品、醫療器械、護理等）處置率。

二、醫療服務體制

澳洲的政體是聯邦制，聯邦政府衛生部主管全國醫療衛生工作，不但負責提供公共衛生服務（如：檢疫），也負責制訂和實施全國性的衛生服務規劃和政策，提供某些特殊的科學服務，並資助一些由其他機構提供的衛生服務。全國6個州，分別設有主管醫療的衛生部門，稱為公共衛生協會（Public Health Association, PHA）。

協會具有4方面的職能，即：(1) 管理州的醫療保健工作；(2) 全州中、小城市及農村地區的醫療保健網建設；(3) 社區衛生服務中心；(4) 私人醫療工作。每個職能由公共衛生協會中的相應學會負責，政府的衛生工作計畫由學會制訂，經州議會審議後，由下屬單位貫徹執行。學會人員組成來自於各系統，代表各階層的利益，是醫療衛生機構與政府協調的組織。

（一）社區衛生服務

澳洲社區衛生服務的歷史源遠流長，起源於最初的嬰兒衛生保健。早在1914年，澳洲就成立了第一家嬰兒衛生保健中心，自成立之日起，保健中心的各項活動就在澳洲各州開展。學校衛生服務則可以上溯到1907年。而政府其他部門於1970年初，才開始支持社區衛生服務；1972年開始社區保健規劃，並強調公共衛生工作。到了1973年，澳洲社區衛生服務有突飛猛進的發展，同時還制訂了《澳大利亞社區衛生規劃》，該規劃倡議成立多學科衛生保健服務體系，對規定區域內人民的健康，各司其職、各負其責。

澳洲的社區衛生服務機構有多種類型，其中規模最大的是綜合性社區衛生服務中心。提供社區衛生服務的機構，除了綜合性的社區衛生服務中心之外，還有婦女衛生服務中心、婦幼保健站、原住民衛生服務中心、社區心理衛生服務中心、社區護理服務中心等。

澳洲一般根據地理位置、居住人口及交通等情況劃分社區，以社區為基本單位設置衛生服務機構。所設機構主要有：社區衛生服務中心、康復中心、兒童保健中心、老年護理中心、精神衛生中心、產前檢查診所、護理之家等。上述服務機構根據服務職能的不同，有的設床位，有的不設床位。也有的地方將社區衛生服務中心設在綜合醫院或專科醫院內，使社區衛生服務成為醫院工作的重要組成部分。

1. 社區衛生服務中心的管理

社區衛生服務中心由政府規劃建設，由所在社區居民選出的管理委員會，進行管理。中心負責人由管委會聘任，每5年一任，政府每年組織有關人員進行評議。

2. 社區衛生服務中心的人員組成

每個社區衛生服務中心為2～6萬人服務，一般配有40～100名工作者。工作人員主要由多學科衛生人員組成，有：醫師、牙科醫師、護士、社會工作者、公共衛生宣傳人員、專案工作人員、行政人員，部分中心還為外來移民提供翻譯服務，中心裡的醫師、護士、牙科醫師都是考取執業資格

證書的執業醫師，他們是受聘於中心的工作人員，而非固定的工作者。所有人員根據完成工作量多少、品質優劣來評定薪資。其工作目標是保護和提高特定社區居民的健康，雖然各州社區衛生服務的服務規模、內容和管理機構，均有很大差異，但是他們的核心原則和價值理念，是相同的，主要是負責滿足特定社區居民的主要衛生服務需要，保證服務的公平性和可及性，盡量使服務貼近人們的生活和工作，克服經濟、地理和文化方面的障礙，服務內容廣泛、綜合。同時鼓勵居民和社區團體積極參與討論和決定衛生問題及自身保健問題，建立支持多學科協作的組織協同機制。

3. 社區衛生服務的內容

社區衛生服務中心是最貼近居民的服務場所，主要服務內容有：直接為社區居民提供簡單的疾病治療，提供全科醫療服務，到家中設立全科病床、進行全科護理工作；提供老年人服務，上門談心接受諮詢；提供預防保健服務，為兒童預防接種、為孕產婦保健體檢；推廣衛生諮詢、健康教育指導，對不同時期、不同人群進行各種不同形式的健康教育指導，內容豐富、實用；提供與醫療保健有關的社區福利服務，如：介紹轉診、定期體檢、複檢；推廣對青少年的教育，如：心理輔導、性教育等；推廣對吸毒人員的教育、心理輔導等。

4. 社區衛生服務的特點

作為澳洲初級衛生保健制度的公共衛生部分，社區衛生服務特點如下：

(1)澳洲社區衛生服務與經濟同步發展：全澳社區衛生服務中心的建設和業務開展所需的經費，由聯邦政府和州政府共同負責。州政府統一規劃社區服務中心的布點與籌辦，凡是州公共衛生協會（即州衛生局）提出新建或改建符合區域衛生規劃的社區衛生服務中心，政府都納入年度撥款計畫，而且根據服務範圍與人口，每年給予運作經費。而居民所需醫療保健費用，都由政府承擔，居民憑醫療保健卡，可以在全國任何社區衛生服務中心享受醫療、保健、預防等一系列免費的服務。

(2)社區衛生服務中心制度完善：全澳洲每一個社區服務中心都有嚴格的管理制度。全科醫師由中心聘任，可以隨時流動，其他工作人員也由中心聘任，工作相對固定。中心的每一個人職責明確，工作到位。社區中心主任管理整個中心事務，由當地居民代表組成的管理委員會推舉並監督；管理委員會每年進行評定，表現好繼續留任，表現差，經管理委員會表決可以免職，重新聘任。對於其他工作人員，也是視其工作表現評定薪資。

(3)社區衛生服務內容形式多樣：社區衛生服務中心的工作人員中，約1/3的人從事居民健康教育，設有針對慢性非傳染性疾病的宣教人員、吸毒輔導員、青少年問題輔導員、衛生保健政策輔導員等各類宣教工作人員，配備有攝影、播放等宣教器材，每個中心印製彩色宣傳資料，配有專用車輛，深入社區的各個角落，開展宣教工作。除了健康教育工作，中心兼有提供基本醫療，為居民簡易診療；進行心理諮詢，為老人、小孩子、婦女及心理障礙者進行心理輔導，同時還為身障者、吸毒者等提供服務。

(4)中心是患者與醫院之間的橋梁：社區衛生服務中心是為社區居民直接提供衛生服務的第一線接觸點，背後是綜合醫院、專科醫院。按規定，凡是轉診或需要其他衛生醫療服務的居民，須經社區衛生服務中心或全科醫師的介紹，才能進入上一級的醫院就醫治療，才能享受政府所提供的衛生保健福利。由於中心位於社區中，全科醫師長期密切接觸社區居民，對於居民的健康需求瞭若指掌，醫病相互建立密切的關係。居民對中心及自己的全科醫師的信任程度，遠遠高於對其

他醫療保健機構及其他醫師的信任。居民無論身處何地，如果有需要，首先會徵求自己的全科醫師的意見，才決定是否就醫及用藥。中心及全科醫師介紹患者到上級醫院就醫，並接受出院患者的追蹤保健服務，發揮患者與醫院的橋梁作用。

　　(5) 預防保健工作落實：懷孕婦女產前、產後的檢查和訪視都由中心的全科醫師負責；出生兒童預防接種、一次性器官體檢，也由中心醫師完成；社區居民每年一次的體檢或上級醫院交代的定期體檢工作，由中心負責。這些已形成制度並確實執行。

　　(6) 醫療與預防保健服務分割：社區基本醫療服務由GP提供，而社區衛生服務中心提供預防、保健、康復、健康教育等其他衛生服務，中心多數沒有GP，不提供臨床治療服務。GP和社區衛生服務的經費來源也有所不同，GP為個體開業者，由聯邦政府透過醫療保險計畫提供資助；社區衛生服務由州和地方政府資助，二者很難結合。GP收費是按專案付費，這種付費方式鼓勵GP提供過多的治療服務，不利於開展預防保健服務。

5. 社區衛生服務的籌資體系

　　澳洲衛生經費的來源主要包括3個方面：(1) 專門醫療衛生稅，年收入達到社會醫療保險制度的徵收稅額（公共部分）；(2) 補充醫療保險，人們可以選擇適合自己的醫療保險種類並支付相應保險金（私立部分）；(3) 聯邦政府和州政府每年從各種稅收中，提出一定比例作為衛生經費，用來補助醫療保險制度所需費用。聯邦政府與州政府經費的用途是不同的，聯邦政府的衛生經費主要用於全科醫師為居民提供的初級衛生保健服務、醫院的急診急救服務以及基礎、臨床、公共衛生的特別研究專案的部分經費；而州政府的衛生經費負責資助各醫院向居民提供二級、三級服務（包括專科服務）。根據資源分配公式，統一分配衛生資源。如：新南威爾斯州實行從州衛生局撥款至各區衛生服務管理中心，再由區撥款至各醫療機構的衛生資源分配制度。

（二）醫院服務

1. 醫療機構概況和服務利用

　　澳洲的醫院有2種：(1) 公立醫院：所有權屬聯邦或州、區政府，經費主要來源於政府撥款，共753家，病床占總床位的80%。(2) 私人醫院：由私人獨自或數人聯合創辦，共573家，病床占總床位的20%。

　　澳洲2002年每千人口擁有床位數為8.26張，床位人口比例頗高，但近年來，床位數下降，至2008年，澳洲醫院有病床數81,163張，每千人口擁有床位數為3.78張，詳見表11-3-1、表11-3-2。

　　2009至2010年，澳洲公立急性病醫院（public acute hospitals）有54,812張病床，公立精神病醫院有2,088張病床，私立日間醫院（private day-only hospitals）有2,260張病床，其他私立醫院有

表11-3-1　2009～2010年度澳洲各州（地區）公立和私立醫院數量　　　　　　　　　　（單位：家）

類　別	新南威爾斯	維多利亞	昆士蘭	西澳州	南澳州	塔斯馬尼亞	首都行政區	北領地	合　計
公立醫院	226	150	170	95	80	24	3	5	753
私立醫院	173	161	106	55	56	8	12	2	573
合　計	399	311	276	150	136	32	15	7	1,326

表11-3-2 2009～2010年度澳洲不同類型公立醫院的基本情況

醫院類型	醫院數量								平均床位數	平均出院人數	平均住院日（天）	非急診就診人員比例%	每家醫院 AR-DRGs (5+)病例數
	地理位置				提供的服務								
	大城市	特定地區	偏遠地區	合計	應急部門	意外緊急處置	門診服務	非急需手術					
負責接收轉診病人的核心醫院	50	24	1	75	75	75	74	74	413	43,591	3.3	8.4	454
婦幼專科醫院	11	0	0	11	9	9	11	11	199	20,635	3.1	0.4	231
大醫院	26	16	1	43	41	41	38	36	142	15,190	3	13.9	265
中等醫院	23	69	0	92	30	76	8	46	64	5,899	3.1	23.2	143
急性病小醫院	0	116	38	154	20	146	2	20	22	1,218	3.1	9.1	51
精神病醫院	13	4	0	17	0	0	0	0	123	658	58.8	52.4	10
復健醫院	6	2	0	8	0	0	1	1	69	975	21.8	90.8	13
保育院	8	0	0	8	0	0	0	0	26	1,681	3.7	0	9
非急性病小醫院	16	54	13	83	3	61	1	3	32	805	11	71.8	30
綜合性服務機構	0	45	33	78	0	70	0	0	12	346	3.9	29.1	13
其他	28	86	70	184	6	122	0	1	11	284	9.7	79.3	7
合計	181	416	156	753	184	600	135	192	76	6,716	3.6	17.1	98

25,778張病床。與2005～2006年的80,828張病床相比，2009～2010年醫院病床數增加了3.3%，達到84,938張，年平均增長1.2%，詳見圖11-3-7。

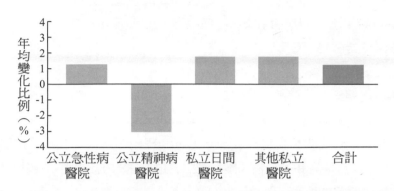

圖11-3-7　2005～2006年度至2009～2010年度澳洲不同類型醫院床位年均變化

2002年全澳洲每千人口住院1,796天，病床使用率為81.5%。同年，自費患者每千人平均住院318天，病床使用率為61.7%，私立醫院中的患者都是自費患者，而公立醫院中也有50%的自費患者，屬特需服務。至2008年，澳洲人口平均住院天數為6天。

2007～2008年度之前的10年裡，澳洲的醫院，尤其是私立醫院業務量日益增長。私立醫院住院人次增長67%，公立醫院住院人次增長23%，總人次增長為37%。即使從住院率的角度來看，在校正人口增長的因素之後，私立醫院住院率也增長了40%，公立醫院增長了5%，詳見圖11-3-8。

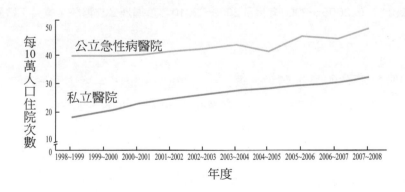

圖11-3-8　1998～2008年澳洲住院率變化趨勢

除了醫院之外，澳洲類似醫院的服務還包括療養院服務。療養院遵守聯邦立法規定，收費標準由聯邦衛生部制定，並由聯邦和州政府管理，但由州政府監督並頒發執照、提供資金。在澳洲的老年人經費支出中，有63%用於發放養老金，15%用於住院醫療，10%用在養老院，3%用於提供社區養老服務（Kendig & Duckett, 2001）。

療養院大多為私人開設，主要為慢性病患者和老弱者提供服務。澳洲議會對療養院有各種規定和制度設定，如：最低護理時數、最少工作人員數等。療養院有復健設施，往往是患者長期住院的場所。目前澳洲各界認為：療養院是對慢性病患者和老弱者提供醫療服務最適當的地方。澳洲是老年化程度很高的國家，70歲以上的老年人占總人口近15%。療養院十分重視老年患者的醫療保健服務，注重對老年患者的疾病治療、心理疏導、生活照料、功能鍛鍊等。政府對住院治療的每個老年人、每床日支付158澳元。

2. 衛生人力資源

2009～2010年度，澳洲公立醫院雇傭約251,000名全職員工；2008～2009年度，私立醫院雇傭的員工數超過52,000人。醫院員工包括：醫官（medical officers，如：外科醫師、麻醉師等專科醫師）、護士、診斷和輔助性健康專業人員（occupational therapist，如：物理治療醫師和職業治療技師）、行政和祕書人員以及家庭和其他個人護理員工。但這裡的統計數字不包括契約的短期醫師和大多數在私立醫院提供服務的醫官，詳見圖11-3-9。

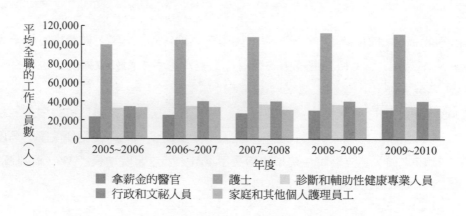

圖11-3-9　2005～2006年度至2009～2010年度澳洲公立醫院全職員工數量

公立醫院中數量最多的員工類別是護士，在2009～2010年度占全職員工的45%。醫官占12%，診斷和輔助性健康專業人員占14%。在2005～2006至2009～2010年度間，拿薪資的醫官年均增長7.5%，達到31,000人；護士年均增長3.6%，達到114,000人。

私立醫院員工種類人數情況與公立醫院有所不同，因為大多數醫療服務不是醫院員工提供的，而且提供的服務範圍也不相同。私立醫院數量最多的員工是護士，在2008～2009年占全職員工總數的60%，醫官、診斷和輔助性健康專業人員占7%。

3. 醫院費用的籌資來源

澳洲的公立醫院和私立醫院資金來源構成不同，反映出其治療的患者類型和提供的服務有所區別。政府主要資助急診和門診服務，而住院病人服務一般由民間（非政府）和政府共同提供資金。

此處的統計對象主要是依據資金的原始來源，而非直接來源。如：由澳洲聯邦政府撥付給州（地區）政府的資金，或給予商業健康保險的稅收抵扣優惠，在計算中都視為聯邦政府提供的資金。

一般來說，公立醫院的經費大部分是由州（地區）政府和澳洲聯邦政府提供。聯邦政府提供

資金所占比率在2004～2005至2006～2007年度間出現下降，隨後又在2007～2008年度出現增長。商業健康保險和病人自行支付的費用主要用於私立醫院，詳見圖11-3-10、圖11-3-11。

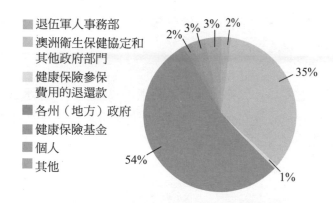

圖11-3-10　2008～2009年度澳洲公立醫院的資金來源

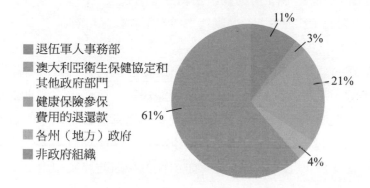

圖11-3-11　2008～2009年度澳洲私立醫院的資金來源

（三）公共衛生及其他服務

公共衛生服務採取聯邦、州和地方三級政府負責制，以州和地方政府為主。但近年來，聯邦政府發揮的作用有擴大的趨勢，主要透過國家健康和醫學研究委員會，制定和協調全國性的政策、立法、規劃和衛生標準，對疾病監測、疾病預防、合理用藥、職業衛生、環境衛生、食品營養、中毒和殺蟲劑等加強管理。

1. 傳染病和慢性病防治

澳洲對健康促進和疾病預防的重視程度，不斷增強。具體的預防服務包括：嬰幼兒衛生保健中心、學校衛生、牙科和眼科服務機構的服務專案、加氟水的供應、免疫專案、拒於運動、國家愛滋病專案和國家抵制藥物濫用實施專案等，還包括州衛生行政部門分管的健康教育服務和健康促進專案。具體說來，在兒童的免疫工作方面，維多利亞州（Victoria）的兒童預防接種率達到70%以上，吉朗市（Geelong）接種率更高達96%；在德國麻疹的免疫預防方面，州政府要求小學生在學校接受預防接種，婦女在孕前3個月也要進行免疫接種，以防止在懷孕期間感染德國麻疹

而造成胎兒腦、眼、耳和心臟等器官的先天性損傷。所有預防免疫服務均是免費的。在愛滋病方面，由於愛滋病的發病率不斷上升，澳洲政府加強對愛滋病的監控工作。

在慢性病防治方面，由於一般傳染病已比較少見，澳洲對疾病預防的重點已轉向與社會因素和生活方式密切相關的疾病，如：心臟病、腦血管疾病、惡性腫瘤、慢性阻塞性肺病和糖尿病。針對這些疾病，澳洲政府衛生部門、非政府衛生機構以及公共團體，一方面加強疾病篩檢和早期診斷工作，一方面加強衛生宣傳教育工作。

2. 環境衛生服務

澳洲的環境衛生服務包括：水質衛生、大氣衛生、雜訊控制、廢水、廢氣、廢棄物處理、食品衛生和消費品的安全，目的是控制環境中影響健康的因素。各級政府往往雇用衛生監察人員來負擔這項工作。近年來，澳洲環境衛生服務內容有所發展，除了上述內容外，還包括：城市規劃、建築設計、運輸系統、工廠和居住密度等。

3. 職業衛生服務

據澳洲統計署統計，每年澳洲因工傷死亡近400多人。各州政府為了減少職業造成的危害，採取一些立法措施進行預防，如：制定勞動場所強制性衛生和安全標準、勞工撫恤修正法以及處理工傷問題的法規，強化對雇主和雇員進行勞動衛生與安全的教育和培訓。

4. 健康促進服務

除了針對疾病開展的公共衛生工作之外，澳洲還非常重視針對健康危險因素的干預措施，如：吸菸、飲酒、吸毒、不良飲食習慣、缺乏體育鍛煉等。澳洲政府清晰地意識到，投資健康促進，不僅有利於人群健康水準和勞動力的提高，還可以直接節約政府的醫療衛生開支。透過聯邦政府和州及特區政府的共同努力，澳洲的健康促進工作已經有明顯的成效，主要體現在慢性疾病（如：心腦血管疾病）死亡率的下降、血源性傳染病的控制和道路交通事故死亡率的下降。

5. 偏僻地區的醫療服務

澳洲幅員遼闊，廣大的內陸地區人口極為稀少。為了為居住在這地區的居民提供醫療服務，澳洲建立了擁有世界上第一支飛行醫療服務隊的服務機構。該機構創建於1928年，在南澳州（South Australia）至東北部的昆士蘭州（Queensland）的廣大內陸，建立由「飛行醫師」組成的空中醫療服務網。「飛行醫師」或自己駕駛或乘飛機從中心基地出診，並在空中巡航，透過無線電設備與患者聯繫。空中醫療服務網在全國17個基地擁有40架輕型飛機，醫師可以在2小時內到達多數患者居住的地區。絕大部分患者都可以由「飛行醫師」把患者治好，如病情嚴重或需要住院治療，「飛行醫師」則把患者接上飛機，送往附近醫院。該服務隊每年飛行里程約1,200萬公里，救治病人約20萬人次，為世界上歷史最悠久、規模最大、經驗最豐富的空中急救中心。

（四）衛生服務費用與流向

近年來，澳洲衛生支出占GDP的比例保持著非常平穩的增長。在2007～2008財政年度，澳洲衛生支出為1,035.63億澳元，占GDP的9.1%。在過去10年裡，澳洲衛生費用占GDP的比例在OECD國家中，一直處於中間水準。在2007～2008年，該比例高於英國的8.4%，低於美國的16%，而與OECD國家的中位數較為接近（圖11-3-12）。

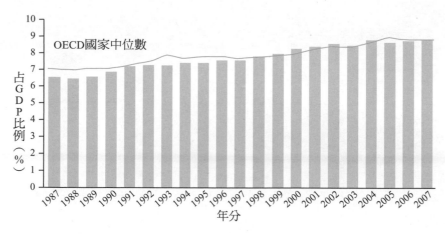

圖 11-3-12　1987～2007 年澳洲衛生費用占 GDP 的比率

截止 2007～2008 年為止，衛生支出最主要的流向為醫院。用於醫院的衛生支出占經常性衛生支出的 39% 強，而後者又占衛生總費用的 95%。衛生支出次多的是醫療服務，包括全科醫師和專科醫師在內的個體開業者提供的服務，占經常性衛生支出近 19%。再次是藥品支出，占經常性衛生支出的 14%（圖 11-3-13）。

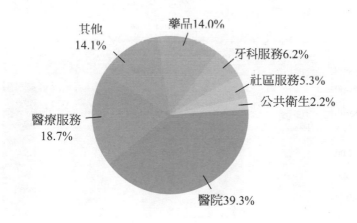

圖 11-3-13　2007～2008 年度澳洲經常性衛生支出（按當前價格計算）

澳洲的健康權威部門明確意識到公共衛生工作包括預防保健和健康促進的重要性。政府用於公共衛生的支出持續增加，在 2007～2008 年達到 21.59 億澳元，占當年經常性支出的 2.2%，比前一年增長了 2.0%。大部分增量被用於預防接種專案，尤其是人類乳突病毒（HPV）專案。政府在公共衛生方面的支出，相當大部分用於免疫和其他控制傳染性疾病的措施，在 2007～2008 年占 45%；健康促進活動占 17%，達到約 3.67 億澳元，詳見圖 11-3-14。

醫院支出包括經常性支出和資本支出。經常性支出是指年內用於產品和服務的資金，如：薪

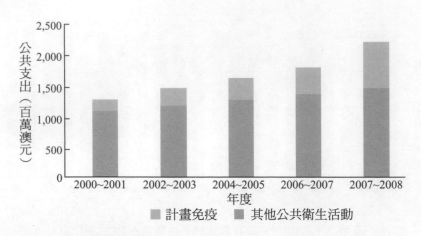

圖 11-3-14 2000～2001 年度至 2007～2008 年度政府公共衛生支出

資；資本支出包括用於建築和大型儀器設備的資金。

　　2009～2010 年，公立醫院的經常性支出為 337.06 億澳元（排除貨幣貶值因素）。在校正通貨膨脹因素之後，這筆支出意味著：在 2008～2009 年的基礎上增長了 3.7%。這筆支出中 62% 以上是用於支付薪資，達到 210.99 億澳元。大約 70% 的經常性支出是用於住院病人服務，而不是急診、門診和非住院病人的其他服務或其他醫院活動（圖 11-3-15）。

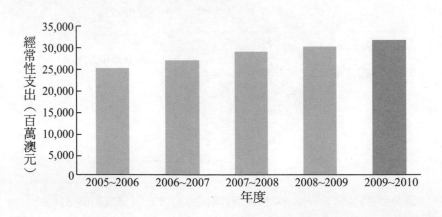

圖 11-3-15 2005～2006 年度至 2009～2010 年度澳洲公立醫院經常性開支（扣除通貨膨脹因素）

　　2008～2009 年，私立醫院的經常性支出為 81.37 億澳元（排除貨幣貶值因素），大約 51% 用於支付薪資，達到 41.24 億澳元。在 2005～2006 年至 2009～2010 年，私立醫院經常性支出年均增長率為 2.4%（扣除通貨膨脹因素）。

三、全民醫療保險制度

澳洲的醫療保險制度由兩個部分組成,即「國民醫療保險制度」(Medicare)和「商業醫療保險」。國民醫療保險制度覆蓋全體居民,以保證所有居民能以合理的價格,獲得必須的醫療服務。該制度主要是由政府所屬的醫療機構(即公立醫院)提供,這些醫院由州政府衛生行政主管部門管理,聯邦政府和州政府聯合撥付經費,資金主要來源是聯邦與州政府的稅收以及由薪資稅扶持的強制性醫療保險(National Health Insurance, NHI)。在該制度之外,澳洲還鼓勵商業醫療保險的發展,目前已有近50個商業醫療保險基金組織,其中18個在全國經營,其餘的則局限在1～2個州的範圍。醫療保險制度與商業醫療保險結合,共同組成澳洲的醫療體制與保險制度,如圖11-3-16。

20世紀70年代,澳洲的法律規定,凡澳洲的永久居民或澳洲公民及有合法居住身分者,無論貧富都可享受全民醫療保險,得到免費的基本醫療服務和公立醫院的住院服務,同時還可以享受社區衛生中心的免費服務。雖然享受全民醫療保險的患者只能住公立醫院,且無權選擇醫院、醫師、設備及病房,除因交通事故等導致的急診外,也不享有優先治療及住院的待遇,只能按預約的先後順序排隊等候。但是,該制度使澳洲居民的基本醫療得到保障,得到大多數人的認同。

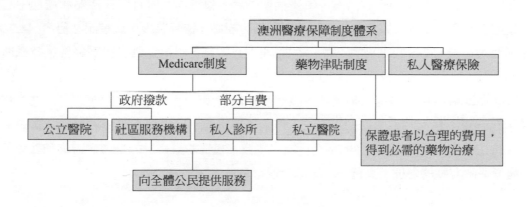

圖11-3-16 澳洲的醫療保險體系

(一)醫療保險制度的組織機構及其職能

1984年,澳洲議會通過並建立覆蓋全民的社會醫療保險制度,由澳洲健康保險委員會管理。該委員會是1974年8月由議會通過成立的獨立合法機構,開始只負責管理1975年7月1日生效的醫療銀行(medibank)計畫(醫療保險制度的前身)。當時澳洲政府還想促進私立健康保險業的發展,為私立健康保險市場注入更強的競爭與活力,以彌補社會醫療保險的不足,於是1976年10月1日正式成立的私立醫療銀行,也成為健康保險委員會的管理對象。到1978年11月,全民醫療銀行計畫徹底廢除,私立醫療銀行成為健康保險委員會的唯一管理對象。而1983年新當選的執政政府又想恢復公立醫療保險,並於1984年2月1日正式啟動全民社會醫療保險制度,仍然選擇健康保險委員會來管理。從此,醫療保險制度及其他相關的政府計畫的政策導向,就由衛生部和該委員會聯合確定,並由該委員會制定和實施運行策略。私立醫療銀行則在沒有任何政府財政補助的情

況下，與其他私立健康保險機構直接競爭。

健康保險委員會是獨立的職能部門（與衛生部平行，但部長不是內閣成員），下設總裁、總經理和州經理。目前有工作人員約4,800人，其中約750人在首都坎培拉（Canberra）總部工作，其餘的分布在各州。各州的人員配置以該州居民人數為依據，因為人口越多，參保人也就越多，核銷工作量也就越大。總部下設6個分局（每州1個），由計畫財務部、人事部、資訊技術部、諮詢服務部、專家審核部、政府專案部和私立醫療銀行，共7個職能部門組成。這7大部門由7名總經理領導，若干分部門管理者負責具體日常管理和專案實施。總部內還有直接服務於總裁的祕書處和審計委員會。總部對整個醫療保險體制提供三方面的支持性服務，即：法人支持、資訊技術支持和諮詢服務。

健康保險委員會的主要職能有：(1)制訂和管理聯邦政府的衛生保健專案計畫；(2)全民醫療保健體系（公費醫療）的財務運行和管理；(3)全民藥品福利計畫；(4)全國衛生醫療保健電腦系統管理；(5)居民個人醫療補助的審核報銷；(6)防疫登記管理，包括兒童預防接種；(7)海外學生醫療保險（透過私立醫療銀行實行）；(8)全科醫師職業註冊；(9)有關臨檢中心執照審批的管理；(10)有關部委相關委員會的協調。另外，還有為解決就業問題的兒童照顧計畫的管理；不良行為的預防、調查和處理等2項新業務。

健康保險委員會在各州均有辦公室，由州經理領導，負責本州所有服務據點和處理中心的運行。州辦公室主要職能是善用醫療費用、制訂區域衛生規劃、監督醫護人員登記註冊。

另外，全國還設有268個服務中心和10個處理中心，負責核銷醫藥費和寄發現金及處理相關事宜。

組織機構中比較特別的是專家審核部。該部受總裁直接管理，相對獨立地工作，在各州均有分支機構，在調查不良行為方面協助州經理工作。該部主要作用是調查監督投保人（居民）在報銷和醫務人員在醫療服務等2個方面的不良行為。專家審核部的最終目的是透過監督和教育，預防和糾正與醫療保險有關的各種不良行為，促進合理行為。

（二）醫療保險制度的繳費形式

醫療保險的形式主要以國家統籌為主，私人保險為輔，公立和私立醫療保險機構並存。經費的主要來源是國家財政。澳洲1973年頒布的《健康保險法》規定，每個公民都享有同等的機會參加醫療保險，每個居民也都必須參加醫療保險，屬強制性保險，所有居民均可在公立醫院得到免費的基本醫療服務。但由於收入不同，居民所繳納的醫療保險金額也不同。保費計算首先是基值，每個參保人都要繳納一筆固定的費用作為「保險基金」；其次每人再繳納薪資的3%為「基本保險費」；最後每個人按照薪資的高低還要繳納數額不等的「累進保險費」，高、中、低收入者分別繳納薪資的5%、3%和1%。最終由政府補助30%的醫療保險費用。

（三）醫療保險制度的待遇

澳洲建立全科醫師網絡，普通小病先找契約全科醫師診治，必要時經全科醫師建議找專科醫師或到公立醫院就診，所有費用由聯邦醫療核銷委員會支付。

澳洲公立醫院和私立醫院並存，且設施完善、技術先進、服務一流，居民無論門診、住院均

可基本免費享受公立醫院的一切設施和診療專案（包括住院期間的伙食費），但公立醫院提供的是基本醫療，有些非急、重患者的診治需等候較長時間。

經濟條件較好的患者也可選擇私人醫師或私立醫院，享受更快、更好的醫療服務，但只能核銷75%費用，其餘由私人保險承擔或患者自付。政府對私立醫院所有診療專案的收費標準，均有嚴格的規定，不允許濫收費用。收費標準由衛生部、醫療保險委員會和醫師協會共同制訂。

此外，根據澳洲相關法律規定，私立醫院和診所不能賣藥給患者，因此實行「藥品補助計畫」，每個公民均可享受用藥補助，凡年滿18歲的公民均可申請醫療優惠卡，憑卡可享受購藥費用的減免。藥物補助分2種情況：(1)未領政府救濟的普通人，每次處方的藥費不足或等於20澳元的自付，超過20澳元的只付20澳元，超過部分由政府支付；(2)領救濟的低收入者，每次處方藥費只付3.2澳元，全年支付不超過166.4澳元。

（四）社會醫療保險制度的支付範圍和拒付範圍

醫療保險制度涵蓋範圍很廣，包括大部分的醫療服務。

1. 社會醫療保險制度支付範圍

(1)公立醫院的門診服務全部免費。

(2)醫療保險核銷目錄所列的、在醫院裡提供的醫療服務費用的85%。

(3)醫療保險核銷目錄所列的院外服務費用的85%。該目錄列出政府確定的院外醫療服務收費價目表，原則是對患者和醫師都公平。這裡的院外醫療服務是指由註冊開業醫師（如：全科醫師、會診醫師、專科醫師）提供的醫療服務。

(4)作為「公共」患者（免費患者）在指定公立醫院的全部住院費用，以及由指定醫師治療的全部費用（這意味患者無權選擇醫師和醫院，無權選擇何時入院、何時手術）。

(5)作為「公共」患者在公立醫院的化驗檢查和X光檢查費用全部可核銷。

(6)作為「私人」患者（特需服務的患者）住公立醫院，醫療保險核銷目錄所列的醫療服務費用的75%可核銷。

(7)根據眼科驗光核銷目錄，由驗光師做視力檢查的費用可核銷一定比例，但個人須支付眼鏡或隱形眼鏡的費用。

(8)由口腔外科醫師在院內進行的診治操作費用的75%（不包括一般牙科醫師服務）。

2. 社會醫療保險制度拒付範圍

(1)私人患者住院的費用，如：住院費、手術室收費和某些藥費。

(2)牙科診療費。

(3)救護車車費。

(4)全科護理費。

(5)針灸（合格醫師的醫囑除外）、口吃矯正、脊柱按摩、足醫術治療、營養學治療、物理治療、臨床心理治療等。

(6)眼鏡或隱形眼鏡、義肢、助聽器等設備以及醫療器械如：空氣泵、血液葡萄糖檢驗儀等。

(7)國外發生的醫療及住院費用。

(8)純粹美容目的的外科手術。

(9) 臨床不必要的醫療服務。

(10) 參加人壽保險、養老保險或某些社團而做的健康體檢。

這些醫療保險制度拒付範圍內的費用，可透過加入私立健康保險等形式而獲得核銷。

澳洲的醫療保險制度還包括醫療救助機制，是專為那些久病、多病、需較多服務的人而設計的。雖然公共患者可核銷85%的費用，但剩下的15%也不是全由自己支付，而是有絕對上限，即每項醫療服務患者自付29.3澳元（每年11月1日按通貨膨脹情況調整），超過此數，患者不必支付。如以年計，每年累計的上限為2,712澳元（每年1月1日調整），超過部分患者不必支付，而是由醫療救助機制承擔。個人如果加入醫療保險制度，也就自動加入醫療保險安全網。一旦病人達到進入「安全網」的條件，則個人不需自付任何費用。當然，這主要是針對澳洲沒有能力購買商業醫療保險、也沒有足夠的能力支付制度下自付部分的低收入者而設計。對於全科，只要再填一份註冊表交給醫療保險制度的顧客服務點就行了。這裡全科的概念是指夫妻倆和16歲以下的孩子，或25歲以下需要全科負擔的全日制學生。按照規定，對於年收入低於規定數額的澳洲公民，在全科醫療診所等醫療機構內發生的自付部分費用由制度支付，這被稱為轉帳付費（bulk-billing）制度。

（五）入保資格和核銷方式

加入醫療保險制度的資格非常簡單，只要是澳洲合法的永久居民都可加入。一些與澳洲有對等醫療保險協議的國家，其公民在澳期間也享有同樣的資格。目前共有7個國家：英國、紐西蘭、芬蘭、馬爾他、義大利、荷蘭和瑞典。

合格申請人只要在住家附近的服務據點填寫申請表，證實自己的合法身分，就可成為醫療保險制度的一員，得到醫療保險卡。如果家居偏遠地區，可打電話索取申請表，填好後連同身分證影本一同寄至服務據點，服務據點就會寄來保險卡和有關資料。持卡人就享有上述核銷範圍內的醫療服務。具體有如下情況則要使用保險卡：(1) 作為公共患者到醫院看病時；(2) 到「批量結算」的醫師或驗光師處診治時；(3) 到社會醫療保險制度顧客服務據點核銷費用時；(4) 查詢或核銷需要引用卡號時。該卡每5年一換，在此期間如有地址或全科成員（全科卡）的變化，應及時通知醫療保險服務點。

醫療保險制度的核銷方式也很簡單，既可郵寄報帳也可直接到醫療保險服務點臨櫃報帳。郵寄報帳時，只需填好申報表，連同原始收據和自己的帳號，寄往所在州首府的醫療保險處理中心，核銷結果以支票寄回。臨櫃報帳時，持卡人到醫療保險制度顧客服務點，出示保險卡、填好的申報表、備妥原始收據和帳號等，便可辦理。如果要領取現金也可以，但出於安全考慮，現金額度有一定限制。各服務據點還設有信箱，申請人可以把所有資料放進信封置於信箱，數日後，便可收到寄回的支票。但在使用信箱時，一定要填好申報表，絕不要把保險卡放在信封裡，持卡人應隨身攜帶保險卡。

持卡人看病時，基本上是2種醫師3種支付方式。一種醫師是「批量結算」醫師，患者在這些醫師處就醫時沒有任何交易，持卡人出示自己的醫療保險制度成員卡，並在表格上簽字即可。持卡人留存一份，醫師拿另一份表格向醫療保險制度報帳（成批進行），這一方式在澳洲已經越來越普遍。另一種醫師是「非批量結算」醫師，在他們那裡就醫有2種付費方式：一是直接付現金，患者回去再向保險處理中心核銷；二是患者拿醫師的帳號，以醫師的名義向州醫療保險處理中心核

銷，拿回應付醫師的支票，再把該支票轉交給醫師。

（六）醫療保險制度的給付

澳洲人普遍享受的是公立醫院提供的「適當」形式的入院治療與門診治療，公立醫院全部為醫療保險的約定醫院，執行健康保險委員會的政策和規定，醫療經費預算實行全額撥款，而一般的普通醫療服務則由私人醫師提供。公立醫院的醫療服務和私人醫療服務都包括在全民醫療保險中。全民醫療保險規定精確的付費標準，這一付費標準是建立在疾病精確分類的基礎上——疾病診斷關聯群（DRGs）。

該系統是對疾病進行分類、分級的系統，1970年由美國發展而來。1983年，美國醫療保險機構採用DRGs作為預算支付控制系統的一部分，用於向醫院支付管理費用。澳洲醫療衛生機構對這種方法的發展，持有十分濃厚的興趣，並組織多個研究機構和開發單位進行研究。1988～1995年，國家、州和地方政府重點推進DRGs分類電腦軟體，並應用於實際工作中。醫院在掌握疾病資料的基礎上，進行疾病分類、編碼，確定治療方案和藥物劑量。澳洲各州和地區，除新南威爾斯州以外，現在都採用DRGs系統管理公立醫院的專項撥款。

澳洲政府給醫院的經常性經費補助，採取的是按病種加權撥款方式，即按不同病種、根據DRGs進行分類編號，確定每一類疾病的經費補助。具體做法是按「澳洲疾病診斷關聯群」（Australian Refined Diagnosis Related Groups, AR-DRGs）將疾病分為24個系統診斷類目和661個DRGs分類，疾病按歸類指南再細分為11,450個診斷細目和3,624個過程細目。每個病程的編號為DRGs編碼，根據每個病種的病情程度、診治技術複雜程度和費用的消耗，經討論分析，給予不同的權重係數。如：所有病種權重係數的均值定為1（稱為1個權重點），對照DRGs標準，大葉性肺炎為0.9536，正常分娩為0.3876，心臟冠狀動脈繞道手術為4.3592。政府根據醫院收治患者的病種權重累計數，給予一定的經費補助。私營的保險公司為投保的患者向醫院支付費用時，也參照此法執行。最先的DRGs是2008年12月頒布的AR-DRGs Classification（version 6.0）。

在這種撥款、付費方式的制約與引導下，醫院必須嚴格管理，重視每一個工作環節的成本和效率，盡量加快病床周轉，縮短住院天數，克服濫用藥物，杜絕過度檢查和治療，最大限度地提高醫院衛生經濟效益，努力實現社會效益與經濟效益，否則醫療機構就不能生存和發展。

（七）存在的問題和改革措施

由於管理手段先進，政府財力雄厚，保障程度較高，再加上全民醫療保險確實做到公平第一，因而大多數公民對現有的醫療保險制度基本感到滿意。但近年來隨著移民增多，人口逐漸高齡化，高新技術在臨床廣泛應用，以及現有法規、制度不完善出現的漏洞，如：少數人虛報、冒領醫療費；私人醫師分解患者就診次數，以換取更多的保險機構的償付；選擇性參保、小病大養（住院）以及公立醫院過多使用昂貴的大型檢查設備等，均造成醫療費用支出大量增加。針對這些弊端，為了減少浪費，又能保障全體公民的基本醫療，政府採取了一些改革措施，同時還積極宣傳私人保險的好處，鼓勵公民購買私人保險，以減輕政府的負擔，同時增加投保人選擇醫院、醫師的自由度和保險覆蓋內容。為此政府制定了一些激勵措施，如：(1)年齡越大，購買私人保險的費率越高，相反年輕人購買私人保險的費率逐年遞減；(2)停止隨意調動各商業醫療保險資金，以

保證私人保險金的安全；(3)防止選擇性參保（即有大病後參保），採取延長保險生效時間的辦法，規定繳費參保1年後才能享受保險待遇；(4)結合社會醫療保險和商業醫療保險公司，允許商業醫療保險代理全民醫療保險體系。

四、商業醫療保險

商業醫療保險是對社會醫療保險的補充，在澳洲的醫療保險體系中占有重要的地位。商業醫療保險包括2個部分：(1)國民醫療保險制度已包括部分醫院覆蓋的再保險，主要是住院治療自付費用的保險；(2)對社會醫療保險制度中沒有包括部分補充或額外的保險。商業醫療保險由公民自願購買，購買商業醫療保險的人不僅可以住私立醫院，享受比公立醫院更好的服務，而且可以自己選擇醫師，核銷輔助醫療費用，如：配眼鏡、鑲牙等部分費用。除自願購買的商業醫療保險外，還有一些政府強制性的保險專案，如：工傷保險。法律規定雇主必須為每星期工作10小時以上的勞工購買勞工保險。因工傷發生的醫療費和因公受傷費用，由保險公司承擔。若勞工因工傷而喪失從事原工作的能力，則保險公司還要進行一次性補償。此法定的勞工保險，由保險公司負責受保並收取手續費。

商業醫療保險執行國家統一制訂的政策法規，為保證商業醫療保險機構嚴格執行政策、規範運行，政府還成立商業醫療保險公眾委員會，監督私立醫療保險公司的經營運作，確保私人保險金的增值和有效使用。

（一）商業醫療保險特點

1. 主要目標人群是高收入階層

雖然澳洲規定商業醫療保險公司必須接受任何願意參保的公民，但主要是鼓勵高收入人群購買。1996年政府規定，如果個人年收入超過50,000澳元，或夫婦年收入超過100,000澳元而不購買商業醫療保險，將多徵收1%的額外醫療保險稅；有未成年子女的家庭，每增加一名未成年子女，將多徵收1,500澳元的額外醫療保險稅。

2. 功能定位是醫療保險制度的補充

在澳洲，商業醫療保險的功能定位是醫療保險制度的補充，覆蓋醫療保險制度所不覆蓋的部分專案。自1984年澳洲實施醫療保險制度以來，商業醫療保險公司就不能再覆蓋醫院外的醫師所提供的醫療服務，只允許覆蓋在私立或公立醫院接受治療、參加商業醫療保險的患者，為醫院服務（食宿費、手術室費用等）和醫師服務提供保險津貼。目前，私人住院醫療保險有2大類保險專案：基本住院保險和補充住院保險。參加基本住院保險是參加補充住院保險的前提。除了住院醫療保險之外，還有輔助健康保險，包括：口腔、物理治療、配眼鏡等非醫院醫師提供的健康服務。

目前，私人基本住院醫療保險支付內容為：(1)社會醫療保險支付公立醫院住院費用以外患者自付部分的費用、部分私立醫院和日間醫院的住院費；(2)參加商業醫療保險的患者，在公立和私人醫院的醫師服務費用與醫療保險津貼之間的25%的差額。基本商業醫療保險不允許覆蓋院外或任何超出收費標準之外的費用。補充商業醫療保險通常提供額外的住院食宿津貼，以覆蓋私立醫院的較高收費和公立醫院單人病房的高收費。補充保險不包括醫師服務的額外收費。

　　在公立醫院，患者可以選擇作為醫療保險制度的公共患者，或自己付費的私人患者身分就醫。前者接受由醫院指派醫師提供的免費醫師服務；後者則要付一部分醫師服務費，但有選擇醫師的權利，還可以選擇不同的治療條件和食宿條件。

3. 政府實行嚴格的調控管理政策

　　澳洲政府對商業醫療保險，實行嚴格的調控。首先是嚴格的資格認證制度，醫療保險基金必須按照《國家衛生法》登記註冊，經過一系列資格審查，才能獲准經營。其次是社區統一費率制度，即按照社區人群的平均患病率制定費率，每一個人，不論男女老幼及健康狀況，均繳納相同的保險費。政府制定這條政策的初衷是：保證所有澳洲人都能購買商業醫療保險，而不因年齡、身體狀況而受到歧視，從而體現政策的公平性。最後是嚴格的儲備金制度，政府要求商業醫療保險基金至少要有100萬澳元或2個月支出的儲備金。如果保險基金組織不能滿足上述要求，須暫停營業。

4. 建立區域再保險（集團）制度以承擔風險

　　由於實施社區統一費率制度，某些保險公司可能會因參保成員高齡化等結構性問題，負擔過重。針對這種情況，澳洲實施區域再保險制度，試圖在各保險公司之間均衡因成員年齡結構而產生的費用差異負擔。在州內建立再保險基金，由區域內各商業醫療保險公司繳納一定的資金，同時聯邦政府提供一部分資助。再保險基金每年按照各商業醫療保險公司在慢性病方面的費用，進行調劑分配。對於65歲以上和連續住院時間超過35天的患者，再保險基金為之提供部分津貼。再保險基金由私人醫療保險管理理事會（PHIAC）負責管理，聯邦政府透過衛生部長與PHIAC協商的方式，保持對再保險基金的干預。

（二）商業醫療保險費用結算

　　私立醫院可申請參加社會醫療保險，但需經社會醫療保險委員會審查批准後，方能成為社會醫療保險的約定單位，其費用的結算方式有2種：(1)私立醫院或醫師按參保人可核銷的費用標準收費，如：拔牙的規定收費標準為100澳元，可核銷75澳元，則按75澳元收費；(2)按超過核銷費用的標準收費，超過部分患者自費，可核銷部分則由保險委員會按統一規定的診療專案收費標準付費，如：拔牙的規定收費標準為100澳元，可核銷75澳元，則按100澳元收費，自付25澳元。如今大部分私立醫院或私人醫師為爭取更多的患者，多選擇第一種低標準收費方式。

（三）商業醫療保險補貼計畫

　　從1999年1月1日澳洲聯邦政府提出私人保險補貼計畫（Federal Government 30% Rebate），對公民參加商業醫療保險的費用，給予30%的補助；2005年4月1日起，對年齡在65～69歲的商業醫療保險參保者，補助比率提高至保費的35%；對年齡在70歲以上的商業醫療保險參保者，補助比率高達40%。這些鼓勵措施大大地促進商業醫療保險的發展。2006～2007年度，有510萬澳洲人購買商業醫療保險，並獲得30%的補助；2007～2008年度，增加到530萬購買商業醫療保險，增加比率為3.9%。2007～2008年澳洲政府在商業醫療保險補助上花費36.2億澳元。

　　目前澳洲的商業醫療保險公司主要有：Australian Unity、HBA、HBF、HCF、MBF、Medibank Private、NRMA、SGIC、SGIO等。Medibank Private是現階段澳洲最大的商業醫療保險公司。

（四）商業醫療保險業存在的問題及其成因

1. 參保人數大幅度減少，成員結構逆向轉移

社會醫療保險制度的建立，使得許多醫療服務能夠基本免費獲得，在許多情況下，參加商業醫療保險的患者並沒有額外得益，還可能要自付相當一部分費用，這就令許多人覺得商業醫療保險純屬「多餘」。同時，社會醫療保險制度的建立，使人們認為已經透過繳納醫療保險稅為醫療保障支付了費用，從而不再願意購買商業醫療保險。再加上社區統一費率，使得保險公司缺乏吸引年輕、健康者購買保險的意願，1984年6月底，商業醫療保險覆蓋澳洲居民的50.0%，到1997年已經下降到31.6%，至目前為止，購買私人保險的公民只有500萬左右，約占總人口數的29%。同時，商業醫療保險基金成員的結構發生了逆向轉移，出現高齡化趨勢，年輕、健康者比例下降，年老、多病者比例增加。1992年45歲以下參保人群與45歲以上人群比例為60：40；2000年下降到51：49。因此，2000年私人保險公司做出新的規定：45歲以上人群的年支付費用是45歲以下人群的3倍。此外，另一種情況是由於一般保險的等待期並不比公立醫院的入院等待期長，導致有些人是在住院或手術前才參保，還有一些人打算等到年老時再參保，從而延遲首次參保年齡。

上述趨勢導致私人醫保支付費用的增加，保險公司不得不依靠提高費率來保持基金平衡；費率的增加促使更多的年輕、健康者退保，形成惡性循環。商業醫療保險成員不斷減少，增加社會醫療保險制度的費用壓力。據估計，商業醫療保險成員每減少1%，政府衛生預算將增加1億澳元的負擔。

2. 商業醫療保險的費用壓力越來越大

一直以來，澳洲政府的衛生預算和商業醫療保險，一直面臨費用的壓力。除了參保人員減少與成員結構逆向轉移之外，商業醫療保險面臨的費用壓力，來自3方面：

(1) 公眾期望不斷增長：從醫療衛生服務需求看，醫療服務需求從「疾病需求」向「健康需求」。人們對健康有更高的要求，不僅要求「治好病」，而且要求保持良好的健康狀態。公眾期望隨著收入水準的提高和科技發展，而不斷提高。

(2) 供給方的成本推動作用：在衛生服務市場中存在著資訊不對稱的特點，醫務人員居於壟斷地位。同時，醫院目標利益的核心表現為：提高其經營收入、促進醫院保障能力和醫療技術水準的提高和發展，尤其是在私立醫院，醫師是論件計酬，這就刺激他們提供收費高昂的醫療服務，使用昂貴的醫療設施。醫院靠添置更複雜的設施和儀器與其他醫院競爭，以吸引醫師並刺激醫師使用這些設施，這些費用透過患者，轉嫁到公共預算和商業醫療保險公司。

(3) 公共財政預算費用向商業醫療保險業的轉移：從20世紀80年代到90年代，澳洲政府實施了一系列措施，導致公共財政預算的部分資金負擔，轉移到商業醫療保險公司。這些措施包括：聯邦政府停止對再保險基金每年約2.2億澳元的財政投入；政府停止對私立醫院每年約2.35億澳元的床位補助；提高公立醫院對商業醫療保險參保者的收費標準，以成本定價；降低醫療救助制度對醫療服務的補助標準。

據估計，1994～1995年，公共財政預算向商業醫療保險業轉移的費用負擔每年約9億澳元，相當於費率增長了42%。公共財政預算負擔向商業醫療保險業轉移，造成商業醫療保險負擔加重，迫使費率進一步提高，年輕、健康的參保者的人數進一步減少，參保成員結構惡化。

3. 保險業內的公平競爭存在一定障礙

(1) 在澳洲，一些商業醫療保險公司認為，目前存在許多政策因素影響競爭公平性和保險業的

效率。首先，是對國有的私人醫療銀行的質疑，從公平競爭的角度看，既然私人部門能夠成功運作醫療保險公司，聯邦政府就沒必要擁有一家商業醫療保險公司。政府擁有商業醫療保險公司，其決策不能完全做到商業化，不能受到金融市場的監控，可能會享受到明確或不明確的政府擔保，可能不會與其他私人保險公司一樣繳稅和收費。由於是政府操作以及醫療銀行與醫療救助制度的密切聯繫，使得醫療銀行比其他商業醫療保險公司有更大的優勢，如：只有私人醫療銀行能作為醫療救助制度的代理人，在處理保險給付時，為客戶提供一體化的服務，這明顯是有悖公平競爭原則的。

(2)再保險基金的建立以區域為基礎，而保險公司的登記、承保、償付卻是全國性的。社區統一費率所造成的費用負擔，應該在全國平衡，而不應該以區域為基礎，這樣會造成一些州的保險公司承擔過重的負擔，因而形成不平等的競爭。另外，再保險也應該覆蓋一些費用較低，卻更適宜的保健服務，如：老人的全科護理。

(3)在稅收制度方面，澳洲對商業醫療保險實施稅收優惠政策，對於非營利性商業醫療保險機構免徵收入稅。目前，保險公司在保險外的經營活動，日趨增多，而這些活動在保險業內享受稅收優惠，有礙公平。

(4)目前的儲備金制度允許政府部門豁免一些保險公司最小儲備金的要求，這阻礙保險業的資源合理配置。

五、衛生服務及支付制度改革

（一）改革背景

澳洲衛生服務系統最大的問題是：患者等待時間很長，而且這種現象非常普遍，這個問題的根源在於：衛生服務的籌資和支付體制缺乏提高對衛生服務效率的有效激勵，因為聯邦政府的費用支付，與醫院的績效無關。

公立醫療服務改革方案的一部分——病例組合，於1993年首先在維多利亞州引入。南澳州隨後於1994年採用了非常接近維多利亞州的病例組合模式。自此以後，西澳州、昆士蘭州等大部分州，相繼進行以病例組合為基礎的支付制度改革。新南威爾斯州是唯一沒有以病例組合為基礎進行改革的州，而是以人口為基礎，改革對醫療服務系統的支付。但是，就算是在新南威爾斯州，衛生主管部門也很重視病例組合在預算制定及為州內不同地區患者的衛生服務提供資訊方面的重要性。其他一些偏遠州，由於人口太少以及缺少衛生服務提供者，所以只是將病例組合的一些重要內容整合到他們的改革方案中。

最初的病例組合方案需要將複雜的衛生服務活動，分解為幾個主要的類別：住院服務、門診服務、教學和研究。儘管住院服務的服務類別和服務或「產品」的定義和描述最為複雜，病例組合方案還是首先從住院服務支付改革著手。

（二）住院服務的單病種管理

對住院醫療服務按病例組合支付的核心思想很簡單，就是單病種管理：根據醫院提供的住院服務患者類型和相應的診療，來確定對醫院的支付。疾病診斷關聯群（DRGs）作為臨床疾病的分類，得到極大的發展，也是住院患者診療分類很好的方法，因而能夠很好地應用於病例組合支付

制度的設計和實現。有了這種支付制度，就可以根據醫院的績效和產出來撥款，而不是根據人為的談判、醫院過去的歷史或政治因素決定。

儘管各州採用的病例組合制並不完全一致，甚至在某些方面還存在相當大的差異，但在基本特徵和核心環節上，還是具有共同點：(1) 通用的命名術語系統，即當前正在使用的第6版澳洲疾病診斷關聯群（AR-DRGs）；(2) 支付制度改革與預算削減一致，基本上每個州都引入費用上限，而且通常每個醫院都結合具體的目標。但是，一些州的總體控制目標是靈活的，如果醫院超出預算目標，超服務部分只能得到部分支付；(3) 因為DRGs系統是建立在有紀錄的診斷和治療程序的編碼上，所以各州都建立編碼審查制度，保證病例組合制（特別是疾病和診療服務分類）的準確性。

（三）支付制度模式

澳洲病例組合支付制度有2種模式：(1) 最初的維多利亞州模式，包含固定和變動2類組成要素，並在1990年進一步改進制度。隨後昆士蘭州也採用這一模式。2類組成要素是以固定的預算補償支付醫院經常性支出（診療服務的間接成本或固定成本），而變動補償則根據醫院診療的每一個患者的變動成本確定。支持這種支付制度的理論認為：如果醫院提供更多服務的邊際成本等於政府的邊際補償，則醫院此時提供新增服務動力達到臨界值，再過之則不願提供額外服務，這樣衛生服務的效率得到最大化；而過度服務則得到抑制。邊際補償就是政府的變動補償，由州衛生部制定。這種由固定補償和變動補償結合的支付制度，有效弱化醫院服務最大化的刺激。另外，當衛生服務系統的服務能力達到充分利用時，衛生服務系統可能就要擴張規模，如：新增病房，這就要求政府對醫院的固定補償相應增加。但按規定新增的固定成本，只能得到部分補償。這樣，政府就能夠控制衛生服務系統的資本性投資。

(2) 整合補償模式，即政府對醫院服務的每個患者提供覆蓋變動成本和固定成本的整體性補償。這種模式主要在西澳州和塔斯馬尼亞州（Tasmania）施行。南澳州的支付制度與此類似，但州衛生主管部門要與醫院談判確定醫院必須完成的服務量。如果醫院沒有完成預定的服務量，對醫院的補償則將按一定的折扣率予以削減，因為低於預定服務量意味著醫院邊際成本（或變動成本）的節約。

（四）費用補償水準的差異

一般認為，在特定的DRGs系統中，不同醫院為同一類患者提供的服務是相同的。從邏輯上講，對不同醫院的同一類病種費用補償，也應該是相同的。但各州政府都意識到在實際發生的成本中，各州存在一定的差異，所以有4個州（維多利亞、昆士蘭、西澳和南澳）建立疾病支付的亞分類系統，並給予不同的補償。

各州政府對規模經濟的認識也不一致。維多利亞和西澳州政府認為規模經濟存在，所以針對某個特定的DRGs分類，對在大醫院治療的患者補償少於在小醫院治療的患者。而在昆士蘭和南澳州，決策者認為衛生服務系統的規模經濟不存在，因而對大醫院治療的患者補償要高於在小醫院治療的患者。

由於病例組合中，各類成本權重定義的不同和基線價格的差別，各州的DRGs系統支付水準，並不一致。在整合補償模式中，補償的差異可能達到40%。各州DRGs補償水準的差異，還體現在

對異常情況病例的處理和補償。因為規範的DRGs分類系統是描述某一病種典型的情況，即常規性的病例，而對非常規性的病例，各州的分類標準和補償都不一樣，如：墨爾本（Melbourne）城市醫院2006年的撥款基準最高為3,153澳元（2008年調整至3,279澳元），而農村醫院的撥款基準最高為3,589澳元，兩者相差436澳元。

（五）改革效果和展望

澳洲聯邦的多數州已經或正著手實施病例組合支付制度改革，但是已經實施的支付模式有很大的差異。所以，在對維多利亞州模式和整合補償模式進行回顧後，衛生服務提供者認為當前的支付制度改革，仍然存在較多的問題。雖然在支付制度改革的設計中，更多考慮如何保證給予衛生服務提供者適當的激勵，以促進服務效率的提高，同時也應該怎樣使支付制度對衛生服務提供者更加公平。當前各州DRGs系統具體病種補償水準的不同，說明在澳洲各州之間衛生服務補償的不平等，確實存在。

另外，設計病例組合支付系統，涉及一系列複雜的技術問題，並要求在相互競爭的政策目標之間，求得平衡。同時，在保持病例組合支付系統相對穩定的前提下，還要考慮醫療技術進步等不斷變化的因素對衛生服務費用的影響，以避免支付系統設計的副作用。因而，這是繁雜的工程，而且沒有一種病例組合支付制度，是完美無缺的。

儘管如此，國際學術界對澳洲住院支付制度改革，給予很高的評價，總體上認為：澳洲應用病例組合的支付制度後，公立衛生服務系統的服務效率得到顯著提高。因為原來聯邦政府的老年醫療保險撥款給州政府，再由州政府按預算支付給醫院，現在則由聯邦政府的老年醫療保險根據病例組合，按調整後的病例費用，直接給予醫院補償。這種支付制度，除了促進醫療效率提高的作用外，還能抑制成本轉移，如：將享受公立的老年醫療保險的患者，部分轉移到私立衛生服務部門。

六、新一輪衛生保健體系改革計畫

（一）改革的基本主張與原則

澳洲的衛生系統已躋身世界一流。然而由於人口高齡化、慢性和可預防疾病、新治療方法的誕生和衛生保健費用的上漲，國民對於衛生系統的需求，也日益增長。如果不進行國家衛生改革，州（地區）政府財政將不堪重負。專家預測到2045～2046年，僅衛生支出就將超出州和地方政府的所有收入。透過與州（地區）政府合作，澳洲聯邦政府採取行動以因應這些挑戰，並於2011年8月達成全國性協議——國家衛生改革協議（National Health Reform Agreement）。這項協議將以前所未有的透明度、負責任的態度，來滿足公立醫院籌資需要，為病人減少浪費和等待時間。

1. 改革的基本主張

(1)提高籌資的合理性和效率

澳洲聯邦政府為公立醫院提供至少164億澳元的額外重大財政投入。從2014年開始，聯邦政府投資實現45%的有效增長，從2017年開始實現50%的有效增長。

澳洲將建立獨立的醫院物價管理部門，為公立醫院服務設置全國性的有效標準，並開發國家資金投入系統。這將保證公立醫院所提供的各項服務，都能在合理的價格上，獲得相應的資金。這也

意味醫院資金投入效率，將遠遠高過以往任何時候，避免出現價格偏離實際醫院資金支出的情況。

(2) 增加透明度和責任

為了爭取資金安排的改善，州（地區）政府同意增加衛生系統的透明度。為了改善公立醫院籌資的透明度，澳洲將建立國家衛生資金庫。資金庫的管理人員需向聯邦、州（地區）報告資金流動情況和所提供的衛生服務。這將保證所有的醫院都透過相同的管道獲取資金，所有國民也可以清楚了解稅收的流向和使用方式。

州（地區）政府正在建立地方醫院網絡，這將使醫院管理決策移交地方。

國家衛生績效管理部門將公布醫院績效報告和健康社區報告，以增加國民健康水準和醫院服務績效的透明度。這些報告將有助於國民了解澳洲所有醫院的績效，並在此基礎上，為自己的衛生保健做出明智的選擇。

(3) 縮短就醫等待期

聯邦政府投入18億澳元，為急診科室和非必須手術設立新的目標，藉由這筆資金幫助州（地區）達到這些目標，並實施相應的獎勵。另外一筆16億澳元的投入，將為首都增加1,316張亞急性病床或類似服務，提供充分的資金。

這些目標包括：

①急診科室4小時目標：急診科室需在4個小時內、為90%透過治療類選法分類的病人做出檢查、治療、收治入院或批准出院的處理。

②非必須手術100%目標：保證所有等候非必須手術的病人，都在臨床推薦時間內得到治療。

急診科室目標自2012年開始的4年裡實施，非必須手術自2012年開始的5年裡實施。

聯邦政府針對醫院的新投資方案，建立在為初級衛生保健提供重大投入，從而為公立醫院減輕壓力的基礎上。這些初級衛生保健服務包括：加班服務、新的全科醫師培訓基地、新的全科醫師診所。

為了推動老年護理改革，聯邦政府將直接負責除了西澳州和維多利亞州之外的所有其他州（地區）、65歲以上人口的基本社區保健的資金投入。這將為老年人口增加保健服務的範圍和可及性。改革內容還明確劃出身障年輕人和需要照護的老年人的衛生保健的責任界限。

改革對象還包括精神衛生系統。聯邦政府承諾，將在5年裡投入22億澳元。作為原來的國家衛生改革努力和選舉承諾的一部分，精神衛生領域已在先期獲得6.24億澳元的投資，在此基礎上，2011～2012年預算方案——《實施國家精神衛生改革》，又為新措施提供15億澳元資金。

除了國家衛生改革協議，澳洲政府還持續關注衛生改革的其他方面，包括：透過預防保健，降低國民對醫院的需求；強化衛生人力資源，以保證國民擁有充足的醫師和護士；借助新技術，透過建立電子健康檔案和健康資訊化，為國民提供更為協調、靈活的衛生保健。

2. 改革的內容和目標

從2010年4月開始，澳洲已在衛生改革8大方面進行大量工作。這8大方面包括：(1) 醫院；(2) 全科醫師和初級衛生保健；(3) 老年護理；(4) 精神衛生；(5) 國家標準和績效；(6) 衛生人力資源；(7) 預防保健；(8) 健康資訊化。

2010年7月，澳洲聯邦政府發布《澳洲未來的國家健康和醫院網絡：實施改革》，該公報概括衛生改革措施的實施計畫。2011年8月2日達成的國家衛生改革協議，強化澳洲各級政府推動改

革的責任。根據該協議，澳洲各級政府同意對衛生和老年護理的組織、籌資和提供，進行重大改革。透過增加聯邦政府投入，這些改革措施將提高衛生服務的可及性，增加地方責任和透明度，因地制宜地滿足各社區的需求，增加衛生系統的財政可持續性。

根據該協議，澳洲各級政府都同意一致努力推動改革，以達成如下目標：

(1) 透過在全國性合理價格的基礎上，採用基於活動的籌資方案（Activity Based Funding, ABF），改善衛生服務的可及性和公立醫院效率。

(2) 透過增加聯邦政府在公立醫院經費投入所占分額，保證公立醫院資金投入的可持續性。

(3) 透過國家衛生資金庫，提高公立醫院的透明度。

(4) 改善衛生和老年護理系統的臨床保健、績效報告和責任制的標準。

(5) 改善地方的責任落實情況和因地制宜滿足各社區需求的反應性。

(6) 改善全科醫師和初級衛生保健服務的提供。

(7) 改善老年護理和身障者服務。

聯邦政府也重申其對預防保健措施提供、精神衛生改革和健康資訊化計畫的承諾。部分計畫將聯合州（地區）政府共同提供。

3. 改革的原則

協議聲明，國家衛生改革必須以下列原則為基礎：

(1) 各級政府都贊同，能夠滿足社區衛生需要的衛生系統，需要醫院、全科醫師和初級衛生保健、老年護理之間的協作，以實現服務重複和分散程度的最小化。

(2) 澳洲國民應該能夠獲取有關醫院、初級衛生保健、老年護理和其他衛生服務的透明且可在全國進行比較的績效數據和資訊。

(3) 政府應該繼續支持衛生系統的多樣化和創新，將其作為實現更好結局的關鍵機制。

(4) 所有澳洲國民都可公平獲得優質衛生保健，包括居住在偏遠地區的國民。

(5) 各級政府都贊同，澳洲衛生系統應該鼓勵社會融合，減少弱勢群體，尤其是澳洲原住民。

（二）醫院改革計畫

聯邦政府承諾，為澳洲的衛生體系提供強有力的財政支持。在新的醫改計畫協議下，聯邦政府與各州和行政區領導人，就醫院的支付和運行制度達成共識，以確保澳洲世世代代可以繼續享有全面覆蓋的衛生醫療服務。

2012年6月1日起，澳洲在全國推行基本服務的醫院補償方式，以提高醫院籌資、補償的透明度，提高醫院服務提供的技術效率。在該支付方式下，公立醫院根據其提供服務的種類和數量，獲得相應的補償。聯邦政府在2010～2017年間投資34億美金，用於解決公立醫療機構中的重點問題。這一做法依照澳洲政府委員會的專家對常規手術和急診目標的觀點，目前澳洲所有地區政府已對《為提高公立醫院服務的全國合作協議》達成共識，並同意在協議的框架下共同努力。這一協議旨在為患者提供更好的醫療服務，包括：更多的床位、更快捷的急診服務、更便捷的常規手術和亞急診服務。具體目標如下：

(1)急診科室4小時目標：急診科室需在4個小時內為90%透過治療類選法分類的病人做出檢查、治療、收治入院或批准出院的處理；

(2)**常規手術目標**：全部需要常規手術的患者，能夠在臨床建議時間內獲得診療服務，包括：降低常規手術等候人數和等候時間；

(3)**新增16億澳元的投入**：用於新建1,316張亞急診病床及相關的醫療服務，以期在全國提高居民的健康狀況、身體機能和生命品質。

（三）全科醫師與初級衛生保健改革計畫

聯邦政府關注焦點，是提供更好的初級醫療保健，使得居民能夠在居住地獲得所需的服務。聯邦政府強調對全科醫師和初級衛生保健的重點投入，主要透過以下措施：

(1)在澳洲建立「醫療保險地方組織」（獨立的初級衛生醫療機構），將其服務與全科醫學、社區衛生服務融合，改善初級服務的可及性，推動各項服務間的一體化；

(2)確保社區居民在非工作時間仍可獲得全科醫療服務；

(3)嘗試新的初級保健服務提供模式，包括治療和持續管理糖尿病患者，旨在提高服務提供的靈活性；

(4)建立64家全科診所，對全科醫學、初級保健和社區服務、原住民醫療服務進行425項革新，以整合全科醫師和初級衛生保健，提高服務的可及性。

（四）老年保健改革計畫

澳洲人口高齡化進程加速，意味越來越多的老年人需要符合其年齡特徵的醫療保健服務。澳洲現有的老年服務體系較為分散，老年保健服務的安排不一致，需要對老年服務提供進行改革，使其能夠應付不斷增長的服務需求。聯邦政府為老年服務體系提供政策和資金支持，在西澳和維多利亞州外的其他地區，老年服務體系的資助方不再是家庭和社區服務專案，而是聯邦政府。這一職責轉變，有利於建立和發展統一的老年服務體系，覆蓋從家庭初級保健到老年療養院的高等服務；同時，也使得聯邦政府進一步推進急診服務、公立醫院、全科醫師、初級保健服務和老年服務間的整合。對65歲以上非本地居民的老年保健服務、對50歲以上原住民和托列斯海峽（Torres Strait）居民的老年服務，聯邦政府也承擔其政策和籌資職責。

就老年保健服務的改革，聯邦政府已進行廣泛的專家諮詢工作，也對以下重點問題進行廣泛的磋商：

(1)家庭和社區護理專案（Home and Community Care, HACC）和聯邦政府間職責的轉移；

(2)為新建286張床位投入1.2億澳元，以擴大偏遠地區多功能醫療服務中的亞急診醫療能力、增加可申請多功能醫療服務經費支持的偏遠社區數量；

(3)分配2,000個長期臥床老年患者病床，為各州和領地政府提供財政支持。這也相當於聯邦政府為各州政府提供2.77億澳元的資金支持；

(4)為在醫院和社區新增1,300張亞急診床位提供16億澳元的資金投入，以提高患者健康狀況、身體機能和生命品質，同時降低公立醫院的床位和急診室的壓力。

（五）精神衛生改革計畫

從2011～2012財政年度起，聯邦政府推廣耗資22億澳元的全新改革計畫，用於推動精神衛生

改革。依據2011～2012財政年度的「推進全國精神衛生改革」計畫，及2010年公布的評估標準，聯邦政府領導全國精神衛生改革，使得澳洲的精神疾病患者能夠及時獲得臨床的和非臨床的支持、抓住最好的康復機會、穩定病情。經過全面的資料回顧和焦點訪談，精神衛生體系的改革聚焦在以下5個重點領域：

(1) 為患有嚴重精神疾病的患者提供更好的服務，這部分患者也是社會中最弱勢的群體；

(2) 加強精神衛生的基礎服務；

(3) 青少年的預防和早期介入工作；

(4) 鼓勵精神疾病患者參與經濟和社會活動，包括為其提供工作；

(5) 提高精神衛生服務的品質、加強問責制度和鼓勵創新。

（六）衛生人力改革計畫

衛生人力改革的一個核心要素，是衛生人員的能力培養，以更好地應對未來的挑戰。為了改善澳洲衛生體系中人力資源短缺、分布不均的問題，聯邦政府在2010～2011財政年度至2014～2015財政年度間，投入18億澳元，培養更多的全科醫師和醫療專家，為全科醫學、老年服務、農村地區的護理人員和農村地區的專職衛生技術人員，提供更好的支持。

（七）預防保健改革計畫

隨著慢性的、可預防疾病在澳洲蔓延，全國的醫改計畫需要重新聚焦於預防保健工作，使居民遠離疾病、遠離醫院、提高生活品質。此次醫改，聯邦政府關注預防工作，以緩解其他衛生領域的壓力。重點在處理生活方式、生活習慣中引起慢性病的危險因素。聯邦政府在預防保健方面的改革措施，包括：提出應對逐年增長的肥胖壓力、菸草和酒精攝入的策略，鼓勵居民依從更健康的生活方式，對澳洲居民進行有關慢性病危害的教育。

（八）電子健康檔案計畫

聯邦政府意識到電子健康檔案對建立反應性高、以患者為中心的衛生體系的重要性。兩個里程碑式的資助專案，可以說明政府對電子健康檔案重要性的認同。第一個是聯邦政府在2010～2011財政年度至2011～2012財政年度間投入4.67億澳元，在全國建立個人管理電子健康檔案系統，全部澳洲居民可在其操作介面下瀏覽個人的所有病歷檔案。隨著時間的推進，這一改革措施減少用藥出錯的可能性、減少重複檢查，為居民和整個衛生體系提供廣泛的效益。聯邦政府還在接下 的5年裡投入6.21億澳元，用於支持和擴大電子醫療服務。這一措施旨在減少獲取臨床服務、專家服務的壁壘；尤其是為偏遠地區的居民提供更便利的醫療服務。政府還增加了對「國家寬頻網路」專案的投入。這些改革措施可使居民能夠積極進行健康管理，而不受居住地和時間的限制。

第四節　瑞典醫療制度

瑞典地處歐洲北部的斯堪地納維亞半島（Scandinavian Peninsula），地形狹長，總面積45萬平方公里，廣袤的森林占據了一半以上的國土。2013年總人口約959.3萬，全國分為21個省，290個自治

市，平均每平方公里有23位居民。人口年齡結構中老年人口比例很高，2013年65歲以上老年人占19.3%，為老年型國家。與北歐其他4國一樣，瑞典是高度工業化國家，經濟發展水準、福利狀況及衛生狀況都居世界前列。

2013年，瑞典的人均GDP達到60,430美元。農業產值占國民生產毛額的比例以及從事農業生產人口占總人口的比值很低，居民的文化教育水準普遍較高。2012年，瑞典女性人均期望壽命為83.6歲，男性為79.9歲。2013年，孕產婦死亡率為4／10萬，嬰兒死亡率為2.4‰。2012年，瑞典的醫療衛生支出占GDP的9.6%。

瑞典的社會福利保障制度相當完善，包括5個方面：醫療保險、工傷保險、失業保險、基本撫恤金和附加撫恤金。社會保險的資金來源主要是稅收，國家僅對失業保險承擔60%以上的費用。醫療保險覆蓋全體居民，國家還有一定的法規、法令來保證居民在需要時，僅需繳納很小一筆費用，就能享受任何有必要的治療。衛生保健的根本宗旨是「保證全體公民的身體健康和公民享有衛生保健服務的平等權利」。政府的職責是使全體公民都能獲得公平而合適的衛生服務。

瑞典的政體是君主立憲制，立法權歸國王和議會，政府共分為3個獨立的層級，分別為：中央政府、省政府和市政府，在省層級有21個省政府，在地方層級有290個市政府。衛生保健體制與政府層級相對應，由國家、省和地方3個層級構成。瑞典衛生體制分權化程度較高，中央級政府和議會制定總體衛生目標和政策，衛生服務籌資和管理主要由省和市級政府負責。國家一級的衛生權力機關有2個：衛生與社會事務部（Ministry of Health and Social Affairs）和國家衛生與福利委員會（National Board of Health and Welfare）。衛生與社會事務部是政府部門，向內閣負責，主要負責制訂醫療衛生業務的規劃，包括：衛生保健、社會福利及醫療保險計畫。衛生計畫委員會（Health Planning Committee）為其從屬部門，負責協調全國的衛生保健系統計畫。衛生與福利委員會是相對獨立的管理機構，主要負責管理衛生保健、藥物供應和社會福利，具體職能包括：規劃設計（向內閣、議會和省議會提供有關制訂計畫的基礎資料，另外還監督和幫助省議會計畫實施）；監督對門診患者和住院患者的醫療保健；監督衛生保健部門的業務工作；衛生情報蒐集工作。

瑞典衛生和社會事務部、國家衛生和福利委員會還需要與其他中央政府機構協作，其中最重要的有：醫療責任委員會（Medical Responsibility Board）、醫療產品署（Medical Porducts Agency）、瑞典衛生保健技術評估理事會（Swedish Agency for Health Technology Assessment and Assessment of Social Services）、醫藥福利委員會（Dental and Phamaceutical Benefits Agency）和國家公共衛生研究院（Swedish National Institute of Public Health）。

瑞典的衛生服務體制突出的特點，是籌資和服務提供的統一。衛生服務主要由各省的公共權力機構（省議會和市政府）負責提供，並透過稅收負責衛生服務的籌資。省議會主要負責衛生工作、某些主要針對衛生保健人員的培訓以及社會福利和文化工作，其所屬的醫學委員會（Medical Boards）則直接管理衛生保健。市政當局主要負責疾病預防，由省的醫務官員任市政當局和其他組織的公共衛生顧問。

長期以來，這種衛生服務的計畫模式，在保證全民享有初級衛生保健、預防、康復及急診醫療方面，卓有成效。但是，隨著需求不斷增長、資金短缺以及社會觀念、人口結構和醫學技術的迅速發展，瑞典的衛生服務體制已經很難適應環境的變化。1990年的一項調查顯示，58%的人認為，瑞典的衛生保健體制需要進行變革。事實上，由於瑞典地方自治的傳統以及地方權力機構在

衛生保健體制中的相對獨立性，進入20世紀90年代，一些地區逐步對衛生保健體制進行改革。

瑞典的各項人口指標（出生、死亡、嬰兒死亡）都處於低水準，出生期望壽命為世界最高水準。傳染病已不是主要問題，循環系統疾病、惡性腫瘤及意外事故為主要死因。

一、醫療供給體制

（一）醫療服務供給

瑞典的醫療供給體制是公有制。2000年，大區基本醫院（省級）有9家，床位占總床位的0.9%。2001年省級基本醫院減至8家；市級醫院有26家，床位占總床位的34.7%；社區醫院的床位占57.8%；私立醫療機構病床數所占比率僅6.8%。事實上，2000年之前，瑞典非公有制醫院很少見。但是到2003年，瑞典有1,100家社區醫院，其中大概有300家是私立的。2003年，病人到初級保健中心的醫師那裡看病的次數有1,200萬次，其中27%都是由私立機構的醫師提供服務，約29%的門診保健部門的醫師諮詢，也是在私立機構進行的。到2010年，瑞典有60個提供專業醫療服務的公辦醫院，提供24小時急救服務，其中8個地區醫院提供高度專業化的醫療服務，同時也是醫療教學和研究的基地。

從醫師數來看，2000年，全部醫師數為18,669人，其中開業醫師有856人，不足5%；2005年，醫師數量為29,122人；2010年，醫師數量為32,495人。開業醫師僅存在於斯德哥爾摩（Stockhdm）、哥德堡（Gothenburg）、馬爾默（Malmö）三大城市，未分布於整個瑞典。

關於醫療服務的分擔，瑞典劃分為290個自治市、21個省。自治市、省議會均有自治的地方權，負責各項事務，相互間沒有層級關係。瑞典省議會的工作90%涉及醫療衛生服務，但同時也涉及其他領域，如：文化和基礎設施建設等。瑞典的各自治市負責老年人的家庭醫療和在特殊住所的醫療服務。市政府的職責範圍還包括為身障和智障人群提供醫療服務。市政府也要為出院病人和學校醫療衛生提供幫助和服務。歐盟國家公民的高度流動性，使得醫療衛生服務的合作，更加迫切。近年來，在其他歐盟國家尋求治療的病人增多，而在其他成員國工作的醫療專業人員數量，也不斷增加。瑞典積極參與歐盟成員國之間的合作，以改善提供醫療衛生服務的方法，包括：特殊醫療的合作、加強醫療安全和提高患者的影響力。

由於採取由公立醫療機構實施的醫療供給體制，瑞典才有可能對醫療體制進行規劃和預算管理。1975年，保健福利廳（National Board of Health and Welfare）提出「20世紀80年代瑞典的醫療服務」，作為醫療供給體制的體系，一直延續至今。其中醫療服務是由初級保健級（primary care level）、市級、省級等構成的體系。瑞典醫療供給3級體系，如圖11-4-1所示。

（二）醫療費負擔方式

瑞典的大部分醫療衛生費用是由省和自治市的稅收支付。國家政府的資助是醫療資金的另一來源，而病人自費僅占非常小的比例。總體來說，瑞典醫療經費的收入來源包括4個方面：(1)稅收（包括：中央、區域和地方3級）；(2)國家社會保險系統（雇主繳費）；(3)私人現金支付和(4)私人健康保險（見圖11-4-2）。2002年，瑞典醫療費籌資60%來自居民稅，政府財政補助占10%，由醫療保險轉入者占8.4%，而由患者個人負擔部分僅占7.6%（表11-4-1）。2003年，省政府醫療籌資

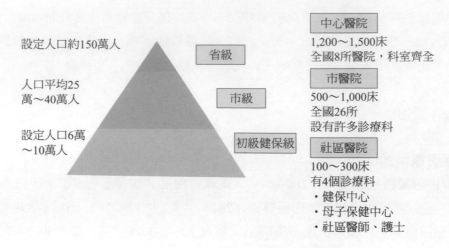

圖 11-4-1 瑞典醫療供給三級體制

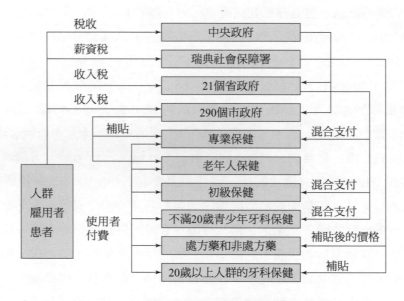

圖 11-4-2 瑞典醫療保障制度的籌資支付流程圖

表 11-4-1 2002 年瑞典醫療費負擔構成比

項 目	所占比例（%）
稅 收	61.6
政府財政補助	10.0
醫療保險	8.4
平衡交付金	7.6
患者負擔	7.6
其 他	4.8

表 11-4-2 1998～2003 年瑞典省政府籌資來源構成表

(單位：%)

收入來源	1998	1999	2000	2001	2002	2003
稅 收	68.5	68.3	69.0	70.4	70.8	72.2
政府補助	13.0	13.6	14.0	13.5	13.4	12.8
銷售和其他收入	5.7	4.5	5.0	6.4	6.6	5.9
政府一般撥款	6.8	7.6	7.0	6.3	6.0	5.4
使用者自付及其他自付	3.4	3.4	3.0	2.8	2.7	2.8
其 他	2.6	2.6	2.0	0.7	0.6	0.9
總籌資	100.0	100.0	100.0	100.0	100.0	100.0

來源：瑞典省政府聯邦（2004）。

72.2%來自稅收，政府補助占12.8%，銷售及其他收入占5.9%，政府一般撥款占5.4%，使用者自費僅占2.8%（表11-4-2）。2008年，斯德哥爾摩收入650億瑞典克朗，其中80%的收入來自地方稅，18%用於提供醫療服務，9%用於藥品費用。

瑞典醫療保障制度資金的主要來源是稅收，包括省、市兩級徵收的直接稅和中央政府徵收的間接稅。瑞典醫療服務的提供權下放到地方，省議會和各個城市也有權向各自地區居民按比例徵收所得稅，用於各項公共事業，稅率高低由當地政府決定。瑞典的居民稅由市民稅與自治區稅構成，兩者都是與所得多少無關的定率稅。市民稅稅率提高與醫療總費用增加有關，經相關部門加以調整，1974年為9.3%，1986年為13.4%，1994年為15.8%，2002年為17.2%，呈逐年增加趨勢。市民稅與自治區稅合計的居民稅，也由1974年的24%提高到2002年的35%，顯示出較大的增長率。這已經成為瑞典居民高負擔的主要原因。在瑞典，約70%的省級收入和約60%的市級收入來自於稅收，各省平均稅率在2010年達到10.6%，各市平均稅率達到21.56%。但瑞典沒有為衛生或醫療服務而特別設立徵收的稅種，即以一般稅的形式徵收用以公共服務。

公共支出在瑞典醫療支出中占絕大部分，但低於20世紀70、80年代。在衛生服務中，醫療占絕大部分。根據瑞典市聯合組織——市聯合會（Landstingsfullmäktige, LF）的統計，2002年度全國的決算結果顯示，全國市的衛生總支出中，醫院內醫療費所占的比率達63%，醫院外醫療費為13%，其他專項費用24%。到2008年，瑞典的各省議會所支付的醫療衛生費用（不包括牙醫醫療費用）為186萬億瑞典克朗，比2007年增加9.2萬億瑞典克朗，上漲5.2%。基礎醫療護理開支最多，與前幾年相比，對一般性醫療和物理治療法的需求有所增加。隨著私立醫療護理服務機構的增加，省議會為私立醫療護理機構提供的服務買單，已不足為奇，10%的醫療費用由省議會支付，但服務由私立醫療護理機構提供。有協議作為保障，患者可以在私立醫療護理機構享受到公立醫院所能提供的同等待遇。

二、醫療保險制度

（一）醫療保險制度概述

瑞典的醫療保險制度經過70多年的發展和演變，已經形成比較完善、覆蓋全體國民、提供基本的醫療保障和收入津貼的國家基本醫療保險制度。

瑞典社會醫療保險將全民納入覆蓋範圍。保險對由於患病接受醫療服務而導致的個人收入損失進行部分補助，同時也根據高費用保護計畫(high-cost protection schemes)對醫療費用和處方藥進行補助。保險是強制性的。國家健康衛生保險的保險費大部分是由雇主負擔，其餘部分由中央政府特定的轉移支付（transfer payment）來負擔。私人雇主和國有雇主按固定比例，為每個雇員向健康保險系統支付保險費。在2004年，這一支付占職工總薪資的11%。不過值得注意的是2個保險功能（即償付個人收入損失和償付醫療費用）有相對獨立性，醫療提供如果不適當或延誤，可能會導致收入補助和生產損失的進一步增加。保險覆蓋傷病補助、藥品費用（透過藥品補貼計畫）和醫療、牙科治療費用（透過現金支付採用的高費用保護和豁免計畫）。

瑞典的醫療保健制度以地方分權制度為主要特點。國家衛生與社會事務部代表國家行使全國衛生治理的權力，負責規劃衛生工作，監督和協調全國醫療衛生的各項工作。衛生與福利委員會是相對獨立的治理機構，主要負責衛生保健、藥品、社會福利等工作。地方的衛生保健工作主要由26個市議會及3個市（即哥德堡、馬爾默和哥特蘭島〔Gotland〕）地方議會負責，各市議會擁有相當大的權力，就本地區的各種社會問題，包括：衛生、教育及經濟發展等問題做出決定。瑞典社會保險系統屬於國家財政預算撥款單位，總部在首都斯德哥爾摩，全國有21個地區辦公室、240個地方基層辦公室、5個電腦中心，共有1.6萬多名雇員。

（二）醫療保險籌資與支付

根據該國社會保險制度規定，參保者須交納收入的近10%用作保險金。每一個雇主都必須為雇員向國家交納相當於雇員薪資32.82%的社會保險費，其中近1/3是用於支付醫療、病體津貼的費用。對於醫療經費不足的部分，則由政府予以補助。投保者據此即可享受國家給予的醫療照顧，如：診斷、治療、住院、手術等，並可享受病假津貼、工傷津貼及有關治療的車旅費津貼等。

2002年，醫療保險總籌資2,426億瑞典克朗，其中雇主負擔79%，為1,924億瑞典克朗；政府稅收補助481億瑞典克朗，占19.8%；其他21億，占0.9%。2002年的支出總額為2,522億瑞典克朗，約有46億瑞典克朗的赤字，其中傷病補助（828億瑞典克朗）、父母津貼（260億瑞典克朗）的現金給付占總支出的51%（表11-4-3）。

傷病補助經費是對受傷、患病者，在病休期間對其工作收入75～90%的補償制度，對無收入者定有一天8瑞典克朗的生活補助標準。1979年傷病補助的平均每人支給天數為22.9天，1985年為20.9天，2002年為25.6天。接受醫療時，患者雖有一定的個人負擔，但超過的費用由保險機構負擔。住院醫療原則上是免費，但70歲以上老人以365天為免費限度，住院超過天數須自付費用。自1982年1月起，對退休者，在其住院滿一年後，可根據各市的規定，向其收取一定比例的住院費。

住院床位費因市而異，最高為一天400瑞典克朗；一天300瑞典克朗以上的市有4個；但大部分（72%）是一天不滿160瑞典克朗；一天負擔超過190瑞典克朗的僅占6%。但由於住院費各市不一致、服務規範不統一和不公平等，引起社會的不滿和批評，因此1986年4月瑞典決定全國統一標準，2002年最高定為一天150瑞典克朗。

門診時須付掛號費，但自1981年7月起實施「15次掛號單」制度，將設有可蓋15次章的卡片交給患者，患者每次付掛號費時蓋1個章，等蓋完15個欄位時，則交給免費單管理機構。免費單的有效期間為蓋上第1個章的那一天起的一年，持有免費單者可免除掛號費的負擔。

表 11-4-3　2002 年瑞典醫療保險籌資收入與支出情況

項　目	金額（億瑞典克朗）	構成比（％）
收　入		
保險費	1,924	79.3
國庫補助	481	19.8
其　他	21	0.9
合　計	2,426	100
支　出		
傷病補助	828	32.8
父母津貼	260	10.3
醫藥品	290	11.5
公營醫療	448	17.8
民營醫療	58	2.3
其他醫療	180	7.2
牙　科	240	9.5
住　院	49	1.9
移　送	29	1.1
管理費	140	5.6
合　計	2,522	100
收支差	-46	

　　未滿 16 歲兒童掛號費的支付，也可在其父母持有的 15 次掛號卡上蓋章，列入計算，因此兒童多的家庭獲得免費單的機會也會增加。

　　2002 年，一般病床（內科）的住院平均費用為一天 1,550 瑞典克朗（包括：床位費、診療費、藥費、護理費和伙食費等），長期護理病床為一天 765 瑞典克朗，門診是一次 320 瑞典克朗。醫療保險制度對提供診療的市支付費用，即所謂的診療報酬。瑞典不採用其他國家採用的點數表等方法，而僅簡單地規定門診一次 250 瑞典克朗、住院一天 500 瑞典克朗的定額（2002 年）。住院一天的平均費為 1,550 瑞典克朗，由此可以看出，保險機構支付的 500 瑞典克朗僅占實際費用的 1/3 左右。

　　關於國家財政對市的醫療補助，一直由國家與市進行交涉，以決定國家補助額的提高標準，原則上是支付額隨著物價指數的上升而自動提升。

　　國家實行按照市的醫療服務（住院床天數、門診人次數）的費用補助制度，國家按照市人口數量對市支出補助。依照新制度財政補助經費，不僅可以補助部分醫療費，也可以實施預防保健專案，朝著 1983 年《醫療保健法》中「由市負責增進居民健康」的方向發展。

（三）醫療待遇與收入津貼

1. 醫療待遇

　　(1)門診醫療：在瑞典，病人去公立醫院看病，只需繳納少量的門診費和藥費。各地醫院向病人收取的門診費，標準不一，但差額不是很大，每次的門診費在 100～140 瑞典克朗之間不等。專家門診費稍高一些，每次為 120～260 瑞典克朗，如：斯德哥爾摩的專家門診費為 260 瑞典克朗。

為減輕經常生病居民的負擔，一個人在一年裡累計所付門診費達到900瑞典克朗之後，再看病時將不再收取門診費。兒童和20歲以下的年輕人看病時，不需要繳納門診費。除門診費外，人們看病時不需要再繳納其他費用，如：檢驗費、在醫院裡使用的藥品費等。

患者看病時需要繳納的藥品費，相對比門診費要更高一些。根據從1999年開始實施的新規定，一個病人在12個月內根據醫師處方購買藥品的費用，不超過900瑞典克朗時全部由個人支付；藥品費超過900瑞典克朗，但不滿1,800瑞典克朗的部分，享受50～90%比率不等的國家藥費補助；假如12個月個人支付的藥品費累計超過1,800瑞典克朗，超出部分完全由國家承擔。

(2)住院醫療：全國對住院病人一天的收費標準統一為：在職職工80瑞典克朗；退休人員75瑞典克朗。住院費主要用於病人住院時的飲食，包括開刀等外科手術在內的各種治療，則完全是免費的。政府規定，進行這些治療的醫師都必須是公共醫療服務機構的雇員以及持有行醫執照的開業醫師。

(3)牙科醫療：在瑞典，人們在看牙醫時雖然也能享受到部分補助，但個人所承擔的費用比例，則要比看病吃藥所承擔的費用比例大得多。患者只有在一個治療牙病過程的費用超過3,500瑞典克朗時，才能獲得30%的補助。一個療程所需要費用超過13,500瑞典克朗時，病人獲得的國家補助可達70%。但是，19歲以下的瑞典居民可以免費享受牙科保健和治療。目前，瑞典正在考慮改革牙醫保險制度，以提供更好的牙科醫療保障。

2. 疾病津貼

瑞典社會保險制度的顯著特點是名目繁多的各類津貼，累計有50多種不同形式的津貼，在醫療保障方面有：病假津貼、懷孕津貼、工傷津貼、傷殘津貼等等，充分體現高福利的人文關懷，這些津貼主要包括：**(1)病假津貼**：人們在休病假的第2～14天，可以從雇主那裡得到相當於薪資80%的病假津貼；從第15天開始，可以從國家社保機構得到相當於薪資80%的病假津貼；**(2)懷孕津貼**：婦女懷孕期間可以從社保機構領取11個月的津貼，津貼相當於薪資的80%。新生兒出生後，父親還有10天新生兒假期，可以得到80%的薪資；**(3)工傷津貼**：國民遭遇工傷或職業病後，可以得到工傷津貼。工傷致殘後，享受終身殘障津貼；工傷死亡者除給予喪葬補助外，其未成年子女可以同時享受遺屬津貼至19歲；**(4)傷殘津貼**：凡16歲以上失去部分勞動能力的人，可以享受傷殘護理津貼和身障津貼，津貼的額度根據傷殘的程度而定。

（四）醫療保險制度的特點

1. 全民覆蓋

政府的福利性醫療保險覆蓋每一個居民，涉及內容廣泛而且保障水準很高。按照瑞典的法律規定，凡是工作或居住在瑞典的居民，都可以平等地享受基本醫療保險以及所謂「從搖籃到墳墓」的全方位的社會保障。

2. 以人為本

瑞典社會保險專案的設計，充分體現以人為本的原則，從疾病治療、懷孕津貼、殘疾津貼、到國外療養、牙醫保健等，甚至到照顧病人的親屬津貼、交通津貼等，津貼無處不在，無不體現對病人的關懷。

3. 三方出資

瑞典的社會保險費用主要來自政府、雇主和雇員三個方面。政府的財政資金約占1/4，其他的

費用來自雇主繳納的社會保險費和雇員的個人所得稅，雇主繳納的費用是主體。目前瑞典社會保險費用已經高達占GDP的17%。

4. 政府治理

瑞典的社會保險事務，統一由國家社會保險委員會管理，而且各級地方也都成立專門的社會保險治理機構，屬於政府預算撥款單位，由政府出資保證其運行。

三、衛生政策的制定與價值取向

（一）醫療服務政策的制定過程

在瑞典，醫院的開設大致由市政府負責。對醫療服務政策的制定，作為醫療供給主體的市政府也擔任重要的角色。市政府擁有強大的自治權、徵稅權等。從20世紀初以來，瑞典的衛生管理模式由中央集權向地方分權逐步變化。地方分權制度是瑞典政府管理和醫療保健制度的主要特點。1982年瑞典通過的《衛生立法》規定，全體國民都享有基本醫療保健的合法權利。同時，該立法還規定，各市議會有權根據本地實際情況和需要，結合當地醫療衛生需求的實際需要，來制定和實施相應的地方衛生法規，以監督、管理和協調本地區醫療衛生工作，保證醫療機構的正常運行，以滿足廣大國民日益增長的醫療保健需求。瑞典衛生工作主要由全國26個市議會及3個市（即哥德堡、馬爾默和哥特蘭島）地方議會負責。

醫療服務政策的制定過程，如圖11-4-3所示。醫療供給體制的主體是市。每個市制定每年計畫；每5年策劃5年中期規劃；同時在5年期間的中期規劃指導下，制定每年計畫。各市策劃計畫與預算時，總的原則方針政策，由全國的市聯合會制定。市聯合會相當於地方首長（市長）的聯席會議，瑞典沒有公選的地方首長，市議會議長相當於市長，所以市聯合會形式上是市議會議長的聯席會議，有一個規模較大的常設機構——事務局。在醫療服務政策的制定過程和經營管理過程中，市聯合會及其事務局擔任相當重要的角色，主要任務如下。

1. 參與中央與地方政府之間的協調

市聯合會綜合各市的預算與5年規劃，制定全國性的5年規劃。在制定該規劃時，與中央政府的經濟政策、預算架構、經濟計畫等的實施，配合進行調整。市聯合會可根據調整後的結果，向各市提出總的原則、方針和政策，而各市的預算、計畫，也能與中央政府的經濟政策保持統一性。

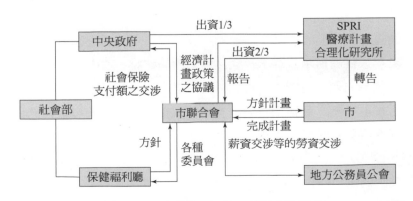

圖 11-4-3　瑞典醫療服務政策的制定過程

2. 參與政府的醫療政策制定

市聯合會的重要任務是：對醫療領域所設的各種委員會派出特別委員，接受各種委員會報告書，對報告書的建議提出意見。對中央政府社會部所設置的委員會派出特別委員，在各種委員會中就有關中央行政機構的保健福利廳的醫療保健各項事務交換意見，參與政府方針政策的制定。

3. 協調各方利益

作為醫療供給者與保險機構的代表，協調工作重點在2個方面：(1) 就市政府對醫療費的籌集與支付問題進行交涉；(2) 與醫師（以及其他醫療從業者）工會，就薪資與勞動條件，進行交涉協調、平衡各方利益。

4. 調查研究參與經營

市聯合會在醫療保健的領域，還擔任多方面的任務。作為醫院方的代表，市聯合會也需要有關醫療保健的專門知識或在技術領域的資訊與知識，因此設置有瑞典醫療計畫合理化研究所（Swedish Planning and Rationalization Institute of the Health Services, SPRI）。SPRI是由國家出資1/3、市聯合會出資2/3的專家集團（think tank），對基本保健、醫療機構、職員管理、物品管理、資訊系統、醫院建築等做調查研究，公布其成果。其研究課題、研究方法非常務實，具有強烈的政策取向，例如：研究何種保健可節省醫療費支出等。

同時，各市及市聯合會等共同設立市共同採購中心，共同採購醫療有關物品。SPRI另外成立有醫療用品檢驗公司、醫療材料公司、材料品質檢驗公司、委託調查評估公司等。

（二）衛生政策的價值取向

1. 重視初級衛生保健

瑞典深刻反思其衛生資源過度集中於大醫院所帶來的弊端，立場鮮明地要求政策和資源逐步轉向社區衛生服務，將醫療服務重心下移。逐步轉變醫師以在大醫院服務為志向以及過度的專業劃分使居民的醫療保健服務需求與供給體制之間產生差距等問題。2006年一項調查顯示，瑞典全國各省大約49%～63%的人，非常信賴初級衛生保健提供者。

就門診狀況來看，2002年居民看病的次數為3,100萬次，平均每位國民為2.45次（這個數字不包括根據婦幼保健要求而前往婦女保健中心、兒童保健中心的120萬次）。

門診的增長率在1980～2000年為每年1.9%。值得注意的是，大醫院以外的社區門診比率呈增加趨勢，從1980年的45%，上升到2000年的52%。截至2005年，保健中心與社區醫師等醫院以外設施的門診，每年增加3.2%，大醫院的門診每年僅增加0.3%，從中也可看出居民對初級衛生保健的重視。

2. 長期護理病床的建設

因不斷增長的老年人醫療需求，謀求長期護理病床的建設。理由有：為了解決一般醫療機構病床被無需高度治療的老人們「占據」的現狀，而將老人移至輕度醫療的長期護理病床，以設置平均一床一天單價較廉的設施，發揮節省醫療費用的效果；為滿足社會福利無法應付的疾病範疇的老人醫療需求，使得從福利轉移給醫療衛生部門，成為可行。今後隨著人口的高齡化，老人護理會大幅度增加。

3. 削減精神病院的住院病床

由於精神醫療開放化、社會化，透過對以往大規模住院治療的反思，實施對精神病床的削

減。1973年有精神病床34,000張，但2000年減為21,000張，2005年減為18,000張。

四、醫療費用控制政策

（一）醫療衛生總費用與增長趨勢

從20世紀30年代起，瑞典即在衛生保健領域推行「全民醫療保險」，逐步擴大醫療照顧等醫療福利措施。但自20世紀60年代末以來，瑞典經濟增長趨緩，市場暗淡，財政赤字逐年增加，失業人口不斷增長，出現低通貨膨脹現象。加之該國在醫療衛生事業中實施的「全民醫療保險」政策，致使該國醫療衛生費用負擔日趨加重，醫療保險資金短缺、醫療從業人員超編、社會保險資金匱乏，社會經濟危機日趨明顯。

據有關統計資料，1950年瑞典醫療費用占GNP比例為3.4%；1960年時增加到4.6%；1970年時增加到6.1%；1981年時已經高達8.9%，達510億瑞典克朗。2003年時醫療費用占GNP達到8.7%，人均醫療費支出達到2,270美元；2004年人均衛生總支出就達2,828美元，占GDP的9.1%。目前，醫療衛生服務的成本費占瑞典國GDP的9%，該比例自20世紀80年代初以來，一直保持穩定。

1970～1981年間，該國醫療衛生費用支出上漲了15.4%；1981～2001年上漲了16.8%，扣除通貨膨脹因素，人均醫療衛生費用增長了3.7%。而同期的GDP增長率為110%。目前，瑞典全國一年用於醫療衛生服務的費用高達近1,500億瑞典克朗，全國一年支付的病休津貼也高達1,020億瑞典克朗，占政府全年財政支出的1/8。醫療衛生費用增加的主要因素固然有通貨膨脹等原因，但該國社會保障體制及醫療保險制度中的某些弊端，也無疑是其重要原因之一。因此，如何進行社會保障體制改革，如何改革和完善該國醫療衛生保健制度，合理配置和使用資源，提高醫療服務效率，已成為該國政府急待解決的一大社會問題。

目前，該國越來越多的衛生管理決策者和衛生經濟學者已經意識到，這種延續多年的指令性計畫模式，必須進行改革。很多地區正在尋求和嘗試一些改革的措施和辦法，試圖借用英國、美國及加拿大衛生改革的模式和理念，創造出符合本國國情的改革方案，以尋求和制定出合理開發、使用衛生資源、嚴格限制和削減醫療費用支出的具體辦法。

（二）政府宏觀調控

瑞典政府正重新審視政府在衛生服務工作中的作用，明確政府主要負責政策、立法的制定與實施和對醫療服務、衛生保健籌資的監督作用。政府要從衛生保健籌資和醫療服務的第一線退出；衛生保健籌資與醫療服務機構的自主經營與管理，將有利於改善它們的運行效率和提高服務品質。

政府強化宏觀調控，明確衛生保健改革的原則，是結合財政權與經營控制權，將經營權下放到26個市，加強各個市的財政自主權。

（三）衛生系統變革

瑞典目前進行的改革主要是以市場占主導地位的機制，代替過去僵硬、低效的計畫組織形式和機制，培育內部市場，在供方之間形成有序的競爭。這項改革已經對衛生系統產生影響。一些地區和醫院採用美國DRGs制度（即根據病人的診斷進行單病種分類、由第三方付款人按固定的金

額向醫療機構支付的模式），作為改革試驗。這些地區和醫院有效控制醫療費用的上漲，促進衛生服務品質的提高。

瑞典科帕堡（Kopparberg）於1990年對該地區部分醫院進行所謂達朗（Dalarna）模式的改革，在患者可自由選擇醫院及醫院間進行有序競爭的壓力下，醫療機構想方設法降低成本，減少經營費用，增強成本效益，促進衛生服務效率的提高。1992年，瑞典斯德哥爾摩市議會通過了對衛生保健籌資及組織改革的一項法案（斯德哥爾摩模式），提出將服務與資金籌集分離，根據人群的需要（人口數、年齡結構及社會經濟狀況），在本地區進行資源分配。患者不受地域的限制，可自由選擇醫療機構，自由選擇醫師。鼓勵醫療機構之間進行競爭，從而較有效地利用地方的衛生資源，醫療衛生費用也得以適度控制，衛生服務效率有所提高。政府透過衛生系統多種模式的改革，透過多管道投資、開發內部市場、鼓勵有序競爭、增強醫院的成本效益等方式，達到衛生保健改革的目的。

自2003年以來，瑞典居民可以自由選擇醫療服務的地點。這意味著居民可以在國內任何地區享受醫療服務。在2010年元月之前，各省引入基礎醫療的初選制度。這一制度由瑞典國會於2009年2月通過，目的是允許病人在私立和公立醫療中心之間進行選擇。符合省議會要求的所有醫療服務機構，均可開設醫療中心，並可獲得省公共基金的資助。這些醫療中心必須有社工或心理學家，必須提供普通家庭健康服務和急診服務，必須工作到晚上9點。所有醫療中心根據求診人數，按同一標準獲得資金補助。

（四）加強對醫療供給的控制

所謂供給方的控制，就是政府透過有效的宏觀調控，有效管理和控制費用支出，增強醫療部門成本效益，合理開發資源，增加衛生服務的可及性和改善衛生服務的公平性，促進衛生服務效率的提高。

為此，瑞典政府加強對醫院預算的控制，對醫院的規模及發展、對醫院衛生人力及醫療的成本效益等，也都進行嚴格控制。如：病床數從1985～1997年減少了近40%，每千居民擁有的病床數從4.4張減至2.7張。同時積極擴大門診範圍，減少住院患者。全國醫療衛生從業人員也予以精簡，1990年時全國醫療從業人員數量高達45.1萬人，到1996年時已精簡至32.6萬人，精簡了27.7%，衛生人力增長得到控制，醫療服務效率得到提高，減少和控制醫療衛生費用的過度增長。

瑞典政府還透過制定藥品使用規範，以控制醫療部門過度的醫療行為及藥品費用的大幅上漲。政府設立有關審議機構和組織，對各種新醫療技術、藥品、設備儀器等進行審核和評價，對那些效果不佳、費用昂貴的醫療新技術、新設備、新藥等，明確提出醫療保險不予支付的意見，嚴格限制各種新醫療設備、儀器的添置與使用。此外，政府還嚴格限制醫學院校的招生數，並制定有關條例，積極鼓勵醫學院校畢業生向偏遠貧困地區及人口密度較低的地區流動。政府還採取一系列措施優化衛生資源的配置，控制醫院的費用支出。

（五）加強對醫療需求的控制

瑞典政府為嚴格控制醫療費用支出的增長，還強化對醫療服務需求方的費用控制機制。對需求方費用的控制採取多方面措施，主要就是由患者分擔一部分醫療費用，增強患者的費用意識，使患者樹立衛生經濟觀念，正確對待醫療服務，加強自我保健護理，嚴格控制醫療衛生費用的增長。

如：1990年以前，根據瑞典實施的病休規定，職工從病假的第1天起，即可從國家社會保險部門領取到相當於薪資90%的病休津貼。這就使得一些人無病裝病或小病大養，造成國家財政的沉重負擔。此後，政府對病休津貼的發放辦法，進行改革，規定職工在休第1天病假時，沒有任何病休津貼；第2～3天起，支付其收入損失的65%；從第4天起，支付其收入損失的70%；但每天病休津貼最高限額為587瑞典克朗，且津貼要交稅。頭2週的病休津貼，不由國家支付，改由雇主支付。

政府加強對醫療費用支出的監督管理，對醫院處方、診療的合理性，進行必要的抽查和審核，改革不合理的支付管理制度。同時，還提高醫療服務中，患者自付比例，減少醫療保險的涵蓋範圍和服務內容，提高某些藥品的個人自付比例，用經濟槓桿手段，強化對需求方的費用控制。

政府在加強對患者醫療衛生費用控制的同時，還強化對醫療保險基金的管理。提出各地區要根據收取的醫療保險基金，做到量入為出。各地方議會要嚴格審核和通過醫療保險支出的預算，並規定每年醫療保險支出的增幅，以嚴格控制醫療保險支出的增長比例。政府對需求方改革的目的，不僅僅是緩解醫療衛生服務的壓力，還注意保護患者的選擇權利，從而促進醫療衛生服務供方之間的競爭，促進衛生服務效率的提高，達到衛生費用控制的目的。

不過，儘管改革措施取得成效，但在醫療保險上，財政負擔過重這一問題，仍未得到根本解決，新的改革措施仍在探討和醞釀之中。

五、醫療體制面臨的困難與改革嘗試

（一）20世紀80年代醫療體制面臨的困難

1. 居民的不滿

在1983年10月，由SPRI策劃的宣傳廣告在瑞典所有報紙刊登，每隔一週1次，共4次，其目的是促進醫療保健服務的提升。各次廣告的標題是：「為什麼人們對世界上最好的醫療持批評態度」、「為什麼見首相比見醫師容易」、「穿白衣的人總是使人等得太久」、「醫療令人難以了解和知情」。就這些醫療問題，SPRI分別在廣告中指出癥結，就其改善辦法徵求一般居民的意見，以電話或書面方式得到回饋。

正如各標題所示，宣傳廣告的主要著眼點是：(1)使居民容易利用醫療資源；(2)縮短就醫的等待時間；(3)消除患者對醫療常有的疑慮。這些正是瑞典醫療問題所在。

宣傳廣告的意圖是：瑞典的醫療品質及居民對醫療的使用，已居世界最高水準，但在另一方面，許多瑞典居民對有關醫療服務不滿，也是事實。此外，瑞典公、私營醫療部門的改善服務，經常為人們所議論和關注。

然而，在醫療領域，以往僅研究如何建立體系、如何擴大醫療服務、財政上應如何保障，而從未就醫療問題向人們廣泛徵求意見，也未強調過服務的重要性和致力於提升服務。從這個意義上來說，在20世紀80年代，服務是醫療發展的方向。

2. 醫療保險和醫療服務的問題

(1)**醫療保險政策需要不斷調整**：瑞典的醫療保險以現金給付占主導地位，其中因疾病、受傷而無法工作時支付的傷病津貼，占了很大比率。傷病津貼制度規定自發病的即日起，給付率為90%。1976年平均每人傷病津貼的支給天數為22.9天，這不僅成為財政上的大問題，尤其遭到企業經營者

的強烈抨擊，認為是社會保障「過度」的表現。或許是有關傷病津貼的爭論帶來宣傳效果，或許是雇用條件的限制不容許長期休工（absenteeism），傷病津貼的支給天數以1976年為最高峰後，連續7年減少，至1983年時，減至平均每人18.8天。根據1984年的統計，時隔8年才轉為增加，在1985年時增加為20.9天。1984年的增加，使女子的傷病津貼受領日數增加1天，回到1981年的水準以上，結果使平均天數提升（男子的平均享受天數約為17天，女子約為20天，約多於男子3天）。

(2)投入增加但效率低下：儘管與其他已開發國家相比，瑞典的衛生費用不是最高，但從1980年到1990年，衛生服務費用上漲了145%，而同期產出卻在下降，衛生從業人員從30萬增加到37萬人，醫師和護士人數增長了2倍，行政人員人數則增加了3倍。可能的解釋就是：衛生系統沒有合理充分地使用資源。不同地區人均衛生費用有很大的差異，而不同機構、同一手術的成本，也有很大的差異。總體說來，在瑞典的衛生系統中，供給方占主導地位，醫院之間不存在競爭，原因與政府實行的撥款制度有關。瑞典政府是根據各醫院上年度的財政預算來制定新一年的預算，並以此向醫院撥款。因此，缺乏提高效率的激勵因素和對消費者需求的反應能力。在歐盟2007年統計中，瑞典與葡萄牙處於醫療服務可及性排名的最後2位。

(3)初級衛生保健薄弱：與其他國家相比，瑞典的衛生服務體系中，初級衛生保健是薄弱環節。儘管薪水很高，社區衛生保健機構仍很難雇傭到合格的醫師。全科醫師的地位不高，工作熱情和積極性都不強。衛生服務、社會服務、疾病保險和初級衛生保健及醫院服務，缺乏必要的聯繫。地區一級缺乏「守門員」（全科醫師）來控制不合理的資源利用。因為在沒有全科醫師的情況下，患者可以直接到綜合性醫院找專科醫師看病，導致綜合性醫院等醫療機構的使用率提高。這對衛生服務費用控制和管理是不利的，因為綜合性醫院和社區初級衛生保健機構的服務成本是不一樣的。而且，由於醫院的使用率增加，促進衛生資源投入到醫院等機構。在20世紀50～60年代，瑞典政府的主要資金都投入到少數病床較多的大醫院。在瑞典的衛生總費用中，醫院等衛生機構的花費占了75%左右。

(4)預算削減導致醫療機構經費短缺：因為經濟狀況不良，建立在稅收基礎上的瑞典公立醫療服務，就像其他的福利制度一樣，面臨預算削減的威脅，而越來越脆弱。由於政府對醫院補助制度的改革措施不完善，一些公立大醫院在運營中出現嚴重的虧損，因為政府沒有對醫院應該提供什麼樣的服務以及服務品質做出具體規定，醫院經營無所適從。

(5)服務效率存在問題：患者排隊等候手術時間長，是一個嚴重的問題。過去曾得到緩解，但到1995年這個問題又趨嚴重。患者不僅在綜合性大醫院需要排隊等候，到社區初級保健機構診療也要等待，這也使得一部分患者直接到大醫院看病，一定程度上促進衛生費用的上漲。

(6)醫學技術發展相對滯後：與世界上其他已開發國家相比，瑞典的衛生服務系統為瑞典公民提供技術水準一流的醫療服務。但是，由於計畫體制下嚴格的預算控制，瑞典在採納新技術方面的體制，落後於其他已開發國家，特別是在引進、吸收和推廣大型昂貴的醫療設備和尖端手術方面。

(7)醫療服務與管理缺乏協調整合：瑞典醫療體制長久以來是傳統的基於醫院醫療的體制。相較於其他國家，瑞典擁有更大比例的醫師在醫院任職。早在20世紀70年代，瑞典就致力於加強初級醫療部門、加強醫院和初級醫療單位之間的合作。然而，瑞典醫療系統仍然分散，不同級別的醫療層級未能有效、充分的合作。不過有關初級醫療部門的運作表現和各醫療層級合作這一問題，也與不同的地區有關。當今發生的結構性變革，如：緊急醫院集中和高度專業化治療，從醫

院醫療到初級醫療和家庭式護理的轉變，初級醫療的改善等，都代表對資源分配效率的挑戰。從實際情況來看，現在應合理分配、安排醫院和初級醫療單位的醫師，同時加強合作。

3. 福利與醫療的接觸點問題

瑞典的福利由自治區負責，醫療由市擔任。福利與醫療的合作是最有問題的部分。從福利方面來說，他們所負責的老人都是健康的老人，而需要醫療的老人則送往醫院（即由市分擔）。

福利以居家為中心，居住性的服務（service house）成為重點。福利似乎變得更加傾向於只照顧健康的老人，而醫療方面因為大量流入的老年患者占據醫療床位，而處於長期護理狀態。

福利與醫療的良好合作是重要的課題，因此，政府目前正朝將老年福利院與市立醫院（其中包括長期護理病床）合併興建的方向努力，一樓為老年福利院，二樓為長期護理病房設施（斯德哥爾摩市內的若干新設施）等。另一方面，被認為老年醫療領域新措施的長期護理病床，也讓人產生對老人是否能照護良好的疑問，而且即使是24小時服務，居家照護仍較住院經濟，因此居家醫療服務成為政府追求的目標，對長期療養病床的建設，應予以縮小的修正。

例如在斯德哥爾摩市，市的保健中心與自治區合作，保健護士與幫傭（home helper）組成工作小組，採取實施夜間照護體制的方式，嘗試新的居家醫療體系。該工作小組將30名住院患者轉移到住宅，使市節省一年650萬瑞典克朗，而他們的服務訪問，使自治區增加200萬瑞典克朗的支出，將這筆支出扣除後，結果還能減少450萬瑞典克朗的經費。這些有益的改革探索，可以填補福利與醫療之間的差距，在20世紀80年代就引起各方重視。

4. 對引進民營醫療機構的爭議

對於由公立部門獨占醫療供給體制一事，瑞典各界也有批判與挑戰。原本保守、中間派各黨認為瑞典的醫院像工廠，對於沒有全科醫師的現行醫療供給體制，感到不滿，並且指出公立部門獨占醫療的體制，需要改革。

1983年2月，在斯德哥爾摩市中心，一家民間急救門診一開張，到當天下午就聚集了100名患者，顯示人們備受公立醫院排隊之苦。一年後，這家民間門診機構服務的人數就位居市內第5位。

有關瑞典醫療「自由化」的爭論，自1983年就已經開始。在醫療方面引進民營醫療機構，當時已經成為重要的觀點。

（二）20世紀90年代瑞典衛生體制改革

1. 改革背景

瑞典覆蓋全民的醫療服務是建立在稅收基礎上的。衛生服務支出占政府公共支出的很大一部分。由於人口高齡化、醫學技術的進步等因素，衛生服務費用不斷增長。但是，自20世紀80年代後期以來，瑞典的經濟發展停滯，失業率不斷上升。1991～1993年，瑞典的經濟是負增長，導致政府稅收減少，而失業率的增長，又使政府的公共支出不斷增加。1993年衛生服務支出達到GDP的7.3%。為穩定政府收支，促進經濟發展，瑞典政府不得不壓縮公共支出。同時，瑞典國會通過法律，規定從1991～1994年禁止地方增加稅收。從1992年起，各省政府被迫每年減少2%的支出。現實的籌資困難，促使各地探索改革衛生服務體制。而且，隨著經濟的全球化，瑞典要具有競爭力，必須降低其稅收，而這也是瑞典加入歐盟所需要達到的標準。

由於存在諸多的問題，瑞典的衛生服務體制已難以適應環境的變化。公眾的不滿，更加速政

府改革現行衛生服務體制的步伐。儘管作為福利國家，瑞典一些傳統的福利政策受到質疑或已經進行改革，但是，衛生服務的廣泛覆蓋原則，不會受到嚴重的挑戰。在這一原則下，越來越多的省和市政府在20世紀90年代，尋求以更加靈活的機制來提供衛生服務。因此，傳統的醫療保障制度，必須進行改革。

總體說來，各地所採取的改革措施主要是：引入新的籌資與提供服務的方式。這些改革方案借鑑英國NHS的內部市場改革，在傳統上以計畫控制為特徵的衛生服務體系中，引入市場競爭機制。醫療機構競爭患者，患者的選擇權增加。衛生服務機構以市場為基礎，制定預算，以維持這個機構及其工作人員的收入。衛生服務機構可以根據就診量的大小，來確定價格。而就診量又由該機構的服務品質決定。這樣，衛生服務機構就從傳統上的預算執行部門和服務提供機構，轉變為半獨立的非營利公司。

在支付方式上，傳統的對醫院固定的預算支付，被多數地區的改革所拋棄。醫院服務的支付部分，引入按服務專案付費（FFS）、全科醫師按服務人頭付費的模式。例如，1994年14個省為了控制衛生費用而引進購買者和提供者分離的模式，對醫院的支付方式是根據績效等評鑑，如：服務人數、服務品質等按人頭編列預算。這類似美國的HMO，但瑞典的醫院支付是按預先制定的診療和手術數量制定的DRGs來支付。

在20世紀90年代的衛生體制改革中，出現多種改革模式。這是因為瑞典各省實行地方自治，具有很大的獨立性。而提供衛生服務是各省理事會的主要職責。在這些模式中，比較有影響的有「斯德哥爾摩」模式和「達朗」模式，旨在提高醫療機構的服務效率，控制醫療費用支出，緩解政府資金壓力。

2. 斯德哥爾摩改革模式

(1)改革目標、基本原則和內容

1992年1月，瑞典斯德哥爾摩（170萬人口）市議會開始提出衛生保健籌資和組織的新辦法，新的模式將在1995年全面實施。提出這一模式的主要原因是為了更有效地利用市衛生資源，同時提高患者的地位。

斯德哥爾摩模式的目標是：①增加患者的自由選擇；②提高醫療品質；③加強醫療保健的連續性；④提高衛生保健服務的可及性；⑤改善公共衛生；⑥提高衛生系統的生產率；⑦加強衛生人員的參與。

斯德哥爾摩模式的建立，遵循一些基本原則，一是消費者和提供者的作用彼此分離；二是根據服務的效果支付提供者的費用，允許提供者對必需品收費；三是鼓勵競爭，在盡可能強的競爭環境中提供服務。當然各項原則都存在適度的問題。

以前的體制是根據預算（總額預算）將經費分配到醫院和健康中心，最大的弊端是服務提供和資源分配缺乏調節性。斯德哥爾摩模式建立起醫院服務的內部市場，衛生區代表本區人口或患者購買醫院服務，並根據醫院提供的服務支付費用（醫院的急症治療服務以DRGs為標準，非院內服務採用其他的產出測量系統）。患者可以自由選擇全科醫師、健康中心和醫院，不僅是本地區的，也可選擇其他地區的提供者或私人開業醫院。新的模式中，政府的作用發生變化，他們繼續為本區人口工作，負責本區衛生資源的分配和衛生保健服務的利用，負責衛生區的預算，但是他們不再具體管理日常業務。

除了科研工作、醫院發展、醫學教育和雇員培訓外，急症病院的收入全部來自向衛生區提供的服務。收費價格是根據規定上限的固定價格表制定的，所有免費物品和服務都被取消，X光、檢

驗和其他醫療及管理服務，將採用內部價格體系。診所可以提供購買其他醫院服務的機會。這意味著醫療服務部門將處於競爭的環境中。

每年地方衛生區或初級保健部門與急症病院之間，透過談判簽訂合約。在急症病院內部，服務範圍、價格、品質、服務可及性和提供者之間的合作方式，也都透過談判決定。

對住院服務也有最高限價的價格表，價格表與DRGs的結構一致。對流動服務實行高於臨床專科服務的固定價格表。1994年斯德哥爾摩市議會提出家庭醫師體系的議案，同時對初級保健、老年醫學和精神病學的基金，按人口與社會經濟因素綜合指數（類似英國的RAWP公式）來分配，老年病和精神病的費用補助系統，得到進一步完善。

斯德哥爾摩模式，在市議會內部各部門間的功能和責任劃分上，帶來很大變化，從直接的議會選舉到醫療服務各分支機構的工作人員，都受到一定的影響。

(2)改革評價

①患者的自由選擇性

通常消費者確定預防和醫療服務需要的能力是有限的，回答一些問題需要醫學的知識。斯德哥爾摩模式規定，消費者在一些有能力對待的問題上進行選擇，可以在全科醫師和醫院專科醫師（收費較高）之間進行選擇。由於醫院是根據治療患者的類型和數量獲得補助，因此醫師不願讓患者選擇不同的治療方案。

為了能合理、有效地進行選擇，消費者要了解醫院所提供服務的類型和治療效果的資訊，而這些資訊的提供，要由完善的規章制度來保證。規章制度的執行情況，應該由一個獨立方來監督。這些措施有助於增加利用選擇的消費者的數量。

②效率

在斯德哥爾摩模式中，衛生區成為購買者。這使得正常衛生經費能以人群健康狀況和疾病風險為分配依據，同時作為購買者，可以進行優先選擇（將更多的資源用於初級保健），來保證在長期的經營中，以有限的資源投入，獲得更多的健康。

衛生區負責和衛生保健提供者簽訂協議，購買衛生保健服務。為了保證體制的改變不會引起服務費用增加，提供者內部必須有真正的競爭，這樣他們就會更注意患者的願望和需求，服務的數量和品質都可能提高。但值得注意的是，在醫療方面服務量的增加，不一定代表實際增加，提供者為了增加收入，可能誘導需求或轉移費用。

為了防止費用轉移和品質下降等問題，購買者可事先向提供者說明其收費、服務和治療結果等方面，將受到嚴格的監督。這種監督適當結合對品質下降的控制，就會更有效力。購買者在監督提供者治療品質方面的知識，能減少提供者的作弊傾向。這種情況下，斯德哥爾摩模式在不降低醫療品質的同時，可以提高生產效率。

③公平性

衛生保健系統在增加患者自由選擇時，可能造成不公平。因為受教育程度高的人比受教育程度低的人更注重自身利益，並可以主動地、有意識地選擇家庭醫師，使得受教育程度低的人群可能得到低水準的服務。另外，醫院門診的高收費也抑制很多低收入人群的需求。為了防止出現這種現象，斯德哥爾摩模式的重點是：使患者權利明確，醫師責任分明；衛生區要根據增加患者自由選擇權所造成的影響來進行補償；規定患者必須經全科醫師診斷（守門人作用），才能進入醫院

就診，門診患者採用統一的收費標準。

④費用控制

由於提供者對患者或合約的競爭，並且對每個出院或預約患者採用固定的價格，因此可以很好地控制費用。但斯德哥爾摩模式的一些做法，也可能導致費用的增加，如：患者在全科醫師或醫院門診之間的自由選擇，能導致專科治療和住院治療的需求增加；提供者任意滿足患者甚至是非基本醫療的需要，也能造成醫療需求的增加。對合約或患者不足的提供者，這可能誘使提供者做出受費用驅動的決定。這些造成費用增加的危險因素，可以透過以下方法來預防，如：加強全科醫師的守門人作用；根據需要規定基本的醫療需求；加強服務量限額；超過某一限度則透過降低價格等制裁方法來糾正等。

根據斯德哥爾摩市議會財務人員的初步統計，斯德哥爾摩模式已經顯示出成效。醫療服務的生產率提高，患者的自由選擇增加，費用意識增強，服務量增加時，市議會連續降低價格，使衛生費用得到一定的控制，但還需進一步加強。從斯德哥爾摩的經驗也得出明顯的結論：建立內部市場不足以控制費用。在斯德哥爾摩模式實行的前後，均沒有關於醫療品質績效情況的報告。

3. 達朗改革模式

達朗模式旨在創建公立／私營衛生服務相互融合的市場，使公立和私營醫療機構相互競爭。同時，把經費的管理層級從市一級轉向社區一級，使社區成為衛生保健服務的直接管理者。社區可以直接與當地的衛生服務提供者商談有關的衛生服務合約，居民也可以自由選擇他們認為好的衛生保健中心，包括其居住地以外的衛生保健中心。在分配預算時，把原來給醫院的預算分出部分給初級保健部門。這樣做的好處是：初級衛生保健中心能夠減少醫院的工作量，並監督專家服務的必要性；同時，由於預算的控制，也迫使醫院提高服務效率及其服務的合理性。

達朗模式的2個基本要素是：患者可以選擇機構和建立經營激勵機制。該模式規定，個人可以到所在地區的衛生機構接受服務，也可以去其他地區的衛生保健機構接受服務，所發生的費用由其居住地的社區管理委員會支付。如果到私人醫師處就醫，則要自己付一部分費用，但大部分費用仍由所在地區的初級衛生保健中心負擔。

在達朗模式的實踐中，根據某地區居民的性別、年齡等影響因素，確定實際的需求，以按論人計酬方式給予初級衛生保健中心分配預算。而社區初級衛生保健中心則還要根據成本和品質重新規劃，才能在競爭中立於不敗之地。因而其服務形式和內部工作效率，是社區初級衛生保健中心成敗的關鍵。

從理論上講，達朗模式依賴於宏觀和微觀兩個既分離，又緊密聯繫的政策制定過程。在宏觀水準上，達朗模式尋求選擇合作的市場形式，來提高衛生服務效率和對社會群體的責任，因而在原來計畫體制中加入市場機制，即所謂的「計畫市場」。這種特殊的「計畫市場」是營利和非營利的結合，是衛生服務公平和效率兩個政策目標的平衡。而在傳統的計畫體制下的市場取向改革方案能否獲得成功，關鍵問題是新的市場所要達到的目標和如何實現這些目標、如何制定組織評價和獎勵措施、標準等。

在宏觀「計畫市場」的前提下，在微觀水準上建立非營利公司，作為市場化運作的主體。社區初級衛生保健中心就是非營利公司，並在整個達朗模式的改革中，發揮非常重要的作用。在實踐中，達朗模式有4種非營利公司：初級衛生保健中心按人頭給予預算；醫院門診根據其服務制定預算；療養院和長期護理機構採用以成本和品質為基礎進行投標的方法；還有一種是輔助和旅館

服務，由市一級來指導經營，以有限公司的形式與營利公司在市場上進行競爭。

4. 其他醫療改革政策

瑞典自20世紀80年代起開始改革，在90年代期間，政府主要針對老人、身障者等特殊人員，制定了相關的醫療服務改革方案，詳見表11-4-4。

表11-4-4　20世紀90年代瑞典主要醫療改革和政策措施一覽

年 分	法案名稱	具體政策措施
1992	阿德爾改革	確定城市對老年人、身障者的長期醫療和社會福利服務負責
1992	國家治療保障	在治療中引入有限等待時間制度
1993/1994	身障者改革	擴大患功能性障礙人士的權利
1994	家庭醫師法案	使居民能選擇自己的家庭醫師
1994	私人行醫自由法案	鼓勵成立私人醫療機構
1995	家庭醫師法案廢除和建立私人行醫自由法案廢除	限制成立私人醫療機構和選擇家庭醫師
1995	精神治療改革	各個城市對已進行完全治療的精神病人負有責任和義務
1997	監督法	建立監督機制，監督所有醫療機構
1997	品質系統	制定醫療服務治療系統的若干準則
1997	醫療治療保障	促進初級和專業化醫療部門的利用
1997	優先法	引入醫療優先權制度
1997	藥品改革	國家藥品受益計畫
1998	藥品改革	省議會支付處方藥費用
1999	醫療部門專業活動法	向國家衛生與福利委員會報告醫療活動資訊
1999	患者權利改革	擴大省議會對患者的責任與義務
1999	牙科治療改革	實行對不同類型服務的固定補助和醫療機構自由定價制度

1991至1993年保守中右翼聯盟執政時期曾推行家庭醫師計畫，對家庭醫師的薪水報酬等作出規定，雖然該規定後來被社民黨廢除，但很多部分在各省自有制度中保留下來。針對等待時間過長的問題，瑞典政府於1991年提出了「最長等待時間保證」，規定如果在醫療機構做出治療決定後3個月內患者未得到治療，患者有權選擇其他醫療機構另行治療。1992年阿德爾（Adel）改革事實上是將老年護理的管理從中央下放到各省，由各省負責成立醫療機構或保健中心，對老年人進行護理。1994年國家頒布私人行醫自由法案，自此國家開始鼓勵成立私人醫療機構。1997年國家為了進一步確保醫療品質，頒布了監督法、品質系統、優先法等改革措施，建立監督機制，監督所有醫療機構，制定醫療服務治療系統的若干準則，透過引入醫療優先權制度，促進初級和專業化醫療部門的利用。1998年國家又針對醫療改革過程中最重要的藥品問題，進行改革，並制定國家藥品受益計畫，最終確定省議會支付處方藥費用的基本制度。1999年國家對牙科治療進行改革，實行對不同類型服務的固定補助和醫療機構自由定價制度。

5. 衛生體制改革效果

對瑞典衛生改革的效果評價缺乏系統、全面和科學的研究。而且，由於經濟、政治和社會其

他因素的變化,衛生系統的一些成效,也不完全是改革的結果。但是,衛生保健體系還是出現改革者所期望的結果。醫院的服務效率提高了,患者等候入院和手術的現象減少,衛生系統的產出指標都有了改善(表11-4-5)。

表11-4-5　1986～2003年瑞典衛生服務的變化情況

指　標	1986	1990	1996	2003
年人均就診次數(次)	2.7	2.8	2.9	2.8
每千人醫院床位數(急症＋精神科)(張)	7.4	5.8	3.6	3.1(2002)
急症醫院每年床位年入院人次(次)	15	17	42	-
每千人衛生從業人員(人)	52.7	52.7	39	31.9(2002)
私立醫院床位所占比重(%)	6.7	7.6	22	27

在衛生服務效率得到提高的同時,衛生服務的公平性在一定程度上也受到影響。一些研究指出,非住院醫療服務中,不公平的現象增加。如:由於醫院預算經費的緊縮,老年人和身障者住院時間大大縮短,主要是從醫院轉到初級衛生保健機構或採取家庭醫療。政府也已經注意到這些老年人和身障者的醫療服務品質得不到保證。

一些改革措施提高個人自付的比例。私人支付的衛生費用,有顯著的增加,1990年占衛生總費用的9.7%,到1996年增至15.7%,到2002年占衛生總費用的14.7%。同時,改革引入市場競爭機制,也使私立醫療服務越來越活躍。由於政府預算緊縮,一些公立醫療機構採取關閉或私有化的措施。從表11-4-5可以看出,私立醫療機構床位比重不斷增加。從長期的趨勢看,瑞典的稅率水準還要降低,衛生服務中公共支出的比重也會逐步下降。個人自付比例的增加程度是有限制的,否則就會影響醫療服務的可及性。因此,需要尋求新的非政府的籌資機制。私立醫療服務地位的提高,也迫切需要這樣的籌資機制。所以,瑞典的衛生服務公共籌資的主導地位,受到前所未有的挑戰。

六、21世紀醫療體制改革路徑

21世紀瑞典醫療制度的改革,主要集中於解決由成本控制措施引發的新問題。《藥物福利改革法》的生效及醫藥福利委員會(Pharmaceutical Benefits Board)的成立,使該機構具備審核可獲國家補助的藥品品種及其價格的權力,再加上同類藥品替換政策(從2002年10月起,符合核銷標準的處方藥應該在藥局中換為同類中最便宜的藥品),加強政府對藥品費用及醫療供方用藥行為的影響能力。2002年,新的牙科保健方案的實施,為65歲以上老年病人提供高額支付保護計畫,以因應高額的牙科保健自付費用和由此帶來的疾病經濟風險。

2002年10月,《藥物福利改革法》生效,醫藥福利委員會成立。醫藥福利委員會有權決定藥品或某種特定產品是否可以獲得國家補助,再透過與製藥公司的協商來確定藥品價格。藥品是否能獲得補助主要是依據成本—效果原則,而不是醫療指標。然而委員會也可以做特例處理,可以根據特定指標或病人的群體,決定一種藥品是否符合核銷標準。不僅如此,從2002年10月起,符合核銷標準

的處方藥，應該是藥局同類藥最便宜的替代藥品。2003年和2004年沒有進行明確的改革，21世紀早期關於瑞典衛生體制的討論，主要集中於醫療協調的需要，這是由省府的成本控制引起的。2003年以後，專科保健醫師和急症保健，都集中在所在省的地理範圍內，如：一些小的省開始在大的地區範圍內進行專科醫師保健的合作，儘管這種合作過程很慢。另外一方面是對老年人和多種診斷病症的病人，在各個保健層級上的的協調，如：醫院保健、初級保健、機構保健和家庭保健等。此外，中央政府和省政府以及地方政府，在提供衛生保健方面的職責分配問題上，中央控制的加強，也成為爭論的重點。2003年，公共部門職責議會委員會（The Parliamentary Committee on Public Sector Responsibilities）成立，目的是對當前職責的分配進行分析，並在2007年2月之前提交改革建議。

2005年6月，瑞典議會通過關於醫院中私人提供方管理的新法律。根據《保健和醫療服務法案》的修訂案，每個省政府都至少可以控制本轄區內的一家醫院，同時省政府也可以將區域醫院或診所的管理權，交給任何其他方。如果省政府將醫院的管理權交給其他方，協議中應明確規定協議方應不以營利為目的，他們所提供的保健只由公共資金和保健費用支持。這項修訂案於2006年1月1日生效。

以後的發展顯示，國家分權的政策朝著相反的趨勢發展，如：透過增加國家撥款支持的行動計畫，實施目的就是增加可利用的資源，鼓勵在老年人、精神疾病保健和初級保健方面的協調。公共部門職責議會委員會試圖透過分析目前組織和服務提供系統的優點和缺點，提出改革建議。

| 第十二章 |
社會醫療保險制度代表國家

第一節　德國醫療制度

　　德國地處歐洲中部，面積為35.7萬平方公里，是中歐最大的國家。人口約8062.2萬（2013年），為歐洲第二人口大國，僅次於俄羅斯。其中都市人口占全國人口的60%，人口密度為每平方公里230人。兩德統一後，全國分為16個州，國家政體實行聯邦共和制，外交、國防、貨幣、海關、鐵路、航空、郵電等屬聯邦管轄，其餘（包括衛生）由聯邦和州政府共管，或由各州自治。德國是世界上最發達的工業化國家之一，2013年國民生產毛額為3,373.33億美元，僅次於美國、中國、日本，居世界第4位。對外貿易額居世界第1位，素有「世界出口冠軍」的稱號。

　　德國居民健康指標已達到已開發國家水準。2012年居民的平均期望壽命為男性78.6歲，女性83.3歲。由於出生率下降及人均壽命延長，人口高齡化速度加快，65歲以上老年人口占總人口的21.1%。主要死亡原因已由過去的傳染病和營養缺乏性疾病，轉變為心腦血管疾病、癌症、精神病等疾病，傳染病的死亡率占總死亡率的4%。2013年嬰兒死亡率為3.2‰，孕產婦死亡率為7／10萬。

　　德國衛生系統管理體制分為聯邦、州和基層（社區）三級。聯邦政府和州政府均有衛生立法權，聯邦衛生部對州衛生行政部門除管理和指導職能外，在衛生服務的實施方面，也是合作關係。一般而言，聯邦衛生部負責制訂宏觀政策或政策架構，各州負責具體實施，聯邦衛生部不直接決定某個州的具體衛生事務。

　　德國於1881年建立全球第一個社會醫療保險，是醫療保險的發源地。德國95%以上的居民享受社會醫療保險，醫療保險制度規定居民就診必須先找社區全科醫師，但社區衛生服務的醫病關係並非固定不變，患者可以自由選擇醫師。社區中的全科醫師主要以自行開業的形式行醫，與醫院建立有轉診和其他業務合約關係。醫院一般不開設門診，只提供住院服務。醫療保險制度對衛生服務層級的界定，有利發揮社區衛生服務的作用和合理使用衛生資源。

　　德國居民使用衛生服務的費用主要由第三方支付，因此患者和醫師都缺乏費用意識，而且幾乎沒有任何使醫師減少患者需求的經濟手段，醫療機構之間的競爭主要在服務數量和品質的競爭，而不是減少費用。然而德國的衛生總費用占GDP百分比自1985年到1993年間的增長率為負0.1%，1993年達到8.6%。但此後開始增加，2000年衛生總費用達到GDP的10.3%，至2012年達到11.3%。一般認為，德國衛生總費用占GDP比率的增長相對較緩慢，與衛生服務的層級分明有重要關係，即醫療保險制度限定常見病患者必須在社區衛生服務機構就診，避免不必要的使用醫院服務，從而有效控制衛生費用。

　　德國是能源危機後率先將以往的醫療保障制度進行重大改革的國家。自1976年起展開醫療費用抑制政策，1981年以後對該政策進行擴大與強化，同時影響法國及其他許多國家。1985年以後，德國著手改革醫療供給制度與醫療保險的結構，包括：重建醫院籌資和支付系統。2003年以後，德國又對醫院的運行進行重大改革。這次改革以疾病診斷關聯群（DRGs）系統為基礎，涉及醫療機構的品質管理和費用控制。同時，改革還引入全新的醫療服務提供方式，提出「整體保健」概念，以改變德國衛生服務缺乏統一協調合作的狀況。

一、醫療服務體制

（一）醫療服務體系的建立

　　在19世紀80年代初，德國就已建立以保險為基礎的衛生服務系統。當時的衛生服務系統的基礎結構一直保持至今。現在每一個收入低於年度調整最低標準的雇員，都必須參加社會健康保險的健康疾病基金會。基金會由雇主和雇員按總收入的固定比例（平均約13.5%）共同投保。20世紀90年代末，德國大約75%的居民有強制性醫療保險，另有13%的居民自願參加國家疾病基金會，其他的12%居民，主要是政府雇員、高收入者、自營業者，購買私人醫療保險。

　　享有醫療保險的人以及他們所撫養的人能夠得到全面的醫療保障，可以幾乎沒有限制地接受門診醫療服務。在1996年以前，門診醫療服務完全是免費的。而1996年之後，也只有很少的服務專案（如：牙科服務）需要自付部分費用。住院服務基本上也是免費的，患者只需在住院頭2個星期支付部分費用。

　　德國衛生服務系統的基本特徵，是聯邦與地方政府共同決策，非政府組織如：健康疾病基金會（Sickness Funds）、德國醫師協會（German Medical Association），也對決策產生影響。這就意味著德國衛生服務系統的主要特徵之一是該體系是購買方與供給方協調的產物。

　　聯邦政府為衛生服務制定管理規範框架，地方政府為醫院建設計畫提供資金。衛生部負責制定管理衛生服務籌資和衛生服務提供及醫療保險的規章制度。

　　另外，德國的衛生服務系統還具有自主管理的特徵。就購買方來說，健康疾病基金會在國家法定健康保險中占據中心地位，代表投保者和醫療機構談判服務的價格和品質保證措施。醫師協會為供方的代表，每個地區都有，是實行自我管理的團體。甚至在一些地區還存在好幾個這樣的團體。除此之外，還有德國聯邦法定健康保險醫師協會（German National Associations of Statutory Health Insurance Physicians）。為健康疾病基金投保者提供門診醫療服務的醫師，必須是當地醫師協會的成員。醫師協會的主要任務就是與健康疾病基金等保險機構協商，包括：支付方式和門診醫療服務支付協議。同時醫師協會還要在協會成員之間分配來自疾病基金會的資金。

　　地方上的醫院也有利益代表者，即醫院聯合會（German Hospital Federation）。法律專門規定他們的權利，同時也強調其相應的義務。在全國，德國醫院聯合會（German Hospital Federation, DKG）與健康疾病基金會協商服務合約的規範（在特定情況下，也與醫師協會協商），如：醫院服務專案、醫院人力資源構成、服務效率標準、品質控制等方面。自2000年開始，德國醫院聯合會負責建立並實施以DRGs為基礎的醫院服務的支付制度，規劃「整體保健」的形式和內容，按「循證醫學」的要求評估醫院的診斷和治療程序，制定適宜和有效的醫療服務提供標準。

（二）醫療機構及醫療從業者狀況

1. 醫療相關的設施

(1) 醫院

德國所指的醫院是針對接受和看護患者，並依靠醫師對患者進行疾病的診斷和治療，緩解疾病帶來的痛苦以及促進機體障礙康復為目的的機構及產科醫院（10床以上者），即通常所謂的住院醫療。醫院因其性質大略分為：公立醫院、非營利性醫院及私營醫院三種。公立醫院是聯邦、州、州聯合、市鎮村、市鎮村聯合、社會保險的保險者（州保險事務所、職業公會等）所經營；非營利性醫院是由財團、宗教團體或慈善機構所經營，基本運作方式與公立醫院並沒有太大區別，不同處主要是與政府的關係模式。

私營醫院是根據德國《行業條例》（*German Industry Regulations*）第30條所認可的私人醫院。對私營醫院的許可，考慮的是創辦人作為醫院經營者，是否對醫院的指導及運行具有充分的能力；建築物作為醫院是否符合標準，其他方面是否完善等。與一般對私營醫院的理解不同，德國政府也對私營醫院進行投資。一般而言，公立醫院及非營利性醫院多為綜合醫院，私營醫院多為專科醫院。很多公立醫院為州立大學醫院。大學醫院與指定醫院（大都市的市立醫院等）也同時是醫師的實習教學醫院。此外，公立醫院對公共衛生活動也扮演著重要的角色。

總體來說，德國醫院的趨勢是醫院總數和床位數逐漸減少，私人醫院比例不斷增加，平均住院日縮短。2000年德國共有醫院2,258家，病床568,822張，平均住院日11.4天。2004年共有2,139家醫院，523,824張病床，平均住院日10.4天。但到2009年，德國醫院數又重新達到3,324所，病床674,830張。不同類型醫院，公立醫院數量占總數的1/3，病床數占全國總病床數的54%；非營利性醫院數占1/3，病床數占總床位數的38%；私營醫院數占1/3，病床數占總床位數的8%。

(2) 藥局

藥局的開設是根據1960年的《藥局管理法》，但開設標準因各州規定而略有不同。藥局必須要有一定年資經驗的藥劑師開設。德國很早就實施醫藥分業。門診患者從私人診所看病後，憑處方只能到院外藥局才能得到藥品。據德國政府的統計資料：至2004年底，全德國共有21,392家藥局，平均3,858位居民擁有一家藥局。這樣大大方便了市民，患者看病後，可以就近到藥局取藥。2004年以前，德國政府規定：一個藥劑師只能開設一家藥局，因此德國無連鎖藥局。從2004年1月1日起，政府允許一名藥師最多開設三家藥局，截至2004年，德國共有632個連鎖藥局。

2. 醫療相關的從業者

(1) 醫師

根據1961年的《聯邦醫師法》（*Federal Medical Practitioners' Act*），醫師必須要有執照。醫師執照要在國立或州立大學醫學院完成6年醫學教育後，參加醫師考試合格後，才能取得。1970年10月以後，必須擔任醫療助理1～2年的規定被廢除。這是由於醫師培養的根本改革，在大學受教育期間，已實施醫學生的臨床實習教育。據2005年1月統計，德國擁有醫師394,432人，其中家庭醫師占42%（133,365人），醫院醫師占48%（146,357人），公共衛生機構任職者占3%，私人醫師占2%，其他占5%。2006～2013年，每萬人口醫師數為38.1人。

專科醫師在取得醫師執照後，在各州專科醫師協會（與一般醫師協會不同的組織，係根據《聯邦醫師法》為評定專科醫師而設的法人）指定的醫院，在專科指導醫師的指導下，接受2～5年

的專業訓練,再由將來前往擔任專科醫師那一州的專科醫師協會審查其受過指導的證明後,方予以認可。各州專科醫師的評定資格,可通用於德國各州。唯有專科醫師評定通過的醫師,才能使用專科醫師名稱。

(2)牙科醫師

根據1952年有關牙科診療管理法律,牙科醫師必須要有執照。與醫師的情形一樣,有專科牙醫師(下顎整形外科)的評定制度。2004年,德國的牙科醫師人數為65,000人。2006～2013年,每萬人口牙醫數為8人。

(3)開業醫師

德國的醫療服務實行門診和住院雙軌制,醫院僅提供住院治療,一般不開設門診。大量的門診醫療服務,由獨立開業的醫師提供。私人開業醫師分為:開業全科醫師、開業專科醫師和開業牙醫師,98%以上的開業醫師都與健康保險機構簽訂服務合約,其中部分醫師專門為投保私人保險公司的病人提供服務。過去只要有醫師證書都可以成為開業醫師,但現在,若不為健康保險機構服務,即使開業也無法確保收入。所以事實上,成為保險合約醫師或加入保險醫師協會,是開業的主要的條件。此類醫師以下簡稱為保險醫師。

開業醫師的許可,要在取得醫師執照後的1年期間,在指定醫院當助理醫師服務後,由保險醫師協會內所設的許可委員會,根據申請人的意願(希望列名於保險醫師協會製作的醫師登記簿)對符合一定條件者,如:未曾受到處罰等,加以審查後,方給予許可。保險醫師可獲准在一定區域內行醫。開業專科醫師必須具有專科醫師資格,專科科目有16科,在德國2科以上的專科醫師以及全科醫師與專科醫師的兼業,是被禁止的。

到2000年12月底,德國開業醫師與在醫院服務醫師比例達到45%:55%(醫院醫師有上升趨勢)。開業醫師人數為97,524人(每位開業醫師服務的居民平均人數為2,294人)。開業醫師中約98%是保險合約醫師。牙科醫師的人數為35,863人,其中約95%是開業牙科醫師,而開業牙科醫師中約90%是保險合約醫師。開業醫師及開業牙科醫師的大部分收入,是疾病基金會支付的診療費。

(4)藥劑師

根據《德國藥劑師法》(*German Pharmacists Act*),藥劑師必須要有執照。有關藥劑師的培養及執照,在1968年6月的《聯邦藥劑師法》(*Federal Pharmacists Act*)及1971年10月《藥劑許可法》(*Pharmacy Licensing Act*)中有所規定。1998年12月底,在藥局服務的藥劑師人數為28,216人。2006～2013年,每萬人口藥師數為6.2人。

(5)護士

護士要在護士學校接受完3年專業教育後,通過國家考試,方能取得護士資格,其中2/3護士在醫院工作。2000年12月底,就業的護士人數為478,012人。2006～2013年,每萬人口護士和助產人員數為114.9人。

(6)其他醫療從業者

助產士、按摩師、礦泉療法師(spa therapists)、X光技師、檢驗師、產褥護士、各種物理治療師等,須在各有關的培訓機構接受1～2年教育後,通過國家考試,始能獲得執照。除此之外,根據1971年《醫療技術助理人員管理法》,物理治療及放射線治療部門的技術助理人員,也需要2年以內的培訓時間。2000年12月底,就業助產士人數為4,926人;按摩師、體操療法師(exercise therapists）及礦泉療法師的人數為11,563人；醫療技術助理人員人數為42,511人。

（三）衛生服務費用和醫院服務費用

1. 衛生服務費用狀況

雖然前文提到，德國的衛生服務費用占國內生產總值比例的增長相對較緩，但與其他歐洲國家相比，該比例仍然相對較高。2003年，德國衛生總費用占國內生產總值的10.7%，而同期大多數歐洲國家為國民提供衛生服務的花費，卻比這低得多。圖12-1-1為主要歐洲國家衛生總費用占GDP的比例，2008年德國衛生總費用占GDP的10.5%，仍然高於主要歐洲國家的均值水準。

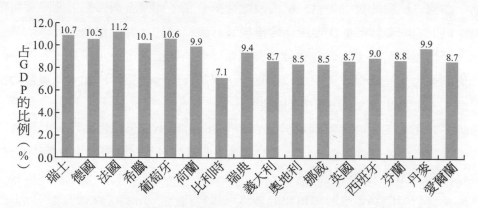

來源：世界衛生統計報告（2011）。

圖12-1-1 2008年主要歐洲國家衛生總費用占GDP的比例

造成這種狀況的原因比較複雜，然而有一點是明確的，即：醫院服務與這種高費用狀況，沒有直接的關係。恰恰相反，德國的非住院醫療服務和藥品的花費，在歐洲國家中是最高的，而醫院服務的費用卻並不高。與其他歐洲國家相比，德國的醫院服務費用只處於中等水平。

在1990年以前，衛生費用的增長，基本上與國民經濟的增長一致。但在過去的10年裡，衛生費用的增長超過了經濟的增長速度。雖然近30年來，醫院服務費用也有顯著的增長，但自1993年起，醫院服務費用的上漲趨勢得到有效控制，增長速度基本上與經濟發展的速度一致，占GDP的比例基本上維持在穩定的水準。

2. 使用醫院服務中單人或雙人病房的個人追加費用

在德國，使用醫院設立的單人和雙人病房時，患者需追加個人負擔費用。使用單人病房時，追加費最高的是私立營利性醫院的121馬克，其次為公立醫院的111馬克，私立非營利性醫院的104馬克，平均為114馬克。關於雙人病房的追加費用，最高額依然是私立營利性醫院的80馬克，其次是私立非營利性醫院的78馬克、公立醫院的59馬克，平均為68馬克。

在德國以及其他歐洲已開發國家，住院時，患者希望住單人病房的情形，有急速增加的趨勢。這主要是由於在北歐的丹麥與瑞典等各國，醫院以外的老人護理機構都積極朝單人病房化（包括夫妻同房）發展。隨之，在住院病房上，對擁有隱私權的單人病房（或雙人病房）的需求，

也有明顯增多的趨勢，預料今後這樣的需求會進一步增加。

　　德國對於個人或雙人病房費用，一般透過前述的患者個人追加自付費用（不列入醫療保險給付）支付，但實際上，幾乎都是由患者加入的民間醫療保險來給付追加費的部分。

（四）醫院服務供給和產出水準

　　自1993年以來，醫院面臨快速變化的環境，如：總額預算制的引入、經營虧損的風險、門診手術的推廣以及1996年引入的預付制，這顯著改變醫院服務的使用情況。如表12-1-1所示，平均住院日已經從1990年的15.2天，降到2009年的9.8天。而同期醫院總病床數從686,957張，降到674,830張。總體上來說，醫院服務人次數和平均住院天數等效率指標，明顯提高。然而，與歐盟其他國家相比，醫院千人口床位數、醫院總床位數、平均住院日，還是高於平均水平。

表12-1-1　1990～2009年德國醫院服務能力和產出變化情況

年　分	醫院數量（所）	床位數（張）	年服務人數（千人次）	平均住院日（天）
1990	2,447	685,957	13,777	15.2
1991	2,411	665,565	13,925	14.6
1992	2,381	646,995	14,233	13.9
1993	2,354	628,658	14,385	13.2
1994	2,337	618,176	14,627	12.7
1995	2,325	609,123	15,002	12.1
1996	2,269	593,743	15,232	11.4
1997	2,258	580,425	15,511	11.0
1998	2,263	571,829	15,952	10.7
2000	2,258	568,822	-	11.4
2004	2,139	523,824	-	10.4
2009	3,324	674,830	-	9.8

1. 醫院數與病床數

　　德國不像日本規定醫院的病床數，但統計上以擁有10張以上病床的醫療機構為醫院。2000年，德國大約有2,258家醫院，共有約568,822張床位，平均每千居民7張床位，病床使用率86%。在這些醫院中，890家屬於公立醫院，942家為私立非營利醫院，426家為私立營利性醫院。在這三類醫院的病床分布比例分別是55%、38%和7%。從趨勢上看，公立醫院所占的市場分額縮小，而私立醫院的分額增加。從2000年醫院的規模分布狀況看，相當於一半以上（54.7%）的1,236所醫院，是擁有病床150張以下的小醫院，有500張以上病床的大醫院，僅有234所（見表12-1-2）。

　　至2009年，德國共有醫院數3,324所，其中公立醫院872所，私立非營利醫院1,093所，私立營利醫院1,359所（40.88%），病床總數達到674,830張。1970～2009年德國醫院數與公立、私立醫院病床數，如表12-1-3所示。

　　從醫院的區域分布看，從醫院集中（約占全部醫院數的1/4）的巴伐利亞州（Bayern）

表12-1-2 2000年德國不同病床規模的醫院數

病床規模（床）	醫院數	比率（％）
50 以下	394	17.4
50 ～ 100	422	18.7
100 ～ 150	420	18.6
150 ～ 200	381	16.9
200 ～ 300	466	20.7
300 ～ 400	234	10.4
400 ～ 500	132	5.8
500 ～ 600	75	3.3
600 ～ 800	88	4.0
800 ～ 1000	24	1.1
1000 以上	47	2.1
合　計	2,258	100.0

表12-1-3 1970～2009年德國醫院數、病床數及病床利用率

年分（年底）	合　計	公　立	私立非營利	私立營利	一般醫院
醫院數（所）					
1970	3,347	1,228	1,139	980	2,135
1980	3,234	1,190	1,097	947	1,991
1990	2,447	928	1,042	477	1,638
2000	2,258	890	942	426	1,526
2009	3,324	872	1,093	1,359	1,780
病床數（張）					
1970	714,879	373,675	253,239	87,965	484,776
1980	707,713	370,717	248,717	88,279	476,652
1990	665,957	338,825	235,284	91,848	461,555
2000	568,822	278,041	218,457	72,324	350,128
2009	674,830	-	-	-	-

（23.0％），至總共僅有17所醫院的不來梅州（Bremen），可看出區域之間有相當的分布不均現象。

　　從每10萬人口擁有病床數看，以柏林的病床密度特別高，為1,768張。在柏林，高齡者的住院顯著；在許多醫院裡，與醫師超過需求的充足程度相比，護理人員的缺乏顯得日益嚴重。

　　人們強烈要求醫院病床與醫療從業人數呈現均衡的結構。圖12-1-2是以1975年數據為100，用指數加以延伸的醫院服務醫師數與醫院病床數的演變。從這張圖可以了解到，儘管病床的減少趨勢持續而穩定，醫院服務醫師數有連續明顯的增加，意味即使減少病床，如果不控制醫師數，也無法期待能抑制醫療費用過快增長。

　　醫院數與病床數的減少，係根據1981年的《醫院醫療費抑制法》（以限制醫院興建與高價醫療機器的引進為目標，將1972年的《醫院的經濟保障及醫療費用規定法》〔*Law on the Economic Security and Health Care Costs of Hospitals*，又稱《醫院財政安定法》〕全面修正），依照公、私立醫院的需求

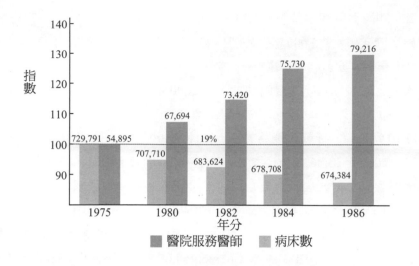

來源：Statistisches Bundesamt, Statistik BAK, Statistisches Jahrbuch, 1988.

圖 12-1-2　1975～1986 年德國醫院服務醫師與病床數

計畫而實施加強費用控制的結果。若沒有編入醫院需求計畫中，就無法獲得聯邦、州的建設經費財政補助。

　　至 2010 年，德國醫師人數比 1960 年多出約 2.7 倍，平均每位醫師負責的居民數較 1960 年減半；牙科醫師有 63,485 人，藥劑師有 49,904 人。這顯示即使考慮人口自然變化因素，在這期間，醫師數實際上是顯著增加，而此趨勢預計今後還將持續下去（表 12-1-4）。

　　在醫師的男女比率方面，男醫師約有 123,000 人（75%）、女醫師約有 42,000 人（25%），約為 3：1，男性占壓倒性的多數。女醫師中，不特別標明專門科目者（所謂的全科醫師），約 24,200 人，占全體的 58%；標明專門診療科目的專科醫師有約 17,600 人，占 42%。專科女醫師中，包括：一般醫科、內科、麻醉科、婦產科、眼科、耳鼻咽喉科等專科在內的醫師，相當於全部專科女醫師的 6 成，有約 10,300 人。

表 12-1-4　1960～2010 年德國醫師、牙醫師、藥劑師數

年　分	從事診療業務的醫師（人）	牙科醫師（人）	藥劑師（人）
1960	79,350	32,509	15,776
1965	85,801	31,660	17,725
1970	99,654	31,175	20,866
1975	118,726	31,774	25,597
1980	139,431	33,240	29,674
1985	160,902	36,853	32,234
1990	177,158	38,184	33,144
2000	216,720	53,863	34,251
2005	277,885	64,609	47,956
2010	292,129	63,485	49,904

從就業形態看，開業醫師與醫院服務醫師占全體醫師的比率，1970年分別為57%和43%，從1975年後半段開始比例逆轉，在2000年底分別為45%比55%，以後者的比例較高。隨著醫師總數的增加，醫師專科化有逐年顯著發展的趨勢。

就牙醫師數來看，增長率雖不及醫師快速，但2000年平均一位牙醫師負責的居民數為1,126人，較1960年減少590人。以每10萬人口的牙醫師數來看，全國平均為62.2人（比1999年增加1.8人），至2010年每10萬人口的牙醫師數為77人。20世紀90年代，德國牙醫師增長較快，從1990年38,184人，增長到2000年53,863人，至2010年則為63,485人。由於人口持續減少，牙醫師逐漸形成過剩狀態，牙醫師協會對此也感到憂心忡忡。而且與醫師數的區域性分布偏向一樣，牙科醫師也有相同的傾向，即牙醫師供給超過全國平均數的區域，依序為漢堡（Hamburg）89.3人、柏林（Berlin）84.6人、埃森（Essen）68.3人、巴伐利亞68.0人、什勒斯維希－霍爾斯坦（Schleswig-Holstein）65.3人、巴登－符騰堡（Baden-Württemberg）65.2人、不來梅63.3人。而牙醫師數在平均值以下的，有薩爾蘭（Saarland）49.1人、萊茵蘭－普法茲（Rheinland-Pfalz）53.3人、下薩克森（Niedersachsen）54.3人、北萊茵－西發利亞（Nordrhein-Westfalen）55.3人（均以州為單位）。

從藥劑師數來看，2000年的總數約為34,251人，至2010年來，藥劑師總數目為49,904人。其中70%為女性。近幾年來，女子進入此行業的情況，遠較以往踴躍，就2009年的男女比例來說，男性僅略增28人，女性則增加763人。

除了上述職業人群（醫師、牙醫師、藥劑師）外，德國還有從事各醫療職業的助理執業者、男女護士、護理人員、助產士、物理治療師、職業病治療師、檢驗技師、藥理檢驗師、牙科技工、驗光師、溫泉療法師、事務及作業員等各專職人員，總數達210萬人。其中人數最多的是護理人員，多達478,000人（40%），其次依序為非臨床醫師（13.6%）、醫師助手（12.6%）、牙醫師助手（7.1%）、非臨床牙醫師（3.2%）、藥局助理（3.1%）、牙科技工（2.8%）、非臨床藥劑師（2.7%）。

2. 高價醫療機器引進情況

從國際上來看，德國也以率先引進高精密度大型醫療儀器而聞名。高價醫療設備在歐盟的配置，如表12-1-5。從此表可知，德國的高價醫療設備配置相對於人口的密度，比其他國家高出很多。而且高價醫療設備的保健醫療費支出占GNP的比例，也遠超過他國的水準。

德國在國內已引進配置的電腦斷層掃描裝置（CT scanner）數量，高出第二位的義大利2倍以上，較實施NHS體制的英國多出3.4倍以上，也多於法國大約3倍。以100萬人口使用次數來看，由高到低依序為德國6.9、比利時6.4、盧森堡5、丹麥4.4、義大利3.5、荷蘭3.2、法國2.6、英國2.2、希臘及愛爾蘭各為1.7。

就國際上來看，德國的醫療技術大體上維持世界的頂尖水準，而且相信在21世紀，各領域的研究開發將會更進一步發展。

德國醫療設備廠商重點開發的領域如下：

(1) 診斷、治療技術開發：①醫療檢驗技術；②醫學診斷的影像學技術（γ射線、X光、光、微波、超音波等）；③臨床治療技術，如：微聲波（shock wave）的利用。

(2) 醫療材料、康復輔助器材：①生物體臟器機能的輔助及代替物（尤指人工腎臟）；②生物體順應材料（尤指人工心臟瓣膜、人工血管、洗腎用的膜等）；③人工關節等內臟式材料（人工關節及人工牙根）；④身障者的輔助器材（對視障者、聽力障礙者的輔助器材、輪椅）。

表12-1-5 1997年歐盟各國高價醫療設備設置及主要手術實施狀況

國名	人口（100萬人）	電腦掃描攝影裝置 CT 部數	對每100萬居民的使用次數	心臟手術實施數	對每100萬居民的使用次數	電磁波機器	對每100萬居民的部數	透析患者數	每100萬居民的患者數	腎臟移植患者數	每100萬居民的患者數	磁共振成像 MRI
比利時	10	64	6.4	3,500	350.00	43	4.3	2,700	270.00	200（1982）	20.00	7
丹麥	5	22	4.4	414	82.83	20	4.0	900	180.00	195	39.00	4
德國	61	423	6.9	21,500	352.00	300	4.9	18,000	278.00	1,274（1984）	20.50	30
法國	53	139	2.6	8,500（1982）	160.40	208	3.9	8,269（1981）	156.00	800（1981）	15.10	26
希臘	10	17	1.7	1,200（1985）	120.00	32	3.2	1,207*	120.70	36	3.60	5
愛爾蘭	3	5	1.7	-	-	5	1.7	-	-	-	-	2
義大利	57	201	3.5	11,000	193.00	163	2.9	12,759	222.84	104（1981）	1.80	17
盧森堡	0.4	2	5.0	61	153.00	1	2.5	105	262.50	5	12.50	2
荷蘭	14	45	3.2	8,289	592.00	79	5.6	2,274	162.43	376	26.80	14
英國	56	123	2.2	6,008	107.00	177	3.2	9,678	172.82	1,592	28.40	15

*包括居家的人工透析，括弧內為數據採集的年分。

來源：Die Sozialversicherung, Feb 1998, S.38.

在這個領域中比較突出的有核磁共振（MRI）、腎結石的超音波碎石治療，以及將以往大約30年中應用的透析法加以根本改善的人工透析技術的開發與利用。由於最新的膜分離技術也可應用於脂溶性的代謝物，使透析法獲得顯著的改善，同時其應用領域也得到擴大，給一向缺乏較好療法的慢性肝臟病患，帶來很大的治療希望。這些都是聚集了德國醫療技術精華的結晶，德國以擁有世界頂尖水準的醫療技術而自豪。

關於高價醫療設備的快速引進，包括經濟學家在內的有識之士，均表示此舉會帶來「醫療費用快速上漲」的危機，並提出警告。今後不難想像各種高精密的大型醫療設備，將更進一步得到開發，而且也相信在高度發達的技術能力的支持下，德國的醫院將持續處在高技術服務狀態，從而推動世界醫學事業的發展。但從保險資金平衡的角度考慮，同時也就經費效率而言，要確保資金平衡和高效，政府對高價醫療儀器設備的供給與配置，不能不持更為慎重的態度，同時必須引進新的積極政策加以控制。目前德國實行大型高價醫療儀器設備配置准入制度，受到衛生規劃的嚴格限制。

（五）醫院規劃和投資

地方政府負責制定醫院發展規劃。根據聯邦《醫院籌資法》的規定，全國每個地區都要制定本地區的醫院發展規劃，明訂醫院服務發展的優先順序。因此，各地根據醫療服務需求狀況和政治意願，將本地區所有的醫院納入地區發展規劃中。而且，根據需求狀況規劃，還列出專科發展計畫，甚至包括不同專科的具體床位數量。因為政治目標的不同，各地的醫院發展規劃對醫院服務能力的要求、對醫院發展的投資，都不盡相同。

對醫院來說，能夠納入地方醫院發展規劃，有2方面影響：(1)醫院的資本性投資（建築和大型醫療設備）能夠得到地方政府的補助。儘管地方政府對醫院發展有其優先順序，醫院發展性投資主要還是取決於地方政府。但是，醫院並沒有法定的權利，要求地方政府對其發展進行投資或補助。而且政府補助與醫院的所有制，沒有必然的關係，只是取決於地方政府發展規劃優先等級。

(2)通常只有納入地方醫院發展規劃的醫院，能夠得到健康疾病基金會的補助。所以，醫院能否為健康疾病基金會參保者提供服務，並獲得補助，最終取決於地方政府。當然，根據1989年的衛生服務改革法案，健康疾病基金會也獲得與醫院訂立合約的權利。但是，程序比較複雜，同時還需獲得地方政府的批准。

（六）醫院運作成本的補償

長期以來，德國的醫院一直實行所謂的「完全成本補助」原則。這就意味著醫院不論做什麼，疾病基金會都必須為此付帳。實際支付透過「日補助」實現，每家醫院具體的「日補助」是多少，由州政府決定。1992年的《衛生保健結構法》是第一個對此原則產生真正影響的主要法律。自此疾病基金對住院服務費用支付的上升與基金的保險金籌資收入掛鉤，而從1993年起，「完全成本補助」的原則也被拋棄，醫院實行總額預算，這就意味著醫院將面臨經營赤字的風險。

1996年部分住院醫療服務還引入預付制性質的「病例費用」（case fees）和「專案費用」（procedure fees）。病例費用建立在某個疾病診斷和相應的治療干預的綜合基礎上，而專案費用僅是某項治療干預的費用，一個病例費用可能包含幾個專案費用。實際上，按病例費用支付的患者，

還不到整體病患總數的1/4，而且在不同地區和不同專科之間，支付的標準有較大的差異。

其他大部分患者的服務，是由兩個層級的「日補助」率來支付：(1) 不同醫院之間的非醫療相關的補助率；(2) 不同專科之間與治療、護理、用藥相關的補助率。病例費用、專案費用和日補助都已成為醫院預算的一部分。這種預算在一定意義上不能算是預算，因為與醫院實際提供的服務，不呈正相關，而只是保險基金與每個醫院協商的結果。當然，預算還是規定醫院服務量目標，如果醫院完成這個服務量，那麼預算無須調整。但如果醫院超出目標服務量，則超出部分只能得到部分補助。如果是器官移植專案，則超服務量部分按病例費用只補助50%。如果是其他服務專案，超出部分按病例費用或專案費用只能補助25%。如果醫院未完成目標服務量，則未完成部分僅補助40%（1999年是50%）。

二、醫療保險制度

（一）醫療保險制度的建立

德國是全球第一個以社會立法建立醫療保險制度的國家，於1883年、1884年和1889年分別頒布了《疾病保險法》、《意外傷害保險法》、《傷殘老年保險法》三項專法。醫療保險制度是以醫院、保險合約醫師為核心。德國醫療保險制度在社會保障（安全）制度中的任務、功能、地位極為重要。從其適用範圍、保障水準及財政投入的規模來看，醫療保險制度在社會保障制度中所占的比重很大。醫療保險制度是以約90%的人口為對象的制度，與養老保險、災害保險、失業保險共同構成社會保險的主要內容。個人收入超過一定標準的職員（白領階級）、自營業者，由於沒有硬性規定加入，都選擇加入私人醫療保險。私人醫療保險的投保者約占總人口的10%。醫院與保險合約醫師構成醫療供給制度的中心，對醫療保險、災害保險、社會救濟和其他救濟、救護提供醫療給付與公共保健服務。大部分醫院為公立、非營利醫院，大部分開業醫師為保險合約醫師。

從歷史上來看，在19世紀末醫療保險成立以前，已有醫療機構與醫療從業者制度的存在，但保險合約醫師制度的建立，是在第二次世界大戰後的20世紀50年代後半期至60年代初期之間。醫院制度的擴充是進入20世紀70年代後才正式展開。另一方面，醫療保險制度創辦於19世紀末（1881年），但適用範圍的擴大與實施給付的改善，是在20世紀60年代初至70年代的中期。雖然德國醫療制度與醫療保險的歷史很久，但較大規模的發展，還是在第二次世界大戰後，尤其是社會保障制度的主要部門建立以後，至20世紀70年代中期開始得到完善。這是以第二次世界大戰後的經濟快速發展為基礎的。

此後，在能源危機後，經濟顯著衰退下，德國又不得不重新評價和調整醫療保險制度，以控制醫療總費用的快速上升。德國自20世紀70年代中期以後實施《醫療保險費抑制法》（*Health Insurance Cost Containment Act, 1977*）等，不僅對醫療保險，也對醫療制度領域，採取種種的管制政策，使德國的醫療保險制度發生重大變革。

（二）醫師制度與醫療保險

19世紀時的醫師制度以個人自由開業與家庭醫師占絕大多數，患者看病時自費或由雇主付費，德國各界認為這種制度是最理想的制度之一，而長期沿用。在醫療保險成立以前都是在這樣

的醫師制度下實施醫療，但僅約1/3的居民能接受這樣的醫療。大約自19世紀中期起，普魯士政府與德意志帝國政府先後設立以礦工、工匠為對象的扶助基金會（醫療保險的先驅形態），但仍然主要在那種醫師制度環境下實施醫療，根本無法克服社會經濟快速發展而帶來的健康需求方面所面臨的困境。另一方面，醫師階級對勞工階級毫不關心，對創辦主要以醫師診療給付補助為目的的醫療保險毫無貢獻。當時的扶助基金會制度雖僅適用於約10%的居民，但由於創辦以勞工等為對象的醫療保險形式開始出現，作為運行機構的各疾病基金會，根據與醫師所訂合約開始對被保險者實施醫療給付補助。

之後，隨著醫療保險的內容和覆蓋面不斷擴大，開始顯現出醫師在醫療保險制度中的公共性的重要地位，醫師的個人開業也開始受到某種程度的約束。於是醫師的社會經濟狀態、社會地位及社會角色發生變化，逐漸形成基金會醫師（保險醫師）制度的基礎。隨後根據1923年及1931年的緊急法，對疾病基金會與醫師之間的契約關係訂出規章，再根據第二次世界大戰後1955年的《有關保險醫師許可權之法律》、1957年的《保險醫師及保險牙醫師之許可證》（*Licensing of Statutory Health Insurance Physicians and Dentists*）和1962年的《對醫師及牙醫師之聯邦概括契約》（*Federal Contract for Physicians and Dentists*），建立了保險醫師制度。經過以上的過程，醫師制度與醫療保險產生新的社會關係，今天幾乎所有的醫師與牙醫師都成為保險醫師或保險牙醫師。

醫療保險以契約為基礎，而醫療服務的報酬，依各州保險醫師協會與疾病基金會州聯合會訂立的合約做決定。醫院與疾病基金會訂有診療合約；助產所、藥局及其他與醫療有關的機構與疾病基金會也訂有合約。

保險醫師（包括牙醫師）與疾病基金會的關係，是為確保被保險者及其家眷的醫療而合作。具體做法是保險醫師所屬團體的各州保險醫師協會與各種疾病基金會（地區疾病基金會、企業疾病基金會、同業疾病基金會、船員疾病基金會、聯邦礦業從業者公會、員工補充基金會、勞工補充基金會及農業疾病基金會8種類，約1,300處）聯合會訂立診療合約，實施診療保險。保險醫師協會是具有公共許可權的自治行業協會（公法上的法人）。在醫院完成一年半的實習，在保險醫師督導下工作的任何醫師，均可向保險醫師協會登記，符合一定的條件即可成為保險醫師。換句話說，保險醫師為許可制，根據診療保險的申請，若符合一定條件時，對一定區域給予許可。該許可由疾病基金會聯合會及各州保險醫師協會的同等人數代表所組成的許可委員會行使。

有關診療保險的規定，主要依據是《帝國保險法》（*Reichsversicherungsordnung, RVO*）中的368個條款，診療保險係根據這些條款實行。診療保險的報酬以醫師報酬規定為基礎，依照疾病基金會聯合會與保險醫師協會協商決定的契約報酬，先由疾病基金會聯合會將總額付給保險醫師協會，然後由保險醫師協會根據一定的分配基準，分配給各保險醫師。

（三）醫院制度與醫療保險

醫院制度是根據1935年保健制度統一化法律第三次會議紀錄而開始。但現代化醫院制度的建立是依據1972年《醫院財政安定法》而逐步發展起來。此法律對醫院建設及運行提供經濟上保障，使第二次世界大戰後各方呼籲的醫院現代化，得以迅速發展。

醫院與疾病基金會的關係，除了訂立診療合約、實施診療保險外，在緊急情形時，也可在無合約的醫院實施診療保險。在醫院診療，除緊急情形外，原則上要根據開業全科醫師的轉診。此外，

在醫院的診療，還須事先取得疾病基金會的認可。患者可自由選擇保險開業全科醫師，但在就診券（由疾病基金會交付）有效期限的3個月內，除非有重大理由，患者不得隨意變更醫師。

醫院診療的報酬由疾病基金會與醫院的診療合約決定。醫院的專科醫師也可成為保險醫師，在醫院內對個人施以保險診療。也有開業全科醫師受醫院委託，在醫院內行使住院診療的情形。此外，醫院的主任醫師以保險醫師的身分在醫院內行使個人保險診療者，約有2,500人。

其他醫療相關機構與疾病基金會的關係是合作關係，如：聯邦勞務大臣決定助產所的費用時，各疾病基金會聯合會、補充基金會及助產所須予以合作。助產所的費用由疾病基金會直接支付。關於藥品的支付，疾病基金會可與藥局簽訂特別的協議。

三、醫療保險的運行

德國是社會醫療保險制度的發源地。1883年「鐵血宰相」俾斯麥為了緩和當時的階級矛盾，以立法形式建立社會醫療保險制度，至今已經有120年以上歷史，是世界上最悠久的醫療保險制度。迄今為止，德國的醫療保險對世界各國的醫療保險有重大的影響。德國醫療保險雖有古老的傳統與歷史，但經常嘗試創新。因能源危機後經濟情勢的變化而採取的醫療費抑制政策，也對鄰近的法國等許多國家產生重大的影響。預料今後德國醫療保障政策對各國影響，依然很大。

（一）制度體系與適用對象

醫療保險系統是社會保險體系的一支，隨著社會的前進不斷完善。醫療保險系統有292個社會保險基金組織構成，覆蓋了將近90%的人群，另外約10%的人群被私人醫療保險所覆蓋。月收入超過3,937歐元的人（大多是自由職業者或高收入者）可以選擇參加私人醫療保險。每個參加社會保險的人都可以購買私人醫療保險，可以享受單人病房以及牙科等專項服務。

醫療保險參保人員又分為義務保險者（pflichtversicherte）和自由保險者（freiwilligversucherte）。義務保險者是指稅前月收入不超過法定義務界限（2010年的標準是收入不高於3,750歐元／月）的就業者、失業者、領取養老金的退休人員、大學生和就業前的實習生等，這些人必須參加法定醫療保險。自由保險者是指稅前月收入高於法定義務界限（2010年的標準是收入高於45,000歐元／年）的就業者、公務員、自由職業者、老闆、律師、軍人等，這些人可以自由選擇社會醫療保險公司或私人醫療保險公司投保。選擇私人保險公司的自由保險者，不得隨意退出而轉入法定醫療保險機構。

比較兩種保險，私人醫療保險追求的是保費和承擔風險的平衡，保險費用因年齡、性別、疾病和理賠的範圍與比例不同而異。年輕人、身體狀況良好，保費相對便宜，但是老年人、慢性病人，保費就比法定保險公司貴很多。所以單身的青壯年在高收入時，買私人醫療保險可能會比買法定醫療保險便宜很多。但私人醫療保險公司都是有參保限期的，一般參保12個月後，保險費會不斷上漲。同時，一人參加法定保險，滿足一定的條件，配偶和子女都可享受醫療保險待遇；而私人醫療保險只能為個人參保。在法定保險公司保險的人員需按照薪資的百分比繳納稅金，2011年1月份起，按照薪資的15.5%收取，其中個人負擔7.3%，雇主繳納8.2%。私人保險比法定保險有很多好處，如：住院可以要求單人床、可以指定醫師、看病不需經過漫長的預約等等。投保法定

醫療保險公司的保險人，如果也想享有這些好處，就必須再買附加險。目前，法定醫療保險公司覆蓋近90%的德國民眾，私人醫療保險公司覆蓋約10%的德國民眾。根據2009年的統計數據，德國有5,140萬人繳納保費，加上參保人員的家屬大約有7,000萬人參加醫療保險。可見德國的醫療保險體系惠澤全民，該體系既以法定醫療保險為主，保障大多數民眾，同時又滿足高薪人員按照意志自由選擇的權利。

對於大學生來說，義務保險優惠多多。對於年齡未滿30歲，在大學就讀14學期以內的學生來說，法定醫療保險公司提供了特別優惠，每月只需繳納64.77歐元的醫療保險費。如果學生年過30歲，或學習超過14學期（休學學期不含在內）可自行選擇是否繼續投保；若繼續在法定醫療保險公司投保，保費會大幅提高。這裡需要指出的是：只有就讀德國國立大學或國家承認的私立高校的學生，才享受義務保險待遇；對於語言學校在學生或於未經德國承認的私立高校就讀的學生，不享受義務保險。對於外國學生來說，辦理保險也非常簡單。在辦理大學入學手續時，可以憑大學外辦發的錄取通知書，到法定保險公司在學校的辦事處辦理學生保險。沒有醫療保險證明，學生不允許大學註冊，對於外國學生來說，簽證也無法延簽。

（二）醫療保險資金籌集與運作

一般制度的保險費，雖因疾病基金而異，但均為勞資各負擔一半為原則。1988年8月1日的平均保險費率為12.9%。保險費率相對低的企業疾病基金的平均費率為11.4%，保險費率高的地區疾病基金平均費率為13.5%。保險費率逐漸上升。而從2009年7月起，法定醫療保險基金的保費以薪資為基準，並使用統一的保險費率。目前的保險費率是收入的14.9%，其中7.9%由僱員支付，7%由僱主支付。

低收入（1988年1月起標準為月收入600馬克）受僱勞工的保險費，由僱主全額負擔。高收入職員不加入社會醫療保險而加入民間醫療保險時，僱主補助相當於社會醫療保險費的1/2。

失業者的保險費，大部分由勞動事務所負擔，不足部分，由全國疾病基金會共同負擔。政府財政雖對從事礦業者的醫療保險、學生醫療保險及身障者醫療保險實施補助，但僅占全部醫療保險資金的3%左右。

退休者的保險費由養老保險的保險人、醫療保險的一般制度被保險人以及退休者本人共同負擔。養老保險負擔退休金的11.8%作為保險費補助；一般制度被保險人的連帶保險費率為3.4%；退休者的實質自行保險費負擔為退休金的3%。退休者中，在退休前有1/2以上的工作期間未加入醫療保險的人，即成為自行選擇加入者，必須支付單獨的保險費。關於一般被保險人連帶負擔的部分，在全部疾病基金間可以進行資金調整。資金調整的方法是預估一定期限間，所有退休者所需的費用，計算該費用相當於全部疾病基金被保險人基本薪資總額的百分之幾。如假定為3.4%時，算出各疾病基金被保險人基本薪資總額的3.4%，在一定期間結束後，計算各疾病基金為退休者醫療保險各實際支出多少，實際支出少於基本薪資總額的3.4%的基金補其差額；實際支出多於3.4%的基金則接受差額。此方法用以消除由退休人數差所引起的各基金間的負擔差別與資金差別。

另一方面，農民醫療保險的資金，大部分為農民個人繳納保險費（包括退休者部分轉入的保險費）。保險費規定不能超過同區域、地區疾病基金的平均最高保險費。農民醫療保險對象中，年老退休者個人沒有保險費的負擔，所需費用全額由政府財政負擔。

（三）醫療保險給付

德國的醫療保險給付包括：醫療給付、預防給付、傷病津貼、療養津貼、住院給付、生育給付（與分娩、妊娠有關的助產及醫療給付、分娩津貼、生育津貼、保育津貼）、居家護理給付、家事幫助、康復給付及殯葬費。

醫療保險給付中，有部分自行負擔的費用，如：藥品平均每張處方2馬克（關於4種特定的輕微疾病的藥品為全額自行負擔，但未滿16歲的兒童免除），住院給付的14天期間，平均1天有5馬克費用負擔等。但醫療保險對被保險人、眷屬的給付率較高，除了傷病津貼由於最初6週期間支付薪資，所以從第7週起給付，給付率為80%外，其他均為100%。

農民醫療保險的給付附加若干的特殊性，即業主因長期疾病或一起工作的家人無法勞動時，提供勞力代替傷病津貼，或支付該勞動力的費用。

（四）醫療保險實施機構

德國醫療保險由各種疾病基金會實施。疾病基金會為公共事業法人組織，各種職位均為榮譽職。

平均一個基金會的加入人數，在地區疾病基金會約6萬人（包括眷屬在內的適用人數約為9萬人）、企業疾病基金會5,500人（包括眷屬在內的適用人數9,400人）、同業疾病基金會12,000人（包括眷屬在內的適用人數20,500人）。

地區疾病基金會是按地區成立的疾病基金會，以規模大、退休者多為其特徵。加入地區疾病基金會的退休人數比率為33.6%（占全體29.2%）。這是因為退休後原則上規定繼續加入退休前加入的疾病基金，但因遷移或個人希望，也可加入居住地的地區疾病基金會。地區疾病基金的保險費因而變高，為調整諸如此類的保險資金風險，而對退休者醫療保險費實施全體疾病基金會的資金調整。退休者醫療保險的管理，由各疾病基金會分開單獨實施。

疾病基金會的管理係根據社會保險的自主管理（sebstver waltung）原則，由勞資雙方選出的代表（以選舉方式）管理運行，同時盡量減少政府的干涉。也就是說，國家貫徹立法、行政指導、監督，除對老人、身障者、學生、母親等實施補助以外，原則上不進行財政挹注。而行政指導與監督，也盡量避免限制過多。1976年以後的醫療費抑制政策，雖是根據法律，廣泛而強有力的措施，但完全尊重疾病基金會與醫療供給方的自主性。

（五）醫療保險費支付方式

醫療保險給付根據各州保險醫師協會與各種疾病基金聯合會、各醫院與各疾病基金會簽訂的協議，由各保險醫師以及各醫院直接給付給患者。

保險醫師（保險牙科醫師）的報酬是以醫師（牙科醫師）報酬規定為基礎，以保險醫師（保險牙科醫師）協會與各種疾病基金聯合會決定的協議報酬，先由疾病基金聯合會將總額付給保險醫師（保險牙科醫師）協會，接著由保險醫師（保險牙科醫師）協會，根據一定的標準，支付給各保險醫師（保險牙科醫師）。根據1987年3月修正的醫療保險規定，設定《保險診療的統一評價基準》（*Uniform Evaluation Standard (EBM) for Insurance Healthcare*）自1988年1月起實施，以求診療報酬更加合理化。

報酬總額的計算以服務人次數、件數、定額等方式實施，支付標準係由各州保險醫師（保險牙醫師）協會與疾病基金聯合會協議決定。報酬總額的提升是依照1977年實施的《醫療保險費抑制法》，根據每年2次在春秋時舉辦的「保健醫療協調行動會議」（由勞資、政府、保險醫師、保險牙醫師、醫院、疾病基金、民間醫療保險的保險業者、藥業界等代表組成）形成的意見實施。意見提出的報酬上升率在預期薪資上升率的範圍內，但也有某些年分的意見，當作醫療費抑制政策之一，而予以凍結。

德國社會醫療保險支付機制由支付方式和支付水準兩大要素組成。支付方式控制供給方誘導需求。由於醫病雙方在醫療市場中資訊不對稱，一旦醫療服務供給方向需求方提供不必要的醫療服務和藥品，需求方要維護自己的利益是很困難的。為此，德國社會醫療保險基金會擔負起「第三方購買者」的作用，針對門診和住院服務分別建立按「服務計點」（Punkte system）和按「病種預付」（DRGs）的醫保支付方式。醫保支付水準引導需求方進行合理選擇，即對於醫療費用，被保險人（醫療服務需方）可以獲得多少補償、自己還需負擔多少醫療費用。支付水準是由起付線（Deductible）、共同付費（Cost-sharing）、上限（Ceiling）三個變數共同確定的，這種設計既有助於控制需求方的道德風險，又保障需求方合理的醫療服務需求。

（六）民間醫療保險

德國總人口約10%加入民間醫療保險，加入者大多為高收入者。加入人數在1972年社會醫療保險覆蓋面擴大時，減為460萬人（1965年約為660萬人），隨後逐漸增加。

聯邦政府採取社會醫療保險與民間醫療保險共存政策，今後也有繼續維持此政策的意向，目的是為了讓社會醫療保險與民間醫療保險進行競爭。如前所述，對於超過收入上限而加入民間醫療保險者，規定雇主有義務補助其相當於社會醫療保險費的1/2，同時也規定民間醫療保險的給付內容，須超過社會醫療保險的給付內容。民間醫療保險加入者，也有同時加入社會醫療保險的，對特定的給付訂有保險協議，成為所謂的雙重加入者。對這些加入者，民間醫療保險已成為能適應多樣化需求的選擇。

民間醫療保險也無法避免醫療費的增加，因而採取的醫療費抑制政策更強於社會醫療保險的醫療費抑制政策。社會醫療保險與民間醫療保險的關係人，每年共同召開1～2次有關醫療費問題的政策研究會，提出各方意見和建議。尤其在1988年初，民間醫療保險聯合會對聯邦議會的醫療保險結構改革委員會，提出以下的要求：

(1) 可加入社會醫療保險者，應限於每年報酬在限額以下者（意即應修改超過一定報酬限額者，也可自行選擇加入社會醫療保險的現行制度）。

(2) 為勞工引進的強制加入報酬限額，不該帶動適用於職員年報酬限額的提升。

(3) 對公務員也應給予加入社會醫療保險的資格。

(4) 對主要從農業以外獲得收入的農業經營者，不能加入農民醫療保險。

(5) 義務加入者配偶的收入超過年報酬限額，不能參加民間醫療保險。

(6) 改革醫師報酬規定時，首先應重視醫師與患者的關係，對醫師的技術費予以高評價。牙醫師報酬規定應與醫師報酬規定一樣，使之更加透明。

(7) 為抑制醫療費，不應採用定額患者負擔，而改為定率患者負擔。

(8) 對自行選擇加入民間醫療保險者，應採取償還支付方式，最高額應規定在基金會的規章中。

(9) 退休者中的義務加入社會醫療保險者，應限於加入社會醫療保險義務時間滿1/2者。

綜上所述，民間醫療保險業者為了與社會醫療保險共存，而主張限制社會醫療保險義務加入者範圍的結構性政策改革。

四、醫療保險政策的現狀與趨勢

（一）醫療保險費用抑制政策與結構改革

德國的醫療保險費用抑制政策始於1977年6月的《醫療保險費控制法》（*Health Insurance Cost Containment Act*）。該法律尤其與1971～1972年間以高度經濟增長為背景的醫療保險適用範圍與給付的大幅度改革呼應，目的在於抑制醫療保險的費用，防止保險費負擔的增加。由於這個法律，德國的醫療保險政策出現由擴大轉向抑制的重大轉變，結果使得德國的醫療保險維持穩健的發展步調。

德國根據《醫療保險費控制法》，實施保險醫師診療報酬的提升限制、患者自行負擔的增加以及疾病基金間的獎金調整等。在1981年12月又制定第二次醫療保險費用控制法。根據此法律，德國實施將輕微疾病的醫藥品排除於保險藥品之外、降低義齒給付率、引進藥品的透明化表單、增加藥品與治療用品費的自行負擔比率、限制住院費的提高等。同時，制定醫院醫療費的控制法，試圖從醫療供給方抑制醫院醫療費。接著，自1982～1983年德國實施醫療費控制的強化政策，也就是進一步增加藥品、住院和康復費用的自行負擔比例以及開設居家護理給付等。由於這一連串的立法措施，醫療保險費的增長率逐年下降，1971年的增長率為19.2%，而在1988年僅為12.9%。另一方面，德國雖採取配合收入的支出政策，以謀求保險費的收支平衡，但僅靠以往的醫療費抑制政策的強化與維持，難以確保醫療保險資金長期穩定的平衡與有效保障的矛盾。因此，再一次進行醫療保險結構的改革。

聯邦政府在1988年5月向國會提出醫療保障制度改革法案。聯邦議會的醫療保險結構改革調查委員會審議醫療保險結構的改革，於1988年9月歸納出結果。《醫療保障制度結構改革法》於同年12月正式提出，自1989年1月起實施。

《醫療保障制度結構改革法》全面評估德國醫療保險制度，以實施統一結構改革為目的，以醫療保險各基金的連帶關係與自我負責為基本精神，進行以下的改革：

(1) 將重點置於需求度高的專案的給付，廢除殯葬費、醫療上低需求度的藥品、輕微的治療用具等給付。

(2) 將給付限定於不可缺的醫療用品，而將1/3的半保險藥品、眼鏡、助聽器、治療用具和溫泉療養等給付定為定額制。

(3) 為強化自我負責與健康管理，疾病基金會擴充和強化健康教育、健康維持及健康促進的有關政策。具體辦法是：①對35歲以上的投保者，每隔2年實施有關心臟、血液循環、腎肝、糖尿病等的健康體檢；②對14歲以上的投保人實施牙科預防措施；③在幼兒園與學校實施牙科的團體檢查；④將對幼兒的常規體檢由現在的未滿4歲，擴大為未滿6歲；⑤由醫師在學校與幼兒園實施健康教育。

(4) 為有效克服危害居民健康的常見病、多發病等（如：癌症、心臟病、血管循環器官障礙、

風濕病、過敏症、精神病、愛滋病等），加強對醫療預防方案研究、實驗性治療及早期發現工作等的支持力度。

(5)規定義齒給付原則上為必需費用的50%，但對定期接受牙科預防檢查者另附加給付15%，總共給付65%（各疾病基金依照規章可給付必需費用的40%～60%，最高為75%）。

(6)提高藥品費的自行負擔部分（平均每張處方由2馬克提高為3馬克）。

(7)對低收入及未滿18歲者，免除部分的患者自行負擔費用。

(8)為支援居家護理，1989年以後，對於提供特別護理服務的工作人員，給予每年4週的休假（派遣代理護理人員，其中1991年派遣代替者至多每月25次，一次1小時），或支給每個月400馬克的護理津貼（將節省下來約141億馬克中的約64億馬克，作為這些支出的資金來源）。

(9)提高醫院的經濟效率，削減過剩的病床。具體辦法是：①加強疾病基金會參與州的醫院規劃的程度，承認基金會與低需求度醫院、低效率醫院的解約權；②將以往的保健和特別機構與醫院加以區別，重新列為「預防、康復機構」，編入與醫院相同的約定體系，並要求約定機構中帶有住院治療的護理院，必須做到有效而且價格較廉；③對醫院與疾病基金會的契約中，進一步限制關於溫泉療法及使用特別設施的給付；④要求保險醫師參照醫學上的要求，引導患者入住價格較低廉的社區醫院。製作醫院費用比較表，供保險醫師及疾病基金會參考；⑤確實實施住院前的診斷與出院後的治療等，以加強門診給付與住院給付協作的方式，削減住院天數。

(10)由州政府修改醫學系學生名額，控制醫師數量。

(11)在修改有關保險醫師的報酬時，也與其他給付一樣，以保險費的收支平衡為基礎。

(12)對於保險醫師處方的給付（藥品、住院、溫泉療法等），必須是按規定為標準的內容給付，超過該範圍者需要審查。

(13)被保險人有法律上的權利，可以要求疾病基金會提供有關自己的醫療費與醫療內容的資訊。

(14)修改以往的顧問醫師制度，由所有保險醫師實施疾病基金會的醫療諮詢服務。

(15)廢除醫院服務醫師為當然的保險醫師的制度，維持通過醫師國家考試後才能成為保險醫師的制度等，廢除醫師特別待遇，促進醫師品質的提升。

(16)按照銷售額，將藥局的加成率分成3%、5%、7%三等級。

(17)如果藥局有同樣功效、藥價較低的藥品，對該藥優先提供給付。

(18)各疾病基金會在盈餘情況下，償還根據協議應該償還的保險費；出現赤字則可以暫緩償還。

(19)促進醫療保險制度結構的現代化。具體辦法是：①實施對各種疾病基金會有關保險費的籌集、給付、管理法規的一元化；②為消除保險費的差距，規定同種類疾病基金會間有資金調整的義務；③調整退休者醫療保險的負擔，並提高各疾病基金會對退休者的關切程度；④使退休者與其他一般被保險人適用相同的保險費率；⑤對勞工也引進義務加入保險的收入限額制度。

(20)建立保健醫療協調行動會議的審議制度，以保險費收支平衡為目標。

(21)將有關醫療保險的法規重新彙集，編入社會法典，使民眾更易於查看和監督。

德國醫療保險費用增長過快的難題破解，得益於《醫療保險費用控制法》奏效，至2000年的增長率分別為：1977年為4.9%、1980年為10.9%、1990年為7.5%、2000年為8.2%，與該法制定前（1971～1975年的年平均增長率為19.2%）比較，明顯降低，平均保險費率也自1976年以後幾乎沒有上升（1976年為11.3%、1980年為11.4%、1990年為11.6%、2000年為11.8%）。因此，醫療保險

的資金平衡問題，這幾年比較穩定。

　　然而，**醫療保險費用的增長率**，仍然有年年上升的**趨勢**，保險費率也隨之逐漸提高，尤其是退休人員消耗的**醫療費用**，在醫療保險費用中所占的比率較高，人均給付費增長率為16.4%，遠高於一般保險者的10.8%。比較1990～2000年間退休金受領者醫療保險費增長率與一般被保險者的醫療保險費增長率，約為7.8%與4.5%。因此，在退休人員比較多的地區疾病基金會，給付增長率在2000年高出平均13.2%。

　　總之，如此的醫療保障制度改革，是以往未曾有過的大幅度改革。這種改革的特徵在於提出以下的新政策：以醫療保險資金平衡的穩定為第一目標，廢除部分給付、降低給付率、提高患者負擔、強化醫療的效率與經濟性等，加強節省支出，將節省下的資金用於擴大及加強對疾病的預防、健康的管理與促進以及居家護理專案的開展。

（二）醫療供給的控制政策

　　1970年以後，雖然醫院總數減少，病床總數和居民每10萬人口的病床數沒有多大變化，但由於醫院功能的高度化（高價醫療機器、設施、醫療從業者的增加等）與老齡人口的增加，醫院醫療費持續增加。1981年12月提出的《醫院財政修正法》（*Hospital Finance Amendment Act*）強調以醫院經營的合理化為目標，對以下各項予以規定：(1)醫院經營觀念的提升；(2)護理費等計算方式的合理化；(3)確保醫療保險基金會對醫院經營的發言權；(4)削減醫院經費的投資（來自保險基金的投資）。以這些方法進一步提高醫院經營的效率與經濟性，盡量抑制醫院醫療費增長過快。另一方面，醫師總數年年增加，保險醫師數也不斷增加。保險醫師的快速增加，不僅與醫療費的增加有關聯，且會導致保險醫師的競爭加劇與收入的下降。1986年12月的《保險醫師需求計畫修正法》（*Need Planning Law of Statutory Health Insurance Physicians*）對醫療費增加原因之一——保險醫師增加，進行控制。在保險醫師過剩區域（全國50%以下的區域）限制保險醫師執照，以確保保險醫師的適當分配與控制醫療費用。該法是在1976年由於醫師缺乏而引進的《醫療保險促進法》基礎上，修改保險醫師需求計畫，以期防止保險醫師在一定區域的過度集中，避免因此而引起的局部供給過剩。不過，該法缺乏保險醫師的總範圍限制，僅對供給過剩區域的保險醫師執照，在一定期間以內或各醫療領域保險醫師的新加入，加以限制。

　　1983年12月修改有關保險醫師執照的政府令，將保險醫師的批准過程，由6個月延長為8個月。1985年12月修改《聯邦醫師法》，從1986年起，所有醫科學生在修完大學教育後，須接受2年臨床醫師的培訓，方可取得醫師執照。對醫師供給的這些措施，目的在維持現在醫科大學的名額，提供接受充分教育訓練的醫師，並延長教育訓練時間，謀求醫師供給數量的合理化。

　　如此的醫療供給控制政策，謀求醫療供給方面的合理化，促進保險醫療的效率與經濟，目的是與醫療保險抑制政策共同謀求醫療保險資金穩定、平衡。這些政策均從長遠出發，視其效果而不斷提出更大膽的改革政策。德國自1985年1月起又實施《新醫院財政安定法》（*Federal Medical Practitioners' Act*），為抑制一路高漲的醫院醫療費，而不遺餘力採取的相應措施，不幸的是，到了20世紀90年代末，對這些改革進行評估時，各界普遍認為有效果但不理想。不僅如此，使醫院醫療費提高的最大因素——醫療從業者數量增加的問題，仍未解決。這顯示醫療供給問題的根深柢固與解決的難度。

（三）醫療保險的資金平衡問題

在20世紀60年代後半期至20世紀70年代前半期，德國經濟快速增長，醫療保險的收入顯示穩定的增長，足以應付醫療保險的擴充與醫院、醫事從業者等醫療制度擴充所需的支出增加。1950年以後醫療保險的財政狀況，除了在1955年與1969年為赤字，此後直至1973年都保持著收支平衡。

自20世紀70年代後半期以後，對於顯著增加的支出，要確保保險費用收支平衡，已成為難以期望的事。1974年與1975年由於支出顯著增加，收支失去平衡，在1975年與1979年產生赤字，若不能設法補正，預料將會連續出現大幅赤字。當時，逐年上升的保險費率為11.3%左右。偏巧由於石油危機，經濟增長急速下降，無法指望薪資大幅度提高，同時因保險費率也已相當高，無法進一步增加勞資雙方的負擔比例。結果只能採用「以收定支」政策，以求醫療保險資金達到平衡與穩定。

因此，自1976年以後即強力推行控制醫療保險支出政策。結果，1976年以後醫療保險支出的增長率顯著下降，在1976～1978年間醫療保險資金出現大幅度的盈餘。然而，醫療保險支出的增長率隨後又呈現上升傾向，在1979年以後醫療保險資金又出現相當大的赤字。

由於以往採取的醫療保險費用控制政策也有缺陷，已不再奏效，因此再不設法補救，預料今後醫療保險資金赤字問題會日趨嚴重。鑑於有進一步謀求醫療保險費用控制政策的必要，聯邦政府在1981年秋季的議會上，提出第二次醫療保險費用控制法案。此法案與1981年4月向議會提出的《醫院財政安定法》修正法案（醫院醫療控制法案）在同年（1981）12月正式成立。《醫院財政安定法》的修正法主要內容是：控制醫院建設與醫療儀器的引進、限制醫院醫療費日額的提高等，對以往在法律上不成為控制對象的醫院醫療費開始實施控制。

五、21新世紀衛生改革

從2000年1月1日開始，德國正式實施《2000年衛生改革》（*Health Care Reform Act of 2000*），又一次重組衛生服務系統。這次改革在各方面都對醫院產生重大而深遠的影響，改革的主要內容及其影響介紹如下。

（一）加強預算管理

近幾年來，德國政府一直努力尋求解決社會醫療保險缺乏嚴格的成本控制措施的問題。如：在近期的改革中，醫院服務費用的增長被限制在保險基金增長速度的範圍之內。只有在特定的情況下，才允許有額外的費用發生，如：患者數量增加、醫療服務構成發生改變。這種預算限制措施期望當前衛生服務的水準能夠保持，又無需增加額外的資金投入。但是恰恰相反，這些措施能夠釋放促進衛生服務系統整體效率提高的潛力。

（二）醫院的支付系統

《2000年衛生改革》的目標是在2003年以前，改變現有的醫院服務支付制度，建立以疾病診斷關聯群（DRGs）為基礎的綜合性支付系統。國家疾病基金聯合會和醫院是實施這項改革的主要部門和機構。這些機構和部門的決策須根據新的支付系統的原則，如：系統的基本結構、計算成本權重的方法、疾病診斷分類的規範。

2000年6月底，德國健康疾病基金和醫院聯合會決定借鑑澳洲的改良DRGs系統，來改革醫院的補償制度。澳洲的改良DRGs系統有409個基本DRG分類，每個都代表一類相似的臨床情況；需要採取相似治療方法的患者群體，根據疾病嚴重程度、複雜程度等情況，每個分類組還可以繼續細分。現在，澳洲的DRGs系統實際上共有661個診斷分類。德國疾病基金與醫院聯合會的談判結果是根據德國醫院支付的實際需要，將診斷分類從661個增加到800多個。

在2003年DRGs系統具體實施以前，很多問題必須得到解決。如：

(1) 健康疾病基金和德國醫院聯合會必須建立補充支付制度，用來支付那些不能通過DRGs補償的部分，如：急診、護理人員的培訓、醫院基本設施的折舊等方面。因為不同疾病基金的利益不同，所以這方面的談判進展緩慢。

(2) 在財務制度、原則、內容等方面達成一致。

(3) 完成基本的AR-DRGs系統和相關的診斷、處理分類標準的編碼。

(4) 在2001年12月31日前達成關於成本以及定價的協議。

然而，關於新的醫院支付制度的立法和經濟框架還沒有制定出來。政策制定者對改革促進醫院服務效率提高的期望是否過高，仍令人懷疑。其他國家的經驗顯示，這項改革方案只能算是短期內成功。目前大家仍難以確定支付制度是否能夠反映不同醫院具體工作的特點，如：有些醫院服務水準很高，有些醫院承擔的急診工作較多，而有些醫院還是教學醫院。從法律上講，提高這些醫院的服務定價並不是很好的解決辦法，這將導致這些醫院的服務定價比競爭對手昂貴，而使患者不選擇這些醫院。

在未來的DRGs支付方式下，價格將在全國根據平均成本來制定。這對那些成本高於社會平均成本的醫院來說很不利，特別是公立醫院和非營利性醫院，因為這些醫院的人力成本受工會影響而難以降低。因而，與現在相比，醫院將面臨更多的資金風險。當前，DRGs主要有以下成效：**(1)建立一套新型的醫院費用管理辦法**：DRGs付費制度使醫院的收入策略發生變化，改變醫院組織結構，有利於優化醫療流程，有利於促進醫院成本核算和管理；**(2)形成新型的各方溝通語言**：DRGs付費制度實施後，緩解了醫師和管理者的角色差異，一定程度上消除了雙方溝通隔閡，更有利於雙方的協調和溝通；**(3)在縮短住院天數方面取得初步成效**。

（三）服務品質保證

在《2000年衛生改革》之前，立法者主要關注衛生服務的品質控制，因為人們認為醫院必須加強品質管理，維護患者的利益。各個政治黨派也提出多項保證醫療服務品質的立法。而醫院在整個衛生服務系統內，成為建立品質控制措施的主導者。然而，在起草《2000年衛生改革》時，立法者不再保守了，品質保證和品質管理成為強制性的規定，沒有遵守國家品質管理規範的機構，將受到嚴厲的懲罰。

《2000年衛生改革》也規定了衛生服務機構、社團對衛生服務進行評估的責任。評估委員會對醫院服務中各種診斷、治療的數量、效率、適宜性，進行評估。如果某項治療方法經過評估沒有符合標準，保險基金將拒絕支付費用。另外，新成立的協調委員會，負責制定評估醫療服務診斷、治療適宜性和效率的標準。評估的過程按「循證醫學」的原則，每年對10類存在可疑問題的治療方案進行評估。

（四）推行整體保健

德國衛生服務系統存在的主要問題是：門診醫療和住院服務缺乏合作和協調。在《2000年衛生改革》中引入「整體保健」，目的就是消除兩者的鴻溝。整體保健使衛生服務更加以患者為本。同時，立法者希望整體保健能夠減低衛生服務費用。法律允許各保險基金、各醫療機構以及保險基金與醫療機構透過合約或協議，以不同形式實施整體保健。

（五）住院治療的替代

在德國的衛生服務系統中，診所醫師和醫院所提供服務的不同，是由法律規定的。診所醫師提供門診醫療服務，而醫院則負責患者的住院醫療服務。1993年決策者開始淡化兩者的分工，允許醫院實施日間門診手術，不過這些手術專案的種類，由國家日間手術目錄規定。《2000年衛生改革》引入所謂的「住院治療的替代措施」，進一步擴大日間手術的種類。供方、購買方等有關方面透過協議具體實施。同時，法律提倡建立單一的支付方法，專門支付診所和醫院提供日間手術和其他「住院治療替代措施」的服務費用。

六、大聯合政府醫保制度改革

（一）引入全民疾病保險

從2009年元旦開始，德國歷史上首次實現全民疾病保險。任何尚未擁有其他充分疾病保障措施的德國居民，都有義務加入疾病保險，即按相關規則和條件，若不是加入法定保險，則要加入私人疾病保險。作為過渡，凡以前屬於法定疾病保險體制，而如今沒有醫保的人：(1)自2007年4月1日起都有義務重新加入法定醫保；以前曾加入私人疾病保險體制、如今無醫保者，從2007年7月1日開始可以重新選擇加入私人醫保；(2)先在標準保險專案（standard tarif）的框架下享受疾病保險保障，從2009年元旦起變更為基本保險專案（basis tarif）。

（二）改善醫療服務提供

主要舉措包括：**(1)擴大醫療服務範圍**：允許醫院為重病患者提供原先不允許的門診服務；為垂死和重病患者提供鎮痛服務；疾病保險機構將支付康復所需的開銷、疫苗接種以及父／母帶孩子的療養費用；合住者也有權享受居家護理服務，不一定要去護理之家；**(2)藥物供應更加注重安全性和經濟性原則**：引入成本—藥效—評價機制，在開新藥的時候，需徵詢另外一個醫師的意見，以充分評估該藥的性價比和安全性；疾病保險機構透過同藥品生產商就藥價進行折扣談判來競爭壓價。

（三）促進法定和私人疾病保險機構的現代化

(1)法定疾病保險機構：法定疾病保險機構可以根據投保人的偏好，制定不同的收費標準與合約，被保險人將享有更多的選擇自由，在各個法定疾病保險機構之間，將引入更多的競爭機制；透過相關措施鼓勵被保險人加強自我保健責任意識（如：接受預防檢查等）；對於各類疾病，保險機構將提供更多服務供給形式和收費方案，供被保險人選擇；減少官僚主義、精簡機構，把目前7個疾病保險機構各自的最高協會合併為1個，統一代表所有法定疾病保險機構進行談判；允許所有

的保險機構（包括跨類）自由合併。

(2) 私人疾病保險機構：2009 年元旦開始，各私人醫保公司須提供和法定醫保待遇相似、保費不超過法定醫保標準的基本保險專案；對於有意投保者，公司負有無選擇強制締約義務（Kontrahierungszwang），且不得徵收風險附加保費（Risikozuschlge）；允許投保者更換保險公司，可自由選擇在同一保險公司內部的不同保險專案、或不同保險公司，原先妨礙更換公司和競爭的老年準備金（Alterungsrueckstellungn）均可隨之轉移。

（四）醫療保障體制融資改革

針對衛生基金籌資和償付融資方式改革，德國政府於 2009 年元旦起，引入衛生基金模式（Gesundheitsfonds）為法定醫保基金籌資。在衛生基金模式的設計（見圖12-1-3）中，籌資來源包括：國家、保險費支付者、雇主，但疾病保險機構在虧損時，要求被保險人追加保險金，盈餘時，返還部分保險金給被保險者。基金設立之後，將負責95%以上的衛生支出的籌資。

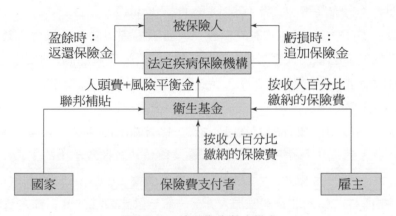

圖 12-1-3 德國衛生基金模式

第二節 法國醫療制度

法國地處西歐，是西歐各國中土地面積最大的國家，約為55.1萬平方公里。2013年總人口6,602.8萬，人口的78%居住在都市，8%的人從事農業生產。首都巴黎的人口221萬，占總人口約3.5%，是全國政治、經濟、文化中心。法國是工業化發達的國家，經濟上實行開放的體制，2013年人均GDP達42,503.3美元。

法國實行總統立憲制，總統任命總理組成內閣。全國劃分為13個大區和96個省。全國的衛生行政管理主要由社會事務和國家團結部（Ministry of Social Affairs and National Solidarity）內設立的三個局——衛生總局（the General Directorate of Health）、醫院管理局（the Hospital Directorate）和醫藥器械管理局（the Medical Devices Directorate）負責。在全國的13個大區和96個省內各設衛生和社會事務局（Health and Social Affairs Agencies）。此外，勞動關係局（ Directorate of Labor Relations，

相當於勞動部）設有勞動和勞動力醫務監督長（Director of Labor and Occupational Health Affairs），負責勞動衛生的管理。

　　法國的醫療衛生支出在2012年占GDP的11.7%。衛生經費的籌資主要依靠財政撥款、贊助以及全體居民參加的社會保險制度。法國居民的健康狀況良好，2012年人口出生率為12.6‰，死亡率為8.7‰，嬰兒死亡率為3.5‰，出生時的平均期望壽命女性為86.1歲，男性為79.2歲。但法國的人口年齡結構趨於老化，2013年65歲以上的老年人占總人口的17.9%。2006～2013年，每萬人口醫師數31.8人，每萬人口護理及助產人員數93人，每萬人口醫院床位數為64張。為了改變人口結構，法國政府採取鼓勵生育的政策，並加強婦女兒童的衛生保健工作，以圖達到保持民族繁衍的目的。

一、醫療服務體制

（一）醫療供給制度

　　醫師及其他醫療從業者都有他們的職業組織。醫師所屬的職業組織有2種：一為醫師協會（l'ordre des médecins）；另一為醫師公會（les syndicats médicaux）。

　　醫師協會創設於1945年，同年也設立口腔外科醫師協會與助產士協會。醫師協會規定所有醫師（除非任行政職）都必須加入醫師協會（強制性加入）。而醫師協會則根據《醫師倫理綱領》（1955年11月28日政令），以監督醫師道德、品質和數量為目的。醫師協會分縣、地方及全國三層級組織，而各醫師協會評鑑議員則從下一層級的醫師協會選出。

　　醫師公會成立於1881年（在1882年獲得公認），比醫師協會早成立60年。醫師公會以追求同業者在經濟上、社會上的進步為宗旨而設立，依職業種類或各種政治上的主張而有不同的醫師公會。在全國組織最大、最具代表性的是法國醫師公會聯盟會（the Confederation of French Medical Unions, CSMF），據稱有67%的開業醫師加入，另一個全國代表性公會組織是法國醫師聯盟（the Federation of French Physicians, FMF），自稱加入者有13,000人，但這個數字被認為有誇大之嫌。

　　CSMF設立於1928年，1945年以後負責與醫療保險的保險者交涉。然而，根據1960年5月12日政令而採用「標準協約」一事，CSMF內部產生激烈爭論，其中的反對派分裂成的若干組織，經合併後在1968年正式成立FMF。全國協約當事者除CSMF與FMF以外的全國醫師代表性組織，還有住院醫師、契約醫師、公務員醫師的全國聯合會（the national federation of resident physicians, contract physicians and civil service physicians）及大學醫院醫師公會（the union of university hospital physicians）。

　　有關醫療從業者的立法，主要有1927年的《醫療憲章》（charte médicale）、1945年的《有關醫師、牙科醫師、助產士的開業及組織之總統令》、1955年的《醫師倫理綱領》、1953年的《公共衛生法》、1967年的《牙科醫師倫理綱領》、1971年《助產士倫理綱領》、1971年《社會保險法典修正》（使《醫師倫理綱領》與《社會保險法典》協調的修正）等。現在醫療從業者的活動就是受到這些法律的保障與約束。另一方面，法國的醫院從進行宗教性慈善活動的貧病者收容所起步。在法國大革命以前，醫院靠捐款與農場收入維持，所以不收費。由於法國革命爆發，這些設施都被當作「市民醫院」的慈善設施，也是基本免費的。在1951年8月7日頒布有關醫院法的法律後，醫院雖依然繼承以往的一些做法，但由宗教團體經營的醫院開始轉變為公共性質的醫院。

隨後，醫院改由市、鎮、村經營。除捐贈收入外，醫院還依靠市、鎮、村的資金補助維持。由於當時的醫院沒有充分的醫師配置，所需的經費也不多，資金上的問題並不突出。但自19～20世紀起，隨著醫學的進步，優秀的醫師聚集於醫院，醫院也開始有尋求新財源的必要。另一方面，隨著社會保險的發展，醫院醫治的對象不僅限於貧困者，也包括想接受良好醫療的一般患者，因此採用「住院費日額」作為新的支付方式。1941年12月21日的法律決定以收費患者為「住院費日額」的適用者，亦決定醫師的報酬，也認可「開放診所」的創設。

私立醫院在19～20世紀期間逐漸發展成2種類型的醫院：(1)由醫師們創建，以收費患者為對象，以每日為單位，支付醫師（包括外科醫師與婦科醫師等）報酬、醫療助理者費用與住宿費的醫院，即「營利性」醫院；(2)國營鐵路與礦業也為其從業人員建造免費診療的綜合醫院（醫院報酬當然由企業支付），社會保險制度的運行機構與一部分互助會也建造同樣性質的醫院；也有以結核病、精神病為對象的特別醫院，這些醫院被稱為「非營利性」醫院。

為配合這些醫院功能的變化，1958年12月11日的總統令，謀求醫院組織與醫院內部的現代化，並對醫院重新編制。也就是把公立綜合性醫院按其重要性分為：區域醫院、地方醫院和一般醫院，專科醫院有：婦幼醫院和老人醫院，以往的公立特別醫院則保持原狀。另外，在綜合醫院開始實施急救醫療、門診、日間醫院、居家診療體制等。

然而，公立醫院與私立醫院不僅在法律上有所區別，在醫療保險的處理上，也大有差別。為消除這種公、私醫院的差別，法國政府於1970年12月31日制定《醫院改革法》，使「公立醫院服務」的概念，適用於私立醫院，使私立醫院也帶有公共的社會使命。1970年的醫院改革，把醫院分成以下4類：(1)綜合醫院：以診斷及短期住院診療為目的；(2)地方醫院：以物理治療、恢復期治療或身體機能康復為目的；(3)專科醫院：以特別疾病為診治對象；(4)專門醫院：包括婦幼醫院和老人醫院。《醫院改革法》的主要內容為：創設全國公立醫院體系；確立調整公、私立醫院執業活動的規則；改革公立醫院的經營行為。

（二）醫院服務

法國的醫療機構分為3種類型，即：公立醫院、私立非營利性醫院和私立營利性醫院，醫院歸屬各異，有公立醫院、教會醫院、聯合診所、私人診所等，還有一些慈善機構的醫院及依附於大公司、財團的醫院。公立醫院提供將近2/3的住院治療。法國醫院特徵之一是：私立醫院數量超過公立醫院，但私立醫院的規模比公立醫院小。事實上，在法國提供高技術水準醫療服務的醫療機構是以大學醫療中心（public hospitals centered on universities〔Centre Hospitalier Universitaire, CHU〕）為核心的公立醫院。

在20世紀以前，法國的醫師是以個人開業醫師為中心，而醫院與其說是醫療機構，倒不如說是帶有中世紀以來救貧或慈善色彩濃厚的機構。到20世紀，醫學發達，醫療水準不斷提高，加之社會保障制度變得完善，不僅是低收入者，包括高收入者也開始注意到醫院，這時醫院才以現代醫療機構的面貌出現。「2007醫改計畫」引入新型管理（延長至「2012醫改計畫」），建立新型的醫院籌資模式：T2A，這種模式是根據門診和住院的病種（每一種疾病編碼對應每項具體的醫療價格，GHS），決定資金的分配，從而達到預算的平衡。

有關醫院的法律制度雖然很早就已經存在，但直至1941年，醫院的法律地位才得以確立。有

關醫院制度，在1958年及1968年實施改革，經過1970年《有關醫院改革法》（法律第70-1318號，以下稱為《醫院改革法》），終於形成現在的醫院制度基礎。

1. 公立醫院與私立醫院

2000年法國醫院數和床位數，見表12-2-1。其中，公立醫院共1,849家（41.2%），病床509,936張（70.6%）；私立醫院2,637家（58.8%），病床212,442張（29.4%）。可見，雖然公立醫院機構數相對較少，但通常規模較大，因此床位占比高。

表12-2-1 2000年法國醫院和床位構成一覽表

項　目	法律的主體數（個）	機構數（家）	病床數（張）
公　立			
地方醫院中心（centres hospitaliers）	29	239	114,036
醫院中心（centrres）	202	344	148,451
醫院（hopitaux）	301	396	104,833
區域醫院（hopitaux locaux）	342	368	52,908
中長期收容中心	81	135	14,304
其他主體（autres）	4		819
精神科專科醫院中心	98	210	74,585
其他公立機構		157	
合　計	1,057	1,849（41.2%）	509,936（70.6%）
私　立			
營利醫院		1,523	104,167
非營利醫院		1,092	90,364
不參加公立醫院服務的醫院		665	39,301
參加公立醫院服務的醫院		427	51,063
民間精神科醫院		22	17,911
合　計		2,637（58.8%）	212,442（29.4%）
公立和私立醫院總計		4,486（100.0%）	722,378（100.0%）

注：(1)法律主體數與機構數不同，是因為有如巴黎的Assistance Publique（醫療集團），在法律上為一主體，但42個醫院機構獨立運行存在；(2)關於私立醫院，也有如法國紅十字會連鎖醫院機構的情形存在，但僅計算醫院機構數；(3)根據《醫院改革法》，公立醫院指市鎮鄉立、市鎮鄉共同立、縣立、縣共同立、國立5種類型醫院。

法國的公立醫院所有權與經營權分開，醫院所有建設發展的重大事項，由管理委員會決定，而日常工作由醫院院長決定。公立醫院由董事會負責。董事雖因設置主體而異，但從管理和服務對象的意見考慮，規定必須有社會保險基金、地方公共團體的代表參加。董事會雖是最高決策機構，但隨著醫療的高度專業化、社會保障占醫院預算比率的增加，現在醫院通常由總幹事（directeur）負責日常運行。因此，總幹事在法國公立醫院的地位相當高。

關於私立醫院，1959年4月24日政府令的定義為「不具備公立醫院的性質，而非由國家、市鎮鄉及公立機構執業的所有醫療機構」（第13條）。但私立醫院與公立醫院不同，一個機構不一定由一個法律主體營運，內部有2個或以上的公司參與的情形，並不少見。私立醫院依照經營主體分類如圖12-2-1。

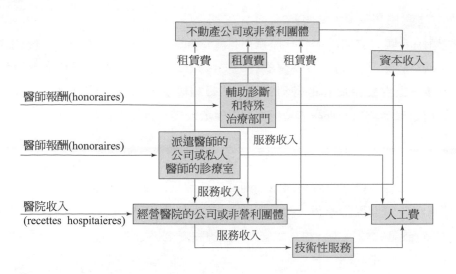

圖12-2-1 法國私立醫院概念圖

(1) 營利性醫院的經營主體主要包括：

①個人（propriétaire exploitant）。

②公司（société）。

(2) 非營利性醫院的經營主體主要包括：

①社團法人（association）。

②財團法人（foundation）。

③宗教法人（congregation）。

④社會保障基金（caisse de la sécurité sociale）。

⑤互助公會（sécurité mutualiste）。

　　占營利性醫院相當比例的公司形態醫院有股份公司、有限公司等形式。另一方面，非營利性醫院中最多的是根據1901年7月1日「有關社團契約法律」建立的社團法人形態的醫院。這是因為社團法人只有在解散時，才有可能退還分擔金，卻享有增值稅、贈與稅等優惠。財團法人形態的醫院以與癌症、精神科有關的醫院居多。

2. 公立醫院的服務

　　在法國，公立醫院與私立醫院均占有重要的地位。20世紀初，各種形態的私立醫院增加，由社會保障制度建立的醫療費補償制度，加強了這種發展趨勢。然而，由於私立醫院增加引起的激烈競爭，產生以利益優先的現象，從而逐漸出現醫療上惡性競爭的問題。伴隨這種現象的產生，「公立醫院服務」（service public hospiatlier）作為良性競爭與社會公益的協調角色而出現，因此《醫院改革法》第2條對公立醫院服務作以下定義：「公立醫院對於被送來或前來的患者及孕產婦，給予診斷、檢查、治療（有時為急救治療）的保障，更視需要而給予住院的保障。公立醫院服務主要有：(1) 對醫師和藥劑師的大學及大學畢業後的教育及醫學有關人員的培養予以協作；(2) 對預防醫學服務予以協作，實施其調整政策；(3) 參與醫學及醫學的研究以及健康教育。醫院外的醫師可被要求參與公立醫院服務的工作。」被編入公立醫院服務的醫院成為區域醫療的核心，有義務對居

民提供無差別的基本醫療和急診搶救服務等。

非營利私立醫院參與公立醫院服務，需獲得有關當局的同意，一方面與公立醫院具有同樣義務，另一方面可以享有相同待遇，接受醫療費的支付以及國家、社會保障基金等對醫療機構的補助金。對於未參與公立醫院服務的營利醫院及非營利醫院，根據與社會保障基金訂立的協約（convention），採用第三者支付（保險者負擔部分對醫療機構的直接支付）的方式等。

法國公立醫院的運行主要靠國家撥款支持，各項支出都有嚴格的預算。政府透過立法由國家衛生部、地方政府及衛生行政管理部門，共同對醫院實行等級管理制度。雖然政府在經營管理上給公立醫院很大的自治權，但在投資發展方面則嚴格按照規劃進行，透明度非常高，利於監管。醫院的收入主要來源於醫療保險給付，給付標準每年透過國家與醫療行業組織談判制訂。政府透過對醫療機構的品質評審和認證，考核其醫療護理品質和安全係數，以促進其提高醫療服務品質。

3. 依照公立醫院服務的醫院分類

《醫院改革法》比以往更著重於醫院技術及設備的醫院分類，此後逐漸引進以醫院情況及醫院區域服務功能為標準的新分類。經過3次修改後，現在法國的醫院分類如下：

(1) 醫療中心（les centres hospitaaliers），主要包括：地方醫療中心（les centres hospitaaliers régionaux）、專門醫療中心（les centres hospitaaliers spéciaux）、一般醫療中心（les centres hospitaaliers géneraux）、地區醫療中心（les centres hospitaliers de secteur）。

(2) 康復、治療、回歸社會或治療精神病的中期收容中心，主要包括：康復中心（les centres de convalescence）、醫學治療中心（les centres de cure medicale）、回歸社會中心（les centres de readapation）、康復、治療中心（les centres de convalescence et de cure）、康復、社會回歸中心（les centres de convalescence et de réadaptation）、治療、社會回歸中心（les centres de cure et de réadaptation）、康復、治療、社會回歸中心（les centres de convalescence de cure et de réadaptation）和保養中心（les centres de postcure）。

(3) 長期護理中心（les centres de long séjour）。

(4) 區域醫院（偏僻地區醫院）（les hÔpitaux locaux）。

其中(1)類為急性短期住院的治療、(2)類是慢性疾病康復期的治療、恢復功能的訓練的住院治療機構、(3)類是為喪失自理能力的老人等提供醫學護理的機構、(4)類是農村、山村等偏僻地區醫院。但是，(2)類和(3)類未必與(1)類分開設置，大多是利用同一機構的部分附屬建築物作為病房。

(1)類的各醫療中心的差別在於：地方醫療中心規模最大，設備最多，診療科目數最多，主要提供高技術專門醫療，作為區域醫療中心角色。相對地，依照一般醫療中心、地區醫療中心的順序，核准的診療科目數與設備減少，成為區域內補充型的醫療機構。專門醫療中心是以治療特定疾病為目的的機構，幾乎全屬於精神科。

4. 依據各種醫院機構的任務的分類

法國各種醫院機構的任務分配，把醫療大致分為：醫療中心、康復中心與復健中心以及住院單位三種。醫療中心再依照規模與專科性，分為：區域醫療中心、一般醫療中心及專科醫療中心。區域醫療中心設於13個大區的主要城市，是提供高級醫療與實施醫學教育和科研、是區域內擔任中心任務的醫院。一般醫療中心在每10萬～20萬人口的地區設置一個，裡面至少設有：內科、外科、產科和兒科。專科醫療中心指：結核病醫院、精神病醫院等。康復治療和復健中心是

收治慢性疾病恢復期的患者和需要康復物理治療者的醫療機構。住院單位是設於偏遠地區，備有最低限度醫療設備的醫療機構。法國醫療機構病床數和變化，如表12-2-2。

　　從表12-2-2可以看到：公立一般醫院（地方醫療中心、一般醫療中心、住院單位）的病床數為私立醫療機構（如：醫院、康復治療、復健中心）病床數的2倍以上，但病床數的區域等級差別尚未消除。近年來，醫院改革是謀求在與公立醫院訂有協約的私立醫院確立醫院公共服務制度（使私立醫院具公共服務使命的制度）而制定。雖然根據《醫院改革法》，當局在全部醫療機構與表示其利用效率的「保健地圖」的基礎上，制定配合需求的病床配置計畫，但尚未獲得預期的成果。

表12-2-2 法國歷年醫療機構病床數

（單位：張）

年　分	公立一般醫院	私立醫療機構	公立收容所老人療養院	私立老人療養機構
1970	412,520	170,000	80,329	75,800
1980	489,159	191,630	122,840	132,715
1990	512,520	238,418	180,329	198,452
2000	520,866	271,212	273,896	257,039

來源：INSE, *Annuaire statistique de la France*, 2001.

（三）醫療機構布局圖

　　作為區域衛生規劃重要內容的醫療機構布局圖（caarte sanitaire），用以謀求醫療有計畫供給。法國最初提出醫療機構布局圖方案是在1969年。之後經過討論，醫療機構布局圖明文寫入《醫院改革法》。

1. 醫療機構布局圖的作用

　　醫療機構布局圖可作為引導設立醫療機構的指南，是世界上最早的區域衛生規劃先驅，不只是衛生資源限制的手段，目的在於以下幾個方面：

　　(1) 以最好的條件提供居民需要的基本醫療。

　　(2) 以調整、補充公立與私立醫院，確保醫療機構最合理的運行。

　　(3) 醫療資源達到最合理布局、配置和使用。

2. 醫療機構布局圖的內容

　　醫療機構布局圖將全國分成284個醫療區（secteur sanitaire）與21個醫療圈（region sanituire）。醫療區以提供居民一般醫療為目的，設定的標準通常是以交通工具30分鐘可到達的範圍，大致上以一個或數個市鎮鄉為單位。醫療圈是以提供居民高技術、專門醫療為目的，以大行政圈（region）為範圍，核心地區為配置單位，在這個行政圈內至少設置一個地方醫療中心。

　　其次，根據有關病床及設備的需求指數，決定各醫療區的醫療要求。這是考慮各醫療區的住院患者數、住院總床日數、平均住院日數、病床使用率等，再斟酌各區域的特殊性（大城市、偏僻地）後，由衛生和社會事務局決定。

　　從這個需求與已設病床、設備的關係，客觀地決定各醫療區、醫療圈的病床、設備的供需關係。圖12-2-2顯示以上醫療機構布局圖製作的流程。

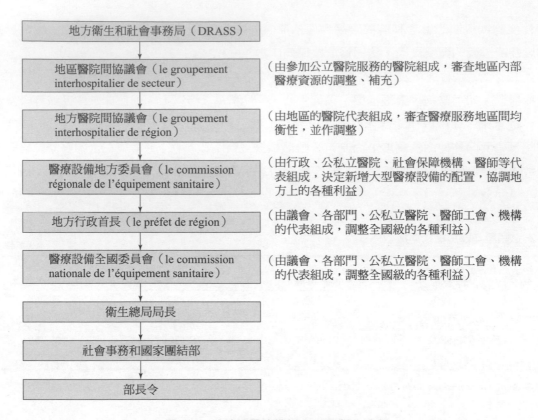

圖 12-2-2 法國醫療機構布局圖製作流程

3. 根據醫療機構布局圖的限制

醫療機構布局圖實際上主要針對以下 2 方面：(1) 醫院病床的設置、擴充、變更；(2) 大型高價醫療設備的安裝。其中關於 (2) 方面的適用，是根據 1984 年 4 月 5 日的政令第 84～247 條，電腦斷層掃描裝置（CT scanner）、核磁共振掃描裝置（NMR-CT）等大型醫療設備，被列為需獲得衛生總局局長和縣長批准才能購置的醫療設備。

另一方面，對於 (1) 方面，醫院病床的設置和增加的批准，也變得越來越嚴格。

4. 對醫療機構布局圖的評價

1996 年法國政府邀請國內外專家對法國醫療機構布局政策和實施情況進行評估，結論如下。

關於醫療機構布局圖的優點有：(1) 醫院的設立、設備的安裝等受到規章的制約，因而做到有計畫的配置；(2) 對醫院資源配置做全國性的有限調整；(3) 病床的增加得到控制。

相對缺點有：(1) 醫療機構布局圖的研究制定需花費較長時間；(2) 對醫院、病床的設置雖有控制效果，但對已存在的存量供過於求的情況，沒有很大控制效果；(3) 不能成為減少醫療資源區域間差距的有效辦法。

二、醫療從業者與流動

（一）從業者基本狀況

由於醫學、醫療的專業化，除了醫師、藥劑師、護士等傳統的醫療從業者以外，出現了各種

醫療從業者，這些人大致可分為以下幾個方面。

(1) 依照公共衛生法規，存在向縣長的登記制度、業務具有壟斷性及職業團體設置需要強制准入制度的衛生專業執業人員有：醫師、牙醫師、助產士、藥劑師。

(2) 依照公共衛生法規，存在向縣長的登記制度、業務具有壟斷性，但不存在職業團體強制准入的有：護士、按摩師、物理治療師、治療腳部水皰及步行訓練師、語言治療師、視力訓練師。

(3) 依照公共衛生法規，存在向縣衛生局局長的登記制度、業務具有壟斷性，但不存在職業團體的有：配鏡師（驗光師）、助聽器師。

(4) 無公共衛生法律上的規定，但授予國家資格、存在習慣制度的有：職業物理治療師、臨床檢驗師、放射線技師。

(5) 完全沒有資格制度存在的職業有：女服務員、護理員。

此外，與醫療有關的職業還有：醫院營養師、臨床心理師、醫院行政管理人員等。

各種醫療從業者都在接受一定時期的教育，必須取得有關的執照後，才能開始從業。醫師在大學醫學系完成7年教育後，必須取得國家醫師執照；牙科醫師在大學醫學院的牙醫系接受5年教育後，必須取得國家牙科醫師執照；助產士完成3年、護士完成2年教育後，必須分別取得國家助產士、護士執照。此外，物理治療師在完成3年、腳治療師完成2年教育後，也必須分別取得國家執照。

專科醫師制度自1949年引進，醫師如果要更進一步成為專科醫師，必須在大學醫學系接受一定年限（由各專科所設的專科醫師資格審查委員會決定進修年限，通常為3年）後，通過該大學醫學系舉行的考試，取得由教育部頒發的專科醫師畢業證書。醫療從業者人數的變化，如表12-2-3所示，各種職業種類都逐年增加，尤其是醫師與護理人員的人數增加較為顯著。

表12-2-3 法國歷年醫療從業者（主要職業種類）人數

（單位：人）

年　分	一般醫師	專科醫師	牙醫師	藥劑師	助產士	護理人員
1960	33,109	20,348	16,410	15,293	8,500	96,876
1970	43,550	21,641	20,571	17,533	8,749	148,601
1980	57,715	33,727	27,683	19,900	8,899	219,032
1990	64,985	38,726	31,101	27,078	9,195	273,934
2000	76,195	42,357	35,822	29,470	8,874	382,666

來源：INSE, *Annuaire statistique de la France*, 2001.

（二）醫師

1. 法國醫師制度的特徵

法國的醫師制度，在歷史上與收容貧民等的濟貧、慈善機構為出發點的醫院不同，是從以富裕階層為對象實施診斷、治療發展而來。因此，在建立社會保障、嚴格受到公共衛生法規限制的今天，醫師的醫療服務理念仍然帶有濃厚的「自由醫療」（medecine liberale）原則的影響，即醫師選

擇的自由、開處方的自由、開業的自由等，而這種理念同時也影響社會保障制度和公共衛生法規。

法國醫師制度的特徵，可歸納為以下4點：

(1) 沒有由國家舉行的醫師考試，只需取得大學畢業資格的國家醫學學位（diplÔmed'Etat de docteur en médecine），即可成為醫師。

(2) 醫師分為2種：一種是具有家庭醫師角色的全科醫師（généraliste）；另一種是擔任專門醫療的專科醫師（spécialiste）。

(3) 建立醫藥分業，除非在無藥局的偏僻地方特別予以認可外，禁止醫師調配藥劑。

(4) 開業醫師不擁有病床，除了簡單的醫療用具外，沒有什麼大型或貴重設備。

2. 醫師的培養方法

醫師的培養在大學的醫學系實施，以由醫學系與地方中心醫院為一體的大學醫療中心（CHU）為實施單位（1958年以後）。這種大學醫院中心在各地方至少設置1所。現在巴黎有11所，巴黎以外的地方有25所。

在1985年以後，醫學系學生就學時間至少需要8年。醫師培養過程概要如圖12-2-3所示，醫學系第一年與牙醫學系學習共同的課程，在第一年的學年末，升學考試時分開。要成為專科醫師須通過實習醫師考試（俗稱「C考試」）。依規定，在第2週期的第4年起，才給予參加實習醫師考試的資格。1984年專科醫師及格者2,568人中，相當於約69%的1,760人是直接參加C考試的及格者，其餘是全科醫師課程的應考者或從別的專科醫師課程轉來的人，實習醫師考試的及格率低，僅占應考者的46%。

由此可見，關於專科醫師，也沒有特別的國家考試存在，只需完成專科醫師課程，取得高等研究證書（CES），由地方醫師協會根據全國醫師協會所定的准入標準，個別予以認定，即可成為專科醫師。因此，即使是專科醫師課程的畢業者，也可選擇施行全科醫師的醫療，但一旦接受作為專科醫師的認定後，即有義務僅施行規定診療科目的醫療服務。

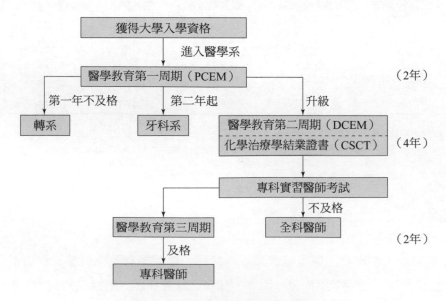

圖 12-2-3 法國醫師的培養流程

專科醫師雖有這樣的義務，但也享有以下的特權：(1)處方單上、個人名錄上所載專科醫師的頭銜可獲得承認；(2)可享有醫療保險所支付診療報酬上的優惠。

3. 問題

關於法國醫師制度的問題，可歸納為以下3個方面。

(1) 醫師數量過剩：法國醫師的平均年齡為42.4歲，其年齡結構為一半醫師未滿40歲。這是因為近10年間，醫學系學生由105,000人增加為145,000人。換言之，近20年來，醫學系入學者劇增。2002年每10萬人口的醫師數為256.4人，就全體而論，醫師已有過剩的傾向。2003年醫師總數達到179,574人，其中開業醫師118,518人，上班醫師61,056人，具體類別見圖12-2-4。有計畫性的醫師培養，一直是法國的一大課題（法國醫師的培養流程，見圖12-2-3），因此自20世紀90年代起，對醫學教育週期第二年的升級人數設定上限，開始緊縮升級人數，預料今後醫師數仍然會增加，到2010年，法國醫師數為213,821人，每10萬人口的醫師數已達350人（表12-2-4）。

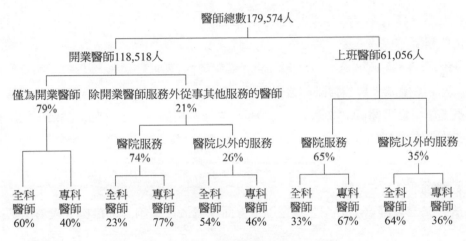

圖 12-2-4　2003年法國醫師的執業類型

表 12-2-4　1986～2010年法國歷年醫師數

（單位：人）

項　　目	1986	1991	1996	2001	2010
醫師總數					
人　　數	126,526	152,229	169,970	178,396	213,821
每10萬人口醫師數	229.8	270.4	296.7	307.4	350
開業醫師					
人　　數	85,448	102,507	114,346	119,958	-
每10萬人口醫師數	155.2	182.1	199.6	206.7	-

　(2) 醫師數的區域間差距：從圖12-2-5看出法國醫師（含上班醫師和開業醫師）的性別、年齡結構，可見30～45歲年齡段的醫師所占比例較大，男醫師多於女醫師。在不同區域間，儘管全部醫師數被認為過剩，但南部與北部、都市與農村的區域性差距很大，有關醫療服務不足的區域依

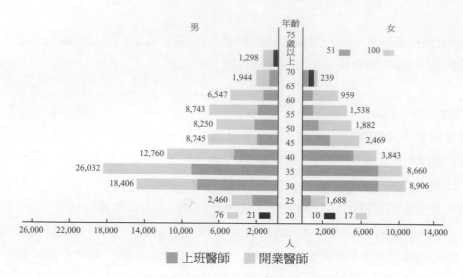

來源：Ministere des Affaires Sociales et de l'Emploi, *Annuaire des Statistiques Sanitaires Sociales*, Edition.

圖 12-2-5 法國醫師性別、年齡結構

然存在，這也使醫師的收入產生不均衡。

(3)**全科醫師與專科醫師的差距**：一般而言，儘管專科醫師較全科醫師少3成的工作時間，收入卻高出3成。這使希望成為專科醫師的醫學系學生數增加。因此，對於全科醫師的評價，往往首先將其視為考不上專科實習醫師的失敗者，而不是作為家庭醫師角色的來加以評價，加上醫學界以大學教授為最高的醫療指導醫師（patron）的結構，法國提供醫療服務的醫師的結構，變得極為扭曲。

（三）藥劑師

1985年法國完全實施醫藥分業，並在以下方面採取優待藥劑師的措施，成為法國藥劑師制度的特徵。

(1)不只是對藥品，對醫療用的繃帶等物品、藥用植物、殺蟲劑、隱性眼鏡清洗液等，更廣範圍的產品具有業務的壟斷性。

(2)規定藥劑師有義務參與經營的範圍不限於藥局，也包括藥品批發業者及製藥業。

(3)醫師的處方不適合時，藥劑師有權對醫師發表意見，要求其改正。

至2010年，法國國內有75,432名藥劑師在各種領域服務，平均每10萬人口約有121名藥劑師。藥劑師的培養方法與醫師雷同，對第一學年末考試的升級人數，採取限制措施，致力於有計畫的培養。關於教育期間，第1週期為1年，第2週期為4年。在第2週期的第4年實施實習藥劑師考試，及格者實習1年後，取得國家藥學學位（diplÔme d'Etat de docteur eupharmacie）後畢業。其中優秀者可以在實習前直接進入第3週期，向更高層級發展，主要培養師資和高級研究人員，接受進一步的4年的教育。

（四）其他醫療從業者

其他醫療從業者的培養，是在大學以外的專業培養機構實施，但由於有實習實際技術操作的要求，那些機構大多附設於醫院內。目前培養機構有660所左右，其中占79%的514處機構為公

立，可見公立機構所占的比率高。

　　這些培養機構的在學人數有6萬名左右，在這些培養機構中，國家認定的護士、助產士、按摩及物理治療師、心理治療師，則根據部長令規定每年的入學名額，有計畫地進行培養。

三、醫療制度的改革

（一）改革背景

　　以醫療專業化、依賴社會保障的充分醫療保險為背景，醫療費的高漲不僅已逐漸成為醫療保險資金平衡的運行難點，也逐漸成為社會經濟發展的限制條件，這樣的趨勢在法國也相當顯著。20世紀80年代起，法國引進總額預算等醫療費用支出控制的觀念，積極進行改革。除此以外，最近的趨勢是要從中長期發展及結構調整的觀點，重新評估醫療服務供給體系。具體辦法是削減以精神科為首的醫院病床，或變更其用途，積極引進取代住院的新醫療供給方式和形態。根據現行法律，法國衛生體制改革旨在實現四個目標，即：醫療機構現代化、居民就醫優質化、預防保健中心化、衛生政策區域化。

（二）日間住院

　　日間住院主要提供日間健康照護服務（day care service），大約自20餘年前即發展成主要針對精神病治療的一種醫療服務形式。現在除此以外，擴展到癌症、糖尿病、高血壓病的診斷治療。設置情況為：（不包括精神病）公立1,550張床、私立1,268張床，合計2,818床，總住院日數為302,000天。巴黎的Assistance Publique醫院的日間住院相當於該院病床的1%、住院人數的0.4%。

　　該項服務的費用從醫療保險的總額預算中支出，關於今後是否應該繼續推行日間住院，各方意見雖未必一致，但支持者列舉以下有益之處：

(1)避免患者與家庭的隔絕。

(2)節省夜間住院那一部分的費用。

（三）居家醫療

　　也可稱作「居家照護」（homecare）的居家治療制度，雖然由《醫院改革法》做法律上的明文規定（第4條），但由於醫療保險基金曾對居家治療的普及持消極態度，因而直到1968年3月12日才在行政上明確提出推動此制度。

　　法國居家醫療的特徵是：主治醫師根據醫院醫師的處理，與醫院醫師、護士等協作，對出院的病患實施居家康復、維持性治療，或臨終關懷性治療。

　　實施居家治療的公立醫院，包括巴黎的Assistance Publique醫院在內有10所，非營利的社團法人有22個，合計有32個機構。使用者的平均年齡為63歲，其中45.6%為70歲以上的老人，主要對象為患慢性病的老人。具體疾病內容在1982年依序為癌症47.6%、血液循環系疾病14.7%、運動器官傷病（包括骨折）8.8%、神經及感覺器官障礙8.1%、其他情況20.8%。

　　醫療保險上的處理，從前是依照與區域醫療保險基金（CRAM）的定額協約費用（日額單位）方式，但自1985年起，公立醫院開始與一般醫院醫療費相同，由總額預算中支出。

未來推動居家治療制度有以下幾個理由：

(1)由於在日常生活環境中的治療，患者可能提早康復。

(2)即使是不治之症，也可以在家庭中實施臨終關懷。

(3)較住院便宜。

（四）居家護理

居家護理首次出現於法律上，是根據1978年1月4日法律第78～11條，修改有關社會、醫療機構法律（1975年6月30日法律75～535條）之時。據此，居家護理被列入該法第27條之3，規定可接受醫療保險的補償。

居家護理是相當於訪問看護的制度，由護士根據醫師的處方，視需要與按摩師、物理治療師等的協作，照護老人。現在居家護理被定位為以老人為對象的居家援助措施的重要內容。

居家護理的實施主體，公立機構占31%、社團法人占57%、社會保障基金占9%、其他占3%，由社團法人扮演中心角色。

費用方面，投保醫療保險者由醫療保險基金負擔，除此以外者，規定由縣負擔，受益人為零負擔。醫療保險負擔部分2003年達125,800萬法郎，其中70%由一般制度負擔。

居家護理得到積極推動，其理由有以下幾點：

(1)在醫學、社會條件許可的範圍內，可避免住院。

(2)患者出院後可迅速回到自己家中。

(3)同樣可以監測患者的健康情況，可緩和病情的惡化。

(4)避免進入社會福利機構，減輕社會負擔。

（五）醫療機構籌資

在法國，不僅公立醫院與私立醫院存在激烈競爭，甚至在公立醫院之間也存在這種競爭。但是這種競爭不能僅依靠市場規律來調節，還需要政府部門的介入以保證所有人都能享受平等的醫療。2007年醫改計畫建立了一種新型醫院籌資模式（T2A）來決定資金的分配，從而達到預算的平衡。國家根據試辦醫院的實驗來制定具體醫療的價格，醫療機構根據該價格表透過醫療保險核銷。政府透過專項資金預算（MIGAG）來為醫療活動籌資，但並不包含在GHS價格內。對於公立醫院來說，這種改革深刻觸動了醫院歷來的慣例、行為和組織結構。

公立醫院最終要透過提高總生產量和（或）降低單位醫療成本來適應改革。無論公立醫院的財政困難與否，都應當尋求收支的平衡，即透過減少固定的單位成本來使醫療活動獲益。改革中實施的T2A模式，實際上也可看作是對醫院的生產獎勵。這種本來屬於商業化私營領域的概念，對公立醫院的價值觀和醫務人員工作的意義，構成挑戰。T2A模式在具體實施過程中，產生許多問題和困難，並引發許多爭論，最終導致政府不得不將原來擬定的2012年實現公私互通的期限延後。2006年1月，社會事務督察署（IGAS）的一份報告中顯示，公立醫院的GHS價格是私立醫院的1.81倍。這個差距雖然看起來不是很大，但是並沒有將公立醫院的所有限制條件考慮進去。除了一些複雜的技術因素外，還有另外兩點需要特殊重視：公共醫療行業自身使命的充分體現以及對本行業就業的影響。一般情況下，公立醫院應當擔負起治療重大疾病和貧困群體的責任。如果

說 T2A 模式沒有加劇公民享受醫療的不平等，那為什麼會出現醫療專業人員的資源分配不平等問題呢？這值得我們反思。

四、醫療保險制度

法國的社會保障（securité sociale）主要指：醫療保險、養老保險、眷屬給付三個領域，有時工傷保險也由疾病基金處理（一般制度），因而列入社會保障內。

社會保障三個領域各有其沿革，其中醫療保險的領域與醫療機構、醫師、護士等醫療服務供給體制的狀態結合，與法國的文化、國情等有密切關係。

（一）醫療保險制度的歷史與發展

1. 醫療保險制度的歷史

(1)第二次世界大戰前萌芽時期

與法國比較，鄰國的德國很早就謀求社會保障制度的建設。法國可說在第二次世界大戰後，才開始實施現在的社會保障制度。當然，在這以前，有過若干次的萌芽時期。可大略歸納如下：

首先根據1898年4月9日的法律，創辦由雇主負責的雇員工傷補償制度，構成今天社會保障的一部分。

根據1910年4月5日頒布的法律，為受雇者創辦「老年退休金」，又於1916年11月，由格勒諾布爾（Grenoble）地方企業創辦、由雇主負責的「眷屬補助制度」。

關於醫療保險，在一戰後由德國歸還法國的阿爾薩斯─洛林（Alsace-Lorraine）地區已經實施德國的社會保障制度，法國政府為使此制度在法國普及，開始建立相關法律，並根據1928～1930年間制定的法律，創設醫療保險與養老保險的分管制度。這個制度的加入條件與給付標準，雖然不盡合理或充分，但是以勞工為對象的義務性社會保障制度，已經成為今天醫療保險制度的堅實基礎。

(2)第二次世界大戰後一般制度創設期

根據第二次大戰後1945年10月4日與10月19日的政府令，創設和實施「一般制度」，並逐步擴大其適用範圍。

一般制度如其「一般」的名稱所示，是不問受雇者或自營業者，而欲以保障制度涵蓋養老金、醫療、眷屬給付等全部領域的大膽革新。這是法國考慮採用英國國家社會保障結構或德國社會保險體制，在猶豫相當久之後所做的選擇。

這種一般制度在1946年涵蓋了全國人口的53%，但不久即產生理想與現實的對立。其一是，在一般制度創設以前即存在的受雇者團體拒絕加入一般制度，以及自營業及農業團體的獨立。其二是，1967年實施的養老保險、醫療保險、眷屬給付制度的分離與獨立計算收支方法的引進。按照字面的「一般制度」所含有的廣泛一致的政策，在遭遇現實矛盾和困難後，就顯得有些名不符實。

1975年提出全民保險的原則，在這以前不適用於保險的職工與勞工逐漸被納入社會保障制度，尤其將其納入一般制度中，1978年達成近100%的全民保險，公立社會保障未能涵蓋的人口僅占0.4%。

1996年法國議會又通過了四項法案，規定:①法國醫療保險制度的重大改革必須經議會審議通

過；②按國民收入作為繳費基數；③實行總額預算；④住院醫療費用支出實行財務承包制。這些法律和命令逐步確立了疾病社會保險的作用與內容，促進該國醫療保險制度的完善，進一步促進該國醫療衛生事業的發展。

總而言之，被認為源於中世紀同業公會（quild）的法國社會保障制度，雖然萌芽得早，但受到歷史包袱的拖累，制度的完成較預期落後較多。這顯示社會保障制度與該國文化、風土、社會關係等關聯較大。

2. 醫療保險制度的發展過程

法國醫療保險的歷史始於1928～1930年間建立的《社會保險法》。當然在這以前，由合作社實施醫療給付補償制度的保險萌芽，早在19世紀末即已存在（例如1898年4月1日實施的法律，認可有關疾病及老年人的互助會），尤其是其中的礦業、鐵路等從業人員的互助會，迄今仍然存在，成為社會保險制度中的一種特別制度。

醫療保險與老年保險一樣，發展的歷史因職業種類、社會地位等而異。首先是1930年的《社會保險法》，該法使受雇者受惠；自營業者與農民則在第二次世界大戰後，經過很長的一段時間，才享有醫療保險；至於全國居民開始普遍享有醫療保險，還是基於1974年《社會保險一般法》。

第一次世界大戰後，法國從德國手中收回的亞爾薩斯─洛林（Alsace-Lorraine）地區，包括：下萊茵省（Bas‧Rhin）、上萊茵省（Haut‧Rhin）及摩澤爾省（Moselle），所實施的德國式社會保險，觸發法國起草並制定1930年的《社會保險法》，使最先的強制性醫療保險成立。受亞爾薩斯─洛林地區高等行政長官米爾蘭（Fernand Merlin）之託，由亞爾薩斯選出的國會議員邱丹（Anselme Patureau-Mirand）在1920年籌設專門的委員會起草社會保險法案，並由布里安（Aristide Briand）內閣的勞務大臣丹尼爾‧文森（Charles Daniel-Vincent）在1921年向國民議會提出。該法案經過大幅度修改後，於1924年通過國民議會，但轉到參議院審議時，又作了大幅度的修改，終於在7年後的1928年3月14日，在參議院獲得通過。然而，由於選舉在即，農民與醫師強烈反對議案，政府不得不延期實施，在1930年4月30日，再加以修改後頒布《社會保險法》，並付諸實施。

在第二次世界大戰後的1945年，法國在要求建立戰後新秩序的背景下，於1945年10月4日公布了有關社會保險組織的總統令，這成為如今向全體居民提供社會保險的基礎。法國醫療保險職業類別開始年代見表12-2-5。

表 12-2-5 法國醫療保險職業類別開始年代

職業種類	開始年代
國家、地方公務員	1928 ～ 1930
礦業、鐵路員工	19 世紀
工商業受雇者	1928 ～ 1930
農業自營者	1928 ～ 1930
學　生	1961
農業以外的自營者	1948
戰爭引起的身障者	1954
老年退休金受領者	1964
其　他	1974

然而，由於當時社會產業結構的原因，社會保險計畫中依職別、社會階層分立的制度體系繼續存在，但同時也因此以工商業受雇者為對象的一般制度為中心，建立起社會保險體系的基礎。適用於一般制度者，約占總人口的70%。

此外，有關醫療保險的大綱，則分別根據1945年總統令為中心的有關社會保險的諸項規定，在1956年成為社會保險法典，其內容如下：

(1)診療費用表由各縣醫師公會製作並提出；

(2)診療費用表登載於社會保險地區基金會與醫師公會訂立的協約中；

(3)診療費用表必須獲得由醫師、社會保險機構及政府三方面代表組成的全國委員會的認可；

(4)三者構成委員會（全國診療費用委員會）擁有拒絕費用表或令其重新製作的權力。若無法製作令委員會認可的費用表時，委員會可制定適用費用表（tariff applicable）；

(5)診療費用表適用於各省規定的醫療行為群（nomen clature）。費用表僅對若干基本醫療行為做出決定，把這些基本行為費用乘以行為群所記載的各醫療行為係數，算出診療報酬額；

(6)若申請高於費用表的費用時，設於各縣的縣調停委員會可根據患者或社會保險機構要求，對醫師諮詢超收費用的理由，並做出適當與否的裁決。

根據上述規定的費用表，基金會償還被保險者支付給醫師費用的80%，其餘20%由患者自行負擔。1956年，法國工會領袖加齊爾（A. ·Gazier）認為上述規定會產生社會問題，因此根據所謂的加齊爾計畫，謀求醫療保險制度更進一步改革。其要點如下：

(1)診療費用應該根據經濟原則來決定。也就是說，必須考慮患者的支付能力，然後由醫師與基金會雙方同意後決定；

(2)採用第二方支付方式；

(3)有費用超收權者，必須限制在各縣醫師人數的15%以內；

(4)無協約締結縣，基金會可設置類似合作社所經營的診所，實施免費診療（實物給付），作為制裁措施。

尤其最後這一項對醫師們是一大威脅。因此，直到1960年，法國的社會保險醫療還一直圍繞著加齊爾計畫，處於爭論和混亂的時期。

最後，由於醫師方面採取毀棄協約與訴諸罷工的強烈態度，政府遂於1960年5月12日發布以「標準協約」（convention type）方式為中心的政令，以求收拾亂局。1960年的改革是極為重要措施之一，但醫師方面仍然極力地反對。不過，對1945年制定的「醫療行為群」大幅修改的結果，使各縣市產生訂立協約機構。法國社會保障體系真正走向成熟的標誌是1961年1月21日和1978年1月2日的兩部關於社會保障的法案。在1961年1月底，90個縣中有78個縣訂立協約，在1,300萬人中有877萬的投保者，成為協約的適用者。

1960年的協約方式如下：規定醫師有按照協約收費的義務，患者根據此費用可獲得基金會80%～100%的償還。例外的情形是，根據患者的財力情況，若患者有特需服務要求時，醫師僅在擁有費用超收權的情形下，可向患者收取超過協約費用的金額。在各縣設立由醫師及社會保險機構代表所構成的協調委員會，負責處理費用超收問題和醫師與社會保險基金會的糾紛。根據此「標準協約」方式，大多數法國人都成為醫療保險的適用者，但在醫療消費方面，卻出現年就診人次數增加29%和人均醫療費增加11%的結果。

　　隨後在1966年，法國擴大為自營企業者而設的4種制度的適用範圍。在1971年，對公務員、農業受雇者及鐵路員工實施根據一般制度的醫療給付補償。與此同時，在1967年，法國實施對醫療保險經營和管理組織的改革。接著，在1974年，社會保險普遍化法律建立，保障所有居民的共同基本給付，並在1974年12月制定《保險基金調整法》，實施制度間的基金調整。1973年的能源危機後，醫療保險基金狀況急速惡化，為因應此局面，1976年以後採取的立法措施等，都是以基金對策與醫療費抑制政策為重點改革。

（二）醫療保險制度的類別

　　從整體看，按照勞工職業類別分立的法國社會保障制度，通常方法是將其分為3個團體，即：受雇者團體、自營業與自由執業團體、農業從業者團體。法國沒有像日本國民健康保險那樣的區域保險制度，也沒有像美國老年保健制度那樣僅以老年人為對象的專門制度，退休者繼續參加退休前的醫療保險制度。法國醫療保險各類制度適用人數，詳見表12-2-6，分受雇者制度和非受雇者制度兩類。

表12-2-6　法國醫療保險各類制度適用人數

制　度	適用人員（千人）
（1）受雇者制度	
（A）一般制度	45,792
（B）財政調整對象制度	5,474
船　員	350
農業受雇者	1,774
公證人書記	89
巴黎公立交通事業職員	128
國營鐵路員工	1,233
礦　工	552
軍　人	1,223
巴黎銀行銀員	48
聖職人員	77
（A）＋（B）	51,266
（C）（A），（B）以外的受雇者制度	78
國營自來水公司職員	7
巴黎工商會議所職員	7
法國僑民	64
（A）＋（B）＋（C）	51,344
（2）（D）非雇用者制度	6,952
農業經營者	3,538
自營業自由業（農業以外）	3,414
（E）（其他農業從業者）	10
合計（A）＋（B）＋（C）＋（D）＋（E）	58,306

注：(1)法國全部人口與醫療保險適用者合計人口不符，是由於有些人參加一個以上的制度。
　　(2)總數5,830.6萬人包括使用對象本人2,350.4萬人、養老保險者1,016.5萬人、被撫養人2,463.7萬人。
　　(3)A（一般制度）中除了民間工商業受雇者外，還包括國家及地方公務員（456.1萬人）、學生（7.6萬人）等。

1. 受雇者團體

這種團體包括：國家公務員與地方公務員、國營鐵路員工、軍人、船員、礦工等帶有特殊身分的受雇者及民間工商受雇者。這些受雇者團體擁有各自的醫療保險制度與管理組織（但對於公務員，醫療服務的給付是透過一般制度實施）。雖然歷史上以公務員、礦工、船員、國營鐵路員工等為對象的制度創立較久，但現在醫療保險上占壓倒性地位的是以民間工商受雇者為對象的「一般制度」。加入一般制度者（本人及被撫養人）占全部人口的80%，其醫療給付費也占全部的80%。一般制度所占分量之大，顯示隨著社會經濟的變化、薪水階級不斷發展而農業卻逐漸衰退的結果。1954年薪水階級者僅占全部勞工的60%，但2003年時占87%。

2. 自營業與自由執業團體（不包括農業）

商人、工匠（非受雇者，其本身具備技術，自己製造手工藝品者）、企業的經營者等自營業者以及醫師、律師等自由業者，形成這一團體。這個團體的醫療保險制度由稱作「CANAN」的單一基金來實施。但絕大多數醫師加盟的醫療保險協定醫師加入一般制度。

自營業與自由執業團體的醫療保險制度成立的時間較短，是根據1966年的法律創設，自1969年起營運。這種制度的醫療給付水準較其他制度低，住院醫療費（包括：技術費、藥費、生活費等全部在內）基本上與其他制度一樣，自行負擔20%，但住院以外的醫療費自行負擔50%。而且，醫療給付中沒有傷病津貼、生育津貼等現金給付。這種制度的給付標準被用作受雇者團體與除此以外其他團體制度間費用補償調整的參考標準。

3. 農業從業者團體

由於法國是相對的農業國，保留了農業繁榮時的傳統和農民收入受豐收、欠收的重大影響等農業國的特徵，農業從業者醫療保險制度在法國的社會保障制度中，以一個獨立領域而存在。然而從數字上看，農業從業者醫療保險制度的覆蓋人口僅占勞動人口7%，而且政府和其他國家制度（尤其是一般制度）都不得不對它提供大量的財政援助。農業從業者醫療制度適用人群主要是農業受雇者（佃農）。對於這種農業受雇者制度，從很早的1963年起，即由一般制度予以財政援助。

（三）醫療保險費與給付

1. 保險費

原則上保險費（cotisation）是按照收入的一定比率計算，根據該國醫療保險制度規定的保險費率，參保者按薪資收入的6.8%繳納，雇主按雇員薪資的12.8%繳納，雇員的保險金由雇主從薪資中統一代扣代繳。養老金的領取者和失業人員也要繳納醫療保險費，他們要繳納養老金的1.4%，若領取的是私人養老金，則繳納養老金的2.4%；失業者應繳納最低保障收入的2%，失業救濟金和培訓津貼的1%。法國的保險費率高，原因是醫療給付的範圍廣，包括：因患病收入減少的補償、人口高齡化的發展、原則上沒有國庫負擔等。高保險費率，尤其雇主沉重的負擔，對於法國經濟活動產生重大影響，在國內引起激烈的議論。

2. 財政調整

財政調整是指隨著社會經濟的發展和勞動人口的收入水準，在各種職業間分布的變化，而相應地在醫療保險與退休金各領域使保險基金依照人口平衡與徵收能力（即僅在收入、受雇者制度間）而轉移調整。另一種，在一般制度中，也在醫療保險、老年退休金、眷屬給付這三部門間實

表 12-2-7 法國醫療保險財政調整的現狀

制　度	對一名受益人的支出人數 （保險費支出者／受益人）（適用人數）	移轉額（百萬法郎）	移轉額所占比率（％） 移轉額／各制度的醫療給付總額
一般制度	0.37	+9,067	3.7
農業受雇者	0.36	+99	0.8
軍　人	0.28	-731	14.7
礦　工	0.13	-2,543	52.8
國營鐵路	0.20	-2,577	30.1
公立巴黎交通公司	0.30	-25	2.5
船　員	0.18	-344	21.0
公證人書記	0.39	+48	10.0
法國銀行	0.35	+162	60.0
農業經營者	0.27	-3,413	16.8
自營、自由業	0.36	+253	1.8
整體受雇制度	0.36		
整體醫療保險制度	0.36	全部移轉額約 9,630	

注：移轉額的「-」表示收受，「+」表示支援。

施資金移轉。大略地說，這是在赤字與盈餘不相上下的醫療保險、大幅度赤字的老年退休金，以及盈餘的眷屬補助三部門間，使資金從眷屬給付部門移轉到老年退休金部門（表12-2-7）。

3. 保險給付（prestations）

　　就醫療保險來說，醫療給付分為「醫療服務給付」（實際為其醫療費保障）和彌補因生病而喪失的勞動收入的「收入缺失給付」兩種。

　　(1) 醫療給付

　　①醫療服務給付：雖然居民也可以直接到醫院門診就診，但他們一般不會單為感冒、腹痛等小病痛而直接去大醫院或大學附屬醫院。患者大多根據自己的選擇，先去全科醫師處看病，如有必要再經全科醫師介紹去這些大醫院。

　　開業的全科醫師沒有大型醫療設備，更沒有電腦斷層掃描裝置這種高價醫療設備。通常這些小小的診療室裡，有量體重的磅秤、診察臺、血壓計與聽診器以及放在桌上稱為VIDAL的藥價表。

　　門診時，患者先將診療費全額付給醫師，然後到區域疾病基金會接受診療費的75%的償還。至於藥劑，患者先付給藥局全額藥費，然後到區域疾病基金會，依照藥費接受70%或40%的償還（也有自行負擔部分為零或全額的藥劑）。住院時，僅需付包括：技術費、藥費、護理費、床位費等全部費用的20%。此外，還有部分的定額負擔（2003年一天35法郎），償還率如表12-2-8、表12-2-9。

　　②收入缺失給付：為彌補因疾病無法工作而失去的收入，支給平均每天收入的1/2（日額，但有限額），作為傷病補助金。最長的支給時間為3年。自營及自由執業制度（CANAM）沒有收入缺失給付。

　　(2) 生育給付

　　對於分娩費、醫療費、藥費、住院等與生育有關的醫療服務，給予100%的補償，沒有自行負

表 12-2-8　法國醫療保險各類制度的醫療費償還率

（單位：%）

項　目	一般制度農業、軍人、船員	公證人書記	國營鐵路	法國銀行	法國僑民	自營、自由者
門診						
技術費						
醫師	75	90	80	80	75	50
醫療相關人員（醫事人員）	60	90	80	80	75	50
藥劑費						
高價無代替品者	100	10	80	100	100	50
醫療上效果不大者	40	50	80	70	40	50
其他一般者	70	90	80	70	70	50
檢　查	65	90	80	75	65	50
住　院	80	90	10	80	80	80
轉診費	70	10	10	100	70	80

表 12-2-9　法國醫療保險不同制度的給付

制度類型	醫療給付		生育給付		工傷與職業病				身障退休金	死亡暫付款
					暫時性身障		終身身障			
	醫療服務給付	收入缺失給付	醫療服務給付	收入缺失給付	醫療服務給付	收入缺失給付	終身退休金			
一般制度（民間工商受雇者）	*	*	*	*	*	*	*		*	*
一般制度關連制度（國家公務員、地方公務員、國營煤氣、電力公司職員）	*		*							
船　員	*	*	*	*	*	*	*		*	*
軍　人	*		*							
公證人	*	*	*	*						
巴黎公立交通事業	*	*	*	*	*	*	*			*
國營鐵路	*		*		*	*				*
礦　業	*	*	*	*	*	*	*		*	*
法國銀行	*		*							
國營自來水公司	*		*							
工商會	*	*	*	*					*	*
教會神職人員	*		*							
法國僑民	*		*		*	*	*		*	
農業者										
受雇者	*	*	*	*	*	*	*		*	*
經營者	*		*	*					*	
其他	*		*							
農業以外的自營、自由業	*		*	*						

注：＊為有此項給付。

擔。為了接受收入缺失給付，至少要在分娩的10個月前，辦好社會保障登記，而且在懷孕滿4個月以前，必須向區域疾病基金辦理懷孕登記。生育前也有必要接受4次的定期檢查。生育補助額為標準所得（用於計算老年退休金的收入標準）的84%。除了生育補助外，也支付生育休養補助（僅限於本人）。自營及自由執業制度也同樣支付這些補助。

法國之所以對生育採取如此的優惠措施，是基於鼓勵生育的人口政策，藉此提高出生率。

(3)醫療總額預算制

法國的醫院是住院醫療的供給主體。醫院把前一年的患者數與平均每一天的費用相乘，算出每年的醫院預算。但這種預算的編制方法，以前極為粗略且沒有系統，對預算的執行也沒有嚴格的管理。

以醫療費控制為目的的「總額預算制」，自1984年起實施。自1985年起醫院門診也列入對象。新的預算制度規定：①嚴格編制新年度的預算，決定不把前一年的赤字全部編入預算；②要求各醫院管理合理化，根據其合理化決定醫院的預算；③預算把一年除以12，每月平均分配費用，不考慮每月支出的差額；④為改變醫院各診療科別的獨斷、不負責和不重視效率的問題，而以醫院整體的預算控制各部門，並設總幹事（非醫師），給予許可權，負起經營責任。這種總額預算制已逐步奏效，住院醫療費的增長，現在呈現緩和趨勢。

4. 徵收與給付體制

法國的醫療保險制度從適用對象來看，大致可分為受雇者團體、自營及自由執業團體以及農業從業者團體三種，但制度本身的數目以針對受雇者團體的一般制度為主，達20餘種。各制度不一定都有各自的運行模式（給付、徵收），如：國家公務員或地方公務員制度是利用一般制度的結構，實施醫療服給付。一般制度的營運管理與組織情況，見圖12-2-6。

5. 保險基金運行狀況

醫療費包含的內容因對醫療費的定義不同而有所差異。一般而言，法國的醫療費（consommation

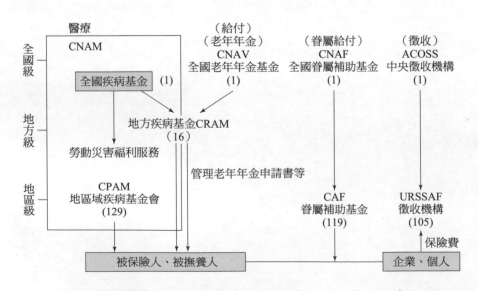

注：括弧內數字表示機構數。

圖12-2-6 法國一般醫療保險制度的管理組織圖

medicale totale）概念較廣，如：包括疾病預防經費（學校保健、家庭計畫、婦幼保健等），也將生育、眼鏡、溫泉療法當作保險給付的對象，有時醫療保險中還包括身障退休金與工傷費用。

2010年法國議會通過的醫療保險費用預算為1,624億歐元，其中用於醫院的費用達到712億歐元，占醫療保險費用的44%。醫療保險費用包括醫療服務與醫療用具（眼鏡、輔助器具）給付，也包括預防醫療。醫療保險總支出不但包括醫療，而且也包括工傷、生育停止工作收入補助、身障退休金等給付（圖12-2-7）。對於保險制度對象風險（包括：疾病、生育、身障、工傷等）支付的費用，也包括自行負擔部分。

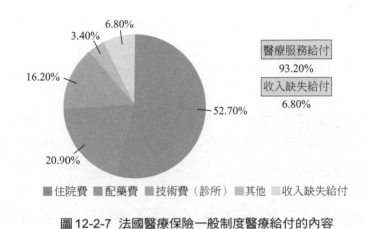

圖12-2-7 法國醫療保險一般制度醫療給付的內容

（四）醫療保險協約與診療費制度

1. 醫療保險協約

(1) 締結協約

對於醫療服務的買賣（醫療服務的提供法、醫療費的支付、其價格及審查方法等），由醫療提供者與支付者雙方締結「協約」。凡事先由當事者協約的事項，政府不出面過問。協約時，醫療提供者是醫師團體的工會，以工會的立場交涉，爭取本身的最大利益。具體地說，以開業醫師為中心的工會與上班醫師為中心的工會組成代表醫療者。支付者是以民間受雇者為會員的一般制度的「全國受雇者疾病基金會」、以農業從業者為對象的「農業統籌中央基金會」、以自營業者為對象的「全國自營業疾病基金會」的代表者。

雙方對於以醫療費價格修訂為中心的各事項達成一致的意見，獲得中央政府的同意後，締結「協約」，並由中央政府公告協約內容。實際上，在協約締結以前，當事者方面會了解中央政府的意向，而中央政府會對雙方進行推動，從事說服同意等協調工作。當不能達成協約時，中央政府有權介入處理。

(2) 協約醫師與非協約醫師的差別

是否加入「協約」，雖為醫師的自由，但2003年12月31日時，總醫師數179,574人中，非協約醫師僅有593人（0.3%）。因此，幾乎所有的醫療服務均由協約醫師提供。協約醫師與非協約醫師的差別，在於由疾病基金會支付的診療報酬的不同。更正確地說，是患者可向基金會請求補償的醫師診療報酬（技術費）價格有明顯差別。如：同樣是「診療」，若將協約一般醫師與非協約一般

醫師作比較,大約有近20倍的差別(巴黎的情形為75法郎比4法郎)。

(3) 三種協約醫師

協約醫師分為以下3種:

①普通協約醫師:根據協約價格實施診療,全部協約醫師的7成多屬於這種。

②超收費用協約醫師:可向患者索取高於協約價格費用的醫師。這種醫師因擁有特別優異技術的資格、經驗、聲譽,而獲得例外的個別認可。現有這類醫師是以前既得權利的保有者,僅占全部協約醫師的6%～7%。

③自由費用協約醫師:稱為「第二種協約醫師」,可自由決定診療報酬額。現在占全部協約醫師的20%,就區域而言,這類醫師以巴黎、里昂(Lyon)等大城市較多,且專科醫師多於一般醫師。

疾病基金會給予前兩者協約醫師稅法上的優惠與社會保險費的減輕措施,對自由費用協約醫師有部分的限制。同為協約醫師卻有不同的待遇,目的在使更多醫師(尤其是高品質醫師)成為協約醫師。

這些協約醫師雖然對於患者來說,收取的費用參差不齊,但與疾病基金會的關係都依賴於單一的統一費用協約,補償也根據該統一費用實施。不論是超收費用或自由費用,超過協約價格的部分,全額由患者自行負擔。

2. 法國的診療費制度

社會保險醫療的診療費支付方式有幾種類型,法國的診療費支付方式稱為「償還方式」,即患者接受診療時,直接把診療費付給醫師,然後由基金會把診療費的全部或一部分償還給患者。

法國的社會保險醫療為什麼採取償還方式?最大的理由之一是法國的醫療要貫徹「醫療自由」的原則。醫療自由的原則有:醫師開業的自由、患者選擇醫師的自由、處方的自由等所構成。但更重要的,是醫師決定診療費的自由。因此,「償還方式」的這種診療費支付方式,是法國傳統上醫療自由原則與社會保險醫療結合的產物。尤其在傳統上的醫療自由方面,醫師決定診療費的自由,都出於醫師與患者直接商定(稱為l'entente directe)。說得極端些,法國診療費支付方式的演變歷史,可說是如何將這種「直接商定原則」融入社會保險醫療中的歷史,醫師與社會保險制度的種種不協調,都源於診療費「直接商定原則」與醫療保險社會化的矛盾。

醫師主張的「直接商定原則」可稱為醫療的個人主義,適合各種職業及社會階層分化的社會體系,但卻不太適合整體意向的社會體系。其他西方已開發國家的社會醫療保險,雖處於資本主義經濟下,卻多多少少已經被社會化了,甚至徹底放棄「直接商定原則」,而法國的醫療服務和醫療保險(償還方式)至今仍保留著一些個人色彩。

然而,始於1992年被稱為「社會保險社會化」的改革方向,似乎在暗示著形成法國社會精神傾向的職業種類及社會階層的個人主義,已經發生變化。為適應改革的變化,法國醫療費用償還方式的這種個人保險支付方式,也受到影響。

(1) 全國協約

診療費的協約方式在1993年發生重大變化。以往診療費的決定都委託各縣協約,但根據1993年7月3日的法律,各縣的協約方式被廢止,成為全國統一標準協約。由於醫療費用不斷快速增加,政府在制定第8次經濟社會發展計畫時,認為應謀求徹底的對策,而明確提出廢止現行各行其是、醫療行為論件計酬體系的傳統方法。

　　醫師方面對此迅速反應，提倡更具約束力的、根據全國統一標準協約的診療費決定方式。在與全國疾病保險基金會長達1年的討論後，在1994年10月28日，醫師公會的全國組織與全國基金會訂立現行的全國統一標準協約。在全國協約（convening nationale）訂立之前，政府確認遵守醫療自由的諸項原則，並發表聲明維持論件付酬的方式。

　　此外，由醫師與醫療保險機構組成的協調委員會，除負責解決各縣有關實施協約的糾紛外，另外特製稱為「診費概要」的醫療統計，以掌握各醫師的診療行為次數、醫療費動向、診費的適當與否。這雖不具法律約束力，但發生惡性重大事故時，可將有關醫師排除在適用協約之外，對胡亂診療也頗具約束力。

　　全國統一標準協約可說是1970年以來，1/4世紀的傳統醫療自由社會化經驗累積之大成。因此，醫師方面所保留的是：①論件計酬；②費用超收權。另一方面，保險者方面贏得的，是對全部醫師具有約束力的全國性費用表。總而言之，醫師方面擁有的，主要是論件計酬這一權力，但從保險者方面來說，這一點卻在扭曲社會醫療保險。

　　依照全國統一標準協約方式，有關診療費的「直接商定原則」被「團體性的同意」原則（I'netente collective）所取代，醫療保險的保險者總算達到多年來的目標，而醫師方面也以論件計酬方式保留「直接性的」報酬決定權。此外，由於費用超收權部分地保留「直接商定原則」，運用這一權力的醫師人數增加，1996年時占全部開業醫師的20%，即近1萬名醫師享受這項特權。雖然他們大多數是自動享有費用超收權的醫院體系醫師，但這一數字顯示全國統一標準協約的政策目標的實現，受到相當大的限制。

　　第5次全國統一標準協約的起草自1997年4月初展開。該協約也在確定凍結診療費和將醫療費成長率控制在國內生產總值增長率範圍內的原則下，將醫療抑制政策（經濟性的責任、醫療品質的改善等）編入協約內容。這招來醫師方面的抗拒，進入1998年後還發生局部罷工與醫師公會單方面提高診療費的混亂情況。隨後全國疾病保險基金會與法國醫師聯盟交涉成功，於1999年5月29日訂立第5次全國統一標準協約。不過，代表多數醫師的法國醫師公會聯盟強烈反對該協約，呼籲屬下的醫師抵制該協約，或展開反宣傳。至2000年1月時，法國醫師公會聯盟終於決定在新協約上簽章，編入醫療費抑制政策的新協約，也終於為醫師方面接受。

　　保險者方面的合約當事者為全國受雇者疾病基金會、農業統籌中央基金會及非農業部門的全國自營業疾病基金會。

(2)費用表與醫療行為群

　　醫師的診療費如第5次全國統一標準協約第8條至第10條所規定，係根據醫療行為群體協約費用表計算，即協約費用表僅對醫療行為群第2條所定的標題符號（lettres-clé）做出規定。醫師根據醫療行為種類所定的標題符號，以及該符號所附的係數（cofficients）計算其所施診療的報酬。

　　法國的醫療行業群成為如下的雙重構造：

　　醫療行為種類＝標題符號；

　　醫療行為相對性重要程度＝係數。

　　標題符號由以下內容所構成（表12-2-10）。

　　診療費用的計算，係醫療行為的標題符號價格與其行為係數的相乘。如：闌尾手術，標題符號列為K50，因此K的費用為6.80法郎乘以50，即50×6.80=340（法郎）。

表12-2-10　法國醫療保險診療費計算中標題符號內容

符　號	內　容	符　號	內　容
C	一般醫師、牙科醫師、助產士的診療	D	專科牙科醫師服務
Cs	專科醫師的診療	SF	助產士特別服務
CNPSY	神經科、精神科等專科醫師的診療	SFI	助產士護理服務
V	一般醫師、牙科醫師、助產士的出診	AMM	按摩師、物理治療師服務
Vs	專科醫師的出診	AMI	護士或男護士服務
VNPSY	精神、神經科醫師的出診	AMP	腳醫師服務
K	外科行為及專科服務	AMO	語言治療師服務
Z	醫師或牙科醫師使用理學儀器的服務	AMY	視力矯正助理服務

(3) 醫院的診療費及住院費

住院費（prix de jour/dépenses d'hospitalisation）並非全部醫院都相同，而是因醫院而異。甚至在同一家醫院，病房與診療科不同時，住院費也不同。因為住院費是根據各醫院或各診療部門的原價計算。公立醫院每年由各部門做原價計算，由醫院管理委員會提出報告，根據此報告以縣長令規定住院費。

平均一天的住院費是把上年度的支出預算金額，除以過去3年間的平均住院日而算出。計算基礎包括：餐費、暖氣費、電費及煤氣燃料費、人工費、藥品費、醫療儀器費、貸款金額的償還、修理費、折舊費、去年度赤字等。值得注意的是，藥品費包括在住院費中。由於藥品量與醫療儀器所占的分量大，所以使用得多或少，對醫院的住院費會產生很大影響。

私立醫院的情形是疾病保險基金與醫院直接訂立費用協約，根據該費用表償還被保險者的醫療費用。基金會適用的費用不超過相同性質公立醫院的住院費，而且決定費用時並不納入檢查、病理學診斷、輸血等費用。

一般而言，醫院的診療有2種：(1)軍人、社會救濟對象等的免費診療；(2)醫療保險等的收費診療，後者的情形與開業醫師的情形一樣，根據醫療行為群計算診療費，醫院再據此付給醫師。不過，診療費並非全額付給醫師，而是醫院扣除一定比例作為管理費後的餘額。以放射科為例，扣除比例達50%，另外再扣5%的辦公費。

（五）醫療保險制度的管理體制

法國醫療保險體制採取「政府決策，民間運作，垂直管理」的模式。醫療保險決策由中央政府提交議會批准，通過後頒布法令實施。中央和地方醫療保險機構作為政府的受託人，按照與政府簽訂的協議具體實施政策規定，經辦社會保險業務。管理體制主要分為3大體系：

1. 基金徵收體系

法國基本社會保險是混合籌資體系，社會保險基金（含疾病醫療保險、工傷保險、養老保險和家庭補助金）在垂直管理模式下，實行基金「收支兩條線」。基金由國家社會保險基金徵收中央管理處及下屬的地區社會保險金徵收辦公室統一徵收。社會保險費徵收又稱社會保險金的分攤（CSG），即基於薪資收入水準的個人一般社會保險金分攤額和雇主繳納的社會保險金。

2. 醫療保險管理體系

　　由國家醫療保險管理結算中心及下屬的醫療保險地方管理處組成。這是法國醫療保險管理的領導和核心部門，在醫療保險中發揮重要的作用。

3. 醫療保險支付體系

　　由國家和地方醫療（養老）保險結算中心組成，主要是直接支付經審核合格的醫療保險費用。法國醫療費用的77%由基本醫療保險支付，其餘的12.5%由補充醫療保險支付，1.5%由國家救濟補助，9%由家庭個人承擔。2006年，法國基本社會保險支出5,262億歐元，占GDP的29.4%，其中醫療保險支出占11.7%。

（六）醫療保險制度的基本特徵

法國的醫療保險制度有以下的特徵：

(1) 保險制度存在全國橫向的職業人群，其運行由基金會的勞資代表實施。

(2) 沒有區域保險。

(3) 沒有僅以老人為對象的醫療保險制度，退休後仍留在退休前所屬的醫療保險制度。

(4) 除農業、礦業等特殊領域外，幾乎不動用國庫資金進行補助。

(5) 保險給付對象包括：生育、配眼鏡和輔助用具。

(6) 住院醫療服務按專案給付，門診為償還制，償還率（自行負擔率）因制度、給付種類而異。醫師的診療報酬按服務人次計酬。

(7) 保險費率高（19.6%），雇者負擔為受雇者的2倍左右（雇主12.8%、受雇者6.8%）。

(8) 受雇者本人與眷屬的醫療服務給付沒有差別。

五、醫療保險面臨的問題與改革

（一）存在的主要問題

1. 醫療費用過快增長，導致保險基金入不敷出

　　法國醫療保險由於注重高保障、高福利，故比較注重向人們提供衛生保健服務，而較少考慮人們的支付能力。因此造成一部分患者濫用保險、濫用藥物、濫做檢查、小病大養等現象，並導致一些人希望更多的醫療費用應由醫療保險負擔的想法，致使醫療保險費用急遽增長。目前該醫療保險占整個社會福利支出的34.6%，僅次於養老支出（44.1%），是法國社會福利支出的第二大支出專案。尤其是近幾十年來，由於法國經濟不景氣、失業人口增加、人口日趨高齡化、法定工作時間減少等，法國醫療保險基金每年收取的保費增長速度，遠低於醫療保險費用支出的增長速度，醫療保險長期以來支出大於收入，赤字日趨嚴重，現已成為該國社會各界關注的焦點。

　　據統計資料分析，1950年法國醫療費用占GDP的比率為3.4%，1960年增長到4.7%，1970年增加到6.4%，1980年達到7.6%，1990年達到8.8%，2000年達到10.1%，至2008年達11.2%。1975～1990年間，法國醫療衛生支出對GDP的彈性高達1.79。法國醫療保險支出1995年為5,464億法郎，1996年已達5,598億法郎。人均醫療費用支出1950年為974法郎，1975年猛增至1,800法郎，1995年高達11,500法郎，2000年為17,170法郎，至2008年高達19,319法郎。

法國的醫療費給付，包括：疾病預防、生育給付、眼鏡、輔助用具及溫泉療法，成為涵蓋甚廣的醫療費。如此的醫療費遠超過GDP的增長與家庭支出的增長，已成為法國最大的問題。2008年的醫療費（前述廣泛概念的醫療費）占GDP的11.2%。法國人口的高齡化與日本相似，是世界上人口最「老」國家之一。雖然醫療費的範圍不同，法國醫療費占GDP比率增長之快，已經是不容忽視的現象。

法國醫療保險基金由於長期入不敷出，赤字嚴重。從1975年以來，該國醫療保險雖進行了10餘次大大小小的改革，但醫療保險基金仍連年赤字，面臨嚴重困難。據資料顯示，1993年醫療保險基金赤字為276億法郎，1994年升為316億法郎，1995年增加到364億法郎，1996年為341億郎，2004年為807億法郎（123億歐元）。這種狀況的出現，固然與該國經濟近年來發展遲緩、市場低落、失業率增加、購買力下降等原因有關，但毋庸諱言，該國醫療保險制度存在的某些弊端和醫療保險政策的某些缺陷和不完善，亦是造成這種局面的重要原因。在這種情況下，如何進一步推行醫療保險體系改革，完善和改革社會保障體系，合理配置和使用醫療衛生資源，提高醫療服務效率，控制醫療費用的增長，業已成為歷屆法國政府和社會各階層共同關注的問題。

1995年11月16日，法國政府總理朱佩（Alain Marie Juppé）向國民議會提出社會保障體制改革方案。這項改革旨在增加全社會分攤的稅金，修改醫療保險籌資方式，逐步從社會醫療保險交費方式轉向所得稅方式，以期建立統一、高效、涵蓋全民的醫療保障新體制，從根本上改變醫療保險支出大於收入的被動局面。

2. 醫療保險制度不夠完善，缺乏競爭和利益約束

法國醫療制度尚不夠完善，醫療保險不統一，法國醫療保險制度除共同制度覆蓋的主要人口外，還有一些行業的小制度，難以納入共同制度。按行業建立的各種制度，不但人數偏少，共同面小，往往隨著行業的衰退，其保險也就成了問題，如：煤礦工人，因行業沒落，老工人很多，新工人又沒有多少投入，虧空缺口很大。多種制度並存現象，造成醫療保險支付標準無法統一，不利於政府對整個醫療保險的統一管理。在法國，各項具體的醫療保險工作，主要由各醫療保險基金組織去實施和運營，保險基金組織主要依據發生的醫療保健服務內容、數量、價格，向醫療機構支付報酬。由於缺乏有效控制醫療資源利用的激勵措施，供給方、需求方和第三方在醫療費用的控制方面，尚未建立起完善的約束機制，在支付醫療費用上，三者沒有相互制約的利益關係，供需雙方缺乏成本意識，致使過度需求和過度供給的現象，造成醫療衛生資源的浪費，如：該國對醫師按服務專案支付的方式，常常刺激一些醫師提供過度的服務以獲得補償。此外，一些患者不根據病情的需要，常常要求醫師提供非必需的、昂貴的醫療檢查與服務，也導致醫療需求增長、醫療保險費用連年走高。

3. 衛生資源配置不當，利用效率不高

目前，法國衛生人口資源配置不當，且地理分布不合理。大城市醫師數量過多，農村及偏遠地區醫師短缺；巴黎及以南地區，醫師數量較多，而以北地區就相對缺乏，如：大巴黎地區醫師數量就比上索恩省（Haute-Saône）高出6倍、專科醫師數量比科雷茲省（Corrèze）高出15倍。法國目前醫務人員數量比20年前翻了一番，每千人口擁有醫師數為2.7人，僅次於德國，高於美國的2.3人、日本的1.6人、英國的1.4人。法國每千人口床位數，亦是歐洲各國中最高的，但利用效率卻是較低的。這種衛生資源配置不當現象，已成為該國醫療保險的嚴重問題。由於這種資源配置

的不當，造成該國都市與農村之間，不同地區人群衛生健康狀況的差異，具體表現在城鄉之間不同的發病率和死亡率。

（二）醫療保險改革措施及效果

1. 增加收入，擴大資金來源

從20世紀70年代末起，法國政府多次提高各類醫療保險金的繳納標準。最近一次已把個人醫療保險金從占薪資總額的4.5%提高到6.8%，雇主繳納的醫療保險金從占雇員薪資的8%提高到12.8%。現更進一步擴大醫療保險繳費基數，從以前的薪資性收入擴大到全部收入。即除個人薪資之外，還包括：股票、債券、存款利息及房地產出租收入等其他收入。投保人繳納多少保險費，主要根據投保人的收入而定，而人們享受的醫療保險服務，則不以繳納保險費的高低而有區別，從而使高收入者與低收入者、高風險與低風險者、高保費與低保費收入的保險基金組織彼此互助，從而體現該國社會醫療保險的水準。

2. 鼓勵多元競爭，改革支付辦法

法國醫療保險基金組織強調多元競爭和自我管理。多元競爭強調運作體系的外部條件，自我管理則強調運作體系的內部環境。政府只是在市場機制帶來不能接受的後果時，才進行必要的行政干預。政府強調醫療保險基金組織的自我管理，目的在於更大發揮醫療保險基金組織的服務功能，更多考慮到相關各方的利益。

政府加強對醫療保險費用支出的管理與監督，嚴格控制醫療保險費的發放標準。對各種新醫療技術進行審核和評價，對效果不佳、費用昂貴的新醫療技術，則明確提出醫療保險不予支付的意見。政府多次降低醫療和藥品的核銷比率，1993年把醫療費用核銷的比率從75%降低到70%，一般藥品的核銷比率從70%降低到65%，對於藥效不顯明的醫藥品，將其償付率由70%降為40%。除維生素D及B外，將其他維生素排除於醫療保險償付的對象。營養藥品的核銷比率從40%降到35%，與此同時，增加患者個人醫療費和藥費的自付比率。

加強成本核算，講求經濟效益，使患者正確對待醫療服務。適度提高患者醫療費用的自付比率、透過調整經濟利益的手段，增進患者的費用意識，以達到控制醫療費用的目的。政府根據1997年通過的《社會保障資金法》，對醫療保險基金的赤字採取限制措施，提出要根據收取的醫療保險基金做到量入為出，並由國民議會每年審核和通過有關醫療保險支出的預算決議，規定每年醫療保險支出的增幅，並把這一比率層層分解、落實下去，嚴格控制醫療保險支出的增長比率。

另外，實行按病種付費機制。2003年起，政府對醫療機構的補償分配制度進行改革，不再實行簡單的預算制，而是實行預算制、計量制和按病種付費制相結合的資金分配制度。對公立醫療機構的公益部分，如：公共衛生服務、醫師和護士的培養、精神病院、戒毒和毒品預防、血庫和器官組織庫的建設和運行等所需費用，仍按預算管理；醫院運行的固定成本（人員和設備費用）按照預算制撥付；門診和住院實行按照人數和按單病種付費。同一種疾病，對於不同年齡組的患者，支付的費用不同，特別是60歲以上老人，費用標準要高很多；不同地區同一病種所支付費用也有不同。為準確衡量醫療活動數量，建立法國式的醫療資訊化系統（PMSI），將所治療各種疾病按國際疾病分類標準，確定工作量及支付費用標準。目前法國已經確定了2,300多個用於計算支付費用的診斷相關組（GHM）。

3. 優化衛生資源的配置與使用，控制醫療保險費用支出

法國政府對衛生系統實施總額預算制這一新型醫院投資和財務管理方式。在確定醫療目的、保障國民健康的前提下，強化醫療經費的計畫安排，優化衛生資源的配置與使用，杜絕浪費現象，以減少和控制醫療費用的支出。與此同時，政府還限制醫療機構的擴大與增長，控制衛生人力的不斷增長，限制昂貴醫療設備、儀器的添置與使用，限制非必須的醫療化驗與檢查，加強對醫療支出的監督和管理，控制對醫療保險服務的過度利用。

席哈克（Jacques René Chirac）總統執政後，政府又實施壓縮財政支出、擴大經濟發展的緊縮政策，一方面擴大稅賦徵收，另一方面大力削減（包括醫療保險支出在內）社會保障支出，試圖從根本上改變社會保障連年支出大於收入、逐年赤字的被動局面。

這一改革內容已於1996年1月1日起在全國頒布實施。主要內容有：(1)向包括領取退休金和失業救濟金在內的所有人徵收占其全部收入的0.5%的社會保險債務稅（CADES）；(2)提高患者負擔的日住院費用，把住院保險獨立出來，並成立專門住院管理機構，以加強管理；(3)在全國實施和推廣總額預算制，加強醫療衛生的經費計畫安排和管理，有效控制醫療保險費用的支出。

這些措施已初見成效。第一項措施使全國每年增加250億法郎的稅收。第二項措施提高患者負擔的住院費用，即患者負擔的日住院費用由原來的55法郎，提高到70法郎，在一定程度上制約了住院醫療需求的增長，控制支出總額占醫療保險總費用近60%的住院醫療費用支出。第三項措施強化政府對醫療衛生服務預算的宏觀調控。總額預算制的實施和推廣進一步促進醫療機構醫療成本的控制，優化醫療服務，是推進醫療保險體制改革，削減社會保障財政赤字的重要措施之一。

2004年，法國衛生部長布萊茲（Douste Blazy）宣布醫療保險制度改革建議，號召政府各部、社會各界和全體公民共同承擔責任，消除法國醫療保險體制的多年積弊，減輕國家財政負擔。這一改革措施使得費用上升趨勢減緩。2007年醫療保險回到46億歐元的赤字水準，而不是改革前預先估計的90億歐元，財政重新得到平衡。費用支出量目標（ONDAM）得到落實，處方費用上升趨勢有效緩解。

醫療保險體制改革是複雜的社會系統工程。由於涉及的面多量廣、不同階層人士利益調整的幅度各異，因而，這一改革也面臨來自社會、公眾及醫療部門的阻力。為保證該國的社會穩定及經濟發展，法國政府在保證衛生保健事業運行和發展的前提下，採取諸如：控制衛生投入總量、降低醫療成本、提高衛生保健服務效率、改革支付手段等措施，在社會經濟水準許可的範圍內，提高醫療保險的服務內容，強化醫療保險基金的管理，深化衛生事業的改革。

4. 改革醫院管理體制和運行機制

在管理體制改革方面，**(1)持續推進區域衛生規劃**：2003年，區域衛生規劃系統注重根據醫院在某領域的技術能力，明確劃分等級，使醫院間保持相互合作。2005年至現在，區域醫療規劃則注重在區域內促進醫院網絡的形成，每家醫院盡其最大能力達到全力合作，以確保醫院網絡提供更全面的醫療保健服務；**(2)簽訂醫院發展合約**：區域醫院管理局與公立醫院簽訂合約，為醫院設定3~5年的發展目標和任務，其中包括：醫療服務提供、保健品質、資訊系統和管理效率等相關內容。合約決定醫院專案獲得資助的方式，若醫院被認為效率不夠高，只能透過提高自身效率來獲得資源；若效率很高，醫院便可透過區域醫院管理局獲得額外資助；**(3)加強醫院合作**：醫院之間透過簽訂協議的方式加強合作，如：調用不太繁忙醫院的急診人員。癌症治療是公立和私立醫

院合作的領域，確保患者能得到全面的保健服務；**(4)管理重心下移**：透過加強區域醫院管理局對醫院的管理權力，將管理重心從中央轉移到地方，將每個地區人口和流行病特點作為制定區域衛生規劃中醫院規劃的主要指標。

醫院運行機制改革方面，**(1)實行大科室管理**：推行「大科室管理」制度，使醫院的組織結構更加合理化。「大科室」沒有統一的標準和要求，各醫院可根據實際情況、按科室特點組建大科室，主任由醫院院長和管理委員會共同任命。大科室也設有管理委員會，每年開3～4次會議，討論決定日常事務；**(2)簡化管理**：透過促進醫院發展和簡化其管理，為醫院提供更多改革和調整的空間，在管理決定方面給予醫務人員更多的自主權。大科室由醫師負責，在組織和管理上享有自主權。但醫院在其他方面仍然受到嚴格的限制，醫院的管理委員會仍在衛生部和區域醫院管理局管理下；人員聘用、投資和新技術使用等管理制度上，還需得到相關管理部門的批准。

六、醫療費用控制政策

（一）醫療費用控制的初始政策

法國是全民醫療保險的國家，醫療費的大半（一般制度的平均償還率為90%）為社會醫療保險覆蓋的醫療費。法國的醫療費增長率遠超過GDP的增長率。2003年衛生總費用占GDP的10.1%，2007年為11%，2008年達到11.2%，而這個數字在1980年為7.0%。在2007年，政府總體衛生支出占衛生總費用的比率為79.0%，私人衛生支出占衛生總費用的比率為21.0%，政府總體衛生支出占政府總支出的比率為16.6%，社會保障性衛生費用占政府總衛生支出的比率為93.4%。

因此，如何控制醫療總費用，即等於如何控制醫療保險費用。另一方面，保險醫療費給付中，約一半用於醫院的住院醫療，因此這一階段的醫療費控制政策，就等於是對住院醫療費用的控制政策。法國對醫療保險費的增加與隨之而來的財政問題，1975年以後一直在實施制度間資金調整、提高保險費等的資金對策及各種醫療費用控制政策。

首先，根據1974年的《財政調整法》，自1975年實施社會保險部門、制度間的財政調整，以期消除醫療保險部門的大幅赤字，但赤字依然有增無減。因此，自1976年以後，除實施藥品給付費的控制（藥價的降低、營養劑等部分藥品償還率的降低等）與保險費率連續提高（1976年為16.95%、1977年為17.95%、1979年為18.95%）外，特別自1979年起實施強有力的醫療費控制政策與增加新的保險資金來源的開源節流對策。

醫療費控制政策主要有：(1)控制醫院醫療費；(2)限制醫學系學生人數；(3)設置社會保險管理及監察管理委員會，加強監督管理；(4)提高個人自行負擔比率；(5)節省疾病保險基金會等的辦公費；(6)加強對菸酒中毒及意外事故的預防；(7)降低檢驗費；(8)加強顧問醫師對請病假沒有上班的被保險者的醫療監視；(9)增強醫師及被保險者的責任感；(10)採用保險者與藥劑師團體、製藥企業團體、檢查機構團體協約上的比率制。

增加新的保險資金來源對策有：(1)提高保險費；(2)對老年退休者徵收醫療保險費（對基本退休金徵稅1%，補充退休金2%）；(3)為籌措由汽車事故引起的意外傷害醫療費，廢除以往的汽車保險特別稅，另為汽車駕駛創設強制保險；(4)提高菸酒稅；(5)對藥局徵收相當於年淨收入1.5%的銷售額特別稅（每年只限一次）；(6)對製藥公司徵收宣傳費的2.5%的特別稅（只限一次）；(7)減少財

政特別負擔的支出。

20世紀80年代後期,法國採用新的藥價規定與限制。同時1945年的總統令廢止長期實施的藥品價格制度,改由製藥企業附上直銷預定價格,向保健部辦理新藥的登記申請。對於舊藥,廢止對每一種產品改訂價格的方式,而改由定期配合經濟狀況,決定價格的提高率。這時候,製藥企業可對各產品,分別訂出價格提高率之差。此外,決定保險藥品價格的委員會,變成立場中立化的委員會,擔負比較新藥與舊藥的責任,就保險藥品價格發表意見。開業醫師可根據該價格表,從效果相同的藥品中,選用較低價者。

20世紀90年代,上述醫療費用控制措施配合提高醫療保險費率,增加資金來源的措施,對醫療費用的嚴重資金赤字,有一定緩解作用,但社會保險基金仍陷於慢性赤字,如1993～1996年度赤字分別為564億、559億、619億、632億法郎,疾病基金赤字分別為276億、316億、364億、341億法郎。

(二)醫療費用控制的進一步政策

上述措施雖然取得一定成效,但真正效果尚存疑問,控制醫療費用過快增長,還很困難,仍需要進一步改革。進入20世紀90年代,法國開始新一輪社會保障體系的改革,最終在1996年4月24日頒布新的社會保障法案,這也就是今天的法國社會保障體系的基本法律框架。2000年法國醫療費控制政策計畫中明確指出:(1)醫療保險制度的一體化和醫療費進一步控制;(2)醫療提供機構的改革(區域衛生規劃、社區化、資訊化、醫療評價指標的引進和品質管理);(3)特別制度方面:高齡退休金財政的平衡化以及建立補充醫療保險制度(護理保險制度);(4)家屬醫療基金制度的改革;(5)社會保障制度進一步確立各相關組織的責任;(6)為了社會保障資金平衡,進行管理制度改革等。

1. 醫療保險制度的一體化和醫療費的控制

以往,當某疾病基金保險額出現赤字時,通常是從其他基金和其他制度進行資金調整彌補,主要形式是由家屬醫療基金向其他部門補充,或是一般制度補充其他部門,特別是農業部門,以保證醫療保險制度一體化。進一步的醫療費控制政策,要求各部門在公平制度下,制訂保險費率,合理徵收。在現有的行業和地區保險組織基礎上,發展家屬醫療基金,不斷擴大疾病保險業務。為達到社會保障彌補赤字目的——保持資金平衡,進一步提高1996年1月引進的社會保障補償稅。法國醫療保險業曾有一句話來形容:步履艱難,絞盡腦汁。

2. 醫療費的總額規劃和地區化

引進醫療費總額規劃制度,是法國改革醫療費對策最果斷的措施之一。醫療費總額係指社會醫療、公立醫院、私立醫院、自由開業醫療4個部門醫療費的總和是由議會確定的。

(1)公立醫院:根據該年度醫院計畫和前一年度醫療服務數量,確定該年度醫療活動預算,並按其總的支付方式實行。其決算由地方會計檢查院(regional accounting inspectorate)和地方醫院廳(regional hospital agency, ARH)檢查,進而將結果呈報中央會計檢查院研究後報告議會,議會根據報告和有關全國公眾衛生會議醫療服務優先程度等意見書,對國家和疾病基金預算案進行審議,並做出決議。然後將確定後的國家預算額,按照各地方提供的醫院醫療服務實際和醫療服務狀況進行分配。各地方分配到的預算額,再由地方醫院廳分配到地區各醫院。

(2)私立醫院：有關住院醫療費用，以往是由基金和醫院協商決定。進一步的醫療費控制政策要求國家總額先由國家、基金、醫院代表協商，從而確定全國目標數額（OQN），然後與公立醫院部門同樣分配到各地方，經地方醫院廳再分配到地區內各機構。

(3)開業醫師：先由國家和基金會根據前一年度的醫療費分析結果確定總額，然後基金會與醫師公會簽定協議，按照總額確定醫療費目標額和診療報酬。無正當理由提供的醫療行為，如果醫療費超過目標額時，醫師完全自行負責，超過醫療費部分返還基金會。在保證品質方面，為了使醫師能夠自覺控制醫療費，1994年以後引進有約束力的醫療評價指標（RMO），該指標是由全國醫療評價開發機構（ANDEM，現改組為全國醫療評價認證機構：ANAES）邀集國內外專家討論確定的。醫師按照該指標為患者診療後必須開出收據，醫師不遵守該指標的時候，根據醫師違反的嚴重程度，將給予停止支付疾病基金和剝奪協議醫師資格等處罰。

(4)社會醫療部門：主要負責身障者和麻醉品中毒患者的醫療。該部門與公立醫院醫療部門的手續相同，國家預算總額向各地方的分配額確定後，再由地方政府確定各機構分配額。

3. 地方醫院廳

法國醫院醫療是由地方衛生和社會事務局（DRASS）和區域醫療保險基金（CRAM）共同參與管理。首先，醫院根據地方醫療計畫（SROS）制訂內科、外科、婦科等科室的病床數，並規定高額醫療器械的設置數量。各醫療機關調整病床和診療科別，或新增高額醫療器械時，需每年向DRASS提出計畫，接受添置數量和理由合理性的審查，並由DRASS公共衛生和社會問題負責官員分別對其醫療內容、財務、法律等方面的妥善性進行檢查。經檢查認可後，參加保險服務的公立醫院按醫院計畫運行，預算總額由CRAM支付；參加保險服務的私立醫院與CRAM協議並簽約，費用由保險服務基金支付。加入該體系的公立醫院和私立醫院同屬地方醫療計畫管理，對其支付方式不同在於是總額支付，還是協議方式。

由於醫院每年醫療費增加率目標值是由國家提出的，通常公立醫院超過目標值大於私立醫院，經營的效率問題值得重視。另一方面，也有人指責私立醫院主要對中產階級以上的富裕階層提供門診手術和透析、分娩等較低成本的醫療，公立醫院則集中收治生活貧困患者和複雜的病例。為了使公、私立醫院的醫療費和醫療資源公正合理分配，有必要對共同成本進行評價。為此，政府分別在24個地方設立地方醫院廳，由DRASS和CRAM代表組成執委會，任務是確定醫院醫療費（公立、私立）向各醫院的分配額，對地區內醫院的病床、診療科別、高額醫療器械進行認證，以及地方醫療計畫的制訂。為進一步提高醫院的醫療品質，要求所有醫院必須向ARH提出今後5年內品質評價報告，ARH在分析各單病種的單位經費和醫院整體服務品質評價後，進行預算分配和地方醫療計畫機構統一調整。有關品質評審起初全國無統一標準，各醫療機關自主進行，直到1998年開始採用ANAES全國性品質評審方法進行評價。

4. 促進資訊化管理

以往醫師診療行為是在自由的原則下進行的，送達疾病基金的診療內容只記載編號和記分，疾病基金不清楚具體診療內容。如KC-50表示外科處置50分，相當於闌尾等手術。1991年《醫院改革法》規定實行醫院資訊計畫報告義務，要求醫療行為內容和相應經費應向管理會計基金和國家報告。自1997年，全國所有的無論公、私立醫院，採用單病種分類方式報告ARH。因而醫院的醫療內容透明，結果是國家能夠合理制訂預算，同時也成為消除醫療費地區差別的具體對策，有

利於醫療費分配由高的地區向低的地區傾斜。

在開業醫師方面，以往基金為各醫師單位制訂醫療費收費表。對地區同等診療科平均收費額高的醫師，基金負責進行審查。由於不清楚診療行為具體內容，審查未見效果。1993年政府要求開業醫師有義務在收據上記錄診斷、診療行為和病理診斷編號（CPD），該方法由於不能充分保護患者個人隱私，遭到醫師等強烈反對，並未推行。1994年後引進醫療評價指標，該指標規定診療時有開立收據的義務。自引進RMO後，同年度經濟效果預計削減醫療費3.37億法郎。無論診療內容的透明化，還是醫師公會與疾病基金協商的合理化，引進CPD的失敗，已證明實現開業醫療資訊化道路並不平坦。

20世紀90年代後期，政府引用醫療管理紀錄和健康紀錄制度，目的是管理檢查、給藥等醫療服務紀錄，這對管理患者亂就醫，控制不必要的醫療服務（尤其是重複就醫和不切實際的住院），提供緊急時醫療情報，都有一定幫助。將來目標是建立IC卡就醫醫療資訊系統，各開業醫師診療室安裝IC卡電腦終端機，插入醫師和患者各自IC卡，患者資訊就會顯示在電腦螢幕上。醫師參考患者的診療紀錄（含其他醫師的診斷紀錄）進行診療，內容記入電子病歷卡，所有資訊透過網路系統傳送到疾病基金，這對選取資訊、醫療費分析、資訊利用、防止患者匿名、保護患者個人隱私，都具有重要作用。

在人口加速高齡化和醫療技術進步等因素的影響下，醫療費用迅速增長。同一時期，法國的社會經濟增長速度卻相對緩慢。1999年醫療保險基金的赤字為7億歐元，2000年後迅速飆升，2004年達到116億歐元。巨額的醫療費用赤字顯示以往的醫療費用控制措施力度相對不足，表現在：由於患者門診醫療費用的補償比率較高，患者往往一次患病、多次就診；由於藥品補償比率較高，藥品核銷種類的管理力度不足，法國居民的人均藥品消費比率，遠高於歐洲其他國家；總額預算管理下的公立醫院效率下降，使國有醫療資源利用效率降低等。在這背景下，法國政府於2004年初推出醫療體制改革方案。法國醫療體制改革方案與醫療費用支付有關的內容，主要包括：

(1)**主診醫師制度**：法國新頒布的《醫療保險法》規定，每個居民都必須確定自己的主診醫師（medecintraitant，私人開業醫師），並實行首診主診醫師負責制。如果患者不經過主診醫師而直接在其他醫療機構就診，醫療保險基金的補償比率將大大下降。主診醫師制度主要透過規範患者門診就診行為，減少門診次數，從而控制門診醫療費用。

(2)**降低門診患者診療費用的補償比率**：法國2004年的醫療改革將患者每次門診診金的自付部分提高了1歐元，同時規定，醫療保險機構有權根據當年經濟增長速度，確定藥品補償比率，從而在醫療保險給付與醫療保險籌資間建立量入為出的給付機制，確保醫療保險基金的穩定。

(3)**控制藥品使用範圍**：成立專門的醫療藥品審查機構，對進入醫療保險核銷目錄的藥品種類，進行嚴格篩選，淘汰那些重複、療效不佳和性價比不高的藥品。以協議形式對醫師使用非專利藥品進行經濟獎勵，以達到降低藥品費用在醫療費用中所占比率的目的。

(4)**推廣患者電子醫療檔案**：推廣各醫療機構間通用的患者電子醫療檔案，使患者的醫療資訊能夠供不同機構使用，以避免重複檢查，減少醫療資源的浪費。

(5)**改變公立醫院的預算方式**：為了提高公立醫院的工作效率，法國對公立醫院推行以醫療資訊化系統（PMSI）為基礎的醫療費用支付辦法的改革。在足額保障公立醫院教學、重點學科建設和急救等公益性較強的支出專案的基礎上，對公立醫院的醫療服務實行與私立醫院相同的按服務

單元支付的辦法（T2A）。具體辦法如下：將住院醫療服務分解成若干等價的服務單元，統計當年該大區所有醫院完成的總服務單元數量。再用全大區住院醫療預算減去公益性服務支出預算後，除以總服務單元數量，計算出每個服務單元的補償額度。最後，用每服務單元補償額度乘以各個醫院當年所提供的服務單元數量，得出該機構的醫療保險支付總額。該項改革的目的在於提高公立醫院的工作效率。可見，法國對公立醫院始終採取由供給方投入基礎設施建設，由醫療保險基金支付醫院服務提供的管理辦法。從2004年開始，法國政府又進一步改革供給方支付機制，在總量控制的基礎上，按公立醫院提供的服務量，重新分配基本醫療保險基金的支付，提高公立醫院的工作效率。

時至今日，上述改革獲得良好成效。法國醫療費用赤字的增長趨勢得到有效控制，2006年，醫療費用赤字降為65億歐元，按原來每年增長25億歐元的趨勢計算，如果不採取措施，2006年的醫療費用赤字將達到165億歐元，即新政策使醫療費用赤字下降了100億歐元。但法國議會的一份報告也指出，醫療費用赤字下降，部分應歸功於醫療費用籌集，如2006年與2007年醫療費用的籌集分別增加20億歐元和40億歐元。報告同時認為，醫療改革政策中，對控制費用發揮直接作用的，是將醫療補償比例與國民經濟增長速度相聯繫和鼓勵使用非專利藥品等，其他政策如：主診醫師制度、電子病歷的推廣和公立醫院支付系統變革等，雖然規範醫療服務秩序，但短期內對醫療費用控制的直接作用，並不明顯。

第三節 日本醫療制度

日本是亞洲東部的群島國家，由北海道、本州、四國、九州四個大島及若干個小島組成。總面積為37.8萬平方公里，其中山地占76.0%，耕地占14.8%。2013年人口12,133.9萬，其中65歲以上人口占25.1%，有92.5%的人口生活在都市地區，都市化程度居世界前3位。

日本醫療保健制度的完善、醫藥科學技術的發展和人們生活條件的改善，促進居民醫療水準不斷提高。日本人平均壽命越來越長，1920年日本人的平均期望壽命只有45歲左右，到了1985年，男性平均期望壽命達到74.8歲，女性達到80.4歲。日本人口高齡化的速度很快，1990年65歲以上人口比率達到12%，率先進入高齡化社會，成為世界第一長壽之國。2000年，日本出生期望壽命為81歲，男性78歲，女性85歲。2012年，出生期望壽命為83.1歲，男性79.9歲，女性86.4歲。為了適應人類史無前例的人口高齡化，日本在醫療保健福利各方面，採取許多措施和嘗試，其中包括推行社區衛生服務。重視老年保健，是日本社區衛生服務的顯著特徵。

內閣是中央政府的領導核心，內閣領導下的機構包括：內閣總理大臣、內閣府和12個行政省（部）三部分。厚生勞動省（衛生部，Ministry of Health, Labor and Welfare，縮寫MHLF）是國家級衛生行政部門。全國行政區劃分為1都（東京都）、1道（北海道）、2府（大阪府、京都府）和43個縣（包括沖繩縣），這是介於中央和基層的行政區劃。在這一級，全國共設有47個主管衛生名稱不一的部局，如：衛生部、環境保健部、衛生環境部等。主管衛生的部局下設保健所，保健所的性質兼有行政及事業性質兩方面的職能，在轄區內執行衛生行政工作，同時也是預防疾病、增進醫療和改善環境衛生等有關公共衛生活動的中心機構。縣以下的行政區劃分為市、町、村，是基層自治體組織。在衛生行政方面，100萬人口以上的大城市一般設衛生局和清掃局；10萬～100萬

人口的中等城市設衛生局（或部）；10萬人口以下的市或町設衛生科，有時與國民醫療保險業務合在一起，稱為保健衛生科；村一級多設有衛生系（股）或居民系（股），承擔衛生事務工作。市、町、村設保健中心，是居民進行各種健康促進活動的場所。

日本於1961年實行全民醫療保險制度，法律規定每個日本公民必須參加醫療保險，參保居民可以選擇任何一個醫療機構就醫，個人只負擔很少的費用。日本醫療保險是比較成功的醫療保障制度，在國際上有一定影響。

全民醫療保險體制形成以後，日本又根據經濟和醫療需求的實際情況進行調整。1973年，開始對老年人、結核病患者及精神病患者實行免費醫療。進入20世紀80年代，人口高齡化的加速、醫學科技水準的不斷進步和人們衛生服務需求的多樣化，造成醫療費用的上漲，尤其是老年人的醫療費用占醫療總費用的比重越來越大，醫療保險的財政問題越來越嚴重。加之經濟不景氣，降低政府對醫療保險的補助能力，更加重醫療保險的財政困難。為此，日本在原來全民保險制度的基礎上，對醫療保險以及與老年人相關的醫療保健福利制度等，進行一系列的調整，以保證國民享受平等、自由選擇的衛生服務。同時，加強醫療費用的控制，包括對供需雙方的控制，如：加大個人負擔比率等。

步入21世紀，日本在人口高齡化的壓力下，把發展社區老年保健作為緩解醫療保險財政壓力的重要措施。進一步明訂醫療費的共付比，以定額制取代計件制，實行管理型醫療保險。在老年人醫療保險方面，引入護理保險，目的是把老年患者的長期護理場所，從醫院轉移到社區（家庭、老年福利院、老年保健機構等）。

日本的醫療保險大致分為2種，即：職業保險和社區（地區）保險。職業保險包括：政府主管的醫療保險（主要為中小企業）、行業主管的醫療保險（主要為大企業）、互助保險（國家公務員、地方公務員、私立學校職員）和船員保險。日本醫療保險屬於社會醫療保險範疇，具有強制性，根據職業確定加入的險種，而不能自主選擇保險種類。

日本的各種醫療保險組織的基金來源，主要是雇主和雇員繳納的保險金，國家和地方政府則根據各醫療保險組織的人員組成狀況，給予一定的補助。由於各種保險組織的人員組成和健康水準，存在差異，繳納的保險金額，不盡相同。

日本的醫療保險服務承擔機構（醫院、診所、藥局）和人員（醫師、藥劑師）都與醫療保險組織簽訂醫療保險任務時限和地區範圍的合約，合約由保險組織及當地政府聯合審核批准。因為所有的保健機構都簽訂醫療保險業務的合約，參保者可憑證到任何一家醫院和診所就醫。

日本分別於1983年和1984年建立了老年人醫療保險制度和退休者醫療保險制度。實行老年人醫療保險制度的目的，是為老年人提供包括：疾病預防、治療和康復等全方位的綜合性衛生保健服務，同時調整醫療保險制度間，由於覆蓋老年人比率不同所帶來的負擔不均，保證醫療保險更廣泛程度上的公平性。

日本國民醫療費每年約以6%的速度增長，2002年達34兆日元。其中，老年人醫療費每年以8%的速度上升，老年人均醫療費用是其他人群的5倍，70歲以上老年人醫療費占國民醫療保健費的1/3。

一、醫療體制

從功能上看，日本的醫療體制主要由服務體制（醫療機構和醫務人員）和管理體制（醫療衛生管理體系）構成。

（一）醫療機構狀況

擁有至少20張病床的醫療機構稱為醫院，而沒有病床或不超過19張病床的稱為診所。根據《醫療保健法》的規定，醫院必須為受傷或患者提供科學、合理的治療，並應擁有硬體設備，但對診所的設施狀況沒有嚴格要求。醫院《醫療保健法》對綜合醫院和其他醫院在人員配備標準、設施標準、管理層職責等方面，有所區別。

日本的醫院分類按所有制分類，可以多達25種左右，但習慣上分為：國立醫院（中央政府部門如：中央厚生勞動省、文部科學省等所辦）、公立醫院（地方政府所辦）、私立醫院等；按醫療功能又可以劃分為：綜合醫院、專科醫院、地區醫療保健醫院、精神衛生醫院和結核病醫院等類型。100張病床以上、科室設置齊全（即必須有：內科、外科、婦產科、兒科、眼科、耳鼻喉科等）、設備設置符合一定標準（必須有：化學、細菌及病理檢查設備、病埋解剖室、研究室、教室、圖書室、中央厚生勞動省規定的其他設施）的醫院，稱為綜合醫院。

根據日本厚生勞動省「醫療設施動態調查」統計，截至2008年3月末，日本擁有各類醫療機構達到176,215所（見表12-3-1），其中醫院有8,832家（占5%），一般診療所99,455所（占56.4%），牙科診療所67,928所（占38.5%）。從發展趨勢看，自2000～2008年各類醫療機構總數呈現上升趨勢，其中醫院數量呈逐年下降趨勢，一般診療所呈上升趨勢。根據醫院的服務類型，目前日本一般綜合醫院、精神科醫院和結核療養所數量分別為7,754所、1,077所、1所。

政府興辦的醫院包括：國立醫院、各類公立醫院和社會保險等相關團體興辦的醫院。這類醫院可以獲得一定的財政補助、享受免稅政策。私立醫院是指民營醫院和私人醫院，必須照章納稅。截至2008年，私立醫院在日本占80.6%；政府辦醫院只占19.4%，所擁有的病床數占全國總數的30.6%。2002年日本平均每萬人擁有133.4張，居世界第2位，高於許多已開發國家水準，也高於美國；到2009年日本平均每萬人擁有139張病床。

表12-3-1 2000～2008年日本各類醫療機構數量

（單位：所）

醫療機構	2000	2002	2004	2006	2008
醫　院	9,266	9,187	9,077	8,943	8,832
其中精神科醫院	1,058	1,069	1,076	1,072	1,077
結核療養所	3	2	2	1	1
一般綜合醫院	8,205	8,116	7,999	7,870	7,754
一般診療所	92,824	94,819	97,051	98,609	99,455
牙科診療所	63,361	65,073	82,286	67,392	67,928
合　計	165,451	169,079	172,685	174,944	176,215

來源：厚生勞動省醫療設施動態調查（每年10月1日統計，2008年為3月末統計數字）。

1960年以後，日本逐步建立高水準的特殊疾病的醫療中心，如：國立心血管病中心、國立癌症中心等。許多縣也建立縣級癌症防治中心、成人疾病中心等。幾個較大的城市還建立了兒童醫學中心和婦幼保健中心。另外，還專門為65歲以上老年人設立了老年人醫療設施。

醫學院校教學醫院共104所，其中44所國立，11所公立，49所是私立的，同時有6所附屬於大學的科研機構。教學醫院一般都擁有大量高級診療設備，平均每所教學醫院擁有病床486張。教學醫院主要目的是教學和培養醫科大學生及研究生。國家還指定179所教學醫院，作為醫學生畢業後住院醫師培訓基地。

國立醫院是由國家投資建設的，經費主要來自中央政府撥款，其次是社會醫療保險計畫的資助以及患者的支付。公立醫院的經費來源主要是地方政府撥款，其餘與國立醫院相似。國立醫院和公立醫院每年能從國家和地方政府得到各種補助，用於勞動力、基礎建設、設備等。法律規定醫院「自給資金原則」，即醫院的經常性支出應由醫院醫療服務的收入來負擔。醫院和門診機構除了承擔醫療工作外，還需主動承擔大眾衛生工作，這些衛生工作的經費都是醫療部門的自給資金。私立醫院多數具有私人的資本，也可得到政府的貸款，醫學保健集資互助會的撫恤福利服務公共互助會，也會長期低息貸款給私立醫院。私立醫院的資金籌集、回收和還債的責任由私人承擔，靠醫療收入來籌集資金是主要的籌資管道。醫療基金全部由政府撥款，並成立醫療基金機構（法人機構），作用是為私立醫院、診所等提供長期低息貸款，用於購買設備和提高業務水準等。這種低息貸款是其他金融機構難以提供的。

日本的醫院絕大多數為非盈利性，由國家或地方政府投入建設，醫院的投入70%來自於醫療保險的個人支付部分，30%來自政府的補助，補助主要用於大型醫療儀器設備的購置、建築維修和彌補醫院經營赤字。日本現行的醫療服務已經達到相當高的水準，但也存在醫療機構分布不均的現象，導致一些地區醫療機構過於密集，提供醫療服務過多，而一些山區、小島和周邊地區醫療機構不足，不能滿足醫療需求。

（二）醫務人員狀況

1. 醫務人員的構成

(1)臨床醫師：2002年，日本共有註冊醫師261,806人，每10萬人口醫師數為192.5人，每名醫師平均服務人口數為520人。在醫療機構內提供服務的醫師占95.6%，他們當中30.1%是醫院和診所的開辦者或法人代表，65.5%的人是醫療機構編制內員工。在教育和研究機構工作的醫師占總醫師數的2.1%，為4,857人。2008年日本共有註冊醫師286,699人，每10萬人口醫師數為224.5人（表12-3-2）。

(2)牙科醫師：2002年底，日本全國註冊的牙科醫師為87,624人，在牙科醫療機構服務的占97.5%，其中62.9%的人是機構的開辦者或法人代表，從事行政工作和保健工作的有201人。到2008年，日本共有註冊牙科醫師99,426人，每10萬人口牙科醫師數為77.9人，詳見表12-3-2。

(3)藥劑師：2002年底，全國註冊的藥劑師為202,400人，每10萬人口擁有藥劑師155.6人，每名藥劑師的服務人口為645人。有74.4%的藥劑師在藥局工作，在醫院和診所工作的占24.3%，還有1.3%從事研究工作。到2008年，日本共有註冊藥劑師267,751人，每10萬人口醫師數為209.7人，詳見表12-3-2。

(4)保健人員和助產士、護士：截至2002年底，全國在職保健士為28,841人，其中28.1%在保

表 12-3-2　1960～2008 年日本臨床醫師、牙科醫師和藥劑師數量的變化

（單位：人）

指　標	1960	1970	1980	1990	2000	2008
臨床醫師						
總　數	103,131	118,990	156,235	211,797	255,792	286,699
每 10 萬人口醫師數	110.4	114.7	133.5	171.3	201.5	224.5
牙科醫師						
總　數	33,177	37,859	53,602	74,028	90,857	99,426
每 10 萬人口醫師數	35.5	36.5	45.8	59.9	71.6	77.9
藥劑師						
總　數	60,257	79,393	116,056	150,627	217,477	267,751
每 10 萬人口醫師數	64.5	76.5	99.1	121.9	171.3	209.7

來源：《臨床醫師、牙科醫師和藥劑師調查》，厚生勞動省部長祕書處統計和資訊科。

健所工作，49.5% 在市町村衛生室工作，5.1% 在醫院工作，4.3% 在診所工作。全國在職助產士為 24,683 人，其中 10.8% 的人在婦產所工作，71.8% 的人在醫院工作，10.8% 的人在診所工作。截至 2002 年底，全國共有在職護士 1,108,463 人，醫師與護士比達到 1：4，其中 74.9% 的護士在醫院工作，18.4% 的人在診所工作。

2. 醫務人員的培養與教育

(1) 住院醫師培訓制度

①醫學教育與住院醫師培訓：根據《執業醫師法》規定，從事臨床工作的醫師必須在開設醫學培訓課程的大學附屬醫院或厚生勞動省指定的醫院，接受至少 2 年的住院醫師培訓。

②住院醫師培訓的基本目標：住院醫師培訓必須使醫師養成良好的臨床工作態度，獲取基本的診斷和治療技能。

③執行情況：截至 2009 年 4 月 1 日，共有 2,372 所專門的住院醫師培訓醫院和 135 所大學附屬醫院，參與住院醫師培訓制度。

(2) 醫師的培養、行醫許可與進修

日本現有醫科大學 80 所（含綜合大學內的醫學院），其中國立醫科大學 43 所，公立 8 所，私立 29 所。從表 12-3-3，2000～2025 年日本醫師供需狀況（預估）可見，未來日本醫師的供應數高於需求，即日本本土醫科教育能夠滿足國內衛生服務對醫師的需求，到 2025 年，供應數與需要數中位數相差 14,000 人。

日本的醫學教育中，醫療及口腔專業都是 6 年制，大學畢業後再接受 4 年的專科教育。1964 年

表 12-3-3　2000～2025 年日本醫師供需狀況

年　分	需要數（千人）			供應數（千人）		
	下　位	中　位	上　位	下　位	中　位	上　位
2000	244	249	280	258	263	267
2005	247	260	290	266	276	285
2010	247	270	295	275	289	302
2015	244	278	297	292	301	318
2025	233	291	348	305	305	344

從美國引進實習醫師制度和國家醫學統考制度。學生高中畢業後，經考試合格進入醫學院，經2年醫學預科學習，再接受4年醫學教育，畢業後須經國家醫學統考合格，經有關部門批准取得行醫執照。1968年取消了實習醫師制度，並修改開業醫師法律，規定醫學院畢業生在獲得行醫執照後，還須擔任2年以上的專科住院醫師。專科住院醫師須在教學醫院或中央厚生勞動省指定的醫院進行工作。根據日本《醫師法》第5條規定，醫師必須經全國醫師統考合格，由中央厚生勞動大臣頒發行醫許可證，才能獲得行醫資格。

日本的開業醫師一直具有重要的作用。日本實行全民醫療保險制度，在提供醫療服務方面，很大程度依靠開業醫師。開業醫師一般都是醫學院畢業，又經過4年或更長時間的學習，獲得「醫學博士」學位。在社會上，開業醫師具有很高威信，國家的衛生方針也會納入開業醫師。絕大多數開業醫師是組成地方醫學會與日本醫學會的骨幹力量。日本醫學會是日本很權威的醫學團體。各地區還廣泛建立自願結合的專業醫療機構，對發展專業和學術發揮很大作用。

醫師的臨床進修分為3個階段，即：畢業前進修、畢業後進修和終身進修（繼續教育）。《醫師法》第16條規定，醫師獲得行醫許可證後，應盡量做到完成2年的臨床進修，其進修醫院為被中央厚生勞動省指定的醫科大學附屬醫院等全民醫療保險簽約醫院，由國家為承擔進修教育的大學附屬醫院和保險簽約醫院提供經費補助，且為培養出色的全科醫師，國家對進修多學科的進修者提供更多的經費補助。1998年中央厚生勞動省在全國15所國立醫療機構、11所公立醫療機構、2所公益法人機構，建立地區醫療進修中心，作為醫師的終身進修基地。

(3)牙科醫師的培養、考試與進修

1998年日本共有牙科大學和醫學院29所，其中國立11所、公立1所、私立17所，在校學生3,005人。根據日本的《牙科醫師法》規定，牙科醫師經全國統考合格、由中央厚生勞動大臣頒發行醫許可證、獲得行醫許可證後，一般須臨床進修1年。進修地點是中央厚生勞動省指定的大學附屬醫院和牙科醫院。

3. 醫師的薪資管理

日本醫師的薪資是由政府宏觀政策控制的。根據《醫院法》，申請開設醫院、診所的團體、法人和個人，必須在申請書中列出各類醫務人員的薪資標準，上報至當地的地方長官（縣、市長）審核批准。

日本醫師薪資狀況具有以下特點：醫師薪資高於其他行業薪資水準；私立醫院的醫師薪資高於國立醫院和公立醫院的醫師薪資；流動職業的醫師薪資高於固定編制內醫師的薪資。

（三）醫療衛生管理系統

1. 國家衛生行政系統

國家級衛生行政部門稱厚生勞動省（2001年1月，厚生省與勞動省合併為厚生勞動省，以下若涉及年代在2001年1月前，以「厚生省」稱之，若無則以「厚生勞動省」稱之），厚生勞動省對衛生事業的管理，主要是透過制定有關規章制度、衛生政策以及提出對有關法律的修改方案等，主要任務是：**(1)衛生和醫療服務**：制定疾病的防治措施、改善環境衛生、提供充足的醫療服務設施、培訓醫療衛生人員、藥品製劑品質的控制、麻醉品的控制等行政事宜；**(2)社會福利服務**：採用多種方法為貧民提供維持最低生活標準的服務，為身障者和單親家庭給予資助並使其能達到自食其力，提

供兒童足夠的醫療服務和預防措施，解決日益增長的老年保健問題；**(3)社會醫療保險**：各種醫療保險和養老金方案的管理和執行，以減輕疾病、年老、殘疾等帶來的個人經濟負擔。

厚生勞動省負責管理國立醫院、療養院以及各種醫學研究機構（如：國立癌症中心、國立心血管病中心等），定期進行衛生統計分析和全國有關衛生指標的調查，將結果按年公布。

除厚生勞動省外，還有文部科學省體育局、勞動省勞動標準局和環境廳參與衛生有關的行政工作。其中，文部科學省體育局負責學校的保健行政事宜；勞動省勞動標準局主管勞動衛生行政事宜；環境廳承擔自然和人為環境公害的行政管理。

2. 地方衛生行政組織

一般來說100萬人口以上的大城市設衛生局和清掃局，10萬人口以上的城市設衛生局（或部），10萬人口以下的設衛生科，村莊設衛生股。

國家級以下的地方主管衛生部局有47個，但各地名稱不統一（稱衛生局的19個，環境保健部10個，衛生環境部3個，保健環境部5個，保健部2個，保健衛生部1個，厚生部或福利保健部7個）。地方衛生部局管理地區衛生行政事務，包括：負責醫療、藥政、預防保健、環境衛生、食品衛生等行政管理以及承辦國家醫療保險、審核地區開辦醫院的申請等。此外，還直接管理直屬的保健所、衛生研究所或精神衛生中心等公立研究機構和醫院。

衛生部局下設衛生所，全國大約有衛生所850多個。衛生所的性質兼有行政性和事業性，在轄區內執行衛生行政工作和開展預防保健工作。衛生所是預防疾病、增進健康、改善環境等有關公共衛生活動的中心機構，其工作直接關係到一定範圍內居民的身心健康。衛生所的規模因地而異，全國31個大城市、東京都的23個特別區，均設有直轄的衛生所。其他地區原則上規定每10萬人左右，設衛生所1個。在公立學校教育委員會內設學校衛生和伙食管理科（股），主管學校衛生工作。在私立學校由政府部局的執行科來承擔此項工作。都、道、府、縣的勞動基準局，由國家厚生勞動省直接領導，都、道、府、縣勞動基準局下設勞動基準監督署，為勞動基準行政的第一線機構，平時根據《勞動基準法》、《勞動安全衛生法》、《塵肺法》等實施監督指導，還進行勞動者災害補充保險的支付等工作。10萬人以下的市或町設衛生科，有時與國民醫療保險業務合在一起，稱為保健衛生科。村一級多設有衛生系（股）或居民衛生系（股）。根據厚生勞動省的規定，全國的市、町、村陸續建立衛生中心，衛生中心不屬於行政機構，而是市、町、村級有效地開展多種促進健康的活動場所。衛生中心的任務是推動國民健康運動的發展，並為當地居民提供預防接種、健康諮詢、健康教育、健康檢查等服務，包括：婦幼衛生、精神衛生、勞動衛生、環境衛生、食品衛生、學校衛生、老年人衛生保健等內容。

3. 衛生政策與立法

日本《憲法》規定：「提高和改善公共衛生、社會安全及社會福利是國家的責任。」依照《憲法》，日本政府逐步制定各種衛生法律、法規和衛生政策。現有衛生法律法規有110多種，其中多數是戰後頒發的。這對衛生事業管理發揮很大的作用，各級衛生行政部門依法管理。至今，日本已有法律包括：預防疾病方面的9種、環境衛生方面的25種、公共衛生、衛生管理和衛生統計方面的11種、醫療服務和義務人員方面的14種、藥物方面的9種，還有一些衛生立法是關於社會福利、社會醫療保險等方面的。為了貫徹執行這些法令，又制定許多條例和細則。除上述全國的立法外，地方政府又根據《地方自治法》制定出各種地方性衛生法令和政策。政府還設有專門監督

和檢查的機構。

4. 政府對醫院的管理

(1)**法律約束**：法律規定醫療機構的管理者必須是醫師。一般醫療機構的管理者應是醫療醫師，牙科醫療機構的管理者必須是牙科醫師，婦產所的管理者必須是婦產醫師。醫療機構的開辦者如果符合管理者條件的必須親自管理，但如果獲得當地地方長官的批准，也可以委託他人管理。醫療機構的在職醫務人員，除獲得地方長官的批准外，不得擔任其他醫療機構的管理者。《醫療服務法》規定，中央和地方長官認為有必要時，可要求醫療機構的醫務人員提交醫療紀錄和經濟帳冊等。醫療機構必須按照中央厚生勞動省的規定配備醫務人員和設施。

(2)**調整布局**：日本的中央衛生行政主管部門（厚生勞動省）可以對國立醫療機構進行大規模的體制改革，基本方針是合併、關閉和轉讓，以做到各種醫療機構的合理布局。具體做法是：對在同一地區已有類似規模的公立或私立醫療機構併存、國立醫療機構難以發揮作用的，屬於關閉對象；對相距太近的同類國立醫療機構進行合併；對一些在當地居民的醫療活動中確有一定影響，但如果交地方政府或民間團體經營管理更有效的國立醫療機構，可作經營管理權的轉讓。

(3)**合理分工**：厚生勞動省要求逐步實現：將初級衛生保健和一般醫療服務，交由公立、私立等醫療機構承擔，而國立醫療機構主要發揮的作用轉為：①開展政策性的醫療活動，即戰勝一些對居民健康有很大危害的疾病，如：癌症、心血管疾病、神經性疾病以及各種疑難病種；②在結核病、嚴重身心障礙、營養障礙和痲瘋病等的治療方面，發揮主導作用，並開展各種臨床研究；③為其他公立、私立醫療機構提供可供醫療和科研的高精密設備、實驗室和技術支援；④承擔各級醫院的臨床醫師進修和專科醫師的培訓、醫院管理型人才的教育和進修；⑤收集醫療情報並推廣醫學科研成果。

(4)**功能評價**：政府對醫療機構的功能評價，也是體現政府對醫療機構管理的重要內容。評價的標準涉及醫院的組織結構、設施設備狀況、運行的基本狀態和合理性、地區性需求大小、患者服務的舒適性和患者滿意度、醫療技術水準和醫療品質等。

二、醫療體制面臨的問題與改革

（一）醫療體制面臨的問題

一個醫療體制的理想模式是「任何人無論何時何地都能得到最好的治療」，不過由於醫療資源有限，這種理想難以實現，但以有限的資源、最大限度地提供行之有效的醫療，是每個醫療體制可實現的終極目標。

日本的醫療體制在社會保障體系中占有重要的位置，經過戰後的發展，日本實現世界最高的平均期望壽命和很高的醫療保健水準，日本醫療體制發揮的作用，功不可沒。但是，經過幾十年的發展，特別是20世紀90年代以來，人口低出生率和高齡化快速發展、經濟狀況不景氣、醫療技術進步、人們健康意識的變化等醫療的周邊環境，發生很大的變化，使得日本的醫療體制也面臨很迫切的問題（日本醫療體制架構，圖12-3-1）。

1. 醫療費用增多，醫療保險不堪重負

自1960年至1978年，日本國民醫療總費用年增長率一直在10%以上，尤其是20世紀60年代

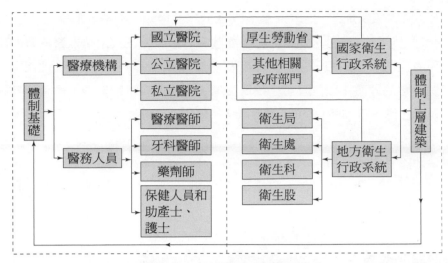

圖 12-3-1 日本醫療體制架構圖

後半期到70年代，增長的幅度很大。日本醫療費居高不下的原因，一是隨著全民社會醫療保險的實施，使得求診的途徑增多；二是藥費、檢查費等醫療費隨著物價、薪資的提高而隨之上揚。日本的藥價過高是人所共知的事實。在世界已開發國家中，日本的藥價是美國的1.1倍、德國的1.4倍、法國的2.7倍、英國的2.7倍。日本醫院大量使用昂貴的醫療儀器和設備，也是導致醫療費上升的因素之一。隨著老年人口的增多，老年人醫療費用在總醫療費中占很大比重。根據日本厚生勞動省統計，70歲以上老人每人年平均醫療費從1977年的25.4萬日元、上升到1993年的63.6萬日元，增長了2.5倍；而0～69歲人員醫療費從5.8萬日元、增加到12.3萬日元，增長了2.1倍。2000年，日本的國民醫療費約為30萬億日元，其中1/3是老人醫療費；到2008年，日本醫療費用占國民收入的比率已達到8.3%。日本厚生勞動省公布的統計顯示，2009年度向全國醫療機構支付的醫療費用總額（國民醫療費）為360,067億日元，比上年度增長了11,983億日元，增幅為3.4%。

2. 醫療品質不高，居民滿意程度下降

在醫療費負擔增大的情況下，日本居民對醫療體制的信賴程度降低。「等3小時，看3分鐘」的醫療供給體制不完善、對患者的解釋和理解不夠、醫院與患者所掌握的資訊不對稱性、醫療事故等，都引發人們對醫療品質的不滿。根據美國哈佛大學對日本、加拿大、德國、英國、美國的一項調查，日本人對醫療的綜合滿意程度最低，僅為67%，其他4個國家中最低的是英國，滿意度為87%，比日本還高出20個百分點。日本醫院的服務不好，還表現在醫務人員的數量上。日本平均為1名住院患者服務的醫務人員（包括：醫師、護士、行政事務、技師）僅為1.0人，而每個住院患者的住院天數卻平均為30天。相比之下，美國平均為1名住院患者服務的醫務人員（不包括醫師）為4.5人，而平均住院天數僅為5.5～5.6天。就是說，雖然美國的醫務人員是日本的4.5倍，但患者住院天數僅為日本的1/6。英國平均為1名住院患者服務的醫務人員為3.0人，住院天數為10天左右。德、法同為2.5人，住院天數為12～13天。可見，1名患者平均所擁有的醫務人員數量與住院天數，恰成反比。

在已開發國家中，與30年前比較，1名患者平均所擁有的醫師、護士的數量一直沒有變的只有日本。美國、法國、德國、英國等國家，1名患者平均所擁有的醫師、護士數比30年前幾乎增加

了3倍。這是因為日本不斷地增加床位,醫院病床的床位增加比率是其他國家的2～5倍。增加醫護人員即可減少患者住院的天數,可以進行較高效率的醫療。這樣做雖然醫療費的單位價格會上升,但是由於患者住院天數縮短,所需總費用並不會增加。近幾十年來,其他已開發國家在減少病床數量和住院天數的同時,增加護士,提高醫療品質,而日本卻把很大的費用花在引進各種儀器上,目前按人口比例,日本所有的CT機等價格昂貴的檢查儀器數量,是英、美等國的3～7倍,約占OECD的一半。

日本經濟短期內不太可能再有高速發展,在人口低出生率和高齡化過程中,如果醫療費繼續增加,國民的負擔必定會增大,國民對醫療體制的信賴程度一定會降低。因此,日本的醫療體制面臨緊迫的改革任務。

(二)醫療體制改革

綜上,為適應這些變化和提供滿足人們需求的醫療,日本已開始對包括醫療保健體制、診療價格體系、醫療保險制度等健康制度進行大幅度的改革。

1. 改革的基本方向

日本醫療體制改革的具體方向是:對醫療制度進行綜合的、分階段的改革,控制醫療費的上升,確立醫療機構的功能,提高醫療機構的效率,確保對患者的醫療。在醫療保健體制方面,積極進行健康管理,預防疾病,同時公開醫療訊息,擴大患者的選擇範圍,透過醫療服務功能的分化和集約,向國民提供高品質、高效率的醫療服務。在診療報酬體系方面,建立可以切實反映醫療技術進步和醫療機構運營成本的診療價格體系。在醫療保險制度方面,以「國民皆保險」為基礎,實現各個制度間、代際(指退休的老年人和在職的、相對年輕的人員)間的給付與負擔的公平,進行投保人的統合、優化和規模擴大,建立可持續穩定的制度。在高齡醫療制度方面,由於高齡化的進展,使老年人醫療日益重要,在應對急速增長的老年人醫療費的同時,注意實現代際間的公平負擔,公費政策的重點放在晚期老年人方面,降低成為投保人重大壓力的保險費。醫療保險制度改革的基本形式,有3項較為重要:(1)國家保障的範圍限定在最低國民生活水準,自我責任與自助努力相結合;(2)在緩解老年人後顧之憂的同時,糾正目前仍在擴大的代際間的不公平,為此,要對現行的老年人醫療制度進行改革,使其成為自立、穩定的制度;(3)引進市場機制,透過醫療機構的適當評估和服務的競爭,提高醫療服務的效率和品質。

2. 改革的具體措施

1996年11月,日本一些與社會保障有關的審議會,討論了社會保障制度未來的發展方向,認為未來的醫療體制應遵循以下3個基本原則:進一步提高醫療服務的品質;覆蓋所有國民;有效地提供醫療服務。

提高醫療服務品質的措施有:**(1)劃分醫療機構**:為了提供更好的醫療服務,將患者引導到合適的醫療機構,醫療機構應該功能明確,劃分為綜合醫療、專科醫院和診所等。同時根據每一個醫療機構的功能,確定適當的醫療費價格支付制度;**(2)改善醫療服務,特別是急症的醫療服務**:實行長期護理保險後,護理服務(原為由醫療保險提供的保險專案)將改由護理保險提供。因此在醫療保險制度下,要提高醫療服務的品質,尤其是對急症的診治,確保醫療環境符合要求。另外,還應鼓勵患者在治療後接受後續醫療服務;**(3)改革藥品提供制度**;**(4)提供資訊**:為了使患者

在充分了解資訊的情況下做出選擇，需要建立和提供全面的資訊系統。

1997年厚生省又提出如下改革建議：**(1)修改醫療費支付制度**：新的支付制度將把現在的按服務收費和單病種收費結合起來，如何結合取決於醫院和病症的種類，如：慢性病的治療將實行單病種收費的支付制度；按服務收費制度將適用於急症的治療；**(2)藥品收費制度**：現行制度下，藥品價格按照厚生省批准的目錄確定。新制度下只是根據市場價格決定最高限價；**(3)改革醫療提供制度**：為了明確每一個醫療機構的職責，以後大醫院主要提供住院治療。如果大醫院提供門診服務，個人負擔部分將提高。同時還要發展全科醫師服務，控制病床和醫師的數量；**(4)修改醫療保險辦法**：目前的醫療保險建立在職業和地區的基礎上，各種繳費和保險金有所差別。今後將對這一體制實行改革，以便實現平衡；**(5)建立新的老年人醫療保險方案**：以後將把老年人的醫療保險與其他人的分開。新方案下老年人需繳費，但仍會考慮低收入老年人的困難，且仍將得到政府和其他醫療保險的補助。老年人醫療和支撐它的醫療保險改革，是日本的「燃眉之急」。

2000年11月1日，在眾議院健康福利委員會，由於自民、公明、保守黨等執政三黨與21世紀俱樂部的多數贊成，《醫療保險法》等醫療保險制度相關修改法案被強行表決通過。其中一個主要內容就是將70歲以上患者在醫院窗口支付的自我負擔醫療費，從「定額制」改變為10%的「定率制」。厚生省稱此措施為「通向改革的第一步」。

對於醫療費劇增問題，2000年政府採取抑制醫療供給、擴充老人保健設施、自助努力、發揮民間的積極性等一系列政策。為了提高醫療品質，醫師要進行2年以上、牙科醫師要進行1年以上的臨床進修。醫師從2004年開始、牙科醫師從2006年開始，不進修就不能登記開業。同時還提高對普通病床配置護士的標準，由現在每4人住院患者擁有1名護士改為每3人有1名護士。

日本厚生勞動省在2001年9月公布《醫療改革草案》，具體內容為：**(1)提高醫療保險的個人負擔比率**：2002年起，加入醫療保險的對象在醫療機構接受診療時，本人要支付費用的20%。而且，從2003年度起，此比率上升到30%；**(2)「老年人醫療」推遲到從75歲開始**：日本現行的老年人醫療制度以70歲以上老年人為對象，改革後用5年時間，將這一年齡提高到75歲。75歲以上老年患者負擔10%，收入達到一定水準以上者要負擔20%，70～74歲的老人患者負擔為20%；**(3)「特別養老院」入住者的房費、水電費由個人負擔**：在現行的護理保險制度中，「特別養老院」入住者的水電費計入護理報酬，由保險直接支出。改革後入住者的房費、水電費，將可能作為「飯店成本」由個人負擔。

三、醫療保險制度

（一）醫療保險制度的歷史沿革

日本實行社會醫療保險制度，是世界上建立醫療保險制度比較早的國家之一，管理形式早期從德國引進，第二次世界大戰後又採取美國的一些做法，逐步制定一系列衛生立法和政策，形成日本獨特的醫療保險制度。

日本政府於1922年制訂第一部《醫療保險法》，這一法案覆蓋有10個以上雇員的私營部門，標誌著日本醫療保險制度的建立。由於自然災害的影響，這項法案的正式實施是在1927年。從此，日本的醫療保險制度開始不斷實踐、不斷完善的過程。1934年，為了擴大醫療保險的適用範圍，這一法案的覆蓋範圍擴展到有5個以上雇員的私營部門。這時的日本醫療保險制度，還只是

覆蓋了產業工人。1932年日本的農業危機產生對農民保險的巨大需求，於是在1938年日本又制定《國民健康保險法》（國家保險法），將健康保障的對象擴大到一般國民，同年日本政府設立厚生省。1939年《船員保險法》和《職員健康保險法》頒布。以上四部法規的提出，使醫療保障對象由產業工人擴大到船員、政府工作人員等。1948年至1956年間，日本相繼訂立《國家公務員共同組織法》、《私立學校教職員工共同組織法》，包括：國家公務員、地方公務員、私立學校職員以至公共企業職工都被納入醫療保障的範圍。1958年，經過全面修訂《國民健康保險法》，將尚在醫療保障範圍以外的農民等自營業者納入保障對象。1961年，修改了《國民醫療保險法案》，對所有的日本人都實行強制性醫療保險，即全體國民皆覆蓋在醫療保險制度內。

日本醫療保險制度建立初期的發展過程，決定了後來該體系的構成，主要分為2大部分，即：「職員醫療保險」（亦稱「雇用者醫療保險」）和「國民社會醫療保險」，這兩大組成部分又各有其發展的軌跡。

1. 職員醫療保險

1942年，為了消除重複保險現象，統一職員醫療保險，並把職員家屬的醫療支付法制化（保險支付比例為50%）；1947年《醫療保險法》廢除了勞動災害的醫療保險支付；1953年作為職員醫療保險的一部分，《日工作勞動者醫療保險法》提出；1954年，政府管理的職員醫療保險開始導入國庫負擔機制；1956～1973年間，隨著日本經濟進入高速增長期，政府開始著手實現以「國民醫療保險」為中心的醫療保險目標，因此這期間「職員醫療保險」變化不大；1971年政府提出「提高國民福利，彌補高速增長政策忽視國民生活改善的失誤」，對職員醫療保險進行劃時代的修正。政府管理的職員醫療保險的國庫負擔定率化（10%以上），同時將家屬的保險支付提高到70%，並引入昂貴療養費制度；1984年，由於醫療費用不斷膨脹，為實現醫療保險制度的支付和負擔公平化，職員醫療保險又進行一次大的修改，將參加保險的本人負擔率提高為10%，並統一日工作勞動者醫療保險的標準；1992年，政府管理的職員醫療保險又採用中期財政運營方式。職員醫療保險制度歷經以上這些重大修改，漸趨完善。

2. 國民社會醫療保險

國民社會醫療保險於1938年7月實施，實施主體是市、町、村政府及以職業為單位自願設立的保險互助會；1948年，針對戰後經濟混亂給醫療保險帶來的困境，國民社會醫療保險進行一次大的修改，以市、町、村公共經營代替互助會，實行被保險人強制加入制度，並設立社會保險診療支付基金，實現保險診療價格審查及支付一體化，同時恢復被保險人部分負擔制度，提高保險費率；1958年，全面修訂《國民社會醫療保險法》，推行社會醫療保險並將社會醫療保險支付率定為50%；1961年，在全國普及國民社會醫療保險；1963年，國民社會醫療保險將被保險者本人的保險支付率提高到70%；1968年，又對被保險人的家屬實施同樣的待遇；1988年，設立保險基礎穩定制度；1990年，又擴充國庫對國民社會醫療保險的補助，強化財政的調節機能。覆蓋全體國民的社會醫療保險制度，日臻完善，成為日本國民可靠的醫療保障。

（二）醫療保障法的發展

日本自1970年進入高齡社會，1980年65歲以上的老人就高達1,065萬人。為應對高齡少子化的挑戰，日本醫療保障立法精神圍繞這一課題，進行了較大幅度調整。1972年，日本政府全面修

訂《老人福利法》，實行老人醫療免費的制度。1973年，再次修訂《健康保險法》，對家庭的醫療給付提高到7成，同時創設高額療養費制度，並首次確立政府管理健康保險基金中，非常設國庫補助為常設預算國庫補助，補助比率為10%以上。

從1980年代開始，《健康保險法》和《國民健康保險法》進行多次修改。1980年，《健康保險法》將住院時對家庭的醫療給付提高到8成，修訂標準報酬等級表上限浮動範圍，並修訂保險費的上限。與此同時，又先後創設「特例退休被保險者制度」、「退休者國民健康保險制度」和「特定行業健康保險制度」等。1982年，日本政府又制定《老人保健法》，將65歲以上的臥床老人和70歲以上老人，從國民健康保險中獨立出來，並全部納入該法的保障範圍。1984年，《健康保險法》對健康保險相比國民健康保險過高的醫療給付待遇，進行重大修改：被雇傭者的醫療保險給付，從發生額的100%降為80%，退休者門診、住院費用個人負擔20%，被雇傭者家屬門診費用個人負擔30%、住院費用負擔20%。不過，由於人口高齡化的速度遠遠超出制度設計之初的預期，為緩解老人保健醫療基金的壓力，1986年日本政府不得不修訂《老人保健法》規定的醫療費免費制度，增加自費部分，提高被保險者分擔的比率。1988年，日本修訂《國家健康保險法》，創設「保險財政調劑制度」和「特別調整制度」。所謂保險財政調劑制度，是指各市、町、村繳納相當於醫療費發生額10%的調劑金，建立調劑基金，以平衡地區間的實際負擔；而特別調整制度則規定低收入群體的醫療保險費減免措施。

在1990年的《國民健康保險法》修訂中，又增加擴充國庫扶助內容、強化財政調節功能與合理調整對老人醫保籌集金的國庫負擔的內容。1991年，日本修訂《老人保健法》，降低自費部分，並引入隨物價浮動的機制，提高護理的公費負擔比率，設立老人訪問護理制度等。1994年，《健康保險法》也作出相應修訂，改革與陪伴看護、護理相關的醫療保險給付，推進居家醫療，同時創設老人保健福利審議會。

2000年，開始實施專司老年護理服務的《護理保險法》。2002年，再次修訂《老人保健法》及其實施命令，提高老年人醫療保健的自費部分，將接受保險給付對象的年齡提高到75歲，調整個人負擔部分，取消定額選擇制，調整自費部分限度額，取消與老人醫療費籌集金估算相關的老人參加率的上限和調整下限等。

日本醫療保障的法律最近一次修訂，源於2006年6月政府頒布的《醫療制度改革大綱》。該大綱主要從3方面修訂《健康保險法》：實現醫療費用的合理化；創立新型老年人醫療制度；改組合併保險者。

（三）醫療保險制度現狀

1. 基本醫療保險制度

經過幾十年的發展，日本醫療保障制度已自成一體，由針對工薪族的行業保險與針對農民和自營工商戶的地域保險，構成兩大獨立的醫療保險體系。其中占人口大多數的工薪族醫療保險，共分為7大類，包括：700人以上的大企業員工的「組合（相當於工會組織）掌管健康保險」；700人以下的中小企業員工的「政府掌管健康保險」；針對臨時工、船員、國家公務員、地方公務員以及私立學校員工的「疾病統籌保險」制度等。

據日本厚生勞動省2008年7月統計數據顯示，目前全國共有12,881萬人參加各種醫療保險。

其中，加入人數最多的為國民健康保險，約有5,127萬人；其次為政府掌管健康保險，加入人數約3,594萬；再次為組織掌管的健康保險，有3,047萬人參加；還有944萬人參加共同組合保險，約1,300萬人參加長壽醫療保險；此外，約有16萬人參加船員保險，153萬人享受其他生活保護制度。

(1)政府掌管健康保險

政府掌管健康保險是日本參保人數僅次於國民健康保險的第二大醫療保險制度。保險對象主要是中小企業單位的員工，而保險者全國只有一個，即社會保險廳。

政府掌管健康保險被保險者的醫療費，個人負擔額原為20%，2003年4月修改為30%。法定的一般保險費率為個人平均薪資標準（含獎金）的8.2%（企業與員工各占一半），厚生勞動大臣可經過社會保障審議會的審查，在6.6%至9.1%之間進行調整。

政府掌管健康保險的收入包括：保險費收入、國庫補助以及其他方面。2006年，政府掌管健康保險的總收入為69,487億日元，總支出為68,370億日元，當年結餘1,117億日元。截至2006年底，政府掌管健康保險基金累計結餘4,983億日元。1993年到2003年，政府掌管健康保險曾經出現連續10年的年度赤字。2008年，政府掌管健康保險制度的預算為8,254億日元。

(2)國民健康保險

國民健康保險是日本醫療保障體系中覆蓋人群最多的醫療保險制度。主要對象是農民、自營工商戶、無業者等，由被保險者所居住的市、町、村提供醫療保險服務。

《國民健康保險法》雖然制定於1938年，但1955年日本國庫才開始補助該制度；1958年《國民健康保險法》修正後，被保險者的醫療費個人負擔額被限定在50%以內；1963年之後被限定在30%以內。從1968年起，被保險者所撫養的家屬，也開始享受醫療費自負30%以內的待遇。

國民健康保險的主體有兩種形式：同行業的自營業者（如：醫師、牙科醫師、藥劑師等）組合的國保組合和市町村國保。其中市町村國保是國民健康保險的主體。截至2008年7月，市町村國保的保險者數有1,818個，投保人數為5,127萬人，占全國醫療保障總投保人數的36.8%，而同期參加國保組合的只有389萬人。

(3)組合掌管健康保險

2003年4月開始，組合掌管健康保險被保險者個人的負擔額為全部醫療費的30%，被撫養家屬的負擔額也為醫療費的30%。

截至2006年末，各健康保險組合的平均保險費率為7.484%，雇傭單位與個人各負擔4.149%和3.335%。2006年，組合掌管健康保險的總收入為60,077億日元，總支出為57,708億日元，當年結餘2,368億日元。2008年，中央國庫給予組合掌管健康保險事業的補助金預算為5億日元。

組合掌管健康保險主要對象為700人以上的大企業員工，保險者為各健康保險組合。截至2008年12月，組合掌管健康保險的保險者有1,497個，其中272個為綜合健康保險組合。

(4)疾病統籌保險

疾病統籌保險制度分為：船員統籌保險、國家公務員統籌保險、地方公務員統籌保險以及私立學校教職員統籌保險。

①船員統籌保險制度於1939年根據《船員保險法》設立，由國家充當施保者。2008年7月，全國共有被保險船員約16萬人。2006年，船員保險費率為標準月薪的9.1%（船員和船舶所有者各負擔一半）。

　　②國家公務員統籌保險制度於1948年根據《國家公務員共濟組合法》設立，由各中央政府機構的共同組合充當保險者。2006年底，全國共有21個共同組合，被保險者為111萬人，被撫養親屬人數為142萬人，平均每名被保險者負擔1.27名被撫養家屬。國家公務員統籌保險費率，由各個共同組合根據財務收支狀況加以調整，所以各機構有所不同。2006年，保險費率最低的為5.51%，最高的為8.60%。

　　③地方公務員統籌保險制度於1962年根據《地方公務員共濟組合法》設立，由各地方公共團體的共同組合充當保險者。2006年底，全國共有54個共同組合，被保險者為287萬人，被撫養家屬人數為347萬人，平均每名被保險者負擔1.21名被撫養家屬。地方公務員統籌保險與國家公務員統籌保險制度一樣，由各共同組合根據該年度的收支狀況調整保險費率，2006年的保險費率為8.72%。

　　④私立學校教職員統籌保險制度於1953年根據《私立學校教職員共濟組合法》設立，由統一的日本私立學校振興共同事業團充當保險者。截至2006年底，加入該制度的被保險者為47萬人，被撫養家屬人數為37萬，平均每名被保險者負擔0.79名被撫養家屬。私立學校教職員統籌保險費率現為7.37%。

(5)老人保健制度

　　老人保健制度是為了應對人口高齡化的挑戰，平衡各項制度，特別是國民年金制度的老人醫療費支付水準的差異，於1983年建立的新的醫療保障制度。主要對象為70歲以上的老人（特殊情況如：臥床老人，從65歲起就可以利用這項制度）。

　　患者負擔以外的費用總額的42%由中央國庫、地方政府的補助來支付，剩下58%的費用由各項醫療保險制度來分擔。老人保健制度大大地平衡了各項制度間的支付水準的差異。

2. 市町村國民健康保險、政府掌管健康保險與組合掌管健康保險比較

　　作為地域醫療保險的市町村國民健康保險和作為職域醫療保險的政府掌管健康保險與組合掌管健康保險，構成當前日本醫療保障體系的主體，三者覆蓋的總人數達11,768萬人，占總人口的88.47%，三者也是「國民皆保險」體系中最大的三個制度。從保險者數、被保險者類別、投保人數、投保者平均年齡、每戶家庭保險費調定額、國庫負擔、人均醫療費等方面，對市町村國民健康保險、政府掌管健康保險與組合掌管健康保險三者的比較，詳見表12-3-4。

（四）醫療保險制度的改革

1. 醫療保險改革的背景

　　(1)人口結構的變化：根據日本國家社會保障和人口問題機構公布的1997年日本人口統計和預測資料，2050年日本人的平均期望壽命為男79.43歲、女86.47歲；人口出生率預期從1995年的1.42‰、下降為2000年的1.38‰，以後將逐漸提高，直到2030年，穩定在1.61‰的水準。因此，老年人口將增加，在職工人將減少。根據預測：65歲以上的老年人口，將從1995年的1,800萬，上升到2050年的3,200萬；15～64歲的工作人口，將從1995年的8,700萬，下降到2050年的5,500萬；65歲以上的老年人口占總人口的比率，將從1995年的14.5%，上升到2025年的27.4%和2050年的32.3%。人口高齡化的加速和兒童在人口比例的下降，對日本的社會保障產生深遠的影響：到2025年，社會保障繳費負擔預計將占國民收入的29%到35.5%。

　　(2)醫療保險收支狀況惡化：1995年，全國醫療支出就已經達到27.2兆日元，超過國民總收入的7%，以後每年以6%的速度增長。老年人口的醫療支出達到約8.9兆日元，占總醫療支出的

表 12-3-4　市町村國民健康保險、政府掌管健康保險與組合掌管健康保險的比較

項　目	市町村國保	政管健保	組合健保
保險者數（2007 年 3 月底）	1,818 個	1 個	1,541 個
被保險者	自由職業者、農民等	主要是中小企業職員	主要是大企業職員
參保人數（2007 年 3 月底）	4,738 萬人	3,594 萬人（本人 1,950 萬人，家屬 1,644 萬人）	3,047 萬人（本人 1,546 萬人，家屬 1,502 萬人）
參保者平均年齡① （2006 年度）	55.2 歲（44.6 歲）	37.4 歲（35.0 歲）	34.3 歲（33.1 歲）
老年人投保比例② （2007 年 3 月底）	22.5%	3.9%	1.8%
每戶家庭保險費調定額③ （2006 年度）	15.5 萬日元	17.0 萬日元 （34.1 萬日元）	18.7 萬日元 （41.5 萬日元）
國庫負擔（醫療部分）	支付金額等的 43%	支付金額的 13.0% （老人保健參保費的 16.4%）	定額（預算補助）
人均醫療費④ （2005 年度）	17.4 萬日元	11.7 萬日元	10.1 萬日元

注：①括弧內數字為剔除 70 歲以上參保者後的數據；②含 65 歲以上的臥床者；③括弧內數字為用人單位的負擔額；④除去老人保健
　　對象的數值。
來源：《日本醫療保險制度概要》，厚生勞動省，2008 年 7 月 4 日。

1/3；1995 年以後每年以 8% 的速度增長。由於國民收入增長緩慢（年增長率約為 1%），繳費收入不可能有很大的增長，由此導致醫療保險方案出現赤字，如：政府管理的雇員醫療保險方案，1996 年的赤字為 5 兆多日元；社會管理的職員醫療保險方案，1995 年有 1,137 個醫療保險組織（占總數 60% 以上）出現赤字；政府掌管的醫療保險，1996 年度有積累資金 1 兆 5,000 億日元，年度末減至 3,000 億日元。另外，由地方政府管理的國民醫療保險方案，60% 以上的市、町、村為赤字。

　　醫療保險收支赤字的根本原因，是醫療費與國民經濟間的發展不平衡。醫療費 1995 年達到 27 兆日元，人均約 22 萬日元，每年增長率為 5%～6%，而與此同時，經濟一直處於不景氣狀態。1992 年以來，國民收入一直在 1% 的低增長速度上徘徊。以收入為基數的醫療保險費的增長，勢必非常緩慢，面對不斷增長的醫療費，醫療保險收支赤字惡化加劇，改革也就在所難免了。

　　醫療費增長中，尤其以老年人醫療費的增長最為顯著，每年以近 8% 的速度增長。2004 年，老年人（70 歲以上）的醫療費占國民醫療總費用的 1/3，隨著人口高齡化的不斷加劇，其醫療費的增加必然持續。據估計，醫療保險的保險費率將從 2004 年占國民收入的 8.2%，上升到 2025 年的 20%。可見，老年人的醫療費用快速上升，是醫療費用增長的主要原因，醫療費用的增長又使醫療保險者出現財政赤字、導致運營危機，而且伴隨著高齡化的加劇、醫療技術的進步和患者對醫療衛生服務品質的需求越來越高，在醫療衛生服務提供體制、醫療服務收費標準和醫療保險制度上的問題，逐漸暴露出來。

2. 醫療保險改革的架構

　　日本中央醫療保險審議會在 1996 年 7 月發表的《今後的國民醫療及醫療保險改革方案》（第二次報告）中，將今後醫療保險改革劃分為 3 個階段（表 12-3-5），第一階段到 2000 年為止，第二階段到 2005 年為止，第三階段到 2010 年為止。第一階段以給付與負擔改革為重點；第二階段以醫療

表 12-3-5　日本醫療保險改革三階段架構

項　　目	第一階段 1997～2000	第二階段 2001～2005	第三階段 2006～2010
重　　點	重點為醫療給付，確保給付與負擔的公平，著手醫療提供體制改革。	重點為醫療提供體制的徹底改革及保險者行為的規範化。	重點為醫療保險制度重整的完成及醫療總費用增長的控制。
給付與負擔的改革	·重視給付改革 ·患者負擔及藥費給付的改革 ·醫療保險費率的提高	·給付與負擔改革的深化	·醫療保險制度重整的完成 ·醫療總費用增長的控制 ·使藥品使用合理化
制度構造的改革	·老人醫療保健制度改革 ·保險制度改革 ·國民醫療保險制度改革	·保險者與醫療機構關係的理解 ·著手各醫療保險制度間重整	·使老年人醫保制度更加穩定 ·擴大患者選擇自由度的同時，增強個人責任
醫療收費標準的改革	·為了推進醫療提供體制改革而進行的醫療收費標準的改革	·確立適合新型醫療提供體制的醫療收費體系	·穩定醫療費用增長速度
醫療提供體制的改革	·社會性住院的消除 ·病床數及醫師數的調整 ·醫療機構職能分化及合作	·包括病床數調整的醫療提供體制的徹底改革	·縮短平均住院天數 ·改善大醫院患者過分集中狀況
資訊化與其他	·著手醫療保險證的保險卡化 ·醫療情報充實	·醫療保險結算清單電腦化的全面實施	·保險者與醫療機構直接簽訂合約，加強監督功能

體制改革為突破點，確立合理醫療收費標準體系；第三階段著重醫療保險制度的綜合改革以及醫療總費用的控制。醫療保險改革分為5個方面：

　　(1)給付與負擔改革；

　　(2)醫療保險制度的結構改革；

　　(3)費用標準改革；

　　(4)醫療供給體制改革；

　　(5)資訊化及其他。

　　隨著人口高齡化進程的加快，近幾年日本國民醫療費的增長率每年以3%～4%的趨勢攀升。為確保醫療保障制度的可持續性，2005年12月厚生勞動省公布了《醫療制度構造改革試案》，提出醫療制度結構改革的基本方向。

　　經過政府和執政黨醫療改革協議會的討論，總結出《醫療制度改革大綱》，經過參眾兩院的審議，於2006年6月21日通過。《醫療制度改革大綱》主要從3方面修訂原來的《健康保險法》：實現醫療費用的合理化；創立新型老年人醫療制度；改組合併保險者。

3. 醫療保險制度改革的具體內容

　　日本《醫療制度改革大綱》頒布後，主要針對以下7個方面問題進行改革：

　　(1)控制老年人醫療費用增長的對策：第一階段，一是建立新型的老年人醫保制度，陸續加入被雇用者保險及國民醫療保險等制度，改革全體國民統一的醫保制度；二是改革現行老年人保健

制度，改革轉移金和患者負擔制度。第二階段，實施《看護保健法》，完善老年人醫保制度。第三階段，使老年人醫保制度更加穩定。

(2) **建立看護保險制度後醫療保險的對策**：第一階段，一是消除社會性住院，充實看護服務，加強醫院諮詢與指導，調整病床數，消除過剩床位；二是著手充實急性期醫療力量，調整人員配備標準，推進單人病房建設。第二階段，進一步消除社會性住院。第三階段，縮短平均住院天數。

(3) **提供優質、高效的醫療服務**：第一階段，加強家庭病床建設，建立社區醫療互助網絡，強化基層診所功能，調整病床數和醫師數。第二階段，進一步推進醫療機構的網路化和病床數與醫師數的合理化。第三階段，消除「3小時等待，3分鐘診療」現象，改善大醫院患者過分集中狀況。

(4) **改革醫療收費標準**：第一階段，著手進行醫療收費改革，建立不同功能醫院的收費標準，將現行的按服務收費改為定額付費。第二階段，確立適合新型醫療服務提供的醫療收費體系。第三階段，穩定醫療費用增長速度。

(5) **改革藥價制度**：第一階段，主要確立以市場實價為原則的藥價制度，縮小藥品差價，並使藥價設定透明化。第二階段，開始實施新型的藥價制度。第三階段，使藥品使用合理化。

(6) **改革醫療保險制度**：第一階段，政府掌管並平衡醫療保險財政收支，逐步調整保險費率和患者負擔比率。第二階段，實施醫保穩定化的措施，統一給付率，研究滿足患者多樣化需求的對策，進行保險費繳費方式和現金給付的改革。第三階段，平衡醫保收支，確定給付與負擔的公平，在擴大患者選擇自由度的同時，增強個人責任。

(7) **推進資訊化，增強保險者監督功能**：第一階段，向患者提供更多的資訊，構築綜合醫療資訊系統，保險者向被保險者提供更多的醫療資訊。第二階段，構築綜合醫療資訊系統，建立保險者對醫療機構的評價體系。第三階段，提高醫療品質，強化保險者責任，保險者與醫療機構直接簽訂合約，加強監督功能。

《醫療制度改革大綱》自2006年開始改革的措施有：擁有與在職職工相當收入的老年人，其醫療費的個人負擔部分，由原來的20%提高到30%；提高療養住院老年人的伙食費和居住費的個人負擔比例；高額療養費的自費負擔限額提高到與包括獎金等收入在內的報酬總額相當的水準，同時考慮照顧低收入者；重建保險診治與保險外診治的合併使用。

《醫療制度改革大綱》中2008年開始實施的改革措施主要有：將70～74歲高齡患者負擔的比率，從醫療費的10%提高到20%；減輕嬰幼兒患者負擔比率，此前該比率適用於3歲以下嬰幼兒，從2008年4月起該負擔比率調整為適用於義務教育前的所有嬰幼兒；創建新型高齡者醫療制度，改革原來的老人保健制度，新建以75歲以上的後期老年人為對象的後期高齡者醫療制度，對65～74歲的前期高齡者的醫療費，實行各項制度根據參保人數分攤的財務調劑；政府掌管健康保險的公團法人化，將原來的政府掌管健康保險從政府中分離出來，設立全國健康保險協會，掌管健康組合保險中組合員以外的被保險者的保險，保險費率由各都、道、府、縣根據各地的醫療費情況分別設定；根據醫療的必要性改組療養病床，限定療養病床只接受醫療需求很高的患者，對醫療需求低的患者，則以看護公寓等居住型服務或老人保健設施替代。

（五）醫療保險制度的一元化改革

現行的日本醫療保險制度林立、經營主體複雜，繳費與待遇各不相同，明顯削弱醫療保險這

種社會保險制度的公平性。為此，有些專家學者主張，將各種制度統一為單一的醫療保險制度，以利消除各制度在籌資和待遇方面的差異，也可以發揮分散風險、保證基金安全的作用。

　　但是由於長期以來各種制度有其自身發展的特點，有其既得利益群體、有其積聚的資產以及自成體系的管理方式，再加上每個保險制度都與其管轄的省、廳、企業之間有著千絲萬縷的關係，如果各種制度統一起來，因加入者多、涉及範圍廣，也可能會影響保險的經營效率。正如日本健康保險聯合會2008年12月4日公布的《財政調整一元化阻止特別委員會最終報告》中所指出的，目前要實現日本醫療保險制度的一元化是非合理、非現實的。

四、護理保險制度架構

　　經過長達3年的準備，日本政府於2000年4月1日正式開始實施長期護理保險制度。這項全新的醫療保障制度的實施，給日本社會和國民帶來「護理理念的重大革命」。「少子高齡化」趨勢嚴峻，是制度創設的基礎，臥床和失智老人的急速增加，是制度創設的現實原因。

　　經過8年的發展和完善，長期護理保險制度日漸成熟。截至2008年4月，護理保險服務的受益者已經累計達到4,382.78萬人，其中護理預防服務受益者為879.23萬人，護理服務受益者為3,505.72萬人。

（一）護理保險主體

　　目前日本護理保險法律法規的依據，主要有以下幾部：《介護保險法》、《介護保險法施行令》、《介護保險法施行規則》。護理保險的保險者主要包括：各市、町、村。此外，國家和各都、道、府、縣、醫療保險者、養老保險者也支撐著護理保險制度。而被保險者：包括第1號被保險者和第2號被保險者。「第1號被保險者」指65歲以上的老年人，具體而言，包括因臥床或失智等處於始終需要護理狀態的投保者、為了使隨時需要護理的狀態得到減輕和防止惡化而特別需要支援的投保者、家務和自理等日常生活需要扶助的投保者。「第2號被保險者」指40～64歲之間，且已經加入醫療保險的人員，即因為年齡的增加而患有16種特定疾病、需要護理和扶助的參保者。這16種特定疾病包括：癌症晚期、關節風濕、肌肉萎縮性側索硬化症（俗稱漸凍人症）、後縱韌帶骨化症（亦稱脊髓半側損害症候群）、骨折引起的骨質疏鬆症、早發性認知症（失智症）、帕金森氏症相關疾病、骨髓小腦變性症、椎管狹窄症、早衰症、多系統萎縮症、糖尿病性神經障礙、糖尿病性腎炎、糖尿病性視網膜症、腦血管疾病、慢性阻塞性肺疾病、兩側膝關節或骨關節的明顯變形所導致的變形性關節症等。

（二）護理保險籌資與給付

　　在日本護理保險費的徵收，是按照被保險者的身分來徵收的，其中第1號被保險者，在退休金發放前先行扣除，對於扣除困難的投保者，由各市、町、村個別徵收。第2號被保險者則隨各醫療保險制度一併徵收。護理服務費用的審查和支付，由各市、町、村委託都、道、府、縣的國民健康保險團體聯合會（簡稱國保聯）組織實施。向護理服務提供組織支付其所提供服務90%的費用。

　　護理保險費的繳納標準為基準額乘以係數，即投保者按收入被分為5個組距：第1～3組距為

本人或其家庭不用繳納住民稅的參保者，其係數為0.5～1；第4組距為本人年收入在250萬日元以下的投保者，其係數為1.25；第5組距為本人年收入在250萬以上的投保者，其係數為1.5。

根據厚生勞動省的統計，2000年護理保險的平均保費是2,400日元，2005年為2,900日元，2010年為3,600日元。

護理服務受益者原則上只需支付護理服務總費用的10%，其餘則由中央（25%）和各都、道、府、縣（12.5%）和各市、町、村（12.5%）財政和護理保險被保險者保費收入（第1號被保險者保費收入負擔17%，第2號被保險者保費收入負擔33%）分別負擔。此外，護理服務受益者還需要向護理服務提供組織支付居住費和伙食費等。

（三）護理保險服務與管理

1. 日本護理保險的日常管理

日本護理保險是由中央政府統一制定政策，對服務專案和服務基準進行規範，由地方各市、町、村具體負責實施，是個人、家庭、社區、地方和中央共同參與和運行的制度。把臥床和失智老人等作為護理保險的服務對象，這是對傳統家庭子女養護老人和家庭護理模式的重大突破，實現家庭護理的社會化。此外，服務專案由各市、町、村地方政府和民間社會組織提供，既有利於發揮國家對護理服務的指導作用，也有利於提升地方政府和民間社會組織的積極性，更好地促進老年人護理服務的開展。但是也應該看到，護理保險制度是日本「少子高齡化」迅速發展與社會保障提供不足的產物，仍存在諸多不足。其中最具爭議的就是，由原來的老年人社會福利方式轉變為社會保險方式，來解決老年人護理服務的問題，是否是歷史的倒退？是否可以持續為老年人提供質優價廉且可及的護理服務？還需要進一步探討，並假以時日進一步觀察。

日常的護理保險計畫的制定，由各市、町、村和都、道、府、縣按照國家既定護理保險的基本方針，制定各市、町、村的護理保險事業計畫和都、道、府、縣的護理保險事業支援計畫，以進行護理服務基礎設施的整備。

2. 基本護理服務的申請流程

基本護理服務的申請程序如下：申請護理服務時，申請人首先須向居住地的市、町、村申請需要護理（支援）的認定。該手續可由本人或家屬辦理，也可委託地區綜合支援中心、居家護理支援單位（護理計畫制定單位）、護理保險設施或貼近地區型護理老人福祉設施辦理。

其次，由市、町、村進行需要護理（支援）的認定。各市、町、村「護理認定審查會」根據認定調查的結果和主治醫師的意見書，進行審查和判定，判定的結果分為：不需要護理或支援、需要支援1～2級、需要護理1～5級。其中，被判定為不需要支援或護理的老年人，可使用地區支援業務，包括：護理預防業務、由地區綜合支援中心提供的綜合支援服務與任意業務。需要支援1～2級的老年人，可利用13種居家護理預防服務和3種貼近地區型護理預防服務。需要護理1～5級的老年人，可利用13種護理服務、6種貼近地區型護理服務與3種設施服務。

隨後，進入護理計畫的制定階段。如果使用護理預防服務，投保者可委託地區綜合支援中心制定；如果使用居家護理服務，可委託居家護理支援單位制定，當然也可自行制定後直接提交給市、町、村。如果使用設施服務，可直接向護理服務設施提供機構提出申請或透過護理管理人介紹。

最後，進入護理服務的使用階段。關於具體服務內容及使用日期、時間、費用等，投保者可

與護理服務提供組織充分協商後，簽訂合約。如希望對護理服務內容有所改善，可直接與護理管理人或地區綜合支援中心、服務組織等協商。

3. 護理保險的支付範圍

當購買了護理保險之後，保險能夠給付包括：家庭護理服務和設施護理服務2大類服務。家庭護理服務是服務使用者生活在自己的家中，只是定期或不定期前往老人護理設施接受護理服務，或由家庭護理員到家中給予護理服務，這些護理服務都是24小時提供的。具體來說，家庭護理服務包括：訪問護理、訪問入浴、訪問看護、訪問入所康復訓練、醫師、牙醫、藥劑師的家庭訪問及療養上的管理和指導、日間家庭護理、短期入所護理、失智老年人的共同看護、收費養老院的護理、輔具的出借及特殊器材（如：特殊尿具）購入費用的支付、住宅改裝、修復費的支付、居家護理的支援服務等。設施護理服務則包括：老人特別康復所的入所、老人保健設施的入所及療養型病床、老年性失智疾病療養病房等護理設施的住院服務。除了以上給付內容，各市、町、村還可以根據各自的財源情況和區域內的需求，對第1號被保險人提供以下服務給付：護理所必須的寢具洗滌、乾燥等服務的供給、護理進修、家庭護理交流會及為單身投保者送飯等服務。

為確保各市、町、村護理保險制度財政的穩定和保險者事務正常的開展，除了中央財政轉移支付和對保險者事務經費1/2的財政負擔以外，各都、道、府、縣還設置了護理保險財政穩定化基金，當各市、町、村的護理保險基金出現危機時，可調整保費費率外，還可以要求都、道、府、縣從財政穩定化基金中調撥資金，進行援助。

五、醫療費用控制政策

（一）醫療費用增長特點

1. 人口高齡化和老人醫療保健不斷擴大是造成醫療費用上漲的主要原因

1973年，日本進入高齡化社會，政府規定70歲以上的老人免費醫療，這一年被稱為「福利元年」。老人醫療費急遽增加，分散高齡者醫療風險成為日本醫療保險制度改革的主要內容。從過去幾年醫療費增長率來看，1990年4.5%、1991年5.9%、1992年7.6%、1993年3.8%、1994年5.9%、1995年4.5%、1996年5.8%、1997年1.9%、1998年2.6%，1999年3.7%；人均醫療費用一直呈上升趨勢，1999年是24萬日元，超過了1998年的23.6萬日元，增長了3.7%；醫療費用占國民收入的比率，在1955年是3.42%，1975年增長到5.22%，進入20世紀90年代以後，每年都在增長，1990年5.87%、1995年7.12%、2001年7.8%、2005年8.2%、2008年達到8.3%，2009年度日本國民醫療費在國民收入中的所占比例更達到10.61%，自1954年度開始調查以來，首次超過10%（圖12-3-2）。

日本在1999年還沒有實施醫療費的制度改革，醫療費首次突破30萬億日元大關，比上一年增長了3.7%；醫療費用占國民收入的比率，也由上一年的7.8%上升到8.08%，增長了0.28個百分點。這一上升率據厚生勞動省官方統計資料顯示，由於人口增加的因素占0.2%，人口高齡化因素占1.6%，其他由於醫療高度化、疾病結構的變化因素占1.9%。從不同年齡段看，花費在每個老年人的醫療支出是每個年輕人的5倍，並以每年9.1%的速度增長（而國家衛生總費用每年僅以5.8%的速度增長），這是1996年的對比情況，接下來的年度對比情況分別為：1997年是5.7%（1.9%），1998年是6%（2.6%），1999年是8.4%（3.7%）。日本1999年老人醫療費為118,040億日

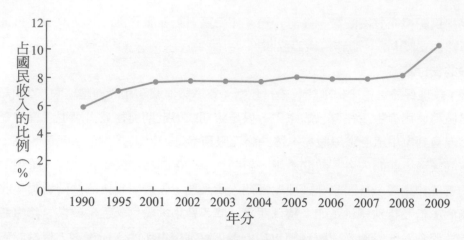

圖 12-3-2　1990～2009 年醫療費用占國民收入的比例

元，比上一年增加了 9,170 億日元，並且仍有上升的趨勢。老人醫療費占國民醫療費的比率，1983
年只有 10.9%，1999 年上升到 38.2%。占國民收入的比率，也由 1983 年的 0.45%、上升到 1999 年的
3.08%，上升了將近 7 倍。

2. 藥品和老人護理費用增長最快

從診療種類上來看日本醫療保險，1999 年一般診療費是 241,320 億日元，占整個國民醫療保
險費的 77.6%；牙科診療費是 2,544 億日元，占 8.2%；藥品費用 24,251 億日元，占 7.8%；其他費用
占 6.4%。而在一般診療費中，住院診療費是 113,990 億日元，占 36.8%；門診診療費是 126,142 億日
元，占了 40.8%，其中在一般社區診療所看病和在醫院門診就診費用分別占 23.1% 和 7.7%。

從增長率來看，1999 年一般診療費比上一年增長了 2.3%，牙科增長了 1.0%，而藥費卻增加了
4,233 億日元，增長了 21.1%；老人保健機構護理費增長了 15.2%，老人居家護理費增長了 29.5%，
並且隨著老人保健機構不斷完善，費用繼續攀升。2000 年，診療費為 24.3 萬億日元，比 1999 年增
加了 0.70%。藥劑費往年都是負增長，隨著醫藥分業改革的推進，2000 年卻增長了 15.6%，首次超
過牙科費，牙科費比上一年只增長了 0.4%。

3. 65 歲以上老人醫療費超過一半

從不同的年齡段看日本醫療保險，1999 年 65 歲以上的國民醫療費是 154,797 億日元，占整個醫
療保險費用支出的 50.0%。詳細劃分年齡的話，不管是增長量、還是增長率，不滿 65 歲的人，醫
療費支出是與年齡的增長成正比；而 65 歲以上長者中，70～75 歲的醫療支出構成比是 75 歲以上的
近 2 倍，增長率也最高。據日本社會保險局 2005 年公布資料，日本人平均一生醫療費約 2,300 萬日
元，70 歲以下占 51%，70 歲以上占 49%（75 歲以上的高齡者年醫療費占醫療費總額的 1/3）。2005
年人均醫療費的年齡分布：75 歲以上 81.9 萬日元，65～74 歲 52.1 萬日元，20～64 歲 17.4 萬日元，
0～19 歲 11.2 萬日元。

一般診療費中，1999 年 65 歲以上老人占了 50.5%，首次超過了 65 歲以下者。不滿 65 歲的人，
隨著年齡的增加，一般診療費也不斷增加。無論是國民醫療保險，還是一般醫療保險，人均醫療
費的構成比及增長趨勢，隨著年齡的增長都是呈上升的趨勢。但是 65 歲以上老人中，70～74 歲的
一般診療費構成比是 39.4%，而 75 歲以上者是 27.0%。

一般診療費按不同病種劃分，1999年腎、心臟等「循環系統疾病」患者的醫療費支出最高，占整個支出的22.9%，接下來是「腫瘤」支出占11%，「呼吸系統疾病」的支出占8.6%，「骨科」占7.7%。從不同年齡段來看，不滿65歲者中，「循環系統疾病」的醫療支出最多，其次是「呼吸器官」，而65歲以上的也是「循環系統疾病」排第一，不過「腫瘤」患者的醫療支出比「呼吸系統疾病」患者多。

2000年，65歲以下的醫療費是154,539億日元，而65歲以上的醫療費大幅度上升，達到154,890億日元。平均每人的醫療費，65歲以下是14.65萬日元，65歲以上是73.03萬日元。在2009年度國民醫療費中，65歲以上人口的醫療費為199,479億日元，占總額的55.4%。其中，75歲以上人口的醫療費為117,335億日元，占總額的32.6%。65歲以上的人均醫療費為68.77萬日元，不滿65歲的人均醫療費為16.3萬日元。醫療費的患者負擔比率為13.9%，保險負擔比率為48.6%，均較上一年度下降了0.2個百分點。中央及地方政府公費負擔比率則上升0.4個百分點，至37.5%。

（二）醫療費用控制政策

日本醫療費用大幅度增長的主要原因，是人口高齡化和相應帶來的老年保健和醫療費用的增加。由此暴露了日本醫療體制中與老年醫療、保健有關的問題：(1)「社會性住院」問題。一些原本應該在特別老人院或家中接受護理的老人，長期住在醫院不走，一方面影響需要入院治療的患者的診治，另一方面還造成醫療資源的浪費。「社會性住院」使醫療保險費用上升，實際上是增加了在職工作一代人的負擔；(2)「臨終關懷體制」的不健全，也可說是醫療費平均支出居高不下的另一個主要原因。晚期醫療本來的作用，就是減輕患者的痛苦，減緩患者對死亡的恐懼，使其慢慢地接受死亡。然而，據有關報導指出，患者痛苦的60%是由精神因素引起的，透過體貼周到的心靈慰藉，即可減輕患者60%的痛苦。光這一項即可減輕藥費的負擔。但在日本，晚期治療的最大目的卻是延長生命，因此需要投入大量的技術、設備和藥品以維持患者的生命。患者越接近晚期，其醫療費也就越高。

因此，老年醫療費用控制政策的主要方向，是控制醫療供給、擴充老人保健機構、自助努力、發揮民間的積極性。為解決老年人長期住院的問題，採取增設社區老年人保健機構，透過家庭、社區護理來滿足護理的需求。醫療費是按不同年齡層的治療人次數和每一人次的服務專案數相乘得出的，因此控制醫療費，既要減少治療人次數，也要控制每一人次的服務專案數。因為治療人次數是隨著人口高齡化的進展而上升的，所以若不針對老人醫療制定出強有力的對策，就無法減少醫療費。這些對策包括：廢止老人的免費醫療、加入醫療保險的人自己負擔小部分醫療費、充實健全社區老人保健機構、促進家庭醫療、家庭護理以取代住院護理等內容。2000年11月，日本《醫療保險法》等醫療保險制度相關修改法案表決通過。此次修改法案的重點，就是將定額負擔的老年人醫療費改為「定率制」。

（三）費用控制政策成效的展望

日本上述醫療費用控制政策，以增加患者的負擔和優化醫療機構為主要內容，在短期內會對日本的經濟發展帶來負面影響，但是從中長期看改革，可以控制醫療費的過快持續增長，增加國民對醫療保險制度的信任，消除人們在健康醫療方面的不安，而這些將有助於經濟的發展。根據日本綜

合研究所的測算，如果不進行改革，到高齡化程度最高的2025年，日本的國民醫療費將達60.1萬億日元，國民負擔率（對GDP的比率）將上升到7.5%。相反，如果斷然進行改革，2025年的國民醫療費會維持在46.3萬億日元，可削減23%，國民負擔率也會被控制在5.8%，低於目前的水準。

近幾年，由於日本的經濟長期處於低迷的狀態，且高齡人口不斷增加，該國醫療費用出現較大幅度的增長趨勢，也導致該國醫療支出與國際各國相比屬偏高的現象。這些危機使得日本居民的個人負擔、保險費用支付方以及醫療服務機構，都背負沉重的財政負擔。2003年4月，日本政府實施具有創新性的按病例組合支付制度（DPC），代替傳統的按服務專案付費的制度。DPC是2002年6月到10月4個月期間，日本專家基於26.7萬名出院患者的相關數據，開發研製出來的。這個新的支付系統包括2個部分：每日預付部分和按服務專案付費部分。根據診斷群組的平均住院天數相對於這個醫院的平均住院天數的比例，每天預付的醫療費用標準分為3個階段，這項調整是為了保證每個醫院能夠獲得前一年應得的報酬。支付給醫師的按服務專案付費，仍是按照政府制定的收費標準來支付。

這種新的支付方式雖然降低了住院患者的平均住院日，但並沒有減少住院病人和門診病人日漸增長的醫療支出。在2004年4月，DPC支付制度和DPC疾病診斷群組的分類，同時開始實行，這更加清晰地反映出醫療費用在昂貴藥品和耗材、嚴重的疾病以及併發症等方面的使用。一個新的2年計畫，已將在51家綜合醫院中試行，將來這個新的支付系統，會在所有的醫院中實行。

第四節　波蘭醫療制度

波蘭是歐洲最古老的國家之一。位於歐洲中部，東鄰白俄羅斯和烏克蘭，南接捷克和斯洛伐克，西連德國，北瀕波羅的海，東北面與立陶宛、俄羅斯的「飛地」加里寧格勒相鄰，是中歐和東歐地區人口（3853.1萬，2013年）最多、國土面積（31.2685萬平方公里）最大的國家。

20世紀70～80年代，波蘭人口健康狀況較差，低於歐盟國家平均水準，到90年代，波蘭衛生體制改革和國家經濟體制改革並行發展，人口健康狀況得到改善。波蘭衛生體制改革與諸多國家經濟體制下的衛生改革，頗有相似之處，對波蘭衛生體制改革的分析和回顧，可為轉型國家的衛生改革提供參考和借鑑。

一、社會經濟發展概況

（一）政治經濟體制

1947年，波蘭共產黨人得到蘇聯的大力支持，建立了人民共和國。在實行了44年的共產主義制度之後，波蘭於1989年成為中歐和東南歐國家（CSEE）中第一個重新建立民主政體的國家。波蘭的政治體系因為經歷較大改革，也曾出現反復，目前主要分為4個等級，最上層行政機構為議會，分為下議院（眾議院）和上議院（參議院）。總統由全國大選產生，任期5年，最多可連任一屆。獲得眾議院批准後，總統任命總理。內閣由部長會議組成，其成員均由總理提名，總統任命，並經眾議院批准。對於任何立法提案和決定，總統擁有否決權，被否決的提案只有獲得至少半數法定議員出席時、3/5的投票，才能再次通過。第二層行政機構為「省」，1999年波蘭共和國

共劃分為49個省，後來被16個新的省取代。每個省的管理者被稱為「省長」，由中央政府直接任命。第三級行政機構為「縣」，該級別曾在1975年被廢除，後在1998年10月的議會投票後，重新確立。第四級行政部門為地方政府委員會，該委員會具有獨立的法人資格。「鄉」是代表某一地區人群的委員會。

傳統上，波蘭的經濟以工業和農業為基礎。從1989年由計畫經濟向市場經濟轉軌，波蘭經濟由20世紀80年代末和20世紀90年代初的經濟低迷，慢慢出現復甦跡象，並從20世紀90年代中期開始，大部分經濟指標呈現穩定增長。20世紀90年代初，波蘭GDP曾顯著下降，但在90年代中期，GDP增長率接近7%，2000年以後GDP增長變緩，2013年增長率為1.7%。雖然在中央計畫經濟向市場經濟轉變的初期，1991年通貨膨脹率高達76.71%，但是通貨膨脹率在十年間穩定下降，並在2003年下降到0.79%，與西歐國家相近；2010年GDP增長率為2.71%（表12-4-1）。波蘭經濟總體上發展較快，按現行價計算，波蘭2013年的GDP約為5,258億美元，人均13,648美元。波蘭於2004年5月加入歐盟，是新歐盟成員國中，市場規模最大和最具成長潛力的國家。

目前，波蘭經濟存在的主要問題為：失業率居高不下，財政和貿易赤字嚴重。高失業率問題在經濟體制轉型後非常明顯，主要表現為自20世紀90年代初期開始，年登記失業率（實際上少於真實失業率）以3倍的速度遞增，2003年達到19.6%（表12-4-1）。同時，波蘭2005年財政赤字約95億美元，外貿逆差約115億美元；2010年，財政赤字約260億美元，外貿逆差約57億美元。儘管存在著各種問題和困難，波蘭的人類發展指數（Human Development Index, HDI）卻進一步得到提高，2011年，其人類發展指數為0.813，世界排名第39位。

表12-4-1 1991～2013年波蘭宏觀經濟指標

指　標	1991	1995	2000	2003	2006	2009	2013
GDP 增長率（%）	-7.02	6.95	4.26	3.87	6.23	1.61	1.7
人均國民總收入 GNI（美元）	5,530	7,320	10,480	11,870	14,690	18,250	13,240
登記失業率（%）	-	13.30	16.10	19.60	13.80	8.20	10.4
年通貨膨脹率（%）	76.71	28.07	10.06	0.79	1.11	3.83	-
人類發展指數（HDI）	-	0.727	0.77	0.791	0.795	0.807	0.834

來源：世界銀行。

（二）人口與健康發展現狀

波蘭曾是多民族國家，在二戰前後因移民潮，漸漸變成單一種族國家，境內波蘭人占全國人口的97.5%，此外，少數民族包括白俄羅斯人、德意志人及烏克蘭人等。87.5%的人信奉天主教。在種族、語言和宗教信仰方面，波蘭比其他歐洲國家更為統一。

第二次世界大戰期間，國家在戰爭中損失嚴重，1/5的人口死亡，事實上其中包括了波蘭所有的猶太人。2010年，波蘭總人口為3818.4萬人，其中61.2%的人口居住在都市。和很多歐盟國家一樣，波蘭近幾年的人口出生率與死亡率基本持平，甚至出現人口負增長（圖12-4-1）。有研究估計，到2050年波蘭的居住人口將下降到3,190萬，比2010年減少628萬；預計到2025年，65歲以上的人口占總人口的比率將增加到37.9%。

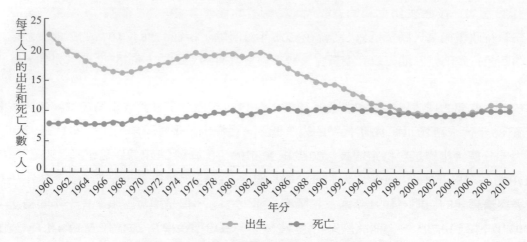

圖 12-4-1　1960～2010 年波蘭人口自然變動模式

表 12-4-2　1991～2012 年波蘭人口統計學和健康指標

指　標	1991	1995	2000	2003	2006	2009	2012
總人口數（萬）	3,824.62	3,859.50	3,845.38	3,820.46	3,814.13	3,815.16	3,853.60
65 歲以上人口比例（%）	10.29	11.14	12.27	12.92	13.31	13.48	14.00
城鎮人口比例（%）	61.34	61.50	61.70	61.58	61.44	61.26	60.70
粗出生率（‰）	14.3	11.2	9.8	9.2	9.8	10.9	10.0
粗死亡率（‰）	10.6	10	9.5	9.6	9.7	10.1	10.0
平均期望壽命（歲）	70.59	71.89	73.75	74.60	75.14	75.70	76.80
嬰兒死亡率（‰）	14.7	12.1	8.3	7	6.2	5.4	4.5
孕產婦死亡率（10 萬分之）	-	-	-	4	2.9	2	-

來源：世界銀行資料庫。

　　直到 20 世紀 90 年代初，波蘭人口的健康指標才得以全面提升。波蘭人口平均期望壽命，從 1991 年的 70.59 歲，提高到 2012 年的 76.8 歲。嬰兒死亡率也呈現顯著下降，從 1991 年的 14.7‰，下降到 2012 年的 4.5‰（表 12-4-2）。生育率和死亡率的下降以及期望壽命的延長，必將引起人口高齡化問題，波蘭 65 歲以上老人比率從 1991 年的 10.29%，上升至 2012 年的 14%。

　　由於人們對衛生服務需求明顯增多，衛生系統的籌資也將進一步受到影響。人口高齡化以及人口總數的不斷減少，將不成比例地增加勞動力人口的納稅負擔。衛生保健經費將由一小部分人承擔，所以衛生費用將變得昂貴。這最終將導致新的消費結構的形成。在死因構成方面，與其他工業化國家一樣，心血管疾病列首位，約 50%，其次是腫瘤，約 24%，中毒和損傷列第三位。

二、衛生服務體制

（一）衛生組織結構與管理

　　二次世界大戰後，波蘭成立了衛生部，在計畫經濟背景下，推行集權化的衛生管理，強調醫療保健是公共責任。在幾乎照搬前蘇聯模式的同時，保留了一些自己的特點，如：仍然保留著部

分私人診所。20世紀90年代，波蘭仍然保持著衛生籌資以國家稅收為主，但已開始實施公立衛生部門的權力下放政策，包括：重組醫療衛生系統的等級體系。第一步是增強省級政府的衛生管理權力，從1991年開始，大部分衛生服務的管理權力從衛生和社會福利部轉移到省，小部分轉移到鄉鎮；第二步是從1993年開始，大部分公共醫療衛生機構的所有權下放到省和鄉鎮，在以前，鄉鎮很少參與衛生保健服務；第三步是在1998年，縣的建制重新恢復，並開始負責縣級醫院。

1. 衛生組織結構

　　從1999年開始，波蘭醫療保健制度發生重大的結構性改革，最突出的是建立16個區域性疾病基金會和1個獨立的公共雇員基金會（如：軍人和鐵路工人）。這些基金會又在2003年合併成單一的國家健康基金會（National Health Fund, NHF）。2005年，醫療保健制度的管理和籌資職能被分散在3類機構：(1) 衛生部；(2) 國家健康基金會；(3) 地方自治管理組織，詳見圖12-4-2。

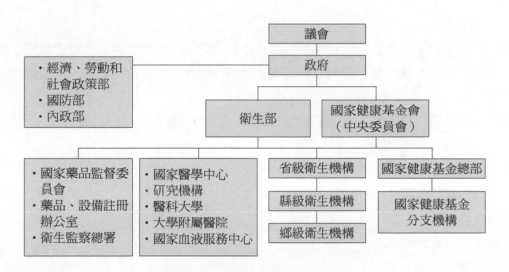

圖12-4-2　波蘭衛生服務系統組織結構

(1) 衛生部

　　從1989年開始，衛生部的角色逐步從醫療保健的籌資者和提供者，轉變為政策制訂者和調控者。一般來說，衛生部主要負責全國性衛生政策的制定和主要的資金投入。首先，衛生部總體負責衛生服務及組織管理，按照成本—效益原則來調整具體衛生政策專案，有些領域由衛生部直接管理，如：國家急診醫療服務、療養、醫療專業的規章制度等。其次，衛生部對醫學科研和醫學教育進行管理，但其管理職能只限於政府直接籌資的衛生服務機構，包括：國家研究生教育中心以及國家兒童衛生、婦女衛生和心臟學中心。醫學研究院、大學附屬醫院和研究所是半自主管理，但是最終決定權屬於衛生部。第三，衛生部負責實施國家公共衛生專案、培訓醫療保健人員、醫療設備的部分籌資以及制訂和監控醫療保健標準。此外，衛生部還承擔許多監督管理職能，包括：監督藥品、醫療器械、生物製劑和化妝品的安全問題，以及用基因改造微生物製造的藥物和食品的市場准入；同時還負責衛生檢查，包括對食品安全、生產和銷售過程中的食品品質評估以及食品原材料和成品設計的監督。

(2)國家健康基金會

國家健康基金從2003年開始運作，主要職責是為醫療保健服務籌資。作為基金持有者與服務提供者簽訂服務提供合約，合約的簽訂是在競爭公共基金或談判之後進行的。NHF根據其財力資源，對衛生服務機構進行籌資。NHF作為公共基金的持有者被禁止從事營利性活動，不能經營或擁有醫療機構和醫藥企業，也不能成為衛生服務提供和藥品交易公司的股東。NHF受基金理事會監督。理事會成員共9名，由總理任命，5年一屆。在2004年10月之前，曾設立基金部，後來被《衛生保健服務公共籌資法》取消。NHF實行主任負責制，主任由基金理事會任免。醫療事務副主任必須是醫師，副主任由主任提名，經過基金理事會的批准或否決。

(3)地方自治管理

從1999年1月1日開始，波蘭引入新的三級政府管理架構，即省、縣、鄉鎮。每一級地方自治政府的衛生管理機構負責3方面內容：制訂基於本區域衛生需要的策略與規劃、健康促進、管理衛生保健機構。

(4)衛生保健單位

衛生保健單位的建立和管理，可以是相關法律規定的任何一種形式，且法律規定，從組織、人員、資產和財政上來講，衛生保健單位是獨立機構，職責是提供衛生服務和促進健康。衛生保健單位具體包括：

①醫院、慢性病保健醫院、私人療養院、療養院、康復機構，或能夠提供24小時或常規工作時間衛生保健服務的其他機構；

②門診部、衛生中心或者門診診所；

③能夠提供緊急救護服務的機構；

④診斷實驗室；

⑤牙齒修復或矯正診所；

⑥康復治療中心；

⑦托兒所；

⑧其他能夠達到法案要求的機構。

2. 管理職能的落實

(1)計畫

波蘭衛生部定期擬定國家衛生計畫，各個省級則按照相應省分居民的衛生需求所要提供的衛生服務數量和範圍，擬定自身的衛生計畫，具體包括：①該省人口的健康狀況及衛生服務需求現狀；②滿足人群衛生服務需求，進而提高人口健康狀況的政策和承諾的概要，指出需優先解決的問題。然後由國家健康基金會根據衛生計畫，制定具體的衛生服務提供計畫。衛生服務提供計畫詳細規定基本衛生服務需要，以及滿足這些需要所需的衛生服務量，並對將來可能出現的問題提出解決方案。人口衛生服務需要的計畫和滿足，是根據時間（短期、年度或長期計畫）和地理／地域狀況來實施的。

透過擬定目標明確的計畫以及進行可考核指標的監測，對於更好地規制醫療服務行為、保障衛生服務體系功能的落實，發揮非常重要的作用。目前，波蘭每10年擬定一份《國家衛生規劃》（*The National Health Programme, NHP*）。以1996～2005年的NHP為例，策略目標是：在多部門方案

中，根據WHO人人享有衛生保健的概念，提高人群健康狀況，改善健康相關生命品質。規劃圍繞衛生與健康決定因素、健康促進和公共衛生政策3方面展開，旨在完成該策略目標的3個重要活動領域：①為個人能夠選擇健康的生活方式創造條件、培養意識、增加知識、提高技能，並為改善個人和他人的健康狀況，採取行動；②為健康、工作和教育創造支持性的環境；③提高健康的公平性，使人人都可以平等地獲得衛生服務。

從1998年開始，針對輔以合理指標的可操作的目標進行監測。各省級政府每年都要撰寫詳細的NHP監測報告，並呈交給衛生部。這份報告是以國家機構及相關單位（國家心臟病學研究所、居里夫人紀念腫瘤中心和腫瘤研究所、國家衛生研究所及食品和營養研究所）提供的數據為基礎撰寫而成。透過NHP監測報告可以了解是否按時完成各預期目標和健康收益，並預測在規劃最後一年完成整個計畫的可能性。如果一些目標沒有按時完成，有關部門將會採取更多有效措施。在設計下一個10年的國家衛生規劃時，也將會考慮到這些未完成的目標。

(2)法規

波蘭醫療體系的規制主要是透過諸多法律、法規來實現。首先是具有最高權威的《波蘭共和國憲法》，《憲法》的第68條規定：不論有無支付能力，所有公民平等地享有衛生服務。這意味著國家有責任維護公民的健康，保證衛生服務的公平獲得和服務品質。《憲法》還特別指出，公共部門要對兒童、孕婦、身障者和老年人的衛生保健，流行性疾病的預防和控制以及環境的惡化，承擔責任。

在《憲法》的指導下，結合衛生服務體系管理的實際需要，截至2005年，波蘭政府陸續提出與醫療服務相關的法律有13部，為：《國家衛生監察法》、《衛生保健機構法》、《醫療職業法》、《護士和助產士職業法》、《內科醫師職業法》、《全民健康保險法》、《醫療產品法》、《藥品法》、《醫療器械法》、《醫療產品、醫療器械和生物製品註冊法》、《全民健康保險和國家衛生基金法》、《衛生保健服務公共籌資法》、《公共救助和公共衛生保健機構重組法》。

這些陸續提出的法律，為規制醫療服務提供的過程、機構、人員以及所使用的器材，都發揮非常好的效果。以《醫療職業法》為例，該法規定自由行醫（而非受於醫療機構）的形式，如：個人或團體行醫。只有同時具有醫師執照和個人行醫執照的人，才可以開展個人行醫。此外，個人行醫還要求由指定地區的醫師和牙醫協會註冊認定。關於個人專科行醫要求行醫人員具有相應的專科醫療技能。兩種形式的個人行醫都只能在其登記地點提供衛生服務，醫師被要求在指定地區提供的衛生保健服務，也是受該法約束。

另外值得一提的是，這些法律的調整也非常的即時。例如2003年，憲法法院裁定《全民健康保健與國家衛生基金法》「違憲」，法庭給政府1年的時間（到2004年底）修訂該法，以達到與憲法一致。隨後，政府提出了一部新的法案《衛生保健服務公共籌資法》，該法於2004年8月27日在眾議院通過。新法案中由NHF籌資的衛生保健服務列表，非常符合憲法法院的要求。同時，新法案對輔助治療和醫院治療候診安排的管理，有很明確的規定。此外，對於無家可歸和未參加醫療保險人群的衛生服務費用的承擔問題，也有明確規定。

(3)管理

依據多項醫療服務相關的法律，相關機構需要細化相關的管理職責以及具體管理流程，如：根據《全民健康保險法》，社會健康保險系統需建立在支付者和提供者簽訂合約的基礎上，因此，

簽訂合約的程序需要加以確立。國家健康基金會刊出一則公告，其中包括：衛生部2003年3月25日法令的有關規定，說明與NHF簽訂衛生服務合約的程序。內容包括：邀請感興趣的人和單位參加協商，對衛生服務進行招標，任命和解散招標委員會，並明確招標委員會（分類法規55條493款）和《國家衛生基金法》（78條第5款）的職責。

按照《衛生保健服務公共籌資法》的規定，國家健康基金會按照協商結果簽訂衛生服務合約。為了進行公開協商和發布公告，NHF需要發出邀請。

在每個省級分支機構，國家健康基金會主席成立社會事務委員會。該委員會由14個成員組成，包括：被邀請的地方衛生部門和工會代表。社會事務委員會的目標在於：為省級衛生計畫和與省級相關的國家衛生服務計畫提供政策建議，定期對參保人員的投訴和建議（不包括涉及醫療監督的事務）進行分析。

(4) 監督

《衛生保健機構法》（1991年）明確規定衛生保健機構從業人員的要求，衛生服務只能由具有行醫執照的人提供。同時，該法案明確規定各級政府部門的管理範圍以及被委託機構或個人的管理權限。衛生保健機構及其創建人，由衛生部統一管理，衛生部授權地方政府官員（省級）對其轄內的公立和非公立衛生保健機構，進行監管。

為此目的，國家還設立專門的監督機構。該機構是由衛生部指定的國家顧問組成。在省級單位由省長與相關的國家顧問協商後，指定省級顧問。

法案中涉及的另一種形式的監督工作，是由衛生保健機構的創建人來執行的。這種監督形式包括：醫療監督，又被稱為「法定任務實施、衛生保健服務可及性和服務品質保證」的監督。

自治組織（包括專業自治組織）的主要目標，是實施法定任務。《波蘭共和國憲法》第17條第1款規定：透過法律途徑，可以在某一專業領域創建公眾信賴的自治組織。自治組織應當遵守該專業領域的行業規則，並維護公眾的利益。目前，在波蘭這樣的自治組織已經超過12個，其中包括：內科醫師、牙科醫師、實驗室診斷專家（醫學生物學家）、藥劑師、護士以及助產士自治組織。

（二）醫療服務的提供系統

根據波蘭的醫療衛生機構法，醫療衛生機構包括：醫院、慢性病照顧中心、護理院；門診部、健康中心；急診服務；診斷實驗室；牙科診所；康復治療中心；兒童保健機構等。這些醫療衛生機構在組織、人員、資產和財務方面是獨立。波蘭的醫院分為3級：一級醫院由縣政府興辦，一般有內、外、婦、兒四個基本科室；二級醫院由省級政府興辦，提供更加細化的專科服務，如：心血管科、皮膚科、腫瘤科、泌尿科等；三級醫院由國家部委或大學興辦，提供高度專科化的醫療服務。

1. 初級衛生保健

直到1991年，波蘭家庭醫師或全科醫師的概念，還沒有出現。初級衛生保健醫師，主要是在綜合醫院提供保健的內科、婦科和兒科醫師。初級衛生保健在波蘭歷史上是不受重視的。教育體制以狹隘專科教育為主，本科醫學教育並沒有開設初級保健課程。初級衛生保健醫師根據病人情況，將其轉診給專科醫師，而這些工作在西歐國家通常是由全科醫師來做的。有些人也可能繞過初級衛生保健醫師，直接到有較好醫療設備的專科醫師處就診。初級衛生保健醫師缺乏培訓，診

所設備簡陋。因此，初級衛生保健在醫學領域地位不高，一定程度上，在病人心目中也如此。

1991年，制定用於改善初級衛生保健地位和服務品質的「家庭醫學」策略，1992年在華沙成立了家庭醫學學院，以支持這一模式。同時，專科醫師的畢業後全科醫學培訓也得以開展。截至2004年，7,000名醫師獲得家庭醫學學位。但這遠遠低於衛生部估計的15,000名家庭醫師的需要量。這一短缺被原來的初級衛生保健醫師所彌補，他們大多數都有內科醫學學位，另外，還有5,000名兒科醫師和3,000名婦產科醫師，在他們的專科領域提供初級衛生保健服務。

所謂「家庭病床」的發展，也得到有力支持。在這項計畫中，傳統意義上的醫院服務，現在由家庭醫師在患者家中提供。這種服務方式，不但能減輕經濟負擔，而且可以避免住院治療帶來的精神壓力，更有利於慢性病患者和兒童的醫療服務。

以前傾向於在醫院工作的波蘭醫師，現在更偏向於在初級衛生保健機構工作。在無需急救服務時，初級衛生保健醫師應在患者家中提供醫療服務。波蘭2002年人均年門診次數為5.6次，低於EU老成員國（2004年5月以前加入）平均的6.3次，同時也低於新成員國平均的8.4次。可以預見，醫院的認證和註冊制度，將會使很多小醫院關閉，床位至少會縮減10%。使用率最低的兒科和傳染病科床位，將會成為首批被縮減的對象。精神科、兒科、急診外科以及其他專科（如：腫瘤科）的急症病床也將被縮減。一些急症病房將被改為康復病房、長期護理病房或臨終關懷病房。

2. 二級和三級衛生保健

(1) 專科門診衛生保健

專科門診保健與住院醫療是嚴格分開的。專科門診服務是以個人醫療機構為基礎，但大城市例外，大城市的門診專科服務是在以前的專科衛生保健中心的基礎上發展起來的，現在已成為獨立經營的衛生保健機構。

(2) 住院服務與醫院的管理

醫院的組織、運轉、行政、管理、建立、改革、籌資以及倒閉，都是由1991年實施的《衛生保健機構法》及其執行條款所規定的。地方自治政府建立的醫院，通常稱為縣醫院。2004年，90%的公共衛生、保健機構都是由地方自治政府建立的。由國家部委建立的衛生保健機構，稱為部級醫院，如：衛生部醫院、內政部醫院或國防部醫院。《衛生保健機構法》規定，專科衛生服務機構的名稱應該能夠反映該機構提供服務的範圍。

由醫學院校建立，並參與科研、教育、醫療服務和健康促進的醫院，被稱為臨床醫院或大學附屬醫院。對於醫院的轉診，沒有正式規定。

簡言之，醫院提供的衛生保健服務，包括4個基本部門：內科、外科、婦產科和兒科。根據部門的情況，可以區分醫院的不同級別。只有這4個部門的醫院被認為是第一級醫院，主要由縣自治政府建立；二級醫院大多數由省級自治政府建立，還提供其他一些專科部門，如：心血管病科、皮膚科、腫瘤科、泌尿科或神經科，這些醫院被稱為省級專科醫院；三級醫院主要是大學附屬醫院或部級醫院，由頂尖的醫學專家提供高度專業化醫療服務。國家心血管病研究所、居里夫人紀念腫瘤中心和腫瘤研究所及國家婦幼研究所等都是三級醫院。等級劃分是在疾病基金存在時實行的。雖然現在沒有實施這種等級劃分，但是這些名稱沿用。波蘭私立醫院、教會醫院和NGO醫院數量很少。2003年，波蘭公立醫院有732家，非公立醫院只有72家。

2002年波蘭急診住院床位為4.7張／千人，低於EU新成員國的平均水準（5.2張／千人），但

是高於歐盟國家的4.1張/千人的平均水準。縱向分析只考慮波蘭的總床位數，因為20世紀90年代醫院急診床位的定義發生了改變，所以醫院急診床位數的縱向分析是一種誤導。

與許多其他歐洲國家一樣，過去的10年間波蘭床位量，在1990年6.3張/千人的基礎上大幅減少。綜合醫院平均住院時間從1999年的9.3天，減少到2002年的7.9天。一年中每張床位服務患者數量的指標，從1999年的34.7人增加到2001年的38.8人。2001年，醫院床位使用率為74.5%，與其他一些歐洲國家相近。1999年起，床位數減少的同時，床位利用率顯著增加。

波蘭衛生服務市場、人口結構的變化以及國家管理機制的改革，導致醫院減少的數量相對不多，但使其內部結構發生較大改變。使用率最低的兒科和傳染病房病床數量減少；其他病床經調整用於慢性病病人、康復病人、生活不能自理需長期治療者、接受臨終關懷者和精神病患者。少量新建私人醫院，通常提供全科醫療服務和外科服務，其中一些還與國家健康基金會簽訂合約。

(3)急診服務和急診醫學

波蘭急診服務已經至少存在100多年了，通常是獨立部門，稱為緊急救護服務。是以地域（省、縣和鄉）為基礎建立起來的，由政府無償提供服務，急重病患者或夜間10點後的各類患者，都可無償使用救護車。目前正透過成立醫院急診科，來建立新型的急診服務系統。新系統的主要目標是改善挽救生命的設施，主要途徑是縮短75%的事故現場電話呼救至傷病員入院的時間（市區內縮短到8分鐘，市外縮短到15分鐘），並與消防員和員警密切合作。

要完成以上目標，還需要改善系統，如：增加調度中心數量，並改善其分布狀況；增加救護車數量；在醫院建立和配備急診室；確定急診電話標準，確保在醫師監管和協調範圍內，救護車的可及性。政府計畫在2005年底建成擁有270個醫院急診科的國家網絡。2004年5月，110個急診部門正在運行，208個被重組。圖12-4-3顯示目前正在規劃的新的急診系統。

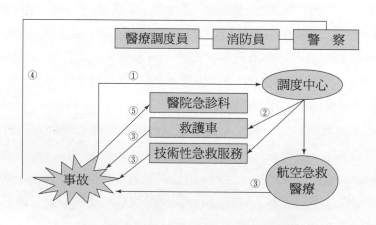

圖12-4-3 醫療急救服務系統組織架構圖

（三）醫療人才資源及培養

醫學專業人員可分為2類：獲得EU部門系統（the EU sectoral system）認可專業人員和獲得EU一般系統（the EU general system）認可從業人員。第一類涉及5種專業人員：醫師、牙醫、護士、助產士和藥劑師。第二類涉及以下輔助專業人員：實驗室診斷人員（醫學或臨床生物學家）、語

言治療師、物理治療師、牙科助理、營養師、配鏡師、聽力治療師、牙科保健師、學校衛生員、矯形外科醫師、兒童保健師、急救員、職業病治療師、醫學實驗室技術員、牙科技師、藥劑師助理、醫學影像技術員、醫療按摩師、矯形外科技師和輻射防護員。

1. 醫師和牙醫

波蘭的人均醫師、護士及其他衛生保健人員的數量，均低於大多數西歐國家。2002年，波蘭醫師數量為2.3名／千人，這個數字比2004年之前加入歐盟的國家的平均水準（3.6名／千人）低了1/3（雖然這些國家之間的區別很大），並且低於大多數中歐和東南歐國家、歐盟新成員國（2.8名／千人）和獨立國家國協。儘管波蘭的家庭醫學有了新發展，但是專科醫師的數量仍然很多，專科醫師與初級衛生保健醫師的比例，超過3:1。

(1) 醫師和牙醫教育

①基礎醫學教育：擁有11所高等醫學院校，2002年從這些院校畢業的醫師有2,473名，牙科醫師有901名。之後，畢業生的人數不斷減少，2004年只有2,387名醫師和753名牙科醫師畢業。醫學院校的所有畢業生都必須完成畢業後教育。這是由1996年12月5日正式提出的《醫師和牙科醫師職業法》所強制實施的。根據這一法案，醫師和牙科醫師的畢業後教育，按照以下2個新規定執行：必須完成一年的畢業後實習，實習結束後進行國家考試；自主選擇醫療或牙科專業。

②畢業後一年必修實習期：畢業後一年的必修實習期，是專門針對剛畢業的醫師，他們的醫院工作是作為學習階段的附加培訓。實習是按照以下原則進行的：實習醫院由省政府安排指定；在醫院實習醫師和醫院的正式職工享有同等的地位，實習期間的費用由政府預算透過省級政府統籌安排；實習開始時間有兩個，分別為每年的10月1日和3月1日；醫師實習期為13個月，牙科醫師實習期為12個月；為了完成實習期，實習生必須獲得實習協調員的認可，並且通過國家考試。如果兩個條件同時滿足，則可獲得執業醫師證書。國家考試的範圍不會超過實習活動的範圍，因此，通過考試可以評價指定醫院的培訓品質。考試為全國統一的多選題測試，每年有2次考試，醫師和牙科醫師考試分別出題。

③專科培訓：醫科畢業生獲得波蘭的醫師或牙科醫師行醫執照，並通過專科培訓入學考試後，才可以提供專科醫療服務。國外的醫師和牙科醫師如果沒有經過這樣的程序，則需要獲得衛生部認可，才可行醫。這新的單一標準的專科系統，適用於基礎學科（內科、急診醫學、家庭醫學）以及其他醫學學科。此外，醫師只有完成某一基礎科目的專業培訓後，才可以申請進入另一學科的專科學習。

④住院醫師的培訓：專科醫師接受培訓時，也被稱為「住院醫師」。培訓費用來自國家預算，並由衛生部將資金分配給負責興辦專科培訓的醫療機構。申請住院醫師的醫師必須通過資格認證，主要是前文所提到的入學考試。如果考試順利通過，他們將跟醫院簽訂專業培訓合約。每年都有大約800名左右的醫師進行住院醫師培訓。2004年，一半以上的住院醫師被分配到3個基本學科：內科、急診和家庭醫學。衛生部計畫於2005年擴大住院醫師培訓規模，將名額增加至2,000人。專業化培訓只能在品質認可的機構中進行。品質認證和資格鑑定是必須的程序，目的在於評估指定醫療機構和它所提供的教育，是否能夠達到專業標準。一旦鑑定合格，醫療機構將被授權進行專業化培訓。政府制定醫學人員數量和培訓、組織架構、設備和研究基礎、衛生服務提供概要及範圍的標準。資格認定過程還與衛生部將該醫療機構列入授權培訓名單有關，如果得到授權，衛生部將為其

分配具體的培訓名額。省級公共衛生中心負責對在本省進行專科培訓的醫師和牙醫登記註冊。

⑤繼續教育：按照醫療道德準則，每個醫師或牙科醫師都有義務掌握新知識技能，不斷提高專業水準。為此，醫師和牙科醫師協會決議，透過自學和各種形式的畢業後教育，為實現這一目標打下基礎。同樣，根據1996年12月5日正式提出的《醫師和牙科醫師職業法》規定，醫師有權利和義務提高自己的專業水準，包括不同形式的畢業後培訓。

(2)醫療執業

①專科考試和歐盟範圍內的醫師資格認定：新制度下，每種專科培訓結束後都要進行國家專科考試。醫師通過考試後，將被授予專科醫師學位證書。醫學考試中心（CEM）負責籌辦和實施國家級別的考試，以及其他針對醫師、藥劑師和其他醫學專業的與研究生教育和專業進修有關的考試。國家考試由3部分組成，包括：實踐操作、筆試和口試；考試一年進行2次，分為春季和秋季。考試通過後，由醫師或牙科醫師自治分支組織頒發本行業的行醫執照。

區域醫療委員會也為歐盟其他成員國的公民，辦理醫師或牙科醫師從業執照，條件是他們達到前面所述的要求（針對為某些歐盟國家而通過的具體法規，有一些保留條款），並且符合以下要求：持有EU成員國權威部門認定的相關證明，可以證明其有資格在該國從事醫療行業；持有文憑，能夠證明其具有從事醫師或牙科醫師職業的資格，具有完全法律行為能力；身體和心理方面完全具備從事醫師或牙科醫師的能力；無道德問題；可以出具書面聲明，說明其具有良好的波蘭語言寫作能力和口語能力。

②執業許可與數量：1970年開始，每千人口的醫師數緩慢增長，藥劑師、合格護士、助產士和牙科醫師的數量，也是如此。然而，1997年起，合格護士數量的減少，引起廣泛關注，儘管衛生保健專業人員總量是充足的，但在一些專業領域存在人員短缺，並且急需再培訓。薪資水準、工作條件以及工作積極性，是波蘭衛生保健人員存在的問題。1992年的政府預算危機，導致衛生人員大量失業，但之後又逐漸穩定下來。各個前社會主義國家，衛生人員的薪水低於一般勞動者的平均水準，這種現象在波蘭至今仍然存在。為控制通貨膨脹，政府在整個90年代採用降低公共部門薪水的方式。結果，很多波蘭醫師湧進待遇較好的其他西歐國家工作，特別是英國和德國。由於沒有強制性的登記制度，出國工作的醫師和護士數量，難以統計。

根據波蘭醫師和牙醫協會提供的數據，2004年5月4日到2005年4月30日，獲得醫師資格證書的有2,533人，獲得牙科醫師資格證書的有797人，這些證書是在其他EU國家從事醫師和牙醫職業所必需的。因此，這個數字可以作為波蘭12個月內、出國工作的醫師和牙醫數量的估計值。根據英國全科醫學委員會的數據，僅在2005年8月，在英國註冊、持有波蘭初級醫師資格證書的就有1,211人。

2003年，在公共衛生部門工作的醫師，每月稅前的平均薪資為750歐元，護士為400歐元。很多醫師和其他衛生服務專業人員，希望縮小與西歐國家同行的薪資差距，因此，很多人透過收受「紅包」來增加收入。2003年，由斯特凡巴托利基金會（Stefan Batory Foundation）進行的調查結果顯示，57%的受訪者承認他們有賄賂衛生工作者的行為。然而，目前必須要承認的是：當前相鄰西歐國家的醫師的薪水水準，約高出波蘭的5～10倍，但其消費水準僅高出波蘭的2～3倍。所以唯一能夠消除非正式支付，並減少大量合格衛生人員外流的措施，就是將公共衛生機構人員薪水提高到大家可以接受的水準。

衛生部門改革的目標在於加強初級衛生保健，同時也要使衛生人力資源的地理分布更為合理。和許多國家一樣，波蘭的衛生資源主要集中在城市地區。2004年，雖然只有不到2/3的波蘭人生活在都市，卻占有近3/4的門診衛生人員（其中醫師占全國總醫師數的3/4）。因此，衛生部門改革必須考慮有效的措施，引導衛生專業人員到鄉村地區從事初級衛生保健工作。

③醫療實踐：從事醫療活動就意味著提供衛生服務，特別是以下服務：檢查患者的身體健康狀況；診斷和預防疾病；施行適當的治療和康復；提供諮詢服務；提供專業意見，並出具健康證明。

牙科醫師提供牙科保健服務，包括：診斷和治療牙科疾病、頜面部畸形以及其他相關疾病。科學研究和教學是另一些形式的醫學實踐活動，但是只在醫學教育、醫藥和健康促進中，才會涉及。對於每一位醫師來說，用最好的醫學知識，最可行的方法和手段來預防、診斷和治療疾病，遵守職業道德，力求專業的準確性，是他們行醫的職責。

(3)醫師和牙醫協會

波蘭醫師和牙醫協會及其分支機構，是醫師行業自治機構的實體組織。目前，已經有24個區域協會、1個醫師和牙醫軍事協會。醫師或牙醫必須參加協會。醫師自治機構的運作按照《醫師和牙醫協會法》的有關規定進行。

協會及其地方分支機構具有醫療責任和仲裁領域的管轄權。按照1989年5月17日頒布的《醫師協會法》的有關規定，醫師和牙醫自治機構的成員有義務在醫學法庭前對違反醫療道德、義務和違犯醫療行業規則的活動負責。

2. 護士及助產士

根據現有法律（1996年正式提出的《護士和助產士職業法》），護士和助產士是獨立的職業。「獨立職業」意味著護士和助產士有資格獨立提供衛生服務，特別是醫療服務，而不用完全依賴醫師的醫囑。直到現在，護士和助產士仍然被認為是輔助醫務人員。按照前文所提到的法律，護士和助產士的職責和能力範圍，得到很大的擴展，導致對他們知識和資格要求的提高，也引發衛生服務系統和機構的改革。最主要的變化就是護士現在可以自主從事護理活動了。

(1)護士和助產士教育

目前護士和助產士教育正處於改革中，傳統的護士學校將被關閉，一個以頒發執照和碩士學位證書為基礎的新體系正在建立。目前，醫學類大學提供2種模式的護士培養：3年的學位教育和針對沒有學位人員的補充學位教育。在獲得護士學位證書後，還可以繼續進行2年的碩士研究生學習。該項改革的目標在於提高護士和助產士的學歷水準。目前，波蘭共有20萬名在職護士和助產士，但只有4,000人畢業於高等教育機構。

(2)護士和助產士執業證書

按照前文所提法律的有關規定，只有獲得地區護士和助產士委員會頒發的學位證書的護士和助產士，才可以從事相關行業的醫療衛生服務活動。改革之前，獲得護士學校文憑的所有護士，在新法規下也同樣具有執業資格。

(3)護士和助產士畢業後教育

根據《護士和助產士職業法》，護士和助產士不僅有權利且有義務，透過參與不同種類和形式的畢業後教育，提高自身的業務水準，獲得新的知識和技能。進行畢業後教育者必須是被特別授權的單位，或是被區域護士和助產士委員會承認的、有資格籌辦畢業後教育的個人。

(4)護士和助產士醫療實踐

和醫師一樣，護士和助產士有責任遵守醫療職業道德，利用最好的知識水準、最可行的方法和手段以及專業的準確性，為患者服務。護士和助產士的實踐活動，還包括：該領域的教學和科研及護士和助產士的管理和監督。護士和助產士都有責任對患者的情況及其他職業相關資訊保密。護士和助產士有資格從醫師那裡獲得患者情況、診斷資訊、治療和康復的有關程序以及實行治療後可能產生的後果的資訊。他們有責任按照醫師的醫囑，為患者治療。

自治機構代表護士和助產士職業以及他們的利益。自治機構是以組織實體的形式建立的，如：護士和助產士協會以及它的區域協會。區域協會的成員均是在該領域工作的護士和助產士。護士和助產士專業自治機構的任務是：確定執業許可的有關檔案並負責護士和助產士的登記註冊。另外，護士和助產士協會還對本科和研究生教育的有關問題，包括：專科教育、衛生保健以及護士和助產士執業的有關法律規定，提供建議。專業自治機構監督護士和助產士的行為，並負責裁定醫療責任和作出仲裁。

3. 法律規定的其他醫學專業

(1)藥劑師

根據1999年4月19日頒布的《藥劑師協會法》，一個有健康身體和完全法律行為能力的人，至少接受5年大學水準的藥劑學專業學習，進行至少6個月的實習，並且獲得藥劑學科學碩士學位，或EU國家承認的同等學歷，才可以從事藥劑師工作。藥劑師必須得到相應區域藥劑師協會的認可，才能夠在波蘭境內從事藥劑師工作。

歐盟國家公民從事藥劑師行業的資格認證，是由專門的法律規定的，主要包括：文憑和證書清單以及這些國家所頒布的其他法令，這些法令規定該人員在波蘭從事藥劑師工作的必須資格。清單由衛生部詳細說明，並向公眾公布。

藥劑師不允許同時從事醫師、牙科醫師和獸醫等職業。藥劑師的職業目標在於保護人們的健康，具體包括以下幾個方面：①透過藥局和藥品倉庫提供醫藥產品和醫療器械，並監督藥品和醫療器械的經營、儲存和使用；②藥品生產和藥品配售；③評估藥局藥物和非處方藥的品質及真偽；④提供藥品資訊及其療效情況，根據藥局和藥品倉庫的情況，申請需要的醫療器械；⑤經營藥局、醫院藥品零售點或藥品倉庫；⑥參與藥品管理監督，特別是衛生保健機構的藥品監督；⑦參與醫院進行的臨床調查研究；⑧參與藥品研究，監測藥品的不良影響，並向相關部門彙報情況。

藥劑師自治機構的行為是受2001年7月21日正式頒布的《藥劑師協會法》約束。按照法律的有關規定，藥物協會有責任制定藥師自治機構的任務目錄。藥劑師協會還是諮詢機構，負責對於藥品行業的相關行為以及醫療器械貿易的相關事宜，提供意見和建議。協會還有責任發布專家意見、提交藥劑師本科和研究生教育議案、授權藥劑師執業並對藥劑師進行註冊等。像其他獨立自治機構一樣，藥劑師自治機構有責任保證其成員正確履行職責，並監督藥劑師的行為，裁定職業責任和做出仲裁。

(2)實驗室診斷師（醫學或臨床生物學家）

從事實驗室診斷師工作的人，必須要具有高等教育文憑、健康身體和敏捷思維，他們要宣誓成為實驗室診斷師，其名字將被列入實驗室診斷師名單。

成為實驗室診斷醫師有2種途徑，一是在醫學院校取得診斷分析專業的碩士學位，另外一種是

畢業於其他專業，但是該專業可以為實驗室診斷工作提供牢固的知識背景。其他專業的類別，由國家實驗室診斷醫師協會規定。然而，第二途徑仍然需要在實驗室分析領域進行畢業後學習，並且通過考核。

實驗室診斷師在實驗室從事醫療活動。按照2004年4月20日通過的《實驗室診斷學法》的規定，實驗室診斷醫師具有以下職責：①進行實驗室化驗和檢查，以確定分析物的物理、化學和生物性質；分析體液、分泌物、排泄物和組織的成分，以達到預防、診斷、治療和公共衛生─流行病學的目的；②進行體液、分泌物、排泄物和組織的微生物檢測，以達到診斷、治療或公共衛生─流行病學目的；③進行組織相容性檢測；④評價上述檢測的品質和有效性以及實驗室結果的解釋和規範性。實驗室診斷師有責任進行實驗室診斷領域的科研和教學，並對實驗室進行管理。另外，在收集患者的生物材料時，實驗室診斷師有權參與相關的程序和活動。

實驗室診斷醫師成立了自治組織。國家實驗室診斷醫師協會就是這樣一個合法的組織，同時也是自治機構。自治組織由衛生部根據《實驗室診斷法》所規定的原則和範圍進行監督。協會有權監督和評價實驗室診斷醫師的行為。為此，協會指定檢查員並賦予其相關職能。

按照法律規定，實驗室診斷醫師的工作受到法律保護。實驗室診斷醫師協會決定哪些人可以被列入實驗室診斷師名單，哪些人不能夠被列入名單。當個人提交書面請求、死亡以及法庭宣判收回其從業資格時，該實驗室診斷師將會被除名，12個月以上沒有繳納會員費的診斷師，也將被從名單中除去。

(3)醫療救助員和醫療調度員

急診醫療系統是建立在《國家急診醫療法》的基礎上，目的是確保公民的安全。按照此項法案建立起2個醫學職業──醫療救助員和醫療調度員。醫療救助員候選人必須通過國家級別考試，並獲得大學文憑（或同等學力）才能獲得執業許可。這樣的要求使救助員具有統一的知識和技能，而不考慮他們的學業類型。在高等職業學校和醫學專科學校學習的知識，使畢業生具有獨立或在急診醫師的監督下完成任務的能力。

(4)心理醫師

心理醫師提供的服務對於某些疾病的診斷和治療有重要的作用。《心理醫師職業和心理醫師自治機構法》於2006年1月1日正式實施。法律規定，心理醫師提供心理服務，包括：關於心理治療和心理支持的診斷、建議和決定。

其他的醫學職業還包括：語言治療師、物理治療師、牙科助理、營養師、外科助理、配鏡師、聽力治療師、牙科保健師、學校衛生師、矯形外科醫師、兒童保健師、職業治療師、醫學實驗室技術員、牙科技師、藥劑師助理、醫學影像技術員、醫療按摩師、矯形外科技師和輻射防護員。

三、醫療保險制度

（一）主要醫療保險制度

20世紀90年代，波蘭的衛生保健主要透過財政部的預算撥款，獲得政府資助。資金主要由衛生服務的提供方支配，如：中央部門、省、縣及鄉級單位。90年代，波蘭衛生保健支出占GDP的比例及占國家預算的比例，從已經較低的水準輕微下滑。由於國家財政難以維持改革，公眾也沒

有能力支付足夠的保險金，衛生服務籌資的結構重組，處於停滯狀態。預算分配的減少，使得衛生系統財政壓力增加。新的保險計畫的目標，是開發新的收入來源，規範衛生部門籌資，進一步實行衛生保健服務的分權（地方），引入市場機制以提高效率。根據1994年的全國家庭隨機調查結果，居民的個人支出大幅增加。希望將來保險費用能夠大範圍地取代非正式支付，包括「紅包」。

1997年制定的《全民健康保險法》，於1999年1月正式實施。這部法案的實施改變了籌資體系，基金主要有2個籌資來源：(1)保險基金，透過與服務提供者簽訂合約，直接為患者籌集衛生服務費用；(2)政府預算（國家、省、縣或鄉）繼續為公共衛生服務、所有衛生服務的主要成本、三級專科服務（如：器官移植）以及昂貴藥品（如：免疫抑制劑類藥品）提供資金支持。

1. 法定健康保險

1999年波蘭依據《全民健康保險法》實行全民醫療保險改革。基本內容是：

(1)企業（雇主）以稅收形式，為職工按薪資總額的8.5%繳納醫療保險基金，投保人（職工個人和家屬）在合約醫院看病享受免費的基本醫療服務。如果雇主想為職工提供更好的醫療待遇，可以在基本醫療保險之外，為職工購買特殊醫療保險。個人可以購買商業醫療保險。農民和農業產業工人（全國共200萬人）個人不繳費，由農業社會保險機構負責統計持保人情況，國家單獨為其購買保險。醫療保險基金中的7%左右為政府補貼。

2004年底，波蘭醫療保險覆蓋率達到98.5%左右，投保人可自行選擇醫療機構，免費享有家庭醫師、專科門診、康復治療、醫療護理等醫療保健服務，但需自行支付住院的伙食費和50%的醫療保險用藥目錄裡的藥品費用。

(2)國家設立醫療保險基金管理局，職責是收集和管理醫療保險基金、招標提供服務的醫療機構（包括：醫院和診所）、與得標機構簽訂合約、向合約機構支付患者的醫療費用等。

(3)衛生部制定衛生保健政策，制定《全民健康保險法》的實施細則和規定，負責監督和管理醫療機構准入、品質、行為等，對國家醫療保險基金的收支進行監督。同時，補助一些特殊病種和重大疾病，並直接興辦醫學院附屬醫院和科研機構。

(4)與醫療保險基金管理局簽訂合約的醫療機構，負責向投保人提供醫療服務。合約醫院透過招標選擇。得標合約醫院從醫療保險基金管理局獲得合約規定的醫療服務收入。醫療服務價格，由醫院投標時自定。

波蘭的醫療保險制度改革，獲得很大的成果，特別是改革減輕國家政府負擔，鼓勵醫療機構的競爭。

2. 健康保險覆蓋範圍

1952年開始，波蘭政府開始普及衛生服務。20世紀90年代的衛生改革，也致力於保證這個承諾。1991年正式提出的《衛生保健機構法》和隨後的相關法規規定了必須提供的基本服務的範圍。只有少部分衛生服務被排除在外，如：替代治療和美容手術。也不包括休養勝地（礦泉療養地）的一些服務，但是，有資格獲得衛生服務的人，仍然可以在這些礦泉療養院得到免費的牙科護理和治療。

1997年《全民健康保險法》以及隨後的修訂案提出，要不計風險地進行全人群的健康保險覆蓋，這一內容將在後面討論。和以前一樣，一些服務專案是被排除在外的，如：美容外科、在健康療養機構進行的、與疾病無關的處理。

《普及健康保險法》以及《健康保險與國家衛生基金法》都是在2003年1月23日制定，直到2004年底才開始實施，這兩部法律明確規定保險計畫的衛生服務範圍，還指出衛生服務目標，包括：維持和恢復人體健康；預防疾病和傷害；早期診斷、治療；預防和減輕殘疾。參保人員有權獲得醫學檢查和諮詢、診斷性檢查、預防保健、門診服務、住院服務、急診服務、康復醫療、護理、藥品和醫療器械的供應、矯正器材和救助的供給、圍產期保健、分娩和產後恢復、安寧治療和暫時或永久性殘疾證明。在牙科服務方面，根據衛生部有關法令的規定，針對牙科診療的標準程序和牙科材料，制定了確切的價格體系。

必須提供的基本服務不包括以下內容：

(1)以不同的法規為基礎進行籌資的服務，包括：職業醫療以及直接由國家預算支付的高尖技術醫療服務；

(2)應參保人的要求而開具的、與法規效力範圍內的深入治療、康復和因工傷殘無關的健康證明和其他醫療證明（除非必須向福利機構遞交這些證明或獲得護理津貼），這些法規涉及雇員和農民的社會保險、繼續學習、參加教師培訓中心的兒童、小學生和參加體育和休閒活動的大學生；

(3)在由休養勝地醫院或療養院等機構提供的、與送該參保人到這些醫療機構的健康問題的衛生保健服務；

(4)非標準的牙科服務；

(5)非標準的疫苗接種；

(6)衛生部法令公布的一張表中列出的其他非標準的衛生服務。

衛生部2003年4月4日頒布的法令作為《健康保險與國家衛生基金法》（第47條）的執行條款，規定了以下非標準衛生服務：與疾病及其後果、先天畸形、損傷無關的整形或美容手術；變性手術；針灸療法（緩解疼痛除外）。

被排除的服務專案非常有限，而且這些專案沒有隨著疾病基金向國家健康基金會的轉變而變化，也沒有受到2004年8月27日正式提出的《衛生保健服務公共資源籌資法》的影響。

2000年OECD的報告建議進一步擴大服務排除範圍，以減小透過健康保險基金籌資的所謂「全攬承諾服務專案」，但是這項建議沒有被採納。

衛生服務提供者和國家健康基金會分支機構（之前的疾病基金）所簽訂的服務合約中，對衛生服務提供量的限定，是目前保險系統的典型特徵，這通常會限制人們獲得衛生服務。目的在於對衛生基金持有者實施嚴格財務約束的限制措施，導致就診者被拒絕，不能及時住院和就診（特別是在年底進行基本帳目核算時期），以及等候時間的延長。結果病人被迫到私人衛生診所或透過不正式途徑（紅包）購買衛生服務，因為這樣更容易獲得服務。有些情況下，等候時間很長，特別是對於腫瘤手術的病人，這對他們的健康是不利的。

最後得出的結論是：儘管法律保證的衛生服務範圍相當廣泛，但是，現實中為了限制經費而實行的合約條款，導致病人衛生服務可及性受到限制，並因其不得不在私人或公共部門購買服務，而增加了額外的費用負擔。

3. 國家和地方政府財政投入

在改革後的衛生服務系統中，在衛生服務籌資裡，國家和地方政府財政投入所占的比例，是非常有限的。現在，這些支出只發揮補充作用。一般來說，國家和地方政府財政投入於：公共衛

生目標、特殊人群的健康保險基金（接受社會保障福利的失業人員、領取社會養老金的人群、農民、退伍軍人和其他）以及對於公共衛生保健機構的投資。用於執行衛生專案的大部分基金，轉移至國家健康基金會。由衛生部預算籌資，以與服務提供者簽訂合約為基礎的所謂的「高度專業化服務」清單，已經被取消。清單上列出合約簽訂的有關事項，由NHF及其分支機構負責。

來自國家預算的基金，主要用於生命危急情況下的衛生服務支出，如：意外事故或分娩以及未參加保險而無需支付健康保險金的人群的服務支出。對於在國內無法診斷或治療，而必須在國外治療的疾病，衛生部同意支付費用。

（二）醫療保險的主要支付方式

1999年，在衛生服務系統內發起「內部市場」的衛生改革，這是透過引入全民健康保險和建立獨立管理的疾病基金來實現的，其中包括更自由地獲取並利用公共資源，將其用於衛生服務領域。由於這些措施的實施，購買衛生服務的責任，從服務提供方分離出來，以至於出現2個主要的角色——衛生服務的購買者和衛生服務的提供者。衛生改革帶來了根本性的變革。在不到一年的時間內，所有的衛生保健機構都獲得獨立地位，都可以與疾病基金簽訂合約。所有的衛生保健機構從原來的預算籌資、預算帳戶和報告系統中脫離出來，開始透過服務活動進行籌資（這些服務活動是以經濟實體的財務條款為基礎）。

1997年制定的《全民健康保險法》建立在衛生服務競爭性投標的基礎上，為疾病基金的資源分配設立原則。簽訂合約的條款和程序，包括：對衛生服務提供者的要求、衛生服務競標的規則以及其他條件，在各自的規定中都有詳細說明。1998年底，疾病基金開始審查競標，進行談判，簽訂合約。改革的第一年，疾病基金可以與任何達到要求（醫務人員的資格、基礎設施，包括器械以及診斷設備）和有簽約意願的公立或個人衛生服務提供者簽訂合約。衛生基金管理的條款和條件以及衛生服務合約的簽訂，是按照《全民健康保險法》的有關規定和衛生改革代表的建議來執行的。17個疾病基金可以自主決定不同種類衛生服務的基金分配比例，確定需要簽訂合約的服務，並商議單項服務的價格。

1. 給醫院的支付

急診、短期的住院治療是籌資體系中，進行改革的主要服務領域。如前所述，疾病基金連續幾年對籌資機制進行改革，如：合併單項服務費用、透過住院天數來區分住院醫療、單獨為入院手續辦理處籌資、在一定程度上引入疾病診斷關聯群的籌資體系。2003年，在確立服務程序和基本價格的基礎上，引入了統一的醫院服務分類標準（1,000種以上）。這將有助於解決住院治療數量限制的問題，並在不增加成本的情況下，提高服務的可及性。然而，財政資源的不足，仍然是主要問題——雖然醫院服務量增加，但是收入還是在減少。這也是導致醫院債務增加的另一個因素。

(1)支付規則

支付方式的通用規則是月初支付，並採用不同的核算週期（每月一次、每季度一次或每年一次）。大多數服務採用直接的籌資機制，大部分單項服務的價格是固定的（如：專家諮詢、住院醫療），醫院及其他住院機構的日間服務價格，多數也是固定的。有時也會採用總額預算制的籌資方式。對於初級衛生保健，實行的是按人頭付費的制度，而不考慮人群的健康風險和就診次數的差異。在以前的系統中，初級衛生保健醫師扮演的是守門人的角色，將患者轉診至公立衛生服務系統

中的其他服務提供者。透過對第一個財政年度籌資體系運作情況的回顧與評價，得出很多結論和建議。對於房產和設備的要求和標準以及提供者提供各類衛生服務的範圍，需要更準確的界定。與此同時，疾病基金作為基金的持有者，負有管理基金的責任，還需要對特殊服務做出更準確的定義。

為了改善醫院服務協議的簽訂，一些疾病基金於2000年引入自己的疾病診斷關聯群體系（DRGs）。按照DRGs體系，醫院有責任出具診斷清單、診斷檢查清單以及治療程序清單。透過分析單個診斷組中醫院費用與病人治療的關係，可以得出單個DRG的大概費用。大多數的疾病基金開始採用的是新的服務種類目錄，如：「短期住院治療」及「日間手術」，並按照程序的不同，區別住院治療。

在專科諮詢領域，要求界定綜合諮詢範圍內的基本檢查和程序。這些檢查和程序比在診斷檢查基礎上的常規諮詢，更加昂貴。關於醫院服務，在合約協商中，經常考慮服務可及性的問題，而候診時間是衡量可及性的主要指標。在牙科服務方面，關鍵指標體系的定義已經核實，如：臨床療效差的服務專案，價格也較低。在康復領域，設有各類治療程序和服務的固定價格，而且簽訂綜合康復服務專案也都是很普遍的。

(2) 談判機制

至於價格的談判，疾病基金不需要考慮服務提供者計算出的服務成本。他們處於壟斷者地位，因此，可以利用這個優勢來制定價格標準，限定服務數量（達成協議的數量）。從基金持有者的角度來看，這是一個合理的方法，因為簽訂衛生服務合約的資金，受到可利用資源的限制。然而，這種行為卻使服務提供者面臨嚴重的財務問題。對服務合約之外的額外服務的支付，成為焦點問題。導致衛生服務機構產生債務的因素很多，絕大多數是由醫院引起的，並且這種現象在新系統運行之初就開始了。主要包括那些合約中未反映出的所提供的服務結構，或衛生服務提供者有限的能力以及成本負擔。由於價格的固定和疾病基金對價格的限制，在公立醫院重組過程中，機構創建人的不滿情緒越來越多，疾病基金管理的財政資源的增長率也較低。有關部門正努力使服務合約逐步標準化，首先引入服務、品質、候診時間的統一定義，同時制定標準，用來解決合約規定的服務數量和種類與其實際實施情況間的差異。與此同時，疾病基金將在醫務人員的資格、基礎設施、醫療檔案的準確性、服務數據的可靠性、衛生服務的品質和可及性方面，努力改善監測系統，提高對服務提供和實施的監督。

與疾病基金簽訂合約的私人衛生服務提供者，在數量和資金數額上所占的比例持續增長，特別是在初級衛生保健服務和牙科服務領域。2000年，在初級衛生保健領域，3個疾病基金與私人衛生服務提供者的合約比例超過了90%，比例在50%以下的基金有5個。在牙科服務領域也是類似的情況。由於私人醫院的數量有限，與公立醫院簽訂合約非常普遍。

新衛生服務籌資體系在其運行之初就開始得到發展，現在還不斷完善。2003年，國家健康基金會與服務提供者建立合約條款，制定條款的準確範圍以及常規和最終規定，並且詳細說明對各項服務的要求，主要包括：初級衛生保健、門診專科服務、住院服務、精神衛生和戒癮、醫療康復、長期保健、牙科服務、療養服務、急救服務以及衛生運送、疾病預防和健康促進、單項合約的服務、矯正外科器材和醫療器械等。

2. 給醫師的支付

患者清單基礎上的按人頭籌資的機制，得到疾病基金的普遍認同，並被國家衛生保健基金會

所認可。基礎價格被採用，並透過享有不同福利（提供給護士和社區助產士、學齡兒童和社會福利院或托兒所的退休人員）的3個年齡組（0～6歲、7～64歲、65歲以上）進行區分。基礎價格水準也是一個普遍問題，如：2003年的價格維持在2002年水準，然而卻要求醫師提供額外的24小時的衛生保健服務。這引起初級衛生保健醫師的抗議。透過與罷工的初級衛生保健醫師談判，最終達成增加按人頭付費的價格協議。然而，付費價格在全國仍然缺乏一致性，存在巨大差異。

（三）醫療費用支出情況

1. 人均衛生費用

　　2010年，波蘭人均衛生費用為917.11美元。消除通貨膨脹因素的影響（按1997年的價格計算）之後，從1995年至2010年，波蘭人均衛生費用年均增長率為2.6%。從1995年至2008年，人均衛生費用一直呈現平穩增長趨勢。在2009和2010年出現下降，趨於平穩，詳見表12-4-3和圖12-4-4。

2. 衛生支出與經濟增長

　　2010年，波蘭衛生總費用占GDP的比例為7.46%。在過去的15年裡，無論波蘭的GDP增長速率如何，衛生總費用占GDP的比例呈現平穩增長趨勢，可見該國衛生投入的持久性和穩定性，詳見圖12-4-5。

3. 籌資來源

　　2010年，波蘭政府和政府機構（公共部門）支出占衛生總費用的比例為72.62%，個人支出所占比例為22.06%。從1995年開始，公共部門支出占衛生總費用的分額比較穩定地維持在70%左右，個人支出比例呈現平穩下降趨勢，詳見圖12-4-6。

表12-4-3　1995～2010年波蘭衛生費用相關指標

年　分	人均醫療衛生支出（現價美元）	按購買力平價（PPP）衡量的人均醫療衛生支出（2005年不變價國際元）	衛生總費用占GDP的百分比（%）	個人現金衛生支出占總費用百分比（%）	政府衛生支出占總費用的百分比（%）
1995	197.64	406.2	5.48	27.11	72.89
1996	237.95	472.9	5.88	26.61	73.39
1997	227.81	492.5	5.61	28.04	71.96
1998	263.74	553.6	5.91	34.62	65.38
1999	248.76	567.6	5.73	28.87	71.13
2000	246.98	583.5	5.52	29.97	70.03
2001	292.02	641.8	5.86	28.10	71.90
2002	328.59	732.9	6.34	25.44	71.16
2003	354.28	748.1	6.24	26.43	66.27
2004	410.51	807.4	6.20	28.11	64.67
2005	494.20	856.7	6.21	26.12	64.65
2006	555.49	934.3	6.20	25.59	69.90
2007	717.18	1077.8	6.43	24.23	70.84
2008	972.51	1264.7	7.00	22.42	72.24
2009	829.48	1390.7	7.35	22.30	72.32
2010	917.11	1476.1	7.46	22.06	72.62

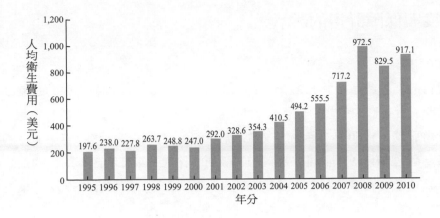

圖 12-4-4　1995～2010 年波蘭人均衛生費用

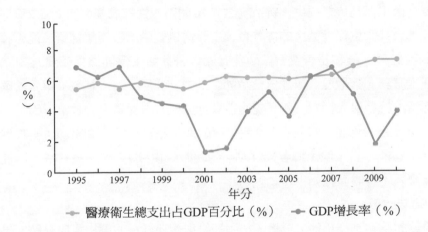

　　　　醫療衛生總支出占GDP百分比（%）　　　GDP增長率（%）

圖 12-4-5　1995～2010 年波蘭衛生總費用占 GDP 百分比

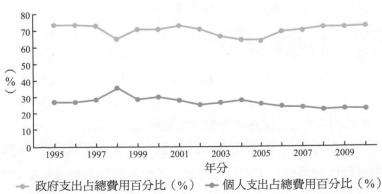

　　　　政府支出占總費用百分比（%）　　　個人支出占總費用百分比（%）

圖 12-4-6　1995～2010 年波蘭衛生總費用的構成情況

四、醫療制度與保障計畫的改革

（一）改革的歷程

　　波蘭正在進行的衛生改革始於1989年。在1989年之前，有3次比較重要的醫療改革。第一次改革是在建國初期，旨在形成免費和普遍的公共衛生服務。第二次改革的目的是在每一個地區提供綜合的衛生和社會服務。1960年，衛生部改名為衛生和社會福利部。1972年，綜合的衛生管理組織（ZOZ）成立，管理醫院、門診部、專科和初級衛生保健。第三次改革的目的是公共管理權力的下放。1983年，衛生和社會福利部的權力被削減，省以及下一級政府和ZOZ的權力得到加強。1989年波蘭發生政治體制變革，衛生體制也隨之發生變化。

　　衛生體制的變化主要體現在分權（地方）化。《全民健康保險法》1997年2月6日制定，完善修訂後，於1999年1月1日開始實施，這部法律在結構和籌資來源上，根本改變了公共衛生服務體系。強制性健康保險的建立，廢除國家預算資助的集權化衛生服務系統。強制性健康保險的目的，是使公民平等享有衛生服務，由政府部門（衛生部和省級衛生部門）負責管理。衛生服務由具有預算實體地位的公共衛生保健機構提供。新系統建立16個區域性疾病基金和1個政府雇員疾病基金。這些基金組織成為公共衛生保健基金的持有者，主要透過健康保險籌集經費。能否獲得衛生服務，與是否註冊強制性健康保險和是否交納保險費有關。公共衛生保健機構轉變為獨立的衛生保健機構，透過提供衛生服務，獲取收入，並自負盈虧。2003年4月，疾病基金被單獨的國家健康基金會所取代，一方面是由於參保人群對於新系統的不滿，另外一方面是由於政治原因。

　　1997年的改革及多次修正，最終引入2個主要的衛生服務公共籌資來源：全民健康保險基金和財政預算（包括：國家、省、縣、鄉各級政府部門的財政預算）。因其具有雙重特性，這個系統被稱為保險─預算體系。具體歷程如下：

1. 1989年～1998年改革

　　這一時期改革的重點是深化地方分權，加強初級衛生保健。波蘭衛生服務體系是嚴格的中央集權制。1989年，政府開始討論衛生服務系統的結構重組。90年代初，波蘭繼續進行公共部門的轉型，重組等級制的衛生服務系統，逐步將大部分衛生服務的管理權限和公共設施的所有權轉，交給省級部門和地方政府。1998年，重新設立縣級政府，並由縣政府負責縣級醫院管理。在初級衛生保健方面，透過關注家庭醫學，使初級衛生保健得到改善。制定「家庭醫學」策略，並成立家庭醫學學院，作為對這一策略的支持。同時，專科醫師的畢業後全科培訓，也得以開展。

2. 1999年～2002年改革

　　波蘭衛生系統在這一時期進行主要的結構性改革。1999年1月1日，《全民健康保險法》的實施，使公共衛生服務體系在結構和籌資來源上，發生根本的改革。最主要的表現是：引入強制性健康保險，並建立16個地方性疾病基金和1個獨立的國家雇員（如：軍人、鐵路工人）基金。疾病基金成為公共衛生保健基金的持有者，並透過與獨立衛生保健機構簽訂合約，購買衛生服務。公民能否獲得衛生服務，取決於其是否註冊強制性健康保險和是否繳納保費。這一時期另一個顯著特點是，幾乎所有的衛生保健機構都從原來的預算籌資、預算帳戶和報告系統中脫離出來，成為可以與疾病基金簽訂合約的獨立機構。《全民健康保險法》最終使衛生服務籌資來源，由以國家預算為主，轉變為以健康保險基金為主、國家預算為輔的保險─預算體系。但是，籌資來源的改變，並沒

有引起衛生服務公共收入的顯著改善。

3. 2003 年以後的改革

由於參保人對改革的不滿以及政治原因，17個疾病基金最終被國家衛生基金會取代，但功能基本沒有發生改變。國家衛生基金會管理健康保險金，負責計畫和購買衛生服務。從某種程度上來說，這次改革也是波蘭衛生系統中央層面缺少政策穩定性的結果。2004年8月，議會通過的《衛生保健服務公共籌資法》，為衛生改革帶來新的契機。這部法規為衛生服務合約的簽訂，引入新的規則，並具體規定國家衛生基金會應盡的義務。90年代以來，改革取得的成效，是值得肯定的，尤其是減少病床數量，提高家庭醫師的地位，並透過國家衛生規劃，使預防和健康促進得到重視。然而，其中存在的問題，更不容忽視。公共衛生財政資源的不足、衛生服務可及性的降低和個人衛生支出的增加，已經引起公眾對衛生服務的廣泛不滿，並影響公眾對改革的信心。

（二）改革的特點

1. 法制建設

波蘭的衛生改革是由眾多的法案來支撐的。在改革的過程中，政府頒布一系列的法案，從對改革產生重大影響的《全民健康保險法》到《衛生保健服務公共籌資法》，每項法案都明確訂立改革的目的、相關部門的權利和義務，做到有法可依，依法辦事。

2. 衛生服務的提供

《波蘭共和國憲法》規定，不論有無支付能力，所有公民平等地享有衛生服務，公共部門要對兒童、孕婦、身障者和老年人的衛生保健承擔責任。《衛生保健服務公共籌資法》將無家可歸的人群，納入健康保險，並規定其保險費用由社會保健機構支付。

3. 衛生政策的制定

衛生政策應由公眾建立，且要能針對所有的社會階層。基於這原則制定的1996～2005年國家衛生規劃，使波蘭人口的健康狀況到得到顯著改善，這是波蘭衛生改革的重要成果。1996～2005年國家衛生規劃的成功，說明衛生政策的重點，應由國家管理高層的集權轉向公眾參與。

4. 衛生保健福利和配給

《全民健康保險法》以及隨後的修訂案指出，要不計風險地進行全人群的健康保險覆蓋。《普及健康保險法》以及《健康保險與國家衛生基金法》明確規定保險計畫下的衛生服務範圍，法律所保障的衛生服務範圍相當廣泛。但是，在實際操作中，為了限制經費而強加的合約條款，使病人的候診時間延長，衛生服務可及性降低，導致病人被迫到私人機構或向公共衛生部門購買衛生服務（紅包），反而增加額外的衛生支出。

5. 社會保健

人口高齡化的到來，使社會保健和長期照顧的發展成為必然。在「謝瑪什科」（Semashko）模式下，社會保健的發展狀況並不理想，很多患者實際上仍由家人照顧。20世紀90年代，志願組織以及非政府組織發展迅速，並在護理、臨終關懷、康復服務、長期住院服務和社區服務的提供方面，發揮重要作用。在政府方面，則將使用率較低的病床調整為慢性病、康復以及長期治療病床、安寧治療病床、臨終關懷和精神病治療病床，以滿足患者的需要。

| 第十三章 |
商業與儲蓄醫療保險制度代表國家

第一節　以商業醫療保險為主的美國制度

　　美國位於北美洲大陸中部，面積9.37萬平方公里，人口316,128,839人（2013年），其中白人占80％以上，黑人占11％左右，其他各種族占9％左右。美國是典型的自由市場經濟國家，市場調節是資源的主要配置手段，私營企業是經濟運行的主體，政府的經濟行為主要發揮彌補市場缺陷、維護市場秩序、保證經濟穩定的作用。2012年，美國男性和女性的出生期望壽命分別為76.4歲和81.2歲；2013年的嬰兒死亡率為5.9‰，孕產婦死亡率為28／10萬，65歲以上人口比例14％，人口自然增長率0.7％，人均GDP達到53,042美元。

　　美國作為全球最大的資本主義國家，主要政黨民主黨和共和黨雖然自稱政見有別，但一旦執政，維護壟斷財團利益的方針，完全一致。政治體制對衛生保健的影響，幾乎在歷屆總統換屆選舉時得以體現，有利於大眾的衛生改革承諾，也能產生一些衛生改革構想，但經常是難以付諸實施，這是美國衛生體制保持相對穩定的重要原因。

　　美國國家對衛生行業的控制能力較弱，商業性醫療機構比重大，醫療勢力被有組織的醫療保健業所壟斷。各種衛生機構及衛生經營組織（如：健康保險）的聯合體，成為各種類型衛生服務及其經營管理的重要部分。衛生資源的配置，主要以市場調節的方式平衡，國家只能有限力度地宏觀調控。

　　美國在衛生保健方面投入巨大的資源，2012年占GDP的17.9％，人均衛生費用8,895美元。美國衛生支出僅次於國防和教育，居第三位。衛生費用來源中，政府占41％，個人占59％。衛生保健支出雖然醫院占59％，但社區醫療護理（家庭醫學服務及護理院）達28％。從2000年到2008年，美國經濟增長4.4萬億美元，其中1/4都花在醫療方面。國會預算辦公室（Congressional Budget Office）預計醫療方面的費用會從2012年占GDP的17.9％上漲到2035年的30％。

　　美國是自由市場經濟國家，管理體制和經濟體制的多元化，對衛生體制產生重要的影響，經營及提供方式的多樣性，是美國衛生體制的重要特徵。

　　美國的醫療服務體系建立在完全市場化的基礎上，主要由民營醫療管理集團、私人醫院等醫療服務組織構成，政府醫療機構數量很少，除了現役軍人醫療系統和退伍軍人醫療系統外，其他則主要分布在民營醫療機構不願意去的農村及經濟落後地區的初級保健機構。即使是政府建立的醫院，在很多情況下也由民營醫療管理集團經營。絕大多數民營醫療機構是非營利性組織，並嚴格按照非營利性組織的管理與經營模式，所有盈利均用於醫院的建設與發展，股東不從醫院經營中獲得投資收益。

　　美國是聯邦制國家，各州政府有相對獨立的立法、執法和司法體系，在衛生發展和管理方面，有權建立自己的服務體系，制定相應的政策法規。由於州政府承擔本州衛生籌資的主要責任，聯邦政府只提供政策指導，並對部分專案提供經費支持。因此，基於事權和財權一致的原則，各州之間在衛生服務管理、服務提供和健康保障方面的差異，不僅是允許的，而且通常有較大的差異。

　　在已開發國家中，美國是沒有實行全民醫療保險制度的國家之一。老人醫療保險（Medicare）、貧困醫療救助（Medicaid）的對象，僅占國民的23％（5,410萬人），半數以上人民僅依賴民間保險，仍有14％的居民沒有加入政府或民間的醫療保險。1987～2008年間，美國無保險人數及所占比例，見圖13-1-1。

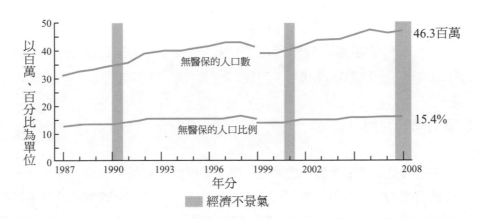

來源：U.S. Census Bureau, Current Population Survey, 1988 to 2009 Annual Social and Economic Supplements.

圖 13-1-1　1987～2008 年美國無醫療保險人口數量和比例

一、醫療機構

（一）醫療機構種類與功能

1. 醫療機構的種類

　　美國醫療制度的多樣性也見於醫療設施的存在方式。診所（開業醫師）有常見的簡易門診室，也有配置相當多診療設備的門診部以及門診手術中心、生育中心、急救中心、作為居家醫療與護理基地的執業場所、臨終關懷機構（hospice）等形式。醫院平均有179張病床，各種醫療儀器設備俱全。許多醫院不僅從事診療，且承擔研究、教育功能。也有不以一般國民為對象的公立醫院，如：慈善醫院等。

　　老年護理院（nursing home）是為長期照護、護理、康復的慢性疾病患者而設立的設施，除了兼具醫院的功能外，也是醫療、社會福利服務的主要擔當者。現在老年護理院的病床數，已超過醫院的病床數，且成為醫療救助（Medicaid）的最大支付對象。

2. 醫院

　　2008年美國共有5,815家醫院，951,045張病床，其中聯邦所屬醫院213家。2006～2012年，美國每萬人口平均擁有病床數為29張。

　　醫院大致上可分為平均住院日數不滿25天的短期住院型醫院，與超過25天的長期住院型醫院。開設短期住院型的非營利者占65％、州立者18％、營利者10％、國立者7％。長期住院型有精神病院、結核醫院等，其中的9成（病床數）為州立或國立。短期住院型醫院的病床數，在1980～2000年間，大致上只有小幅度的變化。長期住院型中的精神病院病床數，在1980～2000年間，減少17％。短期住院型中，營利醫院有漸增的趨勢，其病床數占全部病床數比率，由1970年的6％增為2000年的10％。

3. 老年護理院

　　老年護理院擁有專門的護理與康復設施設備，與實施照護的中間設施（IF）。有占全體90％的老年護理院屬於福利設施型，占全體10％的老年護理院屬於醫院附屬型。

　　老年護理院的數量，隨人口高齡化的加劇而增加，1986年時，擁有病床25張以上的老年護理院有16,033所（7成為營利者），病床有1,618,480張，在過去10年間病床數增加25％。病床數對65歲以上老人的比率是每千人56張，這期間大致上只有少許變動。美國的醫院與老年護理院合計的病床總數有2,912,276張，病床數對每10萬人口為1,200張。

（二）醫療機構的利用

1. 診所和醫院

　　通常，患者都先接受附近開業醫師的診療。開業醫師傳統上以自由診療為原則，可自由向患者要求適合自己技術能力的診療費，但這種診療費的設定，是以自由競爭與自主限制的均衡為基礎，不可超出區域的平均費用太多。醫院大多採取開放體系（open system），與醫院訂有契約的開業醫師，視情形需要而讓自己的患者住進醫院，其間開業醫師參與醫院診療，出院後再讓患者前往診所繼續診療。在此情形下，患者須支付醫師診療費與醫院診療費。

　　2000年一年期間，在診所、醫院的診療服務次數，人均為7次（65歲以上者為12次）。其中在診所就診占56％、醫院15％、電話諮詢13％、其他（出診等）16％。牙科的年人均診療服務為2次，短期住院型醫院的住院患者總計人次為3,548萬人次，平均住院日數為6.3天，與1980年比較，住院患者數減少7％，平均住院日數縮短11％。另一方面，門診患者診療服務人次為27,283萬人次，近幾年有漸增的趨勢。短期住院型的病床利用率，從1980年的76％，減少為1995年的72％，但長期住院型維持87％。

　　在2002年全美總額約15,530億美元的醫療費中，醫院診療費、醫師診療費、藥劑費等所占比率，分別為39％、20％、7％。短期住院型醫院的住院費用，全美平均每天為1,904美元，較之7年前增加2倍多。診療費的計算，以按件計酬為原則，但最近快速成長的健康維護組織（HMO）、優先服務提供者組織（PPO）等的管理醫療計畫，則是按人頭預付的方式。對醫療救助住院診療的定額預付款制（Prospective Payment System, PPS），是前瞻性支付制度。PPS不論醫療服務的多少，均依照對467種單病種收費（DRGs）所訂的標準金額，補助醫院。

　　未滿65歲的居民中有76％加入民間醫療保險，6％是醫療幫困救助的支付對象。而65歲以上的老人，均為老人醫療保險的支付對象。老人中，成為老人醫療保險與民間保險對象者有72％；成為老人醫療保險與醫療救助對象者占6％，從診療費扣除定額後，費用的75％～80％，由保險償還。無論是社會保險或私人保險，患者都有相當比重的費用需要自行負擔。1988年《老人醫療

保險法》修正，重要目標在於減輕沉重的自行負擔（包含新設藥劑費給付）。在醫療保障範圍外的14％居民，原則上診療費為全額自費。

2. 老年護理院

2000年，進入老年護理院的人數有185萬人，年齡構成為65～74歲占16％、75～84歲占39％、85歲以上占45％。性別為男性占25％、女性占75％。能自行處理伙食、如廁、穿衣者的比率，分別為61％、39％、25％。

老年護理院經費占國家醫療總費用的比率，由1965年的4.9％增為2000年的11.7％（786億美元）；占老人醫療保險、醫療幫困救助的比率，分別為1.4％（18億美元）、36％（466億美元）。因此，老年護理院經費等於57％為入院者自行負擔，42％由醫療幫困救助、1％由老人醫療保險支付。入院費用每月平均為1,456美元。老人入護理院費用在出院後的150天以內（1988年修正以前為100天），可獲得老人醫療保險的支付，這期間入住者僅需支付固定的個人自行負擔費用（每天約20美元）。但入住老年護理院若時間超過150天而成為長期時，150天以後部分必須個人全額自行負擔，因此有的老人用盡個人資產後，不得不再申請醫療幫困救助。

（三）醫院改革與發展

1. 醫院品質評價

由強大的經濟能力與高端的科學技術支持，美國擁有世界最頂尖的醫療水準，而引導美國醫療發展的就是醫院。美國過去也曾有很多設備簡陋的醫院存在，但根據戰後《希爾．伯頓法》（*The Hill-Burton Act*）的區域衛生發展計畫與對醫院建設的援助，再加上因醫療服務機構評鑑聯合委員會（Joint Commission on Accreditation of Healthcare Organizations, JCAHO）對提升品質所做的努力等，使醫院醫療水準有了飛躍性的提高。

JCAHO係繼承20世紀20年代外科學會設立的醫院標準化建設的內容，以醫院協會、醫師協會、內科學會、外科學會等為主體，加上1951年設立的一些民間團體。它使訓練專科醫師的實習醫院成為嚴格的認定制，給予醫院方面充實診療設備的強烈動機。每次更新認定時，將高目標作為認定的條件，使醫院方面一直處於競爭狀態，同時不得不時時追求提升服務品質。

由於醫院、診所謀求功能的分化與合作，使昂貴醫療設備的有效投資與醫院訂約醫師的資質查證，變得容易，又由於專科醫師制度的普及，醫師在醫院的鑽研與設備的擴充均有進步。20世紀50年代以後，政府開始對國立衛生研究院（National Institutes of Health, NIH）等醫學研究機構投入巨額資金，也對醫院大幅度提高醫療水準有所貢獻。

2. 醫院變化

美國的醫療雖具有公共性（醫療費的4成為公共資金），但本質上是自由主義，即發達的醫療市場化，與醫療法禁止營利和分紅、實施廣告限制的日本情況不同。一方面以醫院為中心的醫療產業，已經完成快速的成長；另一方面，行政當局開始實施以醫院供方為中心的各種醫療費用抑制政策。

由於醫院間的合併與收購，競爭力強的醫院集團、連鎖醫院紛紛出現，同時，大企業參與推動醫療服務產業化、醫院經營的合理化與多元化。隨著需求的多樣化，醫療市場擴大。從19世紀以來，以醫院為中心的醫療，逐步朝向門診手術中心等取代住院設施的醫療以及保障舒適居住

環境的居家醫療的方向發展。住院患者減少、病床利用率下降的醫院開始為利用者提供方便、舒適、對區域有信賴與親切感的環境，努力爭取患者。20世紀80年代，尖端科技的快速發展與雷根政權根據市場原理制訂的醫療費抑制政策，促進這種與醫療產業相結合的發展模式的推行，也迫使醫病關係進行改革。

3. 醫院發展理念

在過去的一段時期，美國的醫療環境發生很大變化，醫院由僅以收治患者為目標，逐漸改變發展理念，轉向提供諮詢、增進健康等，成為以提高生活品質為目標的綜合基地。自引進PPS整整20年，住院醫療費的增長率雖然變得較緩和，但門診醫療費、醫師診療費、其他專門服務經費依舊偏高。聯邦政府將PPS定位為未來醫療保障的奠基石，對醫療制度的根本改革，繼續表現出強烈的意願。

作為能夠透過疾病預防和治療來提高勞動力健康水準的社會重要角色，以及生物科技等醫療相關產業的生產誘發效應，醫療活動對整個社會所產生的經濟效果，開始獲得較以往更積極的評價。美國一方面要確保醫療品質，同時要控制醫療費過快增長，不得不作新的發展理念選擇。

（四）醫療服務一體化組織

一體化組織由曾經是獨立執業的醫師和醫院聯合而形成。合資（joint ventures）和合併（mergers）是組成一體化醫療服務組織的2種基本方式。合資由各方透過合約建立新的法律實體；合併涉及到所有權的改變，併購中的出讓資產方失去自身的權力。美國醫療服務組織的一體化進程，在醫師與醫師的橫向聯合、醫師與醫院以及加入保險成分的縱向聯合的2個方向發展。

1. 醫師間的一體化組織

(1)**優先服務提供者組織**：PPO由醫師合資組成，通常和醫療費支付者（雇主、保險公司）談判，接受某些服務的費用標準或是服務費折扣率，以換取其成員被列入優先服務者名單（雇主或保險公司向其雇員或被保險人提供的推薦名單），以降低醫療費用。這類組織要接受品質管理和效用管理方面的監控。

(2)**獨立執業協會**（independent practice association, IPA）：是典型的醫師組織實體，代表醫師的利益與雇主和保險公司談判。IPA與PPO的不同之處在於：IPA同意接受預先支付人頭費（按每人每月計算），按合約規定的醫療範圍提供服務。

(3)**集體執業**（group practice）：指由3個以上的醫師組成。業務、設備、管理等均由參加者分擔，收入按預先的約定分配。

(4)**部分綜合醫療組織**（Partially Integrated Medical Group, PIMG）：是由醫師組成的較大的法律實體，可合夥，也可成為專業人員公司法人，其成員尚有一定的獨立性。

(5)**全面綜合醫療組織**（Fully Integrated Medical Group, FIMG）：這類醫師組織涉及更廣泛的合作，集中化的管理控制醫療服務的各個方面，包括：品質管理、效用管理等。

2. 醫師與醫院的一體化組織

(1)**醫師醫院組織**（physician hospital organization, PHO）：通常由一個醫院和它的醫務人員組成，但也可包括更多的醫院和其他的醫師。醫院一般處於該組織的核心地位。除醫療服務外，

PHO還可提供管理服務、資格審查、效用審查、品質保障審查等。

(2)綜合服務集團（Integrated Delivery System, IDS）：是全面一體化的組織。由醫師、醫院，包括多種專科醫院組成，提供各種類型的醫療、管理、資訊服務，服務的地理範圍跨及寬廣的地域。

(3)管理服務集團（Management Service Organization, MSO）：主要向醫師提供行政管理和執業管理服務。可限於財務管理，也可包括合約談判、非醫務人員的人事管理，甚至還可提供帶傢俱和醫療設備的辦公室給醫師。

(4)健康維護組織（Health Maintenance Organization, HMO）：提供各種範圍的醫療服務。HMO把醫療服務與醫療經費的籌集，結合到一個實體中，相當於醫師、醫院和保險成分的結合。HMO採取較全面的措施控制成本，試圖透過減少不必要的衛生保健服務利用來控制費用，投保人在計畫內部提供網絡中尋求服務的費用分攤率，比他們到網絡外尋求服務的費用分攤率要低。

二、衛生人力資源

（一）醫學教育體制

1. 基本醫學教育

美國現有127所醫科大學。通常醫科大學的修業年限為4年，在修完4年制的普通大學後入學。也有少數設2年制升醫學課程的醫科預備學校，高中一畢業即可進入，但學生數量嚴格受限。醫科大學入學資格的取得一般要綜合參考4年制大學的成績、醫科大學協會實施的統一醫科大學升學考試（MCAT）以及面試成績。在面試時，對申請者的生活經歷、想當醫師的動機、專長愛好等，加以詳細地詢問。

教育內容方面，雖受醫師與醫科大學協會（AMA）、醫學教育聯絡協會（LCME）為主體的社會團體組織的定期性審查，但也容許配合各大學辦學理念和特徵有較大幅度變化。為期112～175週的醫學教育，大多分4年實施，臨床實習則在教學醫院的鄰近與學校訂有協議的教學醫院中實施。

2. 畢業後教育

在美國，醫學生需要接受畢業後醫學教育認定委員會（ACGME）指定的實習內容。一般的情形，實習醫師不僅在所屬的診療科實習，而且輪流在相關的其他專業實習。1975年，美國醫師協會代表大會決定，將以往畢業後1年的臨床實習，即所謂的實習醫師（intern）制度，進一步擴展成為接下去數年的住院醫師培養制度。

住院醫師培養時間因專業而異，內科與全科為3年，外科方面為5～7年。修完規定的住院醫師培養內容，則可獲得各學會認定的專科醫師和全科醫師（現有22種）資格。由於成為專科醫師和全科醫師後，將能獲得相當高的社會地位與可觀的經濟收入，因此，大多數的住院醫師都能禁得起嚴格的訓練。對於已經成為專科醫師和全科醫師者，仍然給予持續性醫學繼續教育，並定期舉行考試。

（二）醫師培養制度

1. 醫師執照

醫科大學畢業時，雖可獲得醫學士（MD）的學位，但僅憑此資格還不能從事診療工作（執業），還必須取得根據各州醫療法獲得的醫療執業許可證。通常，這種許可證僅適用於該州。取得醫療執業許可證的條件是畢業於LCME承認的美國醫科大學，完成規定的臨床實習，且通過全國醫學考試評議會（NBME）的考試，或州醫學評議會聯盟（FLEX）的考試。對外國人醫師資格考試（FMGEMS）合格者，雖然也開放申請，但為數不多，門檻較高。

全國性醫學考試由基礎醫學、臨床醫學、臨床能力三部分考試構成，有很多學生在修完醫學系2年課程時、畢業時、實習期間的第一年，階段性地參加各種考試。FLEX選定時間實施這些考試，州政府對各種考試的得分，加上獨自權重的分量，判定考生是否通過考試。20世紀70年代以後，美國有22個州對醫療執業許可證開始設定有效期限，對於許可證的換發，規定執業者有接受職業培訓（CME）的義務。

2. 醫師品質控制

美國醫師品質控制是透過職業教育和嚴格的資格認定制度加以保證。職業教育的實施以醫師協會為中心，利用醫科大學等資源，定期舉辦各種討論會、講座、病例討論會等。發行CME資格證、利用醫學資訊網與同行審查委員會（PRO）的協作等，為提高職業教育的受訓積極性，而想出種種辦法。至於內容的開發、品質的評價等，則由職業醫學教育認定委員會（ACCME）擔任。

由此可見，在美國，自醫科大學的認定到招生選拔、醫師考試等的許可與認證，均委託給有法人資格的仲介機構，而非政府行政機構。而且醫學教育、畢業後實習、職業教育的管理，均委託醫科大學協會、學會、醫師協會實施。因此，可看出多樣而具體的醫學教育體制，是美國的特徵。多種認定與資格都有期限，而每次換發必須謀求技術與品質的提高。

3. 醫師數量控制

2000年時，美國的就業醫師數為534,800人，每10萬人口有250人。醫師數對人口的相對比，自20世紀40年代至60年代為止，都在140人範圍內，但隨後急速增加，1982年突破200人，在1990年增加至235人，2000年時達到250人。

20世紀80年代初，全國畢業後醫學教育諮詢委員會（GMENAC）提出3條建議：將醫科大學招生名額削減17％，更嚴格限制每年新移民中超過3,000人的外國醫師執業，以及控制醫師以外的醫療從業人員的增加。自1983年以後，醫科大學的入學生數量以近1個百分點逐年減少，新世紀開始又逐年持平。由於資格考試的嚴格化，使外國人在美國臨床執業的機會越來越小。1975年，針對外國醫師本地執業的考試VQE，已帶有限制醫師引進的性質，而自1984年開始的考試FMGMES，合格者變得極少，使得這種限制越來越明顯。

根據1984年醫師協會的調查，認為醫師過剩的公民僅占12％。對公民而言，醫師數過剩問題不如醫師缺乏來得嚴重。根據另一調查，在1995～2000年間，醫師在一週間接診的平均患者數，由121人減少為107人，而平均每年的實際收入卻由15萬美元增加為21萬美元，即使扣除這期間醫療政策與勞動習慣的變化，也可看出醫師數的增加與各醫師承擔服務量的減輕有關。

醫師數增加是一把雙刃劍，一方面可以使人民的醫療可及性提高，同時也促進醫療費高漲，使財政負擔加重，而且無可否認，醫師數過多還會對醫療的品質乃至醫療體系形成衝擊。1970年

初，當時尼克森總統（Richard Milhous Nixon）所發出的醫療費危機的警告，現已成為事實。國民醫療總費用由1970年的750億美元，上升到2002年的15,530億美元，占GDP的比率由7.4％升至14.9％。

由於申請專科醫師的數量劇增，全科醫師與專科醫師的比率由1930年初期的8：2，變轉為1969年的2：8。採取控制措施後，2003年接近5：5。20世紀70年代以後，由於社會對醫療的完整性、基本醫療重要性的呼籲，醫學教育也重視預防醫學和社會科學等學科，當全科醫師的家庭醫療制度化後，多少消除了專科醫師過剩的弊端。但醫學的專門化、細分化，仍然在進行，偏重技術的潮流根深柢固，「看病而不診治人」的非人性化情況，依然持續如故。

美國擁有世界上首屈一指的醫師數，並以世界第一的醫療水準而引以自豪。消耗世界上最高的醫療費用，但人民的健康水準與其他已開發國家比較，未必很高。2003年，嬰兒死亡率位居世界第18位，平均期望壽命（男76歲，女80歲）未能列入世界前10名。每年仍有150萬人患心臟病，其中約半數（77萬人）死亡（占死亡的33％）。12～17歲未成年者中，有12％吸毒、16％抽菸、31％酗酒。

4. 醫療品質

由醫師本身控制醫療品質的機構，有同行審查委員會（Peer Review Organization, PRO）。這是在1982年取代以往稱為行業標準審核組織（Professional Standard Review Organization, PSRO），由許多資深臨床醫師實施醫院的出院審查、長期住院與高額醫療費用合理性的審查、標準醫療品質的控制、資訊的提供等。PRO對社會公立醫療保險的償還審查，具有廣泛的許可權。美國引進對老人醫療保險（Medicare）的預付制度（PPS，1983年），作為醫療費抑制政策的王牌。這一預付制度的實施，只有在PRO對醫院進行專門的醫療品質控制的前提下，才有可能得到保證。

5. 醫療糾紛

美國的國情和醫療制度導致了醫療糾紛多與醫師有關，很少與醫院有關。患者與主治醫師發生糾紛，多會直接去法院申告。近十年來，美國醫療糾紛有增加的趨勢，平均每100位醫師的法院訴訟案件數，自1975年的5件劇增為2003年的18件。醫療損害賠償動則以百萬美元論，醫師加入的賠償責任保險的保險費，以超過醫療費增加的速度暴漲（1975年平均為315美元，1984年平均為6,200美元，2003年平均為48,500美元）。醫院和醫師為防備醫療糾紛，已逐漸建立和實施防衛性診療，結果造成對患者過度檢查與治療過於保守的弊端。

三、醫療保險制度

美國統計局2007年數據顯示，67.9％的美國人透過商業保險公司獲得醫療保障，27.8％透過政府獲得醫療保障，另外還有約15.3％（約4,568萬）的美國人沒有任何醫療保障。在擁有商業醫療保險的人中，60％是透過雇主以團體保險形式購買，僅有9％由個人直接購買。美國不同收入家庭的醫療保險構成狀況，見圖13-1-2。圖中可見，所得收入越高的家庭，各種保險覆蓋率也更高。

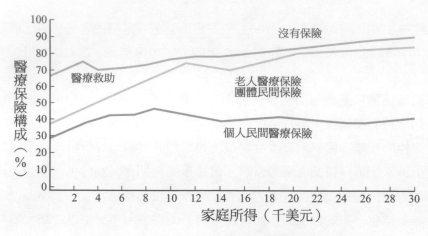

圖13-1-2　美國不同收入家庭的醫療保險狀況

（一）老人醫療保險制度

美國社會醫療保險主要體現在老人醫療保險制度（Medicare），主要以65歲以上老年人為覆蓋對象，未滿65歲的主要以慢性腎臟病需要腎移植的患者或長期需要血液透析治療者為對象，是有限制的社會醫療保險制度，覆蓋美國13.8％的人口。

（二）低收入者醫療幫困救助制度

美國另一種社會醫療保障制度是接受聯邦政府補助、由州政府實施的低收入者的醫療幫困救助制度（Medicaid），是專為某些類別的低收入人群提供的非保險手段的醫療福利，包括：兒童、孕婦和身障者等，覆蓋美國13.2％的人口。全美50個州與華盛頓特區、波多黎各等特區，合計有56個行政主體實施此制度。

2000年度，有3,104萬人接受醫療幫困救助的支付，費用達550億美元。對此費用，聯邦政府規定根據州的財政狀況給予50％～80％的補助。此制度以有未成年孩子的低收入家庭的醫療救助（AFDC）受益者與貧困線以下的高齡者、視障者、身障者（SSI）為主。除此以外，此制度還認可根據各州自行規定的另外一些人群成為醫療幫困救助對象。在1997年，有36個州與4個特別區實施這種地區對象的補充措施。從2014年開始，每個州大部分65歲以下、年收入低於15,000美元的成年人，都有資格申請Medicaid。

社會醫療費保障制度另有：為退役軍人及其眷屬而設的醫療保障制度、勞工災害醫療費保障制度等。

（三）人口覆蓋廣泛的民間商業醫療保險

由於社會醫療保險、醫療救助制度涵蓋的人口有限，商業醫療保險（PMI）制度越顯發達。商業醫療保障體系是絕大多數美國人獲得醫療保障的來源，相對公共醫療保障體系，私營的商業醫療保障體系在現有美國醫療保障體系中，具更重要的地位。未滿65歲人口有約3/4成為商業醫療保險的投保人。商業保險大部分被當作企業福利措施之一，由雇主負擔全部或部分費用。根據Medicare和Medicaid服務中心的數據，幾乎100％的美國大企業都為雇員購買商業醫療保險。一般情況下，雇主支付大部分保費。2008年，雇員平均支付單人醫療保險（single coverage）保費的

16％、家庭醫療保險（family coverage）保費的27％，這個比例自1999年以來一直很穩定。雇主提供的醫療保險福利可以享受稅收優惠。近年來，雇主支付的醫療保險成本不斷上升，家庭醫療保險的保費，自2001年到2008年漲幅高達78％，而同期薪資的增長僅為19％。2008年，包括雇主和雇員合計支付的平均保費是：單人保險4,704美元，家庭保險12,680美元。

　　即使是65歲以上的老人醫療保險的對象，因其給付範圍有限，範圍外必須由自己負擔，為彌補這一點，有不少老人醫療保險的對象另外投保商業醫療保險，人數占老人醫療保險被保險人的7成以上。

　　個人醫療保險產品和團體醫療保險大致相同，但是個人保險市場上自負額（deductibles）和共同支付額（co-payments）都較高。重大疾病保險是個人最經常購買的醫療保險。個人保險市場上，個人支付所有保費。自營業者購買醫療保險可享受稅前扣除，但是絕大多數個人保險市場的消費者，無法得到稅收優惠。

（四）兒童健康保險專案

　　兒童健康保險專案（Children's Health Insurance Program, CHIP）覆蓋的是不符合Medicaid准入條件的低收入、無保險的兒童。該專案最早由1997年的《平衡預算法案》（BBA）立法生效，2009年正式提出的《兒童健康保險專案重新授權法案》（CHIPRA）將CHIP有效期延長到2013財政年度。

　　從1999到2009年間，購買商業醫療保險的18歲以下兒童，從69％下降到56％。同期，Medicaid覆蓋率（包括CHIP在內）從18％上升到35％。總體上，尚未被醫療保險覆蓋到的兒童比例，從12％下降到8％。

（五）其他醫療保障形式

　　除了上述幾種醫療保障形式，美國醫療保障體系還包括為已經患病的對象提供的專門保險計畫（Pre-Existing Condition Insurance Plan, PCIP），該計畫由《平價醫療法案》（*Affordable Care Act*）創立，主要對象是已經患病且未享受醫療保險時間達6個月的對象。此外，如果公民負擔不起任何形式的醫療保險，還可以在社區的衛生所獲得免費或低價的醫療保健（free or low-cost care）。

四、老人醫療保險制度

（一）老人醫療保險費用增加與控制

1. 老人醫療保險費用與聯邦預算

　　老人醫療保險於1965年立法，自1966年7月1日起實施。自引進老人醫療保險以來，美國的醫療費用大致上一直以略超過國民生產毛額（GNP）的增長率在增加。表13-1-1和表13-1-2分別呈現出1995～2009年美國衛生總費用及1967～2010年老人醫療保險專案費用增加情況。

　　老人醫療保險由保障醫院醫療費的A部分與保障醫師診療報酬及醫院門診醫療費的B部分構成。前者除了一部分由患者負擔外，其餘部分均由社會保障稅負擔；後者截至1988年，除了部分由患者負擔外，其餘部分的25％由保險費負擔，75％由聯邦一般會計預算負擔。由於幾乎均由聯

表13-1-1 1995～2009年美國衛生總費用（按資金來源和支出類型劃分）

（單位：10億美元）

資金來源和支出類型	1995	1996	1997	1998	1999	2000	2001	2002	2003	2004	2005	2006	2007	2008	2009
合計	1,027.3	1,081.6	1,142.3	1,208.7	1,286.7	1,378.0	1,495.4	1,636.9	1,772.2	1,894.7	2,021.0	2,152.1	2,283.6	2,391.3	2,486.2
資金來源															
居民	146.4	152.9	164.6	180.0	190.7	202.1	209.5	222.8	237.1	248.8	263.8	272.1	289.4	298.2	299.3
健康保險	682.9	723.5	760.4	794.0	847.1	918.8	1,013.5	1,119.5	1,219.2	1,316.2	1,410.5	1,513.7	1,597.5	1,681.8	1,767.4
第三方支付和專案	101.1	105.1	110.3	117.1	121.4	124.5	130.9	137.3	148.2	153.9	159.8	168.5	179.5	181.2	186.1
公共衛生活動	31.0	32.4	34.8	37.5	40.7	43.0	47.5	51.9	53.7	54.0	56.2	62.6	68.8	72.9	77.2
投資	65.9	67.7	72.2	80.1	86.8	89.6	94.0	105.4	114.0	121.8	130.7	135.2	148.4	157.2	156.2
支出類型															
健康消費支出	961.4	1,013.9	1,070.2	1,128.5	1,200.0	1,288.5	1,401.4	1,531.6	1,658.2	1,772.9	1,890.3	2,016.9	2,135.1	2,234.2	2,330.1
個人健康保健	872.7	921.7	974.5	1,028.3	1,088.8	1,164.4	1,264.1	1,371.6	1,479.0	1,585.0	1,692.6	1,798.8	1,904.3	1,997.2	2,089.9
醫院保健	339.3	350.8	363.4	374.9	393.6	415.5	449.4	486.5	525.8	564.5	606.5	648.3	686.8	722.1	759.1
醫師和臨床服務	222.3	231.3	242.9	257.9	271.1	290.0	314.7	340.8	368.4	393.6	419.6	441.6	462.6	486.5	505.9
其他專業服務	27.0	29.2	31.7	33.8	35.0	37.0	40.6	43.7	46.8	50.1	53.1	55.4	59.5	63.4	66.8
牙科服務	44.5	46.8	50.2	53.5	57.2	62.0	67.5	73.4	76.0	81.8	86.8	91.4	97.3	102.3	102.2
其他衛生、居住和個人保健	42.1	46.6	50.5	56.2	59.8	64.7	70.7	77.7	84.0	90.7	96.5	102.1	108.3	113.3	122.6
家庭健康保健	32.4	35.8	37.0	34.2	32.9	32.4	34.4	36.6	39.8	43.8	48.7	52.6	57.8	62.1	68.3
持續的社區護理服務	64.5	69.6	74.4	79.4	80.8	85.1	90.8	94.5	100.1	105.4	112.1	117.0	126.5	132.8	137.0
處方藥物	59.8	68.1	77.6	88.4	104.7	120.9	138.7	158.2	175.2	190.3	201.7	219.8	230.2	237.2	249.9
耐用醫療設備	15.9	17.4	19.2	21.3	23.0	25.1	25.1	27.0	27.8	28.9	30.4	31.9	34.4	35.1	34.9
其他非耐用醫療用品	25.1	26.0	27.6	28.6	30.6	31.6	32.3	33.3	35.1	35.8	37.2	38.7	41.1	42.3	43.3
投資	65.9	67.7	72.2	80.1	86.8	89.6	94.0	105.4	114.0	121.8	130.7	135.2	148.4	157.2	156.2
研究	18.7	17.8	19.6	21.5	23.4	25.5	28.5	32.0	34.9	38.5	40.3	41.4	41.9	43.2	45.3
建築和設備	47.2	49.9	52.5	58.6	63.5	64.1	65.5	73.4	79.2	83.3	90.4	93.8	106.4	114.0	110.9

注：本表衛生費用統計中排除波多黎各和島嶼區域。

來源：U.S. Centers for Medicare & Medicaid Services, Office of the Actuary, *National Health Statistics Group*.

表13-1-2　1967～2010年美國老人醫療保險專案費用支付情況（按保險和服務類型劃分）

（單位：百萬美元）

服務類型	1967	1974	1980	1983	1990	1997	2000	2002	2004	2006	2009	2010
專案支付：總額	4,239	11,179	33,613	53,446	101,419	175,396	174,262	215,411	255,326	280,672	317,998	331,130
醫院保險（A部分）	2,967	8,000	23,119	36,313	62,047	114,327	101,663	122,993	139,747	151,917	170,031	176,224
醫院的住院費用	2,667	7,680	22,297	34,519	56,716	84,563	85,197	99,382	110,550	116,350	125,662	128,728
專業護理機構的費用	274	224	344	428	1,971	11,237	10,621	14,363	17,043	20,387	25,580	27,258
居家醫療費用	26	96	478	1,366	3,660	16,487	2,918	4,788	5,479	5,979	6,992	7,252
臨終關懷機構的費用	-	-	-	-	-	2,040	2,927	4,460	6,675	9,201	12,097	12,986
補充醫療保險（B部分）	1,272	3,177	10,495	17,132	39,073	61,069	72,599	92,418	115,579	128,755	147,678	154,905
醫師和其他醫療服務費用	1,217	2,740	8,358	13,660	30,222	43,621	51,474	64,272	79,271	85,305	91,174	95,087
門診服務費用	38	397	1,962	3,443	8,773	17,256	16,787	23,346	30,335	35,411	44,596	47,573
居家保健服務	17	40	175	29	78	219	4,338	4,800	5,973	8,039	11,908	12,245

來源：Centers for Medicare & Medicaid Services, *Office of Information Services: Data from the Medicare Decision Support Access Facility. Effective 2002 data from the Medicare Data Extract System.*

邦預算的支出負擔，老人醫療費的增加與聯邦預算（包含特別會計）的增加相關聯。從表13-1-2可看出，在老人醫療保險專案費用支付中，A部分所占比例略高於B部分。

2. 老人醫療保險費用控制政策

人口高齡化使醫療、退休金等社會保障費用上升，導致聯邦預算增加。退休金、醫療問題，也被視為美國內政上的最大問題。自1980年起的20年間，有為數眾多的醫療關係法案在議會被提出，其中近140部法律得以通過且獲得總統簽署而實施。許多法律與以社會醫療保障制度為基礎的老人醫療保險有關，其中有7條特別是為控制老人醫療保險醫療費為目的而設立。

如：依據DRGs（單病種收費）體制的PPS支付制度（按人頭預付），是因1983年《社會保障法》（*Social Security Amendment of 1983*）的修訂而引進的。在引進此制度以前，已有將醫療費增長抑制在一定比率的改革，是根據1982年《稅制均衡財政責任法》（*Tax Equity and Fiscal Responsibility Act of 1982*）而引進。

目前醫院費用的抑制，雖獲得初步的成功，但由於醫師診療報酬的增長率增加，需引進新支付制度加以抑制。根據投入資源的量與質評估醫療行為，提議製作換算為點數的診療報酬表，建議議會引進根據此報酬表的支付方式。這種方式被稱為根據相對價值量表（relative value scale, RVS）的支付方式。作為投入資源，用於點數計算的要素有：(1) 醫院的勞動量（勞動時間、勞動強度）；(2) 診療所需的各種費用；(3) 專業訓練所需的費用。

3. 高額護理費等支付制度

對老人醫療保險而言，從制度創立至20世紀80年代，關於給付內容未曾有過重大的改革。在這期間，只短暫實施過納入居家醫療與住院服務成為給付範圍的給付內容改革。直到1988年，開始設計大幅度的、全面的、為抑制醫療費而進行的給付制度改革，並自1989年起付諸實施。當然，這樣的改革並不能在一朝一夕完成，也不可能因此而解決美國所面臨的許多醫療問題。美國醫療費保障制度存在3大內在問題：

(1) 根據2002年美國醫療費調查，2000年全國未滿65歲人口中有3,780萬人、占未滿65歲人口的18.9％的人，無任何醫療保險，而且這個比例有增長趨勢（表13-1-3）。

(2) 老人長期護理的醫療費問題。老人醫療保險一概不支付長期護理的費用。儘管隨著人口高齡化，長期護理的費用急速增加，但僅有醫療幫困救助制度在對其進行保障。

(3) 老人醫療保險的高額部分負擔費用問題。在改革實現以前，患者須負擔部分金額（表13-1-4）。關於藥劑費，保險除支付住院期間對治療所必須藥品費外，其餘一概不給付，藥劑費用幾乎全

表13-1-3　1980～2000年美國未滿65歲人口及其醫療保險覆蓋狀況

年　分	未滿65歲人口（百萬人）	未滿65歲無保險者（百萬人）	無保險者占比（％）
1980	199.0	29.6	14.9
1985	209.4	32.7	16.2
1990	214.9	34.5	17.8
1995	216.7	36.0	18.3
2000	219.2	37.8	18.9

注：因統計依據不同，與表13-1-4的統計數字略有不同。

表 13-1-4　1966～2000 年美國歷年老人醫療保險的「部分負擔」費用

年　分	住院費用（美元）			專門護理機構 21 ～ 100 天平均一天的部分負擔額（美元）	B 部分患者負擔額（美元）*
	患者負擔額	61 ～ 90 天平均一天的部分負擔額（美元）	91 天平均一天的部分負擔額（美元）		
1966	40	10	18	5.00	50
1968	40	10	20	5.00	50
1970	52	13	26	6.50	50
1972	68	17	34	8.50	60
1974	84	21	42	10.50	60
1976	104	26	52	13.00	65
1978	144	36	75	18.00	65
1980	180	45	90	22.50	70
1982	268	98	164	32.00	70
1984	385	156	187	51.00	70
1986	458	286	208	62.50	75
1988	640	135	270	68.00	75
1990	809	156	355	78.50	75
1992	948	179	677	88.50	80
1994	1,146	216	705	95.00	80
1996	1,313	205	846	102.50	80
1998	1,467	324	962	105.00	85
2000	1,542	369	1,078	108.00	85

* B 部分為醫師診療保險，除此以外要求診療費用的 20％由患者部分負擔。

由患者個人負擔。

　　為了解決這些醫療問題，美國衛生福利部組成計畫小組（project team），於 1986 年 11 月發表了題為「災難性的醫療費用」（catastrophic illness expenses）的報告書。報告書的要點是：期待由民間企業、民間保險公司或州政府來解決第 (1)、第 (2) 的問題；由聯邦政府全力去解決第 (3) 的問題。具體辦法是將關於編入現行老人醫療保險給付的患者自行負擔部分，予以廢除或設一定的上限，大幅度減輕患者負擔，同時重新將藥劑費列為老人醫療給付的範圍。

　　政府根據此報告書制定了法案，於 1987 年 2 月向議會提出。議會與政府均預定自 1988 年 1 月起實施，但對於門診處方藥品費用補助制度，以美國醫藥品工業會為中心的反對派干預，法案的審議被迫延後，直至 1988 年 6 月在參議院才獲得通過，正式成為法律，並自 1989 年 1 月 1 日起開始階段性實施。

4. 被保險人

　　老人醫療保險雖分為醫院保險的 A 部分與醫師診療等保險的 B 部分，但 65 歲以上的美國人幾乎都自動會成為 A 部分醫院保險的被保險人。不能自動成為 A 部分醫院保險的被保險人中，有些人

沒有領社會退休金。這些人若支付保險費，也可成為被保險人。在1989年A部分的保險費為每月240美元，1999年為578美元。未滿65歲而領取身障者保障金的對象，在兩年的等待期間後，可成為A部分的被保險人。另外，必須接受血液透析的腎臟移植對象，不論年齡，均可成為A部分的被保險人。B部分是自由加入的保險。65歲以上者，不論是否為退休金受領者，只要支付保險費，即可成為這種保險的被保險人。在1989年B部分的保險費為每月28美元，1999年為75美元。

估計在1988年度時，約有2,800萬老人與大約300萬的身障者成為A部分醫院保險的被保險人。其中，估計受益的老人約有650萬人，身障者約80萬人。關於B部分，1988年度的被保險人中，老人估計約有2,880萬人，身障者約有280萬人。

（二）老人醫療保險給付內容

1. A部分（醫院保險）

(1)醫院的住院費用

經醫師認定在醫院以外的地方無法接受所需服務的患者，住入老人醫療保險指定的醫院後，該醫院的住院管理委員會（Utilization Review Committee）或同行審查委員會（PRO）承認該患者有住院必要時，給予以下的給付。2010年A部分醫院住院費用達到128,728百萬美元。

若被保險人支付一年期間固定的患者責任負擔額（deductible），則該年有關住院的必要經費（有關為老人醫療保險給付範圍的經費），由老人醫療保險的A部分支付。2000年患者責任負擔額為1,542美元。但這是自1989年1月起，根據高額護理費等支付法而改革的給付內容。

在最初繳交一年間固定的患者責任負擔額以後，60天期間給付認為必需的全額住院費用；61～90天給付扣除部分自行負擔額（平均每天369美元）後的住院費用。這個部分的自行負擔稱作共同保險（coinsurance）。超過90天的住院期間費用，雖然是全額自行負擔，但患者還可利用一生中僅有的60天的非常時期保留天數（life time reserve days），在這種情形下，患者也需支付部分負擔金（平均每天1,078美元），其餘費用由A部分給付。

有關住院給付範圍，包括：2～4張床的病房費、伙食、一般照護、ICU等費用、醫院配給的醫藥品、輸血、診斷檢驗、X光及放射線療法、醫療用具的使用、手術室的利用、康復等有關費用，但單人病房等費用不列入給付。

(2)老年護理院的費用

成為老人醫療保險給付範圍的護理院費用，是指關於定位為延長醫院照護的服務費用。在前面已經述及，有關長期護理設施（intermediate nursing facility）的費用，老人醫療保險不給付。但根據醫師的指示，住進老人醫療保險指定的護理院（專業護理機構，skilled nursing facility, SNF），而其住院獲得PRO的認可時，給予以下的給付。2010年A部分老年護理院費用達到27,258百萬美元。

每年150天以內的住院費用由A部分給付。最初8天期間的住院費用，患者雖有部分負擔，但這一部分負擔規定，由衛生福利部主管統一制訂，大約為全國老年護理院平均1天費用的20%。1988年，要求入住老年護理院的必須是剛出院患者的這個要件，已被取消。

高額護理費等支付法實施以前，給付期間為1年100天，對於超過20天的期間，患者必須負擔一定的費用（平均每天108美元）。給付對象服務規定以醫院的給付對象服務為準。

(3)居家醫療費用

關於護士、物理治療師、其他專家的家庭病床看護服務，規定不論每週5天、6～7天（一天的訪問次數無限制），實施給付為2～3週。但實際上，根據衛生保健財務管理局（HCFA）的公告，每週僅給予5天以內的給付。自1990年起，根據高額護理費等支付法的修正，規定給付每週7天、連續至38天為止。2010年A部分居家醫療費用達到7,252百萬美元。

(4)臨終關懷機構的費用

估計壽命在6個月以內者住進臨終關懷機構時，給付其費用。給付期間是1年90天，2年共180天。此外，認可一生有30天的追加性給付。再者，根據高額護理費等支付法，即使超過以上合計天數210天，只要有醫師的認定，即可能認可追加性給付。給付範圍包括：護理、醫師技術勞務、鎮痛藥品、社會醫療服務、諮詢服務等。2010年A部分臨終關懷費用達到12,986百萬美元。

2. B部分（醫師診療報酬等保險）

患者在每年支付85美元的責任負擔額以後，B部分給付為後述方式計算醫療費的80％。患者部分負擔雖為20％，但由於沒有上限，有些患者被迫支付高額的自行負擔費用，導致社會問題。

根據高額護理費等支付法，自1990年起，患者如有1,370美元以上的負擔，超過部分由B部分給付。1,370美元這金額稱為「高額費用限額」（catastrophic limit）。衛生福利部主管每年設定，使自行負擔額超過此限額水準的B部分加入者，占全體加入者的7％。

除了上述的責任負擔額與一定比率的自行負擔額以外，當作自行負擔額計算的，還有關於輸血血液的患者責任負擔額以及門診精神治療患者部分負擔額（250美元）。2010年美國B部分醫療費用共154,906百萬美元。

B部分給付的服務費用，包括以下費用：

(1)醫師服務費：除診療、診斷、處理、手術、諮詢等一般性服務外，還包括：訪問家庭、辦公室、設施等所提供的服務。

(2)居家保健服務的費用：對未納入A部分給付的患者，實施與A部分同樣的給付。自1990年起，根據高額護理費等支付法，以下費用將給予給付：①居家保健靜脈注射（點滴）療法的服務費；②一年中不超過80小時、長期需要照護者的照護服務費（須支付B部分患者責任負擔額與部分自行負擔額，合計至高額費用限額上限為止的費用，或藥劑費至自行負擔限額為止的費用）。

(3)其他有關以下的服務費：醫院門診診療、脊柱推拿師（chiropractor）所施行的脊椎矯正等服務，包含：X光診斷的診斷試驗、放射線療法、社區衛生服務、在藥局難以取得的藥劑、居家透析用機器、藥劑、物理治療法、語言訓練療法服務、急救服務、護士服務、以門診為基礎實施的血液及相同製劑的輸血。

3. 門診處方醫藥品

除以上的給付外，根據高額護理費等支付法，重新引進醫藥用品補助制度。該制度規定自1993起，只要支付一定的患者責任負擔額（設定門診處方醫藥品費超過責任負擔額的加入者，占全部加入者的比率為16.8％），對超過門診處方醫藥品費用，由老人醫療保險B部分支付80％。成為補助的醫藥品，基本是《聯邦食品、醫藥品和化妝品法》（*Federal Food, Drug and Cosmetic Act*）認定具有安全性與效能的醫藥品以及《公共衛生法》（*Public Health Act*）許可的生物製劑。

截至2003年，醫藥用品補助制度得到了階段性的實施。2000年一年期間責任負擔額為850美

元（上述19.8%的受保對象受益），以免疫抑制劑及居家使用的靜脈注射用藥劑為對象，由B部分
給付超過責任負擔額的50%（對於老人醫療保險給付對象，在內臟移植後一年期間為80%）。2001
年一年期間責任負擔額為880美元，關於門診處方醫藥品費用，給付超過責任負擔額費用的50%。
2002年一年期間的責任負擔額為962美元，關於門診處方醫藥品費用，給付超過責任負擔額費用的
65%。

4. 高額護理費等支付法引起的負擔增加

　　由於高額護理費等支付法改革或引進的費用制度，老人醫療保險B部分的給付費在5年間高
達540億美元。因此，2005年老人醫療保險B部分的保險費，由1989年的24.80美元，提高為49美
元；同時由於引進高額醫療費等支付制度而追加保險費18美元；隨著門診處方醫藥品費用補助制
度的引進，追加保險費逐年遞增（見表13-1-5）。追加保險費的額度設定，為提供這些新制度總費
用37%的水準。

　　為提供剩下的63%費用，決定引進附加保險費（supplementary premium），向高收入的被保險
人徵收配合所得稅額的保險費。這是由國稅部門加以調整，截至1993年的保險費是按照所得稅每
150美元來計算（表13-1-6、表13-1-7）。

表13-1-5　美國1989年以後的追加保險費

（單位：美元）

年　分	追加保險費金額	年　分	追加保險費金額
1989	4.00	1997	10.95
1990	4.90	1998	11.40
1991	5.46	1999	12.50
1992	6.75	2000	13.50
1993	7.18	2001	14.50
1994	8.35	2002	15.70
1995	9.28	2003	16.00
1996	10.16		

表13-1-6　美國1989～1993年的附加保險費

（單位：美元）

年　分	高額護理費 支付制度的保險費	門診處方醫藥費 補助制度的保險費	合　計
1989	22.50		22.50
1990	27.14	10.36	37.50
1991	30.17	8.83	39.00
1992	30.55	9.95	40.50
1993	29.55	12.45	42.00

注：所得稅額每150元美元附加上述稅額。

表13-1-7 1989～2000年美國支付高額護理費中不同收入者的附加保險費

（單位：美元）

收　入	1989	1993	2000
5,000 ～ 15,000	0.00	0.00	0.00
15,000 ～ 20,000	78.12	116.52	317.72
20,000 ～ 25,000	197.88	250.56	589.36
25,000 ～ 30,000	306.96	401.28	845.68
30,000 ～ 35,000	370.68	702.00	1,089.20
35,000 ～ 40,000	678.36	1,021.68	1,625.50
40,000 ～ 45,000	800.00	1,050.00	1,950.00

5. C部分和D部分

原始的聯邦醫療保險沒有包含的專案以及自付的部分稱為聯邦醫療保險的空白（gaps in Medicare）。為增加受益率和滿足個人的特殊需要，投保者可以向商業保險公司購買補充醫療保險，也可以再補充參保聯邦醫療保險優惠計畫（Medicare advantage plans）或處方藥保險計畫。

(1)聯邦保險優惠計畫（Part C）：最初稱為「聯邦醫療保險＋選擇」，簡稱為C部分（Medicare Part C）。這類保險提供多樣選擇，主要有以下4類：①健保組織計畫，即過去所稱的健康維持組織計畫（HMO）。患者只能到組織網絡中的特約醫師處就診，如果要看專科醫師，必須要有初級保健（家庭）醫師（primary care physician, PCP）的轉診證明；②優先服務提供者組織（PPOs）。與HMO相似，如果要看專科醫師，需要透過初級保健醫師轉診。但不同的是，患者如果願意多支付費用，可以去組織網絡以外的醫師處就診；③醫療保險看病付費計畫（Medicare private fee-for-service, PFFS）。患者可以去聯邦醫療保險認可的醫師和醫院處就診，而付款條件和醫療服務專案則由商業保險公司決定；④醫療保險特殊需要計畫（Medicare special needs plans）。投保者屬於某些機構（如：療養院等）的病人，同時享有聯邦保險和醫療輔助保險計畫者以及患有長期慢性病或殘障者。醫療保險特殊需要計畫必須包括聯邦醫療保險提供的處方藥保險。糖尿病病人可以投保這類保險，以獲得特殊的醫療、健康教育、輔導、營養和運動方案的服務。

(2)美國聯邦醫療保險的處方藥計畫（Part D）：從2006年1月1日起開始實行（包括：學名藥及原廠藥），不僅包括治療疾病，而且已覆蓋預防性體檢、預防慢性病的併發症。不管收入、健康狀況或目前的藥費如何，每個人都可以自願地選擇處方藥保險計畫。如果在2006年5月15日前簽約，價格要比以後簽約便宜，並且過時簽約者還要罰款。但有3類人可以在任何時候參加並不受限制：①同時具有聯邦醫療照顧保險和醫療補助計畫者；②已確認為低收入補助者；③在美國受到卡崔娜颶風的受害者。參加者可以有2種支付水準：一種是標準的，一種是重大疾病的。標準的處方藥保險方案，平均每月支付37美元。看病時，在支付起付線250美元後，聯邦醫療保險支付75%的藥費，直到每年2,250美元的上限為止。超過上限後需要自付，但當每年支付藥費超過3,600美元時，重大疾病的處方保險計畫，可以為投保者核銷其餘95%的藥費。

根據精算，在未來的10年內，聯邦醫療保險處方藥計畫將耗資7,200億美元。若干大的醫療保險公司和藥廠，將參加處方藥保險計畫。

（三）老人醫療保險支付方式

老人醫療保險的支付方式，大致可分為2種：一種是根據每項醫療行為計算的合理費用（reasonable charge/cost），按照診療專案價格支付的傳統方式；另一種是按單病種收費與診療類型（內科、外科）決定的費用為基礎，以患者的住院與出院為單位的支付方式，特別稱之為按單病種支付制度或定額預付款方式

1. 醫院支付方式

《社會保障修正法》（*Social Security Amendment*）自1984年度起，將老人醫療保險A部分對醫院的支付方式，做了大幅度的變更，就是被稱為劃時代的按單病種收費的PPS支付方式的引進。根據此方式，老人醫療保險對醫院的支付，依照每一種疾病的病種收費，以事前決定的費用價格與出院件數為基礎支付。

如果醫院能以低於A部分支付額的費用實施診療，則利益歸醫院；若是相反，虧損由醫院負擔。在這樣的支付制度下，醫院在負擔風險的同時，也擁有獲得利益的機會，醫院追求服務效率的競爭變得非常激烈。在引進這種支付方式以前，對醫院的支付與B部分支付醫師的方式一樣，都採取根據合理費用的按專案支付方式支付。

然而，DRGs-PPS支付方式並不適用所有的醫院住院費用。即使適用PPS的醫院，對設施、設備等資本相關的費用以及醫療從業者教育直接需要的費用，仍然和以前一樣，按照合理費用方式，按專案支付補助醫院。

不習慣DRGs-PPS方式的醫院，也沒有被列為這種支付制度的對象。這些醫院包括：精神病醫院、小兒科醫院、康復醫院以及長期住院患者的專門醫院，仍按傳統專案支付方式給付，但對其費用的增長也加以一定的限制。

對治療費極高的案例、對將醫療從業者的間接教育費用計入的醫院，或對收容超過平均數的多數低收入住院患者（無法支付費用者）的醫院，在PPS支付制度下，由老人醫療保險補助追加性費用。再者，對具有區域核心醫院功能的醫院、具有全國性或區域性患者轉介中心功能的醫院、癌症治療中心的醫院等，在DRGs-PPS支付制度下，老人醫療保險補助追加性費用，也適用於補助特別的案例。

老人醫療保險對患者的給付，基本上為實支實付。醫院將根據DRGs計算的費用，向審查支付機構（intermediary，即承辦機構）請求付款。

2. DRGs-PPS支付方式的費用計算方法

對患者的醫院服務內容的支付，採用依照內科或外科等治療類型進行分類的按病種收費方式（477個病種，最初為473個）。按各病種收費的支付額，係將以下2種要素相乘來計算。

(1)適用於所有按病種收費的基本支付額（按各區域以及都市或農村設定）。

(2)對按各病種收費設定的相對費用指數（relative weighting factor）。

基本支付額是該區域老人醫療保險住院患者的平均費用，而相對費用指數是一種係數，用以表示該病種按病種收費的價格。相對費用指數收費價格，全國統一，但基本支付額不同，根據該醫院所處位置的區域、都市或農村以及醫院等級，而有不同的醫院費用價格。

3. 指定醫師與非指定醫師

指定醫師是指關於老人醫療保險的支付予以同意的醫師。因此，除法令規定的部分負擔額

（患者責任負擔額、患者部分負擔額）以外，不能向患者收取其他費用。另外，指定醫師的申請要直接由醫師向審查支付機構辦理，患者僅支付自行負擔部分，即可接受作為實支實付的服務。在2000年度，約有74％的老人醫療保險給付要求，來自指定醫師的申請。

另一方面，非指定醫師可向患者要求老人醫療保險承認的部分負擔以外的費用。只要是非指定醫師，對何種患者與診療行為要求法定以外的費用，即交由醫師決定。老人醫療保險的支付，直接給予被保險人。

是否要成為指定醫師，就要看醫師是否要與衛生福利部簽訂成為老人醫療保險「參與醫師」。簽約期間通常為12個月，以後除非由訂約者自己提出解約，否則視為自動續約。老人醫療保險指定醫師制度建立於1984年。要不要成為指定醫師是醫師的自由選擇，但指定醫師在計算診療報酬或申請費用手續上，享有各種優待辦法。

為避免非指定醫師向患者要求大幅度超過法定部分負擔金的費用，也從醫療費用控制的觀點，對非指定醫師申請費用設有上限，稱為「請求費用限額」（maximum allowable actual charge, MAAC）制度。對於前一年度的申請費用超過該年度區域平均一般費用15％以上的醫師，規定要將該醫師的申請費用增長率抑制在1％以內。即使對請求費用在15％以內的非指定醫師，也通常僅承認其1％的增額，或前一年度請求費用與該年度區域平均費用115％之差的一定比率。如：某醫師1999年的請求費用為100美元，而2000年區域一般費用的115％為124美元，則該醫師2000年的MAAC限額為106美元〔100美元＋0.25×（124美元～100美元）〕。

綜上所述，雖然引進MAAC等醫療費控制政策，但近幾年醫療費的增長，仍然顯著，因此對B部分支付方式需要再進行大幅度修正。

4. 有關家庭病床服務的支付方式

原則上，根據合理費用支付方式。但某些方面與對醫院的支付不同，對每一種服務決定平均一次診療所需的費用，作為支付的依據。也就是把合計的各服務費用，除各服務的診療次數，即可算出每次服務的平均費用，據此計算要求費用。各醫療機構均以專門看護、家庭醫療照護等各服務的平均費用，乘以與老人醫療保險有關的就診次數，算出要求費用。

但如此算出的費用，並不能獲得如數給付。在算出的過程中，如上述求得平均費用的75％值，被當作各服務平均費用的上限。

5. 對臨終關懷服務的支付方式

將臨終關懷機構實際花費認為合理的費用，或以衛生福利部規定的適當標準計算的費用，支付給臨終關懷機構。但給付額設有上限，在2000財政年度的上限費用額度為每人每天16.50美元，並根據醫療市場（market basket）費用情況，自動提高。

另一方面，醫療財政廳對臨終關懷機構的支付，也和對醫院的支付一樣，引進支付費用的定額預付款方式。在此方式下，臨終關懷機構根據事前決定的每位患者平均一天的費用，由老人醫療保險給付費用。但醫院的情形是根據平均每位出院者DRGs事前決定的費用給付；臨終關懷機構的情形與此不同，是根據照護內容與實施場所不同的患者平均一天的費用，決定給付費用。因此，給付金額因患者而大有出入。再者，根據HCFA的規則，把支付對象大致分成以下4類，設定平均一天的給付額。(1)常規居家護理費用（routine home care day）：在自己家中接受臨終關懷特殊照護（hospice care）時支付的費用；(2)連續居家護理費用（continuous home care day）：在患者家裡

連續接受專門機構護理的費用；(3)臨時性住院護理費用（inpatient respite care day）：對5天以內短期住院進行臨終關懷所支付的費用；(4)一般住院臨終關懷護理費用（general inpatient care day）。

6. 對慢性腎臟疾病治療的支付方式

截至1983，對往返醫院的血液透析治療，原則上合理必要的費用將支付全額。關於其他設施，則由老人醫療保險支付合理費用。

從1983年8月1日起開始，根據新訂PPS的費用支付。依照1986年10月1日前的衛生福利部規定，不論血液透析治療是在醫療內實施、在患者家中實施或在醫院監督下實施，平均一次支付131美元；在其他獨立治療設施監督下實施，支付127美元（這些金額為例外條款，不適用的平均基礎價格）。然而，1986年《財政調停法》（*Omnibus Budget Reconciliation Act 1986, OBRA 1986*）要求將上述金額分別減為129美元與125美元，而且凍結該金額2年。在2年期滿後，為反映各區域醫院等費用的差異，而賦予衛生福利部考慮區域的工作指數，調整這些金額的許可權，2000年這個支付價格上升至214美元與209美元。

7. 對專門護理機構的支付方式

老人醫療保險對專業護理機構（SNF）費用的支付，係根據合理費用計算的金額辦理，但設有上限。具體是上限額分別對醫院附屬的專門護理機構與獨立專門護理機構的一般住院服務設定，其費用為平均勞務關聯費用與平均非勞務關聯費用合計額的112%。這種支付方式經歷多次改革而至今日。最近，《稅制均衡財政責任法》（*TEFRA*）對衛生福利部要求設定全國統一的支付限額。

首先，對於都市與都市以外區域的獨立專門護理機構，分別設定平均費用112%的支付限額；關於醫院附設的專門護理機構，是以獨立護理機構的限額的50%，加上醫院附設護理機構平均費用的112%，作為支付限額。

統一的《財政調停法》對於特定的專門護理機構，引進定額預付款方式。在前一年，關於老人醫療保險患者住院總共在1,500天以下的專門護理機構，可選擇以設施所在區域的全部設施平均費用的105%，作為老人醫療保險的支付額。這種預付額也按照都市與都市以外區域，分別加以調整。

（四）老人醫療保險行政與資金管理

老人醫療保險A部分資金，係透過醫院保險信託基金會（hospital insurance trust fund, HI）管理；B部分則透過診療費保險信託基金會管理。

1. 老人醫療保險與美國衛生福利部

美國負責老人醫療保險制度的政府機構雖是衛生及公共服務部（DHHS），但業務的執行許可權由該部主管委交給衛生保健財務管理局（Health Care Financing Administration, HCFA）。HCFA的組織相當大，由輔助主管的4個辦事處、執行業務的4位副主管及其屬下的許多部門所組成（圖13-1-3）。該組織每3～4年有大幅度的變更。

在衛生福利部與醫療機構、醫師等執行每日業務的，A部分是稱為「承辦機構」（intermediaries），B部分是稱為「保險機構」（carriers）的審查支付機構。

關於A部分，醫療機構指定HCFA承認的公立或民營機構，居於聯邦政府與醫療機構之間，執行財政上的仲介組織功能，並與之訂立契約。這種仲介組織通常每州有一個。大多由稱為「藍十字會」（Blue Cross）的醫療服務公司擔任這種任務。

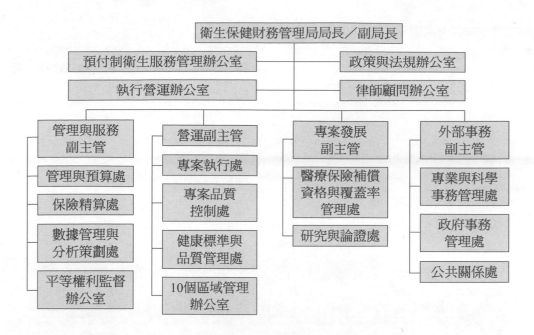

圖13-1-3 美國衛生保健財務管理局組織圖

關於B部分，美國的衛生福利部主管與稱為carrier的保險公司（大多為各州稱為「藍盾協會」〔Blue Shield〕的醫療服務公司）訂立契約。carrier在契約中承諾在B部分下，根據合理費用支付醫師的費用。

老人醫療保險支付intermediary或carrier，以管理經費，約占包括給付費的老人醫療保險全部經費的2.5％。為削減這一部分費用，現仍然繼續努力。

2. 醫院保險信託基金

醫院保險信託基金基本上以雇主、受雇者、自營業者所支付的社會保障費（social security payroll tax）作為收入。該經費與養老金的稅金一併繳收，但有關A部分2000年以後的費率，如表13-1-8所示，為人均年收入的7.00％，附加醫院保險為1.70％，合計徵繳保險費率是8.70％。再者，每年設定繳費對象收入的上限，2000年的該項金額為75,000美元。這個上限額將隨人均年收入的上升而提高。雇用者的情形是，雇主負擔同比例的費用，但自營業者的繳費為受雇者的2倍。

3. 診療費等保險信託基金

診療費等保險信託基金的收入，以65歲以上者、身障者、慢性腎臟疾病患者等加入者的保險費與來自一般基金的轉入金為收入。保險費雖規定以每年度B部分年初預估為基礎而設定，但以往均採用根據以下方法計算的較低費率者：(1)能提供高齡者保險支付額1/2的保險費；(2)將前一年個人該項保險費總額乘以支付額的年增長率，將所得金額作為該年度保險費總額。

如此計算的結果，每年的保險費率被壓低，如表13-1-9所示，保險費收入變成未達到整個收入1/4的狀態。

因此，近期的稅費制度——《稅制均衡財政責任法》修正案決定：(1)不實施根據上述第二種方法的上限設定，以便提高費率。但此後評估此政策沒有收到實效；(2)個人所得稅額未達200元美元者免繳費。

表 13-1-8　1978～2000 年美國老人醫療保險中 A 部分的繳費費率

年　分	保險費率（％）			人均年收入上限（美元）	附加醫院保險費上限（美元）
	人均年收入	附加醫院保險費	合　計		
1978	5.05	1.10	6.05	17,700	194.70
1980	5.08	1.05	6.13	25,900	271.95
1982	5.40	1.30	6.70	32,400	421.20
1984	5.70	1.30	7.00	37,800	491.40
1986	5.70	1.45	7.15	42,000	609.00
1988	6.06	1.45	7.51	45,000	652.50
1990	6.20	1.45	7.65	47,000	711.60
1992	6.50	1.55	8.05	49,700	755.80
1994	6.50	1.55	8.05	54,200	794.40
1996	6.70	1.65	8.35	61,800	827.10
1998	6.70	1.65	8.35	68,600	882.50
2000	7.00	1.70	8.70	75,000	947.20

表 13-1-9　1970～1989 年美國老人醫療保險中 B 部分的年收入

項　目	年收入（美元）						1989 年的收入構成比（％）
	1970	1975	1980	1985	1988	1989	
轉自一般基金	928	2,330	6,932	17,898	25,152	32,697	76.40
利　息	12	105	415	1,155	540	556	1.30
其　他	936	1,887	2,928	5,524	8,536	9,551	22.30
合　計	1,876	4,322	10,275	24,577	34,228	42,804	100.00

（五）老人醫療保險服務利用與品質管理

1. 簡要歷史回顧

　　美國對醫療服務的利用程度與品質極為關心，老人醫療保險在 1965 年引進，至 20 世紀 70 年代時，因受其影響，醫療費用快速增加，當時的衛生福利部不得不對醫院服務的利用，表示嚴重的關切。

　　關於醫院的利用程度，衛生福利部雖被迫實施監督工作，但捨棄直接方法而採取間接方法。也就是說，為團體準備補助金，使其形成監視醫療服務利用程度的組織。這種間接方法的採用，成為後來的行業標準審核組織（PSRO）與取代 PSRO 的同行審查委員會（PRO）構想的出發點。

　　1972 年的《社會保障修正法》（*Social Security Amendment of 1972*）把 PSRO 定位為法律上的機構，並決定全國普遍設置，作為在老人醫療保險、醫療救助及婦幼保健計畫下，提供醫療服務的審查機構。為了控制在這些公立醫療制度下補償的費用，該法規定 PSRO 的功能在於決定醫療服務是否為醫學上必需、品質是否符合專業標準、在醫院等機構內是否在適當設施與設備下提供等。

1972年開始籌辦的區域內醫師群組成的審查機構，總共形成188個PSRO，但直到1977年，該計畫始完全實施。在1982年，PRO取代PSRO時，全國已有203個機構。2000年全國已有473個PSRO成為衛生福利部的簽約機構。

1982年的《稅制均衡財政責任法》（*TEFRA*）廢除PSRO，決定在全國重新設立PRO。PRO的功能基本上是審查是否提供必要的醫療服務，但由於*TEFRA*是為引進老人醫療保險醫療費PPS制度而鋪路的法案，所以為避免在PPS制度下，患者被迫提早出院，也提出引進PRO的目的在於審查醫療服務。

PSRO與PRO的基本目的和架構，並沒有兩樣，但PRO不一定要由醫師組成，也不必非營利不可，是與PSRO不同之處。

2. 同行審查委員會

圖13-1-4看出，在老人醫療保險給付事務過程中PRO的定位。

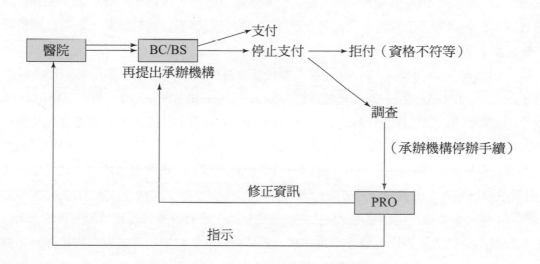

圖 13-1-4　美國老人醫療保險支付過程

PRO有醫師協會PRO（physician sponsored）與醫師個人PRO（physician access）。前者以至少有20％的區域（基本上為州）醫師參加的組織為主體，或以10％～20％醫師參加的組織為主體，同時獲得其他醫師組織或組織外醫師的支持；後者與各專科醫師至少各1人訂立契約，由那些醫師為PRO審查設定標準。

引進PRO的《稅制均衡財政責任法》要求HCFA在簽約時以醫師PRO為優先。HCFA接受此要求，在評價PRO的成績時，以打分數方式加以評估，但對醫師PRO則主動給予100點的獎勵點數。由於這是以1500點為滿分的點數制，100點的獎勵點數占全部點數的7％，可見醫師PRO受到相當的優待。結果，54個PRO中，44個為醫師協會PRO，其餘為醫師個人PRO。

由於醫院醫療費用PPS的引進，對PRO功能的期待是，不僅要審查過於氾濫的醫療服務，而且要對不充足的服務，如：將患者逐出醫院等事情加以監視，但PRO的審查趨勢偏重前者，因此受到批判。

PRO的基本目標有：(1)減少能在醫院外接受安全有效治療的患者住院；(2)減少不適當及不必要的住院；(3)對於特定醫師與醫院，減少不適當及不必要的醫療和檢查，防止疾病分類的濫用。

PRO的契約，主要與老人醫療保險有關，執行聯邦政府的政策導向，而各州就有關老人醫療保險的給付審查，如與PRO簽約，也可獲得獎勵。對此，聯邦政府給予契約費用75%的補助。

五、低收入者醫療幫困救助制度

（一）低收入者醫療幫困救助制度概況

1. 醫療幫困救助制度的建立

美國的社會醫療幫困救助制度萌芽於20世紀30年代，當時美國正處於「大蕭條」的經濟危機時期，醫療保障成為突出的社會問題，被提上政府議事日程。由於危機導致大批工商企業倒閉，失業人口激增，許多人衣食無著，更無法負擔醫藥費用。為了保持社會穩定，不至引起太大的動亂，政府採取了一些救濟性的醫療救助措施，以解除燃眉之急。1935年，聯邦衛生調查署調查全國老弱貧困人群的醫療衛生狀況，提出對社會困難人群實行醫療救助的議案，但由於種種原因，該議案被擱置下來。

此後，1952年、1954年、1959年，數次重提社會醫療救助問題，但都因遇到種種阻力而未能實施。20世紀60年代，民主黨總統甘迺迪（John Fitzgerald Kennedy）、詹森（Lyndon Baines Johnson）任期的8年，是自羅斯福新政（The New Deal）以來美國擴大和完善社會福利保障制度的高峰時期。在甘迺迪總統任期內，政府提出的醫療衛生保障計畫，是一種預付醫療保健費用的計畫，要保證有絕對的選擇自由。1961年10月甘迺迪總統簽署了國會通過的《城鎮社區健康服務法》，但其中涉及老年人的健康保障方案，仍未通過。

1965年1月，詹森總統提出醫療保險法案的特別諮詢，經過各黨派的利益和主張的多次協調和妥協，原計畫向全體國民提供的醫療保險方案，逐漸縮減成僅針對特定人群的醫療照顧和醫療救助法案。同年7月，總統簽署了醫療照顧和醫療救助法案。該法案明確規定，對65歲以上老人給予醫療照顧（Medicare），對窮人進行醫療救助（Medicaid），並從1966年7月開始實施。

美國政府很早就認為有必要為低收入者設立醫療保障制度。1942年，羅德島州（Rhode Island）向聯邦政府反映，希望用社會福利事業的社會救助資金支付低收入者的醫療費。聯邦社會保障委員會雖然沒有接受這個要求，但在1949年，該委員會倡議建立包括醫療幫困救助制度的廣泛社會福利（救助）制度。這個提議被認為涵蓋範圍過於廣泛，而未被議會接納。自20世紀50年代至60年代初期，舉行過各種討論，也有過若干具體的提案，但在政府機構內或議會的議論中，均未能實現。如：在1954年，曾提議由衛生福利部提案創辦老人醫療保險型的醫療費救助制度，但因費用太高，遭到當時聯邦預算局的反對。在1960年，衛生福利部部長提議以單身者2,500美元、夫妻2,800美元以下的所得戶為對象，由聯邦一般會計預算提供的醫療救助制度，但也遭到議會的反對。議會另提出克爾·米爾斯（Kerr Mills）法案，成為後來老人醫療保險法案的基礎。

1960年，在政府機構內設置有關醫療保障制度的工作小組，接著，衛生福利部內也展開討論，認為醫療幫困救助應與老人醫療保險同時創辦，於是制度的架構逐漸形成。法案的製作採取擴大Kerr Mills法案的辦法，並沿用至今。

2. 醫療幫困救助的受益對象

醫療幫困救助的實施主體為各州與特別行政區，州對於受益對象的設定範圍以及給付內容的決定，具有很大的權力。聯邦政府對關於在各州應該成為對象的人，或期待成為對象的範圍，設有以下三個基準：

(1) 義務性制度對象（mandatory categorically needy）

第一種範圍是各州必須納入醫療幫困救助給付對象的，稱為「義務性制度對象」，採取現金給付方式，即：AFDC（Aid to Families with Dependent Children）主要為對低收入母子家庭的現金給付，和SSI（Supplemental Security Income）主要為對低收入的高齡者、視障者、身障者的現金給付。

SSI是由聯邦政府實施的統一性制度，但AFDC給付由各州實施，所以值得注意的是，支付標準因各州而大不相同。如：AFDC給付額的基準，就四口的家庭來說，2000年從最高額的西維吉尼亞州（West Virginia，月額2,675美元）至最低額的阿拉巴馬州（Alabama，月額334美元），兩者之間有8倍的差距。

SSI給付雖是全國性制度，但為避免各州沒有調整的餘地，聯邦政府容許將一定程度的醫療幫困救助要求，訂得比SSI的支付標準嚴格。殘疾標準、經濟困難標準的嚴格化，雖在制度上可被接受，但規定不能比1972年的醫療幫困救助支付標準嚴格。關於經濟困難標準，由於醫療費的支付使所得實質上減少，而變成符合條件的個人或家庭，規定必須按照「合理花費」（spend down program）納入支付對象，實施救助。實施這種支付條件嚴格化的州有：康乃狄克州（Connecticut）、夏威夷州（Hawaii）、伊利諾州（Illinois）等14個州。

(2) 選擇性制度對象（optional categorically needy）

第二種範圍稱為「選擇性制度對象」，要不要把這些人納入醫療幫困救助，由各州自行決定。所謂選擇性制度對象是指個人所得標準或資產標準等經濟條件，雖與前述現金給付制度對象的條件符合，但因家庭的構成要件等而不能獲得支付的人，以及符合所有給付條件，但自己選擇不受領的人。如果州要把這些人納入醫療幫困救助時，對這些人的支付內容，一定要與前面所提的義務性制度對象相同。

配合美國都市中嬰幼兒死亡率升高為背景而實施法律修正，各州開始要求將實際上未領現金給付，但符合一定標準的孕產婦、嬰幼兒以及兒童納入醫療幫困救助。孕婦符合各州的AFDC所得、資產條件者，以及7歲以下兒童雖因父母同住而未能成為AFDC支付對象，但家庭所得、資產要件符合州等的AFDC支付標準的，納入醫療幫困救助的支付對象範圍。

以上這些辦法係根據1986年及1987年的《財政調停法》（OBRA）而引進。首先，根據1986年OBRA，在聯邦政府規定的貧困基準以下，符合州規定的經濟條件的孕婦與嬰兒，自1987年1月起被納入；自1988年度起，規定將兒童對象的年齡每年度提高1歲，直到5歲為止。1987年OBRA為更進一步促進將兒童納入，而自1988年1月起，設法將未滿5歲的兒童納入，又至1991年為止，要將未滿7歲的兒童納入。再者，將經濟條件放鬆，規定以聯邦貧困基準185％以內，且符合州所規定標準家庭的孕婦、兒童為對象。

(3) 醫療上窮困對象（medically needy）

第三種範圍稱為醫療上窮困的對象，包括：①除所得、資產條件外，各州作為醫療幫困救助

對象包括：視力障礙者、身體殘障者、高齡者、母子家庭、孕婦、兒童；②因所得、資產超過州所定的標準，而未能成為義務性制度對象或選擇性制度對象，但看病確有經濟困難的人。

對醫療上窮困對象實施醫療幫困救助的州，最低限度要求對兒童實施門診診療服務、對孕婦訪視服務給予給付以及取代居家醫療服務。幾乎所有的州也以這些以外的困難人群為對象，提供更多種類的幫困救助醫療服務。

當然，要成為醫療上窮困的對象，必須符合州所定的一定所得與資產條件。這個標準依照家庭的大小決定，而每一對象群必須要有統一性。同時為了要接受聯邦的補助，州規定所訂的基準不可太鬆，不得超過州的AFDC制度所採用的所得、財產基準的133.3%以上。

現在美國各州和特別行政區，都為醫療上的窮困對象，實施醫療幫困救助的給付。但這些州的個人所得標準，有很大的差別。2000年，四口之家最高為維吉尼亞州（Virginia）的月額2,660美元，最低者為田納西州（Tennessee）的530美元，兩者有近5倍的差距，平均額為1,168美元。

通常以醫療上窮困對象而成為醫療幫困救助的對象者，從一開始就是所得低的人並不多；幾乎所有人都在支出醫療費後，變成低於所得基準的人。查看個人所得標準時，從所得扣除醫療費支出後的標準，稱作合理花費，為各州所採用，如：醫療幫困救助申請者的所得為月額2,000美元，而州基準為1,500美元時，申請者支出醫療費500美元時，就可成為醫療幫困救助的受益人。

3. 醫療幫困救助受益人的演變

表13-1-10顯示，各對象群的醫療幫困救助受益人的演變。從1977年以後10年的演變來看，總受益人數沒有太大的變化。1986年後，由於議會、政府擴大對象政策奏效、高齡化的進展等，受益人數逐漸增加，1995年以後越加明顯。

從各對象群來看，這1990年至2000年間高齡受益人與視力障礙受益人略減，而肢體殘疾者及母子家庭受益人略增。高齡受益人減少的一個原因，是由於社會保障退休金給付的提高等，而使高齡者的所得水準提高。從1975年至2000年，65歲以上者的貧困率（在貧困水準以下者的比率），自15%降為11.7%。母子戶受益人的擴大，是由於支付條件的擴大，如：因就業計畫而就業的AFDC受領者，不能再領取現金給付時，引進的制度等保障他們享有數月的醫療幫困救助給付。

從各對象群現金給付受領與非受領來看（表13-1-11、表13-1-12），領現金給付的醫療救助受益人，從主要對象人群來看，雖見減少但沒有多大變化，而母子家庭的受益人數雖見增加，但增

表13-1-10 1975～2000年美國醫療幫困救助不同對象受益人數　　　　　　　　　　　　　　　（單位：千人）

年　分	高齡者	視力障礙者	肢體殘疾者	母子家庭（兒童）	母子家庭（母親）	其　他	合　計
1975	361	109	235	959	452	180	2,296
1980	344	92	281	933	487	149	2,276
1985	306	80	293	975	551	121	2,326
1990	332	91	345	109	654	154	1,685
1995	310	82	356	112	674	164	1,698
2000	308	78	371	134	712	156	1,759

來源：HCFA 2082 data, Bureau of Data Management and Strategy.

表 13-1-11　1975～1985 年美國醫療幫困救助受益母子家庭

（單位：百萬人）

年　分	AFDC 受領者		AFDC 非受領者		合　計	
	兒童	母親	兒童	母親	兒童	母親
1975	8.2	3.9	0.9	0.4	9.1	4.5
1980	8.0	4.0	0.9	0.5	8.9	4.6
1985	8.0	4.2	1.2	0.9	9.2	5.0

來源：HCFA 2082 data, Bureau of Data Management and Strategy.

表 13-1-12　1975～1985 年美國醫療幫困救助的高齡者及身障者受益人數

（單位：百萬人）

年　分	SSI 受領者		SSI 非受領者		合　計	
	65 歲以上	未滿 65 歲	65 歲以上	未滿 65 歲	65 歲以上	未滿 65 歲
1975	2.7	1.8	1.2	0.5	3.9	2.4
1980	2.5	1.8	1.4	0.6	3.9	2.4
1985	2.2	1.8	1.4	0.6	3.6	2.4

來源：HCFA 2082 data, Bureau of Data Management and Strategy and Social Security Administration, Office of Research and Statistics.

加的幅度有限。另一方面，在所有的對象群中，雖未領現金給付，但成為醫療救助受益人的人數在增加。這固然是受到前述高齡者所得水準提高的影響，但有關現金給付制度的福利加人，必定有相當的影響力。

（二）低收入者醫療幫困救助的給付

1. 給付內容

各州對於義務性制度對象和選擇性制度對象等醫療幫困救助的制度對象（categorically needy），至少必須實施以下的給付：(1) 醫院的住院、醫院門診服務；(2) 生化檢驗、X 光檢查服務；(3) 對21 歲以上者的專業護理設施（SNF）服務；(4) 替代專門護理設施的家庭病床服務（居家醫療機構的訪問看護服務、醫療品的供給等）；(5) 醫師診療服務；(6) 家庭計畫服務；(7) 偏遠醫療診所服務；(8) 對未滿 21 歲者的早期疾病篩查、診斷、治療服務（Early Periodic Screening, Diagnosis and Treatment, EPSDT）；(9) 護士、助產士服務。

關於以上的服務內容，有一定的聯邦政府標準，但基本上要變成何種給付，則交給各州決定。因此，關於給付內容，可以說各州之間各不相同。

2. 住院服務給付

作為實施醫療救助患者的醫療機構，有若干的聯邦規定與限制。如下：(1) 負責的醫療機構，必須是州的醫療當局所認定者，符合州所定的標準；(2) 負責的醫療機構係被指定為醫療幫困救助的指定醫療機構者；(3) 住院患者的治療、處理須在醫師或牙科醫師指導下實施；(4) 負責的醫療機構須具備醫療服務審查計畫（utilization review plan）。

除了以上的聯邦規定與限制外，幾乎所有的州都對服務的內容加以限制。在1986年，除了聯邦政府的規定外，不另加以限制地區僅有緬因（Maine）、麻薩諸塞（Massachusetts）、北達科他（North Dakota）、南達科他（South Dakota）4個州。除這些以外的其他州，對給付設有限制。

(1) 有11個州對住院天數有設限（從最少12天至最長60天，如：阿拉巴馬、佛羅里達〔Florida〕、明尼蘇達〔Minnesota〕、西維吉尼亞等州）。

(2) 有19個州要求住院前須經過第三者的認可與審查（如：加利福尼亞〔California〕、印第安納〔Indiana〕、馬里蘭〔Maryland〕等州）。

(3) 有17個州並不涵蓋所有的處理（procedure），又有10個州對門診可能的處理不列入給付對象（如：加利福尼亞、康乃狄克、俄勒岡〔Oregon〕等州）。

此外，尚有各種限制由各州自行制定與實施。

3. 門診服務給付

與醫院門診服務有關的聯邦政府規定，與住院服務給付相同，有42個州對給付設限：

(1) 有11個州限制成為補助救助對象的門診次數（最少3次，最多48次。如：阿拉巴馬、阿肯色〔Arkansas〕、夏威夷、田納西等州）。

(2) 有14個州不承認常規的健康普查、實驗性的處理或門診精神科治療等特定的處理（如：喬治亞〔Georgia〕、堪薩斯〔Kansas〕、肯塔基〔Kentucky〕等州）。

(3) 有14個州在門診服務開始前，要求有第三者機構的承認（如：密西根〔Michigan〕、密蘇里〔Missouri〕、猶他〔Utah〕等州）。

(4) 有5個州對精神科的診療設限（如：康乃狄克、夏威夷、北卡羅萊納〔North Carolina〕等州）。

4. 各州獨自的服務給付

除以上必須給付的服務外，各州可實施獨自的追加性服務給付，包括：藥品的支付、長期護理設施服務、眼鏡的支付、對20歲以下及65歲以上者精神科住院醫療服務等（表13-1-13）。

(1) 藥品支付服務：幾乎所有州的醫療救助均給付藥品費用，僅有阿拉斯加（Alaska）與懷俄明（Wyoming）兩州例外。老人醫療保險規定自1990年起，階段性將藥品費用列入給付對象；1990年以前，以一般公立醫療保障制度保障處方藥品費用者，僅有醫療救助對象。當然，並非患者使用的一切藥劑，均由醫療救助給付，而是設有相當嚴格的給付限制。這種限制方法，大致可分為以下3種：

①限制在一定期間內的處方次數與費用（如：阿肯色、喬治亞、緬因等12個州所採用。少數州僅支付每個月3次，多數州則支付每個月12次）。

②限制一定期間內的補充（以現有處方為基礎的藥品追加支付）次數（如：阿拉巴馬、肯塔基、路易斯安那（Louisiana）等24個州，限制一定期間內平均一張處方的補充次數。這些州大多支付6個月內至多5次）。

③限制每一處方的藥品用量（如：密西根、內華達（Nevada）、新澤西（New Jersey）等31個州，限制每一張處方的藥品用量。通常以幾天份的日數加以限制）。

此外，有37個州幾乎或完全不支付非處方藥OTC，又有16個州對特定藥品採取事前支付制度等種種限制。

表 13-1-13　美國醫療幫困救助服務種類及其採用的州數

（單位：個）

服務的種類	對制度性對象給付該服務的州數	對制度性對象及醫療上窮困的對象兩者給付該服務的州數	合　計
腳病治療服務	10	31	41
眼科醫師服務	15	35	50
按脊師服務	8	20	28
其他專家服務	10	25	35
隨侍看護服務	5	14	19
診所服務	14	35	49
牙科治療服務	13	29	42
物理治療法服務	8	28	36
職業療法服務	5	22	27
語言療法服務	7	26	33
處方藥品	14	37	51
牙齦治療服務	9	27	36
牙科填補	12	35	49
眼鏡	13	34	49
診斷服務	4	19	23
篩檢	2	14	16
預防	3	19	22
復健	8	26	34
精神醫院對 65 歲以上者的服務	14	35	49
住院	16	25	41
專門護理機構	9	14	23
長期護理機構	11	17	28
老人長期護理機構服務	18	32	50
智障者設施服務	9	26	35
基督教護士	1	5	6
基督教（結核病）療養院	5	13	19
對未滿 21 歲者的專門看護服務	15	33	48
急救醫院服務	15	29	44
個人照護（personal care）	7	22	29
移送	10	28	38
個案管理（case management）	0	1	1
臨終關懷機構	0	1	1

(2)中（長）期護理設施服務（intermediate care facility service）：這種服務提供給不需要在醫院或專門護理機構的照護，但進入機構後需要醫療、復健、救助服務的人。有50個州（關於智障設施服務有49個州）的醫療救助提供上述服務，其中18個州未設有特別的給付限制，但以下一些情況，部分州有限制。

①麻薩諸塞、紐約（New York）、威斯康辛（Wisconsin）等22個州採取住院前支付制度，其中6個州實施定期性的再次審查。

②有14個州未涵蓋職業療法（occupational therapy, OT）、物理治療法（physical therapy, PT）、語言療法等特定服務，或對州外老人院的利用設立限制。

5. 不同對象服務差別

對制度性對象實施的義務性給付，不包括醫療上窮困對象，但1986年3月，對醫療上窮困對象實施醫療救助給付的35個州中，有27個州對制度性對象實施的義務性給付，也包括醫療上的窮困對象。關於其他的隨意給付，其中23個州對制度性對象與醫療上窮困對象實施相同的給付。因此，包括義務性給付在內，這兩種給付對象，幾乎享有完全相同的給付內容。

（三）低收入者醫療幫困救助的經費來源與管理

1. 聯邦政府的補助政策

對於各州醫療救助給付所需的費用，聯邦政府根據一定演算法計算的比例額，予以補助，但這種比例以各州人均收入反比的關係設定，富的州補助少，窮的州補助多。在計算方式上，聯邦政府在50%～83%的區間內，決定對各州的補助額度。現在最高的補助率為79.65%（2000年）。醫療幫困救助運行所需的管理費，除特定者外，由聯邦政府對各州補助50%。

2. 醫療幫困救助的費用

在制度創立時的討論中，有的研究結果對醫療幫困救助費用的評估過低，認為僅會增加2.5億美元的聯邦政府支出，但在1966年，州與聯邦政府合計支出已達16.6億美元、1975年為126.4億美元，1985年更快速升高為409.2億美元，1995年達996億美元，2000年達到1,504億美元。結果，導致2000年醫療幫困救助費用已占國民醫療費的10%以上。

1966年至1975年，為醫療幫困救助的擴張期。在1966年時，僅26個州擁有醫療幫困救助制度，但至1980年，所有的州都實施醫療幫困救助制度，經費也隨著增長，有時年增長率高達40%～50%。從1976～1985年的10年間，增長趨勢告一段落，前半段的增長率為百分之十幾，後半段則止於一位數的增長率。前半段的高增長率是當時12%通貨膨脹的結果，實質上的增長，已較前時期大為縮減。1981年以後，由於推行醫療費用控制政策，增長率受到抑制，尤其有效的是1981年的《財政調停法》，該法使聯邦政府3年期間的救助率降低，同時對AFDC引進工作獎勵制度，有效地控制醫療幫困救助受領者的人數增加。

表13-1-14是1996年度從對象群別區分的醫療幫困救助給付費。對高齡者、身障者的給付費分別為278億美元與265億美元，占給付總額比率為36.8%與35.7%，占相當大的部分。另一方面，母子家庭的兒童、母親的受益人數儘管分別占有44.5%與25.1%，但給付費各為12.5%與11.9%，比率並不高。這可以從平均每人給付費相對較低，得到說明。

從各種服務來看費用，依費用大小的順序排列為：長期護理機構入住費用、醫院住院費用、

表 13-1-14 1996 年度美國醫療幫困救助不同對象的費用

對　象	總額（億美元）	比率（%）	受領者（千人）	比率（%）	平均支付額（美元）
65 歲以上高齡者	278.7	36.7	3,231.1	13.7	8,617.5
視力障礙者	5.3	0.7	80.6	0.3	6,575.7
身體殘障者	265.5	34.9	3,101.5	13.1	8,560.4
母子家庭（兒童）	104.4	13.7	10,025.6	42.4	1,041.3
母子家庭（母親）	89.6	11.8	5,723.1	24.2	1,565.6
其　他	16.7	2.1	1,472.3	6.2	1,134.3
合　計	760.2	100.0	23,634.2	100.0	3,216.5

來源：HCFA, Office of the Actuary Office of Medicaid Estimates and Statistics. Division of Medicaid Statistics.

專門護理機構費用及醫師服務費用。其中長期護理機構入住費用最近的增長，尤其顯著；另一方面，醫師服務費用實質上在減少。醫療救助費用中，用於高齡者、身障者的部分，逐漸增加，而用於母子家庭的部分減少。

第二個事實是，除長期護理機構入住費用外，有關高齡者救助費用的增長顯著。從 1976～1985 年，除了長期照護費用，高齡者平均每人的費用最高。再者，高齡者通常是醫療救助的被保險人，因此除長期護理機構入住費用外，如果對醫療救助引進高額護理費部分採取自負支付制度或處方藥品合理分擔機制，則這項費用的增長有受控制的可能性。

第三是智力障礙者長期護理機構入住費用的大幅度增長。1971 年，醫療救助採納這種給付後，給付費用急速增加，1975 年為 9.1 億美元（1985 年價格），在 1995 年平均 38 億美元，成為醫療救助中最高給付費用之一。結果，受領人數占全體人數的比率僅為 0.9%，但給付費占全部給付費的比率卻有 14.7%。

3. 醫療幫困救助的費用給付方式

關於醫療幫困救助的費用補助，聯邦政府對各州的要求有以下幾種：(1) 對於有效而較經濟的醫院、專門護理機構、長期護理機構，支付合理而充分的費用；(2) 關照教學醫院的高度醫療，同時對低收入患者比率高的設施費用，予以充分的照料；(3) 對醫院的報酬要充足，以使患者能獲得良好的服務。

關於具體支付方式的結構，則委交給各州。因此，因各州與服務內容的不同，支付額與支付方法也頗不相同。關於長期護理機構與醫師服務的支付方法，概述如下。

(1) 長期護理機構給付

長期護理機構服務給付，雖是選擇性給付，但各州均有實施。50 個州中有 38 個州採取預付制方式。這種方式分為 2 種：一種是按照設施決定支付額的方式；另一種是依照一定的分類（區域、設施規模、設施的類別）決定支付額的方式。38 個州中，前者（第一種）占 31 個州（如：阿拉巴馬、康乃狄克、新澤西等州）；後者有 7 個州（如：加利福尼亞、路易斯安那、德克薩斯〔Texas〕等州）。

採用後付制決定方式者僅 3 州（愛達荷〔Idaho〕、麻薩諸塞、田納西），其餘 9 個州（馬里蘭、賓夕法尼亞〔Pennsylvania〕、威斯康辛等州）則將預付、後付兩者的支付方式加以組合，以支

付費用。

支付標準額度因州而大不相同。即使將特別高的阿拉斯加、夏威夷兩州除外，1999年度，患者平均每人每天的支付標準額，從阿肯色州的人均每天108.25美元，至紐約的人均每天296.13美元，實際支付平均額為147.23美元。

(2) 醫院服務給付

有11個州採用專案後付方式，其餘39個州有的採用按病種收費（DRGs）的預付制方式，有的採用其他的支付方式。採用DRGs的州有：夏威夷、密西根、俄亥俄（Ohio）、賓夕法尼亞等10個州。其他支付方式雖然也很多，但基本上是設定患者平均1天的費用，或平均每1個服務專案的費用，據此決定支付額，各州依靠這些方式控制醫療費用。

各州根據州法，可將醫療幫困救助採用的支付方式，適用於其他醫療保險（老人醫療保險、民間保險）。對州內適用銷售的一切保險，採用與醫療幫困救助相同支付方式的州有：緬因、馬里蘭、新澤西3州；僅適用於民間保險的州有：麻薩諸塞、羅德島2州；僅適用於老人醫療保險的州有：密西西比（Mississippi）、紐約、田納西等8個州。

(3) 醫師門診診療服務給付

對醫師診療服務的支付方式，大致可分為2種：即合理費用支付方式與診療報酬表（fixed fee schedule）方式。採用前者的有：夏威夷、肯塔基、德克薩斯等15個州；採用後者的35個州中，採用固定診療報酬表的有：康乃狄克、佛羅里達、伊利諾等28個州；採用RVS方式的有：明尼蘇達、紐約等7個州，這35個州中的加利福尼亞、密西根、新澤西等6個州，也一併引進按服務人頭計酬的支付方式。

4. 醫療幫困救助的管理

醫療幫困救助是由州實施的制度，但由國家的衛生福利部醫療保險財政署監督州執行的業務。

根據聯邦法的規定，州必須擁有管理醫療幫困救助的獨立執行機構。雖然因州而異，但通常由州的福利機構、醫療機構或人力資源機構（human resources agency）中的管理機構，負責醫療幫困救助業務。這些州機構可將其業務的一部分，委託於州的其他機構，或將醫療費的請求與支付業務，委託於經營管理服務仲介公司或保險公司。

六、醫療費用控制政策

（一）醫療費用增長的特點

1. 近50年來醫療費用持續增長

美國是世界上醫療衛生支出最大的國家，醫療衛生費用從1960年的269億美元，增至1970年的732億美元和1980年的2,473億美元。1996年，醫療衛生費用首次突破1萬億美元，達到10,351億美元；1998年，醫療衛生費用高達11,491億美元，人均4,270美元，比OECD 23個成員國的平均數（2,000美元）高出一倍多，比居第二位的歐洲福利國家瑞士高近一倍（瑞士的人均健康照顧支出為2,740美元）。2002年增加到15,530億美元；2008年達到2.3萬億美元；2009年又增加到2.5萬億美元。從1960年到2009年，美國人均衛生費用增長54倍，年均增長率達9%，見圖13-1-5。

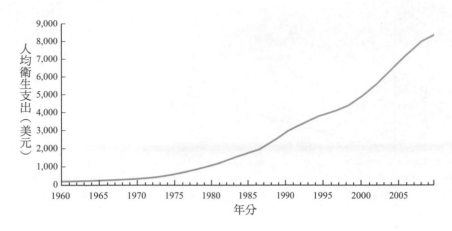

來源：U.S. Centers for Medicare and Medicaid Services.

圖 13-1-5 1960～2009 年美國人均衛生保健費用支出

2. 增長速度先快後慢

　　1990 年以前，基本上保持 2 位百分點的年均增長速度；1990 年以後，降至 1 位百分點，而且連續走低；至 1996 年達到近 40 年來的最低點 4.6％；1997 年和 1998 年雖然有所反彈，但也分別只有 4.7％和 5.6％。由於以「管理保健」為核心的費用控制政策卓有成效，儘管衛生費用總量依然很高，但其占 GDP 的比重和增長速度均有所下降，個別年份（如：1996 年、1997 年）衛生支出增幅小於 GDP 增幅。2003 年醫療費用總額增長速度為 7.7％，大於 GDP 的增長速度（4.9％）。2008 年醫療費用總額增長速度有所下降（4.4％），但仍大於 GDP 的增長速度（2.6％）。

3. 醫療費用占 GDP 的比例一直居高不下

　　醫療費用占 GDP 的比例，在 30 多年的加速增長之後，在最近幾年，進入相對穩定的時期。1960 年，全國醫療費用占 GDP 的比例不到 6％；1993 年，該項指標達 13％，增長了 1 倍多。1993 年以後，醫療費用占 GDP 的比例維持在 13％～14％之間。據統計，2003 年醫療費用占 GDP 的比例達到 15.3％；2008 年為 16.2％，人均醫療支出達到 7,681 美元。2009 年醫療費用占 GDP 的比例更是達到 17.6％，人均醫療支出達到 8,160 美元（見圖 13-1-6），超過能源、軍工與教育等傳統行業，成為第一大產業。從醫療費用的構成來看，醫院的護理費所占比例最大，其次是醫師的服務費。1998 年，這兩項費用占醫療總支出的 60.1％；其中，醫院的護理費占 37.6％，醫師的服務費占 22.5％。2009 年，醫院的護理費占 31.6％，醫師服務費占 31.4％，合計 63.0％。另外，處方藥是個人衛生費用中增長最快的部分，1998 年達到 906 億美元，占總支出的 7.9％。1995 年後，在醫療服務總支出以及大多數分項支出持續低速增長的情況下，處方藥卻保持著 2 位百分點的增長趨勢；1995 年比 1994 年增長 10.6％，1996 年增長 12.9％，1997 年又增長 14％，1998 年達 15.4％的增幅，1999～2001 年連續 4 年增幅超過 17％。但最近幾年，處方藥增長趨勢有所下降。根據艾美仕市場研究公司（IMS）的統計分析，2010 年美國處方藥銷售額為 3,070 億美元，增長速度出現繼續下滑，僅為 2.3％。

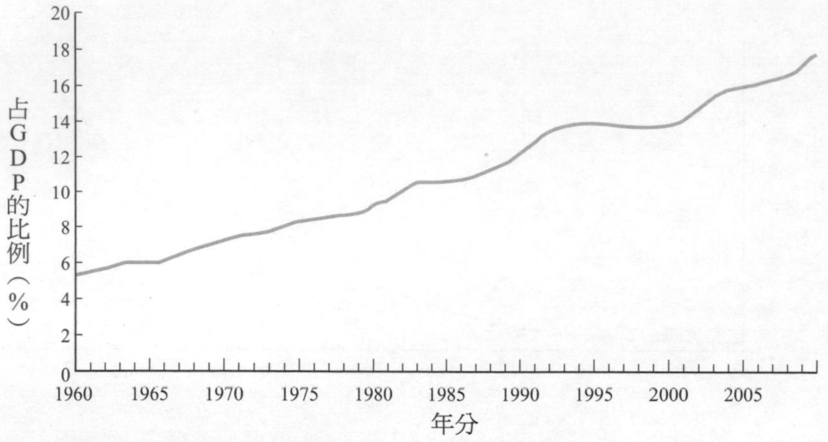

來源：U.S. Centers for Medicare and Medicaid Services.

圖 13-1-6　1960～2009 年美國衛生保健費用支出占 GDP 的比例

（二）醫療費用增長的原因

1. 醫療保險的參保人數不斷增加

　　半個世紀以來，私人醫療保險計畫和政府醫療保險計畫的覆蓋範圍，都不斷擴大。由於保險制度不完善以及道德風險的影響，第三方支付效應使參保人數增加，為醫療衛生費用控制，帶來不利影響。一方面，參保人員由於有了醫療保險，增加就醫的機會和次數，更多和更頻繁地享受醫療服務；另一方面，醫療方（醫院和醫師）在經濟利益的驅動下，盡可能地多向患者提供醫療服務，從而導致醫療衛生資源浪費和費用過快上漲。

2. 對醫療供給方的支付水準偏高

　　為吸引醫院和醫師以及其他醫療服務提供者，參加政府的醫療保險計畫，立法機關同意 Medicare 和 Medicaid 按通常的標準向醫師付費，並在附加成本的基礎上向醫院付費。該方式往往也被私人保險採納，從而導致醫療供給方的收入高漲。

3. 管理成本和民事糾紛制度費用龐大

　　醫療保險制度的管理，包括 4 個部分：交易成本、利潤管理、行銷成本和規章制度與執行成本。醫藥企業方面：據估計，藥物的市場行銷費用占銷售總額的 25％左右；保險機構方面：美國的多元化、混合型醫療保險制度，使美國保險機構的行政費用占其成本的 17～21％，遠遠高於實行全民醫療保險計畫和單一支付制度的其他已開發國家，而其他 OECD 國家只占 5％或更少；醫院方面：全美醫院平均 25％的總支出耗費在管理上。據測算，如果美國的管理成本降至其他國家的水準，每年能節約 800 億美元，相當於所有開發中國家衛生費用總支出的 1/3。

4. 新興醫療技術大量出現

　　新興、昂貴的醫療技術，在 20 世紀後的出現和使用，導致衛生醫療費用的迅速上漲，是西方已開發國家的共同問題。而在美國，醫療技術的推廣速度和使用範圍，尤其快和廣。經濟學家和保險人都認為，歷年來醫療費用的逐年增長，有很大部分源於新技術的使用。

5. 人口高齡化推動醫療費用上漲

和許多國家一樣，美國的高齡化進程也在加速。人口高齡化最直接的後果，就是緊急和長期護理需要的增加。老年人收入的18％用於醫療，其自付的醫療費上漲速度，是社會保障支付的2倍。

（三）醫療費用控制理論和價值取向

如何控制不斷上漲的醫療衛生費用？長期以來，政治家、學者、醫務人員以及公眾，一直爭論不休，意見有很大的分歧。但主要的方法或策略有2種，一種是依靠政府管理來控制費用；另一種是依靠市場競爭來控制費用。

1. 十分重視政府宏觀調控

透過政府干預來控制醫療費用的方法，存在以下3個前提假設：(1)和其他產業的市場一樣，醫療市場有許多缺陷，即「市場失靈」。主要包括：由於醫療服務的提供者和消費者資訊不平等和第三方付費制度（即保險制度）對醫療費用的誘導作用，致使花費過多、效率低下以及勞動力和資源的不合理配置；(2)和其他經濟市場相比，醫療市場有許多不同的地方，主要體現在醫療服務的消費者和提供者以及醫療產品間的獨特關係。在醫療服務過程中，醫師控制供求雙方，他們既是患者的購買顧問，即對患者所需要的服務提供建議，同時又是這些服務的提供者；醫師沒有接受費用方面的專門訓練，不會從費用的角度去思考問題；但他們的行為對費用的影響很大，他們不僅影響單個患者的費用決定，而且影響整個機構費用的增長和膨脹。另外，以私人醫療保險和政府支出為基礎的第三方付費制度，在一定程度上削弱了患者和醫療機構對費用的重視程度；(3)公共管理有3個重要的價值取向：政治責任、公眾參與和公眾獲取資訊。政府透過公共管理的過程，就是實現這3種價值的過程，都有助於控制醫療衛生費用。

2. 強調市場競爭機制

由於政府的宏觀調控是按需求平等的原則，配置醫療衛生資源，是一種沒有效率的做法，是導致醫療衛生費用上漲的主要原因，因此，需要引入市場的競爭機制，以有效配置醫療衛生資源。針對第三方付費所帶來的「道德風險」和對真正費用的誘導作用，一些市場改革者要求改變以往的市場刺激方式，向消費者提供真正有費用影響的多種選擇，以創造公平的市場競爭條件，促進市場競爭，控制醫療衛生費用。一些主張完全競爭的人，基於對個人創造性和選擇自由的社會價值以及大企業、大政府的危害性的考慮，認為競爭能提升效率，促進革新。他們鼓勵分權和多元化，並且認為充滿競爭的市場，比沒有競爭的市場更穩定，因為市場競爭能按照市場條件的變化，不斷調整。

當然，儘管調控的方法和市場競爭的方法，在理論上針鋒相對，但兩者並非格格不入。最理想的費用控制方法，應該是將兩者結合起來。市場強調的是刺激，調控強調的是指導和認可。調控方法要想實現既定目標，如果僅僅依靠法令，逆市場的潮流而動，是很難獲得成功的。因此，在強調調控策略的同時，要加強刺激、競爭和選擇，並力圖避免調控醫療這個高度複雜的系統時，所形成的鋼性（rigidity）。市場力量的削弱是不可避免的，純粹的醫療市場是不存在的，而調控作為次好的選擇，也是不可避免的，即營造所謂的「有調控的競爭」。

美國擁有全世界最豐富的理論研究資源、世界頂級大學、研究機構，透過研究、分析，提出的政府宏觀調控和市場競爭機制並重的意見，對國際社會產生重大影響。

（四）具體的醫療費用控制措施

1. 費用管理計畫

雖然聯邦政府在費用控制方面，走的是中間路線，費用控制措施既有管理型的，也有競爭型的，但總的來看，聯邦政府偏重於管理的方法。對醫療費用的管理和監督，主要有3種方式，即：機構和服務管理、效用管理以及費率和收益管理。以這3種管理方式為取向，聯邦政府在不同時期，提出3種費用管理計畫：需求證明計畫（CON）、行業標準審核組織（PSRO）和定額預付款制度（PPS）。

設備需求證明計畫，就是從提供方資源控制角度，要求醫院證明有「社會需求」並獲得費用額度的批准後，才能擴建醫療機構、增加醫療設備、擴展醫療服務，以減少不必要的醫療投資。同時，該計畫還規定了嚴格的市場准入制度，除非確實有新的需求，才允許新的行醫者進入醫療市場。

所謂行業標準審核組織，就是從衛生資源利用合理性角度，建立地方性的同行評議組織，負責評估和監督參加醫療和醫療援助計畫的患者所接受的醫療服務，決定這些服務的必要性、專業品質和傳遞方式，以消除不必要的治療和機構服務，減少國家的醫療衛生支出。

定額預付款制度是價格調控措施。首先，將患者按診斷結果進行分類，即疾病診斷關聯群（DRGs），美國一共分成468類。然後，規定每一類患者及其疾病的治療費率。最後，按這些預先設定的付費標準，對醫院進行補助。

2. 有調控的醫療服務計畫

作為競爭性的預付式醫療保障模式，健康維護組織（HMO）透過以下3種方式來控制費用：(1)建立激勵機制，刺激醫療機構重組，打通從昂貴的住院治療到相對低廉的門診服務等各種醫療衛生服務的通道，使其融為一體；(2)在傳統的衛生保健傳遞系統中，引入競爭，鼓勵醫療機構之間相互競爭；(3)透過市場機制，在不同的健康維護組織之間選取最優價格。

健康維護組織的基本做法是，事先收取一定的費用（人頭費），然後向註冊者提供所需要的各種衛生保健服務。在激勵控制費用的機制方面，健康維護組織與PPS有相同的地方，即醫療服務越經濟，醫療機構的收益就越多，從而刺激醫療機構減少不必要的治療和浪費，提高效率。醫療機構的成本降低了，「保費」也將隨之走低，這樣，健康維護組織市場上的競爭力，也就增強了。

優先服務提供者組織（PPO），是醫療保險計畫，旨在限制醫療保險受益者的醫療選擇。透過硬性規定或經濟手段，讓受益者在指定的醫療機構接受醫療服務。醫療機構的選定，一般以價格為基礎，那些費用較低或預期服務較少的醫師或醫院，常常是挑選的對象。另外，醫療機構還被要求接受效用評估，改變治療方案，以減少不必要的治療。有些優先服務提供者組織，還讓提供基本治療的醫師扮演「守門人」的角色，受益者要想接受專科治療，必須得到他們的同意。

像健康維護組織和優先服務提供者組織，這樣的預付式集體從業計畫，除了市場競爭和經濟刺激，促使其降低費用外，為了杜絕不必要或多餘的治療，還需要對醫療服務進行評估和監督，這一控制費用的理念，就是所謂的有調控的醫療服務。

和傳統的醫療實踐相比，根本的不同是：有調控的醫療服務多了一個管理者，監督和控制醫師和患者之間的交易。一般來講，有調控的醫療服務有5種控制費用的方法：(1)支付限制，如：聯邦政府按照疾病診斷關聯群的標準，補助醫療機構用於醫療照顧計畫的費用；(2)醫療服務的預

先授權，如：對患者進行外科手術，事先必須徵求管理者的意見；(3) 讓提供基本醫療的全科醫師充當「守門人」，控制患者接受專科醫師的治療；(4)「降低技能」，讓訓練不足的醫務人員提供某種服務，如：讓護士在醫師之前接診患者；(5) 以經濟手段，刺激醫師減少服務的使用。

　　圖13-1-7以美國人均衛生支出為參數，表示從1906～2005年這一百年期間、不同階段，美國醫療衛生費用的控制策略。從分段函數曲線來看，第四階段（即Managed Care）的曲線斜率相對最小，顯示20世紀90年代實行管理式醫療期間，對美國醫療衛生費用的總體控制，效果最好。

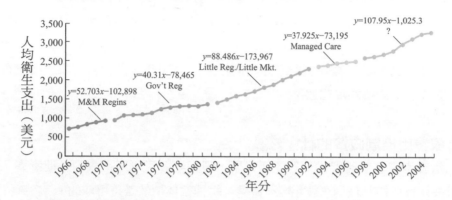

注：已校正通貨膨脹因素。
來源：Stuart Altman, *Growing healthcare Spending: Can or Should It Be Controlled to Prevent a Health System 'Meltdown'?*, Brandeis University.

圖13-1-7　美國衛生費用支出控制策略（1906～2005年美國人均衛生支出）

（五）醫療費用控制政策成效

1. 費用調控計畫

　　從實施的效果來看，需求證明計畫和行業標準審核組織計畫無論是對醫院的費用，還是對整個醫療衛生費用，影響都不是很大，基本上沒有發揮控制費用的作用。主要因為沒有打破醫師的壟斷地位，沒有改變醫療衛生領域資訊不對稱的狀況，管理機構反而被管理對象控制，無法發揮管理的作用。

　　然而，與需求證明計畫和行業標準審核組織計畫相比，定額預付款制度最大的特點，就是引入控制費用的激勵機制。由於補助率是一定的，如果醫院能夠改變治療方法，或者減少患者的住院時間，提高治療效率，降低成本，就能夠獲得更多的利益。相反，如果醫院的費用超過預定的補助率，就會虧本。因此，該制度激勵，並迫使醫院更多地考慮費用問題，從而達到提高效率、控制費用的目的。

　　由於住院人數減少和住院時間縮短，醫院費用的增長較定額預付款制度實施以前，明顯變緩。儘管如此，全國的醫療衛生費用，仍然持續上漲，主要是因為醫療方將注意力轉移到衛生保健的其他領域，如：提高門診患者和家庭護理服務收費。

2. 有調控的醫療計畫

　　以健康維護組織和優先服務提供者組織為代表的「有管理的照顧計畫」，在政府和雇主的支持

下，急遽發展。據統計，1995年，美國有571個健康維護組織，5,800萬註冊人口；優先服務提供者組織有1,036個和近5,000萬註冊人口。這樣，共有1億多美國人註冊參加了有管理的照顧計畫。但該計畫的發展並不順利，尤其近年來，該計畫在理論界和消費者間，爭論非常激烈。大量報導顯示，消費者對該計畫的滿意程度，不及付費醫療服務計畫，主要因為該計畫限制了消費者的選擇自由，並在一定程度上，影響服務的品質。醫療供給方的不滿在於：該計畫妨礙了醫師根據患者的病情作出診斷和治療的自由，以至於他們不得不花大量時間和保險人的管理層，就治療方案爭論不休，治療過程變成是以費用為前提。即使該計畫確實能夠節省部分費用，但都幾乎被管理成本和拓展網絡的成本，消耗殆盡，該計畫的費用控制效果，越來越受到懷疑。

人口高齡化和新技術的發展，也對該計畫的執行效果，產生影響。因為該計畫旨在減少不必要的治療，但人口高齡化和新醫療技術的採用，使必需的醫治數量越來越多，因此該計畫作用的發揮空間越來越小。雖然該計畫作為費用控制措施運行了20年，但對總的醫療衛生費用影響，遠低於當初的方案設計所期待的理想效果。

（六）醫療費用控制政策的社會影響

費用控制措施也許在短時間內能夠降低費用，但對社會目標所造成的長期影響，卻不能不考慮。如果以犧牲社會目標為代價來實現經濟目標，這種替代顯然是不可取的。

首先，費用控制措施最直接的社會影響就是：窮人和未保險人士就醫機會的減少。醫療照顧和醫療援助是政府資助的兩個公共健康保險計畫，也是政府最大的健康照顧支出。政府的費用控制措施，首當其衝就是減少醫療照顧和醫療援助的支出。醫療照顧和醫療援助預算的削減和嚴格的醫院支付政策的實行，使一部分窮人和老年人被「擠出」健康照顧系統，或所需要的服務被推遲。有大量的證據顯示，費用控制措施，特別是醫療援助方面的費用控制措施，減少窮人的健康照顧服務。而且，由於醫療援助和雇主健康保險計畫的削減，導致無保險人士的增加。據統計，2001年美國沒有醫療保險的人數達到4,300萬之多。這些人一旦生病，處境就相當不妙了。因為美國沒有全民醫療保險計畫，因而不能保證向所有公民提供最低限度的健康照顧，對沒有健康保險的窮人和其他人而言，他們只能接受無償的醫療救助和慈善醫療。一些教學醫院每年都要提供大量的免費醫療。但是，激烈的市場競爭和嚴格的費用控制措施，使醫院的慈善動機讓位給商業取向，慈善醫療大大減少。沒有醫療保險的窮人就像燙手山芋，被從一個醫院轉到另一個醫院。因此，在美國，沒有真正建立起由充分的醫療保險、發達的公立醫院和診所網絡以及慈善醫療所編織的安全網，以保證每個公民能夠接受所需的健康照顧。

其次，費用控制措施對生物學和醫學研究以及醫學教育，也會帶來不利影響。健康維護組織和優先服務提供者組織的增長，使患者遠離收費昂貴的教學醫院，由此會影響教學醫院的收益。醫療照顧定額預付款制度的增長速度，慢於通貨膨脹的速度，除非能找到其他的資源來支持，否則對醫學教學和研究的處境將十分不利。據布希（George Walker Bush）政府公布的醫療改革計畫，將削減醫療照顧支出，但要增加對國立衛生研究院（NIH）的投資，這說明美國政府已經認識到這個問題的嚴重性。

再次，費用控制措施將會影響醫療服務的品質。大多數費用控制措施，都是針對健康照顧制度的低效和浪費而設計的。一旦這些因素被確定和基本消除後，很難樂觀地認為，未來醫療衛生

費用的節約，不是來自品質的下降。據最近的研究顯示，減少浪費和提高效率，已很難對醫療衛生費用產生大的影響。因而，建立有效的監督機制，對於保證醫療服務的品質、消除費用控制的不利影響，有重要意義。

　　最後，聯邦和州政府的預算壓力，將會拉大公共健康保險的患者和私人健康保險的患者支付率的差距，從而影響社會弱勢群體接受醫療服務的機會和品質，且這一問題的解決，將會越來越困難。

七、歐巴馬政府醫療改革計畫與進展

（一）歐巴馬醫改的背景與歷程

　　美國2007年醫療支出占GDP的比例高達16.2％，占同期財政支出比例高達49.54％，已成為美國財政的沉重負擔，是世界上最昂貴的醫療體系。儘管醫療成本以驚人的速度持續增長，但人們健康狀況，卻落後於許多已開發國家。美國也是世界上唯一沒有實現全民醫保的已開發國家，醫療債務是導致美國家庭破產的主要原因。據統計，美國目前還有5,000萬人沒有醫療保險，大致相當於美國總人口的1/6，醫療保障的覆蓋率較低。另外，在美國醫療體制中廣泛存在一個現象：醫師花費大量的時間和精力，用於應付醫療保險、醫療授權和醫療訴訟事務，對於醫療服務品質的關注，越來越少，醫療體制運行的效率低下，醫療服務的品質，也得不到切實的保證。

　　目前，美國每年用於醫療保健的費用約為25,000億美元，專家估計其中至少有1/3的服務是不必要的，醫療成本沒有得到控制。在保險業、醫院、醫師、製藥業、工會等醫療保健集團的支持下，歐巴馬（Barack Obama）總統提出了未來10年減稅8,360億元的計畫，對中產階級家庭減稅7,360億元，對小企業減稅1,000億元。降低醫療成本，擴大健康保險的保障範圍，增納5,000萬沒有醫療保險的人群。目前美國約有15.3％的人沒有健康保險，84.7％的人已獲得保險（包括：59.3％的雇主保險，13.2％的Medicaid保險，8.9％私人保險，3.7％軍隊保險）。

　　2009年3月，美國歐巴馬總統在白宮召開衛生保健高層會議，要求國會在2009年提出衛生改革的計畫，歐巴馬提出7,870億的經濟刺激計畫——一方面增加投入，另一方面減少稅收。

　　為抵禦世界經濟危機，2009年，美國通過了《經濟復甦和再投資法案》（*American Recovery and Reinvestment Act*，簡稱 *ARRA*），增加對衛生的投入，其中包括一部分衛生保健計畫。在10年內第一步計畫投入6,340億，用於衛生改革，包括：覆蓋沒有保險的人群和控制美國的衛生保健費用。並任命了衛生及公共服務部（DHHS）、衛生資源與服務局（Health Resources and Services Administration, HRSA）、疾病管制與預防中心（Centers for Disease Control and Prevention, CDC）幾個部門的主管人選。

　　在2010年前政府對比較效果研究支持了11億美元，4億投入到國立衛生研究院，3億美元分配到美國衛生研究和品質機構（Agency for Healthcare Research and Quality, AHRQ），美國衛生及公共服務部獲得4億美元。從立法角度，透過徵收香菸稅支持擴大聯邦兒童健康保險計畫（SCHIP），由原先覆蓋700萬兒童增加到1,100萬兒童。

（二）歐巴馬醫改的主要觀點

1. 歐巴馬醫改的基本主張

歐巴馬規劃的醫療改革，旨在「降低醫療成本，確保所有的人都享有可以獲得、負擔得起的醫療保障。」在描述其宏偉藍圖的《歐巴馬─拜登計畫》中，歐巴馬提出了3項主張：

(1)主張一：降低成本：措施包括：①採取先進的醫療資訊技術系統；②確保患者獲得最好的治療，包括：預防保健和慢性病護理服務；③改革市場結構，促進競爭，為雇主提供應對突發和重大疾病的聯邦再保險，免於其無力支付災難性疾病醫療費用，或者遭到商業保險公司拒保。

(2)主張二：為所有人提供支付得起並能夠享有的醫療保障：①確保所有醫療保障計畫的取得資格。無論投保人目前和以往的健康狀況如何，保險公司都應按照公正且穩定的費率，為其提供全面醫療保障；②建立全美醫療保險交換系統（National Health Insurance Exchange），幫助美國人和企業購買商業醫療保險。在這個系統中，既有目前的私營保險公司，也將建立公立保險保障計畫。透過這個系統，任何一個美國人都能夠獲得新的公立醫療保險保障或經許可的私人保險公司提供的保障；③向無力負擔保費的家庭提供新的稅額扣除，鼓勵小企業為雇員提供健康保險，給予他們稅收抵免，最高可達保險費的50％；④要求大企業為一定比例的員工提供醫療保障，或向醫療保障體系繳納一筆最低費用。有些模式被稱作「提供保障或繳費」（pay or play），即企業若不按照既定的標準為員工提供醫療保障，就得繳納一定的費用給政府基金，以幫助更多的美國人獲得醫療保障；⑤為所有兒童提供醫療保障；⑥擴大Medicaid和全國兒童健康保險專案的保障人群範圍；⑦允許各州的醫療改革具有一定靈活性。

(3)主張三：促進和加強預防保健性的公共醫療：強調個人、家庭、學校、雇主以及醫療衛生服務部門、聯邦和州政府，要負起責任並密切合作，共同創造條件，允許和鼓勵美國人採取更健康的生活方式。

2. 歐巴馬醫改的目標和內容

根據歐巴馬政府的醫療改革計畫，醫療體制改革的目標主要有2個：一是擴大醫療保險覆蓋面；二是降低成本，提高效率。美國醫療改革的內容主要包括：

(1)擴大公共醫療保險範圍，提高對中低收入家庭的補助：醫改法案將放寬醫療補助資格，將所有收入低於聯邦貧困水準33％的非年長者納入其中，原先此項計畫只針對享受社會福利的年長者。聯邦政府與州政府合作，管理和分攤醫療補助和兒童健康保險的成本，為低收入和脆弱人群提供保險專案，建立醫療保險安全網。此外，美國政府將對中低收入的個人和家庭，提供稅收抵免和費用分攤協助，向個人和家庭提供醫療史上最大的稅收減免。

(2)對雇主支付職工醫療保險提供選擇及補助：所有企業必須為員工購買集體醫療保險，或參加公立醫療保險。若任何一名員工需要依靠聯邦資助的保險，那麼雇主將被罰款。而雇員人數低於50人的企業，可以免除；雇員人數低於25人的企業，將獲得政府補助。醫改法案中，還規定大企業（職工人數多於50人）的雇主，可以不用支付薪資水準前30名的全職員工的醫療保健支出。另外，對於向55歲～64歲的退休人員提供醫療保險的雇主，政府將創建再保險計畫，予以支持。

(3)建立新的國家保險市場，加強對保險公司的監督：禁止保險公司以已有的條件、健康狀況、性別等為由，在提供醫療保險時，歧視對待申請者。同時，創建競爭性的保險交易市場，使得個人和小企業能夠像大企業一樣，購買到負擔得起的醫療保險。美國政府將授權衛生與公共服

務部和國家保險專員處，對大量無理的保費增加的保險公司，進行年度審查。

(4) 增加對基礎醫療設施的投入，轉變對醫療保健提供者的補助機制：大幅增加對社區衛生服務中心的投資，改善基層醫療水準，以擴大獲得醫療保障的社區範圍。社區衛生服務中心在提供高品質的醫療服務中，發揮至關重要的作用。目前，美國有大約1,250家社區衛生服務中心，承擔2,000萬美國人醫療保健服務的提供，其中以預防和初級保健服務為主。政府將增加對醫師、護士和其他醫療保健提供者培訓的投入。目前，有約6,500萬美國人，居住在沒有基本醫療條件的社區，需要增加約16.5萬名醫療工作者，才能滿足他們的需求。醫改法案提出透過對美國醫療保健工作者進行必要投資的方式，解決基本醫療服務短缺的問題。

(5) 其他方面：美國醫改法案還包括：預防慢性病和提高公共健康水準；提高程序的透明性和完整性；對浪費、欺詐和濫用現象，提出政策加以打擊；為病患接觸創新性療法，提供便利機會；提供社區居住支援和支持服務等方面的內容。

美國聯邦老人醫療保險支付諮詢委員會（Medicare Payment Advisory Commission，簡稱MedPAC）向國會提出下列建議：①將Medicare的居家醫療補助費用降低5.5％，但對已有醫療保險的護理醫院和康復醫院，仍按原來水準支付；②根據醫院市場價格指數的增加，增加對門診患者的定額預付費用，提高對住院患者的支付率；③對醫院實行品質激勵的計畫，減少1％費用支出用於間接的醫療教育專案；④增加對初級衛生保健醫師的支付，減少對老年人私人補充醫療保險（Medicare Advantage）的支付；⑤支付補充醫療保險的費用，應該與常規按專案支付的標準統一，除非有更好效果和較好服務，才有可能得到更多的支付標準；⑥增加1.1％的醫師支付費用；⑦建立中性預算支付系統（budget-neutral payment system），提高初級保健醫師的待遇，對專科醫師則支付較低的補助標準。

（三）各方反應與評價

根據美國國會預算辦公室的預算評估，新醫改使美國在2010年至2019年間，共減少1,430億美元的赤字，且在之後10年繼續降低赤字1.2萬億美元，醫療改革將對美國政府財政，產生非常重大的影響。現階段美國65歲以下的常住居民中，沒有納入醫療保險範圍的居民，總計5,000萬人，若按原醫療體系計算，10年後此部分人口將增加400萬人。而根據醫療改革法案，1,600萬符合條件的人群，將被納入醫療補助和兒童專案，加上將被納入其他醫療保險計畫的人，屆時將有3,200萬人被納入美國醫療保險服務系統，10年內美國全國醫療保險體系覆蓋率，將從現在的81％提高到92％，若不包括非正式移民，此比例將高達94％，接近真正的全民醫療保險。

歐巴馬總統吸取了柯林頓總統推動醫療改革失敗的經驗教訓，為減少醫療改革的阻力，邀請6大醫療保健團體，共同承諾醫療改革的策略。儘管未來10年的情況難以估計，專家預測，醫療衛生的支出可能每年仍將增加約7％，會遠遠超過經濟的增長率，但畢竟這次美國衛生改革，向全民醫療保險跨越了一大步。

2008年，諾貝爾經濟學獎得主保羅·克魯曼（Paul Robin Krugman）認為，由於美國的保險主要由私人保險機構提供，醫療服務主要是由私人醫院提供，成本增加了，但沒有增加價值，醫療體系缺乏效率。他比較美國和加拿大、法國，認為公共醫療保險（public health insurance）比私人醫療保險更有效，統一的支付方（single payer）更容易控制醫療費用。他還分析了美國國內退伍軍人

醫療保障方式，說明政府直接提供醫療服務，能更有效地控制醫療費用。

　　當然改革措施也不可避免地遭到反對，一些代表共和黨觀點的草根組織認為，這樣的改革會造成保險業的破產，使美國人民只有一種健康保險的選擇，那就是由政府來興辦健康保險，認為壟斷的組織不可能有好的醫療服務，而且減少了個人的選擇。史丹佛大學（Stanford University）教授艾倫·恩多芬（Alain Enthoven）認為15年前醫療保險業也曾經保證過支持醫療改革，但結果沒有兌現。

　　美國商會、商業圓桌會議等31家商業團體聯名致信國會，將長達1,000頁的立法草案稱為「就業殺手」。他們認為，「強制保險」將意味提高企業雇用新員工的成本，應由「市場力量」和企業自主決定提供何種員工福利。他們還說，政府經營保險公司只會破壞美國醫療保健體系；即將成立的聯邦管理機構也無法避免其「利益傾向」。

　　2009年7月，《華盛頓郵報》和美國廣播公司電視網聯合進行的民調顯示，有49%的受訪者表示贊同歐巴馬總統在醫療改革問題上的立場，低於當年4月份57%的支持率。另一份民調顯示，僅有22%的受訪者認為現有醫療改革方案如果得以實施，他們的情形將會更好。很多反對團體指責說，民主黨的改革會製造出「死亡專家組」的分配制官僚體系，將掌握美國人的生殺大權。

　　《紐約時報》的評論文章稱：民主黨人試圖讓絕大多數已經獲得保險的美國人相信，現有的醫療體系是為公司利益服務，而不是為患者服務的，這激起了保險公司的怒火。保險業稱雖然他們支持民主黨的一些主要改革提議（包括：禁止拒保或基於過去的健康狀況加費承保），但是保險業強烈反對建立一個和私人保險業競爭的政府運營的公立保險計畫。絕大多數美國人並不知道雇主負擔醫療保險的全部成本。對於民主黨人來說，描繪保險公司的貪婪，要比解釋現行醫療開銷是無法繼續支撐下去的數學問題，要簡單得多。

　　英國《經濟學人》報導，在保險業外遊說團體的強烈反對下，歐巴馬的幕僚長拉姆·伊曼紐爾（Rahm Emanuel）軟化了總統之前對這一計畫的堅持，並做出讓步。他建議，這個公共保險計畫應該在對商業保險市場改革失敗後再推出。

第二節　以儲蓄醫療保險為主的新加坡制度

　　新加坡位於東南亞，是馬來半島最南端的熱帶城市島國。2013年，新加坡陸地面積約712.4平方公里，總人口539.92萬，新加坡居民為377.17萬，其中74.1%為華人，1957～2010年新加坡的人口狀況，見表13-2-1。2012年，新加坡出生期望壽命為82.1歲，男性79.9歲，女性84.5歲。

　　新加坡是年輕的城市國家，於1963年擺脫殖民統治而獨立。在此之前，新加坡實行的是與英國類似的國家衛生服務制度。獨立後才逐步形成具有本國特點、公有制和私有制結合、體現公平性和效益性雙重目標的全民醫療保障制度。在2000年WHO年度報告中，新加坡衛生保健系統整體業績和效率，在191個國家中排在第6位。其中，健康水準排在第30位，衛生系統反應性排在第26位，籌資公正性排在第101位，人均衛生總費用為876美元，政府支出部分人均286美元。2012年，新加坡人均醫療衛生支出為2,426美元，衛生總費用占GDP的4.7%。

　　第二次世界大戰後，新加坡在經濟、社會發展等方面，均獲得巨大成就，成為新興的工業化國家。在發展過程中，新加坡一方面不斷向西方已開發國家學習，另一方面也十分注意避免出現

表13-2-1 1957～2012年新加坡人口概況

項　目	1957	1970	1980	1990	1999	2000	2001	2010	2012
常住人口（千人）	1,445.9	2,074.5	2,282.1	2,705.1	3,217.5	3,263.2	3,319.0	3,771.7	5,312.4
性別比	111.7	104.9	103.2	102.6	100.6	99.8	99.0	97.4	-
種族分布（%）									
華人	75.4	76.2	78.3	77.3	76.9	76.8	76.7	74.1	-
馬來西亞人	13.6	15.0	14.4	14.1	14.0	13.9	13.9	13.4	-
印度人	9.0	7.0	6.3	7.1	7.7	7.9	7.9	9.2	-
其　他	2.0	1.8	1.0	1.1	1.4	1.4	1.5	3.3	-
年齡結構（%）									
年齡中位數（歲）	18.8	19.7	24.4	29.8	33.7	34.2	35.0	-	-
0～14歲	42.8	38.8	27.6	23.2	22.3	2 1.5	21.4	17.3	16.5
15～64歲	55.0	57.9	67.5	70.8	70.4	71.2	71.2	73.7	73.8
65歲以上	2.1	3.3	4.9	6.0	7.3	7.3	7.4	9.0	9.7
總生育率（‰）	6.41	3.07	1.82	1.87	1.47	1.59	1.42	1.15	1.30
粗死亡率（每千人）	7.4	5.2	4.9	4.8	4.5	4.5	4.4	4.4	4.5

西方國家所出現的問題。在衛生服務領域，新加坡看到了西方福利國家醫療費用高漲的困境，為避免重蹈覆轍，從20世紀80年代開始，新加坡著手改革醫療體制和保險制度，改變政府全包全攬的方式，增加個人對健康的責任。新加坡卓有成效的改革經驗，得到國際社會的認同，引起許多國家的注意，並向其學習。

一、醫療體制

（一）公共衛生部門的組織結構

新加坡衛生保健由衛生部（Ministry of Health, MOH）、環境及水源部（Ministry of the Environment and Water Resources, MEWR）和人力部（Ministry of Manpower, MOM）等3個部會及私人機構共同承擔，新加坡衛生部有5個醫療專業委員會，分別是：新加坡醫學委員會、新加坡牙科協會、新加坡藥學會、新加坡護士委員會和新加坡中醫委員會。

1. 三個政府部門

(1)衛生部：衛生部的主要職責是制定醫療衛生政策，參與政府和私人醫療衛生機構的策劃與發展，提供疾病預防、醫療與療養服務，對醫藥行業進行法律監督；主要任務是：促進健康、減少疾病，確保國民獲得符合其需要，同時又負擔得起的醫療保健服務。而公共衛生與環境衛生由環境及水源部負責，勞動衛生與職業病的預防由人力部負責，兒童與學生衛生保健由教育部負責。

衛生部負責新加坡全境的預防、醫療、康復等服務，制定國家衛生保健政策，協調公立和私立醫療部門的計畫和發展，並規定健康標準。新加坡保健公司（Health Corporation of Singapore, HCS）也在衛生部支配之下，是1987年成立的、完全隸屬於政府的公立醫院控股公司（後改名為新加坡衛生部控股公司〔MOH Holdings〕）。

新加坡的衛生政策，一是推廣健康生活，增強國民體質；二是強調個人對自己健康應負的責

任，適當降低患者的期望值，在能力範圍內使用定量有限的資源，避免患者過分依賴國家福利或醫療保險；三是為國民提供良好和實惠的基本醫療服務；四是鼓勵競爭以改善及提高醫療服務效率；五是干預醫藥市場，抑制醫藥消費和成本過度增長。最終目的是為公民提供廣泛、現代化與高效率的醫療衛生服務，確保國民獲得優質並負擔得起的醫療保健，提高全民健康水準，建立健康的國家。

(2)環境及水源部：環境及水源部負責有關環境的健康服務，如：都市排水、排汙、廢物處理體系等，控制空氣和水源汙染、有毒化學物質排放、傳染病源、感染者，抑制病蟲害爆發，保證食物的安全供應。

(3)勞工部：勞工部負責各行業、職業工人的健康問題。

2. 衛生保健理念

(1)新加坡醫療保健服務體系的運作目標，是透過健康計畫和提高居民健康生活水準，來保持人口的健康狀態。鼓勵居民透過公共衛生教育計畫，來獲得健康的生活方式，對自己的健康負責。公眾應了解有害的生活習慣帶來的不良後果，如：吸菸、酗酒、不規律飲食和缺乏運動等。公立綜合診所（polyclinics）實施的兒童免疫計畫，是針對一系列的傳染性疾病，如：肺結核、小兒麻痺、白喉、百日咳、破傷風、麻疹、腮腺炎、德國麻疹、B肝等。實施健康監測計畫，是針對一些常見疾病，如：癌症、心臟病、高血壓、糖尿病等的早期診斷。

(2)政府提供公立醫院、診所高額補助，以確保向所有國民提供優質、負擔得起的基本醫療服務。基本醫療服務雖然包括很多優質、新興的醫療技術，但不包括非基本醫療服務、整形整容和未廣泛使用的實驗型醫藥服務。所有私立的醫院、診所、臨床醫學實驗室和護理所，要經衛生部授權發放執業許可證，並要提供符合標準的醫療服務。

(3)新加坡醫療供給體系的運行，基於個人的健康責任和政府補助。要求患者支付部分醫療服務費用，享受服務級別越高，自己負擔比例也相應提高。即使補助額度很高的病房，也應遵守「共付」原則，以防醫療資源過度使用和浪費。在公立醫院使用低標準病房的患者，將得到政府高達80%的醫療費用補助。

(4)鼓勵個人對自己的健康負責，進行醫療儲蓄。在全民保健儲蓄計畫（Medisave）下，法律規定每個有工作的人須將薪資的6%～8%存入該帳戶，用來支付自己和家庭成員的住院費用。為應付重大疾病，設立健保雙全計畫（Medishield），以保證個人在發生重大疾病和慢性疾病時所需要的醫療費用。醫療救助計畫（Medifund）為支付不起醫療費用的窮人，提供最後一道保障。因此，新加坡沒有任何國民會因為支付不起費用，而被公立醫院拒之門外。選擇性手術的平均排隊等待時間為2～4週，而急診、急救患者通常不需等待，可立即得到醫治。

（二）醫療供應體系

醫療服務的提供採取公立和私立結合的雙重體系。公立體系由政府管理，而私立體系由私立醫院和全科醫師提供。整個醫療服務供應體系，包括：由私立診所、公立綜合診所提供的初級衛生服務（primary health services）和私立、公立部門提供的二級、三級專科醫療服務。初級衛生保健主要由私立醫院、開業醫師、公立醫院及綜合診所提供，而住院服務則主要由公立醫院提供。80%的初級衛生服務，都由私立的醫療人員提供；公立綜合診所則只提供剩餘的20%。而對於相

對昂貴的醫院服務，公立醫院則承擔了80％的服務分額，剩餘的20％由私立單位提供。

1. 初級衛生服務

從1959年建立自治權後，新加坡政府開始實行廣泛預防接種，以防止結核、天花、白喉和小兒麻痺。而且，此後的每一個大選年都進行同樣的工作。同時，對兒童實施營養供給計畫，以有效防止兒童營養不良的發生。為了履行讓初級衛生保健更貼近群眾的諾言，政府於1964年開始提供初級衛生保健的工作，由每天有2,400個門診量的大型綜合診所，下放到26個醫療保健網點和46家婦幼保健院。獨立2年後，衛生部發表聲明：醫療保健應該得到重視，其重要性應排在國家安全、就業、住房和教育之後的第5位。

如今，82％的初級衛生保健由廣泛分布於全國的800家醫療機構提供。這些醫療機構是按專案收費的私立醫療機構，包括1,218個全科醫師。政府聯合公立醫院的門診部，組成16個現代綜合診所，為各年齡段的人提供全方位服務。服務專案包括：預防接種、健康促進、健康檢查、婦女保健、計劃生育、營養諮詢、家庭護理和康復治療、心理諮詢、牙科服務、藥事服務、X光、實驗室檢查等。收費相對合理，每次成人為7新元，不滿18歲的未成年人和65歲以上的老人半價。與私立醫院相比，其收費要便宜得多（私立醫院平均每次就診費約19新元）。患者可以自由選擇就醫，但事實證明大多數人選擇去私立醫療機構。這表示新加坡人有能力承擔初級衛生保健的費用，並希望得到客製化的醫療服務。

此外，還有相當一部分人選擇替代醫學治療，特別是選擇傳統的中醫藥治療。對於約有12％的人看中醫門診的事實，新加坡政府於1994年任命了對中醫療法進行論證的委員會。該委員會也負責制定有關的條款對中醫進行規範，保證人民的用藥安全。這些條款具體規定中醫師的培訓計畫、註冊方式以及在衛生部建立中藥藥典等。

初級醫療服務中的重要組成部分——學校健康服務，透過基於學校的衛生保健服務，為在校學生提供健康檢查、預防接種和健康促進服務。健康檢查中，需要進一步檢查的學生被轉介到健康學會（institute of health）的學生健康中心。預防接種一直都是學校健康服務的重點內容，目標是提高在校學生的健康水準，以抵禦兒童常見疾病，如：破傷風、德國麻疹、麻疹、肺結核、小兒麻痺等。2000年，學校健康服務承擔該目標群體93％的服務分額。新加坡的某調查顯示，15～24歲的青少年中有60％的人是B型肝炎的易感染群體。在1987年，國家兒童免疫接種計畫（national childhood immunization program）中，只是考慮B肝疫苗接種，因此，幾乎所有13歲以上的兒童都沒有接受B肝疫苗接種。為防止這一兒童群體感染B肝病毒以及慢性肝炎和肝癌，衛生部決定用4年時間（2001～2004年）對特定青少年群體，實施肝炎疫苗接種，該群體包括：初中3年級、大學2年級、大專3年級、各大學研究所的在校生，還有職業軍人。

2. 醫院服務

(1) 概況

2000年，新加坡全境共有21家醫院（acute hospital）和5家專科診療中心（specialty center），共提供床位11,798個，其中13家公立醫院和專科診療中心占81％（9,556張床位），剩餘19％（2,242張床位）分布在13家私立醫院（表13-2-2、13-2-3）。截至2010年，新加坡全境共有22家醫院和6家專科診療中心，共提供床位10,283個，其中15家公立醫院和專科診療中心擁有8,881張床位。6家專科診療中心——癌症、眼科、心臟、神經科、皮膚科和口腔科，為患者提供相應的專科醫療

表13-2-2 新加坡公立醫療機構病床分布

（單位：張）

新加坡衛生保健服務集團（SHS）		國立衛生保健集團（NHG）	
醫院或專科診療中心	病床數	醫院或專科診療中心	病床數
新加坡中央醫院（Singapore General hospital）	1,434	新加坡國立大學醫院（National University Hospital）	957
樟宜綜合醫院（Changi General Hospital）	801	陳篤生醫院（Tan Tock Seng hospital）	1,314
竹腳婦幼醫院（KK Women's and Children's Hospital）	898	亞歷山大醫院（Alexandra Hospital）	404
國立癌症治療中心（National Cancer Center）	85	心理衛生學院／板橋醫院（Institute of Mental Health / Woodbridge Hospital）	3,114
國立心臟保健中心（National Heart Center）	186	國立皮膚科中心（National Skin Center）	-
新加坡國立眼科中心（Singapore National Eye Center）	-	國立神經科學研究所（National Neuroscience Institute）	-
國立牙科中心（National Dental Center）	-		

表13-2-3 新加坡私立醫療機構病床分布

（單位：張）

新加坡衛生保健服務集團（SHS）		國立衛生保健集團（NHG）	
醫院或專科診療中心	病床數	醫院或專科診療中心	病床數
伊麗莎白醫院（Mount Elizabeth Hospital）	505	仁慈醫院（Ren Ci Hospital）	294
鷹閣醫院（Gleneagles Hospital）	328	聖安德烈社區醫院（St Andrew's Community Hospital）	60
東海岸醫院（Eastshore Hospital）	157	聖盧克醫院（St Luke's Hospital for the Elderly）	224
安微尼亞山醫院（Mount Alvernia Hospital）	303	廣惠肇留醫院（Kwong Wai Shiu Hospital）	30
馬里士他醫院（HMI Balestier Hospital）	62	亞當路醫療中心（Adam Road Hospital-psychiatry）	49
約翰霍普金斯（新加坡）醫院（Johns Hopkins Singapore Clinical services）	14	萊佛士醫院（Raffles Surgi Center）	25
湯申醫療中心（Thomson Medical Center）	191		

來源：新加坡衛生部，2001年。

服務。但其中的眼科、皮膚科和口腔科中心只提供門診服務。需要住院醫療的患者可以到各中心所屬的醫院接受住院治療，剩餘1,402張床位分布在13家私立醫院。

(2)醫院服務的覆蓋率

2000年，公立的8家醫院和3家專家診療中心（國立癌症治療中心、國立心臟保健中心、國立精神疾病協會）共收治患者390,370人，占總收治人數的78%，13家私立醫院則占22%。和1999年收治患者的總人數373,502相比，2000年的增長率為4%。公立醫院收治的患者主要是兒童（0～4歲）和老年人（65歲以上），新加坡唯一的婦女和兒童醫院——竹腳婦幼醫院收診人數最多（68,430人），最大急診醫院——新加坡中央醫院位居第二（62,296人）。

　　除了宏茂橋社區醫院（Ang Mo Kio community hospital）和板橋醫院，其餘6家公立醫院也提供意外和突發事件醫療服務。醫院提供這些服務的部門在2000年共收治556,583人，其中有85％（474,922人）緣於意外事故。4家私立急診醫院——伊麗莎白醫院、鷹閣醫院、安微尼亞山醫院和東海岸醫院，提供24小時急救門診，但不傾向於收治重大外傷病例。

　　2000年，公立醫院的專科門診部（specialist outpatient clinics）和5家專科診療中心——眼科、癌症、神經科、心臟和皮膚科共收治274萬人。其中，眼科中心名列首位（342,953人），其後是外科整形中心（286,097人）。

　　康復期保健服務由5家社區醫院提供（宏茂橋社區醫院、仁慈醫院、聖安德烈社區醫院、聖盧克醫院和廣惠肇留醫院）。宏茂橋社區醫院一直是唯一的公立社區醫院，為公立急診醫院的術後患者和急性病患者（如：腦中風）提供後期康復保健。其目標是最大程度地使患者恢復獨立生活的能力，更快地重新融入社區生活。其他4家社區醫院則是由志願福利組織（voluntary welfare organizations, VWO）營運的提供健康服務的醫療機構，4家醫院都得到政府的資助，向社區的老年人和慢性病患者提供服務。

(3) 公立醫療機構的重組

　　醫院重組主要是為了解決公立醫療機構效率低下的問題。1985年，新加坡國立大學醫院的建立，標誌著新加坡開始進行公立醫療機構的重組。在1990～1992年間，其他醫院也進行重組。2000年，綜合診所作為公立醫療機構中門診服務的主要提供機構，也完成了重組。這標誌著承擔80％住院服務和20％門診服務的公立醫療機構，基本完成了重組。

　　重組後的公立醫院由政府公司主管，即：新加坡保健公司（HCS）。起初，HCS並不參與醫院的具體管理，後來為了實現規模效益，HCS開始統一管理醫院的某些部門，如：電腦系統、人力資源、醫院後勤工作等。但這樣又引發了一個問題，由於缺乏對單個醫院的激勵機制，醫院沒有動力去改善HCS集中化管理的服務，而且醫院也沒有真正完成HCS的要求。更嚴重的是，HCS實際上變成新的衛生服務壟斷提供者。為了解決這個問題，新加坡醫療集團應運而生。

　　新加坡醫院由於實行醫療體制改革和醫院重組，醫院整體醫療水準、醫療服務品質均很高，設備先進，管理嚴格。透過引進醫療競爭激勵機制和注重員工素質培訓，帶動醫院管理和醫療服務品質的全面提升，醫院獲得良好效益。成功的關鍵就在於醫院管理。

(4) 醫院行政管理

　　①醫院的硬體建設。新加坡的醫院建築風格與周圍環境融為一體，各有特色。醫院建築均由專業建築設計師和衛生專家共同設計，具有良好的採光、照明、通風、綠化，滿足人性化的需求。醫院的醫療設備緊跟世界先進水準，實現現代化、智能化、網路化。醫院設有自動門窗、走廊自動監控系統和自動化輸送系統，各種化驗檢體、急需藥品、病歷、X光片等可透過運輸箱傳送到指定區域，實現氣體管道化、通信多樣化、傳輸自動化和資訊收集、加工、傳遞的高速化，為提高醫療服務水準提供硬體保障。

　　②醫院的軟體建設。強調「以人為本、關注細節」，把服務放在第一位，培養尊重、服務的觀念。以患者為中心的價值觀，具體表現承諾、同情、尊重、誠信、合作、公開和技術精湛。醫院根據服務需要分5個層級：基本服務、期望得到的服務、渴望得到的服務、未預料到的服務和難以置信的服務；服務效果分為4個層級：我感覺能信任你、我感到被關心、我感覺跟在家裡一樣、我

覺得很特別。醫院管理品質意識強、水準高，實施對「全員、全過程、全部工作」的品質管理。品質管理以ISO9002和ISO14001為標準，應用「品質促進」模式。此模式要求基層員工要善於了解事情的多樣性和多變性，變被動為主動，共同參與管理。

醫院對各級醫務人員都有水準要求。由醫院資深醫師、護士、行政人員組成品質控制委員會，總監擔任主席，下設急診、藥事、醫院感染、護理、病房、道德等許多委員會，對各醫療專案都有指標要求，如：門診預約時間最長不超過5天、候診時間不得超過30分鐘、急診不超過15分鐘、院內零感染、3天內再行手術算醫療問題、無菌手術切口感染要重新住院、病歷書寫完整、做到整體護理、患者跌倒算醫療事故、使用的藥品是WHO所規定的藥物、每個手術出院患者1週內由護士打電話追蹤康復情況等。每年舉辦2次醫療品質評估會議、6次品質控制示範會議。

③以人為本的管理理念。醫院領導都是精通醫院管理的專家，任務是為患者提供優質和物超所值的醫療護理；鼓勵職員持續進步和全面照顧他們的福利；為促進全民健康的目標服務。醫院組織結構嚴謹，各級各類人員層級清晰、職權明確。管理以人為中心，突出人的主體地位，重視員工意見，培養團隊精神。醫院把患者和公眾的回饋，尤其是批評和抱怨，視為改進服務的突破關鍵，建立多種管道收集回饋意見。患者如對醫務人員工作不滿意，可向衛生部和醫院投訴，醫院立即責令當事人書面解釋。一般問題由醫院找當事人談話、警告，嚴重問題由衛生部紀律委員會調查處理，並將結果即時回饋給患者。由於醫師受到社會的普遍尊重，社會地位和收入較高，醫務人員的自律意識較強。同時，由於政府對違反規定、職業道德低下的醫務人員處罰嚴厲，沒人敢越雷池。醫院的所有工作緊緊圍繞患者為中心。在醫院服務品質上，把「像對自己母親一樣為患者提供優質的醫療服務」作為醫院工作的準則。醫院的整體設施處處方便患者。醫院裡沒有「窗口」，看不到患者排隊掛號現象；藥局全是敞開的，門診每層樓都有藥局，同時幾個病區分設藥局；醫院內設有超市，婦產、兒童醫院設有照相館；出入院手續都在病房，全部由護士辦理，除大型儀器外，各式檢查治療儀器都送到患者面前。

為即時聽取患者意見，改進醫療服務，醫院每月向出院患者發400～600封徵求意見信，每月一次邀請曾提出批評意見的患者來院，用聚餐形式，由行政總監、部門經理、當事醫師、護士參加，再次聽取意見。隨時了解患者對醫療服務品質的要求，以便提供更優質的服務，滿足患者需求。

④建立良好的醫病關係。醫務人員注意保持良好的職業形象，穿著整潔、大方，言行舉止、待人接物都有嚴格的規範。新加坡是法制健全的國家，公民的法律意識很強。在醫療過程中，患者擁有醫治權、知悉權、決定權、隱私權和申訴權。

對於醫療行為引起的侵權糾紛，醫院負有舉證倒置的責任。為保護醫院、工作人員及患者的合法權益，醫院制定完善的規章制度和種類繁多的記錄表格，所有表格紀錄都要存檔，以提供可靠的法律證據。在醫療、護理活動中，醫務人員注重依法、依制度辦事，十分注重尊重和保護患者權益，同時注意保護自己，各種紀錄清晰、詳盡。如發生醫療糾紛，各科室將糾紛移送醫院專門的部門負責處理，以使醫護人員將全部精力放在工作上。

⑤員工整體素質培訓。醫院招聘員工的條件，除了需要由專業院校畢業並經國家專業知識考試合格外，必須具有敬業、奉獻精神，能團結、幫助他人，勤奮工作，新員工就職前需進行3天的素質培訓。每個員工每年進行素質培訓不少於50小時，包括資深專家們都要去新加坡服務品質中

心（SQ，新加坡航空公司和國家生產部建立的專門培訓服務行業人員的機構）接受培訓。

醫院還特別讓員工到新加坡交通公司、麥當勞、飯店去接受教育。醫院人事經費的5%用於員工素質培訓。醫院非常重視醫護人員的專業知識培訓，一方面經常舉辦專題報告會和研討會，邀請院外專家來院作學術報告，鼓勵員工參加衛生部舉辦的培訓和國內外各種學術活動；另一方面，結合本院實務，每年派員工到國外醫院、大學接受9～12個月的培訓，並簽訂合約，繳納押金2,000新元，保證回國後在本院工作至少5年。此外，對護士進行進修護理教育。新加坡的護士分為合格護士和助理護士2種，進修教育的重點也不同。護理的進修教育有護士學校舉辦的短期課程和在職進修專業教育2部分，醫院每年推薦部分護士參加全日制課程班（full-time courses）學習，以提高護士在專業工作領域上的理論和技能水準，為患者提供更周到、優質的服務。

3. 口腔衛生保健服務

口腔衛生保健服務包括學校口腔保健服務（school dental service）和社區口腔保健服務（community dental service），目標是防止口腔疾病的發生和蔓延，保障在校兒童和社區居民的口腔健康。

有10家綜合口腔科門診部向公眾提供社區口腔保健服務。隨著2000年10月1日公立衛生供應體系的重組，社區口腔保健服務，也隨之重構。勿洛（Bedok）、芽籠（Geylang）、淡濱尼（Tanmpines）和女王鎮（Queenstown）口腔科診所重構加入新加坡衛生保健服務集團（Singapore Healthcare Services Pte Ltd., SHS）；五吉巴督（Bukit Batok）、蔡厝港（Choa Chu Kang）、裕廊（Jurong）、後港（Hougang）、大巴窯（Toa Payoh）和兀蘭（Woodlands）口腔科診所加入國立衛生保健集團（National Healthcare Group Pte Ltd., NHG）；學校口腔保健服務則併入衛生部健康促進司。

學校口腔保健服務由184所小學的口腔科門診、6家臨時口腔科門診和健康學會（Institute of Health）的學校口腔保健中心（school dental center），向所有在校兒童提供。同時，該服務還涵蓋學齡前兒童，以提醒其家長和老師關注口腔疾病的預防和治療。

該服務在小學口腔科門診實施了一項3年更新計畫，從2000年開始，更新口腔門診的醫療器械。這項計畫是和教育部更新小學校舍建設計畫同步實施的。在2000年7個新門診業已更新，另有4個正處於更新和重新選址過程中。隨著小學口腔保健服務的實施，該服務還將延伸到中學生。2001年開始實施的6年計畫，在中學校園建立20個臨時口腔科門診和53個固定口腔科門診。

4. 老年人衛生保健服務

(1) 管理機構

新加坡政府對老年保健工作非常重視，2000年6月將衛生部原有的老年保健處與老年政策與發展處合併，成立老年健康保障司（Division of the Elderly and Continuing Care），統一管理所有的老年保健服務機構，為志願福利組織提供資金支持，並負責為臨終者和慢性精神病患者提供保健服務。政府還設立老年健康保健部際協調委員會（Inter-Ministerial Committee on Health Care for the Elderly, IMCHCE），起草相應的政策。具體而言，其主要職責在於評估老年人的保健需求、確定他們的需要是否能夠得到滿足、是否有足夠的支付能力，並就老年保健問題提出合理可行的建議。

(2) 服務類型

新加坡現有種類繁多的老年保健服務機構，這些機構包括：社區醫院、慢性病院、護理院以及社區保健服務機構，提供不同類型的服務（表13-2-4）。一般來說，急性病醫療保健不在老年保

表 13-2-4　新加坡老年衛生保健的服務類型及提供機構

保健類型	服務提供機構
初級保健	私立全科診所、政府綜合診療所
二級和三級保健	醫院和專科醫療中心
過渡性保健	社區醫院
生活保健	護理院
以社區為基礎的日間保健	日間康復中心、失智患者日間保健中心
以家庭為基礎的保健	家庭醫療保健、家庭護理保健
其　他	諮詢服務機構、個人生活中心

健服務機構的服務範圍之列，急性病主要由急性病院的初級保健醫師和專科醫師提供。老年保健服務的主要提供者，是社區醫院和護理院。社區醫院為那些需要長期住院或由急性病院轉來繼續接受康復服務的患者（尤其是老年患者）提供服務，而護理院服務的對象相對更加廣泛。

慢性病院則專為那些由於冠心病、糖尿病、癌症等慢性疾病造成不能行走、需要長期醫療和護理保健的患者，提供服務。另外，由於慢性病的特殊性，透過促進患者採用健康的生活方式，可以消除某些致病的危險因素，所以一部分健康促進所，也屬於老年健康保健機構之一。

不同層級老年保健機構所提供服務情況，見表13-2-5。

表 13-2-5　新加坡不同層級老年保健機構的服務狀況

類　型	數　量
社區醫院	4 家醫院，總計 430 個床位
護理院	24 家 VWO 和 26 家私立護理院，總計約 5,700 張床位（VWO 和私立護理院床位各占 67% 和 33%）
日間康復中心 （包括高齡市民衛生保健中心和綜合性服務中心）	23 家 VWO 經營的機構，共有 1,100 張床位
失智患者日間保健中心	5 家 VWO 經營的機構
家庭醫療服務	6 個 VWO 機構
家庭護理服務	7 個 VWO 機構
家庭幫助服務	6 個 VWO 機構

(3) 資金援助

在這些保健機構中，有政府出資的，也有私人經營的，還有由 VWO 舉辦的。由於人口高齡化，具有勞動生產力的成人隨之減少，稅收也會相應降低。如果沒有政府補助，老年保健的提供與持續發展能力，就會受到影響。因此，政府在財力和物力上，對老年保健機構給予一定程度的資助。

在2000年，新加坡政府設立老年保健基金，這筆基金用於老年保健設施的興建和補助 VWO 的經營機構。政府迄今為止，已挹注5億新元，到2010年總計達到25億新元。隨著這筆基金的設

立，未來政府每年對保健機構的經營補助，由基金利息支付就綽綽有餘，不必增加稅收。這項基金很大程度上保證了老年人保健服務能順利進行。

自2000年7月1日起，新加坡的護理院在財產評定基礎上開始執行三級補助提案。該提案的目的在於降低對高收入家庭的衛生補助。具體做法是：人均週家庭收入在0～300新元的家庭，衛生補助70％；週收入在301～500新元的，補助50％；週收入在500～700新元的，僅補助25％。相對以前提供給75％公眾資助患者的二級補助方案或提供給50％低收入家庭的補助方案來說，政府資助的人群大大增加了。

另外，除了資金的支持，衛生部、都市發展委員會與房屋發展部攜手預留出17塊土地，作為未來10年興建老年衛生保健機構、租借給VWO或私人經營之用。政府如此做的主要目的，是到2010年將現有私人護理院的1,800張床位增加到3,520張，滿足40％國民的需要。

(4)服務管理

新加坡政府在給予老年服務機構充分財政支持的基礎上，也提出一系列政策規範與管理老年保健機構。以前，新加坡雖有廣泛分布的老年保健服務機構，但各機構大都獨立經營，未形成整體。2000年7月，衛生部提出老年衛生服務的規劃藍圖，鼓勵各種老年衛生服務機構參與，以建立完整的、有品質的保健服務提供系統，確保老年人獲得舒適、高成本效用比的關懷服務。具體辦法是聯合急症醫院與社區醫院、護理院的老年保健科，成為所在區域的行業帶頭人，承擔區域內下級服務機構的發展與提高的工作。規劃中得到批准的社區醫院和護理院，還將允許提供更多的服務，如：日間康復、家庭醫療與家庭護理。另外，政府還為這部分服務機構的發展，提供額外的資金。

為了確保服務品質，衛生部要求社區醫院和護埋院必須達到開業准入標準，並且有關人員與老年保健提供者要一起為各種服務機構（如：護理院、日間康復中心、失智患者日間服務、家庭醫療和家庭護理等）制定指導方針，讓新的或已有的保健提供者，依據這個方針建立或完善自己的老年服務機構。

同時，衛生部還建立多個評鑑委員會，一方面評估和監督保健機構的服務情況，另一方面參與制定老年保健服務的發展方針和標準，如：精神病與老年精神病治療初級服務的提供者評鑑委員會和社區醫院評鑑委員會，他們評估相關服務機構的日常工作，對服務機構的發展與完善，提出建設性意見。扶貧保健組織負責制定收容所和扶貧保健的標準。

近些年，衛生部採納IMCHCE的提議，在民間施行家庭保健者的培訓計畫。在試行期間，43名來自重組醫院和綜合醫院的志願護士，按照家庭保健者課程，接受了南洋理工學院（Nanyang Technological Institute）和曹氏基金會（Tsao Foundation）的培訓，效果不錯。2000年1月，家庭保健者計畫在金聲（Kim Seng）社區中心付諸實施。在一年之內開辦了2期課程，47名家庭保健者接受培訓。這個計畫也逐步推廣到別的社區中心。另外，衛生部還採取一些措施，以提高保健提供者的專業技能和機構的服務水準，如：在家庭保健提供者的培訓過程中，加入2門關於老年家庭關懷的課程；對志願者進行老年人可能致殘的潛在問題的教育，便於他們早期發現患者的問題，並推薦到衛生保健部門；將老年醫學列為醫學專業大學畢業生的必修課程等。

（三）醫務人員狀況

1. 概況

新加坡政府對衛生政策的研究報告《大眾化醫藥保健白皮書》指出，一些國家的經驗顯示，專科醫師過多會增加社會對醫療服務的需求。目前新加坡培養1名醫師，政府要補助20萬新元以上，高於高等教育其他專業學生。每年報考醫科的學生越來越多，因此，必須限制每年招生人數在150名以內。專科醫師在醫師中的比例應該得到控制，醫學院應該強調的是初級衛生保健，而不僅僅是提高技術。2010年，新加坡醫師、牙醫、護士／助產士、藥劑師的數量分布（公立與私立機構）及與總人口比，見表13-2-6。

表 13-2-6 2010 年新加坡醫務人員數量分布

醫務人員	機　構	人數（人）	醫務人員	機　構	人數（人）
醫　生	公立醫療機構	4,987	護士／助產士	公立醫療機構	17,613
	私立醫療機構	3,292		私立醫療機構	6,965
	醫生人數：總人口數	1：580		護士人數：總人口數	1：170
牙　醫	公立醫療機構	339	藥劑師	公立醫療機構	712
	私立醫療機構	1021		私立醫療機構	931
	牙醫人數：總人口數	1：3,370		藥劑師人數：總人口數	1：2,800

來源：新加坡衛生部，2012年。

2. 專科醫師的資格授予

(1) 概述

根據1998年4月3日開始實施的1997年《醫療註冊法案》（*Medical Registration Act*），新加坡的醫療從業者在通過專科醫師註冊後，才能獲得專科醫師頭銜和從業資格。專科醫師註冊過程由新加坡醫療委員會（Singapore Medical Council）管理，結果在政府公報中公告。

任何希望透過專科醫師註冊的醫療從業人員，必須獲得專科醫師授權委員會（Specialists Accreditation Board）簽發的專科醫師授權證書（certificate of specialist accreditation），該委員會應《醫療註冊法案》要求而建立。專科醫師授權委員會的職能在於：在醫學範疇上，對專科類別進行定義，掌管為專科醫師註冊的權力；對註冊申請者的資格、經驗和註冊的其他條件進行審核。

(2) 專科醫師授權和審核的申請流程

申請者使用制式的表格，只能申請一個專科醫師資格，備選的專科醫師頭銜有35個。專科醫師授權委員會接收申請後，評審其是否達到專科醫師授權證書的要求。在獲得專科醫師授權證書後，醫療從業者應向新加坡醫療委員會提出註冊申請，得到批准後，將獲得專業醫師註冊證書。而被拒絕者，可以在1個月內向衛生部提出複議，衛生部長擁有最終的決定權。

(3) 申請的一般要求

申請者必須是在新加坡醫療委員會註冊的醫療從業者，必須已經取得相關的基本專科醫療資格，必須在新加坡或國外接受過經認可的專科醫師培訓專案。希望在國外參加專科醫師培訓專案

的申請者，最好將專案安排提交專科醫師授權委員會，以確定該專案是否被新加坡專科醫師註冊程序認可，否則其仍必須在新加坡本地接受專科醫師培訓專案。當然，國外接受培訓的履歷，在申請國內培訓的時候，會得到適當考慮。

被認可的培訓專案，應確保受訓人員在完成培訓專案後，能獨立處理專科醫療事務。根據不同專科的要求，完整的培訓期間是5～7年。大體上，培訓可分為2個階段：基本專科培訓和高級專科培訓。基本專科培訓期應不少於3年，受訓者在此期間必須取得相關基本專科行醫資格；根據專科的不同，高級專科培訓期間為2～4年，在培訓結束後，應該進行正式的評估，並且培訓專案管理人員要簽署書面意見，已示受訓者已成功完成整個專科培訓專案，以便其提出專科醫師授權和註冊。一般來說，新加坡境內會按照這個標準建立培訓專案。受訓者只有在圓滿完成基本專科培訓後，才允許接受高級專科培訓。

國外的培訓往往不完全符合該標準，那些在國外接受過培訓的醫師，在提出授權申請後，會被重新評估。如果評估結果顯示該申請者的確符合專科醫師要求，便可以直接得到專科醫師授權委員會的批准。否則，委員會會拒絕申請，並要求其重新接受培訓。如果接受過一段時期的非全日制培訓，培訓時間會預先換算成等量的全日制培訓時間，這在基本培訓和高級培訓都是一樣的，但剩餘的培訓時間應該在全日制培訓機構完成。在培訓的各個期間，鼓勵受訓者積極參加研究活動和研討會。要求受訓者在高級培訓期間，至少有20％的時間參加被認可的研究專案；而基本培訓期間，參加研究活動的時間，並不列入培訓時間。除了培訓指定的內容，所有培訓專案應該包括有關藥品和治療的一般性主題，如：醫療職業道德、醫療法律、溝通能力、保健服務的組織和實施、理解專科醫療的發展及其和其他學科的關係等。受訓者還應該保留受訓日誌，管理人員應向專案主管即時提交受訓者學習進程報告。

(4)完成專科醫師註冊後

註冊後的專科醫師應該繼續接受醫療衛生教育，以確保其知識和專業技能定期得到更新和提升。經註冊的專科醫師並不被其他相關醫學領域排除在外，因為醫學領域中有很多專業重疊和相關之處。

3. 衛生部典型的年度計畫內容

(1)加強初級醫療保健服務：根據新加坡衛生部2001年年度報告，衛生部著重向新加坡的老年人提供初級醫療服務，對於那些住所遠離公立綜合診所而需要服務的老人，可以向私立醫療從業者尋求幫助，以便老人更容易享受到初級醫療保健服務。

(2)加強對醫師的培訓：內容包括：醫療主管培訓、專科醫師的初級和高級專業培訓。未經過培訓的主管要暫時從事一般業務，直到考核通過為止。衛生部還將繼續貫徹持續性醫療教育（continuing medical education）行動，以保持醫療從業人員技能更新，提供高水準服務。

(3)確保服務品質：衛生部進一步加強從醫執照的發放和從醫資格的授權，嚴格執法，審計帳目。建立適合的臨床審計指標體系和授信制度，使醫療服務投訴的回饋管道暢通，實施品質指標工程。

(4)薪資調整：考慮到護理人員的短缺和護理服務需求的增長，2000年6月，政府調高護理人員薪資，以吸引中學畢業生加入護理專業隊伍，並希望挽留現有的護理人員。這次薪資調整共耗資3,300萬新元，薪資上調幅度為13％。津貼也相應提高，以激勵護理人員從事急需的全天候的服

務。除薪資調整外，對護理工作也進行重構，透過增加臨床專科護士、病例主管和培訓師，使護理工作更具專業挑戰性。這些措施都有助於激發護理人員的職業熱情。另外，在2000年7月，也調整了醫師的薪資。醫療主管（medical officers）、主治醫師（registrars）和副主任醫師（associate consultants）薪資增長幅度為25％。報酬評估體系引入新的評估結構。相對較資深的醫師薪資增長幅度高，是為了使他們能夠在公立醫療機構的服務時間更長。醫師薪資總體增長幅度為22％。

(5)護理入門培訓計畫：護理工作需要護理人員隨著醫療科技的進步，相應提高他們的專業知識和技能。因此，有必要在非職業護理人員從事護理工作之前，提高其護理工作能力。護理入門培訓計畫（「return to nursing」training scheme）於2000年8月，在3家醫療機構實施，分別是：樟宜綜合醫院、竹腳婦幼保健醫院和國立心臟保健中心。培訓課程包括理論和臨床部分，培訓時間2～3個月不等。培訓的目的，是讓這些護理人員獲得基本和專業的護理資格，由各醫療機構給予評估。完成培訓課程後，他們將獲得由各醫療機構簽發的從業資格證書。2000年，第一批15名護理人員接受該計畫的重新培訓，在2001年上半年，另一批36名護理人員在各醫療機構完成培訓課程。由於培訓計畫受到政府的財政補助，加之各提供培訓的醫療機構採取靈活的工作時間，越來越多的護理人員正申請參與該計畫。

二、公立醫院體制改革

（一）改革背景

新加坡政府的衛生政策指導核心是：推廣健康生活，增強國民體質；提倡個人對自己的健康負責，避免過分依賴國家福利或醫療保險；為國民提供良好的和負擔得起的基本醫療服務；引入競爭和市場機制，來改善服務和提高效率；當市場機制不能使醫療服務成本降低，必要時政府直接干預市場。

公立醫院體制改革的醞釀，最早可追溯到20世紀80年代初。儘管新加坡醫療總費用占GDP的比例在3％左右，與西方已開發國家相比，比例並不高。但是，醫療費用的上漲速度還是很快。1973～1979年，平均每年實際增長率為7.9％，而且費用上漲似乎沒有受到控制的趨勢。新加坡政府意識到：隨著人均期望壽命的延長和人民收入的增加，醫療服務需求的增加，是不可避免的，醫療費用將成為政府沉重的負擔。這促使政府考慮在問題來臨之前採取因應措施。1983年，政府公布了國家衛生計畫（National Health Plan, NHP），最主要的內容就是：建立提供個人醫療費用的醫療儲蓄計畫。同時，作為配套措施，政府著手改革公立醫院的體制。

公立醫院存在的問題，進一步促使政府對公立醫院的體制進行改革。在改革前，公立醫院普遍缺乏有效的激勵機制，工作效率低，醫院人才流失嚴重，時常面對人員短缺問題。政府雖然控制公立醫院的服務價格，但醫院醫療服務成本仍不斷攀升。另外，公立醫院不能根據市場需求的變化，在改善醫療服務與設施等方面做出迅速靈活的反應，難以適應醫療服務的市場競爭。人們對公立醫院的不滿增加。

20世紀70年代末和80年代初，全球的私有化浪潮，也對新加坡產生影響。西方國家在20世紀70年代，經歷經濟滯漲、失業增加和社會福利支出加大的問題。政府干預經濟的凱恩斯主義經濟學受到質疑。政府開始改變在經濟中的作用，啟動私有化進程。為提高經濟效率，甚至社會公共

部門包括醫療服務也私有化了。

　　1984年，新加坡衛生部公布改革政府經營管理的公立醫院的計畫，允許公立醫院享有更大的自主權。目的是在醫院間引入競爭，促使醫院提高效率，改善服務品質。公立醫院擁有管理自主權，可以更靈活地創新和激勵員工。同時，政府希望公立醫院能改善工作條件和環境，使員工的服務效率提高，為患者提供更人性化的服務。

（二）改革過程

改革過程可以分為2個階段。

1. 改革的試行階段

　　1985年，醫院重組計畫在剛成立的新加坡國立大學醫院試行。國立大學醫院重組為國立大學醫院有限公司，成為政府控股的淡馬錫（Temasek）控股公司的子公司，醫院公司的目的是「以盡可能低的成本、為患者提供最優質的服務」。而使醫院成為高度自主經營的公司，是為了「給予醫院最大的靈活度，引入創新性和具有成本效益的管理方法和系統，以激勵和吸引優秀員工。為了履行醫院對社區的責任，重組醫院接受政府財政補助，為窮人提供低於成本的醫療服務。」

2. 改革範圍擴大到其他公立醫院

　　從1987年開始，重組的範圍擴大到其他公立醫院。政府成立了全資擁有的新加坡保健公司（HCS）來接管所有的重組醫院。政府先將公立醫院改組為醫院公司，在較短的時間內（半年或一年）加入到新加坡保健公司，成為其子公司。所有改制醫院仍然是公立醫院，仍在政府衛生政策指導下，提供醫療服務，但其經營管理方式改變了，成為在公司法規定下的自主經營的法人。醫院改制的初期，政府採取一些接近私有化的措施，甚至更早期所用的名詞就是「私有化」，而不是後來的「重組」（restructuring）。早期的改革產生了不少問題，如：醫療費用上漲、公立醫院不願提供基本的醫療服務等。社會各界對改革的意見很多。鑑於私有化的巨大政治敏感性和改革出現的問題，政府改變了以前的一些措施，加強對醫療服務市場的干預調控。改革沒有向私有化方向發展。

（三）改制內容

　　公立醫院的體制改革，使原來屬衛生部直接管理的公立醫院，重組為自主經營的提供醫療服務的公司。衛生部透過新設立的新加坡保健公司試行間接管理重組醫院。如此一來，原來由衛生部和公立醫院組成的衛生服務系統，就轉變為由衛生部、新加坡保健公司和重組醫院三方組成的衛生服務系統，不但體制結構改變，各主體的職責和功能也發生改變（圖13-2-1）。

1. 新加坡保健公司的職能

　　1987年建立的由衛生部擁有100％股權的新加坡保健公司，基本使命就是透過下屬醫院，以最節省的成本為居民提供優質的醫療服務。新加坡保健公司的主要職能，可分為2類：作為重組醫院的控股公司所具有的職能，即控股職能；另一職能是發揮集團規模經濟優勢，在醫用材料、藥品、後勤服務等方面，集團集中採購，即經營職能。

　　(1)控股職能：主要包括：①保證集團以及各個下屬醫院按國家的法律和財務規範運作；②保證集團和下屬醫院資金運作狀況良好，透過內部審計，加強財務監控；③利用績效指標和行業標

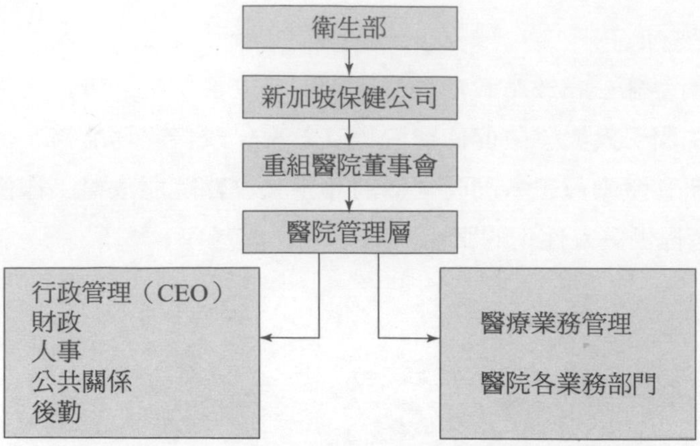

```
┌─────────────┐
│   衛生部     │
└─────────────┘
      │
┌─────────────┐
│ 新加坡保健公司 │
└─────────────┘
      │
┌─────────────┐
│ 重組醫院董事會 │
└─────────────┘
      │
┌─────────────┐
│  醫院管理層   │
└─────────────┘
```

┌─────────────────┐   ┌─────────────────┐
│ 行政管理（CEO）   │   │ 醫療業務管理   │
│ 財政   │ ←────→ │   │
│ 人事   │   │ 醫院各業務部門   │
│ 公共關係   │   │   │
│ 後勤   │   │   │
└─────────────────┘   └─────────────────┘

圖13-2-1　重組的新加坡公立醫療服務系統結構圖

準進行績效審計，監控和評估集團及下屬醫院的運行狀況；④制定集團的盈利使用方案，為集團新開展的業務提供資金；保健公司作為控股公司，有權獲得投資的合理回報，並用於集團的進一步發展；⑤制定集團的重大決策，為所屬醫院的發展制定政策方向，充分、合理利用集團資源；⑥在和衛生部協商的基礎上，任命所屬重組醫院的董事會成員，雇傭醫院的首席執行官（CEO），批准醫院首席執行官的薪資、獎金方案和考核獎懲措施。

(2) 經營職能：主要包括：①集團集中採購醫用材料、藥品、設備，集中管理醫院的後勤服務，以獲得規模經濟優勢；②雇傭和管理醫院所需要的某些需求量不大的特殊專業人員，成本由各醫院分攤；③在其他方面爭取規模經濟優勢以及減少成本。

2. 重組醫院的職能

重組醫院設立董事會，董事長是新加坡保健公司的董事會成員。重組醫院實行雙重管理制度，由行政人員執行行政管理和由業務專家實施專業管理。主要職能有：(1) 在衛生部門的政策推動下，享有經營管理自主權；有權雇用人員並決定員工的收入分配；(2) 醫院以非營利性方式運作，透過最有效的配置和利用資源，提供最佳的醫療服務產出；(3) 有權改變自身的運作和服務內容、流程；(4) 運用商業會計方法，對醫院財務運行進行內部審計；(5) 和衛生部協商哪些決策需要衛生部批准，哪些不需要衛生部參與；(6) 醫院間在服務品質和效率上彼此競爭，但仍保有相互合作，在合作和競爭中保持合理的平衡；(7) 以合理的速度發展，而不是以損害競爭對手的利益為代價。

3. 衛生部的職能

衛生部對重組醫院的要求是：立足於基本的醫療服務，確保醫療服務為國家和人民所負擔得起。重組醫院應保持高效的運作，控制醫療服務成本的上漲。由於醫療服務市場的特殊性，在重組醫院獲得更多自主權時，政府對醫院的管理調控，也更加明確、更加透明。重組醫院遵守應該遵守的規則，也掌握應獲得的自主權。政府的職能體現在2個方面：調控職能和購買職能。具體有以下幾個方面：(1) 制定重組醫院的收入上限政策，規定哪些服務是由患者付費，哪些是由政府提供補助，防止在不同登記病房間轉移費用；(2) 規定重組醫院進行費用評估，醫院董事會以收回成本為目標進行費用評估，並向衛生部彙報；(3) 規定各級病房的服務、環境等方面所應達到的水

準；(4) 按照病房級別規定醫院所能執行的最高收費標準；(5) 按照「消費物價指數+X」規定醫院每年的收入增長率。其中X根據醫學技術進步、生產力增長等情況進行調整；(6) 為各重組醫院規定病床總數和不同等級的病床數量比例；(7) 控制和協調各專科在各個醫院的發展以及醫學新技術的引進；(8) 根據患者的門診就診和使用的病房等級，按不同的補助率對醫院進行財政補助；(9) 確立某些類型的疾病或醫療服務所應該達到的治療結果，並就這些服務與各重組醫院協商價格；(10) 制定服務和等待時間標準，對沒有達到服務標準的醫院，在財政補助上進行懲罰。

同時，衛生部對新加坡保健公司進行監督管理。主要的管理內容是：公司的多樣化經營活動、修改公司的章程、發行新股票和貸款、有關合併方面的建議、出售或轉讓公司的資產、開設新的子公司、公司的終止和解散、醫療費用的調整、委任公司的董事等。

（四）改革的評價

透過醫院管理體制方面改革，公立醫院實現了所有權（國家所有）和經營權（私人有限公司）分離。而在1984年前，新加坡政府醫院管理採取英國模式，政府直接管理醫院。當時醫院工作效率低，員工缺乏積極性，醫院服務品質差，患者、醫院、政府都不滿意。針對這種狀況，政府從1985年起，採取一系列措施，對醫院和醫療體制進行改革。新加坡政府重組所屬的全部8所急診醫院和6所專科醫院，成為政府100%擁有產權，同時以私人公司形式運作的重組醫院。

重組後，醫院的管理權，由政府轉交有限公司，由各界代表組成公司董事會。董事會制定醫院的發展規劃、方針和政策；政府審核批准收費標準和大型設備、基礎建設專案的經費等；任命醫院行政總監（院長）管理醫院，並向董事會負責。醫院擁有對員工定期晉升、加薪、辭退、財務收支、醫院業務、行政管理等自主權。改革中，引入商業會計系統，能提供更精確的運營費用，並逐漸滲透更多的財務原則和責任。

重組醫院每年接受政府提供的醫療服務補助，政府按病例給予補助，類似非營利醫院。政府透過衛生部對醫院進行政策指導。對於那些補助與報酬等微觀管理問題，政府則將權力下放給醫院，一些敏感問題如：調整醫療服務價格等，仍要提請政府批准。使醫院在享有經營自主權的同時，保證醫院不喪失社會公益性。醫院集團內實行雙向轉診，充分發揮政府綜合診所的作用，透過各級衛生保健提供者的合作，提高醫療品質的同時，降低醫療費用。醫院集團的互補作用，還可以減少重複建設，保證醫療服務容量的最優發展，防止過度擴張。

新加坡透過公立醫院的重組，實現所有權和經營權的徹底分離，明晰醫院的產權、確立政府的作用；在此基礎上，透過集團化改革，又進一步提高醫療品質和工作效率。透過改革，政府醫院門急診量明顯增加，病床使用率在85%以上，患者住院平均天數都在6天以下，患者對醫院醫療服務品質滿意率在90%以上，也促使整體醫療水準的提高。各醫院硬體建設亦可與歐美國家媲美，醫院整潔、安靜、寬敞，舒適如賓館，環境綠化如花園，醫院各部門實行電腦聯網管理。

1. 引入競爭機制，增加公立醫院的活力

公立醫院重組後，在醫療服務市場成為獨立的公司，在政府引導下，開展競爭。醫院注重提高醫療服務品質，擴大服務專案，努力降低成本。競爭使醫院增加活力，患者也得到高品質的醫療服務。政府規定患者可以自由選擇醫院和病房的等級，政府根據醫院對患者提供的服務量，給

予財政補助,從而促進醫院和醫師工作的積極性。

2. 醫院管理自主權增加,有能力展開競爭

公立醫院改制後,政府不再直接管理醫院,醫院的自主權擴大,有權雇傭員工和決定薪酬,從而促進員工的積極性,一定程度上也遏止人才的流失。對醫療服務市場和消費者需求的變化,醫院也能夠迅速地做出反應,避免以前政府管理下官僚主義的低效率。這些變化使醫院有能力展開競爭。

3. 患者流向改變,政府的負擔減輕

公立醫院重組後,近年來,有更多的患者轉向私人醫院,可能的原因之一是私人醫院就醫條件舒適和個人化服務更多。流向私人醫院的患者增加,一方面說明患者的多層級需求得到滿足;另一方面也意味著政府對患者的補助減少,政府的財政壓力相對減低。而且,隨著保健公司的成立和對改制醫院的放權,相對減低政府對公立醫院承擔的責任。

4. 新加坡保健公司的積極作用

新加坡保健公司是政府與公立醫院間的緩衝機構,不但保證重組醫院的經營自主權,還可以透過逐步調整,使衛生資源合理配置,有效利用。HCS的集團採購醫用材料和藥品,獲得規模優勢,使重組醫院的醫療服務成本減低。HCS雇傭一些特殊專業人員(如:高級管理人員、電腦工程師等)服務於各個醫院,其成本由各重組醫院分攤,同時,也使醫院的管理能力提高。透過保健公司使各醫院的後勤社會化(由保健公司採用集團購買的方式或集中採辦提供),這也大大減輕醫院的負擔以及管理的複雜性。

5. 政府的管理成本增加

隨著改制醫院自主權的增加和醫療服務市場競爭的加劇,醫院活力增加,但由於醫療服務市場是不完全競爭的市場,需要政府加強對市場的管理調控。在醫院體制改革的早期階段,出現醫院增加能賺錢的高等級的醫療服務,而減少不賺錢的基本醫療服務的現象。人民對醫院、對醫療服務價格的上漲,不滿意程度增加,政府政治上的壓力也大增。隨著政府對改制醫院和醫療服務市場的管制加強,如:制定最高價格、控制協調專科和床位的發展,情況得到改善,但是,政府的管理調控成本,無疑隨之加大。

6. 私人醫院的競爭問題

醫療服務市場中,私立醫院的競爭,促使公立醫院效率提高。但是,私立醫院受到政府的管制較少,而且醫療儲蓄的支付,也擴大到私人醫院,因而在競爭中,私立醫院處於相對有利的地位,如:私立醫院可以只開設能獲得較高盈利的醫療服務,而政府醫院必須承擔不賺錢的服務。私人醫院的高薪酬吸引公立醫院的專家,使公立醫院的優秀人才流失。這一方面使公立醫院的醫學教育、科研工作因此遲滯;另一方面也迫使公立醫院不斷提高薪資水準,以留住人才,人力成本增加,帶動整體醫療服務成本的上升。

7. 醫療服務的品質問題

醫院在市場競爭中為降低成本,有時會以服務品質為代價。由於醫療服務市場的資訊不對稱,這種行為不易被發現,也很難監督。政府雖然加強對醫療服務成本和價格控制,但目前對醫療服務的監督和品質保證,仍然相對不足。

（五）進一步的改革

在2000年，新加坡按照公立醫療機構的地理位置和規模，把所有的公立醫療機構劃分為2個醫療集團（cluster），即位於新加坡東部的新加坡衛生保健服務集團（SHS）和位於西部的國立衛生保健集團（NHG）。這兩個集團規模相當，得到的政府補助也一樣。每個集團有1家三級醫院、1家地區醫院、1家專科醫院、一些衛生服務中心（national center）和幾個初級診所，每年的營業額都接近10億新元。而組建這2個集團的目的，是促進公立醫療機構內部的競爭。

由表13-2-7各集團醫療機構數據顯示，新加坡衛生保健服務集團包含4家醫院、7家綜合診所和4家衛生服務中心；國立衛生保健集團包括4家醫院、9家綜合診所和2家衛生服務中心。

每個集團的總裁由衛生部任命，集團內的董事會由各醫療機構的負責人組成。兩個集團都有各自不同的管理和激勵機制，如：國立衛生保健集團規定對每年集團內運行良好的醫院，給予半個月到1個月的薪資獎勵。此外，都採用「平衡積分法」（balanced scored）來管理所轄的各家醫療機構。

表13-2-7 新加坡公立醫療集團

醫療集團	集團醫療機構
新加坡衛生保健服務集團	4 家醫院
	7 家綜合診所
	4 家衛生服務中心
國立衛生保健集團	4 家醫院
	9 家綜合診所
	2 家衛生服務中心

2001年，衛生部與這2個醫療集團簽訂協議，在明確規定衛生部財政補助的同時，還規定各集團要達到的服務數量和服務品質，如：對預約時間和候診時間都規定範圍：接受補助的患者預約就診等候平均時間為14天，如果出現預約候診時間大於42天，則視為不合格；診所就診的患者平均等候時間為30分鐘，如果候診時間大於75分鐘，則視為不合格。協議規定對不能達標的醫院要進行罰款。此外，協議還明確規定集團要限制補助患者的費用增長率。衛生部還對集團實施「收入總量控制」，即如果集團的總費用超過最高限制，則政府給予的補助會相對按比例減少。

三、醫療保障和醫療保險

新加坡的醫療保障制度，以中央公積金的保健帳戶儲蓄為基礎，為公積金會員提供最基本的醫療保障。同時，新加坡政府將公積金保健儲蓄與商業醫療保險，緊密結合，實行重大疾病醫療保險。政府承擔對醫療保障的補助與照顧弱勢的責任，對收入偏低的患者入住普通病房的醫療費用，給予一定的補助，並由財政撥款設立保健基金等形式，為貧困群體提供醫療救濟。透過構築多層級的醫療保障體系，目前新加坡已經基本實現人人享有醫療保障的目標。

目前世界上大多數國家社會保障體系的運作，都基於政府、企業和個人三方共同負責的原則，在有些專案中，由個人與企業共同籌資，國家只在宏觀方面加以調控，處於依法監督的地位。如在新加坡、馬來西亞、印尼等東南亞國家和地區，儘管近年來經濟發展十分迅速，但由於傳統觀念依然注重家庭在社會保障中所具有的作用，所以這些國家和地區就因勢利導地實行以個人或家庭儲蓄為主的社會保障制度，屬於自助型的社會保障模式。因此，在介紹新加坡醫療保障體系的運作之前，有必要對新加坡的中央公積金制度，簡要地介紹。

（一）中央公積金制度概述

1. 中央公積金制度的內容

中央公積金制度即透過立法，強制所有雇主、雇員依法按薪資收入的一定比例，向中央公積金局繳納公積金，由中央公積金局加上每月應付的利息，一併存入每個公積金會員的個人帳戶，專戶儲存。會員所享受的待遇就由其帳戶在公積金額度支付。立法只允許外國來新加坡工作的人可以不參加；自營業人員除計程車司機和理髮師外，自願參加；其他人一律強制參加。目前，參加公積金制度的人員有200多萬人，覆蓋率達85%。中央公積金建立之初，僅為養老儲蓄制度。幾十年來，逐步演變為符合國情、涉及養老、住房、醫療、社會福利等諸多方面的社會保障制度。

(1)養老、殘廢和終年計畫

從1955年建立中央公積金制度到1968年，公積金只能在年滿55歲取得退休資格時，或移民到國外時，或殘廢喪失工作能力時，或亡故時，一次領取（亡故者由其生前指定受益人領取）。到了55歲仍繼續工作的，也可以領取這筆錢。

1987年制定了最低存款計畫，規定每一個年滿55歲的退休職工在領取公積金時，帳戶裡必須留下最低存款3.16萬新元（夫婦2人為4.70萬新元），以保障他們退休後的基本生活。防止某些人把存款全部取出後，花光用盡。

同年，還制定「填補退休帳戶計畫」。如果會員退休時，帳戶裡不足3萬新元時，允許其子女把自己帳戶裡的存款轉到父母帳戶，或用現金補足。至於帳戶上留下的3萬新元存款，允許會員做3種選擇：一是繼續儲存，到60歲時，每月發給200多新元（1987年規定為237新元），發完為止（一般可支付15～20年），如會員中途亡故，餘款付給生前指定的受益人；二是允許把錢存入特准的銀行（利息較高），由銀行按上述辦法支付；三是允許到特殊的保險公司購買年金保險，到60歲時，按保險辦法每月發給300新元左右，發到亡故為止，但會員如中途亡故，不予退款。

1989年，制定家屬保障保險計畫。這是非強制性的低價保險計畫，規定會員按不同年齡，每年繳納保險費，當會員終身殘廢或亡故時，本人或家屬可以領取3萬元的保險金。

(2)住房計畫

1968年制定低價住房計畫，允許低收入者用公積金存款購買低價公房。如果存款不夠時，可申請貸款，並用以後繳納的公積金分期償還。1975年，又制定中等收入者的住房計畫。1981年，制定私人住宅計畫。此外，還制定家庭保障保險計畫，強制用貸款買中、低價房屋的會員購買這項保險，目的是保障會員在發生終身殘廢或亡故時，能夠用這筆錢償還貸款，以保存其住房（如會員亡故，住房可歸子女所有）。目前，有90%的會員有了自己的住房。

(3) 醫療計畫

1984年，制定保健儲蓄計畫，允許會員從公積金存款中支付自己及其家屬一定數額的住院醫療費用。這項計畫只能解決一般的住院醫療費用，對重症患者的巨額住院醫療費用，則遠遠不夠。為此，1990年，制定健保雙全計畫，這是非強制性的低價醫療保險計畫，由中央公積金局從參加這項保險的會員帳戶中，提取少量費用，實行社會統籌，調配使用。重症住院醫療費用先以保健儲蓄計畫規定支付一定數額後，剩餘部分再以健保雙全計畫支付。

(4) 其他計畫

還有從統籌基金中支付80%的計畫。這項計畫只限65歲以下的會員參加，對65歲以上會員的問題，尚在研究中。因為如擴大到這些老年人，將大幅度增加醫療費用。此外，還制定以下幾項計畫：①1978年制定公共汽車股票計畫。允許會員用公積金存款購買公共汽車股票，以享受乘車的優待和分紅，其股息也高於公積金的利率；②1984年制定雇主公積金福利計畫。當時新加坡經濟發展很快，工人頻繁地變動自己的工作。為了增強企業的凝聚力，允許雇主在發放薪資時，扣下一部分錢，自行管理，作為福利，再發給工人。這項計畫不是強制性的，至今只在幾家大公司中實行；③1986年制定投資計畫。允許會員在保留一定基本數額的公積金的原則下，用一部分存款購買信託投資股票、黃金等。如果投資出現風險，由會員自己負責。如果賺了，投資所得連同本金必須再存入公積金帳戶；④1989年制定教育計畫。允許會員用公積金存款支付自己或子女的高等教育學費，但不能用於國外就學。當畢業後再工作時，應立即把錢連同利息存入公積金帳戶；⑤1992年制定自營業人員參加公積金的計畫；⑥1993年制定改善投資計畫。

2. 資金的籌集和運營

(1) 公積金的籌集

公積金由雇主和雇員共同繳納。國家對公積金不徵稅，並為公積金的支付提供擔保。公積金的繳費率由隸屬於人力部的全國薪資理事會提出建議，經政府同意後實行。薪資理事會在考慮經濟增長、薪資增加的同時，一併對公積金的繳費率提出建議。一般規律是在經濟形勢好、薪資增長的同時，提高繳費率；在經濟衰退、企業有困難時，降低繳費率。

1955年公積金制度建立時，繳費率（雇員按本人薪資收入的一定比例繳納，雇主按雇員薪資總額的一定比例繳納，下同）比較低，為薪資的10%，雇主、雇員各繳納薪資的5%；到1968年，繳費率提高到13%，雇主、雇員各繳納薪資的6.5%。此後，繳費率提高比較快，最高為1984年，繳費率達到50%，雇主、雇員各繳納薪資的25%。這一階段繳費率提高比較快的原因是：經濟迅速發展，會員薪資不斷提高，有承受能力；提出購買公房計畫，政府需要積累一筆錢建房，會員也需要增加儲蓄買房；把增加的一部分薪資轉為公積金，可以有效地控制通貨膨脹。但是，繳費率提高過快，勞動力成本、產品、服務費用，亦隨之上升，因此導致新加坡經濟衰退和嚴重的通貨膨脹。1986年，不得不降低繳費率，由工資的50%降低到35%，即把雇主的繳費率由25%降低到10%（雇員不變）。從而降低成本，使經濟增長得以恢復。1988年以後，又逐步提高繳費率，並適當調整雇主和雇員的繳費率。

多數年分，雇主和雇員的繳費率相同，少數年分不同。繳費率的調整，不完全取決於公積金收支的需要，還要考慮經濟的承受能力和企業在國際市場上的競爭力。為了鼓勵企業雇傭年紀大的雇員，從1988年7月起，超過55歲的雇員，年齡越大，繳費率越低。

公積金局經過精算認為，從長遠看，如果保證會員退休後有相當於其最後薪資20％～40％的收入，並擁有一間住房和1.5萬新元的醫療費用，繳費率至少要達到薪資的40％，雇主、雇員各繳納薪資的20％。

目前，公積金的繳費率已提高到薪資的40％（雇主18.5％，雇員21.5％）。1993年，收繳公積金101億新元，歷年公積金儲蓄總額達523億新元。公積金局每月收繳的公積金，經過計算列入每個會員的個人帳戶中。目前，會員的個人帳戶分成為3個：相當於薪資30％的部分為普通帳戶，用於購房、投資、教育等；6％為保健帳戶，用於支付住院醫療費用和重症醫療保險；4％為特別帳戶，只限於養老和特殊情況下的緊急支付，一般在退休前不能動用。

(2) 公積金的利率

公積金主要投資於政府債券。支付給會員的利率，從1955～1962年是2.5％，1963年開始上升到5％，1974～1985年為6.5％。在此期間，有時公積金利率高於銀行利率，有時又低於銀行利率。低於銀行利率時，會員很有意見。從1986年3月起，改為與銀行相同的利率，而且所得利息無需交稅，銀行所得利息則要交稅。從1955年以來，公積金利率一直略高於通貨膨脹率（1966～1987年，通貨膨脹率年平均為3.7％），從而保證公積金不貶值，並略有增加。長期發展來看，經濟計畫增長4％，薪資與利率也同步增長4％。公積金利率隨銀行利率每年調整2次（4月和10月），每月計算1次，每年1次進帳戶。

(3) 公積金的運營

中央公積金局根據《公積金法》和《信託投資法》進行投資運營，主要用於購買國家債券，少數投放金融市場（以1987年為例，公積金累計存款314億新元，購買政府債券298億新元；1990年，公積金累計存款390億新元，購買政府債券320億新元）。按規定，公積金存款可以投放以下幾個方面：政府債券、金融管理局存款、可轉讓存款證、市場債券、信託公司股票、銀行定活期存款。中央公積金局聘請5位投資專家負責這方面的工作，每月向中央公積金局遞交投資報告，每3個月召開1次投資會議，報告本季度工作實績和下季度工作計畫。

(4) 中央公積金制度的管理體制

中央公積金制度由中央公積金局統一管理。中央公積金局隸屬於人力部，由人力部制定有關政策並進行監督。中央公積金局依法獨立操作，其他部門不加干預。中央公積金局實行董事會領導下的總經理負責制。董事會主席與總經理由人力部委託，任期3年。董事會由11人組成：主席1人、董事10人。董事中包括：政府代表2人、雇主代表2人、工會雇員代表2人、專家4人。董事會每2個月開會1次，對重大問題進行決策。董事會下設2個委員會：人事財政委員會和計畫決策委員會，負責處理具體政策問題。

中央公積金局是獨立的半官方機構，設總經理、副總經理各1人，日常工作由總經理負責。下設6個部，全局共700人：①會員服務部，負責有關會員服務計畫的制定與執行；②雇主服務部，負責雇主如期足額繳費，並向他們傳達資訊；③人事部，負責人員的配備和調整；④行政部，負責日常事務和公共關係；⑤資訊部，主要負責資訊和投資方面的問題；⑥內部審計部。

（二）基本醫療保障體系

新加坡基本醫療保障體系的主要內容，包括：全民保健儲蓄計畫、健保雙全計畫。此外，政

府還提供增值健保雙全計畫、樂齡健保計畫等惠及全民的保險制度。

1. 全民保健儲蓄計畫

全民保健儲蓄計畫於1993年7月1日實施，保健儲蓄計畫是全國性、強制性儲蓄計畫，要求所有工作的人（包括自營業主）都應遵循法律的規定，參加保健儲蓄計畫。保健儲蓄是屬於中央公積金制度的一部分，每個公積金會員有3個帳戶：普通帳戶、保健儲蓄帳戶和特別帳戶。該計畫幫助居民將部分收入存入帳戶，用於支付住院費用，尤其是老年以後的醫療需求。保健儲蓄帳戶的存款，用作本人及家庭成員住院和部分昂貴的門診檢查、治療藥物專案的費用。保健儲蓄繳費率的設置，既要保證國民的基本醫療需求，又要避免因儲蓄過多「沉澱」而造成醫療需求不適宜的增大、醫療資源的浪費及醫療服務的過度利用等問題，因而需制定每月繳納保健儲蓄金規定的最高限額。保健儲蓄的動用受到限制，規定每床每天住院費等專案相應的單項限額（部分專案還規定每年限額）。對保健儲蓄資金不夠應急的家庭而言，政府為讓這部分人享有基本醫療，採用讓其帳戶出現「赤字」的方法，以後以公積金一樣的利率，連本帶息償還給保健儲蓄帳戶。當保健儲蓄計畫的參加者亡故時，其家屬將得到保健儲蓄餘額的現金，無須繳納遺產稅。

2. 健保雙全計畫

健保雙全計畫，於1990年實施，是基本的重大疾病保險計畫，設立該計畫的目的，在於幫助解決參與者重大疾病或慢性疾病的醫療費用。該計畫限制參與者的年齡，要求在70歲以下（包括70歲），後來將年齡放寬到75歲。健保雙全計畫又包括：雙全、B計畫、A計畫3種。這3種計畫又根據不同的年齡，分別規定相應的常年保費。此外，還根據健保雙全計畫中的3個類別，制定每天住院費和外科手術的可索償的金額上限。健保雙全的投保費，可從保健儲蓄帳戶中扣繳部分付費。健保雙全計畫承保住院與昂貴的門診費用（如：洗腎、腫瘤患者的放療、化療），但不保障投保前20個月已患有一些疾病的費用。當投保者醫療帳戶超過一定數額（核銷起限或可扣額度），健保雙全才提供保障。政府規定公立C級病房的核銷起限為500新元，公立醫院其他等級病房或特准的私立醫院的核銷起限為1,000新元，並且是健保雙全計畫支付80％，而投保人支付20％。

3. 增值健保雙全計畫

增值健保雙全計畫是在健保雙全計畫的基礎上，推出保障水準更高的重大疾病醫療保險。公積金會員可以自願為本人及其家屬選擇投保，並允許使用保健儲蓄帳戶繳納保險費，使用該帳戶繳納保險費的限額是660新元，超出限額的保險費，只能用現金繳費。參加這項計畫所需繳納的保險費，比上述健保雙全計畫更高，當然所享有的保險待遇，也相對提高，住院患者可以選擇住進更高等級的病房（A級或B1級）。這項保險具體分為Λ計畫和B計畫2個等級。其中，A計畫每年保險費介於60～1,200新元之間，依據投保人的年齡確定標準，由該計畫承擔支付的住院費用，每天最高可達500新元，支付外科手術費用最高可達5,500新元；B計畫的每年保險費介於36～720新元之間，也是依據投保人的年齡確定標準，由該計畫承擔支付的住院費用每天最高為300新元，支付外科手術費用最高為4,500新元。這項醫療保險可以滿足部分經濟條件較好、對住院待遇標準需求較高的公積金會員的需要。

4. 樂齡健保計畫

樂齡健保計畫是在2002年由新加坡衛生部制定並推行的特殊醫療保險，其中「樂齡」是新加坡對老年人的尊稱。這是為年長的公積金會員而設立的嚴重殘疾保險計畫，為那些需要長期照顧

的年長者，提供基本的財務保障。公積金會員可以動用保健帳戶支付參加該計畫的保險費。這項保險設立3種保險費專案，可供投保人選擇：一是「定期保費計畫」；二是「10年保費計畫」；三是「單期保費計畫」。這3種保險費存在顯著差距，並且與投保人的年齡，密切相關，如：在2002年參加該計畫的投保人，當時年齡為40歲，每年需要繳納保險費175新元，一直到65歲。如果他發生嚴重殘疾，可以獲得的賠償額為每月300新元，最長賠償期為5年。

為了使「樂齡健保計畫」能夠適應人們日益變化的需要，新加坡衛生部已經於2007年對此計畫進行改革，一是將賠償額從每月300新元，提高到400新元，最長賠償期從5年延長到6年，並相應調高繳納的保險費；二是投保人可以購買「樂齡健保額外保障計畫」（Eldershield Supplements）作為補充，並可以使用保健帳戶支付保險費（上限是600新元）。這些額外保障計畫，根據不同的保險費向投保人提供額外的利益。上述保險專案，由新加坡衛生部指定的3家商業保險公司承辦，其中包括：友邦保險（Aviva Ltd.）、大東方人壽保險、職總英康保險合作社。

（三）政府醫療救助與津貼制度

新加坡政府一方面透過建立保健儲蓄制度，確立個人在醫療保健費用方面承擔必要的自我保障責任，並引入商業醫療保險機制，透過個人或團體投保方式，抵禦重大疾病的醫療風險；另一方面，政府以實行人人享有醫療保障的目標為宗旨，高度重視和加強醫療保障體系建設，不斷擴大對醫療保障的財政投入。政府為了保障低收入人群利益，還建立政府醫療救助與津貼制度。

1. 醫療救助計畫

保健基金計畫，從1993年4月實施。政府第一批撥付基金為2億新元，視今後經濟的持續增長情況，每年再撥款1億新元。政府只將捐贈基金的利息收入分配給公立醫院，每家公立醫院都有一個政府任命的醫院保健基金委員會。對於無力支付醫療費的窮人，可向保健基金委員會申請幫助，由該委員會審議、批准和發放基金，住B2和C3級病房約有3％的患者提出申請，99.6％的申請者得到批准。但選擇高級病房者，無權申請保健基金。保健基金對出生於1940年以前的公民，給予優惠。

保健基金是由政府財政撥款設立的福利性醫療救濟基金，主要是為無力支付醫療費的貧困國民，提供最基本的醫療保障網。申請保健基金的主要條件是：患者是在經保健基金主管部門批准的醫療機構B2級或C級病房住院或治療，或屬於享受政府補助醫療費的日間外科手術患者或門診患者，自己和家人都負擔不起醫療等費用，並且已經用完自己和家人的保健儲蓄帳戶存款。

由保健基金所提供的救濟，視患者的經濟條件與醫療費用情況而定。這項基金由衛生部主管，並由經過批准的醫院和其他醫療機構負責受理患者的申請。在這些醫院和醫療機構中，都設立了醫院保健基金委員會，負責審核申請者的資格條件以及可以提供醫療救濟資金的金額。這項基金屬於留本基金，目前積累的總額已超過15億新元，計畫逐步增加到20億新元為止。

2. 政府對基本醫療的津貼

(1)基本護理合作計畫

基本護理合作計畫是由新加坡衛生部主辦的醫療津貼制度，主要是為老年人以及貧民治療某些疾病提供津貼，於2000年10月開始試行。按照這項計畫的規定，凡是65歲以上、家庭人均月收入在700新元以下者，或是領取公共援助金的國民，都可以申請「社區醫療津貼卡」。在這項計

畫下，私人診所只負責感冒、咳嗽、頭痛、紅眼、耳炎等輕微疾病的治療。患者到參加這項計畫的診所看病時，只需支付4新元診療費和另付一筆藥費，每包藥品的價格定在0.7新元。此外，從2009年1月起，這項計畫的覆蓋範圍進一步擴大，對持有「老年醫療卡」的糖尿病、高血壓、高血脂患者，在參與本項計畫的私人診所接受慢性病護理時，有關門診費、藥費和檢驗費，都將享受政府的醫療津貼。新加坡現有450家私人診所和190家牙科診所參加這項計畫。同時，新加坡大約有25%的家庭，人均月收入低於700新元，而超過65歲的老年人約有30萬人，其中已有1.9萬人享受這種醫療津貼。今後，政府將考慮進一步放寬申請條件，以便讓更多人符合參加該計畫的資格，從而讓更多人受益。

(2) 政府對普通病房醫療費用提供津貼

對於在醫院普通病房住院治療的患者，由政府財政針對不同等級的病房以及患者的收入水準，對住院費用提供不同比例的津貼。其中，80%的公立醫院床位（10人共住的C等病房、6人共住的B2等級）可以獲得較高補助；在其餘20%的公立醫院床位中，4人共住的B1等級病房床位所獲得的補助較低，單人住的A等級病房床位沒有補助。根據新加坡衛生部2008年3月進行的「住院支付能力調查」，A級、B1級、B2級、C級病房，每天醫療成本分別是244新元、200新元、128新元和115新元。政府對C級病房提供的津貼最高，達到住院醫療成本的80%；其次是B2級病房可獲得65%的政府津貼；B1級病房只能獲得20%的政府津貼。在政府提供住院津貼的制度下，大部分沒有收入的退休人員和家庭主婦，如果住院治療，可以獲得上述比例的政府津貼；對於住在B2級和C級病房的中高收入者，也可以享受至少50%的津貼；對於收入較高的患者，不論所住病房等級高低，都不享受政府津貼。因此，只有那些居住住宅價值屬於本國最高20%的人，在住院時，會受到「住院支付能力調查」的影響。

根據衛生部規定，從2009年1月起，根據住院患者經濟情況的評估，來決定政府津貼的標準。對於個人月平均收入在3,200新元以下的人，如果入住B2級或C級病房，仍可繼續按現行制度享受65%或80%的住院津貼。

政府對醫療部門的津貼，僅限於公立醫院，占醫院總支出的58%。公立醫院的收費標準由國家規定，病房分為A、B1、B2、C級四等（表13-2-8）。4個等級的病房只是住院條件不同，在醫療方面則一視同仁，多等級病房，均由同一組醫師負責診治，從而保證同樣的醫療品質。此外，政府規定大眾化的B2級病床和C級病床，必須占醫院總床位數的70%以上。住院、檢查、手術、用藥以及門診、急診的各項費用，均由政府控制，重點控制B2、C級病房，補助門診和急診費用。既考慮到滿足不同層級人群的醫療需求，也控制國家補助導向，照顧大多數人的大眾化醫療需

表13-2-8　新加坡病房等級

病房等級	患者負擔費用比例	政府負擔費用比例
C級（8～12張床位，無空調）	20%	80%
B2級（6張床位，無空調）	35%	65%
B1級（4張床位，有空調）	80%	20%
A級（1～2張床位，有空調）	100%	0%

來源：新加坡衛生部，2003年。

求。大眾化的病房，除動用保健儲蓄外，個人也要自負部分費用，從而體現個人、單位、社會的公益互助原則。

四、醫療籌資政策

（一）醫療籌資來源

1. 公共醫療資金來源

　　(1) 稅收：稅收是政府提供醫療津貼的重要來源。個人所得稅按照累進稅率，向新加坡居民徵收，稅率在收入的2%～28%。企業所得稅按扣除政府補助後的純收入徵收，稅率為26%，1995年的稅收收入總額為196億新元。

　　(2) 醫療救助計畫：醫療補助計畫的由來和功能，在前文已經說明，需要醫療補助的居民可以提出申請，而實際補助額度視個人不同情況而定。申請者必須已經或將要在B2級、C級病房或接受政府津貼的門診部就診，並無力支付所發生的醫療費用。隨著逐年資金的挹注，醫療救助基金餘額從建立初期（1993年）的2億新元上升到1998年的6億新元。每個設有醫療救助基金委員會的公立醫院，都有權對醫療救助申請進行審核和發放。

2. 私立醫療資金來源

　　個人和組織有各種醫療資金來源，包括：政府管理的全民保健儲蓄計畫、健保雙全計畫、個人儲蓄和私人保險。

　　(1) 全民保健儲蓄

　　該計畫覆蓋了85%的新加坡人口，實際上是中央公積金制度的延伸。目前，新加坡人要拿出薪資收入的40%繳納公積金，其中22%由雇員承擔，18%由雇主承擔。這40%的薪資就有6%～8%是存入全民保健儲蓄帳戶（圖13-2-2和表13-2-9）。而為了防止過度積累和濫用醫療資源，這個帳戶又有額度上限（7,200新元）。

　　全民保健儲蓄計畫覆蓋在公立或私立醫院就診發生的日常醫療費，限額是每天300新元以內，還包括外科手術費，額度在150～5,000新元之間，具體視情況而定，這些手術都必須在衛生部指定範圍內。1996年，公立醫院C級病房的平均收費是每天530新元，A級病房為2,700新元，而私立醫院A級病房為4,100新元。該計畫的雙方支付原則，防止帳戶資金的濫用。全民保健儲蓄計畫還包括一些比較昂貴的門診醫療費，如：日間外科手術、放療和化療、血液透析、試管受精、B肝疫苗接種等。

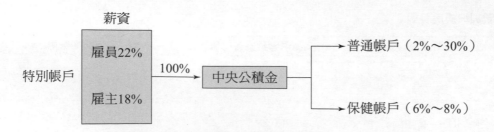

圖 13-2-2　新加坡中央公積金帳戶的資金流向

表13-2-9 1998年新加坡中央公積金的3種帳戶

雇員年齡	存人帳戶的薪資比例（％）			總和（％）
	普通帳戶	特別帳戶	保健儲蓄帳戶	
35歲及以下	30	4	6	40
36～44歲	29	4	7	40
45～54歲	28	4	8	40
55～59歲	12	-	8	20
60～64歲	7	-	8	15
65歲以上	2	-	8	10

保健儲蓄帳戶的資金可以用於本人及其家屬，家庭成員也可以把他們帳戶裡的資金集合起來支付一項費用。保健儲蓄也有終身儲蓄的特徵。55歲以後，帳戶持有人就可以從該帳戶支取資金，但必須保留最低16,000新元的餘額。1997年，保健儲蓄帳戶共有260萬個，總餘額約170億新元。

(2) 健保雙全計畫

擁有保健儲蓄帳戶的人超過75歲後，就自動轉入健保雙全計畫，除非個人選擇退出。該計畫實際是針對重大疾病或慢性疾病等的保險，年保險費為12～240新元不等。這種保險的保險費用從保健儲蓄帳戶支出，儲蓄帳戶還可以支付帳戶持有人的贍養或撫養對象的保險費。

為了防止道德奉獻和過度利用，該保險金的利用也採取共付原則，並規定可扣額度。雙全計畫中，C級病房和B2級病房的可扣額度分別為500和1,000新元。增值健保雙全計畫分為A、B計畫，針對私立醫院醫療費或公立醫院的A、B級病房費用。A計畫可扣額度為4,000新元，B計畫為2,500新元，包括：病房費用、藥費和診斷費。到1995年底，健保雙全計畫覆蓋了150萬人（87%的中央公積金帳戶持有者及其家屬），索賠案例43,919起，理賠總額2,360萬新元，其中癌症和慢性腎功能衰竭的索賠案例最多。

(3) 私人醫療保險

除了參加政府管理的以上2個計畫，個人或組織還可以從私人醫療保險中，獲取資金來源。私人醫療保險包括團體保險，覆蓋75萬雇員及其家屬，個人購買保險，費用由雇主支付。雇主為雇員購買保險的費用，可視為辦公費用，可免稅。但從1994年起，該費用的免稅額度調整為薪資的2%，因為政府擔心該項免稅金額會導致醫療費用的上漲，且政府鼓勵雇主用這筆資金增加全民保健儲蓄帳戶的共付比例。私人保險公司雖然可以隨意向被保險人提供保險服務，但如果保險人希望從被保險人的保健儲蓄帳戶中支付保險費，則需經衛生部同意。該服務專案必須符合政府的政策目標，如：共付原則。

(4) 直接支付

新加坡居民即使參加全民保健儲蓄計畫、健保雙全計畫和雇員付費的私人醫療保險，仍須支付可扣額度內發生的醫療費用和共付費用部分。此外，人們也常常會直接支付現金或花錢購買處方藥品。

（二）醫療體系費用收支分析

1. 醫療資金籌集模式

(1) 醫療總資金籌集：根據表13-2-10，新加坡醫療資金來源，在1986～1995年間，個人或組織提供的資金占70%。從20世紀80年代開始，**籌集醫療資金的負擔開始轉移到私人部門**，1990年的私人籌資額占總額的比例達到74.4%。1986～1995年間，從保健儲蓄帳戶支取的資金，占總資金的8%～10%，政府撥款占1/3，而這一比例在此10年中，有6年都低於30%。

(2) 公共醫療資金籌集：政府用於醫療資金補助主要來源於財政收入，近80%的財政收入來自稅收。1995年，政府的財政收入總額為248億新元，其中有196億新元來自各種形式的稅收，其餘部分為費用收入和其他收入。除了財政收入，公共醫療資金還來自救助基金的利息收入。1995年，救助基金的利息收入是980萬新元，還不足公共醫療資金補助的1%。

(3) 私人醫療資金籌集：如表13-2-11所示，私人醫療資金的來源有保健儲蓄帳戶、健保雙全計畫、雇主付費的保險、私人購買的保險等。其中，1986年和1987年，保險儲蓄占私人醫療資金總額的比例超過30%；20世紀80年代後期，這個比例超過14%；而進入20世紀90年代，則下降到12%左右。從1990年開始，保健儲蓄帳戶持有人，可以用該帳戶資金購買健保雙全系列的醫療保險，但1994和1995年健保雙全保險費，占私人醫療資金來源的比例不到1%。私人醫療資金的其他來源，包括：雇主或雇員付費的私人醫療保險和直接支付。直接支付來自患者日常接受醫療服務發生的現金支付以及保健儲蓄帳戶和其他保險計畫的共付部分。這些來源占私人總醫療資金來源的比例在1986年超過85%。

2. 醫療費用支出模式

(1) 醫療總費用支出：1995年，新加坡總醫療費用將近354.5萬新元，是1960年的42倍、1986年的2.7倍（表13-2-12）。醫療總費用包括：政府、個人、組織直接或間接支付給醫療服務、健康保險專案管理、健康教育、醫療設施建設等的費用。從表13-2-12中可以看出，從1960年開始，總**醫療費用和GDP的比值在3%～4%之間**，與其他已開發國家相比較低（經濟合作組織國家1985年和1995年的這個比例分別是8.8%和10.4%）。該比值從1986年開始下降，到1989年達到2.96%。此下降**趨勢和20世紀80年代開始的醫療體制改革有關**，如：引入全民保健儲蓄帳戶計畫、醫院重組以及一系列費用控制措施。

(2) 公共醫療費用支出：公共醫療費用支出，指政府在以下方面的撥款：**醫療服務、醫療保險專案管理、健康教育、醫療設施建設**。1995年，公共醫療費用總額為114.2萬新元（表13-2-13），是1986年的2.7倍，但變化並不穩定，1989年和1993年都是負增長，其他年分甚至有兩位數的增長，這可能是由於新建醫療設施。公共**醫療費用支出和GDP的比值**，在1986年開始下降，從1986年的1.05%下降到1988年的0.99%，而在1991年、1992年、1995年，公共醫療費支出的增長速度，都超出經濟的增長速度。表13-2-14則可看出，從1970年開始，政府用於醫療費用開始少於10%，說明新加坡政府在**醫療保健事業上沒有分配太多的資源**。

表13-2-10　1986～1995年新加坡醫療總資金來源

項　目	1986	1987	1938	1989	1990	1991	1992	1993	1994	1995
(a) 總資金（百萬新元）	1,312	1,412	1,645	1,747	2,050	2,314	2,687	2,816	3,132	3,545
(b) 公共資金來源（百萬新元）	414	449	506	502	524	631	770	767	873	1,142
(c) 私人資金來源（百萬新元）	898	963	1,139	1,245	1,526	1,683	1,917	2,049	2,259	2,403
(d) 保健儲蓄帳戶（百萬新元）	105	141	170	179	208	231	238	250	276	296
(e) 其他私人資金來源（百萬新元）	793	822	969	1,055	1,318	1,452	1,679	1,799	1,983	2,107
比例（%）										
(b)／(a)	31.55	31.80	30.76	28.73	25.56	27.27	28.66	27.24	28.27	32.21
(c)／(a)	68.45	68.20	69.24	71.27	74.44	72.73	71.34	72.76	72.13	67.79
(d)／(a)	8.00	9.99	10.33	10.25	10.15	9.98	8.86	8.88	8.81	8.35
(e)／(a)	60.44	58.22	58.91	61.02	64.29	62.75	62.49	63.88	63.31	59.44
增長率（%）										
(a)	-	7.62	16.50	6.20	17.34	12.88	16.12	4.80	11.22	13.19
(b)	-	8.45	12.69	-0.79	4.38	20.42	22.03	-0.39	13.82	30.81
(c)	-	7.24	18.28	9.31	22.57	10.29	13.90	6.89	10.25	6.37
(d)	-	34.29	20.57	5.29	16.20	11.06	3.03	5.04	10.40	7.25
(e)	-	3.66	17.74	10.01	23.64	10.17	15.63	7.15	10.23	6.25

來源：新加坡衛生部，1997年。

表13-2-11 1986～1995年新加坡私人醫療資金來源

項 目	1986	1987	1988	1989	1990	1991	1992	1993	1994	1995
(a) 私人醫療總資金（百萬新元）	1,312	1,412	1,645	1,747	2,050	2,314	2,687	2,816	3,132	3,545
(b) 保健儲蓄帳戶（百萬新元）	414	449	506	502	524	631	770	767	873	1,142
(c) 健保雙全計畫（百萬新元）	898	963	1,139	1,245	1,526	1,683	1,917	2,049	2,259	2,403
(d) 健保雙全附加（百萬新元）	105	141	170	179	208	231	238	250	276	296
(e) 其他私人資金來源（百萬新元）	793	822	969	1,066	1,318	1,452	1,679	1,799	1,983	2,107
增長率（%）										
(a)	-	7.62	16.50	6.20	17.34	12.88	16.12	4.80	11.22	13.19
(b)	-	8.45	12.69	-0.79	4.38	20.42	22.03	-0.39	13.82	30.81
(c)	-	7.24	18.28	9.31	22.57	10.29	13.90	6.89	10.25	6.37
(d)	-	34.29	20.57	5.29	16.20	11.06	3.03	5.04	10.40	7.25
(e)	-	3.66	17.88	10.01	23.64	10.17	15.63	7.15	10.23	6.25
比例（%）										
(b)／(a)	31.55	31.80	14.93	14.38	13.63	13.73	12.42	12.20	12.22	12.32
(c)／(a)	68.45	68.20	-	-	-	-	-	-	0.69	0.98
(d)／(a)	8.00	9.99	-	-	-	-	-	-	0.03	0.13
(e)／(a)	88.31	58.22	58.91	61.02	64.29	62.75	62.49	63.88	63.31	59.44

來源：新加坡衛生部，1997年。

表13-2-12　1960～1995年新加坡醫療總費用

項目	1960	1970	1980	1986	1987	1988	1989	1990	1991	1992	1993	1994	1995
(a)總費用（百萬新元）	85	203	635	1,312	1,412	1,645	1,747	2,050	2,314	2,687	2,816	3,132	3,545
(b)GDP（百萬新元）	2,150	5,805	25,091	39,264	43,145	51,082	58,943	67,879	75,266	80,940	94,223	108,505	121,081
(c)人口（百萬人）	1.6	2.1	2.4	2.5	2.6	2.6	2.6	2.7	2.8	2.8	2.9	2.9	3.0
增長率（%）													
(a)	-	138.82	212.81	106.61	7.62	16.50	6.20	17.34	12.88	16.12	4.80	11.22	13.19
(b)	-	170.00	332.23	56.49	9.88	18.40	15.39	15.16	10.88	7.54	16.41	15.16	11.59
(c)	-	31.25	14.29	4.17	4.00	0.00	0.00	3.85	3.70	0.00	3.57	0.00	3.45
比例（%）													
(a)／(b)	3.95	3.50	2.53	3.34	3.27	3.22	2.96	3.02	3.07	3.32	2.99	2.89	2.93
人均費用（新元）	53.13	96.67	264.58	524.80	543.08	632.69	671.92	759.26	826.43	959.64	971.03	1,080.00	1,181.67

來源：新加坡衛生部，1997年。

表13-2-13　1960～1995年新加坡公共醫療費用支出

項目	1960	1970	1980	1986	1987	1983	1989	1990	1991	1992	1993	1994	1995
(a)費用（百萬新元）	33	81	223	414	449	506	502	524	631	770	767	873	1,142
(b)GDP（百萬新元）	2,150	5,805	25,091	39,264	43,145	51,082	58,943	67,879	75,266	80,940	94,223	108,505	121,081
增長率（%）													
(a)	-	175.31	85.65	8.45	12.69	-0.79	4.38	20.42	22.03	-0.39	13.82	30.81	30.81
(b)	-	332.23	56.49	9.88	18.40	15.39	15.16	10.88	7.54	16.41	15.16	11.59	11.59
(a)／(b)（%）	1.5349	1.3953	0.8888	1.0544	1.0407	0.9906	0.8517	0.7720	0.8384	0.9513	0.8140	0.8046	0.94

來源：新加坡衛生部，1997年。

表 13-2-14　1960～1995 年新加坡公共醫療費用支出和政府總支出

項　目	1960	1970	1980	1992	1993	1994	1995
(a) 公共醫療費用（百萬新元）	33	81	223	770	767	873	1,142
(b) 政府總費用（百萬新元）	223	982	3,651	12,280	12,550	14,100	15,600
(a)／(b)（％）	14.80	8.25	6.11	6.27	6.11	6.19	7.32

來源：新加坡衛生部，1997年。

(3) 私人醫療費用支出：私人醫療費用支出是個人和組織在醫療服務上的花費，表13-2-15顯示1995年私人總醫療費用支出是240.3萬新元，是1986年的2倍還多。在1986～1995年，私人醫療費用支出與GDP的比值都在2％左右。從1986年開始，私人醫療費用支出占總消費支出的比例，有所上升，達到1992年的5.26％。這可能是由於保健儲蓄帳戶的使用，使以前一些負擔不起的醫療設施，得到利用。

（三）醫療保險模式的評述

新加坡有一系列政策來控制整個醫療體系的費用，其中關鍵的政策就是：醫療費用共付原則。新加坡政府會毫不猶豫地干預醫療供應系統，從價格制定到確定服務標準的運作。政府在1993年白皮書中明確指出：「市場的力量不足以控制醫療費用，政府必須直接干預」、「不管採取何種醫療資金籌集方式，該項費用最終會轉嫁給公民。保險費最終還是由公民支付，不管是透過扣除薪資還是納稅的形式」。所以，問題不是最終誰來承擔，而是如何權衡幾種預期目標：服務平等、選擇自由、消費得起。

1. 政府的醫療資金負擔

從20世紀80年代開始，新加坡政府就將醫療資金部分負擔轉移給私人。多年來，政府承擔的分額都保持在30％左右，不到總支出的1％。政府把更多的資源用來提供醫療補助，或向窮人提供免費醫療服務。

2. 全民保健儲蓄計畫得失

(1) 保健儲蓄的積極作用：保健儲蓄帳戶是中央公積金制度的一部分，不需要建立獨立機構來管理。該帳戶使得個人及其家庭有責任小心使用醫療資金，可扣額度和共付原則，避免了醫療資源過度使用。在總醫療消費中，雇主和雇員共花費60％，而保健儲蓄帳戶的花費只占10％。保健儲蓄計畫為患者提供選擇醫院和病房的自由，使人們更方便地支付醫療費用，包括公立醫院的高級病房和私立醫院的病房。

(2) 保健儲蓄的缺陷：保健儲蓄計畫需要患者自己決定醫療費用的支付，但患者可能得不到醫療收費的完整資訊，不能對接收的資訊進行正確分析，所以保健儲蓄帳戶的資金，有可能被濫用。此外，該計畫可能導致患者享受實際負擔不起的醫療服務。有關調查顯示，如果醫療費用全額自負，在選擇A級病房的患者中，有大約24％的人月收入僅能支付帳單的40％。

表13-2-15　1960～1995年新加坡私人醫療費用支出

項 目	1960	1970	1980	1986	1987	1988	1989	1990	1991	1992	1993	1994	1995
(a) 私人醫療費用（百萬新元）	52	122	412	898	963	1,139	1,245	1,526	1,683	1,917	2,049	2,259	2,403
(b) GDP（百萬新元）	2,150	5,805	25,091	39,264	43,145	51,082	58,943	67,879	75,266	80,940	94,223	108,505	12ˉ,081
(c) 總消費（百萬新元）	1,922	3,920	12,911	18,405	20,541	23,911	26,710	30,762	33,398	36,436	42,056	46,571	49,577
增長率（%）													
(a)	–	237.70	117.96	7.24	18.28	9.31	22.57	10.29	13.90	6.89	10.25	6.37	6.37
比例（%）													
(a)／(b)	2.42	2.10	1.64	2.29	2.23	2.23	2.11	2.25	2.24	2.37	2.17	2.08	1.98
(a)／(c)	2.71	3.11	3.19	4.88	4.69	4.76	4.66	4.96	5.04	5.26	4.87	4.85	4.85

來源：新加坡衛生部，1997年。

3. 控制醫療費用支出

儘管有些年分（如：1990年、1992年、1995年），新加坡醫療費用支出的增長高於經濟增長，但是GDP中用於醫療消費的分額保持在3～4％左右，和其他OECD國家相比，這個水準相對較低。1995年，該比例在OECD國家平均為10.4％。因此，未來新加坡醫療資金的持續供給，比較樂觀。此外，新加坡政府為了控制醫療服務供應，在監管醫療服務價格時，非常謹慎。

五、醫療費用控制機制

新加坡對醫療費用的約束，主要從2個方面入手：(1) 政府加強對公立醫院的建設和管理，形成以公立醫療機構為主導的醫療衛生服務體系，透過基礎設施建設投入、住院津貼、藥品招標採購等多種方式，盡可能降低醫療費用；(2) 對使用公積金保健帳戶的額度，根據不同情況規定適當的限額，約束醫療供需雙方的行為，抑制醫療支出。

（一）加強對公立醫院的建設和管理

1. 對公立醫療機構進行重組並強化競爭機制

據新加坡衛生部統計，截至2006年末，新加坡擁有29個醫院和專科中心，共有11,545張床位，其中72％的床位是在13個公立醫療機構，包括：7個公立醫院（其中5個綜合醫院、1個婦女兒童醫院和1個精神病醫院）和6個國立專科中心（分別承擔癌症、心臟病、眼睛、皮膚、神經和牙科等專科治療服務）；到2010年底，新加坡的公立醫療機構（含公立醫院和專科診療中心）總數達到15家，還有13家私立醫院。在公立醫院中，患者可以在准許的範圍內，選擇不同類型的病房。2006年，住院患者治療的平均時間是4.7天，病房平均入住率約為75％。

目前，新加坡政府已經對所有公立醫院以及專科中心，進行重組，其產權仍完全歸政府所有，但管理方式採取私營企業式的管理機制。這些重組醫院每年都能獲得政府補助，以便為患者提供有補助的醫療服務，並且被管理得像非營利機構，政府透過衛生部對重組醫院，給予充分的政策指導。此外，政府也引入社區醫院，為那些康復患者或不需要去綜合醫院治療的年長者，提供醫療服務。

為了在公立醫療機構中，引入適度競爭機制，並減少眾多醫療機構間過度激烈競爭所導致的負面效應，新加坡政府在2000年10月，將所有公立醫療機構劃分為2大醫療集團，分別組建成為國立衛生保健集團（也稱為「西部集團」，NHG）和新加坡衛生保健服務集團（也稱為「東部集團」，SHS）。前者有4個醫院、1個國立專科中心、9個綜合診所和3個專科研究所，其中包括國立大學醫院和陳篤生醫院等。後者有3個醫院、5個國立專科中心和9個綜合診所，其中包括樟宜綜合醫院、竹腳婦女兒童醫院、新加坡中央醫院等。每個醫療集團都能夠提供從綜合診所的初級醫療，到各類醫院二級以上醫療的全方位服務。

兩大集團按照私營公司的管理方式，全權負責所屬公立醫療機構的經營管理。各集團內部設立董事會，由董事會提名聘用執行總裁，下設運營總裁、財務總裁等，分別負責所屬醫療機構的運營及其他事務，以此實現在國家醫療體制下，政府對公立醫療機構的直接控制，使政府制定的相關政策，能夠在公立醫療機構貫徹執行。各醫院採取公開招標和大批量採購方式購進藥品，以

有效降低藥品進價。同時,各集團內部的醫療機構間相互合作,形成規模經濟。在兩大集團之間所展開的友好競爭,也激勵他們努力創新,提高醫療服務品質,並盡可能使醫療費用保持在可以承受的範圍之內。

2. 醫療服務資訊公開

　　新加坡衛生部主張,利用市場的力量來管理和控制醫療費用。即在適當的時候,向社會公開醫療收費和服務素質指標,使醫療機構間的效率、基準,公開透明,使民眾在知情的情況下,選擇到收費較低、服務品質較好的醫療機構就醫,使各醫療機構透過競爭,盡量降低醫療成本和收費,有效控制醫療費用。

3. 醫療機構共用醫療儀器設備

　　在新加坡,一些醫院特別是私人醫院和普通診所,一般不輕易購置昂貴的醫療儀器設備,如:X光透視機、核磁共振圖像顯示系統(如:電腦斷層掃描器,即CT scanner)等,而是與其他醫院合作,共用這類貴重的醫療儀器設備,或向有關醫療機構租用,以降低相關醫療成本,從而降低醫療收費。這種方式已經成為許多醫療機構控制醫療成本和收費的有效手段。

(二)約束醫療供需雙方的行為

1. 保健帳戶支付門診費用限額

　　根據中央公積金管理規定,公積金會員的保健帳戶,可以用於支付以下門診費用:B型肝炎預防疫苗、人工受孕手術、洗腎治療、癌症患者放射線治療或化學治療、愛滋病抗逆轉病毒藥品、高壓氧治療、門診靜脈抗生素治療、器官移植患者服用的免疫抑制劑、慢性疾病(糖尿病、高血壓、高血脂和中風)等12種門診中的指定疾病。其中,對於上述指定的4種慢性疾病門診費,患者需自付30新元(作為免賠額)以及門診費餘額的15%,其餘費用可由本人保健帳戶支付。每個公積金會員保健帳戶,可用於支付上述12種指定疾病的門診費用限額,每年是300新元。此外,慢性病患者也可以使用家人的保健帳戶支付其門診費用,最高限額也是每個保健帳戶每年支取300新元。

2. 保健帳戶支付住院費用限額

　　為了確保公積金會員的保健帳戶能夠保留足夠的儲蓄存款,以應付未來特別是退休或年老的醫療支出,政府對於保健帳戶用於支付住院費用,訂出嚴格的限額規定。具體標準如下:**(1)內科／外科留醫費:**住院與治療費每日450新元,包括:醫師每日巡房費至多50新元以及另外一筆固定限額的外科手術費;**(2)經批准的日間外科手術:**住院與治療費每日300新元,包括醫師每日巡房費至多30新元,以及另外一筆固定限額的外科手術費;**(3)外科手術:**根據手術的複雜程度劃分不同類別,並相應確定各類手術可使用保健儲蓄的固定限額;**(4)精神治療:**住院與治療費每日150新元,包括:醫師每日巡房費至多50新元,每年以5,000新元為上限;**(5)住進經批准的社區醫院:**住院與治療費每日150新元,包括:醫師每日巡房費至多30新元,每年以3,500新元為上限;**(6)住進經批准的療養院:**住院與治療費每日50新元,包括:醫師每日巡房費至多30新元,每年以3,000新元為上限;**(7)住進經批准的臨終關懷收容所:**住院與治療費每日160新元,包括:醫師每日巡房費至多30新元;**(8)新加坡伽瑪刀中心:**每次治療費7,500新元,每日住院與治療費150新元;**(9)老年人進入受認證的保健中心接受日間照顧:**日間照顧費用每日20新元,每年以1,500新

元為上限；**(10)分娩住院**：保健帳戶可以支付產前醫療、分娩以及住院費用，其支付費用視分娩方式而定，如：普通分娩的上限是900新元，普通剖腹產的上限是1,850新元，每日住院的上限是450新元。

3. 費用結算規則

對於公積金會員患病就診所需要支付的醫療費用中，符合有關法律和政策規定的保健帳戶使用範圍的費用，由中央公積金局與醫院直接結算；結算之後剩餘的款項，如果患者參加健保雙全計畫、增值健保雙全計畫或投保商業醫療保險，則可以按照這3種保險給付額度的高低，選擇給付順序，分別依次給付之後，如果仍有剩餘費用尚未支付，便由患者使用現金支付；如果患者沒有參加上述3種保險，須由患者在按照規定限額使用保健帳戶資金之後，再自付現金直接結算剩餘費用；如果患者無力支付醫療費用，可依法申請醫療救助，主要由政府設立的保健基金對符合救濟條件的患者，按照有關規定承擔相應的醫療費用。通常，患者在住院時需簽訂一份動用保健帳戶的授權表格，並支付一筆押金，以備出院結帳時，出現醫療費用超過本人保健帳戶所能動用的限額的情況下，可以使用押金支付餘款。對於住進B2或C級病房的患者，如果保健帳戶有足夠的存款作為押金，也可以不必支付押金。在患者出院時，醫院將帳單提交給中央公積金局，並索取需由患者保健帳戶支付的金額。中央公積金局將按有關規定，從患者的保健帳戶中扣除應付的金額，並向患者本人發出帳目報告。在重組醫院住進B2或C級病房的患者，還可以提前透支保健帳戶（支借未來應繳的費用）用於支付醫療費。

目前，中央公積金局制定的健保雙全計畫，已經委託5家指定的商業保險公司代理，包括：職總英康保險合作社（以下簡稱英康保險）、大東方人壽保險、友邦保險、美國AIA、保誠公司（Prudenhal）等。英康保險將健保雙全計畫，併入該機構設立的「康保雙全計畫」。對於投保康保雙全計畫的公積金會員，住院費用中需要由保險公司理賠的費用，先由英康保險作為第一支付者負責支付。如果患者還投保其他的商業醫療保險（如：患者工作機構為雇員購買的商業醫療保險），則由這些保險公司將本公司應當理賠的保險金轉給英康保險，英康保險是最後的支付者。這一支付規則是由政府制定的，有利於維護公積金會員的權益。

不過，雖然新加坡採取多種措施，試圖控制醫療費用，但難度較大。目前，醫療費用日趨昂貴，已經遠遠超過一般人的支付能力。據統計，2006年，公立醫院A級、B1級、B2級、C級病房的平均醫療費用，分別達到3,830新元、3,193新元、1,284新元、1,112新元，分別比前一年增長10.3%、16.7%、17.4%、29.6%。其中享有政府補助較多的C級、B2級病房，醫療費用增幅更大，而不能享有政府補助的A級病房的醫療費用，增幅相對小一些。各類不同等級病房醫療費增長幅度，與政府對不同等級病房醫療費補助水準成正比。一定程度上反映了醫院利用政府補助政策，並透過大幅度提高低等級病房（患者選擇較多）的醫療費，來獲得更多的收益。

在醫療費用控制方面，政府對公積金支付醫療費用的控制，只是對每天可以動用保健帳戶支付的住院費用或部分門診的額度有所限制，超出部分須個人自付或由投保的保險公司支付。但對醫師開具的藥品及檢查治療專案的費用，並沒有限制。中央公積金局或保險公司都是根據醫院提供的患者醫療帳單，從患者公積金帳戶劃款結算或透過保險理賠，對醫療費用缺乏有效控制。

　　新加坡衛生部曾試圖透過強制各大醫院公布收費情況，來引導醫院之間的競爭，以此降低醫療收費的壓力。但是，實際效果卻事與願違，醫療體系大多數環節的收費，仍居高不下。其中的原因相當複雜，包括：醫療體系不同的利益也與之相關，患者則可能因為由保險公司或雇主支付或補助醫療費用，而不必精打細算，也可能因醫療知識有限，而只能聽從醫師的治療安排。

| 第十四章 |
中國香港和臺灣的改良制度

第一節　中國香港醫療制度

　　香港位於中國內地東南部沿海，面積1,104平方公里，包括：香港島、九龍、新界及離島四座島嶼。2013年，香港地區的國內生產總值約2,740億美元，同期相比增長2.9％，人均GDP為38,123.5美元。2013年人口718.75萬人，就老年人口比例而言，在過去50年不斷上升，2013年65歲以上人口占總人口的比例為14％。在健康結果方面，2013年香港男性期望壽命81.1歲，女性期望壽命86.7歲，嬰兒死亡率為1.7‰，孕產婦死亡率為0，與西方已開發國家相比，基本持平。

　　二戰後的香港社會經濟急速發展，1964年香港政府發布醫療政策白皮書，鼓勵建設公立醫院及診所，並向貧困病人提供低廉的醫療服務。十年後，1974年發布第二本醫療政策白皮書，提出政府及補助醫院區域化管理，推動新市鎮醫療發展，建立新的醫學院、牙醫學院和護士學校，建立病床與人口比例與醫護人員比例等政策主張，公營醫療服務體系開始擴張。

　　20世紀80年代，香港實行雙軌制醫療模式，公私營並行，患者自由選擇，但在公營醫療體系中需嚴格執行雙向轉診，以疾病緩急和待診排隊數量來控制總量。由於歷史的原因，受英國國民衛生服務體制（NHS）理念影響，香港公共醫療幾近免費，政府以稅收支撐公共醫療經費，居民在公立醫療機構接受醫療服務（主要是住院服務）的收費極低，私營診所及醫院則以服務品質爭取病人。在公立醫院實行固定薪資制，晉升按職位空缺和表現，以團隊方式處理病人，無個人獎金，病人須憑基層醫師轉介信，輪候醫院專科門診，緊急病症可往急診室，費用全免。香港公立醫院（含政府醫院和補助醫院）的分布，見表14-1-1。通常醫師在公立醫院受訓，考取專業資格，

表14-1-1　20世紀80年代香港公立醫院的分布

地區	龍頭醫院	其他醫院
香港島	**瑪麗**	**贊育**、律敦治、葛量洪、東區尤德夫人那打素、東華、東華東等
九龍中	**伊利沙伯**、廣華	**九龍**、香港佛教、東華三院黃大仙
九龍東	基督教聯合	靈實、戴麟趾
九龍西	**瑪嘉烈**、葵湧	明愛、仁濟、荔枝角（現已停用）
新界東	**威爾斯親王**	沙田、**粉嶺**（現改為「匡智粉嶺綜合康復中心」）、沙田慈氏
新界西	**屯門**、青山	博愛

注：粗體者為政府醫院，非粗體者為補助醫院。

然後多為私人執業。私家醫師自設個人門診，無固定轉診制度。私家醫院集中市區，無固定科室，病人來源靠私家醫師門診。

　　與英國NHS面臨的困境類似，香港醫療衛生體系也出現如：醫務衛生署缺乏管理知識和能力、公營醫院缺乏社會監督、對補助醫院控制不足、系統使用效率低等問題。從90年代開始，香港著手改革醫療衛生體制，成立獨立於政府之外的法定機構醫院管理局（以下簡稱醫管局），負責管理香港所有的公立醫院，該舉措是參考國際經驗的趨勢所推行的新管理主義醫改，實行真正意義上的「管辦分離」改革，實行效果在近年來逐步得到國際社會的認可。進入21世紀，透過維護和不斷發展這一醫療體制，香港政府努力實踐「確保不會有市民因為缺乏金錢而無法獲得適當的醫療服務」這一醫療政策。世界銀行認為：各地的醫改經驗中，香港是較成功取得改革成效，而又能維持適量控制的範例。

一、醫療制度

（一）衛生管理體制

1. 衛生署

　　香港醫療衛生領域的行政主管部門是食物及衛生局，隸屬於政務司，下轄衛生署、政府化驗所、食物環境衛生署和漁農自然護理署4個政府部門（圖14-1-1）。其中，衛生署是香港特區政府的衛生事務顧問，亦是執行衛生保健政策和法定職責的部門。衛生署承擔為政府提供衛生事務諮詢、管制醫療衛生服務、預防和控制疾病、港口衛生管理、市民健康促進等職，透過健康促進、疾病預防、醫療護理、康復服務等工作，保障市民健康（圖14-1-2）。

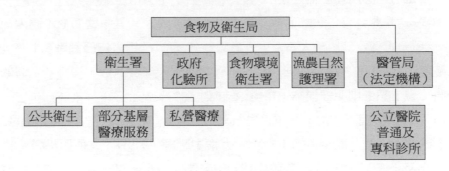

圖14-1-1　香港醫療衛生組織管理架構

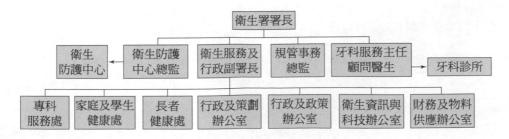

圖14-1-2　香港衛生署組織架構

2. 醫院管理局

1990年成立的醫院管理局，不屬於政府行政機關，而是依據香港《醫院管理局條例》設立的法定獨立機構，負責興辦公立醫療機構，確保提供具有成效的公共醫療服務。醫管局是香港公立醫療機構的唯一法人，行政總裁由醫管局大會（Hospital Authority Board, HAB）提名，由食物及衛生局局長任命。

雖然醫管局不是食物及衛生局的直屬部門，但食物及衛生局被賦予充分的管理權限和強有力的管理手段，有效地實施對醫管局的監管。原因一是醫管局的最高決策機構——醫管局大會（董事局）的主席和所有成員均由香港特區行政長官任命，食物及衛生局祕書長、衛生署署長均為醫管局大會（董事局）成員；二是醫管局92％的經費來自政府撥款，透過食物及衛生局下達；三是醫管局對食物及衛生局負責，醫管局每季度必須向食物及衛生局提交季度工作報告，每年必須提交年度工作報告。

（二）衛生服務體系

1. 醫療服務體系

醫管局下屬的公立醫療機構，包括：42家公立醫院（27,784張床位）、74家普通科診所、48家專科診所，共有床位27,784張，最為著名的三所公立醫院是東華醫院、西營盤賽馬會分科診所醫院和東區尤德夫人那打素醫院。公立醫療機構提供的門診服務占總量的29％，住院服務占總量的91％。私立醫療機構包括：12家私立醫院（3,438張床位，見表14-1-2）和大量私立診所；私立醫療機構提供的門診服務占總量的71％，住院服務占9％。護養院（nursing home）31家，共有床位2,945張。與德國相同，香港的醫院只設有急診和病房，不設門診，住院病人的來源，一是透過急診收治的病人，二是透過診所轉診需要住院的病人。

截至2007年底，香港共有各類註冊衛生專業人員7.58萬人，其中醫師1.19萬人，註冊護士有3.70萬人（含助產士0.47萬人），千人口衛生人員數為10.94人，千人口醫師數為1.73人，千人口護士數為5.34，醫護比為1:3.09。與上海同期相比，香港的千人口醫師數，尚不及上海的一半，但千人口衛生人員數、護士數，則明顯要高，醫護比結構也顯得更為合理。

醫管局將旗下42家醫院，按地域分布組成7個醫院聯網（見表14-1-3），分別為港島東聯網（7家）、港島西聯網（7家）、九龍東聯網（3家）、九龍中聯網（9家）、九龍西聯網（5家）、新界東聯網（7家）、新界西聯網（5家）。各醫院聯網設一名聯網總監，以一家大型綜合性醫院為龍頭，專科醫院、公營診所均歸入各醫院聯網。醫管局經費下達至各醫院聯網，再由其下達到各醫療機

表14-1-2 香港13家私立醫院分布一覽表

區 域	醫院數量	醫院名稱
香港區	6	嘉諾撒醫院（香港明愛屬下醫院）、明德國際醫院、港安醫院—司徒拔道、聖保祿醫院〔俗稱「（香港）法國醫院」〕、養和醫院、港怡醫院
九龍區	4	寶血醫院（香港明愛屬下醫院）、播道醫院、聖德肋撒醫院〔俗稱「（九龍）法國醫院」〕、香港浸信會醫院
新界區	3	香港港安醫院—荃灣、仁安醫院、香港中文大學醫院

表 14-1-3　香港醫管局管理的 7 個區域化醫院聯網

聯網名	醫院數量	聯網醫院
港島東	7	東區尤德夫人那打素醫院、東華東院、鄧肇堅醫院、律敦治醫院、長洲醫院、春礵角慈氏護養院、黃竹坑醫院
港島西	7	贊育醫院（產科醫院）、東華醫院、東華三院馮堯敬醫院、大口環根德公爵夫人兒童醫院、麥理浩復康院、葛量洪醫院、瑪麗醫院[*]
九龍東	3	基督教聯合醫院（觀塘）、靈實醫院（將軍澳）、將軍澳醫院
九龍中	9	伊利沙伯醫院、九龍醫院、香港佛教醫院、香港紅十字會輸血服務中心、香港眼科醫院、廣華醫院、聖母醫院、東華三院黃大仙醫院、香港兒童醫院
九龍西	5	明愛醫院（長沙灣）、瑪嘉烈醫院、葵湧醫院（精神科）、仁濟醫院（荃灣）、北大嶼山醫院
新界東	7	沙田慈氏護養院、白普理寧養中心、沙田醫院、雅麗氏何妙齡那打素醫院（大埔）、大埔醫院、北區醫院、威爾斯親王醫院[**]
新界西	5	屯門醫院、博愛醫院（元朗）、青山醫院（精神科）、小欖醫院（精神科）、天水圍醫院

[*]瑪麗醫院（香港大學李嘉誠醫學院教學醫院，位於港島西薄扶林）；[**]威爾斯親王醫院（香港中文大學醫學院教學醫院，位於新界東沙田區）。

構。醫院聯網內實行資源統籌配置，各醫院形成明確的功能分工，學科布局上也相互錯開，各醫院聯網內有一家專門提供康復服務的醫院。

2. 疾病預防與控制

　　香港疾病預防和控制工作由衛生署負責。SARS 之後，醫管局非常重視傳染病的防治工作。近年來，由於醫療費用的壓力，醫管局開始注重發展社區導向的服務模式，宣導防病健身。為進一步加強香港疾病預防和控制工作，2004 年 6 月，衛生署衛生防護中心正式成立，下設 7 個處，分別是：傳染病處、感染控制處、公共衛生化驗服務處、公共衛生服務處、緊急應變及項目管理處、健康促進處、非傳染病處。其職能有「即時監測、迅速反應和通報風險」三大特點，具體包括：傳染病監測；制定傳染病控制策略；制定通報風險策略；與醫護專業界、社區組織、學術界、其他政府部門及國家和國際機關建立夥伴關係，合力控制傳染病；制定並檢討應變計畫，有效應付傳染病爆發；制定、支援、執行和評估傳染病（包括在醫院感染的疾病）的預防及控制計畫；擬定研究大綱，支援預防和控制傳染病的應用研究。

（三）醫務人員激勵機制

1. 醫護人員類別

　　香港的醫師分為：醫師（Medical Officer, MO）、高級醫師（Senior Medical Officer, SMO）和顧問醫師（Consultant, CONS）。醫學生本科畢業後，經過醫師資格考試，取得執業資格，去醫院工作稱為醫師；3 年臨床工作後，經考評合格後，進行為期 3 年的專科醫師培訓（其中有半年至兩年在國外學習），合格後為專科醫師，但其專業職稱仍為 MO，視職位而定可升為高級醫師；高級醫師往上晉升是顧問醫師。香港的護士分為：學生護士（Student Nurse, SN）、登記護士（Enrolled Nurse, EN）和註冊護士（Registered Nurse, RN）。學生進入護士學校學習後，稱為學生護士；畢業後為登記護士，經專業資格考試合格後為註冊護士。從事護理工作可以升至專科護士，其專業職

稱仍為RN；從事管理工作可升至護士長、病房經理、部門經理和護理總經理。

2. 經濟激勵措施

香港醫管局成立以前，醫護人員的薪酬體系不統一。政府興辦的公立醫院執行公務員薪級標準，按月發放，並享受公務員福利，包括：帶薪休假、旅遊、子女教育補助、住房補助、醫療補助、退休金等；宗教、慈善團體興辦的醫院的薪酬規定不統一，且一般低於政府興辦的醫院。

醫管局接管公立醫院後，於1993年制定公立醫院醫護人員統一的薪酬體系。政府興辦的公立醫院員工，可以選擇新的薪酬體系或公務員待遇，大約60％的員工選擇新的薪酬辦法；宗教、慈善團體興辦的醫院員工，則執行醫管局規定的薪酬制度。醫管局新的薪酬體系是經過精算師精確測算確定的，取消原公務員福利，一律以現金方式支付，將薪酬分為3個部分：(1)底薪，標準與公務員一致，分為49個薪級點，每年都會變動；依據職務設置最低和最高薪級點，員工在薪級點範圍內取得底薪；(2)額外津貼（現金津貼），是原公務員福利的轉化。醫護人員根據職務高低，按底薪的一定比例，領取額外津貼；(3)特別津貼，用於補償雇員執行特殊工作，有額外職務津貼、辛勞津貼、輪班工作津貼和颱風當值津貼等。

3. 經濟激勵機制的特點

(1)標準明確：香港公立醫院醫護人員薪酬標準，非常明確，不同職務的薪酬範圍是統一的，加薪的標準規範明確；薪酬非常透明，每個員工不僅清楚自己的薪酬標準，也清楚其他員工的薪酬標準。

(2)不受醫院業務收入影響：香港公立醫院醫護人員的收入，來自政府財政支出，不受醫院經營狀況、醫療服務成本和價格的影響，沒有獎金和灰色收入。

(3)醫護之間收入差距較大：如1998年，新護士收入約為每月2.3萬港元，新醫師收入約每月5.5萬港元；最高級的護士收入約為每月4.2萬港元，最高級的醫師收入約為每月11.8萬港元。目前均有所提高，但差距仍較為明顯。

（四）藥品集中採購機制

1. 藥物採購方式與流程

香港醫管局2008～2009年度藥物支出共23.8億元（港幣），占醫管局總支出的8％，在世界各國中處於較低水準。之所以能夠在有限預算下，最大限度地滿足居民的醫療需求，這和醫管局藥物採購政策，密不可分。按照香港政府採購制度，凡政府部門使用的物品，年支出在5萬元（港幣）以下的，由使用單位直接購買；超過5萬元的，由政府集中採購。其中通用物品由政府物料供應處採購，專用物品由各部門（或下設公共機構）採購。比如：車輛由政府車輛管理處採購；船隻由政府海事處採購；醫院用藥由醫管局採購，共有三條藥物採購途徑。

(1)醫院直接採購：每年支出少於5萬元（港幣）的藥品，由各使用醫院按照香港特區政府《物料供應與管理手冊》直接購買。2007～2008年，醫院直接採購藥品1,702種，占所有使用藥品種類的54％，但按費用計只占總藥物成本的7％左右。

(2)中央統籌報價，即競爭性談判：每年支出少於100萬元（港幣）的藥品，由醫管局集中匯總用量數據，邀請供應商報價，並經談判確定價格和供應商，減少不同醫院分別洽談的成本。2007～2008年，中央統籌報價採購藥品603種，占所有使用藥品種類的19.3％，按費用計占總藥物

成本的21%。

(3)**中央供應合約，即集中招標採購**：每年支出大於100萬元的藥品，透過招標方式進行採購。對專利藥採取單一招標，對非專利藥採取公開招標，合約多為兩年。醫管局認為這是最符合規模經濟及成本效益的採購方法。實施過程中，醫管局注重採購程序的公開公平、鼓勵競爭，並以集中採購的方式，要求供應商給予最大優惠。同時，對供應商制定違約懲罰規定，使藥物品質得到保證。2007～2008年，中央集中統籌報價採購藥品634種，占所有使用藥品種類的20.3%，按費用計占總藥物成本的72%左右。醫管局對於採購途徑的應用，比較靈活，基本依據是藥物使用量。如果一種藥品當年使用量超過原採購方式的對應範圍，次年就會調整採購方式。但不論哪種採購方式，醫管局對藥品品質都按統一標準，嚴格要求。

醫管局藥品招標採購共由4個部門或機構負責，基本程序（見圖14-1-3）為：首先由總藥劑師辦事處，負責對藥品種類和品質的評選，提出招標專案；中央藥物採購組制定並執行採購程序；然後由投標書評估小組負責對投標書的核實、評議和推薦；最後由中央投標委員會負責審查批准獲推薦的投標書。

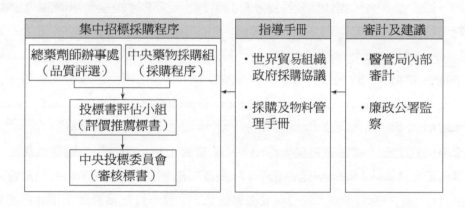

圖14-1-3　香港醫管局集中招標採購職責分工與程序

2. 採購品質管理與策略

(1)藥品品質的風險管理

醫管局一般會在招標時確定：①藥物安全預警訊號，供臨床用藥監測使用；②藥物回收機制，如果藥物出現問題，供應商必須回收，在投標時明確註明回收地點、回收時間、賠償方法等。對擬採購藥物，醫管局會要求投標商提供詳細的品質資料，包括：製造商資訊、藥物註冊資訊、既往銷售數據、品質詳細數據等。對非專利藥，按照世界衛生組織《藥品在國際貿易中品質證書的方案》，要求補充提交與專利藥具同等療效的報告。此外，還有獨立的藥物評選委員會，對其品質進行評價。對已採購藥物的品質管理，主要是定期對合約藥品抽樣化驗。醫管局建立藥物投訴系統，對投訴樣本會及時進行深入仔細的化驗，以防範可能的品質問題。同時，醫管局還長期監測國際藥物資訊，一旦國際報導某種藥物品質相關問題，會及時在香港採取相應措施。

(2)藥品採購策略

醫管局緊密跟蹤市場、調整採購策略。對非專利藥，採用公開招標方式，選擇供應商。對專利藥，則採取單一招標方式，匯總使用量，集中於一家供應商。同時，對具有相同治療效果的幾個專利藥品，密切關注價格變化趨勢，價格低、下降速度快的藥品，醫管局會優先、大量使用。

對核心專利權到期，但製劑、工藝等其他專利仍在保護期的藥品，如果市場上有學名藥出現，醫管局會主動研究改用學名藥的可行性，包括：主動查證專利藥和學名藥的專利權構成和期限、評估轉用非專利藥物的相關風險、請海外專利權律師確定有關風險是否屬於輕微、要求簽約供貨商提供免責保障等。如果這四項工作都確保不出現問題，醫管局會盡快轉用學名藥，以期快速降低藥物成本。這一工作在醫管局被稱為「灰色地帶」調查，是其控制費用的重要方法之一，如：2003年辛伐他汀（Simvastatin）的分子專利權到期，同年出現學名藥。醫管局立即啟動相應「灰色地帶」調查，認為可行後，次年轉用學名藥後，首年節約2,300萬港幣（比前一年下降80%），另從阿托伐他汀（Atorvastatin）轉用學名藥節約1,500萬港幣。

此外，醫管局重視利用資訊技術，改進採購工作。透過網路提供藥物名冊操作指南，並建立門診處方電子化，為藥品採購提供全面數據，有利於分析用量趨勢，決定採購途徑；同時有利於加強監控，確保醫院按規定用藥和按標準進藥；並可協助完善藥物風險管理機制，協助審計和監督管理。

二、公立醫院管理改革

（一）改革的背景

香港醫管局成立之前，香港政府同樣扮演著「管醫院」和「辦醫院」的雙重角色，醫院由政府部門醫院事務署（Hospital Services Department, HSD）直接投入和管理（所有公立醫院雇員均為公務員），也同樣面臨著醫院管理欠佳、病人滿意度低下、醫療資源浪費與不足並存等問題。這些問題引起香港政府的重視，香港政府開始積極改革醫療保健制度。

1985年，香港政府委託澳洲斯科特（W. D. Scott）公司為諮詢顧問公司，檢討香港醫院的管理及行政制度。同年，斯科特顧問公司的報告《醫院提供的醫療服務》（*The Delivery of Medical Services in Hospitals*）發布，認為香港政府機構欠缺靈活，又受制於公務員條例，補助醫院覺得受到不公平對待，該報告建議香港政府建立獨立管理的醫院制度、收回醫院服務的成本、增設較高級的病房（乙級病床）等，繼而成立脫離政府框架和公務員體系的醫管局，接管公立醫療服務，同時取消分區辦事處，總部放權給醫院，推行CEO制度，並加強社會監督，引入現代管理系統和人才，提升服務水準和運作效率。經過為期3年的公眾諮詢之後，香港當局頒布《醫院管理局條例》。

1989年，臨時醫管局發表報告，提出收回醫院服務成本15%至20%的建議。次年，《人人健康展望將來：基層健康服務工作小組報告》開始實施，重申政府醫療衛生政策是「確保不會有市民因缺乏金錢而不能獲得適當的醫療服務」。1990年12月1日，香港醫管局正式成立，並接管原衛生事務署下轄的全港公立醫院及有關醫療機構，成為政府以外的第二個最大的公立機構。

（二）醫院管理局的職能和宗旨

1. 醫管局的職責

　　醫管局的主要職責為：(1) 就公眾對醫院服務的需求以及所需資源，向政府提供建議；(2) 就公眾使用醫院服務須付的費用，向食物及衛生局局長提供建議；(3) 設立公營醫院；(4) 管理及發展公立醫院系統；(5) 促進、協助及參與醫管局員工的教育與培訓以及有關醫院服務的研究。醫管局將醫院內的決策及資源調配權，下放到醫院層面，由院長負責醫院的資源分配、管理、服務發展、日常運作以及財務管理等。

2. 醫管局的宗旨

　　醫管局的主要宗旨為：(1) 應病人的不同需要，提供適當的公立醫院服務，並改善醫院環境，處處為病人利益著想；(2) 樹立關懷病人、竭誠服務、高效率、善用資源及通力合作的服務形象，鼓勵市民參與醫院事務，以便能更直接地向公眾負責；(3) 為所有員工提供合理的薪酬、公平的待遇和富有挑戰性的工作條件，以吸引、激勵及挽留高素質和有效率的員工；(4) 依據市民對公立醫院服務的需求以及為適應該需求所需的資源，向政府提供意見，務求以可獲得的資源，提供充足並獲得國際認可的高水準的、高效率的公立醫院服務；(5) 與海外及本地醫療服務機構及有關團體合作，造福本港市民。

（三）醫院管理局的管治構架

　　醫管局的管治架構（見圖14-1-4），簡述如下：

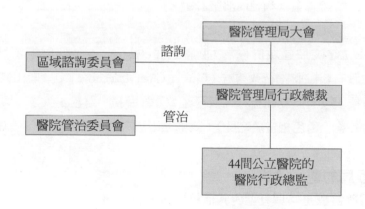

圖 14-1-4　香港醫管局管治架構圖

1. 醫院管理局大會

　　醫管局大會是醫管局最高決策機構，主席和董事局成員由香港政府直接委任，成員來自社會各界，包括：企業家、大學醫學院院長、公職人員、法律界人士、社區代表等。按照《醫院管理局條例》規定，醫管局大會設主席1名，不得是公務員；公務員不超過3名，主要行政人員不超過4名；其他成員不超過23名，均不具備公務員身分。目前醫管局大會除主席外，有成員25名（包括醫管局行政總裁在內），公職人員代表為衛生署署長、食物及衛生局衛生常任祕書長、財經事

務及庫務局局長代表。醫管局大會下設11個委員會，分別是：審計及風險管理委員會、財務委員會、人力資源委員會、資訊科技服務管治委員會、醫療服務發展委員會、支援服務發展委員會、公眾投訴委員會、職員上訴委員會、行政委員會、中央投標委員會、緊急應變策導委員會。

2. 區域諮詢委員會

區域諮詢委員會（Regional Advisory Committee, RAC）有3個，即：港島區域諮詢委員會、九龍區域諮詢委員會和新界區域諮詢委員會。這些委員會屬於諮詢性質，成員由醫管局成員、衛生署署長代表、社區人士和醫院代表組成，主要職責是就各區域內的醫療需求，向醫管局提出意見和建議。醫管局行政總裁和該區域的醫院行政人員，須定期向區域諮詢委員會彙報工作。

3. 醫院管治委員會

目前醫管局共有33家醫院設有醫院管治委員會（Hospital Governance Committee, HGC）。這些委員會相當於各醫院的董事會，負責審查醫院行政總監的定期管理報告、監察醫院在運作和財務方面的表現、參與醫院的決策和管治工作以及醫院與社區的協作活動。醫院行政總監須定期向醫院管治委員會彙報。

4. 總辦事處

總辦事處（Head Office）是醫管局整個機構的主腦，負責制定政策方向，統籌全盤策略規劃、管理和支持。總辦事處由行政總裁（Chief Executive）領導，設聯網服務部、質素及安全部、策略發展部、財務部、機構事務部、人力資源部、資訊科技及醫療信息部和內部審計部8個部門，執行管治支持、機構發展、提供共用服務和專業人員發展培訓等工作。行政總裁下設8個高級領導單位，分別為聯網服務總監、質素及安全總監、策略發展總監、財務總監、機構事務主管、人力資源主管、資訊科技及醫療信息主管和總內部審計師。

5. 聯網及醫院

醫管局將所有公立醫院按區域劃分為7個聯網（cluster），每個聯網區域內有3～9家醫院（hospital）。各聯網均設有醫院聯網行政總監（Cluster Chief Executive），一般由其區域內的龍頭醫院的院長兼任。聯網總監下設有服務總監和聯網經理，分管醫務、財務、人事、護理及支持服務等工作。每個醫院有行政總監（角色相當於院長），總監之下設有總經理和經理，管理醫院各項事務。

（四）醫院管理局的運行策略

醫管局設立的整體目標是：與社區內其他提供醫療護理服務的機構，攜手合作，建立一個連貫的醫療護理制度，以發揮最佳的醫療護理效果，並迎合社區的需求及期望。為了實現這一整體目標，醫管局制定了5個運行策略。

1. 建立一個以成效為本的醫療護理體制

這一策略是針對市民的健康狀況和需要，制定醫療資源配置的準則，有系統、有步驟地提供醫療服務，使有限的醫療資源，發揮最大的效益。這一策略的第一步，是要找出市民在健康及醫療方面的需要。透過全港公立醫院的資訊網絡，獲得影響居民的「殺手病」資料，了解醫療問題的重點所在，進而分析影響健康和損失生命年數的主要原因，確定需要優先處理的問題。

2. 建立一個連貫性的醫療護理體制

香港的醫療服務分為基層、中層和第三層，並包括急症服務和延續（即康復和長期住院）護理

服務。在整個醫療服務體系內，醫管局是中層和第三層醫療服務的主要提供者，大部分基層醫療服務和一小部分中層和第三層服務由私立部門提供，而延續護理幾乎全部由醫管局提供。在這種情況下，醫管局制定這一策略，致力於與其他醫療護理服務提供者（包括：病人家屬、社區組織、福利團體、私立機構等）合作，將服務重組為合作網絡，為病人提供全面的、有連貫性的醫療服務。

3. 在決策和提供醫療護理服務過程中與社區攜手合作

《醫院管理局條例》明確規定，各委員會中要有社區代表參與，從而達到與市民互動、增進了解的目的。醫管局各委員會包括數百位獨立的公眾人士，他們具有不同的專才、背景和經驗，不同的角度和立場，影響和參與決策過程，也拉近醫院和社區之間的距離。同時，醫管局定期檢討公眾對醫療服務的意見，並調查病人對服務的滿意度，無論是在總辦事處還是醫院層面，均有由管理人員和醫務人員組成的特別小組，負責調查、跟進和回覆每一個投訴個案，務求公眾的滿意，並以此作為改善服務和制定管理政策的依據。

4. 透過多學科合作提供全面醫療護理服務和持續進行品質改善

這一策略旨在透過引入現代醫療管理理念和培訓，採取多學科合作，注重一線臨床醫護服務小組的發展，培養其所需的專業知識和技能，為病人提供全面的醫療護理服務。醫管局管理者認知到，醫管局的成功有賴於群策群力和持續改善品質的組織文化。因此，醫管局鼓勵員工在各方面的工作中，持續推行品質改善的措施。如上所述，醫管局大部分醫院都設有醫院管治委員會，其決策討論機制，有利於這一策略的實現。

5. 促進基礎設施的發展與創新，以支持服務的改善

醫管局除致力發展臨床醫療科技外，也注重基礎設施的發展和創新，如：有系統地提升醫院的設施水準，配合管理的改善，確保病人感到舒適、方便；所有基礎工程都嚴格遵循品質保證程序，並引進健康安全標準；開發和完善醫療資訊系統，為醫護人員提供臨床決策支持；實行後勤支持服務改革，提高公立醫院服務品質和成本效益；制定統一的財務管理資訊架構，強化內部資料標準的一致性，方便醫院間的比較，也方便管理階層進行有效的資源規劃和管理等。

三、醫院管理局發展新思路

（一）引進企業化管理

借鑑國際公營部門改革試驗，嘗試結合公私營的長處，香港政府在世界銀行關於「四種組織」（政府預算單位、獨立營運單位、企業化單位、公司化單位）的理論架構指導下，期望對醫管局企業化管理改革，達到如下效果：靈活回應社會轉變、提升效率和競爭積極性、引進先進管理辦法、建立市場及顧客文化。在引進成本概念和節省誘因中加入社會監督，有效分擔政府責任。

1. 改革過程

透過立法程序法人化；引入社會監督的三層管治：中央、區域、醫院；政府及慈善團體移交管理權，但保留管治權；政府繼續控制整體撥款、收費水準和醫療服務政策，具體運作包括：員工薪酬、職稱、編制、財政運用、服務發展、事故賠償等，全由醫管局自行決定。

2. 管辦分開

香港管辦分開的醫療服務管理體制，體現在兩個層次：在宏觀層面，食物及衛生局負責

「管」，管政策、管撥款；醫管局負責「辦」醫院、推行政策、提供服務。在微觀層面，醫管局內部也實行管辦分開，即醫管局大會董事局負責「管」，管方向、管策略；行政人員負責「辦」，推行服務、執行決策。透過問責制，行政人員向醫管局董事局彙報，醫管局向食物及衛生局彙報。

3. 充分授權

醫管局在統一管理下，對各聯網充分的授權。聯網總監可以對區域內的醫療資源進行自主調配，以使各醫院的定位更為清晰，醫院之間相互配合協作，相互支持，彌補不足。這樣一來，每一聯網內的醫院按照其服務性質分為急診醫院和康復醫院，在每一所急診醫院的附近都有1~2所康復醫院與之配套。在這種集團化的管理模式下，聯網總監就像是「大院長」，各醫院的行政總監相當於業務院長。聯網對各醫院行政總監，也實行充分的授權，確保服務前線有困難時，管理者有權力去解決問題。

4. 企業化管理新文化——清晰權責

行政總裁根據政府撥款可靈活調度；醫院在預算範圍內，享有一定人事和財政權；所有管理職位公開招聘，並有合約年限，每年績效評核；管理層須向管治架構彙報（社會監督）；總部負責規劃、監督、業務支援及維持人事公平性。

（二）宣揚以病人為中心文化

1. 引進顧客概念

品質由顧客訂定，尊重病人的尊嚴、隱私、環境、態度、解釋、選擇、可及性等。

2. 建立完善的病人投訴制度

設置全職病人關係主任；建立病人約章；兩層投訴處理機制。

3. 員工培訓

培訓員工應設身處地，了解病人需要；加強禮貌和溝通技巧培訓。

4. 硬體配套

醫院指示牌和螢幕；空調、便利商店、建築用料、無障礙通道等環境改善。

5. 利民措施

改善預約制度；縮短輪候時間；改善病床使用，減低病房壓迫感。

6. 全人治療

注重連貫性治療及社區跟進；注重病人心理和社交需要。

（三）提高生產力和效率

1. 充分利用整體病床量及設施

醫院間互補，減少重複；急症與康復醫院明確分工，建立臨床關係。

2. 集體採購，降低成本

統一藥物名冊，中央採購；消耗品盡量集體採購；嚴格控制大型儀器准入，盡量統一型號以作跨年度合約招標。

3. 關閉、合併和搬遷市中心醫院

須應付居民、員工和醫院管治委員會的反對。同時，關閉和合併服務增加成本效益。

4. 實行醫院聯網制

　　全港分7個聯網，促進協同效益；精簡行政及支援部門；醫院接管並利用地區公立診所，減少醫院壓力，加強社區照顧。

5. 策略規劃

　　策略規劃（Strategic Planning）回顧機構目的及社會功能；檢視數據趨勢及預測；討論強、弱、機、危；訂定主要策略。

6. 周年工作計畫

　　制定周年工作計畫（Annual Planning），內容為：利用多功能管理工具：工作規劃、財政規劃、改善工具、問責工具；回應主要策略及理念；檢討去年成就和不足；羅列來年計畫及可量度目標。醫管局是龐大的機構，但運作卻是高度統一的。各醫院聯網的營運支出是由總辦事處撥款，統一安排醫療設備、藥品等醫用物資的採購和食品製作、物料連鎖管理等支持性服務，採用同一套規章制度（包括：財務、人事等）和統一的資訊平臺，減少資源重複投入，提高效益。

7. 資源增值計畫

　　資源增值計畫（Enhanced Productivity Program）為：假定生產力永遠有改善空間，每年扣減醫院預算1%～3%，醫院透過新計畫競逐邊際資源。同時，建立內部審核制度，防止弄虛作假，提供互相學習先進作法的平臺。

（四）推行持續品質改善

1. 公立醫院的公益性

　　公立醫院的功用在於向社會提供優質醫療服務，而非為了醫院的利益或醫師的口袋；公立醫療服務的功用在於提高社會人群的健康水準，而非單是住院期間的療效；人口高齡化和慢性病增加，使綜合、連貫的治療和社區照顧、生存品質、病人的選擇等工作更為重要。

2. 醫管局的品質概念

　　品質概念包含：顧客概念，包括內部顧客；與其他照顧者合作建立連貫的醫療制度；持續品質改善（CQI）成為文化（減少醫療失誤、改善醫療流程、量度醫療成效、持續改善迴圈）；CQI結合規劃系統和績效考勤制度。

3. 宏觀的品質改善措施

　　包含上述以病人為中心的措施；在新市鎮興建醫院及診所（或搬遷醫院），縮小地區差異；透過臨床連繫，使有限高端服務覆蓋全港醫院（如：腦外科）；利用資源增值計畫，調撥資源改善康復服務、急症服務等；利用節省資源和申請新撥款，發展社區老人服務和社區精神科服務。

4. 調控的領導力

　　打破醫院各自為政的格局；統一資訊系統，建立電子病歷，病人不管到哪一間醫院都可以查閱之前的就醫紀錄；中央掌握醫院的運作及財務資訊；共同採購藥品儀器；按區域實行聯網制，醫院角色互補，避免惡性競爭；每年發表整體工作計畫書，詳列來年資源狀況及訂立可量度的質／量目標，未達標的醫院必須提出解釋。

四、醫療保障制度

（一）衛生籌資體系

香港醫療服務支出從2003年的675.65億港元，增長到2008年度的730億港元，公共醫療衛生支出為374億港元，占政府財政支出總額的14.3％，占GDP的2.3％。私人醫療衛生支出與公共醫療衛生支出大致相當，約為356億港元，主要為市民在私人醫院、診所就醫發生的費用。

2008年度，醫管局總收入304億港元，其中92％為政府預算撥款，6％為醫療服務收費，2％為其他收入（含非醫療收入和社會捐贈等）。這種政府稅收主導的高福利醫療衛生制度，保障市民在納稅後平等地享有幾乎免費的醫療衛生服務，體現較高的公平性和可及性。在醫管局支出中，約80％為薪資支出，20％為藥品、醫療器材等其他支出。

從2001年開始，醫管局連年出現財政赤字，2004年赤字達到3.74億港幣，時任醫管局行政總裁何兆煒表示，如果未來數年公共醫療水準維持、支出又不改變，到2008～2009年度，累計財政赤字將達到73億港幣。2009年醫管局實際支出達到366億港元，政府對醫管局的預算撥款為327億2720萬元。

香港醫療保障制度源於英國國立衛生服務制度。公立醫療機構的醫療費用非常低廉（見表14-1-4），急診每次收費100港元（2002年開始，以前免費），專科門診初診每次收費100港元，複診60港元，從2003年5月1日起，到專科診所、兒童體能智力測驗中心、遺傳輔導診所及愛滋病診所求診，藥物每項10港元。康復、精神科住院服務每天68港元，患者在住院時如有經濟困難，可以申請減免。私營的普通科醫師每次診療收費約150港元。可見，香港居民的醫療保障水準相當高，但也給政府帶來相當沉重的財政負擔。

表14-1-4 符合資格者公共醫療收費表

（單位：港元）

項　目	收　費	成　本	資助比率（％）
急診室	100每次	700	86
住院服務			
急症病床住院費	100每天*	3,790	97
其他病床住院費	68每天	1,460	95
專科門診			
初　診	100每次	530	81
複　診	60每次	530	89
藥　物	10每種	120	92
普通科門診			
初診／複診	45每次	250	82

*住院每天收費100港元，包括以下服務：醫師診症、檢驗、護理、藥物、留院住宿、每天三餐膳食；非符合資格人士收費以收回成本為原則。

（二）醫療救助（減免）政策

1. 公立醫院及診所費用減免機制

在公立醫院及診所收費架構重整後，醫管局貫徹政府的基本理念，即不會有市民因經濟原因

而得不到適當的醫療照顧。

因此，領取綜合社會保障援助（簡稱「綜援」）的患者，只要出示特別向綜援受助人發出的有效醫療費用豁免證明書，可以繼續獲得豁免公營醫療服務的收費。此外，為保障沒有領取綜援的3類人士（低收入人士、慢性病患者及貧困年長病人），政府制訂措施加強現行的醫療費用減免機制，以免他們承受沉重的經濟負擔。在加強現行的減免機制時，政府是基於以下的原則：(1)公布應集中資助弱勢社群以及那些對病人構成沉重經濟負擔的服務；(2)在評定病人是否符合資格獲減免公共醫療費用時，設定客觀而具透明度的準則；同時須考慮經濟和非經濟的因素；(3)經加強後的機制應利便市民，而同時維持現時所需的行政和營運費用的最低水準。

非綜援受助人如因經濟困難未能負擔醫療服務收費，可向各公立醫院和診所的醫務社會服務部、社會福利署綜合家庭服務中心或保護家庭及兒童服務課，申請減免繳費。醫務社會工作者及社會福利署綜合家庭服務中心或保護家庭及兒童服務社工，會處理有關申請，並以家庭為基礎做出資格評估，考慮因素包括：申請人患病所導致的經濟、社會和醫療情況。

(1)經濟準則：只要同時符合下列兩項經濟準則，可以根據加強後的機制申請醫療費用減免（如果未符合經濟因素，也可以向醫務社工／社署家庭服務社工提供其他考慮因素）：①病人的每月家庭入息，不超過適用於其家庭人數的家庭住戶每月入息中位數的75%（見表14-1-5）；②病人的家庭資產值低於適用於其家庭人數的指定上限（見表14-1-6）。至於病人家庭所擁有的自住物

表14-1-5 按家庭人數釐定的家庭住戶每月入息數

（單位：港元）

家庭人數	家庭住戶每月 入息中位數	家庭住戶每月 入息中位數的75%	家庭住戶每月 入息中位數字的50%
1	7,200	5,400	3,600
2	15,000	11,250	7,500
3	20,500	15,375	10,250
4	26,500	19,875	13,250
5	34,100	25,575	17,050
6 以上	39,000	29,250	19,500

來源：香港政府統計處「綜合住戶統計調查」，截至2011年第3季度。

表14-1-6 獲減免醫療費用家庭的資產上限

（單位：港元）

家庭人數	資產上限 （沒有長者成員）	資產上限 （有1位長者成員）	資產上限 （有2位長者成員）
1	30,000	150,000	–
2	60,000	180,000	300,000
3	90,000	210,000	330,000
4	120,000	240,000	360,000
5	150,000	270,000	390,000

注：病人家庭如有長者（即65歲以上），資產限額可因應每名長者而獲提升120,000元。如病人的家庭入息不超過適用於其家庭人數的家庭住戶每月入息中位數的50%，並符合資產限額資格，則一般可獲考慮全數減免醫療服務收費。

業，則不列入這項資產值內計算。此外，由於大部分長者已不再有任何收入，且需倚賴個人積蓄生活，有長者成員的家庭資產限額，將較沒有長者成員的家庭為高。

(2)非經濟因素：醫務社工／社署家庭服務社工，除了根據病人每月家庭收入和資產值去評估經濟情況外，會同時考慮各項非經濟因素，如：①病人的臨床情況（根據病人使用各項公營醫護服務的頻繁程度和病情嚴重性來界定）；②病人是否為身障人士、須供養子女的單親家長，或其他弱勢社群人士；③減免收費能否促使和幫助病人解決家庭問題；④病人是否需付任何特別開支，令其難以支付公共醫療費用；⑤其他社會因素。醫務社工／社署家庭服務社工考慮上述非經濟因素時，會確保經常使用公共醫療服務的長者和慢性病患者，如有需要時也會得到醫療費用的減免。由於各類社會因素不能盡列，將按個別情況酌情處理。減免醫療服務收費的準則及指引，將會定期檢討，以確保有需要的病人能夠得到適當的醫療照顧。

(3)減免有效期：醫務社工／社署家庭服務社工經評估後批准的收費減免，會分為只限生效一次，或在某段期間內有效。如屬後者，醫務社工／社署家庭服務社工可視病人的實際需要和情況，酌情決定這段有效期的長度（最長為12個月）。為方便需經常到專科門診複診的慢性病患者，醫務社工／社署家庭服務社工也會因應個別病人的情況，預先審查批准專科門診費用的減免。此外，為了更方便已獲醫療費用減免的病人，醫務社工所簽發的減免證明書，不單適用於病人留院、求診或獲發減免證明書的公立醫院／診所，同時亦適用於屬醫管局及衛生署提供同一服務的其他醫院／診所，包括：住院服務、門診服務及康復服務等。

2. 撒瑪利亞基金藥物費用減免計畫

撒瑪利亞基金設立的目的，是為有需要的病人提供經濟援助，以應付一些治療過程中需要、但公立醫院／診所的住院費或門診診症收費並未包括在內的自資購買醫療專案或新科技的費用。根據「沒有人會因為經濟問題，而得不到適當的醫療服務」的理念，撒瑪利亞基金為有需要的病人提供經濟援助。

(1)申請資格：獲基金資助的病人須為醫管局病人，並符合下列條件：①臨床規定：根據醫管局現行的臨床指引，有關病人的用藥指引及開始治療日期，必須經由一名指定醫師簽發；②居留身分規定：病人必須符合憲報刊登的符合資格人士身分；③經濟狀況規定：病人必須經由醫務社工的經濟審查，而有關之經濟審查是按病人同住家庭成員計算。

(2)經濟審查：經濟審查包括：計算病人及同住家庭成員之收入、支出及資產。每年可動用的財務資源的計算模式為：家庭每年的可動用收入，再加以家庭的可動用資產。家庭每年的可動用收入是指：將家庭每年的總收入，減去認可扣減額。家庭的總收入計算包括：薪資、退休金、源自親屬的資助、病人家庭資產及土地物業帶來的收入以及賠償金。至於普通傷殘津貼、高額傷殘津貼、普通高齡津貼、高額高齡津貼及專上學生資助計畫的資助／貸款，則不被列為家庭收入。

認可扣減額包括：前12個月的租金或每月還款額、差餉、地租、病人自住物業的管理費（以上專案總和之上限為每月家庭總收入的50％）、薪俸稅、病人同住家庭成員可獲得的個人豁免額（見表14-1-7）、子女撫養支出、公積金供款、子女（21歲以下）就讀中學或以下級別的學費（其他支出如：學校活動費用、住宿費用等不包括在認可扣減額）以及在公營醫院／診所就醫的醫療費用（已獲撒瑪利亞基金及／或關愛基金醫療援助計畫資助的藥物費用及申請資助藥費除外）。

(3)可動用資產：包括申請人於遞交申請表時，本人和家庭成員所持的現金總額，以及透過以

表14-1-7 病人同住家庭成員可獲得的個人豁免額

（單位：港元）

家庭人口（數目）	個人豁免總額
病人（獨居）	5,540
病人＋1名同住家人	9,500
病人＋2名同住家人	12,410
病人＋3名同住家人	15,620
病人＋4名同住家人	19,030
病人＋5名同住家人	21,180
病人＋6名以上同住家人	22,780

注：個人豁免額按甲類消費物價指數，每年調整一次，另按政府統計署的最新住戶開支統計調查結果，每五年再調整一次。

往不同途徑的儲蓄所累積之存款、股票投資、保險（指投資性的保單；壽險保單提供的紅利，但壽險保單下的現金價值則不計算在內）、貴重財物、土地物業（如：香港或香港以外地區擁有的土地、車位及住宅單位）、一筆支付的賠償金及其他可兌現的資產。至於病人自住的物業、生財工具則不會計算在內。

(4)病人需分擔的藥費：病人需分擔的藥費是取決於其家庭的可動用財務資源，及該年的預計藥物開支，後者是將藥物的單位價格乘以一整年的使用數量來計算。在計算出每年可動用的財務資源後，病人可按累進計算表中的分擔比率，計算出每年最高分擔額。如該年的預計藥物支出低於最高分擔額時，病人須全數承擔藥物費用，如預計藥物支出高於最高分擔額，則由基金補助。

（三）醫療保障制度的特點

1. 政府直接提供醫療服務為主

香港的公立醫院所需資金完全由政府供給，醫師享受公務員待遇。因此，公立醫院不是獨立的利益單位，而是附屬於政府的，沒有營利動機。這與其他實行社會醫療保險、存在第三方付費的制度有本質上的區別。香港政府直接提供醫療服務的方式，不存在醫院利用醫療服務的專業謀取利益的問題。政府的政策方針也易於在醫院貫徹執行，對醫院的管理成本也較低。但同時，醫院依附於政府，醫管局一方面透過對所屬公立醫院撥付經費，就服務的種類和範圍代表公眾與各醫院談判，另一方面又負責管理各醫院，以確保醫院能平穩運行，並為其職工提供工作和福利保障。因此，醫管局既是公眾服務需求的代言人，又是醫院和醫師利益的代言人，當醫院利益與公眾利益不一致時，由於醫學界的社會政治經濟地位優越，醫管局就有可能為醫院的利益而損傷公眾的利益。

2. 強調醫療保障的可及與公平

可及性和公平性通常作為衡量醫療保障制度的宏觀指標。香港醫療制度特別強調公平性和可及性。關於可及性，一是政策上可及，所有市民都覆蓋在醫療制度中；二是地域上可及，不論市民身在何處，都能在30分鐘內抵達服務地點，另醫院備有救護車，以保證市民的緊急醫療需求能及時得到滿足。關於公平性，從籌資面看，經費來自稅收，收入高的人對稅收貢獻大，因此，香港醫療制度籌資從社會角度看，是比較公平的；從待遇水準看，全港市民不論貧富，在公立醫院看病支付同樣的費用，得到同樣的醫療服務。但就微觀來看，如果考慮同樣支出對不同收入家庭

的負擔不一樣，香港醫療制度的待遇，也有不公平一面。

3. 經費分配以醫院服務為主導

　　儘管衛生署和醫管局對健康教育和基層醫療服務的重要性，有深刻認識，香港的健康教育和促進工作也頗有起色，但基層醫療服務發展並不令人滿意。一方面是基層醫護人員，特別是家庭醫學專科醫師，人數偏少，目前全港符合資格的家庭醫學專科醫師，大約只有120名。同時，公眾對家庭醫學的優點認識不足，仍希望到醫院接受醫療服務。香港的健康促進和健康教育等諸多社區衛生服務內容，都是依託醫院進行的。同時，在制訂醫療服務的發展計畫和分配資源時，都先考慮醫院的需要。這種以醫院為中心的服務提供方式，促進了醫院發展，近年來病人住院人次數、門急診人次數，均出現兩位數速度上升。但也增加醫護人員的工作壓力，導致醫療服務品質難以提升，醫療經費的使用，也未達到最大效益。

五、21世紀香港醫療體制改革

（一）面臨的新形勢和問題

1. 人口高齡化帶來的挑戰

　　人口高齡化帶來的挑戰，不可忽視。香港65歲以上的人口，在2005年有83.47萬、2009年為89.35萬、2010年為91.21萬。20年後，每4名港人中便有1名超過65歲。香港人口增長及高齡化趨勢，見圖14-1-5。人口高齡化帶來問題，如：衛生服務需求增加和資源消耗、疾病負擔的增長，最明顯的結果就是導致醫療費用的增長，造成財政的赤字，人口高齡化的壓力將會逐漸顯現。

2. 醫院管理局面臨財政赤字危機

　　造成醫管局財政赤字的原因，主要有3個：(1)人口高齡化和醫學科技進步，導致醫療需求的增加。1999～2003年，老年人口增長速度為總人口增長率的4倍，而醫管局用於老年人口的平均治療成本，為65歲以下患者的6倍；(2)由於1997年亞洲金融風暴，政府為削減公共服務支出，而實施預算削減，本來醫管局預測每年醫療需求平均增長2.5%（不包括科技影響），而實際上過去三年財政

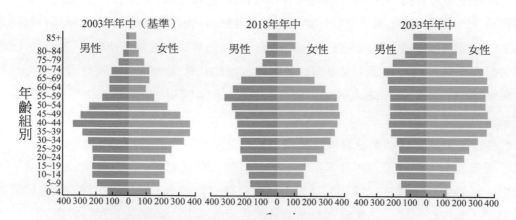

來源：香港政府統計處（Census and Statistical Department, 2005）。

圖14-1-5　香港人口增長及高齡化趨勢

預算僅增長1％，2004～2005年財政預算，甚至比2003～2004年度減少了9.6億港幣，到2009～2010年度預算僅327億2720萬元；(3)醫療保障程度較高，門診服務為80％，住院服務為98％，急診室以及部分精神科和弱智服務為100％，高保障程度造成一定程度上醫療資源的過度使用。

3. 公立醫療機構面臨較大的服務壓力

近幾年來，醫管局逐步加強管理，公立醫療機構服務品質大幅提高，醫院服務的市場占有率由85％增至94％，搶走私立醫院生意，從而導致私立醫院服務相對萎縮。由於公立醫院服務價廉物美，患者爭相到公立醫院和診所求診，病人大量湧入，即使較富裕、有負擔能力的患者也不例外，公立醫院又復吃不消。沉重的工作量以及連續幾年的減薪政策，使員工士氣受到影響。此外，應屆畢業醫師的待遇大減，職位不穩，致使工潮迭起。

4. SARS、H1N1對香港疾病防治體系提出新的要求

2003年非典型肺炎（SARS）爆發，對香港造成很大影響，醫管局首當其衝，全港有1,755人染病，在社會、經濟等方面，付出了巨大代價。鑑於公眾的要求，政府的「SARS專家委員會」以及醫管局「SARS檢討委員會」分別進行調查，指出在疾病防治體系、醫院建築、感染控制措施、應急反應、資訊系統等方面存在的問題。H1N1的爆發病例，同樣挑戰香港的防疫體系。

（二）主要政策調整

1. 重新定位公共醫療服務，促進患者合理分流

為減輕公立醫療機構的服務壓力，香港食物及衛生局為公共醫療服務，重新定位，確定4個優先範疇：(1)急性及緊急醫療；(2)為低收入人士及弱勢貧困社群提供服務；(3)處理需要高昂費用、高科技及跨部門專科治療的疾病；(4)為醫護專業人員提供培訓。目的是確保公共資源用於真正的需要。

此外，香港食物及衛生局大力推進患者分流。門診方面，將病情穩定的患者，轉往私營機構就診；加強公私機構合作，患者就醫紀錄互相交流，協助有負擔能力的患者轉看私人醫師。並推行先導計畫，讓患者接受2～3次專科醫師診治，當病情緩解後，便返回全科醫師處追蹤。住院方面，設定分流機制，確保癌症以及情況緊急的患者迅速得到醫治，讓非緊急情況的患者輪候。

2. 加強醫療機構管理，降低運行成本

醫管局推行資源增值計畫，降低醫療機構運行成本，提高運行效率。主要有5個方面：(1)集體採購，透過區域衛生規劃，控制大型醫療器械的購置；透過集體採購藥物、消耗物品、醫療儀器、資訊科技儀器、硬體設備維修合約等，節省費用；(2)改變護理模式，致力減少患者依賴昂貴的住院服務，並將護理模式轉為著重預防、日間和社區護理，從而節省和更有效地運用資源；(3)加強臨床統籌作用，充分發揮各醫療專業統籌委員的作用，加強合作，有系統地引入安全和更具效益的科技；(4)人事制度改革，追隨公務員集體減薪行動，非核心業務外包，推出自願提早退休計畫；(5)削減管理支出至總支出的5％。

3. 改革醫療籌資政策，促進公立醫療服務體系可持續運行

香港食物及衛生局在2000年底頒布了「你我齊參與、健康伴我行」的醫護改革諮詢政策，提出改革醫療籌資的6點建議：(1)改革收費制度，完善個人分擔機制，有限度調整公共醫療收費標準；(2)醫管局推行以人口為基數的撥款模式，促進以社區為本的疾病治理和預防工作；(3)引入強制性個人儲蓄計畫，要求40～65歲的市民繳交收入的1％～2％，用以支付65歲後的醫療支出；(4)

研究實施長期護理保險計畫；(5) 第四次諮詢醫療籌資方案，傾向以政府資助形式，鼓勵市民自行購買政府核准的醫保產品；(6) 提高財政預算增長幅度，2010～2011年政府編列給醫管局的預算為341億2310萬元，較上一年度增加了4.3%。

4. 發展以社區為導向的服務模式，強化整體服務

近幾年來，醫管局強調發展社區導向的服務模式，進行跨部門以及跨機構協作，以公眾健康為先，提升服務效益。首先是推動家庭醫學的發展，為全科醫師提供社區衛生服務的培訓，讓全科醫師到社區老人評估小組、急診室、康復醫療科、精神健康診所以及衛生署的老人健康中心與母嬰保健院，接受培訓。其次是衛生署、醫管局及志願者團體，聯合舉辦市民需要的健康計畫，如：戒菸、子宮頸癌篩檢計畫等。第三，加強日間和社區護理。醫管局加強對糖尿病、呼吸系統疾病、高血壓、心臟病、腦中風以及腎病患者的護理教育，以提升患者自理和社區照顧者的能力。實施精神病患者重回社會的「安居計畫」、「防止老人自殺計畫」，試行在非醫院環境提供護養服務，推出長者醫療券。

5. 完善疾病控制體系，增強感染控制能力和應變能力

香港在SARS之後，在完善疾病防治體系方面，採取了一系列舉措，主要在9個方面：(1) 組織架構的改革，成立健康防護中心；(2) 對14間大型急症醫院進行改裝工程，以加強感染控制措施，包括：通風及空氣過濾裝置，儲備個人防護設備以及所需藥物；(3) 修訂傳染病爆發以及其他重大事故的應變計畫；(4) 加強醫管局和衛生署的合作，包括：資訊、人員等方面；(5) 醫管局、衛生署以及警務處，合作籌建新的傳染病資訊系統；(6) 加強培訓：利用政府特別設立的員工培訓及福利基金，舉辦感染控制培訓；(7) 加強臨床研究與交流：對SARS患者的治療進行客觀審評，制訂以臨床實例為本的診療常規；(8) 制訂針對SARS康復患者的全面追蹤計畫，關注他們可能出現的併發症、功能障礙和心理狀況；(9) 加強公私醫療機構合作計畫，加強資訊交流，公立醫療機構為私人醫師開展培訓等。鼓勵公私營病人就醫紀錄互通，政府投資建造共用電子醫療紀錄平臺。

第二節 臺灣醫療制度

臺灣位於中國大陸東南沿海，地處亞熱帶海洋中，共分6個直轄市、13縣3市。截至2013年，臺灣面積為3.6萬平方公里，人口總數約2,337萬。2012年臺灣居民的平均期望壽命為79.9歲，其中男性為76.7歲，女性為83.3歲。2011年人均GDP為37,403美元，人均衛生總費用達到2,479美元，衛生總費用占GDP的比例為6.6%。

臺灣自1995年3月1日開始實施全民健康保險制度，全民享受優質低價的公共醫療服務，曾被譽為全球典範，在17年間建立了廣覆蓋、高水準、高可及性、低保費與高民眾滿意度的健康保險制度。目前醫保覆蓋率達到99%，其餘1%未被覆蓋人群，主要為旅居國外者和受刑者。

一、醫療制度概況與特點

（一）衛生行政管理體制

臺灣的政權機構由總統府、行政院、立法院、司法院、考試院和監察院組成，政制採用行

政、立法、司法、考試和監察五權分立、相互制衡的形式。行政院是最高行政機關，下設14部和8會3獨立機關1行1院2總處，衛生福利部便是其中之一。目前臺灣衛生行政組織可分為中央與地方（縣、市）兩級。在中央機關方面，行政院衛生福利部是最高衛生行政機關，負責衛生行政事務，並對各地衛生機關負有業務指導、監督和協調的責任。地方衛生機關方面，直轄市及各縣市政府設有衛生局，負責推動轄區各項醫療衛生業務，各衛生局在鄉鎮區則設有衛生所，並在偏遠地區設立衛生室。目前臺灣共有22個衛生局，360個衛生所及12個健康服務中心。

衛生福利部（以下簡稱衛福部）設有主任祕書室、綜合規劃司、社會保險司、社會救助及社工司、長期照顧司、護理及健康照顧司、保護服務司、醫事司、心理及口腔健康司、中醫藥司、秘書處、人事處、政風處、會計處、統計處、資訊處、法規會、附屬醫療及社會福利機構管理會、全民健康保險會、全民健康保險爭議審議會、衛生福利人員訓練中心、國民年金監理會、國際合作組、公共關係室、科技發展組、國會聯絡組等業務單位。所屬機關則包括：中央健康保險署（National Health Insurance Administration, NHIA）、疾病管制署、國民健康署、食品藥物管理署、社會及家庭署及27家署立醫院、13家社會福利機構、1所國家中醫藥研究所。

值得指出的是，成立於1999年的財團法人醫院評鑑暨醫療品質策進會（以下簡稱「策進會」）是臺灣醫院管理的另一個重要部門，由衛福部、醫師公會、醫院協會、私立醫療院所協會共同出資建立的財團法人結構。職能主要包括3個方面：(1)受衛福部授權，負責醫院評鑑（等級評審）；(2)推進醫院的醫療品質管理、輔導醫院經營管理；(3)開展醫務人員的培訓。

（二）醫療服務提供機構

臺灣的醫療機構包括醫院和診所，從近15年的發展趨勢來看，醫院朝著集約化、規模化的方向發展，診所正逐步增加。醫院數量從1999年的787家減少到2009年的514家，而診所從15,322家增加到20,122家，具體分類見表14-2-1。

表14-2-1　2009年臺灣醫療院所概況（按機構性質）

項　　目	公　立	私　立	總　　計
醫　院	80 （15.6%）	434（84.4%）	514（100%）
診　所	461 （2.3%）	19,661（97.7%）	20,122（100%）
小　計	541 （2.7%）	20,095（97.3%）	20,636（100%）
床　數	46,580（29.7%）	110,160（70.3%）	156,740（100%）

醫院的分類通常按等級或權屬性質，進行劃分。按等級劃分，醫院經策進會評鑑後分為：醫學中心、區域醫院、地區醫院3個等級，分別占醫院總數的4.5%、16.5%和79.0%。其中，醫學中心均為甲類教學醫院；區域醫院分甲類教學醫院、乙類教學醫院和非教學醫院3個等級；地區醫院分為乙類教學醫院和非教學醫院2個等級。按權屬性質劃分，醫院分為公立醫院與私立醫院。公立醫院由政府投資興辦和經營，主要包括：署立醫院、市立醫院、公立醫學院附設醫院、軍方醫院和榮民醫院等；私立醫院主要包括：財團法人醫院、宗教財團法人醫院和醫師私人成立的醫院

等。20世紀90年代以來，在私立醫院要求公平競爭的強烈呼聲下，公立醫院的運行機制，得不到民意的支持，迫使政府對公立醫院的預算補助逐步減少，公立醫院的財務壓力大大增加。為此，衛福部採用整並、委託經營、行政法人化等手段，進行公立醫院多元化經營計畫。

（三）醫療衛生體制的特點

1. 衛生行政部門既負責醫藥衛生服務提供，又負責服務籌資

臺灣衛福部下設國民健康署、疾病管制署、食品藥物管理署、醫事司、護理及健康照顧司等機構，對全社會的醫療衛生服務、食品藥品經營進行監督管理，並直接管理27家署立醫院。還設有中央健康保險署（以下簡稱健保署），專司統一的健康保險基金籌集、支付和管理，而且由財政承擔的公共衛生服務經費，也透過該署自上而下的系統統一核實撥付。另外，還專門設立長期護理保險籌備小組，研究建立長期護理保險制度。由此看來，臺灣的衛生行政管理體制，是高度統一的「大衛生」體制，且立法機構已明確。

2. 醫療衛生服務提供主體多元化，且以社會資本辦醫為主

目前臺灣已形成多元化辦醫格局，且社會力量辦醫呈現出良好的發展趨勢。2009年，公立醫療機構個數占醫療機構總數的2.7%（公立醫院占醫院總數的15.6%，公立診所占診所總數的2.3%），床位數占總床位數的29.7%；私立醫療機構個數占97.3%（私立醫院占醫院總數的84.4%，私立診所占診所總數的97.7%），床位數占總床位數的70.3%。具體數據見表14-2-1。

3. 醫療衛生服務籌資由中央健康保險署統一管理

1995年，臺灣在整合十多項醫療保險保障制度的基礎上，建立了強制性的全民健康保險制度，目前已覆蓋99%的人口。該制度由健保署作為唯一的保險人，統一經營管理。健康保險費由雇主、雇員共同繳納，政府給予適當補助，並重點照顧沒有繳費能力的參保人，同時將菸品健康福利捐等作為補充來源。健康保險支出占衛生總費用的比重，逐步上升，從1994年的39.8%，提高到2008年的53.6%，而民間支出（包括：個人、企業補充保險支出）所占比重從44.9%下降到40.8%，政府預算直接用於公立醫療機構的支出所占比重，從15.2%下降到5.6%。除了健康保險基金以外，健保署還承擔傳染病防治等公共衛生專案資金的統一審核、支付、管理。

4. 健康保健付費方式是引導患者就醫、調控資源流向的「指揮棒」

臺灣的全民健康保健給付範圍，既保大也保小，無論是西醫、中醫還是牙醫的門診、急診、住院、復健、護理、居家照料等醫療服務，均在保險的給付範圍內，患者僅需要負擔部分費用，特約醫療機構占全國醫療機構的92%。在支付方式上，以總額預算下的按量計酬為主，同時配合採取診斷相關分類等其他支付制度。在支付標準上，向基層醫療衛生機構傾斜、向經過轉診的患者傾斜、向不住院或住院時間短的患者傾斜，從而引導患者就近、就便、在診所等基層醫療衛生機構就醫，引導逐步建立逐級轉診制度，引導醫病雙方共同控制住院床日，從而合理配置醫療衛生資源。

5. 政府補助重在補助需求方，對供方的直接補助逐步減少

在實行全民健康保健制度以前，由於只有60%左右的人參加了各項醫療保險，尚有40%的人需要自費看病，為保證這些人看病不至於太貴，各級政府都興辦了公立醫院，醫院的基本建設、設備購置以及錄用人員的基本薪資所需資金，由政府財政給予補助。但是，實行全民健康保險以

後，由於該制度的覆蓋面達到99％以上，醫療費用均可按規定的給付範圍和標準給予補助，且對公立醫院、私立醫院在支付標準上一視同仁，私立醫院為公立醫院帶來很大的競爭壓力。在這種情況下，臺灣的公立醫院也透過改制、合併、委託經營、BOT等形式，從1995年的95家減少到2009年的80家。同時，各級政府的醫療衛生支出主要用於對低收入族群、退伍退役軍人等參保繳費的補助，逐步壓縮並減少對公立醫院的直接補助，現在各級政府對公立醫院的補助，主要是一次性建設的投入。

6. 以醫療品質評價為手段，推進醫院服務品質乃至整體管理水準的提高

從1978年起，臺灣衛福部即開展醫院品質評鑑工作，近年來更注重體現以病人為中心，主要對醫院的照顧措施執行情況，包括：對患者的生理、心理、社會及經濟狀況的情況、對本院無法救治病人的後續處理措施、尊重病人及其家屬情況、對文化及個人差異的照顧情況等，進行評鑑。這一系統性、規範性的工作，有力地促進公私醫院努力推進醫院的品質管理和文化建設，促進醫院以病人為中心，優化服務流程，盡心盡力為病人提供服務和便利性。

另外，臺灣還建立起互聯互通的醫療衛生資訊系統，為醫療機構內部管理以及政府對醫療機構監管，提供良好的資訊平臺。

二、全民健康保險制度

（一）全民健康保險制度概述

1. 全民健康保險制度發展歷程

(1) 舊健康保險

臺灣舊健康保險制度，可歸納為3大類，即：勞工保險（以下簡稱「勞保」）、公務人員保險（以下簡稱「公保」）及農民健康保險（以下簡稱「農保」）。勞工保險在臺灣以行政院勞工委員會為中央主管機關，各縣市政府為地方主管機關，業務則委託勞工保險局辦理，並設立勞工保險管理委員會監督其保險業務；被保險人為勞工，以所屬事業單位或團體為投保單位。公務人員保險體系以考試院為主管機關，由財政部所屬的中央信託局保險處，負責承保業務，並由考試院等機關組成公務人員保險監理委員會，監督其保險業務；其中公務人員（含家屬及退休人員）以任職機關、私立學校教職人員（含家屬及退休人員）以所屬學校為投保機關。農民健康保險以內政部為中央主管機關，在地方以省（市）政府及縣（市）政府為地方主管機關，其業務由委託管理局辦理，並由內政部設置農民健康保險監理委員會，監督其業務；被保險人為農民，並以其基層農會為投保單位。

舊健保制度雖然屬於社會保險，但制度差異很大，實施的時間也不統一，從1950年3月頒布《勞工保險辦法》開始舉辦勞工保險，實施全民健康保險（以下簡稱全民健保）前，已有將近45年的歷史。在此之前，政府針對不同的對象，陸續開辦13種社會保險，其中退休人員保險、退休公務人員疾病保險、私立學校退休教職員保險及私立學校退休教職員配偶疾病保險等4種保險，在1994年合併為退休公教人員及其家屬疾病保險。同時，對每一種保險的承保對象，不斷調整擴大，因此被保險人數隨著保險對象範圍的擴大與總人口數增加，而逐年增加，至1994年底，總計各種保險的被保險人數共有12,172,080人，占當時總人口數的57.08％，詳見表14-2-2。自1995年3月1日實施全民健保（一代健保）之後，上述保險中屬於綜合保險的公保、勞保、農保、私立教職

表14-2-2 臺灣全民健保實施前各類健康保險投保人數及占總人口的比重

保險類別	人　數	占總人口比重（%）
公保體系	1,796,739	8.48
公務人員保險	581,311	2.74
公務人員家屬疾病保險	985,002	4.65
私立學校教職員保險	44,102	0.21
私立學校教職員家屬疾病保險	45,153	0.21
退休人員保險	2,173	0.66
退休公教人員及其家屬疾病保險	139,050	0.01
勞農保體系	10,302,279	48.6
勞工保險	8,415,244	39.7
農民健康保險	1,740,653	8.21
各級代表民意代表村里長及鄰長健康保險	27,174	0.13
低收入戶健康保險	119,208	0.56
投保總人數	12,099,070	57.77
未投保總人數	9,097,133	42.92
投保總人數（含軍保）	12,579,072	59.35
未投保總人數（含軍保）	9,097,133	42.92
總人口數	21,196,205	100

注：軍人保險被保險人數約48萬人。
來源：楊志良，《健康保險》（2003），臺北：巨流圖書公司（第四版），頁170。

人員保險及退休人員保險等，均將醫療給付併入全民健保，其餘5種保險全部併入全民健保。

(2) 全民健保

①一代健保。隨著臺灣經濟持續快速發展，人均收入逐年提高，在人們物質生活日益富足的基礎上，對身心健康的重視程度，日益提高。同時在臺灣的政體方面，社會福利、社會保險等關乎社會穩定的問題，便一一浮現，對以往各種社會保險制度的檢討及對全民健保的需求，便應運而生。此外，人均期望壽命逐年增長，臺灣逐漸步入高齡化社會，老人的健康維護，日益受到重視與關切。在1995年，全民健保實施之前，還有900多萬人口沒有健康保障，其中多為14歲以下的兒童及65歲以上的老人，這對於家庭及個人造成極大的負擔。顯而易見，醫療保障問題成為社會福利需求的核心。基於此，配合前述經濟增長與政府財政的支持，一代健保成為全民健康保險制度的最佳「催生劑」。

臺灣實施城鄉一體的全民健保時，遵循階段性、優先性、強制性、團體性等原則。階段性指將無醫保人員分期、分批納入醫療保險，避免對醫療服務體系和雇主、政府帶來較大負擔。優先性指首先將低收入、身障等弱勢群體納入全民健保，以社會保險取代社會救助，以便監督醫療品質和防止浪費；優先將正式職工群體納入健康保險，以防止正式職工以居民的身分參保。強制性指為了避免「逆向選擇」（即參加健康保險的主要是身體狀況差的人，導致保險收支不平衡），規定凡是在臺居住6個月以上的居民，一律強制投保。團體性指職工及其無工作的家屬，以工作單位為單位集體參保；其他居民以社區為單位集體參保。這樣一是為保證保險的全覆蓋，二是為減少行政成本。繳納的保險費與收入、家庭規模、家屬人數等有關。全民健保由個人、雇主及政府三方

共同負擔保險費用。為保障全民健保順利推行，臺灣立有《全民健康保險法》，子法規有2種，還有全民健康保險相關作業規範58種。行政院衛生署（現衛福部）是全民健保的主管機關，中央健康保險局（現健保署）是主管機關設置的具體業務機構。全民健康保險醫療服務涵蓋西醫、中醫及牙醫門診醫療服務、住院醫療服務及預防保健、分娩等專案。

臺灣全民健保自1995年實施以來，獲得巨大的成就，解決了臺灣的醫療保險問題。全民健保將全民納入醫療服務覆蓋率高、給付差異小、醫療服務特約率高的健康保險體系，不但解決臺灣部分貧困交迫、體弱多病的弱勢族群的困境，且使得全民健保成為臺灣民眾滿意程度最高的一項社會政策。

②二代健保。臺灣全民健保實施以來，醫療服務品質不斷提高，民眾平均壽命不斷延長，民眾對全民健保的滿意程度越來越高，從1995～2005年，一路從65.4％上升到72.3％，最後達到78.5％。然而，在人們普遍叫好的同時，全民健康保險也出現令人擔憂的問題與挑戰，如：保費結構的公平性問題、消費者有效管理機制的缺失等問題，日益凸顯，財務也出現危機，缺口不斷擴大。諸多問題使得「一代健保」逐步走到火線的邊緣，政府不得不對全民健保的資源配置及決策流程，進行進一步的改革與調整。

臺灣全民健保改革自2001年開始規劃，歷經周折，終於在2006年1月依次通過行政院會及立法院的審議。2010年4月8日，行政院正式通過《全民健康保險法修正草案》（「二代健保」），並於2011年1月4日經立法院通過。與一代健保相比較，二代健保主要有以下不同，見表14-2-3。

表14-2-3 臺灣「二代健保」與「一代健保」的不同之處

制度專案	一代健保	二代健保
醫療品質	醫療服務品質資訊提供沒有明文規定；主要以服務量為支付的基礎。	提供醫療服務品質資訊，協助民眾方便就醫；對於提供醫療品質較好的服務，給予給付上的鼓勵；成立醫療品質專責單位。
資訊公開	未對此進行明訂。	規定健保署及醫療院所必須定期公布醫療品質相關資訊；一定規模以上的醫院應公開財務報告；對違規情節重大者，應公告其名稱、負責醫事人員、行為人姓名及違法事實。
收支連動	保監理會與費協會兩會分立，致收入與支出未能同步考慮。	將監理會與費協會合而為一，財務收支通盤考慮，落實財務責任制度。
保費計算	依照職業將被保險人區分為6類14目，各類目應自負保險費的比率亦不同；投保金額，只考慮經常性薪資，未考慮薪資外所得；論家口計費，多眷屬者負擔重。	被保險人不再以職業類別來分類；全部改以家戶的總所得為基礎，計算其應繳的保險費；論家戶計費，多眷屬者負擔減輕。
行政效率	遇有轉換工作或調整薪資，均需辦理轉入、轉出或調整投保金額等異動手續。	無論轉換工作或調整薪資，均無需再辦理任何異動手續。
回臺就醫	旅居海外人士，只要曾有加保紀錄，回國後立即可加入健保，享受給付。	旅居海外人士回國，除於最近兩年內，曾有參加健保紀錄，且在臺灣設有戶籍外，必須設籍滿4個月，才可重新加保。
境外就醫	不可預期及緊急傷病，於境外就醫的費用，得申請核退。	罹患保險人公告的特殊傷病，於境外就醫的費用，亦得申請核退。
檢舉獎勵	未明確規定。	對於違反健保法規定，經檢舉而處罰確定者，檢舉人可獲罰款金額10%以內的獎勵。

2. 全民健康保險制度的現行運作模式

臺灣目前的全民健保，是整合原已存在的勞工與公務人員保險的醫療保障而形成的單一的醫療保險體制。基本上，屬於由政府提供與經營的強制性社會保險。以下從保險組織、保險對象、健保費率、保險給付、醫療費用及支付方式、醫療服務的提供等方面，對臺灣現行的全民健康保險制度，簡要分析。

(1) 保險組織

關於臺灣全民健保的組織，涉及保險人、被保險人、投保單位與醫療服務機構等關係人。全民健保的主管機構是行政院衛福部，除了設立健保署為保險人外，同時監理保險業務以及提供保險政策、法規的研究和諮詢。為了審議投保單位及保險醫療服務機構對保險人理賠的案件發生爭議的事項，行政院衛福部下設全民健康保險爭議審議會，此外，另設全民健康保險會，從事協商、分配醫療費用及精算保險費率等事項。

據此，目前在衛福部下設有3個平行的單位，維持整個健保體制的運作，包括：負責監理全民健保各項業務，並負責協定全民健保醫療費用的全民健康保險會、負責審議全民健保所產生的各項爭議的全民健康保險爭議審議會、以及負責執行各項全民健保業務的健保署。

作為實際執行保險業務的單位，健保署可以說是整個健保體制運作的中心。為了有效管理全民健保的各項業務，提升運作效益、加強便民服務，健保署負責業務制度規劃、督導、研究發展、人員培訓、資訊管理。下設6個分區業務組，直接辦理承保業務、保費收繳、醫療費用審核支付及特約醫療機構管理等業務。

(2) 保險對象

目前全民健保被保險人的範圍，依照《全民健康保險法》的規定，保險對象除受刑人、失蹤滿6個月者外，凡符合戶籍設立條件者均應參加全民健保，目的是為防止逆選擇的發生，並使全體居民都可獲得醫療保障。臺灣全民健保實施20年以來，在健保體系內，全體民眾皆為強制投保對象。參加全民健保者稱為保險對象，根據《全民健康保險法》第8條及《全民健康保險法實施細則》，健保保險對象區分為被保險人及其親屬，被保險人分為以下6類，見表14-2-4。

表14-2-4 臺灣全民健保被保險人分類表

類　別	保險對象
第一類	1. 受雇者（含外籍勞工）及其眷屬 2. 公職人員、公務人員、私立學校教職員及其眷屬 3. 雇主及其眷屬 4. 自營業主及其眷屬 5. 專技人員自行執業者及其眷屬
第二類	1. 職業工會會員及其眷屬 2. 外雇船員及其眷屬
第三類	1. 農、漁民、水利會會員及其眷屬 2. 年滿 15 歲以上實際從事農、漁業工作者及其眷屬
第四類	1. 義務役軍人、軍校軍費生、在恤遺眷 2. 服替代役期間之役齡男子 3. 矯正機關之收容人
第五類	合於《社會救助法》規定的低收入戶成員
第六類	1. 無職業榮民或榮民遺眷家戶代表及其眷屬 2. 無職業一般家戶戶長或家戶代表及其眷屬

(3) 健保費率

自1995年實施全面健保，健保費率為4.25%；直到2002年，費率調整為4.55%；之後隨著人口高齡化程度的提高、新科技的應用和重大疾病費用的上升，健保費用收支虧損，日益明顯，到2010年，健保費率提高到5.17%。

除義務役軍人、低收入戶、退伍軍人由政府全額補助免繳保費外，其餘人士依被保人分類及薪資所得月投保金額計算。臺灣健保費率計算方式為：月投保金額 × 健保費率 × 負擔比率（1 ＋眷屬人數）＝每月須繳納之健保費。健保費負擔比率因被保人身分分類而有所不同，由被保險人雇主、政府和被保險人三方承擔，詳見表14-2-5。

表14-2-5　臺灣全民健保保險費分擔比率

保險對象類別		分擔比率%		
		被保險人	投保單位	政　府
第一類				
公務人員、公職人員	本人及眷屬	30	70	0
私校教職員	本人及眷屬	30	35	35
公民營事業、機構等有一定雇主的受雇者	本人及眷屬	30	60	10
雇主、自營業主、專門職業及技術人員自行執業者	本人及眷屬	100	0	0
第二類				
職業工會會員、外雇船員	本人及眷屬	60	0	40
第三類				
農、漁民、水利會會員	本人及眷屬	30	0	70
第四類				
義務役軍人、替代役役男、軍校軍費生、在恤遺眷、在矯正機關受刑或保安處分（保護管束除外）、管訓處分之執行逾2個月者	本人	0	0	100
第五類				
低收入戶	本人	0	0	100
第六類				
榮民、榮民遺眷家戶代表	本人	0	0	100
	眷屬	30	0	70
其他地區人口	本人及眷屬	60	0	40

(4) 保險給付

臺灣全民健保的給付內容，仍然沿襲舊健保的醫療給付範圍，包括：門診、住院、急診、藥品、各項檢驗與特定的預防保健服務。其中門診的專案包括：西醫、中醫及牙科服務。與舊健保制度相比，全民健保最大特色就是加入了「部分負擔」的規定。按照初始的部分負擔設計，部分負擔金額會隨著醫療機構的等級不同而不同，並有未經轉診越級就醫的「加重」部分負擔的規定。

目前實行的還有藥品部分負擔制度及住院費用部分負擔制度，如：對於門診患者，在基層診所就診需負擔50元新臺幣，若經過轉診的，在地區醫院、區域醫院和醫學中心就診分別需負擔50元新臺幣、100元新臺幣和170元新臺幣，若未經轉診，則部分負擔金額分別提高到80元新臺幣、240元新臺幣和420元新臺幣，詳見表14-2-6。

表 14-2-6　臺灣全民健保門診部分負擔情況
（單位：新臺幣）

層級別	門診基本部分負擔		急診部分負擔	
	未經轉診	經轉診	檢傷分類第 1、2 級	檢傷分類第 3、4、5 級
醫學中心	420	170	450	550
區域醫院	240	100	300	
地區醫院	80	50	150	
基層診所	50	50	150	

　　保險對象門診或急診的自付比例為20％。但不經轉診，直接去地區醫院門診的自付比例為30％，直接去區域醫院門診的自付比例為40％，直接去醫學中心門診的自付比例提高為50％。如果連續兩年全臺灣平均每人每年門診次數超過12次，即應採取自付額制度。

　　對於住院患者，急性病房30日以內自付10％，31～60日自付20％，超過60日自付30％。慢性病房30日以內自付5％，31～90日自付10％，91～180日自付20％，超過180日患者自付30％（表14-2-7）。

表 14-2-7　臺灣全民健保住院部分負擔比例

類　別	住院天數	負擔比例（％）
急性病房	30 日內	10
	31 ～ 60 日	20
	61 日以上	30
慢性病房	30 日內	5
	31 ～ 90 日	10
	91 ～ 180 日	20
	181 日以上	30

　　保險對象因同一疾病在急性病房住院30日以下，或在慢性病房住院180日以下，自付費用的最高限額由主管機關確定。

　　此外，為了減輕部分負擔制度對低收入者的影響，臺灣全民健保制度也有部分負擔金額上限與免除部分負擔條款的設計。保險對象有重大傷病或分娩，以及原住民地區暨山地離島的居民，預防保健服務免於自付。《社會救助法》規定的低收入戶成員符合轉診程序的，自付費用由政府支出。一些由法律規定應該由政府負擔的醫療服務費用和一些特定的醫療服務費用，不在健保給付範圍內。考慮民眾財務負擔，住院部分負擔設有上限，一般民眾同一年同一疾病每次住院部分負擔上限為2.9萬新臺幣，全年累計住院部分負擔上限為4.8萬新臺幣、急性病房住院30日以下。

(5)醫療費用及支付方式

①醫療費用。2005年臺灣全民健保醫療費用支出為408,000百萬新臺幣，其中醫院（含門診透析）占64.97％，西醫基層醫院（含門診透析）占21.24％，牙醫門診占7.66％，中醫門診占4.25％。2005～2010年醫院費用占比逐年提高，中醫門診和西醫門診占比逐年下降，到2010年，醫療費用支出總量達到493,932百萬新臺幣，其中醫院（含門診透析）、西醫基層醫院（含門診透析）、牙醫門診、中醫門診的占比，分別為66.71％、20.88％、7.24％、3.98％，具體見表14-2-8。

表14-2-8　2005～2010年臺灣醫療費用及其構成情況

項　目	2005	2006	2007	2008	2009	2010
醫療費用支出（百萬新臺幣）	408,000	423,691	441,615	460,102	478,074	493,932
醫院（含門診透析）（％）	64.97	65.20	65.52	66.11	66.75	66.71
西醫基層（含門診透析）（％）	21.24	21.24	20.99	21.01	20.99	20.88
牙醫門診（％）	7.66	7.59	7.45	7.36	7.30	7.24
中醫門診（％）	4.25	4.20	4.13	4.07	4.03	3.98
其他（％）	1.87	1.87	1.90	1.45	0.93	1.19
全民健保醫療費用占GDP比率（％）	3.51	3.46	3.40	3.52	3.73	3.63

來源：中央健康保險局全民健康保險醫療費用協定委員會，2011。

②支付方式。2002年臺灣全面實施總額預付制度，確立牙醫門診、中醫門診、西醫基層診所、醫院四大部門的年度醫療費用總額，用點數折算金額的方式進行結算，在控制醫療費用增長方面，獲得良好的效果。臺灣全民健保醫療費用支付方式，由早期的「論量計酬」（按專案付費）、「論日計酬」（按住院日數付費）逐步改為「論質計酬」（按服務品質付費）、「按病例計酬」（按病種付費），並逐步推行總額預算制，以便提升醫療服務品質及照護的成效，達到以最符合成本效益的原則，提供高品質的醫療服務。臺灣現行的「以點數結算的總額預付制」詳細內容參見本節「三、以點數結算的總額預付制」內容。

(6)醫療服務的提供

臺灣全民健保制度仍採用舊制的醫療機構「特約」方式。就是說，透過健保署，只提供「保險」而不提供「醫療服務」。醫療服務的提供是透過特約的方式，由醫療市場中的公立和民營醫院及診所來提供。根據健保統計資料，2008年底健保特約醫療院所達到18,829家，占醫療院所總數的91.87％。另有特約藥局4,080家，居家照護、專門醫院等醫療機構863家。臺灣全民健保所推行的醫藥分業政策，詳細內容參見本節「四、藥品管理系統」內容。

（二）全民健保獲得的成效

1. 衛生公平性和可及性達到高水準

在臺灣1995年實施全民健保以來，已有99％的人口為全民健保所覆蓋，實現全民覆蓋的基本目標。臺灣以較低廉的醫療保障費用，維護衛生服務的公平性和可及性。2000年，英國經濟學人（The Economist Intelligence Unit, EIU）公布《世界健康排行榜》，臺灣在健康指標、醫療保健支出、

醫療資源及醫療品質等方面排名全世界第2名，僅次於瑞典。2002年，臺灣醫療財務的公平性指標達0.989，高居世界衛生組織會員國之首。2011年，根據臺灣與經濟合作暨發展組織（OECD）國家的國內生產總值（GDP）與居民醫療保健支出（NHE）統計，臺灣平均每人每年醫療支出2,479美元，遠低於美國的8,508美元，居民醫療保健支出占GDP比例6.6%（表14-2-9）。

2. 居民主要健康指標達到先進國家水準

據瑞士洛桑國際管理學院（LausanneInter-national Institute for Management Development, IMD）《世界競爭力評比》研究，2006年在「醫療保健基礎建設是否符合社會需求」比較中，全球61個受評比的國家中臺灣排名第21名。同年，臺灣人均壽命與嬰兒死亡率達到已開發國家水準。表14-2-10為2012年臺灣與部分已開發國家的人均期望壽命及嬰兒死亡率的比較。

3. 全方位照顧弱勢群體，減輕民眾負擔

由於全民健保採取的是強制性納保制度，為了照顧無法負擔保費的居民以及經濟困難的弱勢族群的就醫權利，健保署也提出多項繳納保費的優惠配套措施，截至2008年6月30日共補助低收入者、70歲以上老人、3歲以下兒童、無業人員共139萬人，補助費用共計66.4億新臺幣，補

表 14-2-9 2005、2011 年臺灣與 OECD 國家的 GDP 與 NHE 比較

國　家	2005		2011	
	平均每人每年醫療支出（美元）	居民醫療保健支出占 GDP 比例（％）	平均每人每年醫療支出（美元）	居民醫療保健支出占 GDP 比例（％）
美　國	6,347	15.2	8,508	17.7
法　國	3,306	11.1	4,118	11.6
德　國	3,251	10.7	4,495	11.3
加拿大	3,460	9.9	4,522	11.2
日　本	2,474	8.2	3,415	10.0
韓　國	1,263	5.9	2,198	7.4
臺　灣	949	6.14	2,479	6.6

表 14-2-10 2006、2012 年臺灣與部分已開發國家的人均壽命及嬰兒死亡率比較

國　家	2006			2012		
	女性人均壽命（歲）	男性人均壽命（歲）	嬰兒死亡率（‰）	女性人均壽命（歲）	男性人均壽命（歲）	嬰兒死亡率（‰）
臺　灣	80.8	74.5	5.0	83	76	3.7
美　國	80.4	75.2	6.8	81	76	6.1
德　國	81.8	76.2	3.9	83	78	3.3
日　本	85.5	78.5	2.8	87	80	2.2
法　國	83.9	78.7	4.2	85	79	3.5
英　國	81.1	76.9	5.1	83	79	4.0

助60萬低收入家庭共82.9億新臺幣。對重大傷病患者的補助方面，衛福部對癌症、慢性精神病、洗腎及先天性疾病等醫療花費非常高的疾病，只需保險對象提供重大傷病證明，就可以免除該項疾病就醫的部分費用，同時只要是衛福部公告的罕見疾病必用的藥品，全民健保均會全額支付，即使少部分不在現有的藥品給付清單內，也可採取專案申請的方式處理。由於臺灣有許多山地，地理環境比較特殊，無法吸引醫務人員，導致醫療資源非常欠缺，而基層的醫師也無法滿足該地區對昂貴設備及專科醫療的需求。因此，健保署自1999年開始推行偏遠地區醫療服務（Integrated Delivery System, IDS）計畫，支援當地的醫療服務。偏遠地區民眾對於IDS計畫的滿意度高達91％，有的縣更高達99％。

4. 實行按病種付費和總額預算制，控制醫療費用增長

在「論量計酬」支付方式下，醫療費用增長迅速，因此，將支付方式逐漸改為「按病種付費」和「總額預算制」。醫療費用總額預算制的操作方法，是在年度開始前，由醫療服務提供方及消費者就一定額度及醫療服務內容，先協商未來適當的健保醫療費用總額，共同減少誘導需求，加強預防保健措施的實施，在2002年總額預算制全面實施之後，健保署有效地將醫療費用增長率控制在5％以下。

5. 公民醫保支出增長穩定

隨著醫學科技的發展，醫療服務的價格越來越高，同時，臺灣人口高齡化現象比較嚴重，老年人口的比例也越來越高，整個社會對於醫療服務的需求，也隨之增加。因此，全民健保的費用支出也逐年增加。全民健保透過對醫療機構服務的審查，並透過醫療費用申報制度，有效抑制醫療費用的增長，全民健保實施後，臺灣個人醫療費用的年增長率，從全民健保實施前的15％，降到日前的7％左右。

6. 電子化提升管理效率

臺灣公、私立醫療機構中91.17％為全民健保特約醫療機構，並實行IC卡就診制度，民眾就醫十分方便，一卡在手就可以看病隨處走。同時，健保IC卡的使用在管理中，也發揮重要作用，IC卡中儲存持卡人的資訊，包括：重大傷病的疾病代碼、有效期限、用藥紀錄、過敏紀錄等。醫師只要讀取IC卡的內容，就可以知道病人近期的就醫紀錄、檢查紀錄等，以避免不必要的重複檢查和重複用藥。

（三）全民健保實施過程中存在的問題

1. 全民健保財務失衡

雖然國際上對臺灣全民健保的成就，給予高度評價，但是全民健保的財務問題，卻始終未能得到解決，財務危機屢屢爆發。原因包括：人口增長與高齡化問題，再加上醫療科技的進步、新藥的開發、醫療支付的範圍擴大等。根據《南方週末》2006年的報導，從1995年至今，臺灣全民健保的財政支出一直處於入不敷出的狀態，收入每年的增長率為4.58％，而支出的增長率則達到5.71％，全民健保面臨著破產的危險。

2. 保險費率僵化

根據《全民健康保險法》的規定，全民健保財務可以及時調整保險費率，以維持財務平衡。但是，在臺灣特殊的政治體制下，從全民健保實行至今，也只是小幅度地調整了兩次保險費率，

雖然短暫解決財政入不敷出的情況，但也同時帶來民眾對全民健保滿意度下降的問題。

3. 藥價虛高吞剝健保收入

臺灣全民健保中藥價不合理吞剝健保收入的現象稱為藥價黑洞，也就是中央健保署支付醫院所交付保險對象的藥品費用，和醫院實際購買價之間所產生的差價。雖然中央健保署多次調降藥價，但改善效果並不明顯。由於新的藥價，醫院基於運營盈利的考量，會重新考慮替代藥品，以獲得最大的收益。這樣，不僅藥價黑洞未能解決，民眾的健康也相應受到損害。

4. 醫療資源浪費現象嚴重

臺灣雖然實行總額預付的支付方式，但是，醫療資源的浪費現象，還是十分嚴重。自從實施全民健保後，臺灣居民開始變得「愛逛醫院、愛拿藥、愛檢查」。其次，醫院「可住（院）可不住的，要住；可做（手術）可不做的，要做；可照（內窺鏡）可不照的，要照」的浪費現象，也屢見不鮮。因此，醫療資源浪費現象，是臺灣全民健保需要解決的重要問題。

三、以點數結算的總額預付制

總額預付制度是指付費者（需方）與醫療服務提供者（供方），就特定範圍的醫療服務，預先以協商方式，制定未來一段期間內（通常為1年）健康保險醫療服務總支出（預算總額），將醫療費用控制於預算範圍內，也稱為總額預算制度。臺灣實施的總額預付制度，屬於上限制的總額預付，即醫療服務以點數反映各項服務成本，每點支付金額採回溯式計價方式，由預算總額除以實際總服務點數而得。實施過程大體可以分為：預算總額的設定、分配、點數的結算3大部分。

（一）預算總額的設定

臺灣《全民健康保險法》第47條規定：「本保險每年度醫療給付費用總額，由主管機關於年度開始六個月前擬訂其範圍，經諮詢健保會後，報行政院核定。」

1. 總額預算協商平臺

臺灣《全民健康保險法》規定，總額預算談判的平臺在全民健康保險會（簡稱「健保會」），健保會由醫事服務提供者代表（供方）、保險付費者代表與專家學者（需方）、相關主管機關（政府方）代表各9名組成，每2年改選一次。在會議中付費者代表與醫事服務提供者代表，就付費者願意花多少錢（費率）購買醫療服務（給付範圍）展開對等談判。

2. 總額協商過程

(1)衛福部設定醫療費用總額範圍： 在年度開始前的9個月，衛福部先行訂出下年度總額增長率的建議下限，並且在徵詢各界意見的基礎上，考慮政策推動相關措施、總體經濟形勢、群眾付費能力與整體醫療服務支出等因素後，制訂年度總額增長率的建議上限，在年度開始前7個月送交行政院審議。

(2)行政院核定總額範圍： 行政院經濟建設委員會參考衛福部建議，於年度開始前6個月完成審議，確定下年度總額預算增長率上、下限，並提出政策指示。設定流程見圖14-2-1。

(3)關於年度總額預算增長率下限的設定： 年度總額預算增長率的下限為不可協商的數值，是透過人口預估增長率、人口結構改變率、醫療服務成本指數改變率3項因素計算得出。

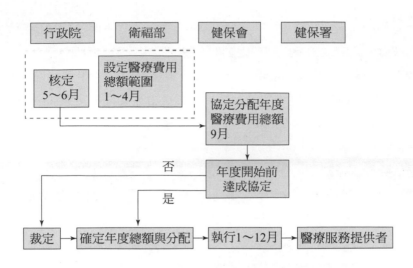

圖 14-2-1 臺灣醫療費用總額設定流程

（二）預算總額的分配

預算總額的分配主要包括兩個步驟，即：部門總額的分配和分區總額的分配。

1. 部門總額分配

預算總額確定後，先將總額分為牙醫門診、中醫門診、西醫基層和醫院4個部門總額。另外，將西醫基層總額與醫院總額中的腎臟透析的費用，分割出來組成透析總額，將由健保署所負責下撥的政策經費，依照專款專用的方式列為其他總額。部門總額預算的設定公式為：次年度醫療費用總額＝今年度部門一般服務醫療給付費用×（1+非協商因素增長率+協商因素增長率）+部門專款專案費用。以下分別就非協商因素、協商因素與專款專案逐項說明。

(1)非協商因素： 非協商因素又稱為醫療服務成本及人口因素，包括：醫療服務成本指數改變率、投保人口年增率、人口結構改變率。在協商年度總額的時候，該專案的增長率由公式計算得出，計算公式與年度總額設定下限時的3項考慮因素相同，但各總額部門增長率，則各不相同。2011年，各部門非協商因素增長率如表14-2-11。

(2)協商因素： 協商因素指在年度總額協商過程中，需要透過協商確定的因素，由醫療服務提供者依據專案因素提出具體增長額度及原因，透過與付費者代表協商、修正，最終確定。考慮的

表14-2-11　2011年臺灣各部門非協商因素增長率

（單位：%）

項　目	牙醫門診	中醫門診	西醫基層	西醫醫院	整體總額
投保人口年增率	0.336	0.336	0.336	0.336	0.336
人口結構改變率	-0.197	0.579	0.886	2.064	1.602
醫療服務成本指數改變率	0.865	0.973	-0.767	-0.353	-0.298
非協商因素增長率	1.006	1.893	0.455	2.053	1.644

注：非協商因素增長率=(1+人口結構改變率+醫療服務成本指數改變率)×(1+投保人口年增率)。

專案因素包括：保險給付範圍（支付專案）的改變、醫療品質與保險對象健康的提升、其他服務利用與密集度的改變、政策改變及政策誘因影響、醫療服務效率的提升。

(3)**專款專案**：專項經費具體實施方案，由醫療服務提供者在年度協商總額時提出，透過與付費者代表協商確定，通過後依照實際執行狀況支付費用。此專項經費不得挪為其他醫療費用支出，且不列入次年度總額預算的基期年費用。

2. 分區總額分配

臺灣健保署依照行政區劃分，分為6個業務組（臺北業務組、北區業務組、中區業務組、南區業務組、高屏業務組、東區業務組）。為了平衡醫療資源，當各部門年度總額確定後，將其依照健保署業務組分配為6個分區，各分區依照人口結構與標準化死亡比校正後的占率，獲得相應總額。各區在確定年度總額後，根據往年醫療費用的分布及比例，制定每季度的總額。

（三）預算總額點數的結算

年度開始以後，分區內的各醫療院所，依據醫療費用支付標準，以論量計酬、論值計酬、論日計酬、論人計酬、診斷關聯群等支付方式，於次月20日前向健保署各業務組申報醫療點數。各分組依照醫療機構申報的點數、預估的每點金額，參考前3個月申報後審查的核減比率，在收到申報點數後的15日內，給付各醫療院所暫付健保費用。

每季結束後的第4個月，健保署預先在各分區季度總額中，扣除該區內醫療院所於該季度申報的總藥費與保障專案所需金額，將剩餘總額除以該分區申報的點數，得到每點折算的金額，也稱為浮動點值（表14-2-12）。點值結算完成並公告之後，健保署各業務組依據浮動點值，對轄區內各醫療院所該季度申請的醫療點數，予以重新結算金額，多退少補。

表14-2-12　2011年第一季各部門總額各分區公告之浮動點值

項　目	臺北分區	北區分區	中區分區	南區分區	高屏分區	東區分區
牙醫門診總額	0.9559	1.0695	0.9595	1.0275	0.9638	1.1522
中醫門診總額	0.9958	0.9790	0.9249	1.0044	1.0333	1.3727
西醫基層總額	0.7918	0.7892	0.8154	0.8819	0.8275	0.9922
醫院總額	0.8164	0.8791	0.8841	0.8671	0.8692	0.8521

四、藥品管理系統

（一）藥品管理系統簡介

臺灣於1994年8月9日公布《全民健康保險法》，該法在總額預算框架下，確定了「建立醫藥分帳、設立藥品總額比例、針對門診醫療設立藥事服務和藥品費用比例、確立藥價基準、訂定藥品給付規範」等藥品相關制度。臺灣全民健保藥品占整個醫療衛生費用的比例，是比較平穩的，從1999年到2009年的10年中，健康保險藥費的支出，一直維持在24.4%～25.4%之間。

　　衛福部負責臺灣的醫療保健服務，其中的食品藥物管理署（以下簡稱食藥署）和健保署主要負責藥品的管理，食藥署負責與藥品相關的所有法律法規和行政事務，健保署負責制定健康保險的藥品目錄和給付價格，衛福部集藥品的審核、監管、籌資、定價和補助於一體。

　　在臺灣，新藥的上市由衛福部食藥署決策，從1998年起由財團法人醫藥品查驗中心從技術上對新藥進行評估，包括：品質、安全性和功效。新藥是否補助，則由健保署根據比較效果研究、預算影響分析、藥物經濟學的成本效用分析或成本效果分析及倫理、法律、社會、政治的影響分析（Ethical, Legal and Social Implications, ELSI）而決定。

（二）藥品費用概況

　　臺灣健康保險支付的藥品達15,879種。籌資來自政府、雇主和個人交付的保險費用，不同的情況，有不同的籌資比例。低收入戶等弱勢族群由政府全部負擔。保險的藥品費用，約占總藥品費用的30％。歷年保險藥品費用，見表14-2-13。

表14-2-13　1995～2007年臺灣保險藥品費用的增長

年 分	藥品費用（億新臺幣）	年增長率（％）
1995	439	15.53
1996	489	11.33
1997	496	1.51
1998	555	11.87
1999	668	20.35
2000	790	18.14
2001	880	11.47
2002	922	4.72
2003	944	2.38
2004	1,033	9.47
2005	1,113	7.73
2006	1,141	2.52
2007	1,170	2.54

　　藥品費用占醫療費用的比例，一直維持在25％左右，總藥品費用占GDP的比例約為1.3％。前50位的原廠藥約占藥品費用的30％，前200位的原廠藥約占藥品費用的50％。原廠藥約占藥品費用的30％，學名藥約占藥品費用的70％。進口藥占藥品費用的65％，本土藥占藥品費用的35％。全民健保為使保險對象審慎使用醫療資源，於1999年8月1日開始實施藥品部分負擔制度。100元新臺幣以下藥品費用免部分負擔，其後每增加100元加收20元，部分負擔金額以100元為上限。2002年9月1日起又將部分負擔金額的上限調高為200元。

（三）藥品定價

2010年3月臺灣頒布的《全民健康保險新藥收載及核價作業須知》和《全民健康保險藥價基準》生效。新藥的定義是指新申請的品項屬於新成分、新劑型、新給藥途徑及新療效複方。持有藥品許可證的新藥，須提出與現行最佳的常用藥品進行藥品與藥品的直接比較（head-to-head comparison），或與臨床試驗文獻間接比較（indirect comparison），顯示臨床療效有明顯改善者，由醫藥專家審定後，新藥的藥價以10個國家的國際藥價中位數為參考來定價（international price referencing），具體分類及定價見表14-2-14。這10個國家為：英國、德國、日本、瑞士、美國、比利時、澳洲、法國、瑞典和加拿大。

表 14-2-14　臺灣新藥的分類及定價原則

新藥類別	特 徵	定價原則
1 類	突破創新新藥	以 10 國藥價中位數核價。或臨床試驗達到一定規模，具有明顯療效和安全性時，可以 10 個國家藥價中位數的 1.1 倍定價。如果參考國家 ≤5 個，則以後每年第四季度核對國際藥價一次，直至 ≥5 個國家。
2A 類	與現行最佳常用藥品比較，顯示臨床價值有中等程度改善的新藥	以 10 國藥價的中位數為上限。臨床試驗達到一定規模，具有明顯療效和安全性時可以加價 10%。進行過藥物經濟學評價研究的藥品，最高的價格也可增加 10%。
2B 類	臨床價值相近於已收載核價參考品的新藥	—

第2類新藥的定價方式有多種，如：可參照10國藥價的最低價；參考原產國藥價；採用國際藥價比例法；療程劑量比例法；複方製劑則採用單方的健保支付價的合計乘以70%，或以單一的主成分價格核算定價。

國際藥價比例法的計算方法舉例如表14-2-15。假設有一個新藥為A，而參考藥品為B，可以計算新舊兩個藥物價格的比值（A/B）。在10個國際價格比較時，有3個國家還沒有上市（即無藥價），另有1個國家沒有參考藥品的價格，因此有效比較新舊藥物的價格只有6個國家。

新藥的醫療保險支付的價格計算的公式應為：新藥的醫療保險支付價格＝參考藥品（B）的醫療保險支付價格 × 各國藥價比值的中位數。

另一種藥物定價的方法是療程劑量比例法，主要原理是依新藥的療程劑量、參考藥品的療程劑量及單價，計算每單位的新藥之藥價。

用療程劑量比例方法，在新藥定價時還可以考慮新藥的一些優點，進一步提高定價的標準。一種情況是如果新藥比參考藥品的療效好，且有客觀證據，藥價最高可以再增加15%。第二種情況是如果新藥比參考藥品的安全性好，且有客觀證據，藥價最高也可再增加15%。第三種情況是如果新藥比參考藥品使用更方便的話，如：用藥間隔較長、用藥途徑方便、療效穩定、安全性監測方便、安全包裝等，也可最高加價15%。有兒童製劑的新藥，也可最高加價15%。

表14-2-15 國際藥價比例法的計算

（單位：新臺幣）

國 家	新藥價格（A）	參考藥品價格（B）	比值（A/B）
美 國	639.50	480.33	1.33
日 本	-	252.20	-
英 國	390.91	230.42	1.69
加拿大	-	198.50	-
德 國	455.00	256.32	1.77
法 國	458.72	240.92	1.90
比利時	403.05	-	-
瑞 典	-	200.78	-
瑞 士	420.60	262.95	1.59
澳 洲	365.21	188.89	1.93
臺 灣	320.00	185.00	1.73

五、臺灣醫療體制面臨的挑戰

臺灣現行的醫療衛生體制，也是經過多年演化而來的，全民健保制度經過20年多的運行，總體而言，以較低的費用使全體公民享受給付範圍廣、就醫方便、服務品質較好、個人負擔較輕的醫療衛生服務，參保者也較滿意。但仍有幾個挑戰，仍待解決。

（一）全民健保基金入不敷出

一方面，健康保險費難以隨著經濟發展和參保者收入的增長，而同步增長，從其他管道獲得收入，又受到限制。另一方面，由於人口高齡化日趨嚴重，醫療領域新技術日新月異，保險給付範圍不斷擴大，結果必然是健康保健基金收不抵支。臺灣的健康保健基金自開辦後第三年，即出現入不敷出的情況，後經採取措施有所好轉，但於2001～2003年之間出現第二次危機，2004年至今又出現了第三次危機。這也可由醫療費用和GDP的相對增長看出（圖14-2-2），2001～2002年醫療費用的增長率超過7％，明顯高於GDP的增長。2009年每人每年平均就醫次數達32.4次，遠高於實施全民健康保險制度的德國（10.5次）。

據統計，1997～2009年健康保健基金收入年均增長4.02％，而支出年均增長5.27％，收入增長大大低於支出增長。目前臺灣各界正在積極研究健康保健基金開源節流的對策，總體方向是：以公平繳費負擔為原則，適當擴大費基，以維護和提高服務品質為導向，完善論質計酬的多元化支付制度，加大醫療機構服務品質和財務報告的公開透明度，以提高行政決策效率為原則，收支聯動，促進基金收支平衡。

（二）醫院經營壓力日益加大

由於健康保健基金頻頻出現財務危機，臺灣政府特別是健保署不斷改進基金付費機制，如：加大推廣實行診斷相關分類的力度，將品質評價結果與支付水準掛鉤等；強化對特定醫療機構的

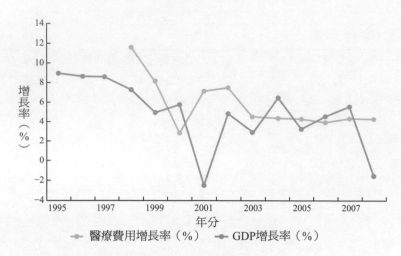

來源：中央健康保險局全民健康保險醫療費用協定委員會。

圖14-2-2　1995～2008年臺灣醫療費用和GDP的增長率

審核監管，如：加大對醫院違規行為的查處力度。在此背景下，醫院不得不加強內部管理，一方面重視內部品質管理和監督，另一方面控制服務成本，力求收支平衡並略有盈餘。但是面臨患者對優質服務的需求以及自身盈餘管理的客觀要求，醫院在提高服務品質和增加醫療費用之間，經常難以平衡，控制費用的難度很大，對健保付費抱怨較多。

（三）公立醫院管理體制僵化

　　臺灣對包括公立醫院在內的公辦非營利性機構，均實行人事由人事行政主管部門、財務由財務主管部門統一管理和派出，員工流動程序複雜，收支進預算，院長缺乏用人和財務收支的自主權，難以應對私立醫院的競爭。近年來，在保留原有國家公職人員基礎上，採取聘用制的方式招聘新員工，但尚在磨合期。

第四篇

開發中國家
醫療制度特點

| 第十五章 |

開發中國家的界定與醫療制度所面臨的困境

第一節　開發中國家的界定與結構形態

一、開發中國家的概念和界定

開發中國家（developing country）一般認為與已開發國家（developed country）概念相對，通常是指那些經濟社會發展和人民生活水準相對較低，尚處於從傳統農業社會向現代工業社會轉變過程中的國家。目前開發中國家尚沒有統一的定義，包括：世界銀行（World Bank）、世界貿易組織（World Trade Organization, WTO）、聯合國貿易與發展會議（United Nations Conference on Trade and Development, UNCTAD）等在內的組織，都沒有給出明確的概念。國際上曾把某個國家加入經濟合作暨發展組織（OECD）作為經濟已開發國家的標誌，但隨著一些墨西哥、智利等開發中國家的加入，這一共識已被打破。

從歷史發展角度來說，開發中國家一般是指過去曾是殖民地、半殖民地和附屬國，經過獨立抗爭後，目前已獲得政治獨立，擁有國家主權的新興民主國家。

從政治格局來說，與開發中國家密切相關的另一個概念是：第三世界國家，但隨著「冷戰」結束和兩極格局的消失，作為政治概念的「第三世界」也不復存在。然而，作為開發中國家的「概念集合」，第三世界這個辭彙仍然被廣泛使用。聯合國的130多個亞洲、非洲、拉丁美洲及其他地區的國家，都被歸為第三世界。

從經濟發展角度來說，開發中國家的評價標準通常是人均國民生產毛額（GNP）、人均國民總收入（GNI）或是國家的人均國內生產總值（GDP），人均GDP相對比較低，只要經濟發展水準沒有達到已開發國家標準，都被認為是開發中國家。根據2002年世界銀行發展報告，2000年低收入國家人均國民總收入的平均值為420美元，中下等收入國家為1,140美元，中上等國家為4,620美元。開發中國家的平均值為1,230美元。凡是人均國民總收入在755美元以下的國家都被劃入低收入組，從756美元至2,995美元被劃入中下等收入組，2,996美元至9,265美元被劃入中上等收入組，9,266美元以上被劃入高收入組。

從綜合角度來說，經濟發展發達並非是已開發國家的充分必要條件，如：沙烏地阿拉伯、科威特、阿拉伯聯合大公國、汶萊等盛產石油國家，人均收入雖然很高，同時卻是開發中國家。20世紀50年代的日本和以色列並不富裕，但他們是已開發國家。況且窮與富本來就是相對而又不斷變化的概念，只有在相互比較和動態中，才能把握其含義。為了綜合評判，聯合國開發計畫署

（The United Nations Development Programme, UNDP）採用人類發展指數（HDI）來劃分已開發和開發中國家，人類發展指數使用3個指標計算：(1) 人口健康水準，主要用人均壽命來衡量；(2) 教育和知識水準，用文盲率、大學、中學、小學入學率等指標來衡量；(3) 生活品質，使用人均國內生產總值來衡量。

　　無論是哪種界定標準，開發中國家占據全球面積和總人口的70%以上，不僅地域遼闊，人口眾多，市場寬廣，自然資源豐富，而且還占據許多戰略要地，因此，無論從經濟、貿易上，還是從軍事上，都占有舉足輕重的戰略地位。美國高盛公司（The Goldman Sachs Group, Inc.）於2001年在一份名為「建立更好的全球經濟之磚」（Building Better Global Economic BRICs）中首次提出金磚國家的概念，囊括巴西、俄羅斯、印度和中國在內的全球最大的四個新興市場國家，預測這四大開發中國家在今後世界經濟格局中的重要地位。2010年，南非作為正式成員加入「金磚國家」合作機制，「金磚四國」變成「金磚五國」，並更名為「金磚國家」（BRICS）。作為主要新興市場國家，金磚五國擁有世界領土面積的1/4、世界人口的40%、世界GDP的20%、世界貿易額的15%、對世界經濟增長約50%的貢獻率。中國自改革開放以來，經濟年均增長率超過9%。印度自20世紀90年代以來，俄羅斯、巴西自進入新世紀以來，俄、印的經濟年增長率都在6%左右，巴西在3%～4.9%之間，均高於西方國家和世界平均水準。隨著金磚國家經濟快速增長，其國際影響力與日俱增。

　　概括來說，發展中世界是由這樣一些國家和地區構成的：這些國家和地區或者是過去的殖民地和附屬國，或者是共產國家，或者是雖然某種資源豐富（如：石油）能夠為國家帶來高收入，但經濟結構單一、現代化程度不高，社會文明演進處於較低層面的國家。正是上述原因，導致在這些國家中，經濟、社會的二元結構明顯，市場經濟不夠發達，依然處於或者還沒有進入工業化的進程，形成與已開發國家存在明顯差異的國家群體。

二、開發中國家的社會形態和結構

　　在分析社會發展時，馬克思主義提供了不可缺少的有關社會形態、社會結構的科學見解和一般性的理論，這些理論既具有哲學的、又具有總體社會學的意義。從人類歷史發展的總趨勢出發，制定社會形態的概念。社會形態是社會系統在一定歷史發展階段上，有質的規定性的社會類型。馬克思主義社會學的出發點，是人們在其生產活動中所形成的社會關係，首先是物質的生產關係，並進一步將生產關係看做是決定其餘一切關係的基本的原始的關係。一旦從一切社會關係中劃分出生產關係，並將它作為最基本的關係，作為社會的結構、骨架。這樣，就獲得完全客觀的標準，就可以把不同地區、不同民族的歷史，加以對照比較。

（一）開發中國家的社會形態

　　社會形態是社會存在的具體形式，是將人類歷史分出具體發展階段來研究和考察的社會。總結廣大開發中國家的社會形態類型，主要有以下幾方面特點：

　　(1) 雖然開發中國家在掙脫殖民主義、帝國主義後，大體上在相同歷史時期，走上民族獨立道路，但是這些國家在社會的進程中，卻分別處在不同的形態。比如在非洲地區，在撒哈拉以南

的非洲國家中，有些地方屬於奴隸制的形態，存在部落土地所有制，部落酋長或公社的頭目對土地具有支配權。而在拉丁美洲國家中，則多半實行封建主土地占有制。除了存在奴隸制的、封建主義的社會形態外，相當一部分開發中國家則以資本主義制度為發展方向。而在亞、歐和拉丁美洲，有一批開發中國家則是走上社會主義的發展道路。另外，也還有一些國家則以社會主義為未來的發展目標。

(2)在開發中國家的社會形態類型上，有許多國家是某些形態的變形，或是處在從一種形態向另一種形態過渡的狀態。如：撒哈拉以南的非洲國家中，存在部落所有制，也和歷史上曾經存在過的奴隸占有制，有很大的區別。在亞洲、拉丁美洲還盛行封建土地占有制的國家中，也出現較為發展的產品經濟。在社會主義形態的國家中，在生產資源公有制為主體的前提下，事實上也存在多種所有制關係與分配形式。至於以資本主義或以社會主義為發展方向的國家，社會形態的過渡性，則更為明顯。

(3)在許多開發中國家的社會形態演變中，有可能略過某些形態，直接進入新的形態。對某些部落占有制形態的民族或國家來說，不一定非經過封建占有制，而可直接躍遷到資本主義形態；而對於處在封建或半封建形態的國家與民族，則有可能越過資本主義的發展階段，直接走上社會主義的道路。

開發中國家社會形態的多樣性、過渡性和躍遷性，主要受世界歷史時代作用、帝國主義新殖民體系控制、開發中國家相互交往等因素的影響，在政治、經濟的共同競爭中，廣大發展中國家在物質技術、生產關係、政治體制以及意識形態諸方面互相影響，從而出現開發中國家間不同的社會形態。

正是由於開發中國家社會形態諸多的特殊性，其社會發展更應從本國實際出發，不能急於求成，更不能盲目照搬某個已開發國家的模式，而是應該採取漸進的方式，選擇正確的社會、政治、經濟、文化發展策略。

（二）開發中國家的社會結構

開發中國家在社會結構方面普遍具有以下特點：

1. 經濟結構方面

(1)**人均GDP較低**：目前開發中國家人均GDP多在4,000美元左右。中國雖然是世界第二大經濟體，但人均GDP僅為日本的1/10，仍是不折不扣的開發中國家；(2)**貧困人口較多**：世界銀行於2013年4月17日發布《世界發展指標》報告顯示：占世界極度貧困人口前3位的國家和地區為：撒哈拉以南非洲、印度和中國，都是開發中國家。開發中國家的貧困人口由1990年的10億，增加到目前的13億。這些人生活在世界最貧窮的國家，每人每天只有不到1美元的收入。在開發中國家中，有8,000萬人完全不能享受醫療服務，8.4億人營養不良，2.6億人不能上學。在最貧窮的非洲地區，貧困發生率（處於貧困線以下的人口占總人口的比重）不斷提高。目前，非洲6.3億人口中，約有一半掙扎在饑餓邊緣；(3)**農業比重較大**：開發中國家人口分布絕大部分在農村，一般占總人口的80%，而已開發國家的農村人口僅占35%以下。就勞動力來說，開發中國家農業勞動力占66%，而已開發國家只占21%。從農業產值占GNP的比重來看，已開發國家為8%，開發中國家為32%；(4)**出口水準較低**：開發中國家的出口額不足世界的30%，而且出口的多為初級產品，占

出口產品的80%，技術量較低，且國內出口生產地也大多由外資控制。

2. 政治結構方面

(1)**行政穩定性較差**：大多開發中國家的政治管理集中在工業區、大城市和一些主要的區域，如：在80年代的非洲，除埃及、突尼西亞、摩洛哥、賴索托、索馬利亞外，幾乎沒有形成單一的民族國家。在許多國家中，由於民族、部落、宗教之間連綿不斷的衝突，使中央政府無法實施集中、有效的行政管轄；(2)**政局動盪不定**：由於經濟的增長，產生新的經濟獲益的社會集團和經濟受損的社會集團，這些社會成員的日常生活和價值觀，會由於他們新得到的或失去的財富，而發生迅速的變化，因此，他們很容易結成組織，改變現行的政治制度；(3)**民主程度較低**：在開發中國家裡，封建寡頭統治和軍人專政還很普遍，像泰國、印尼、巴基斯坦、阿富汗、土耳其、埃及、奈及利亞、墨西哥、尼加拉瓜、巴西、智利、阿根廷等國，都先後實行過軍人專制，這種政權不僅容易引起政變，而且傾向於過度集權；(4)**政治腐敗現象嚴重**：如：特魯希略（Rafael Leonidas Trujillo Molina）在多明尼加當政20年，共撈取4億美元；尼加拉瓜的索摩查（Anastasio Somoza García）其財富能買下全國的一半土地和工廠；菲律賓的馬可仕（Ferdinand Emmanuel Edralin Marcos）私吞國庫大筆公款。

3. 群體結構上

開發中國家多為二元性結構，分別是下層群體和新興的上層群體。隨著工業化和都市化的發展，群體結構又產生分化，農村原有的封閉性被打破，下層群體湧入都市，產生新的關係、觀念和價值。階級的分化，隨著工業化和經濟發展而加劇，社會不平等程度也日益加深。

4. 教育衛生發展方面

開發中國家在教育衛生發展方面普遍較落後。在一些國家，文盲占比很大，儘管近年來高等教育日益普及，但缺乏計劃性，人才流失的現象很嚴重。大多數國家醫療保健專業低下，疾病流行，缺醫少藥，科技發展較為緩慢。

三、典型國家的提出及其意義

由於目前尚沒有形成對開發中國家統一的界定，因此，本書遵循代表性、分布均衡性的原則，分別在亞洲、非洲、歐洲、美洲選取典型的開發中國家，不同區域都以金磚五國代表性國家為標的。其中，在亞洲選擇中國、印度、泰國、越南、菲律賓、亞美尼亞和吉爾吉斯7個國家；在非洲選擇南非、埃及和摩洛哥3國；在歐洲選擇俄羅斯、匈牙利、捷克、保加利亞4國；美洲選取巴西、古巴、智利、墨西哥4國。

本書選擇研究的開發中國家，充分考慮四大洲各個國家的經濟、社會、人口、衛生等發展情況，發現四大洲的社會保障制度，各有特色，分別加以研究，非常有價值，如：拉丁美洲國家存在增長性貧困現象與社會保險制度的缺陷；東歐國家有私有化的社會保險制度改革出現倒退的困境、南歐國家出現扭曲的福利制度，影響收入公平、拖累經濟的難點；亞、非的低收入國家正在努力向全民醫療保險而努力。對這些不同特色的醫療衛生保障制度的研究，將為中國發展自身特色的醫療衛生保障體制，提供很好的借鑑。

第二節 開發中國家醫療體系與健康狀況

一、全民醫療保障體系的探索

1. 全民健康覆蓋

醫療保障實現全民健康覆蓋（Universal Health Coverage）是世界的潮流。縱觀世界醫療保障的發展史特點，歷來以提高醫療保障覆蓋、直至實現覆蓋全體國民為目標。這對醫療保障普遍處於起步狀態的開發中國家，有極大的借鑑意義。在實現全民健康覆蓋過程中，開發中國家極為重要的一步，醫療保障的全民覆蓋可借鑑全民健康覆蓋的實現路徑。

全民健康覆蓋是世界衛生組織近年來提出的理論，並成為《2013年世界衛生報告》的研究主題——關於全民健康覆蓋研究。WHO總幹事陳馮富珍女士在第65屆世界衛生大會致辭中提到：「全民健康覆蓋是公共衛生不得不提的唯一強有力的概念」。

全民覆蓋以宣布健康為基本人權的1948年世界衛生組織《組織法》和1978年《阿瑪阿塔宣言》（*Declaration of Alma-Ata*）所確定的全民健康議程為基礎，目標是確保所有人都獲得其所需要的衛生服務，而在付費時不必經歷財務困難。全民健康覆蓋理論認為，公平是最為重要的，希望各國，特別是開發中國家，不僅要追蹤整個國家人口的進展情況，而且要在不同的群體（如：按收入水準、性別、年齡、居住地、移民身分和民族等）促進實現公平。

全民健康覆蓋對人口健康有直接影響。獲得衛生服務使人們能夠更具生產力，從而能夠積極為家庭和社區做出貢獻；還確保兒童能夠到學校上學。同時，針對財務風險的保護措施，可以防止人們因為自費支付衛生服務費用而致貧。因此，全民健康覆蓋是可持續發展和減貧的關鍵，也是減少社會不公平的關鍵要素，也是政府致力於改善公民福祉的標誌。

要實現全民健康覆蓋，還要所有部門對於確保人類健康均發揮關鍵作用，包括：交通、教育和城市規劃部門。

2010年，世界衛生組織報告主題為《衛生系統籌資——實現全民覆蓋的道路》，提出處於不同發展階段各國如何採用正確策略的建議，以最大限度增加服務覆蓋面，降低經濟風險。

如何實現全民健康覆蓋，也是全球熱議的話題，世界衛生組織指出全民健康覆蓋的社區或國家要實現全民健康覆蓋，以下幾個因素必不可少：(1) 有力、高效、運轉良好、能夠透過以人為本的綜合保健服務（包括為愛滋病、結核病、瘧疾、非傳染性疾病患者、孕產婦和兒童健康提供的服務），滿足重點衛生需求的衛生系統，包括：為人們提供資訊，並鼓勵人們保持健康、預防疾病；及早發現健康方面的狀況；有能力治療疾病；幫助患者康復；(2) 可負擔性：建立為衛生服務提供資金的制度，確保人們在利用衛生服務時，不經歷財務困難；(3) 獲得基本藥物和技術，以便診斷並處理醫療問題；(4) 受到良好培訓並積極工作的衛生工作者，擁有提供服務並以現有最佳證據為基礎，滿足患者需求的充分能力。

促進和保護健康有利於增進人類福祉，並且是經濟社會可持續發展的助力。早在30年前，《阿瑪阿塔宣言》就指出「人人享有初級衛生保健」不僅有利提高生活品質，同時也有利於世界和平和安全。但影響健康的因素有很多，如同WHO對「健康的社會決定因素」（Social Determinants of Health, SDH）的定義：在那些直接導致疾病的因素之外，由人們居住和工作環境中的社會分層和

社會條件產生影響健康的因素，是導致疾病的「原因的原因」（cause of cause），包括人們生活和工作的全部社會條件，如：貧窮、社會排斥、居住條件等等。從定義可見，促進和維持健康的方式，已經超出衛生部門的權力範圍。人們生長、生活、工作以及變老的環境，都對人們的生死狀況影響巨大。教育、住房、食物以及就業問題等，都會對健康產生影響。這便有了「將健康融入所有的政策」（Health in All Policies, HiAP）理論。

2. 將健康融入所有政策

在中國，醫療保障中大部分職能並非屬於衛生部門管轄，實現醫療保障全民覆蓋，需要充分貫徹 HiAP 的內涵。HiAP 最先由芬蘭總統於 2006 年提出，旨在透過跨部門合作，實現共同目標。重申公共衛生對影響健康的政策和結構因素，至關重要。2013 年，第 8 屆全球健康促進大會在芬蘭赫爾辛基召開，將 HiAP 定為大會主題。世界衛生組織總幹事陳馮富珍在大會上發表演說指出，健康的社會決定因素非常廣泛，其他部門的政策會對健康產生深刻的影響，應對健康問題必須充分運用「將健康融入所有政策」的策略，借助多部門力量，防止健康政策受商業利益的影響。會議審議通過了《赫爾辛基宣言》（Declaration of Helsinki）和《實施「將健康融入所有政策」的國家行動架構》，呼籲各國重視健康的社會決定因素，為實施「將健康融入所有政策」提供組織和技術保障。

二、開發中國家健康狀況轉變

過去開發中國家的健康狀況極度糟糕，農村兒童嚴重營養不良，並且飽受傳染病和腹瀉的折磨。根據《世界衛生統計報告 2013》數據顯示（表 15-2-1），2012 年安哥拉的期望壽命為 51 歲，嬰兒死亡率 100‰，五歲以下兒童死亡率 164‰。與此形成鮮明對比的是，同年日本期望壽命為 84 歲，嬰兒死亡率 2‰，五歲以下兒童死亡率 3‰。如果僅做橫向的比較，顯然這些資料顯示開發中國家和已開發國家兩極端間的重要差異。然而，我們卻不能忽視許多開發中國家健康狀況已經有顯著改進的事實。1960 年，有 34 個國家期望壽命不到 40 歲，只有少數幾個國家期望壽命超過 70 歲。但到了 2012 年，已經有超過 120 個國家期望壽命超過 70 歲。1960 年，有將近 50 個國家的嬰兒死亡率在 150‰ 以上，2012 年除安哥拉和剛果共和國外，其餘國家都在 100‰ 以內。1960 年，僅有 3 個國家的嬰兒死亡率低於 20‰，2012 年超過半數的國家都低於 20‰。從圖 15-2-1 及圖 15-2-2 可以看出，低收入和中低收入國家的五歲以下兒童死亡率，下降了一倍左右，期望壽命也有所增加。1979 年 10 月 26 日，世界衛生組織鄭重宣布，天花已被消滅；小兒麻痺在西半球已經絕跡，在世界其他地方也顯著減少；預防 B 型肝炎有效的疫苗已研製出來；發現了治療絲蟲病的有效方法。順利從第一次衛生革命轉變到第二次衛生醫學革命，隨著都市化和工業化，人們面臨的風險，包括：結核病、精神疾患、性傳播疾病、與犯罪、交通和工作場所有關的損傷和疾病風險越來越高。從 1985 起，開發中國家人口中，都市人口比例從 30% 增加到 50%。在正處於健康狀況轉變的國家中，癌症死亡率從 7% 增加到 14%，心血管疾病死亡率從 19% 增加到 35%。慢性病的特點是病程長、醫療費用高，為提高生活品質，促進人類健康長壽，第三次衛生革命——健康促進，被提到聯合國世界衛生組織的議事日程。由此，醫學目標開始從以疾病為中心，向以健康為中心轉變，醫學目的也從對抗疾病和死亡，逐漸轉變為對抗早死、維護和促進健康、提高生命品質。推行自我保健、家庭保健和發展社區衛生服務，是第三次衛生革命的具體目標。

表15-2-1 1990～2012年（部分年分）部分開發中國家健康指標

指　標	國　家	1990	1995	2000	2005	2010	2012
期望壽命（歲）	阿富汗	49	52	55	57	60	61
	安哥拉	41	42	45	49	51	51
	智　利	73	75	77	78	79	80
	中　國	69	70	71	74	75	75
五歲以下兒童死亡率（%）	阿富汗	17.9	14.9	13.6	11.9	10.6	10.0
	安哥拉	22.6	22.5	21.7	20.5	18.2	17.3
	孟加拉	14.4	11.4	8.8	6.7	4.9	4.3
	玻利維亞	12.3	10.0	7.7	5.8	4.4	4.1
	中　國	5.4	4.8	3.7	2.4	1.6	1.4
	印　度	12.6	10.9	9.1	7.5	1.6	1.4
粗死亡率（%）	阿富汗	1.6	1.4	1.2	1.1	0.9	0.8
	印　度	1.1	1.0	0.9	0.8	0.8	0.8
	安哥拉	2.4	2.2	1.9	1.7	1.5	1.4
白喉破傷風百日咳疫苗接種率（%）	阿富汗	25	20	24	58	66	71
	安哥拉	24	24	31	47	91	91
	衣索比亞	49	57	27	44	63	61
	迦　納	51	70	80	84	94	92

來源：世界銀行，2013年。

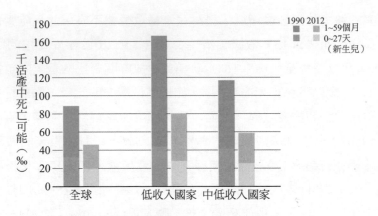

來源：世界衛生統計報告，2014年。

圖15-2-1 1990和2012年全球、低收入和中低收入組的五歲以下兒童死亡率

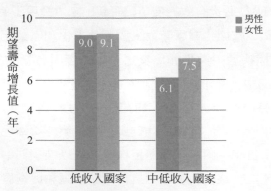

來源：世界衛生統計報告，2014年。

圖15-2-2 1990和2012年低收入和中低收入組的分性別期望壽命的增長年數

第三節　開發中國家醫療制度面臨困境

　　開發中國家在獲得衛生進展的同時，也要意識到開發中國家的健康狀況還遠未達到良好的狀態，健康狀況轉變中，主要存在以下問題：

一、總體衛生資源不足

　　許多開發中國家缺少醫療人才和基礎設施，不能為人民提供高品質的服務。大多數國家實行的是由公共和私立機構提供醫療服務的混合體制，但公共體制對提供衛生服務幾乎占據壟斷地位，因此，社會資本往往無法為社會增加衛生資源。《2006年世界衛生報告》提出：全球普遍缺乏醫務人員，雖然短缺是全球性的，但尤以貧窮的開發中國家為甚，如：全職醫務人員中有1/3在美國和加拿大等北美地區工作，每千人擁有醫務人員每週有24.8人，而非洲只有2.3人。衛生人力的短缺在撒哈拉以南的非洲，最為嚴重，人口占世界總人口11%，疾病負擔占全球24%，但衛生工作者卻僅占全球3%。基礎設施方面，幾乎每個開發中國家的醫療機構、設備、人力資源和藥品供應等，都向衛生保健系統金字塔頂端傾斜，而農村地區則設備簡陋，基礎設施落後，人才匱乏。此外，公共投資過分集中位於大城市的三級醫院，加劇醫療衛生服務的不公平和低效益。

二、醫療制度改革執行力欠佳

　　從全球來看，無論是已開發國家，還是開發中國家，醫藥衛生體制改革都是難以得到很好解決的大問題。醫療衛生體制改革是世界性難題，即使在美國，醫改進程也是步履維艱。美國總統歐巴馬上臺前就承諾要進行徹底改革，但如何不加重財政負擔，又保證公益性和醫療效率，實在是讓他頭疼的問題，而這一問題已讓美國歷屆政府頭疼了幾十年。已開發國家如此，開發中國家也如此。因為，醫療服務是資訊高度不對稱的專業技術服務，最終的目的是要安全、有效。無論是依靠政府、還是依靠市場機制，相對目的而言，都只是手段而已。從全球趨勢來看，保證公益性是最基本的醫療目的。在此基礎上，隨著投入增加和機制完善，才能逐步改善效率與品質。醫藥衛生體制改革是社會系統工程，從各國和歷史經驗來看，醫改乃是世界性難題，各國政府和民眾需要充分認識到醫療改革的長期性、艱巨性和複雜性。

三、健康狀況及人才情況層次不齊

　　處於「健康狀況轉變」的國家包括：中南美洲的大部分國家、太平洋沿岸的許多國家（如：泰國、馬來西亞和印尼）以及中歐和東歐的一些國家。大多數非洲國家仍處於「轉變前」的狀態，即高出生率、高嬰兒死亡率、相對低的期望壽命、不良的環境衛生和高致命性感染率。此外，醫學人才在各國間也有很大差異。泰國每萬人口有3.9名醫師，20.8名護士和助產士；匈牙利每萬人口有29.6名醫師，63.9名護士和助產士。許多開發中國家政府要求醫學生畢業後到基層服務1～5年，但這樣的嘗試常常因激勵不足而以失敗告終，這引起預防、康復、護理、急救等領域

的人才流失，而這些需求卻與日俱增。開發中國家醫學院校的強勢學科通常是基礎科學和臨床醫學；而初級衛生保健、預防醫學、公共衛生教育和臨床流行病學比較不受重視。目前，不少開發中國家醫學院校已經明顯修改課程。但要改變這些學科長期的弱勢地位，還需持續跟進發展。

四、對成人健康保健投資意願不強

由於在政治、經濟、公平等方面的問題，政府規劃以及非政府組織提供的財政和技術，通常更傾向支持婦幼保健的改進。然而，政府卻缺乏對成人保健作同樣的投資的意願。首先，「健康狀況轉變」的成就得益於經濟增長和對衛生保健投資增加。但頻繁的經濟金融危機，如：70年代末到80年代初的世界性衰退、1997年及2007年的全球金融危機，已使這種趨勢受挫，原因在於債務和通貨膨脹增加，導致對衛生保健投資減少。其次，成人的健康改善經濟效益低。以美元來表示每人每年獲得健康壽命，婦幼保健的醫學和社會計畫平均需花費5～50美元，但對成人的干預措施（預防或治療）總是昂貴得多。第三，有限的成人保健投資被「轉移」。如果投入低費用在婦幼保健方面能獲得以數10年計的健康壽命，就很難激勵人們把有限的資源投入成人保健以增加幾年壽命。第四，大多數開發中國家仍然在提升三大健康指標，國內外的壓力都指向要求把未完成的三大指標提到議事日程。

五、衛生領域研究投入偏低

全世界大部分疾病（包括慢性病）發生於開發中國家，但大部分健康問題研究見於已開發國家，而且重點是研究這些國家的健康問題。全球衛生研究論壇（Global Forum for Health Research）執行主席史蒂芬・馬特林（Stephen Matlin）在第11屆全球衛生研究論壇上指出，中低收入國家衛生研究面臨多重挑戰。2003年全球衛生研究投入近1,260億美元，只有很少一部分用於解決開發中國家的衛生問題，開發中國家研究經費中，僅有5%用於各種健康問題的研究，然而這些國家卻占據全球衛生總負擔的90%，這些研究可能強調預防，重點在研製新的或改進的疫苗、寄生蟲控制和職業衛生；這些研究也可能強調臨床，重點在新診斷和治療技術的有效性。由於健康研究並不能為健康狀況的改變帶來立竿見影的效果，因此，如何改變政府和私人捐助者的舊觀念，極為重要。由於開發中國家的健康問題變得更為類似已開發國家，兩者合作研究的機會將增加。

六、過分依賴援助可能削弱政府對國民健康的責任意識

國際衛生因有各種各樣的組織提供資金、知識和技術，而得到充實。這些「捐助」組織包括：國際組織（如：WHO和UNICEF）、政府組織（如：美國國際開發署〔the US Agency for International Development〕）、各種宗教資助的自願組織、各種基金會以及私人自願組織（如：霍普基金會〔The Hope Foundation〕）等。這些組織大多有其明確的援助區域或計畫重點，提供直接服務或支持有關計畫實施。廣大開發中國家，特別是低收入國家，財政儲備不足，公共衛生體制薄弱，基礎設施落後，長期依賴外部捐助，在某些地區，接受援助已成為維持健康的唯一途徑。

| 第十六章 |

「金磚五國」醫療衛生與保障制度比較

第一節 「金磚五國」社會經濟及衛生資源比較

一、「金磚五國」的發展由來

2001年，美國高盛公司首席經濟師吉姆・奧尼爾（Jim O'Neill）首次提出「金磚四國」這一概念，囊括全球最大的四個新興市場國家，即：巴西（Brazil）、俄羅斯（Russia）、印度（India）和中國（China）。由於此四國的英文首字母（BRIC）與英語單詞的磚（Brick）類似，因此被稱為「金磚四國」。2010年12月，「金磚四國」商定接受南非成為正式成員，加入金磚國家合作機制，「金磚四國」即變成「金磚五國」並更名為「金磚國家」（BRICS）。

已開發國家已經完成工業化和都市化過程，伴隨經濟社會發展水準不斷提高，醫療衛生體制相對完善，服務水準較高。而金磚國家為新興市場經濟國家，正處於社會轉型、經濟快速發展期，醫療衛生服務與居民健康需求還存在一定的差距。作為開發中國家，金磚國家在歷史、政治、經濟制度、經濟發展改革歷程、人口規模方面，有很多相似之處。因此，深入分析和探討金磚國家的醫療衛生體制，能夠為中國目前正在深化的醫改工作，提供思考方向和政策建議，為建立適應中國國情的醫療衛生制度體系服務，對深化中國醫療衛生體制改革，更加具有直接的參考價值。

二、「金磚五國」的衛生資源

如表16-1-1所示，中國GDP總量一直位居「金磚五國」之首，但2000～2010年這十年中，俄羅斯GDP增速最快；人均GDP巴西最高，俄羅斯次之，中國較低，位列第四，但中國增速位列第二；衛生總費用方面，中國一直位居第一，且增速也是第一；人均衛生費用2013年俄羅斯最高，中國一直處於較低水準，列「金磚五國」第四，但人均衛生費用增速以中國最快，俄羅斯次之，巴西第三；衛生總費用占GDP比重中國較低，位居第四，增速也位列第四；政府衛生總支出占衛生總費用比重2000年中國位居第四，2013年躍居第二，累計增加16個百分點，遠高於金磚其他國家；政府衛生支出占政府總支出比重中國一直位居第二，增速位列第三，巴西增速最高（6.6個百分點），南非第二（1.5個百分點）。

表 16-1-1　2013 年金磚五國衛生費用相關情況

衛生費用相關項目	中　國	俄羅斯	印　度	巴　西	南　非
GDP（億美元）	92,400	20,970	18,770	22,460	3,506
人均 GDP（美元）	4,433	10,710	1,419	10,978	7,266
衛生總費用（億美元）	4,991	1,742	1,520	1,968	458
人均衛生費用（美元）	373	1,227	126	1,009	915
衛生總費用占 GDP 比重（%）	5.0	6.5	3.7	9.0	8.7
政府衛生總支出占衛生總費用比重（%）	54.3	58.7	28.2	47.0	46.6
個人衛生支出占衛生總費用比重（%）	45.7	41.3	71.8	53.0	53.4
政府衛生支出占政府總支出比重（%）	12.1	9.7	6.8	10.7	12.4

　　如表 16-1-2 所示，在 2012 年，金磚五國中，俄羅斯人均醫師水準最高（43.1／萬人），巴西次之（17.6／萬人），中國位居第三（14.6／萬人），印度最低（6.5／萬人）；金磚四國中，俄羅斯人均護理和助產人員水準也是最高（85.2／萬人），巴西次之（64.2／萬人），中國位居第三（15.1／萬人），印度最低（10.0／萬人）；金磚四國中，俄羅斯人均醫院床位數最高（97.0／萬人），中國位居第二（39.0／萬人），巴西第三（23.0／萬人），印度最低（9.0／萬人）；金磚五國中，俄羅斯人均精神科床位數最高（11.1／萬人），南非第二，巴西第三，中國較低，印度最低。

表 16-1-2　2012 年金磚五國醫療資源相關情況

項　目	中　國	俄羅斯	印　度	巴　西	南　非
總人口（億人）	13.51	1.44	12.37	1.98	0.51
65 歲以上人口比重（%）	9.00	13.00	5.00	7.00	5.00
每萬人醫師數	14.60	43.10	6.50	17.60	7.60
每萬人護理和助產人員數	15.10	85.20	10.00	64.20	-
每萬人醫院床位	39.00	97.00	9.00	23.00	20.00
每萬人精神科床位	1.40	11.10	0.20	1.90	2.20

　　透過比較發現，俄羅斯的醫療資源在金磚國家中遙遙領先，但也有研究顯示，俄羅斯醫療水準、服務品質和衛生條件，相對其較為富足的醫療資源則較差，許多醫院和診所的管理和設備比較落後，甚至沒有品質管理系統；印度城鄉之間和地區之間，居民健康水準存在較大差異，公立醫療部門提供的服務不能滿足居民需求，曾被 WHO 評為醫療服務普及程度最低的國家；巴西是拉丁美洲第一大國，也是世界上貧富差距最大的國家，但長期以來，巴西逐步建立較為完備的「統一醫療體系」、嚴格細緻的雙向轉診流程及實力較強的社區衛生服務網絡，使得巴西居民的健康狀況接近中等已開發國家水準——這無疑為中國解決醫療公平性問題，提供有益的思路；但由於巴西不重視醫院品質和效率，醫院的花費曾消耗巴西政府整個衛生預算的 2/3 之多；南非面臨醫療資源和服務供給不足、公立衛生機構服務效率低下等問題，南非政府選擇組建私立機構來改善公立機構的服務提供。

　　研究顯示，中國衛生資源在金磚五國中處於中等水準，但人均醫院床位數相對偏高；衛生總

費用、衛生總費用和人均衛生費用增速均位列五國之首；衛生總費用占GDP比重偏低，且增速較慢；政府衛生總支出占衛生總費用比重提高較快。改革開放以來，中國政府在醫療衛生領域全面放鬆干預和控制，醫療機構「自負盈虧」，政府投入逐步降低，包括公立醫療機構乃至公共衛生機構在內的所有醫療服務機構，都實行獨立經濟核算、獨立經營方式。各種醫療服務機構之間，逐步走向全面競爭，醫療服務的價格形成機制，也主要依靠市場供需關係來決定。在醫療服務機構的管理方面，普遍推行企業化管理模式，層層實施經濟指標考核，甚至層層承包，充分將個人收入與業務收入掛鉤等等。衛生資源的布局與結構不合理，資源浪費與短缺現象並存。

中國的衛生資源約80％集中在城市，其中2/3又集中在大城市。大城市一些高端精密醫療設備的占有率已經達到或超過已開發國家的水準，明顯過剩。而醫療機構為了收回投資成本和追求高收益，隨意對患者使用大型醫療設備，亂檢查、重複檢查的現象時有發生，加重患者的負擔。與此同時，市縣以下公共衛生機構，特別是一些農村的醫療衛生機構，卻缺乏基本的醫療設備和條件。公立醫療機構的市場化，不符合醫療衛生發展的特點，也成為中國醫改的一大特色。這種改革方式終於導致國人垢病的「看病貴，看病難」問題。目前，中國私立醫療衛生機構的市場很小，主要提供初級醫療服務和一般治療診斷服務。私立醫療衛生市場發展限制重重，健康有序的市場機制沒有形成，政府和市場在醫療衛生系統中的職能，還沒有徹底清晰地定位好。

第二節 「金磚五國」衛生服務管理體制比較

醫療衛生保障制度和公民的健康水準，是國家政治、經濟和社會發展水準的重要指標。各個國家醫療衛生體制的發展，是漸進的、逐步發展的過程，都經歷由無到有、由低水準到高水準的發展歷程，且與經濟發展密切相關。開發中國家由於經濟發展水準較低，醫療衛生制度大都根據實際情況並借鑑其他國家的成功經驗，建立多種模式共存的複合型醫療保障制度。

透過系統研究經濟、社會發展水準、人口結構與中國相似的巴西、印度、俄羅斯、南非等國，發現這些國家的衛生保健體制有一些共同特點。

一、建立全民醫療保障制度

即透過國家立法和制度安排，建立基本醫療衛生保障制度，保證全體國民免費享有一定水準的醫療衛生服務。

1949年，印度制定第一部《憲法》，明確規定所有國民都能享受免費的基本醫療。從2005年起，印度政府開始實施「全國農村健康計畫」（National Rural Health Mission, NRHM）充分保證貧困地區兒童、婦女和窮人，能夠獲得高品質、高效率的醫療保健服務。政府在農村建立包括：初級衛生保健分中心（sub-center）、初級衛生保健中心（Primary Health Center, PHC）和社區衛生中心（Community Health Center, CHC）的三級醫療保健網，透過全民免費免疫計畫和公立醫院免費治療專案等制度，向廣大農民提供最基本的醫療保障。除此之外，印度農村醫療保險還有3種形式：農產品加工企業組織協助農戶向保險公司集體投保、非政府組織為成員設計保險專案集體向保險公司投保、非正規經濟產業工會的健康福利專案。印度公共籌資主要透過各級政府稅收、非稅收收

益以及社會保險費等形式籌集。印度社會保險主要有2種類型：邦雇員保險計畫、中央政府保險計畫。由於政府分擔的衛生支出額較低，自費付款是衛生資金的主要來源。

1986年，巴西政府制定新《憲法》，建立國家「統一醫療體系」（Unified Health System, UHS），把保障全體公民的基本健康權益作為各級政府的重要責任。新《憲法》明訂，國家和政府有責任為每一個公民提供免費的醫療服務，保障公民健康是國家和政府的重要職責。在統一衛生體系內人人平等，提供從預防保健、疾病診療到康復護理的系統服務，可同時滿足不同人群的不同醫療需求；聯邦、州、市三級政府實行分級管理，職責明確，各地區成立統一醫療體系管理委員會，由該區域居民共同參與管理。國家統一衛生體系的實施，使得巴西的衛生制度改革獲得很大的進展，公共服務體系以初級衛生保健為主，籌資制度以一般稅收為基礎，並未遵循世界銀行所建議的「建立以社會醫療保險為基礎的籌資體系」，這也是巴西醫療衛生體制有別於多數拉丁美洲國家的最大特點。巴西「統一醫療體系」籌資形式為公共籌資，即由國家、州和市三級政府共同籌集衛生財政資金，由聯邦、州和市三級政府共同向巴西公民提供基本的醫療保健服務，體系中特別強調市政府在醫療衛生管理方面的職能。而私人醫療保險作為「統一醫療體系」的補充，透過私人醫療保險公司向參保人提供各類的醫療保險專案，以滿足社會各階層的不同需要。同時，要求各級政府建立由公民代表參加的醫療衛生委員會，參與醫療衛生政策的制定和對實施情況進行監督。巴西透過立法的方式，規定政府必須承擔國民衛生財政支出的全部責任，並對州政府和市政府所應承擔的衛生支出占財政總支出的比重，做出明確規定，即州政府不應低於12%，市政府不應低於15%。巴西的私人醫療保險實行市場化運作，按照疾病風險收取保費、重點覆蓋「統一醫療體系」沒有的專案，成為免費醫療專案以外的有益補充。

中國實行的是「三縱三橫」的醫療保障體系，分為基礎──基本醫療保險、頂橫──補充醫療保險、底橫──醫療救助。基礎是中國醫療保障的主體，參保人數最多，覆蓋面最廣，包括：城鎮職工基本醫療保險、城鎮居民基本醫療保險、新型農村合作醫療保險。目前，中國在制度層面上，已經初步形成以基本醫療保險為主，輔以各種形式的補充醫療保險，以社會醫療救助為底線的多層級醫療保障體系的基本架構。基本醫療保險保障人群為城鎮職工、城鎮居民（包括：在校學生、兒童、沒有收入的老年人、喪失勞動能力者）；農村居民透過參加新型農村合作醫療保險，享受基本醫療保障。基本醫療保險堅持「低水準、廣覆蓋」的原則。由於「廣覆蓋」，決定了保障只能是「低水準」。2009年以來，中國政府逐步推進新的醫療衛生體制改革，新醫改以提倡政府主導和公益性為方向，進一步深化醫療體制改革，促使中國的醫療衛生體制進入新的時代。

俄羅斯醫療保險法律的實施，促進聯邦強制醫療保健基金的建立，推行強制性的健康保險，主要籌資來源是強制性和自願醫療保險繳費。和中國城鎮職工基本醫療保險類似，俄羅斯企業和員工也各需承擔部分保險費用，其中企業或單位需繳納員工薪資總額的3.6%，而員工則需繳納薪資額的1.80%。

二、鼓勵私立醫療機構與商業醫療保險發展

金磚國家著眼於本國國情，不照搬已開發國家的模式，針對不同收入人群設計衛生保障制度，也鼓勵私立醫療機構和商業醫療保險的發展。

　　巴西實行全民統一的免費基本醫療服務制度，由政府興辦公立醫院和社區衛生所，向全體公民提供免費的基本醫療服務，覆蓋約70萬的所有低收入人群和農村居民。由於免費醫療提供的條件和保障水準不高，商業醫療保險、私立醫療機構和全民免費醫療制度並存，公民可根據個人經濟收入水準，自願選擇購買並使用私立醫院的醫療服務，約占總人口30％的收人較高的人群，大部分都參加私人醫療保險。

　　印度的全民免費醫療是由政府興辦的公立醫院所提供的最基本的醫療服務，由於政府投入不足，公立醫院的條件和水準較差，而經濟條件較好的患者，往往選擇到私立醫院就診。由於印度商業醫療保險較不發達，居民個人必須承擔比較高的醫療費用。印度還有4.5萬家私營醫療機構，2000年前後，私立醫療機構已占印度醫療機構總數的93％，床位數已占總床位數的64％，醫師數約為總數的80％～85％。而且私立醫療機構的數量仍不斷上升，基本壟斷了都市和農村的絕大部分門診服務。由此可見，在機構的數量上和所服務人群的數量上，印度的私立醫療衛生服務都處於主導地位。

　　在俄羅斯，每個州建立相應級別的基金，作為新的非預算性的籌資來源，以增加預算，建立資金的統籌機制，在患者可以自由選擇服務機構和保險的同時，提供全面覆蓋可及性衛生保健服務。強制醫療保險基金的主要資金來源於各企業繳納的強制醫療保險費以及聯邦政府的撥款，其中繳納的保險費占強制醫療保險收入總額的90％以上。醫務人員的薪資由國家支付，患者的醫療費用及住院期間的飲食費用，則都由醫療保險支付。最近幾年，隨著俄羅斯聯邦經濟的復甦，政府逐步加大在醫療衛生領域的投入，但個人仍然需要承擔較高的醫療費用支出。由於政府在衛生領域的投入還是不夠，俄羅斯政府鼓勵民眾購買商業醫療保險，並使用私立醫療機構的服務。

　　南非有一支龐大且逐步增加的私人衛生部門。在20世紀90年代早期，私人籌資的衛生費用約60％，但僅有不到1/4的人口能獲得私立部門的衛生服務。私立部門中最大的籌資媒介是醫療計畫，這些醫療計畫由雇主和雇員出資的非營利協會資助，政府透過對雇主繳納保險費課稅減免的方式，對其提供補助。自20世紀80年代後期以來，醫療計畫保險費以及救濟金的支出，以年通貨膨脹率2～3倍的速度增長，醫療保險計畫成員的共付率，也有較大程度的增長。因此，在20世紀80年代末至90年代初，醫療計畫的成員數量增長緩慢，目前成員數量和覆蓋率下降（覆蓋率從1996年的17％，降為1998年的16％）。這些醫療計畫從80年代開始進行「風險分級」，使得醫療計畫內風險分擔分級變得更細，高風險個體的負擔逐漸加重。相反，公立部門的實際衛生支出，在80、90年代多處於停滯狀態。但由於人口增長、費用上升、私立部門的風險分級以及公立部門中的保險患者一旦救濟金被用完後就被「剔除」等原因，低收入和中等收入人口，對公共服務的依賴性反而增強了。

三、重視基層醫療服務體系建設

　　根據經濟學原理，關於醫療衛生服務的公共產品、準公共產品和私人產品的性質，初級衛生保健體系屬於公共產品和準公共產品。不難理解，政府應當是初級衛生保健服務的提供者，而且初級醫療衛生保健體系的完善，也有利於降低國民疾病治療的成本。金磚各國均重視基層衛生服務體系的建設，並建立嚴格的轉診制度和基本藥物制度，控制醫療費用，改善服務效率。

　　1988年，由於強大的民主運動以及「全國衛生大會」的推動，巴西提出「全民覆蓋、公平、連續性、一體化」的改革理念，創建「統一衛生體系」（UHS）。該方案一改過去強調疾病的做

法，開始重視家庭健康服務，不僅提供傳統衛生服務，更加關注日益嚴重的食品安全、營養不足以及居住環境的健康等問題。免費的家庭健康服務，是當今巴西初級公共衛生體系的顯著特徵。巴西覆蓋全體國民的UHS制度，也存在一些難以解決的問題，如：(1)公共醫療衛生服務供不應求：有限的政府財政投入，不能保證初級保健、疾病預防和基本治療等公共衛生服務的需求；(2)農村缺乏醫療衛生服務網絡：雖然家庭健康計畫、內地化計畫等專案正在推進，但仍有將近10％的人口，難以得到衛生服務；(3)公立醫療衛生服務的品質較低，醫藥供應不充足等。但是，巴西建立遍及城鄉的衛生服務網絡和雙向轉診制度，免費保健制度以社區衛生服務機構為基礎，讓當地居民，尤其是老人、婦女和兒童，在社區就能免費享受初級衛生保健服務。建立社區首診制度，患者首先要到社區就診，當有病情複雜的患者需要轉院治療時，社區衛生服務機構直接與轉診辦公室聯繫，並安排到綜合性醫院和專科醫院就診。轉診制度有效提高社區衛生服務機構的利用率，提高綜合性醫院的效率，並控制衛生費用的增長，這是中國非常值得借鑑的經驗。

2005年1月，印度政府針對農村衛生事業的落後狀況，推出全國農村衛生服務專案（2005～2012），重點在於解決影響國民健康的一系列問題，如：廁所與環境衛生、安全飲用水、控制傳染病和營養攝取等。印度政府建立遍布城鄉的三級醫療服務體系，全國醫療服務網絡中有60％是公立醫療機構。其中，初級醫療保健機構有15萬家，提供基礎預防及普通門診醫療服務；二級醫療機構有7,500家，提供簡單的住院醫療服務；三級醫療機構只有120家，主要為富裕族群提供專家級的住院醫療服務。但由於財政投入不足，印度初級醫療衛生保健系統，還是存在許多嚴重的問題，如：(1)農村中，存在貧困偏遠地區的初級衛生保健分中心多數尚未建立；有初級衛生保健中心的地區大多缺乏必備設施、缺少醫務人員和基本藥物；農村衛生官員和醫務人員不盡責的現象相當普遍等問題；(2)在城鎮則有流動人口的健康狀況不如農村居民；初級醫療衛生中心的覆蓋率遠低於農村；公立醫院普遍醫療設備、藥品嚴重短缺；轉診管道不暢等問題。

在中國，20世紀50年代後期，在非常貧困之際就創建和發展初級醫療衛生保健系統。在經濟體制改革以前，合作醫療覆蓋農村90％左右的人口，基本保障大部分國民的健康水準，並為聯合國教科文組織所稱讚。80年代以後，隨著集體經濟的削弱，農村合作醫療覆蓋率從1978年的90％，降低到1990年的5％，農村公共衛生保健系統處於崩潰的邊緣。在此情形下，醫療衛生工作的重點，悄然從農村移向城市，醫療衛生工作形成「重治療、輕預防」的局面。2003年「非典」（SARS）爆發以來，尤其是2005年至今，中國政府開始高度關注公共衛生體系的重建，新的醫療衛生體制重點放在健全基層衛生醫療服務體系，以促進基本公共衛生服務逐步均等化。2009～2011年「新醫改」提出5項要求，促進基本公共衛生服務逐步均等化，是其中之一。

儘管金磚各國醫療衛生體制的內容各有不同，並隨著經濟社會發展、疾病譜的變化以及公民對醫療衛生服務需求的變化，而持續改進和完善，但是各國衛生保健體制的基本功能，大體是一致的，均體現「加強政府投入和監管、合理配置醫療衛生資源、促進醫療衛生服務的公平可及性、加強健康教育、降低疾病成本、控制醫療費用、規範就醫流程、提高醫療服務品質、持續改進健康水準」的原則，均圍繞著「保障公民的基本健康權益，持續提高公民健康水準」為建設醫療衛生體制的總目標。確立以政府稅收、社會保險和個人為基礎的籌資機制，在醫療服務的提供體系中，以公立醫療機構為主體，保證基本醫療服務的公益性；以私立醫療服務機構為重要補充，發揮市場機制的競爭作用，同時引入商業保險，滿足人民對多層級、多樣化醫療服務的需求。

第三節 「金磚五國」醫療制度比較

已開發國家的經驗顯示，市場化不僅能夠提高醫療服務的效率，也可以有社會公平的效益，即「有管理的市場化」，這是全球醫療衛生體制改革的大趨勢。開發中國家的醫療衛生服務體制的具體管理形式有所不同，說明如下。

一、從政府集權管理到商業基金管理模式

俄羅斯醫改前，承繼前蘇聯的集權管理模式，包括醫療保險在內的各項社會保險事業，政府在其中發揮重大的作用。醫改後，俄羅斯的醫療管理體制發生重大的轉變。

1. 醫療保險公司

按照1991年通過的《俄羅斯公民醫療保險法》有關規定，醫療保險公司是不受政府醫療保健管理機關和醫療機構支配的獨立經營主體。醫療保險公司履行承保人的職能，負責為受保人支付醫療費；也有權選擇醫療機構為受保人提供醫療保健服務；可檢查和監督醫療機構所提供的醫療服務品質，必要時對醫療單位提出索賠和罰款制裁。

2. 強制醫療保險基金會

強制醫療保險基金會在行政上不隸屬於醫療保健管理機關，是獨立的、具有半官方性質的商業信貸機構，採用商業經營基金管理模式。這意味著在醫療保健系統改革中，又出現了新的主體。強制醫療保險基金會不僅履行撥款給醫療保險公司的職能，並履行直接撥款給醫療機構的職能。另外，還負責強制醫療保險基金的集中、分配和使用。由醫療保健管理機關、強制醫療保險基金會和醫療保險公司構成的俄羅斯醫療衛生管理體制，雖然屬於分權管理模式，但已跨越出官方性質的同級、上下級的分權，商業基金管理模式是其顯著的特色。另外，俄羅斯實行醫、藥分離，避免藥物浪費和「以藥養醫」的現象出現。

2004年，俄羅斯政府啟動推進合併部門的全面改革，力求減少政府職能部門的數量。社會發展部和衛生部合併成為衛生保健和社會發展部，承擔社會發展和衛生保健職能，從而有更廣泛的部門參與解決醫療衛生問題，大大增加協調性。在2000年5月，普丁（Vladímir Vladímirovic Pútin）簽署法令，進一步加強中央政府在衛生領域的權力，新的7大聯邦地區取代了1993年改革後形成的9個地區。中央政府任命代表，管理醫療衛生事務、制定衛生政策，對各地區回收權力，實行垂直管理。衛生部也轉變職能，擴展已有的流行病防治網絡，加強對其他傳染性疾病（如：HIV/AIDS）的防控，以保護國民的身體健康。

二、「大部制」科層管理

印度根據本國國情，建立綜合的衛生行政管理體制，包括國家衛生與家庭福利部下屬兩個相對獨立的部門：衛生與家庭福利管理局和傳統醫藥管理局。前者全面負責疾病預防、婦幼保健和計劃生育、基本醫療服務、醫學教育與科研、藥品生產流通和使用；後者負責印度傳統醫藥的管理職能。這樣的管理制度設計，避免部門之間由於職責分割、目標分歧和工作重點的不同造成的

政策協調障礙，提高管理效率。

　　巴西醫療衛生管理更體現科層分工合理的特點。(1) 行政管理：建立集「醫療、醫保和藥品合一」的「大衛生部制」的衛生行政管理體制。「統一醫療體系」由衛生部、州衛生廳和市衛生局三級政府統一領導。藥品監督管理局局長雖然由總統任命，但是要向衛生部負責，專門負責監管藥品的生產和流通。醫療管理局、各級醫療理事會以及私人保險機構，負責監管醫療行為。此外，全國有一支龐大的基層衛生稽查隊伍；(2) 醫師管理：多數州的醫師由醫師協會負責管理，醫師是自由職業者；(3) 服務管理：公立醫療機構的雙向轉診和「分區分級」制度，使衛生資源得以充分合理的利用；(4) 藥品管理：1998年的國家藥品計畫實行基本藥品的管理制度，透過公共衛生系統免費提供基本藥品。

　　南非的衛生服務體系為：中央、省和市三級管理模式。中央負責統一制定政策和總體規劃，並對各地進行監督管理和考核社會福利金的發放是否符合中央的要求；省（全國共9個省）和市兩級落實執行。中央設立社會福利部，主要目的一是為正常人提供社會保障服務；二是為弱勢、殘疾、低收入、貧窮的人提供服務。社會福利部在9個省都設有辦公室，配合地方開展社會保障工作。除社會福利部外，南非其他政府部門也參與為國民提供社會保障：一是衛生部，負責醫療保險和生育保險以及改善一些黑人的居住、生活環境等；二是勞工部，負責失業救濟，失業人員可以領到4～6個月的失業金；三是交通部，因交通事故受傷害後的理賠辦法，由交通部負責訂定。黑人居住在黑人區，交通事故率高，交通部就有責任設立意外交通事故險。

三、「多頭控制」式管理

　　在中國，政府是最重要的醫療衛生服務提供主體，公立醫療機構都是政府向公民提供衛生服務的載體。自20世紀80年代，中央、地方政府在財政上「分灶吃飯」和醫院經營「自負盈虧」的改革以來，中國醫療衛生服務體制呈現的主要特點如下：**(1) 行政管理部門各自為陣**：人事部管理機關事業單位的醫療事務；勞動和社會保障部管理城鎮職工基本醫療保險；衛生部管理公共衛生，進入新世紀後新型農村合作醫療也納入其管理體系；建制於2001年的國家質檢總局承擔公共衛生行政管理的部分職能；2003年組成的食品藥品監督管理局負責食品、藥品方面的公共安全；**(2) 醫院的「婆婆」很多**：有衛生部、衛生廳直屬的醫院，有各行業系統內的醫院，有大型廠礦企業醫院，有軍隊系統的醫院及隸屬於地方政府管轄的鄉鎮衛生院和衛生所等；**(3) 政府越位管理**：眾多的公立醫院與政府衛生行政部門「關係密切」，政府對醫院管得過多過細，醫院雖名為公立，卻不能為每個公民提供公平的服務，也不能有效地參與市場競爭；**(4) 政府缺位管理**：醫藥不分、以藥養醫現象其實是政府不作為的結果。與社會醫療機構，特別是個體醫療機構，相對疏遠，醫療衛生行政部門缺乏對個體醫療機構實施必要的管理，以致市場混亂。

　　從其他金磚國家的經驗來看，經濟發展水準並不是實現醫療保障全民覆蓋的唯一因素，透過有效地制度安排，也可以實現醫療保障的全民覆蓋，解決或緩解居民「看病難」、「看病貴」等社會問題。印度與巴西都建立基本醫療衛生保障制度，保證全體國民可以免費享有一定水準的醫療衛生服務，這對於貧困人口無疑是雪中送炭。同時，政府應該制定醫療援助制度，專門針對有病卻無經濟能力進行治療的貧困人群，實施專項補助，結合醫療救助與整個社會保障體系，使貧困

者得到真正、有效的救助。

第四節 「金磚五國」醫療制度績效評價

一、醫療體制改革差異

　　「金磚五國」中，中國、俄羅斯、巴西、印度、南非5國健康保障制度的覆蓋範圍、保障水準、受益人群、國民經濟水準、人均收入水準、勞動力比例、衛生法律保障等健康相關指標，密切相關。其衛生體制的比較，如表16-4-1所示。

表 16-4-1 「金磚四國」衛生體制比較

國　家	世界衛生組織排名	政府支出	衛生費用情況	籌資情況	衛生服務體系
印　度	衛生籌資與分配公平性評估排位為43名，健康水準為153名，綜合性衛生系統績效在112名。	在健康方面的公共支出僅占GDP的0.9%，遠遠低於中低收入國家2.8%的平均水準，以及全球5.5%的平均水準。	占GDP的5.3%	公共籌資主要透過各級政府稅收、直接財政支出以及社會保險費等形式。個人直接醫療費用支出占私人籌資的93.8%，各種保險計畫下醫療費用支出占私人籌資的0.8%。	中央級醫療機構、邦級醫療機構、地方級醫療機構、社區級醫療機構、初級衛生中心和基層衛生中心。目前擁有3,500個城市保健中心。
巴　西	衛生籌資與分配公平性評估排位188名。	根據法律，聯邦政府要按GDP的1%～2%安排醫療衛生費用，衛生預算增長速度不得低於GDP的增長速度；州和市級政府衛生支出占財政支出的比重分別不低於12%、15%。	占GDP的7.6%	以一般稅收為基礎的衛生籌資機制，籌資來源包括企業所得稅、消費稅、營業稅以及部分人群交納的社會保險稅等。商業保險覆蓋25%～30%的人口。	政府主辦「統一醫療體系」，包括社區醫院、大型醫院，承擔公共衛生的實驗室、製藥廠、醫療科研機構。私立醫院等補充衛生保健系統約占總醫療機構的80%。
俄羅斯	衛生籌資與分配公平性評估排位130名。	政府總體衛生支出占衛生總費用的64.2%。政府總體衛生支出占政府總支出的10.2%。	占GDP的5.4%	設立醫療保險基金會，免費提供1,000多種常用藥品；根據不同情況、按照不同比例，個人須承擔部分手術費。	分為聯邦級、大區級（州級）和市級（區級）。
中　國	人均衛生總費用排名139名，衛生系統的總體績效為144名，衛生服務籌資公平性在188名。	政府衛生支出占衛生總費用的27.23%，社會衛生支出占34.57%，個人衛生支出占38.19%。	占GDP的5.1%	籌資主要透過各級政府財政預算、各類醫療保險費等形式籌集。	政府興辦的公立醫療機構占93%，私人醫療機構大約占6%。
南　非	衛生總支出占GDP排位44名。	政府衛生支出占衛生總費用的46.6%。	占GDP的8.7%	政府承擔40%左右。	覆蓋全人群，免費，但等待時間長，醫師少。

　　我們可以看到，總體上，「金磚五國」基本都實行免費（或部分免費）醫療衛生制度。但公費醫療體系實際上是龐大的等級化體系。在這樣的體系中，固然沒有交易成本，但卻產生大量成本。金磚五國的醫療衛生體制，大多積澱如下的弊端：缺乏監督機制，公共醫療衛生資源浪費的現象嚴重；財政全額撥款制度，使得醫療服務缺乏競爭，工作效率低下；尤其是缺乏費用約束機制，財政負擔越來越重。

　　在醫療衛生體制改革上，中國和巴西主要是建立在高度的國家宏觀控制的基礎上，同時加以適度的市場機制協調；俄羅斯是以市場激勵和國家調控，共同推動衛生績效的改進；印度則主要依靠市場自發調控，參照美國的部分模式，由消費者來選擇醫療機構，促進衛生系統績效的改進。從醫療服務品質的指標與有效性來看，各國都非常重視服務品質，並結合醫療服務的總體目標與績效考核的評估，不斷提高醫療服務品質和衛生服務績效。從管理的目標來看，印度主要強調在各種水準上做出靈活、及時、合理的決策；巴西重點在逐步完善醫療資訊系統的建設；俄羅斯強調衛生績效管理水準的提升；中國政府強調衛生資源（政策、資金、設備、人力等）的多方有效整合，從而提高績效水準，建立和逐步完善衛生體制和機制建設。

　　透過上述比較可以看出，金磚五國醫療衛生體制的基本功能，大體是一致的。儘管不同政治體制的國家，在醫療衛生體制及相關法律規定等內容有所不同，並隨著社會經濟的快速發展和居民醫療服務需求的變化而不斷完善，但各國衛生保健體制的基本功能，均體現「加強政府干預、促進公平可及、合理配置資源、應對人口高齡化、降低疾病風險、控制醫療費用、提高服務品質、改進健康績效」的原則，政策的出發點都是圍繞保障公民的基本健康權益，持續增進公民健康的目標。

　　為幫助公共政策的制定者進行更準確的評估，2009 年諾貝爾經濟學獎得主伊利諾・歐斯壯（Elinor Ostrom）曾提出概念性的分析評估框架，該框架確立影響政策制定和運行的主要因素，並體現這些因素的相互關係。伊利諾建議制定公共政策的前提是確立該分析評估框架。因此，基於她所提出的對公平與效率的權衡，我們制定了醫療衛生體制運行績效的評估框架，如表16-4-2。

表 16-4-2　醫療衛生體制改革的分析架構

項　目	初級衛生保健		醫療服務籌資		私立服務體系		管理模式		
	構　建	喪　失	社會保險	一般稅收	補　充	替　代	商業運營	大部制	多頭控制
公　平	＋	－	＋	＋	＋	－	＋／－	－	－
效　率	＋	－	＋	－	＋	＋／－	＋	＋／－	－

注：「＋」表示「具備」，「－」表示「不具備」。

　　上表解釋了在醫療衛生體制改革中，公平與效率的相關性。一般情況下，醫療衛生體制中，公立和私立醫療衛生服務機構經常並存，如果以公立服務體系替代私立服務，公平性增加了；但由於公立醫院缺乏競爭，效率則降低了。反之，如果私立服務體系替代公立服務體系，由於私立醫院的逐利性，喪失的將是公平性。在管理模式上，採用市場化的商業運行模式可提高效率性；但其公平性就比較難以得到保證。而偏向中央集權的大部制管理模式，可集中各項資源，具有較高的解決問題的效率，但難以確保公平性；但如果地方部門與中央的權力爭奪激烈，大部制管理模式也有可能喪失效率。

表 16-4-3 金磚五國各國醫療衛生體制改革效果比較

指　　標		中　國		俄羅斯		印　度		巴　西		南　非	
		公平	效率	公平	效率	公平	效率	公平	效率	公平	效率
初級衛生保健	構　建 喪　失	−	−	−	−	＋	−	＋	−	−	−
公共服務籌資	社會保險 一般稅收	＋	−	＋	−	＋	−	＋	−	＋	−
私立服務體系	補　充 替　代	−	−	＋	−	＋	＋	＋	＋	−	−
醫療衛生管理模式	商業運營 大部制 多頭控制	−	−	＋	−	＋	＋	＋	＋	＋	＋

　　如表16-4-3所示，金磚五國在公平與效率方面的評價中，是具有較大的差異的，尤其是在初級衛生保健的構建與喪失、醫療服務籌資（社會保險和一般稅收）、補充和替代的私立服務體系、管理模式（商業運營、大部制和多頭控制）等方面的指標比較中，存在著較大的差異，這主要和金磚五國的社會、經濟、政治（政黨執政理念）、衛生資源及其條件、居民的健康需求與釋放程度、人口素質和文化等發展水準密切相關。

　　透過對其他金磚國家醫療衛生體制特點的分析可以看到，處於都市化、工業化加速發展的金磚國家，其醫療衛生體制都存在自身的特點。醫療衛生體制的發展是漸進的、逐步發展的過程，需要我們不斷地學習與借鑑其他國家的經驗，尤其是發展水準相近國家的經驗，才能不斷地完善。醫療衛生體制改革，不僅要保證人民群眾的健康，醫療衛生服務水準同時也是衡量國家經濟社會發展的重要尺規，如何更好地保障絕大多數民眾的健康，促進醫療資源的公平、合理分配，是中國醫療衛生體制改革的重點。

二、醫療制度績效比較

　　世界衛生組織2014年發表了題為'Relative Health Performance in BRICS Over the Past 20 Years: the Winners and Losers'的文章。研究發現，1990～2011年間，金磚五國衛生績效差異明顯。

　　該研究採用「壽命損失年」（years of life lost, YLL）作為評價人群疾病負擔的直接指標，並將五個國家的數據與世界上績效最好的國家、同等收入水準的國家進行比較。研究發現：(1)巴西衛生績效大幅提升，印度改善較為緩慢，南非和俄羅斯衛生績效出現大幅下滑，中國相對於經濟快速增長的背景，衛生績效改善程度仍然偏低；(2)五個國家中，不同年齡、性別組別之間差異顯著，各國女性的健康狀況普遍劣於男性，印度兒童的衛生績效最差，南非多數人口的衛生績效在20年間不斷惡化，中國老年人口健康狀況比年輕人口差；(3)不同收入水準方面，俄羅斯的人均收入水準最高，但衛生績效最差，20年來沒有實質改善；中國的人均收入雖然不及俄羅斯的一半，但在衛生績效方面已經大幅超過俄羅斯；印度人均收入比南非要低，巴西與南非相當，但衛生績效都優於南非。

| 第十七章 |

開發中國家醫療制度改革啟示

第一節　醫療制度發展的共同挑戰

一、資金來源有限和投入不足

　　理論上，公立醫院資金來源包括：政府財政預算、醫療保險基金支付費用、患者直接支付費用、社會慈善捐贈等。受制於經濟發展水準和政府財力，開發中國家政府財政投入和社會慈善捐贈都非常有限，醫療保險籌資和待遇水準不高，低收入群體對醫藥費用的支付能力不足。除直接降低政府、社會和個人對醫藥成本費用的承擔能力外，資金投入不足，往往成為醫療設施、設備、技術、人力、藥品等資源短缺和醫療品質不佳的根源性因素，衍生出許多相互關聯、層層疊套的問題。

二、資源區域和縱向配置失衡

　　除了資金投入不足帶來的資源短缺和品質不佳的問題，提高資源配置的科學性、合理性，也是開發中國家普遍面臨的難題。一是縱向配置失衡，優質資源相對集中於大型和專科醫院，基層醫療機構資源緊缺。二是區域配置失衡，都市和農村，甚至是城區和郊區，存在較大差距。三是專業配置失衡，康復、老年醫療護理、精神衛生、婦幼衛生等資源，供需矛盾比較突出。

　　對初級衛生保健的重視程度不夠，資源過度集中於少數大醫院和專科醫院，制約了基層醫療機構和預防保健、全科醫學的發展，使公眾過於依賴，甚至盲目迷信大醫院和專家的職稱和頭銜。隨之而來的後果是：各級各類醫療機構之間角色錯位，無序擴張和功能萎縮的現象並存，降低衛生服務體系的運行效率。

　　另一個值得密切關注的問題是：農村衛生。大多數開發中國家工業化、都市化的程度不高，與交通、教育等其他公共服務領域類似，有限的醫療資源往往過度向人口密集的都市地區傾斜。農村地區醫療衛生基礎設施數量和品質，與都市地區相比，有很大差距。對農村居民而言，公共衛生服務和基本醫療服務的經濟可及性和地理可及性，遠遠不及都市居民，損害了社會公平性和執政者的公信力。

三、公立醫療機構激勵和約束機制缺失

衛生系統具有不同於其他一般服務業的獨特行業特徵，因此，宏觀層面的衛生服務體系的規劃和組織，以及微觀層面的醫療機構運營和管理，對管理者的概念技能和知識結構，都有較高要求。

從管理學的角度來說，管理水準的提升，需要經歷不同的階段，並受到行業領域或組織機構的性質和所處的體制環境的約束。開發中國家的衛生系統往往帶有濃厚的計畫色彩，規制手段以行政命令為主，政府和市場的邊界模糊。在衛生服務市場中，資訊不對稱和壟斷問題明顯，傳統的管理手段難以對公立醫療機構形成有效的激勵和約束機制。公立醫療機構效率低下、品質欠佳、態度冷漠、灰色收入等問題，在開發中國家飽受詬病。

四、醫療保險籌資和支付環節滯後

醫療衛生籌資有3大核心功能：收入徵募、財務風險管理、購買服務。

1. 收入徵募

在開發中國家，透過向家庭徵收保費來籌集充足的經濟資源，以推行健康保險計畫，往往會遇到以下幾方面挑戰：

(1)**參保登記**：人口登記資訊不完善，增加識別保險計畫覆蓋目標人群的難度。

(2)**個體選擇**：政府難以強制要求所有人參加社會醫療保險，往往只能從正規就業的職工開始，透過職工薪金收取保險費。國際經驗顯示，正規與非正規就業管道的相對規模，是實現醫保全民覆蓋能力的關鍵決定因素之一。大量非正規、靈活自由就業形式的存在，缺少有效手段，命令或鼓勵其加入強制性健康保險計畫。

(3)**保費徵收**：正規經濟組織參加社會保險的比例不高，限制了保費的籌集額度。目標人群對社會保險的認識了解程度不夠以及逆向選擇行為，限制了支付保費的意願。大量貧困人口的存在，限制了支付保費的能力。有研究顯示，開發中國家很多人不願意購買健康保險的首要原因，就是不能充分理解保險的概念；次要原因是很多開發中國家的政府，對保險公司缺少償付能力的要求和有效監管，從而導致民眾對保險公司的信賴程度不高；排在第三位的原因和個體支付意願有關，人們對於已發生、可識別的健康問題帶來的災難性醫療支出的支付意願，往往較高，而為了防範未來健康風險支付保險費的意願較低。

(4)**累進制費率**：缺少準確的收入數據，增加建立累進制保險費率的難度。

2. 財務風險管理

開發中國家推行健康保險計畫，在財務風險管理方面，高效、公平地進行資源再分配所面臨的挑戰可能有：

(1)**風險基金（risk pools）的規模和數量**：諸多小規模基金的自發成長以及與就業、戶籍等相關的社會多樣性，導致自願性基金數量增加、規模受限。政府或國家保險專案缺少公信力、管理和體制能力不足，對強制性基金數量和規模，均產生不利影響。

(2)**風險均衡（risk equalization）**：衛生行業占財政預算的比例很低，缺少足夠的公共資源用於補助無業群體。國家的社會團結（social solidarity）力度不夠，缺少從富人向窮人、從健康人向患

者、從擁有就業收入的人群向無業者的橫向補貼意願。

(3)覆蓋面：以公眾為對象的國家健康計畫直接向公眾提供醫療衛生服務，降低了社會對全民健康保險或透過保險提供全面保障待遇的需要。

3. 購買服務

開發中國家推行健康保險計畫，在購買服務時，面臨提高稀缺資源利用效能的挑戰有：

(1) 為誰購買？難以準確識別弱勢群體。

(2) 購買什麼？缺少成本—效果方面的數據支持，限制提升資金利用效能的空間。

(3) 從哪裡購買？醫療衛生市場往往存在不同程度的壟斷性，限制選擇供方的範圍。

(4) 支付方式：管理和體制能力不強，限制按績效付費發揮作用的空間。

(5) 價格方面：缺少成本數據，限制公共和私營提供者的價格透明度。

五、醫療保險基金使用效能低下

開發中國家健康保險基金所處的體制環境，往往也限制了其醫療保障制度作用的發揮。體制能力不足、法制不健全、監管工具無效或執行力度不夠、行政管理程序僵化以及非正式的潛規則難以改變等，均屬於體制環境因素。如：大多數開發中國家將醫療衛生領域的財政預算投向都市地區的公立醫院，而這些公立醫院，尤其是三級醫院，所提供的醫療服務，受益人群主要是較為富裕的都市居民。由此造成城鄉居民在醫療衛生服務利用上的不公平。又如：很多開發中國家並未充分利用保險機制來分攤健康風險，或雖引入保險機制，但對象僅限於公務員和有正式工作的人群，即醫療保險基金受益對象，其實屬於較為富裕的中產階級，而未囊括現實需要更為迫切的貧困人群和其他弱勢群體。

六、醫療保險經辦效率與能力不足

在一些開發中國家，醫療保險基金呈現小型化、社區化、分散化的特徵，基金規模、覆蓋面和能夠提供的待遇，都存在問題。儘管很多由政府興辦的健康保險計畫，在理論上擁有半自主化的經辦機構，但也如同國家投資興辦和運營醫療衛生機構一樣，受到僵化的、與等級掛鉤的激勵機制的負面影響。在有些國家，保險方逐漸建立屬於自己的廣泛的醫療衛生服務提供網絡，上述情形尤為明顯，弱化了服務購買與提供分開帶來的好處。在另外一些國家，以就業為基礎的基金，並未受益於競爭壓力，而是受到風險基金和購買組織安排分散的消極影響。

健康保險基金的管理特徵，是影響開發中國家推行健康保險計畫面臨的第四類因素。在職責分配、治理機制、垂直管理（line management）和客戶服務等方面的管理能力往往不足。強制性健康保險計畫，缺少必要的管理技能。保險方作為政府、服務需求方和服務提供方的代理人，同時扮演多重角色，導致相互衝突的激勵和報酬結構。而且，實施健康保險計畫的管理工具，往往也比較欠缺，如：有效的資訊技術、通訊以及其他進行有效財務管理、人力資源管理、健康資訊追蹤和服務利用等合理性審查的必需系統。

總的來說，開發中國家在醫療衛生籌資機制中，面臨的根本問題包括：(1)財政稅收不足，透

過政府補助、使用者付費和捐贈，為醫療衛生行業提供充裕資源的道路行不通；(2) 政府直接興辦公共機構提供醫療衛生服務和商業健康保險等籌資安排，無法有效抵禦疾病帶來的經濟風險；(3) 以一體化的醫療衛生籌資、購買系統為支撐的公共部門管理創新，無法克服官僚體制弊端；(4) 制度、組織和管理僵化。這些根本問題，也形成開發中國家引入由政府負責興辦強制性健康保險計畫的動因。

由於公共部門能力不足，很多開發中國家透過公共部門加強醫療保障體系的努力，都遭遇失敗，導致最終只是服務掌握並操控國家權力的群體的利益。公共部門無法有效提供公共產品和進行收入與風險再分配。法律和經濟制度的缺位，導致醫療衛生領域嚴重的不確定性和風險，對患者、醫療衛生機構和社區的行為產生深刻影響，從而使醫療衛生事業陷入投入不足、治理不力、功能失調的惡性循環。

第二節　中國醫療制度的關鍵問題

一、公平問題：衛生資源浪費與短缺並存

在中國醫療衛生行業走向市場化之後，各級政府將大部分資金投入壓力轉移給醫療機構。追求盈利是市場主體的本能反應，醫療機構也不例外，其資源投入流向與收益率是緊密相關的。在這背景下，公立醫院實際上已經逐漸喪失社會福利性質，淪為具有市場壟斷地位的營利性機構。但基本醫療服務屬於帶有一定公益性質的準公共產品，提供服務的衛生行業，不可完全推卸應該承擔的社會責任。因此，無序和過度市場化所導致的醫療資源配置的公平性問題，隨之而來。

雪上加霜的是，業已有限的政府投入，沒有用於彌補市場不足，也沒有用於矯正市場失靈，而是盲目追隨市場的力量，從而加劇資源配置的扭曲。因此，在中國的醫療衛生服務領域，出現了市場失靈和政府失靈並存的現象。市場與政府雙重失靈造成的惡果是：無論是市場主導的、還是政府主導的醫療衛生資源，都湧向都市、湧向經濟發達地區；在農村地區、在經濟落後地區、在城鄉交界，不僅高層級醫療衛生專業力量不足、設備不足，甚至連機構的數量也不足。

二、可及問題：服務重點和技術導向偏離

醫療服務的可及性，包括與供方服務區域和人口相關的可及性，也包括與需方支付能力相關的可及性，分別與公眾反映強烈的「看病難」和「看病貴」對應。此處談論的是後者，因為隨著經濟發展和財力充實以及改革意願和行動的強化，看病難的問題將逐步緩解。

不可否認的是，近年來醫療費用的上漲，有其合理的成分，如：物價因素。但是促使醫療費用上漲更多的是體制機制層面的，如：價格體系、補償機制、支付制度。問題直接表現在醫療服務重點、技術路線導向和選擇逐步偏離基本社會需求。根據醫療衛生的特點和中國國情，合理的選擇首先應當是疾病預防和控制，在技術路線選擇上注重適宜技術和基本藥物。計劃經濟時期，中國曾經很成功地做到和堅持這一選擇。但近些年來，由於醫療服務機構普遍積極追求經濟利益，服務重點和技術路線選擇，也發生了嚴重偏離。輕預防、重治療，輕適宜技術、重高新設備

等傾向,越來越明顯。

三、協調問題:各類醫療資源分散與割裂

理想的醫療服務體系,應具備分層級、網絡化的特點。不同級別、類型、所有制的醫療機構,應合理分工、各司其職,作為需方的患者遵循社區首診、梯度就診、雙向轉診的原則。這樣的醫療服務體系最能有效利用有限的醫療資源,為公眾提供預防保健、診斷、治療、護理、康復等連續性的協同服務,提高成本效益。

但中國的現實與之相反,各級、各類醫院的投資興辦、監管、運營權分散,至今尚未完全實現全行業管理,利益關係複雜,最終形成的是無數基於各自利益相互割裂的、分散的單位,而未能整合為以患者健康為中心連續的、協調的系統。這對整個醫療體系的效率和品質,都產生不利的影響,且極易導致惡性循環。

四、邊緣人群與社保覆蓋盲區的問題

目前,城鎮職工基本醫療保險、城鎮居民基本醫療保險、新型農村合作醫療和城鄉醫療救助,分別從制度上覆蓋了城鎮從業人口、城鎮非從業人口、農村居民和城鄉困難人群,全民基本醫療保障制度架構基本建成。截至2010年6月底,城鎮醫保覆蓋人口3.9億人,新型農村合作醫療覆蓋8.33億人,基本醫療保障制度已經覆蓋超過90%的人口。理論上,中國醫療保障體系已基本實現全民覆蓋,並且隨著《社會保險法》的制定,擁有法律層面的保障。但現實情況,並不樂觀。

大量非正規的自由就業形式的存在,導致大量人群實際上在法定覆蓋範圍(legal coverage)之內,但實質上有效可及性(effective access)很低。城鎮職工基本醫療保險和部分地區尚存的公費醫療制度,覆蓋的群體主要是國家機關、事業單位和勞動關係較正規的企業。雖然針對都市無業居民建立了城鎮居民基本醫療保險,但採取的是自願而非強制形式,相當於有政府補助的自願性社區保險,潛在參保人員逆向選擇的風險很大,且保險費徵收採取單一定價,缺少不同健康程度、不同收入水準群體的風險分攤能力,這與全民醫保的目標是背道而馳的。

與其他開發中國家類似,中國存在廣闊的、非正規的就業市場,從業人員體力勞動強度大、工作時間長、生活環境惡劣且衛生條件差、無法享有合法福利待遇、沒有與雇主討價還價的權力,而且沒有可供改變命運的資產,容易出現貧病交加的惡性循環。由於二元經濟體制的特殊國情、中小規模民營企業經營困難、社會保險統籌層級低,且異地轉移接續難以實現等原因,中國存在大量自由就業者,未與雇主簽訂長期穩定的勞動合約,被迫或自願放棄參保資格。跟隨承包工頭在建築工地從事短期季節性工作的農民、家政服務人員、在小型、微型企業或自營工商戶打零工的員工,都是游離在社會保障覆蓋範圍之外的邊緣人群。這種情形非常普遍,導致有效的就醫可及性,遠遠低於理論上的城鎮職工基本醫療保險覆蓋率,而且很難經由勞動監察予以有效監督和規範。

五、需求增長與保障水準不足的問題

　　根據公開發布的官方統計數據和調查研究學術文獻，中國基本醫療保障體系的架構已基本確立，覆蓋人口迅速增加，有效提高基本醫療服務的經濟可及性，參保人員門診和住院服務利用率明顯增加。但相對參保患者的基本醫療需求，目前的醫療保障體系防禦疾病經濟風險的能力，仍顯不足。參保患者自費承擔的醫療支出過高，嚴重限制社會醫療保險專案降低患者及其家庭經濟負擔的能力。

　　受人口高齡化、醫藥科技發展等多重因素的影響，醫療費用上漲是世界各國普遍面臨的壓力，中國也不例外。在擴大醫療保障覆蓋率的目標達成之後（或同時），醫療保障待遇水準的提高，很自然成為一國公民新的訴求。這就導致社會經濟發展水準、政府財政補助能力有限與公民醫療保障需求之間，在現階段必然會出現難以調和的矛盾，影響醫療保險基金收支平衡和可持續發展。這個問題對當下「未富先老」的中國來說尤甚。對於主管基本醫療保險、新型農村合作醫療、社會救濟的社會保障、衛生、民政等政府部門來說，往往需要在不同目標之間，迫不得已的妥協，以低水準、廣覆蓋、保基本為原則的社會醫療保險體系，往往無法為全體社會成員應對疾病帶來的經濟風險提供充足保障，從而招致民眾對醫療保障體系的詬病。

　　根據原衛生部（現國家衛計委）公布的數據，患者負擔部分占衛生總費用的比例達40.4％。一些針對中國三大社會醫療保險專案研究發現，部分患者家庭因無力承擔共付費用而放棄治療，導致保險專案出現「窮人補貼富人」的尷尬現象。對大部分發生災難性醫療費用支出的家庭來說，即使獲得新型農村合作醫療的經濟補助，剩餘的經濟損失，仍然是災難性的。一項在城鎮居民基本醫療保險試行地區（包括：福建省試行城市和湖北省武漢市）的調查結果顯示，大約75％的參保人員認為，由於共付費用過高，並未顯著減輕醫療支出為患者家庭造成的經濟負擔。儘管新型農村合作醫療普遍為參保人員建立個人醫療帳戶，用於支付門診費用。但由於個人帳戶資金額度非常有限，對於未達到住院治療標準又需長期檢查、用藥的慢性病患者必需負擔的門診醫療費用來說，只是杯水車薪。

六、管理能力與體制設計缺陷的問題

　　為13億人口建立的龐大的社會醫療保障體系，要實現高效運轉和可持續發展，對管理能力的要求非常高。多年來，中國一直採取摸著石頭過河（試行＋制度化）的改革，在探索和實踐過程中，不斷發現問題和解決問題。問題有新舊更替，解決方案也需推陳出新。由於政策必須具備穩定性，相對於問題來說，方案就時常有滯後性，體制機制方面的一些矛盾積累越來越嚴重，不利影響逐漸從隱性轉化為顯性。決策者、研究者和公眾都迫切感覺到有必要有效銜接、整合分散化的城鄉醫療保障體系，從而促進社會公平、提升管理效能、改善公眾體驗。黨和政府已提出明確的改革目標，但截至目前，進展較為緩慢。體制設計缺陷，嚴重制約了社會醫療保障行政主管部門和業務經辦機構的管理能力。管理能力與體制設計問題具體可劃分為籌資、監管兩大方面。

（一）籌資層級低、分散化的問題

具體來說，籌資層級低、分散化，將造成多重後果，對社會醫療保險的可持續性、公平性和可操作性，產生不利影響。

社會醫療保險的本質是透過風險分攤，在健康和經濟風險程度不同的人群之間，分攤醫療費用，理想的風險轉移方向是從健康水準較差者向較好者轉移，經濟收入較低者向較高者轉移。醫療保險專案的可持續性和能夠提供的待遇水準，與其風險分攤能力，息息相關。根據統計學的大數法則，保險專案的風險分攤能力，取決於其籌資的範圍。

目前，中國的社會醫療保險專案統籌層級較低，城鎮職工和居民基本醫療保險，一般為地市統籌，而新型農村合作醫療，一般為縣級統籌，統籌單位總數超過7,000個。同時，由於城鎮居民基本醫療保險和新型農村合作醫療的自願性質，難以避免逆向選擇的問題，限制了風險從健康水準較差者向較好者的轉移。而且，一般而言，城鎮職工基本醫療保險覆蓋人口的經濟收入，高於城鎮居民基本醫療保險和新型農村合作醫療，這三大保險基金的籌集和使用相互分離，限制了風險從經濟收入較低者向較高者的轉移。個人醫療帳戶的設置，也在一定程度上弱化了風險分攤能力和公平性。

除了影響保險專案的可持續性，低層級、分散化的籌資，還會削弱醫療保險基金支付方向特約醫療機構購買服務時的談判力量。由於籌資和購買活動分別由多個不同層級、不同部門的行政機關和經辦機構（支付方）決策和執行，單個支付方針對醫療服務品質、費用控制等目標對特約醫療機構，尤其是擁有技術和地區壟斷優勢的三級醫療機構，就難以透過談判等形成有效的激勵和約束。

而且，中國目前正處於快速都市化和經濟轉型的階段，人口流、資金流、技術流、資訊流的範圍和密度，都是史無前例的。因此，社會醫療保險的異地轉移接續，成為廣大參保人員迫切的現實需求。由於統籌層級低、分散化的問題，社會醫療保險可攜帶性（portability）需求的可行性很差。這不僅打擊了邊緣人群參加社會保險的積極性，增加參保人員辦理補助手續的資訊、時間和經濟成本，也大大增加社會（醫療）保險經辦機構和其他有關機構的管理和協調成本。從更高層面來講，還將對勞動力的自由流動和優化配置，產生深遠的不利影響，固化甚至加劇地區社會經濟發展差距，降低宏觀經濟效率。

（二）監管權屬部門多、力度弱的問題

醫療保障籌資、支付和監管體系與衛生服務組織、提供和監管體系管理權限關係不清、職責不明，是影響中國醫療保障體系進一步發展和完善的關鍵問題之一。由此產生很多不良後果，如：增加橫向的協調成本和難度，降低縱向的政策執行、監測、評估和問責能力等。目前，中國醫藥衛生體制改革面臨的現實困境就是：中央層級提出的改革願景非常貼合國民的實際需要和期盼，但是推動深層次改革的難度和阻力很大。文件和會議較多的現象比較多見，使改革流於形式，在一定程度上也是由於涉及的利益調整環節過多所致。特別是醫療保障管理體制及運行機制，尚未對非正規的醫療服務和不合理的醫療費用增長，產生根本的抑制作用。

醫療保險基金管理機構的價格談判意願和能力很弱，缺乏對醫療服務品質和醫療機構行為的有效監控，成為被動支付者（passive payer）而非積極購買者（strategic purchaser）。在按專案付費方

式下，特約醫療機構往往利用位置、技術和資訊壟斷等優勢地位，誘導參保患者消費更多非必要的醫療服務，過度用藥、過度治療、過度檢查、過度檢驗的現象，非常普遍。而在一些實施以按專案付費為基礎的總額控制支付方式的地區，又出現過度醫療和限制醫療並存以及醫院─患者、醫院─醫保的深層矛盾。要從根源解決問題，不能單靠技術層面的支付方式研究和開發，還必須確立衛生服務體系與醫療保障體系的關係，優化體制設計，提高管理能力。還要理性設計醫療保障的管理職能、機構設置、隸屬關係、許可權劃分、管理機制等，構建科學合理的管理體制。

中國由於長期受城鄉二元經濟的影響，在醫療保障方面，也呈現出明顯的二元性，在城鎮和農村地區分別實行不同的醫療保障制度。城鎮職工基本醫療保險和城鎮居民基本醫療保險，由社會保障部門管理，新型農村合作醫療由衛生部門管理，城鄉醫療救助由民政部門管理，雖然有利於發揮各個部門的積極性和專業優勢，但也容易造成部門分割、各自為政。

各個部門往往從自身業務出發，根據各自管理的專案和對象，研究制定相應的醫療保障政策，不同保障專案的標準和待遇水準，各不相同，造成政出多門，也容易造成不同醫療保障範疇的社會成員，在享受醫保的條件和待遇水準上的差異，難以適應參保人員身分轉換、異地就醫以及未來醫療保障制度走向統一的需要。如：由於管理機構和資訊系統的分割，實際工作中又存在互爭參保資源的問題，導致各地普遍存在城鄉居民重複參保和重複補助現象。根據有關統計，重複參保的比例約占城鄉居民參保人數的10％左右，如果按城鄉參保居民人均財政補助120元計算，財政將重複補助120億元。

同時，由於醫療保障經辦機構對醫療保障行政部門為隸屬關係，醫療保障多部門監督管理，必然呈現多頭經辦，為城鄉居民帶來極大的不便，而且極大地浪費資源。因為每一種醫療保障專案都要建立自己的經辦機構和經辦團隊，都要建設自己的資訊網絡系統，不僅導致重複建設，而且由於數據資訊標準不一致，對將來基本醫療保障制度走向統一，構成巨大的障礙。

第三節　開發中國家醫療制度改革的經驗和啟示

一、體系規劃：優化整合醫療資源配置

過去幾十年，眾多開發中國家都對公立醫院組織管理結構進行改革，如：印尼、巴西、哥倫比亞、哥斯大黎加、突尼西亞、捷克、匈牙利、波蘭和多個前蘇聯加盟共和國，並獲得有效的進展。各個國家逐漸認識到：對衛生服務體系進行科學的體系結構規劃，不僅要重視傳統上經常被提及的區域衛生規劃，而且同一區域內各級、各類醫療資源的結構組合的優化，可能是進一步調動和發掘有限資源潛能的要素，是衛生服務體系改革必須突破的深水區。

（一）優化醫療資源的區域配置

充分重視區域衛生規劃，在市場和社會資金充足的地方，政府可以採取維持現狀、甚或適當退出的策略，從而把公共財政的重心轉向市場和社會資金不足的地方。政府新增公共財政對於醫療衛生機構的投入重點，應該是農村地區、偏遠地區、城鄉交界地區。

（二）優化醫療資源的縱向配置

組建醫院集團和醫療聯合體，是構建連續、協調的醫療服務體系的有益嘗試。在衛生行政部門統一規劃的地區內，由三級、二級綜合醫院和社區衛生服務機構組成的跨行政隸屬關係、跨資產所屬關係的醫療機構聯合體。強化「以病人為中心」的服務理念，確立三級醫院、二級醫院和社區衛生服務機構的功能定位，提高醫療服務的協調性、連貫性、整體性，注重治療全過程和連續性健康管理，有助於更好地發揮區域醫療服務體系整體的效益。

二、初級保健：充分發揮家庭醫師作用

透過發展全科醫學，培養家庭醫師，加強初級衛生保健，是開發中國家因應人口高齡化和疾病譜變化，提高資源配置和利用效率的方向。開發中國家的初級衛生保健領域明顯不足，因此，需要政府發揮積極的作用。政府不僅要透過加大投入，促進現有基層醫療機構的建設，還要指導和促進基層醫療機構與大型、專科醫院的協調配合，推動這些組織提高市場競爭力，並重新引入社區首診。儘管存在一定的困難，但從長期來看，是必須努力的方向。

在社區首診方面，同屬於中南半島的泰國和越南，是正反兩個例子。泰國社會健康保險參保人員實行定點醫療，非經初級衛生保健機構轉診，不能直接到上級醫院就診。而絕大多數越南民眾則湧向中心城市醫院，甚至通宵排隊，導致醫院不堪重負、效率低下。

印度近年來啟動全國農村健康計畫（NRHM），每5,000人口建立1個初級衛生保健分中心，每3萬人口建立1個初級衛生保健中心，每10萬人口建立1個社區衛生中心。主要意圖就是加強農村衛生基礎設施建設，透過完善三級醫療衛生網，來優化醫療衛生資源配置，提高醫療體系的運作效率。印度的做法非常值得開發中國家借鑑，尤其是與印度同樣擁有廣闊農村地區和龐大人口的中國。

三、社會辦醫：引導民營醫療機構發展

全面放寬社會資本進入醫療衛生服務領域的管制，為所有的醫療機構（不論民營還是公立，不論是非營利性還是營利性）創造公平競爭的制度環境；政府將新增公共資源，更多地投入到市場不足的地方和市場失靈的領域，從而引導醫療衛生服務體系健康均衡地發展。

在醫保體系逐漸健全從而形成醫療服務第三方購買機制的前提下，醫療衛生服務領域的民營化不應該成為禁忌。鼓勵社會力量辦醫，大力發展民營醫療機構，是擴大醫療衛生資金來源的有效途徑。尤其是在技術非壟斷性的領域，如：基本衛生保健（也就是社區衛生服務），政府應該大力鼓勵民間資本進入。可以完全開放退休醫師、全科醫師或自願組織的醫師團隊，在都市人口密集的地區、甚至某些經濟發達的農村地區興辦診所。分散在各種基層單位的醫療資源，也可以透過民間資本的進入而整合並恢復活力，創造效益。對於海內外民間資本投資建立大型醫院，更不應該設置市場進入壁壘。

目前，無論在理論上還是在實踐中，都存在令人擔憂的傾向，那就是將恢復計劃經濟體制視為強化社會公益性的手段，將政府主導等同於政府興辦並全面控制醫療機構。尤其是在不少地

方，有關行政部門將醫療衛生體制的社會公益性，等同於國家包辦包管公立醫療衛生機構，並進一步強化其已經擁有多年的壟斷地位。與此同時，民營醫院和其他民營醫療機構的發展，受到廣泛的漠視、歧視甚至打壓。某些地方的衛生行政部門，甚至暗中希望民營醫療機構自生自滅。這不僅無法推動醫療衛生事業恢復社會公益性，最終會重蹈覆轍，使新一輪的改革陷入困境。

對於各種標準化程度高的、績效評估可測量性好的、競爭性強的醫療衛生服務，都應該盡量透過市場化的方式來提供。政府對醫療衛生服務的購買，應該透過競爭性招標的方式來進行。各類服務提供機構，無論民營還是公立，無論是營利性的還是非營利性的，在競標政府購買服務的合約上，都應該具有平等的地位。

必須指出的是，以上提到的諸多問題以及突破思路之間，並不是彼此割裂無關，而是環環相扣的。在實踐中，一定要堅持系統論的原則，統籌把握，不可顧此失彼。

四、政策導向：注重公平和扶持弱勢群體

世界衛生組織和很多開發中國家都提出全民醫保（universal coverage）的目標，以減輕民眾就醫的經濟負擔，消除疾病和貧困的雙向惡性循環。一些代表性國家明顯對弱勢群體的政策傾斜，體現了政府社會管理和公共服務的公平性和普惠性，無疑是值得提倡的社會進步。醫療保障是準公共產品，具有一定的公益性，因此政府應適當的投入和支持。政府參與和支持，是部分開發中國家實現全民醫保目標、提高弱勢、邊緣人群就醫可及性的重要保證。

與已開發國家通常依靠社會醫療保險籌集衛生費用不同，開發中國家主要資金來源是財政稅收和患者自負費用，醫療保障體系不健全。農村和弱勢邊緣人群就醫的經濟可及性，通常較差。為了克服資金困難，努力實現關鍵的衛生政策目標，如：千年發展目標（Millennium Development Goals）涵蓋的某些重要指標，透過保險方式籌措資源，成為開發中國家的重要策略。從世界範圍來看，大多數開發中國家未能很好地解決農村人口的醫療保障問題，只有少數一些國家，如：墨西哥、巴西、泰國、印度、塞內加爾等，透過不同的形式，不同程度地解決了這一問題。這些國家醫療保障體系的共同特點是：確立政府對醫療衛生領域的資金投入和社會管理責任，強調社會公平。以與中國同處亞洲地區的印度為例，其醫療保障體系的最大特點，在於其致力於維護衛生資源分配的公平性和合理性，確保最多的公民被納入社會醫療體系的範圍中，這在開發中國家中，實屬難能可貴。2000年，世界衛生組織發布的《世界衛生報告》曾經對成員國的衛生狀況評估結果，進行排位，就衛生籌資與分配的公平性而言，印度居第43位，遠遠高於中國的188位。

在泰國，政府投入成為農村醫療保險基金的主要來源。而在巴西，在實行全民統一的醫療保險制度的同時，還針對農村專門設立「家庭健康計畫」，由聯邦和州政府統一實施與監管。印度政府自獨立以來，一直致力於構建免費的農村醫療保障制度，確立免費向廣大窮人提供醫療服務的基本原則，並透過建立全民免費免疫計畫和公立醫院免費治療專案等公共衛生制度，使弱勢群體，特別是廣大的農民，能夠享受基本的醫療保障。印度的國家健康保險計畫目標人群為貧困人口和非正規就業人群，如：街頭流動攤販、建築工人等，為其提供免費醫療。印度政府還為非正規產業和非正規就業者建立了特殊的醫療保障制度，旨在緩解以往大型保險公司因農戶居住分散、收入不確定、投保數額較小而不接納農村居民投保的問題。基本做法是建立「微型保險」的

鄉村健康保障組織，並以此為單位，購買正規保險公司的醫療保險。這既降低了保險公司的交易成本，又確保農戶能獲得正規的醫保服務，既有利於農民這個弱勢群體維護自身的健康安全，又增強了同業的凝聚力。

全球各國的經驗和證據顯示，要實現全民覆蓋的醫療保障，沒有單一的模式或路徑。開發中國家的醫療保障體系，總是處於不斷演化的過程，取決於其歷史和經濟發展、社會和文化價值觀、政治體制等因素。為了將邊緣人群納入醫療保障受益範圍，中國需要合理運用多元化的籌資機制，協調目前已有的各類社會醫療保險，以確保全民享有必要的、可負擔的醫療保健服務。

政府應該積極發揮關鍵樞紐作用，界定醫療保障體系的每個子系統，鼓勵和促進其發展。在法律層面做好具備吸納能力上限的架構設計，保證充足的資金和全面的醫療權益。這個架構應該包括有效的監管，還要考慮支付的需要和能力。

五、體制設計：支付制度改革和基金監管

醫療保障體系，尤其是社會醫療保險，透過籌集資金、分攤風險，提高投保人，尤其是窮人和弱勢群體就醫的經濟可及性。將公共補助對象從供方向需方轉移，改善醫療服務的效率和品質，是開發中國家社會醫療保險發展的普遍趨勢。這一轉變，比較清晰地分離了社會保險基金籌集、管理和醫療服務提供的職責。基金管理方以合約的形式，向獨立的服務提供方購買投保人需要的醫療服務，提供方需要對其服務品質負責。

一些亞洲和非洲國家的醫療保障體系，建立獨立的醫療服務購買機構，如：印度、印尼、菲律賓、越南、盧安達、迦納等。這有利於充分發揮醫療服務支付方的談判能力，為醫療服務的組織提供建立體系所需適當的激勵和約束機制。

巴西、埃及等國採用的是全民醫療保險系統。中國採用的則是城鎮職工基本醫療保險、城鎮居民基本醫療保險、新型農村合作醫療制度三個系統。儘管這三個制度的存在有其必然性、必要性、合理性，但從基本醫療保障權利的公平性，從社會醫療資源配置的有效性來看，又有很大的局限，必須加以改變，改變的方式就是將三個制度整合為一個制度。目前，中國的社會醫療保險分別由人力資源和社會保障部門、衛生和計劃生育部門及其下屬事業單位管理和經辦，增加了行政和社會成本，又影響制度運行的效能。要節省成本，提高醫療保險的效能，必須在整合醫療保險制度的基礎上，統一經辦醫療保險事務的機構。

在菲律賓，參加醫療保險必須按嚴格的制度轉診，鼓勵病人在一級醫院治療，可得到100％的保險給付；在二級醫院治療只能給付50％；在三級醫院治療只能得到10％～20％的給付，其餘費用由個人支付。對中國一直宣導但尚未建立的社區首診、雙向轉診、梯度就診的科學診療秩序來說，提供有益的借鑑。

如何有效地制約醫療服務機構在提供服務過程中，誘導過度使用不必要的醫療保健技術現象，是醫療保障體系確保資源有效利用的關鍵。近年來，開發中國家醫療保障改革的重點，都是透過調整費用分擔機制、改革費用給付方式、引入競爭機制等手段，控制日益膨脹的醫療保健費用。中國在監管機制和基金管理等方面，還需進一步提高治理水準。

六、籌資持續：宣導開源節流多管道模式

保障範圍和保障水準都是漸進式發展的，不可急於求成。各國醫療保障制度的成熟，都是從建立、發展到不斷改革完善的螺旋式上升過程。保障水準一般都是逐步提高，保障範圍一般都是從產業工人到全體勞動者，進而覆蓋到全體國民。

大多數國家同時採用目前已知的每種籌資模式：稅收和財政預算、國家健康保險、社會健康保險、社區健康保險和商業健康保險。但是這些不同的籌資模式，往往缺乏協調，導致公平性和品質問題。成功實現醫療保障全民覆蓋的國家，大多採用2種方法：(1) 公共財政直接興辦公立醫療機構為主體，吸收社會資金進行補充和整合（如：斯里蘭卡、中國）；(2) 透過稅收收入對社會醫療保險進行補助（如：中國、蒙古）。儘管國民收入與醫療保障覆蓋率存在一定的關聯，但是這種關聯並非必然的。同一經濟發展水準的國家，在建立醫療保障體系方面獲得的成就差別很大。根據國際勞動組織（International Labor Organization, ILO）2008年的數據，人均國內生產總值非常接近的國家，其醫療保障覆蓋率卻存在驚人差異，如：玻利維亞（GDP為890美元）醫療保障覆蓋率達到66％，而幾內亞比索（GDP為920美元）覆蓋率僅1.6％；迦納（GDP為320美元）覆蓋率達到18.7％，而多哥（GDP為330美元）僅為0.4％。

欲實現醫療保障待遇水準與實際健康需求接軌，必須吸取部分開發中國家的教訓，嚴格以基金支付能力為前提，開源節流，方能可持續發展。一方面要培育縱向多層級、橫向多管道的醫療保障體系，提高整個體系的風險統籌能力。具體說來，縱向應鞏固基本醫療保險、補充醫療保險、醫療扶貧救助三個保障層級；橫向應擴充公共財政投入、社會慈善捐贈、商業醫療保險三個資金管道。另一方面，要充分發揮醫保費用支付方式槓桿和第三方「團購」地位的談判優勢以及監管作用，提高醫療保障資金的利用效率。

巴西的經驗顯示，完善的醫療保險不能不包括商業健康保險的內容。巴西政府一直鼓勵公民購買商業健康保險。巴西的商業健康保險是簽約式的保險，投保人按保險公司的條款簽訂合約。保險分高中低三個層級，繳費越多獲得的服務專案越多。保險公司按投保人的年齡、健康狀況和投保範圍支付費用。保險公司與私立醫院也簽有合約。購買商業健康保險的人到指定的私立醫院看病，只要不超出合約的範圍，不用支付任何費用，所有費用都由保險公司與醫院結算。保險公司也與公立醫院簽有合約。根據合約，保險公司為在公立醫院接受肝、腎移植等重大手術的病人支付費用。

巴西、埃及等國對患病的貧困人群和因其他原因導致的生活困難人群實行醫療救助。雖然具體做法不同，但都具有救助面廣、核銷額度大的特點。借鑑他們的經驗，中國應擴大醫療救助的範圍。在對重大疾病救助的同時，對常見病也給予適當的救助。不僅如此，還應增加核銷的額度。除核銷大部分的藥費外，還要核銷大部分的診斷檢查費。透過擴大救助範圍，增加核銷額度，讓更多的貧困人群和因其他原因導致生活困難的人群，獲得及時的醫療救助。

值得一提的是，建立和完善醫療保障體系，並非解決開發中國家醫療領域所有籌資和提供問題的萬能鑰匙。由於醫療保障體系改革過程中，幾乎不可避免地會涉及不同程度、範圍的缺陷和風險，從而導致其積極作用的發揮不是一蹴而就的，這就需要政策制定者正確選擇改革路徑的智慧、協調不同利益相關者的全局觀和強力執行改革舉措的魄力。

第五篇

開發中國家
醫療制度

| 第十八章 |
亞洲七國醫療制度

第一節　中國醫療制度

一、社會經濟與國民健康概況

（一）政治經濟狀況

　　中華人民共和國位於歐亞大陸東部，太平洋西岸，是工人階級領導的、以工農聯盟為基礎的人民民主專政的社會主義國家。中國是世界國土面積第三大的國家，陸地領土約960萬平方公里。大陸海岸線1.8萬多公里，島嶼岸線1.4萬多公里，內海和邊海的水域面積約470多萬平方公里。海域分布有大小島嶼7,600多個。與14國接壤，與8國海上相鄰。省級行政區劃為4個直轄市、23個省、5個自治區、2個特別行政區，是由56個民族構成的統一多民族國家，其中漢族占總人口的91.51%，漢語為主要語言。

　　中國也是世界第二大經濟體、世界第一貿易大國、世界第一大外匯儲備國、世界第一大鋼鐵生產國、世界第一大農業國、世界第一大糧食總產量國以及世界上經濟成長最快的國家之一。此外，中國是第二大吸引外資國，還是世界許多國際組織的重要成員，被認為是潛在超級大國之一。國家統計局數據顯示，2013年中國國內生產總值為56.88萬億元，按可比價格計算比前一年增長7.7%，比前一年增加近5萬億元，這一增量就相當於1994年全年經濟總量。中國的GDP總量在2010年首次超過日本，位列世界第二，僅次於美國；僅僅三年，中國的GDP總量達到日本的兩倍。國家統計局2012年8月15日發布的報告指出，2003年至2011年，中國經濟年均實際增長10.7%，社會生產力和綜合國力顯著提升。在經濟總量穩步增長的同時，人均GDP也快速增加。2011年，中國人均GDP達到35,083元，扣除通貨膨脹因素，比2002年增長1.4倍，年均增長10.1%。按照平均匯率折算，中國人均GDP由2002年的1,135美元，上升至2011年的5,432美元，2013年中國的人均GDP達到6,750美元。

（二）人口與健康發展狀況

　　中國是世界第一大人口國家，根據《全國人口普查條例》和《國務院關於開展第六次全國人口普查的通知》，中國以2010年11月1日零時為標準時點，進行第六次全國人口普查。據普查結果，全國總人口為13.71億。大陸31個省、自治區、直轄市和現役軍人的人口，與第五次全國人口普查2000年11月1口零時的12.66億人相比，10年共增加7,390萬人，增長5.84%，年平均增長

率為0.57％。其中，男性人口為6.87億人，占51.27％；女性人口為6.53億人，占48.73％。從年齡分布來看，0～14歲人口為2.22億人，占16.60％；15～59歲人口為9.40億人，占70.14％；60歲以上人口為1.78億人，占13.26％，其中65歲以上人口為1.19億人，占8.87％。與2000年第五次全國人口普查相比，0～14歲人口的比重下降6.29個百分點，15～59歲人口的比重上升3.36個百分點，60歲以上人口的比重上升2.93個百分點，65歲以上人口的比重上升1.91個百分點。透過以上的數據可以得知，10年來中國的計劃生育政策獲得顯著成效，人口出生率得以有效控制，但是也邁入人口高齡化的階段。2014年《中共中央關於全面深化改革若干重大問題的決定》規定，堅持計劃生育的基本國策，啟動實施一方是獨生子女的夫婦可生育兩個孩子的政策，逐步調整完善生育政策，促進人口長期均衡發展。

　　從反映國民健康狀況的重要指標看，中國居民的健康水準已處於開發中國家前列（圖18-1-1、圖18-1-2、圖18-1-3、圖18-1-4）。2012年人均期望壽命達到75.2歲；孕產婦死亡率從2002年的51.3／10萬，下降到2012年的24.5／10萬；嬰兒死亡率及5歲以下兒童死亡率持續下降，嬰兒死亡率從2002年的29.2‰，下降到2012年的10.3‰，5歲以下兒童死亡率從2002年的34.9‰，下降到2012年的13.2‰，提前實現聯合國千年發展目標。

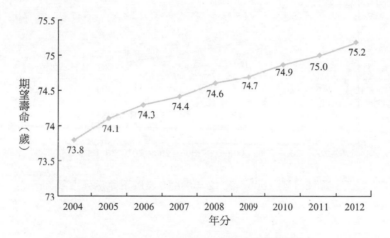

圖18-1-1　2004～2012年中國人均期望壽命

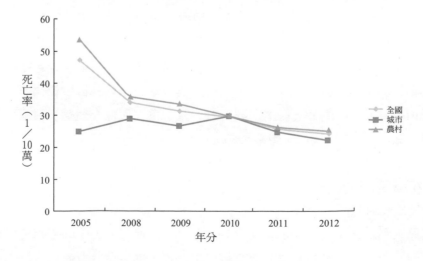

圖18-1-2　2005～2012年中國孕產婦死亡率

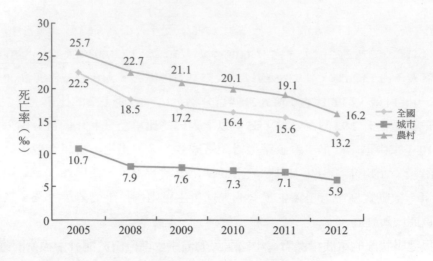

圖 18-1-3 2005～2012 年中國嬰兒死亡率

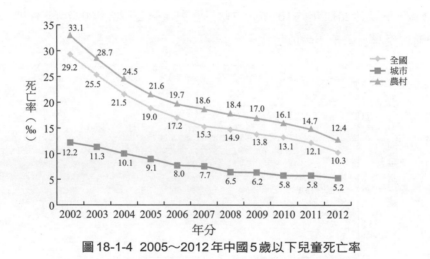

圖 18-1-4 2005～2012 年中國 5 歲以下兒童死亡率

二、醫療服務體制

　　中國醫療衛生體系是由提供預防、保健、醫療、康復服務、實施衛生監督執法、進行醫學教育與科研的服務組織，以及對各類服務組織實行監管的政府衛生行政組織等多個子系統組成的。既包括狹義的衛生組織，如：醫療、預防、保健、醫學科研等機構；也包括廣義的血液與血液製品組織、生物製品組織、藥品與衛生材料及醫療器械廠商、藥品檢驗機構等，以及非政府的群眾性的衛生學術組織（含：學會、協會、研究會、基金會）與仲介組織（醫療技術評估與事故鑑定委員會）等。圖18-1-5為中國衛生體系的構成。

（一）組織管理層級

1. 國家醫療衛生行政部門

　　中華人民共和國國家衛生和計劃生育委員會，是主管衛生工作的國務院組成部門。根據以農村為重點、預防為主、中西醫並重、依靠科技與教育、動員全社會參與、為人民健康服務、為社

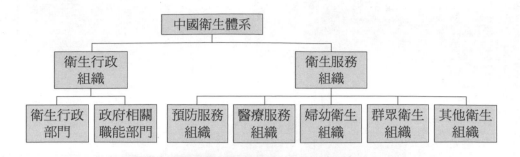

圖 18-1-5 中國衛生體系架構示意圖

會主義現代化建設服務的新時期衛生工作方針，自1998年至今，衛生部內設司局先後進行多次調整，目前內設辦公廳、人事司、規劃與資訊司、財務司、法制司、體制改革司、衛生應急辦公室、疾病預防控制局、醫政醫管局、基層衛生司、婦幼健康服務司、食品安全標準與監測評估司、綜合監督局、藥物政策與基本藥物制度司、計劃生育基層指導司、計劃生育家庭發展司、流動人口計劃生育服務管理司、宣傳司、科技教育司、國際合作司、保健局共21個職能司（局、廳、辦）和機關黨委。此外，國家中醫藥管理局也是對中醫藥進行監管的衛生行政部門。

2. 地方醫療衛生行政部門

按照國家醫療衛生行政部門的設置，各省、市、自治區、直轄市及所轄的地市、縣鄉等各級政府，也相應地設置地方性的醫療衛生行政機構（處室或科）。在地方衛生行政機構內，也設有中醫處（科）主管當地中醫藥工作。

3. 國家和地方政府相關職能部門

由於醫療衛生所涉及的部門眾多，所以，除醫療衛生行政部門外，許多相關政府部門介入該領域的監督和管理，並垂直向地方政府相關部門延伸。

除衛生部外，主要參與的監管部門還有：財政部、人力資源與社會保障部、物價總局、工商管理局、民政部、品質監督檢驗檢疫總局、教育部、醫保總局、食品藥品管理局等10餘個國家部門；各部門（包括軍隊）都有自己直屬的醫院。各省、市、自治區以及所轄的地市、縣鄉等各級政府相關機構，也相應地介入或干預地方性的醫療衛生事務。

（二）衛生服務體系

中國已經建立起覆蓋城鄉的醫療衛生體系，一是公共衛生服務體系，包括：疾病預防控制、健康教育、婦幼保健、精神衛生、衛生應急、採供血、衛生監督和計劃生育等專業公共衛生服務網絡，以及以基層醫療衛生服務網絡為基礎、承擔公共衛生服務功能的醫療衛生服務體系；二是醫療服務體系，在農村建立起以縣級醫院為首、鄉鎮衛生院和村衛生室為基礎的農村三級醫療衛生服務網絡，在城市建立起各級各類醫院與社區衛生服務機構分工協作的新型城市醫療衛生服務體系；三是醫療保障體系，以基本醫療保障為主體、其他多種形式補充醫療保險和商業健康保險為補充。基本醫療保障體系包括：城鎮職工基本醫療保險、城鎮居民基本醫療保險、新型農村合作醫療和城鄉醫療救助，分別覆蓋城鎮就業人口、城鎮非就業人口、農村人口和城鄉困難人群；四是藥品供應保障體系，包括：藥品的生產、流通、價格管理、採購、配送、使用。中國醫療衛生機構數如表18-1-1。

表18-1-1 1999～2012年中國醫療衛生機構數

醫療機構	1999	2000	2001	2002	2003	2004	2005	2006	2007	2008	2009	2010	2011	2012
合　計	1,017,673	1,034,229	1,029,314	1,005,004	806,243	849,140	882,206	918,097	912,263	891,480	916,571	936,927	954,389	950,297
醫　院	16,678	16,318	16,197	17,844	17,764	18,393	18,703	19,246	19,852	19,712	20,291	20,918	21,979	23,170
綜合醫院	11,868	11,872	11,834	12,716	12,599	12,900	12,982	13,120	13,372	13,119	13,364	13,681	14,328	15,021
中醫醫院	2,441	2,453	2,478	2,492	2,518	2,611	2,620	2,665	2,720	2,688	2,728	2,778	2,831	2,889
專科醫院	1,533	1,543	1,576	2,237	2,271	2,492	2,682	3,022	3,282	3,427	3,716	3,956	4,283	4,665
基層醫療衛生機構	1,000,169	995,670	973,098	774,693	817,018	849,488	884,818	878,686	858,015	882,153	901,709	918,003	912,620	
社區衛生服務中心				8,211	10,101	14,153	17,128	22,656	27,069	24,260	27,308	32,739	32,860	33,562
鄉鎮衛生院	49,694	49,229	48,090	44,992	44,279	41,626	40,907	39,975	39,876	39,080	38,475	37,836	37,295	37,097
村衛生室	716,677	709,458	698,966	698,966	514,920	551,600	583,209	609,128	613,855	613,143	632,770	648,424	662,894	653,419
門診部（所）	226,588	240,934	248,061	219,907	204,468	208,794	207,457	212,243	197,083	180,752	182,448	181,781	184,287	187,932
專業公共衛生機構		11,386	11,471	10,787	10,792	10,878	11,177	11,269	11,528	11,485	11,665	11,835	11,926	12,083
疾病預防控制中心	3,763	3,741	3,813	3,580	3,584	3,588	3,585	3,548	3,585	3,534	3,536	3,513	3,484	3,490
專科疾病防治院（所）	1,877	1,839	1,783	1,839	1,749	1,583	1,502	1,402	1,365	1,310	1,291	1,274	1,294	1,289
婦幼保健院（所／站）	3,180	3,163	3,132	3,067	3,033	2,998	3,021	3,003	3,051	3,011	3,020	3,025	3,036	3,044
衛生監督所（中心）				571	838	1,284	1,702	2,097	2,553	2,675	2,809	2,992	3,022	3,088

注：①2008年社區衛生服務中心（站）減少的原因是江蘇省約5,000家農村社區衛生服務站劃歸村衛生室；②2002年起，醫療衛生機構數不再包括高中等醫學院校本部、藥檢機構、國境衛生檢疫所和非衛生部門舉辦的計劃生育指導站；③1996年以前衛生院指鄉鎮衛生院，門診部（所）不包括私人診所。

來源：《中國衛生統計年鑑》，2013年。

根據中國社會經濟發展狀況和醫療衛生服務性質，中國政府堅持保基本、強基層、建機制的基本原則，基本醫療服務是保障全體居民，特別是低收入人群，政府承擔義不容辭的主要責任，非基本醫療服務主要目的是滿足人民多層級、多樣化的醫療保健需求，由市場和社會資本發揮主要作用。隨著經濟發展水準和財政保障能力的提高，基本醫療服務的範圍，也將逐步擴大。

（三）衛生服務人員

2012年末，全國衛生人員總數達911.6萬人，比前一年增加50萬人，增長5.8％。2012年末，衛生人員總數中，衛生技術人員667.6萬人、鄉村醫師和衛生員109.4萬人、其他技術人員31.9萬人、管理人員37.3萬人、工勤技能人員65.4萬人。衛生技術人員中，執業（助理）醫師261.6萬人、註冊護士249.7萬人。與2011年比較，衛生技術人員增加47.3萬人，增長7.7％。每千人口執業（助理）醫師1.94人，每千人口註冊護士1.85人；每萬人口專業公共衛生機構人員4.96人。詳見表18-1-2、表18-1-3。

（四）衛生籌資結構

中國衛生籌資來源包括：政府一般稅收、社會醫療保險、商業健康保險和居民自費等多種管道。2012年，中國衛生總費用達27,846.8億元人民幣，同期人均衛生總費用為2,056.6元人民幣，衛生總費用占國內生產總值的比重為5.36％。按可比價格計算，2005年至2012年，中國衛生總費用年平均增長速度為18.16％。個人現金衛生支出比重由2005年的52.2％，下降到2012年的34.4％，衛生籌資系統的風險保護水準和再分配作用，不斷提高。2011年，醫院、門診機構費用為18,089.4億元人民幣，公共衛生機構費用為2,040.67億元人民幣，分別占衛生總費用的71.74％和8.09％。醫院費用中，城市醫院、縣醫院、社區衛生服務中心、鄉鎮衛生院費用，分別占64.13％、21.28％、5.17％、9.3％。詳見表18-1-4。

表18-1-2 2005～2012年中國衛生人員數

（單位：人）

指　標	2005	2008	2009	2010	2011	2012
總　計	6,447,246	7,251,803	7,781,448	8,207,502	8,616,040	9,115,705
衛生技術人員	4,564,050	5,174,478	5,535,124	5,876,158	6,202,858	6,675,549
執業（助理）醫師	2,042,135	2,201,904	2,329,206	2,413,259	2,466,094	2,616,064
執業醫師	1,622,684	1,791,881	1,905,436	1,972,840	2,020,154	2,138,836
註冊護士	1,349,589	1,678,091	1,854,818	2,048,071	2,244,020	2,496,599
藥劑師（士）	349,533	330,525	341,910	353,916	363,993	377,398
技師（士）	211,495	212,618	220,695	230,572	238,874	249,255
鄉村醫師和衛生員	916,532	938,313	1,050,991	1,091,863	1,126,443	1,094,419
其他技術人員	225,697	255,149	275,006	290,161	305,981	319,117
管理人員	312,826	356,854	362,665	370,548	374,885	372,997
工勤技能人員	428,141	527,009	557,662	578,772	605,873	653,623

注：①2008年起，衛生人員包括返聘本單位半年以上人員；②衛生技術人員包括取得「衛生監督員」證書的公務員。
來源：《中國衛生統計年鑑》，2013年。

表18-1-3 2005～2012年中國每千人口衛生技術人員數

（單位：人）

指 標	2005	2008	2009	2010	2011	2012
衛生技術人員	3.50	3.90	4.15	4.39	4.61	4.94
城 市	5.82	6.68	7.71	7.62	7.77	8.55
農 村	2.69	2.80	2.94	3.04	3.20	3.41
執業（助理）醫師	1.56	1.66	1.75	1.80	1.83	1.94
城 市	2.49	2.68	2.83	2.97	2.95	3.19
農 村	1.26	1.26	1.31	1.32	1.33	1.40
執業醫師	1.19	1.35	1.43	1.47	1.50	1.58
城 市	2.23	2.45	1.60	2.74	2.73	2.96
農 村	0.82	0.92	0.96	0.95	0.96	1.00
註冊護士	1.03	1.27	1.39	1.53	1.67	1.85
城 市	2.10	2.54	2.82	3.09	3.23	3.65
農 村	0.65	0.76	0.81	0.89	0.98	1.09

注：總計以常住人口為分母，城市、農村以戶籍人口為分母。
來源：《中國衛生統計年鑑》，2013年。

表18-1-4 2005～2012年中國衛生總費用與構成

指 標	2005	2008	2009	2010	2011	2012
衛生總費用（萬元）	8,659.9	14,535.4	17,541.9	19,980.4	24,345.9	27,846.8
政府衛生支出	1,552.5	3,593.9	4,816.3	5,732.5	7,464.2	8,366.0
社會衛生支出	2,586.4	5,065.6	6,154.5	7,196.6	8,416.5	9,916.3
個人衛生現金	4,521.0	5,875.9	6,571.2	7051.2	8465.3	9564.6
衛生總費用構成（％）	100	100	100	100	100	100
政府衛生支出	17.9	24.7	27.5	28.7	30.1	30.0
社會衛生支出	29.9	34.9	35.1	36.0	34.6	35.9
個人衛生現金支出	52.2	40.4	37.5	35.3	34.8	34.4
衛生總費用占GDP（％）	4.68	4.63	5.15	4.98	5.15	5.36
人均衛生費用（元）	662.3	1,094.5	1,314.3	1,490.1	1,807.0	2,056.6
城 市	1,126.4	1,861.8	2,176.6	2,315.5	2,697.5	2,969.0
農 村	315.8	455.2	562.0	666.3	879.4	1,055.9
衛生消費彈性指數	0.87	1.72	2.32	0.65	1.41	

注：①本表係衛生總費用核算數，2012年係初步核算數；②按當年價格計算。
來源：《中國衛生統計年鑑》，2013年。

　　從國際趨勢看，總體而言，隨著國家經濟發展水準的提高，衛生總費用占GDP的比重，也不斷增高。2010年，低收入國家衛生總費用占GDP的平均比重為6.2％，高收入國家該比重平均為8.1％，金磚國家中巴西和印度該比重分別為9％和8.9％，而中國目前衛生總費用占GDP的比重僅為5.36％，這說明中國還有相當大的增長空間。

三、醫療保障體系

中國政府高度重視醫療保障制度的建立與發展。建國初期建立公費醫療和勞保醫療制度，20世紀60年代，在農村建立農村合作醫療制度，這些制度的建立和完善，在保障職工和農民健康方面發揮重要作用。20世紀90年代，中國啟動醫療保障制度改革，積極穩妥地推進各項醫療保障制度建設，獲得明顯進展。城鎮職工基本醫療保險穩步推進，到2008年底，全國城鎮基本醫療保險人數達到3.18億人。2002年10月，中國政府提出政策，建立新型農村合作醫療制度。2003年起，新型農村合作醫療制度試行並逐步在全國推進，目前已覆蓋全國所有含農業人口的縣（區），參加人數達8.33億，新型農村合作醫療制度為越來越多的農民帶來實惠，對緩解或減輕農民疾病經濟負擔，發揮越來越大的作用。

中國醫療保障體系的整體構架為「三縱三橫」，從圖18-1-6中可見「三縱」是「三橫」中的主體部分，即城鎮職工基本醫療保險制度、城鎮居民基本醫療保險制度、新型農村合作醫療保險制度，構成中國醫療保障制度的基礎部分，為受眾提供基本的醫療保險。「底橫」主要是指低收入或困難群體，對於這個群體的醫療需求，主要是透過城鄉醫療救助補充。「頂橫」部分相對於基本醫療保險而言是補充醫療保險，包括：企業補充醫療保險、商業醫療保險、社會互助和社區醫療保險等多種形式，是基本醫療保險的有力補充，也是多層級醫療保障體系的重要組成部分。

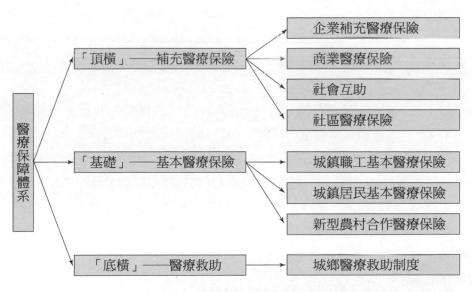

圖18-1-6 中國醫療保障體系架構示意圖

目前，中國在制度層面上已經初步形成以基本醫療保險為主，輔以各種形式的補充醫療保險，社會醫療救助為底線的多層級醫療保障體系的基本架構（表18-1-5）。基本醫療保險保障對象為城鎮職工、城鎮居民（包括：在校學生、兒童、沒有收入的老年人、喪失勞動能力者）；農村居民透過參加新型農村合作醫療享受基本醫療保險保障。基本醫療保險堅持「低水準、廣覆蓋」的

表18-1-5 2008、2011年中國城鎮職工與居民社會醫療保險構成

（單位：%）

項 目	合 計		城 市		農 村	
	2008	2011	2008	2011	2008	2011
城鎮職工基本醫療保險	12.7	14.8	44.2	47.4	1.5	2.9
公費醫療保險	1.0	0.7	3.0	2.2	0.3	0.2
城鎮居民基本醫療保險	3.8	9.5	12.5	25.1	0.7	3.8
新型農村合作醫療保險	68.7	69.5	9.5	13.4	89.7	89.9
其他社會醫療保險	1.0	0.3	2.8	0.9	0.4	0.1
無醫療保險	12.9	5.2	28.1	10.9	7.5	3.1

來源：《2008年國家衛生服務調查》和《2011年醫改階段性評估調查》。

原則。由於「廣覆蓋」，因此保障只能是「低水準」的。

可見，基本醫療保險的保障水準是有限的，對於更為靈活、更高醫療保障的需求而言，只能透過補充醫療保險來滿足。除了利用財政補助的辦法解決國家公務員的醫療費用問題外，國家鼓勵用人單位在經濟條件允許的情況下，為職工建立補充醫療保險，以部分解決基本醫療保險最高給付限額以上的醫療費用，減輕職工的負擔，這就形成企業補充醫療保險和商業醫療保險等各種形式的補充醫療保險。商業保險公司對此專門推出了多種補充醫療保險產品，使商業健康保險與基本醫療保險銜接起來，更好地為不同需求者解決高額醫療費用問題。商業健康保險成為補充醫療保險的主要提供者。

（一）城鎮職工基本醫療保險制度

1. 發展背景與進程

中國城鎮職工基本醫療保險制度改革的突出成效，是在20世紀90年代末期基本形成以國務院《關於建立城鎮職工基本醫療保險制度的決定》（以下簡稱《決定》）為核心的醫療保險的政策體系。這一政策體系包括：基本醫療保險的政策、管理體系、多層級醫療保障基本構架和醫藥衛生體制配套改革思路四個方面。《決定》是在總結1994年國務院四部委下發的《關於職工醫療制度改革的試點意見》、1996年國務院四部委下發的《關於職工醫療保障制度改革擴大試點意見》的基礎上形成，1998年12月由國務院頒發。《決定》代表中國構建新制度架構的醫療保險政策體系基本形成，為新制度的實施運行提供政策依據和施行規範。自《決定》頒布以來，職工基本醫療保險制度在全國城鎮地區逐步推進。

2. 基本情況

城鎮職工基本醫療保險是為補償勞動者因疾病風險，遭受經濟損失而建立的社會保險制度。透過用人單位和個人繳費，建立醫療保險基金，參保人員患病就診發生醫療費用後，醫療保險經辦機構給予經濟給付，以避免或減輕勞動者因患病、治療等所承受的經濟風險。

截止到2004年8月底，陸續啟動包括4個直轄市、340個地級市、2,000餘個縣（市）的職工基本醫療保險制度試行與改革；參保人數達11,800萬人。到2005年末，全國參加基本醫療保險人數已達13,783萬人，其中參保職工10,022萬人，參保退休人員3,761萬人，分別比前一年末增加977

萬人和402萬人。2006年9月底，全國城鎮就業人員28,263萬人，基本醫療保險參保人數14,966萬人，占應參保人數的52.95％。截止到2012年底，參加城鎮職工基本醫療保險人數已達26,467萬人。

3. 覆蓋範圍和繳費辦法

城鎮所有用人單位，包括：企業（國有企業、集體企業、外商投資企業、私營企業等）、機關、事業單位、社會團體、民辦非企業單位及其職工，都要參加基本醫療保險。鄉鎮企業及其職工、城鎮個體經濟組織業主及其從業人員是否參加基本醫療保險，由各省、自治區、直轄市人民政府決定。

基本醫療保險原則上以「地」級以上行政區（包括：地、市、州、盟）為統籌單位，也可以縣（市）為統籌單位，北京、天津、上海3個直轄市原則上在全市範圍內實行統籌（以下簡稱統籌地區）。所有用人單位及其職工都要按照屬地管理原則，參加所在統籌地區的基本醫療保險，執行統一政策，實行基本醫療保險基金的統一籌集、使用和管理。鐵路、電力、遠洋運輸等跨地區、生產流動性較大的企業及其職工，可以相對集中的方式，異地參加統籌地區的基本醫療保險。

基本醫療保險費由用人單位和職工共同繳納。用人單位繳費率應控制在職工薪資總額的6％左右，職工繳費率一般為本人薪資收入的2％。隨著經濟發展，用人單位和職工繳費率可相應調整。

4. 成效

以基本醫療保險制度為主體的多層級醫療保障制度體系的雛形初步建立，形成新制度的基本特徵。在21世紀初，中國90％以上的城鎮地區逐步建立公務員醫療補助和商業醫療保險，許多有能力的參保企業，建立多種形式的補充醫療保險，以基本醫療保險制度為主體，公務員醫療補助、商業醫療保險和企業補充醫療保險等多層級醫療保障制度體系的雛形初步建立，並逐步形成與原有的公費、勞保醫療制度不同的新制度（表18-1-6）。

在保險形式上，改變過去「單位保險」為「社會保險」，建立社會統籌與個人帳戶的模式；在籌資機制上，改變過去醫療費用全部由國家財政和投保單位包攬的方式，建立投保單位和個人

表18-1-6 中國城鎮職工基本醫療保險制度與公費和勞保醫療制度的區別

項　目	城鎮職工基本醫療保險制度	公費和勞保醫療制度
保險形式	社會統籌和個人帳戶（社會保險），體現社會公平原則。	單位保險。
籌資機制	建立投保單位和個人共同繳費的醫療保險基金統籌機制，一定程度上強化職工的費用節約意識。	職工醫療費用全部由國家財政、投保單位包攬，對醫病雙方無制約機制。
保障水準	立足於滿足職工基本醫療需求，確定較低的基本保障水準，規定起付標準和最高支付限額。	個人不繳納醫療費用或只支付少量費用（如：掛號費）。
覆蓋面	城鎮所有單位，包括：企業（國有企業、集體企業、外商投資企業、私營企業）、機關、事業單位、社會團體、民辦非企業單位職工，以及鄉鎮企業職工、個體經濟組織業主及從業人員。	僅限於機關事業單位的職工和全民、集體企業職工。
管理體制	實行屬地化和社會化管理，打破公費、勞保界限，打破不同所有制單位的界限。	公費醫療保險由衛生部門管理，勞保醫療由勞動部門管理。

共同繳費的醫療保險基金統籌機制，一定程度上強化職工的費用節約意識；保障水準上，徹底改變個人基本不繳納醫療費用和費用無限制的狀況，立足於滿足基本醫療需求，確定共付、起付和最高支付限額等費用限制方式；在覆蓋面上，改變原制度僅限於機關事業單位的職工和全民、集體企業職工的狀況，將覆蓋面擴大到城鎮所有單位，包括：所有企業、機關、事業單位、社會團體、民辦非企業單位職工，以及鄉鎮企業職工、個體經濟組織業主及從業人員；在管理體制上，實行屬地化和社會化管理，打破公費醫療和勞保醫療的界限，打破不同所有制單位的界限。

（二）城鎮居民基本醫療保險制度

1. 發展背景與進程

　　1998年，中國開始建立城鎮職工基本醫療保險制度，之後又啟動新型農村合作醫療保險制度試行，建立城鄉醫療救助制度。目前沒有醫療保障制度安排的，主要是城鎮非從業居民。中國城鎮居民基本醫療保險試行的主要目的，是探索統一制度架構下非正規就業人員（靈活就業人員、非公有制經濟組織從業人員、農民工等外來務工人員）和非從業人員（城鎮老年人和未成年人）參加醫療保險的政策和途徑，進一步擴大城鎮基本醫療保險制度覆蓋範圍。由過去投保單位作為保障主體、保障資金在單位內封閉運行，改為社會統籌、政府資助；保障對象由過去只包括公有制經濟部門職工，改革為涵蓋城鎮各種經濟類型的從業人員和非從業人員。

　　與1998年開始逐步建立的城鎮職工基本醫療保險制度和2002年逐步實施的新型農村合作醫療保險制度不同的是：城鎮居民基本醫療保險制度目前還在試行和擴大試行的起步階段。伴隨著城鎮職工醫療保險體系初步建立的發展步伐，在部分地區開始由城鎮職工基本醫療保險制度向城鎮居民基本醫療保險制度過渡的基礎上，為實現基本建立覆蓋城鄉全體居民的醫療保障體系的目標，國務院決定從2007年起開展城鎮居民基本醫療保險試行（以下簡稱試行），於2007年7月頒發《國務院關於開展城鎮居民基本醫療保險試點的指導意見》。其中提出2008年城鎮居民基本醫療保險擴大試行，爭取2009年試行城市達到80％以上，2010年在全國全面推開，逐步覆蓋全體城鎮非從業居民。透過試行，探索和完善城鎮居民基本醫療保險的政策體系，形成合理的籌資機制、健全的管理體制和規範的運行機制，逐步建立以大病統籌為主的城鎮居民基本醫療保險制度。

　　對於城鎮居民基本醫療保險的試行工作進程的安排，2007年8月23日，國務院城鎮居民基本醫療保險部際聯席會議辦公室主任、勞動保障部副部長胡曉義接受中國政府網專訪提出：這是惠及2.4億人的制度，2007年79個城市將試行城鎮居民基本醫療保險工作，2008年將要擴大試行，2009年爭取覆蓋80％以上的城市，2010年爭取全面展開。

2. 基本情況

　　城鎮居民基本醫療保險是社會醫療保險的組成部分，具有強制性，採取以政府為主導，以居民個人（家庭）繳費為主、政府適度補助為輔的籌資方式，按照繳費標準和待遇水準一致的原則，為城鎮居民提供醫療需求的醫療保險制度（表18-1-7）。

3. 保險待遇

　　城鎮居民基本醫療保險基金主要用於支付參保居民的住院和門診大病、門診搶救醫療費，支付範圍和標準按照城鎮居民基本醫療保險藥品目錄、診療專案和醫療服務設施範圍和標準執行（各省、自治區、直轄市根據各自經濟情況，可適當調整）。

表 18-1-7 2005～2012 年中國城鎮居民和職工基本醫療保險情況

指　標	2005	2008	2009	2010	2011	2012
城鎮職工基本醫保						
參保人數（萬人）	13,783	19,996	21,937	23,735	25,227	26,467
在職職工	10,022	14,988	16,411	17,791	18,949	-
退休人員	3,761	5,008	5,527	5,944	6,279	-
基金收入（億元）	1,405.3	3,040.0	3,672.0	3,955.4	4,945.0	-
基金支出（億元）	1,078.7	2,084.0	2,797.0	3,271.6	4,018.3	-
累計結存（億元）	1,278.1	3,432.0	4,276.0	4,741.2	5,683.2	-
城鎮居民基本醫保						
參保人數（萬人）	-	11,826	18,210	19,528	22,116	27,122

來源：《中國衛生統計年鑑》，2013 年。

(1)**起付標準**：與城鎮職工基本醫療保險一樣，即三級人民幣 980 元、二級人民幣 720 元，一級人民幣 540 元。

(2)**就醫管理**：城鎮居民基本醫療保險參保居民就醫，實行定點首診和雙向轉診制度，將社區衛生服務中心、專科醫院、醫院和藥局合作和二級以下醫療機構確定為首診醫療機構，將部分三級綜合和專科醫療機構確定為定點轉診醫療機構，參保居民就醫時應先在定點首診醫療機構就診，因病情確需轉診轉院治療的，由定點首診醫療機構出具轉院證明，方可轉入定點轉診醫院接受住院治療，等病情相對穩定後，應轉回定點首診醫院。換句話說就是一旦得病必須在指定的社區服務中心醫院，或指定的小醫院看病，這些小醫院無法診治，才能由小醫院開證明轉到大醫院看，等病情稍好，馬上要轉回小醫院。

(3)**支付比例**：基金支付比例按不同級別醫療機構確定，一級（含社區衛生服務中心）、二級、三級醫療機構，基金支付比例為 75%、60%、50%。城鎮居民連續參保繳費滿 2 年後，可分別提高到 80%、65%、55%。換句話說，就是住越小的醫院，給付越多。

(4)**基本保額**：一個自然年度內，基本醫療保險統籌基金的最高支付限額為每人每年 1.6 萬元人民幣。如果是由於慢性腎功能衰竭（門診血液透析治療）、惡性腫瘤（門診放、化療）、器官移植抗排異治療、系統性紅斑狼瘡、再生障礙性貧血（簡稱「門診大病」）患者，年統籌基金最高支付限額可提高到每人 2 萬元人民幣。

（三）新型農村合作醫療保險制度

1. 發展背景與進程

在中國城鎮職工基本醫療保險體系建立與完善的進程中，2002 年黨中央、國務院召開全國農村衛生工作會議。2002 年 10 月 19 日，中央、國務院頒發《關於進一步加強農村衛生工作的決定》（以下簡稱《農村衛生工作決定》）。《農村衛生工作決定》提出中國農村衛生工作的目標，「到 2010 年在全國農村基本建立起適應社會主義市場經濟體制要求和農村社會經濟發展水準的農村衛生服務體系和農村合作醫療保險制度」。此外，《農村衛生工作決定》還制定中央、國務院在建立新型農村合作醫療保險制度的重大決策，明確提出在中國要「建立以大病統籌為主的農村新型合

作醫療保險制度和醫療救助制度」，使農民人人享有初級衛生保健。

建立新型農村合作醫療保險制度直接關係到中國幾億農民的健康和利益，是重要的醫療體制改革，是中央為解決「三農」問題而做出的重大決策；對於落實科學發展，促進城鄉協調發展，全面建設小康社會，具有十分重要的意義。

從總體來看，中國農村醫療保障制度的主要形式：新型農村合作醫療保險（簡稱「新農合」）從2003年試行至2007年1月國務院會議宣布試行工作結束，以及目前進入全面推進階段的過程中，參保農民、衛生服務提供者以及政府，均有較大收益。農民透過新農合，就醫費用獲得補償；而衛生服務可及性及利用率均有所提高，直接醫療經濟負擔有所減輕；農民對新農合的信心有所增強。新農合資金運轉基本安全，制度運行基本平穩。農村醫療機構尤其是鄉鎮衛生院，因新農合在收入、年診療人次、病床使用率均有所增加，服務能力和效率都有所提高。新農合也促進了農村衛生事業的發展，為減輕和緩解農民因病致貧、促進農民基本醫療衛生的可及性方面，發揮積極的作用。儘管在具體運行機制和管理辦法等方面，還需要根據形勢的發展、農民的意願及實際運行情況，逐步調整和完善，但是從新農合施行3年來首次全面評估結果來看，新農合基本制度是成功的、可行的，是符合中國農村實際和大多數農民意願的（衛生部，2006）。

2. 基本情況

新農合是由政府組織、引導、支持，農民自願參加，個人、集體和政府多方籌資，以大病統籌為主的農民醫療互助共濟制度。採取個人繳費、集體扶持和政府資助的方式籌集資金。

據統計，到2005年12月31日，在全國試行新農合的縣（市、區）為678個，占全國總數的23.7%，覆蓋農民2.36億人。截至2006年6月30日，全國開展新農合試行的縣（市、區）達1,400餘個，占全國總數的50.7%，共有3.96億農民參加新農合；2007年以縣為單位參加新農合的覆蓋率已達86%，參加新農合的農民已超過7億人。中央決定從2007年開始，新農合建設由試行階段轉入全面推進階段，按照國務院的部署，中國在2008年提前實現新農合覆蓋全國農村縣（市、區）的目標。截至2012年底，全國有2,566個縣（市、區）開展新農合醫療，參保人口達8.05億人，參保率為98.3%。2012年度，新農合籌資總額達2,484.7億元，人均籌資308.5元。全國新農合基金支出2,408.0億元；補償支出受益17.45億人次，其中，住院給付0.85億人次，普通門診給付15.41億人次（詳見表18-1-8）。

表18-1-8　2005～2012年中國新型農村合作醫療保險情況

指　標	2005	2008	2009	2010	2011	2012
新農合縣（區、市）個數	678	2,729	2,716	2,678	2,637	2,566
參保人口數（億人）	1.79	8.15	8.33	8.36	8.32	8.05
參保率（%）	75.7	91.5	94.0	96.0	97.5	98.3
當年籌資總額（億元人民幣）	75.4	785.0	944.4	1,308.3	2,047.6	2,484.7
人均籌資（元人民幣）	42.1	96.3	113.4	156.6	246.2	308.5
當年基金支出（億元人民幣）	61.8	662.0	922.9	1,187.8	1,710.2	2,408.0
受益人次（億人次）	1.22	5.85	7.59	10.87	13.15	17.45

資料來源：《中國衛生統計年鑑》，2013年。

　　新農合為農村居民的基本醫療保障制度，覆蓋面高，籌資水準大幅提高。2012年，參保率98.3%，人均籌資標準由2011年的246.2元，提高到2012年的308.5元（增加62.3元）。擴大保障範圍，受益人數增加。新農合受益人次數由2011年的13.15億人次，提高的2012年的17.45億人次。中央加強對新農合基金收支的管理，致使2012年全國新農合統籌基金當年結餘率為3.1%，收支基本平衡，略有結餘。

3. 保障內容

　　參加新農合的人員，在統籌期內因病在定點醫院住院診治所產生的藥費、檢查費、化驗費、手術費、治療費、護理費等，符合城鎮職工基本醫療保險核銷範圍的部分（即有效醫藥費用），都屬於新農合核銷範圍。

　　新型農村合作醫療基金支付設立起付標準和最高支付限額。醫院年起付標準以下的住院費用，由個人自付。同一統籌期內達到起付標準的，住院兩次及兩次以上所產生的住院費用，可累計核銷。超過起付標準的住院費用，實行分段計算，累加核銷，每人每年累計核銷有最高限額。

　　新農合的核銷範圍大致包括：門診補償、住院補償以及大病補償，還有針對一部分特殊病種的核銷，具體比例如下（不同地方的比例有所差別，以當地社保局的資料為準）：

　　(1) 門診補償：A. 村衛生室及村中心衛生室就診核銷60%，每次就診處方藥費限額10元，衛生院醫生臨時補液處方藥費限額50元；B. 鎮衛生院就診核銷40%，每次就診各項檢查費及手術費限額50元，處方藥費限額100元；C. 二級醫院就診核銷30%，每次就診各項檢查費及手術費限額50元，處方藥費限額200元；D. 三級醫院就診核銷20%，每次就診各項檢查費及手術費限額50元，處方藥費限額200元；E. 中藥發票附上處方每帖限額1元；F. 鎮級合作醫療門診補償每年限額5,000元。

　　(2) 住院補償：A. 核銷範圍：a. 藥費；b. 輔助檢查：心腦電圖、X光透視、拍片、化驗、理療、針灸、CT、核磁共振等各項檢查費，限額200元；c. 手術費：參照國家標準，超過1,000元的按1,000元核銷；d. 60周歲以上老人在衛生院住院，治療費和護理費每天補償10元，限額200元。B. 核銷比例：鎮衛生院核銷60%；二級醫院核銷40%；三級醫院核銷30%。

　　(3) 大病補償：A. 鎮風險基金補償：凡參加合作醫療的住院病人一次性或全年累計應報醫療費超過5,000元以上，分段補償，即5,001～10,000元補償65%，10,001～18,000元補償70%；B. 鎮級合作醫療住院及尿毒症門診血液透析、腫瘤門診放療和化療補償年限額1.1萬元。

　　(4) 特殊病種：新型農村合作醫療基金核銷支付特殊病種有：惡性腫瘤化療、放療；重症尿毒症的血液透析和腹透；組織或器官移植後的抗排異反應治療；精神分裂症伴精神衰退；系統性紅斑狼瘡（有心、肺、腎、肝及神經系統併發症之一者）；再生障礙性貧血；心臟手術後抗凝治療。其餘可核銷的特殊病種，以當地具體政策為準。特殊病種的特定門診治療包括：治療期間必須的支援療法和全身、局部反應對症處理，一般輔助治療不列入核銷範圍。

4. 成效

　　(1) 在新農合制度建立的過程中，日益確立各級政府的職責。一是確立政府的籌資責任，並規定各級政府的籌資標準。二是確立政府的管理責任，規定政府負責建立經辦機構，並承擔經費管理；將新農合管理納入地方政府的公共事務管理職責。目前農村合作醫療體系基本形成，建立新型農村合作醫療保險實施辦法以及基金管理、財會制度、審計監督、定期公示等一系列的管理制度，並且在試行中不斷完善，為新農合制度化、規範化、法制化，奠定良好的基礎。在資金管理

上，採用封閉式的資金管理制度，包括：行政監管、財政監管、審計監管、民主監督的監管體系和制度，確保資金運行的安全。

(2) 新農合實施後，參保農民的醫療服務利用率提高，特別是住院服務利用率明顯提高。參保農民對門診和住院服務的利用均高於未參保農民，兩週就診參保農民為21.9％、未參保農民為18％；實施門診統籌的地區，與未實施合作醫療的地區相比，有合作醫療地區的參保農民兩週門診就診率提高了33.2％，住院率提高了52.7％；兩週患病未就診比例降低了10.7％，應住院而未住院率降低了15％。新農合促進農民的醫療服務可及性，增加農民對醫療服務的利用水準。

(3) 全國調查數據顯示，57.6％的家庭透過新農合受益；在參保住院病人中，83％得到補助，次均補助費用為784元，給付比例為23.2％；補助後自付住院費用為3,013元，比未參保農民少支付12％～13％（衛生部，2007）。2004年，平均住院費用占農民純收入的比例，從補助前的89％，下降到補助後的65％。這些數據顯示，透過新農合的補助，農民的醫藥負擔有所減輕。

(4) 新農合制度建立以來，越來越多的農民認識到新農合帶來的好處，參保率也不斷提高。大多數農民認為新農合是一個好的制度，能在一定程度上減輕醫藥負擔，方便農民就醫和核銷的措施，受到農民普遍歡迎。2005年，試行評估結果顯示，90％的參保農民表示下一年度願意繼續參加新農合，在未參加的農民中，有51％的人表示下年度將參加新農合（衛生部，2007）。

(5) 新型農村合作醫療保險在組織體系、籌資機制、資金管理和監督管理等方面的制度架構和基本原則，是在總結歷史教訓和試行經驗的基礎上逐步形成的，符合大多數農村實際需要。在試行過程中，各地區根據本地的社會經濟特點，因地制宜，制訂合作醫療實施方案，根據實際運行情況和農民的反映，對實施方案進行及時調整，如：調整補助範圍和比例，使資金更有效的利用；第一批試行縣合作醫療基金使用率，從2004年的71％，提高到2005年的91％。此外，各地區積極改進核銷辦法，使農民的醫藥費核銷手續更加方便，減少農民核銷成本，受到農民的歡迎。

(6)2003～2005年開展合作醫療的鄉鎮衛生院，年收入、年診療人次、病床使用率和每名衛技人員年均診療人次，均大幅增加，增加速度要高於未開展合作醫療的地區。試行縣縣醫院門診人次和出院人次，年平均增長率為6.56％和11.87％，鄉鎮衛生院分別為8.85％和8.58％。床位使用率也明顯增加，縣、鄉年平均增長率為5％和10％，均明顯高於全國同期同類醫療機構增長水準（衛生部，2006）。根據建立新型農村合作醫療保險制度的需要，許多省分加大政府投入，加強鄉村醫療衛生機構和衛生服務隊伍建設，積極推進鄉（鎮）衛生院內部運行機制和人事分配制度改革，促進醫療機構服務條件的改善和服務品質的提高。但是，縣醫院是最大的受益者，40％的合作醫療基金都流向縣醫院。

(7) 合作醫療制度實施後，建立藥品核銷目錄和嚴格的轉診制度，在運行過程中採取按病種付費等較嚴格的監管措施，在一定程度上約束提供者不合法的醫療行為，對控制醫療費的增長，發揮一定的作用。此外，合作醫療的開展，有利於醫療機構的規範管理，基層醫療機構統計資料和病歷品質，明顯改善，電腦管理逐步普及。

（四）城鄉醫療救助制度

城鄉醫療救助制度是指透過政府撥款和社會捐助等多管道籌資建立基金，對患大病的農村五保戶和貧困農民家庭、城市居民最低生活保障對象中未參加城鎮職工基本醫療保險人員、已參

加城鎮職工基本醫療保險但個人負擔仍然較重的人員以及其他特殊困難群眾，給予醫療費用補助（農村醫療救助也可以資助救助對象參加當地新型農村合作醫療保險）的救助制度。

隨著改革開放進程的加快，企業扮演社會職能的剝離，城市居民已經從「單位人」變成「社會人」，一些原來由單位承擔的福利、救濟職能，移交給政府和社會；農村實行「聯產承包責任制」，特別是實行稅費改革後，集體福利和救助能力，有所減弱。農村合作醫療制度逐步失去作用，城市的勞保醫療制度和公費醫療制度正在向醫療保險制度過渡，城市貧困人口的醫療問題，日益突出。在此背景下，如何完善對城鄉困難群體的醫療救助制度，便成為迫切需要解決的問題。

中國醫療救助制度建立起步於農村。2002年，中央、國務院制定《關於進一步加強農村衛生工作的決定》，首次提出在中國農村建立醫療救助制度，並確立對農村貧困家庭實行醫療救助、實施以大病補償為主，以及對貧困家庭參加合作醫療給予資金補助的救助形式。2003年，民政部、衛生部和財政部制定《關於實施農村醫療救助工作的意見》（民發〔2003〕158號），確立農村醫療救助制度是由政府撥款和社會各界自願捐助等多管道籌資，對患大病農村五保戶和貧困農民家庭實行醫療救助的制度，力爭到2005年在全國基本建立起規範、完善的農村醫療救助制度，有效提高農村家庭人口的健康水準。2005年，國務院辦公廳轉發民政部等部門《關於建立城市醫療救助制度試點工作意見的通知》（國辦發〔2005〕10號）。同年，《關於加強城市醫療救助基金管理的意見》（財社〔2005〕39號）、《關於加快推進農村醫療救助工作的通知》（民發〔2005〕121號）等政策相繼提出。一個管理制度化、操作規範化、全覆蓋、廣收益、標準適度、與相關救助制度銜接的城鄉醫療救助制度，逐步建立。城鄉醫療救助及其相關制度的制定，進一步擴大救助面，提高救助水準，較為有效地緩解貧困居民就醫難問題。

2006年，農村醫療救助制度在全國所有涉農的縣（市、區）實現全部建制；2008年，全國所有縣（市、區）基本都建立了城市醫療救助制度。在建立城鄉醫療救助制度過程中，各地普遍建立「政府領導、民政牽頭、部門協作、社會參與」的管理體制和醫療救助基金管理制度，確保資金專款專用（詳見表18-1-9）。

中國城鄉陸續建立和實施貧困人口醫療救助制度，並積極籌措醫療救助資金，初步探索出符合實際的醫療救助模式。在醫療救助制度建立和發展過程中，各地初步探索出符合國情的醫療救助模式。一些地區在救助病種範圍方面，以大病為主、兼顧常見病和門診；在救助時限方面，逐步由事後救助向事中救助和事前救助轉變；在資金結算方面，探索出透過民政部門直接與醫療服務機構結

表18-1-9　2005～2012年中國城鄉醫療救助情況

指　標	2005	2008	2009	2010	2011	2012
醫療救助人次（萬次）	970	5,278	6,295	7,556	8,519	8,051
城鎮居民	115	1,086	1,506	1,291	2,222	2,077
農村居民	855	4,192	4,789	5,635	6,297	5,974
醫療救助支出（億元）	11.0	68.0	97.2	133.0	187.6	203.8
城鎮居民	3.2	29.7	37.3	49.5	67.6	70.9
農村居民	7.8	38.3	59.9	83.5	120	132.9

注：本表係政府醫療救助數（不含社會醫療救助）。
來源：《中國衛生統計年鑑》，2013年。

算，簡化申請手續和中間環節；在救助門檻方面，取消或降低起付基準和自付比例；在服務提供方面，探索以社區衛生服務中心為平臺的服務提供機制；在制度銜接方面，對於困難群體難以承擔新型農村合作醫療保險的門檻費用和共付費用，透過預支、墊付等辦法，確保其獲得補償等。

（五）城鄉居民大病醫療保險制度

1. 基本情況

　　大病保險是對城鄉居民因患大病發生的高額醫療費用給予核銷，目的是解決群眾反映強烈的「因病致貧、因病返貧」問題，使絕大部分人不會再因為疾病陷入經濟困境。2012年8月30日，國家發展和改革委員會、衛生部、財政部、人社部、民政部、保險監督管理委員會等六部委發布《關於開展城鄉居民大病保險工作的指導意見》，確立針對城鎮居民醫保、新農合參保人大病負擔重的情況，引入市場機制，建立大病保險制度，減輕城鄉居民的大病負擔，大病醫保核銷比例不低於50%。

　　患者以年度計的高額醫療費用，超過當地上一年度城鎮居民年人均可支配收入、農村居民年人均純收入為判斷標準，具體金額由地方政府確定。

2. 資金來源及管理

　　各地結合當地經濟社會發展水準、醫療保險籌資能力、患大病發生高額醫療費用的情況、基本醫療保險補助水準以及大病保險保障水準等因素，精細測算，確定大病保險的籌資標準。從城鎮居民醫保基金、新農合基金中劃出一定比例或額度，作為大病保險資金。城鎮居民醫保和新農合基金有結餘的地區，利用結餘籌集大病保險資金；結餘不足或沒有結餘的地區，在城鎮居民醫保、新農合年度提高籌資時，統籌解決資金來源，逐步完善城鎮居民醫保、新農合多管道籌資機制。開展大病保險可以市（地）級統籌，也可以全省（區、市）統一政策、統一實施，提高抗風險能力。有條件的地方可以建立覆蓋職工、城鎮居民、農村居民統一的大病保險制度。

　　按照規定，大病保險的基金來源於原有的醫保基金的結餘，而且交給商業保險機構來管理，採取向商業保險機構購買大病保險的方式。承辦大病保險的商業保險機構，必須在中國境內經營健康保險專項業務5年以上、具備完善的服務網絡和較強的醫療保險專業能力、擁有醫學等專業背景的專職服務人員、能夠實現大病保險業務單獨核算等等。同時，要合理控制商業保險機構盈利率，並提供「一站式」即時結算服務，確保群眾方便、及時享受大病保險待遇。

3. 試行進展

　　人力資源和社會保障部於2013年10月25日上午10時召開新聞發布會，介紹2013年第3季度人力資源和社會保障工作進展情況。人力資源和社會保障部新聞發言人尹成基介紹，人社部積極推進城鄉居民大病保險試行，已有23個省分擬定大病保險實施方案，確定120個試行城市。據國家衛生計生委主任李斌在2014年兩會期間透露，目前全國已經在28個省試行城鄉居民大病保險，其中8個省已經全面展開了。

　　2013年，農村醫療保障重點向大病轉移。肺癌、胃癌等20種疾病全部納入大病保障範疇，大病患者住院費用實際核銷比例不低於70%，最高可達到90%。納入大病保障的20種疾病，包括：兒童白血病、先天性心臟病、終末期腎病、乳腺癌、子宮頸癌、重症精神疾病、抗藥肺結核、愛滋病機會性感染、血友病、慢性粒細胞白血病、唇顎裂、肺癌、食道癌、胃癌、I型糖尿病、甲狀

腺機能亢進、急性心肌梗塞、腦梗死、結腸癌、直腸癌。

四、醫療制度改革進展

（一）發展背景

中國醫療衛生改革一直尾隨經濟體制改革而得到發展。作為社會政策的一個重要組成部分，中國醫療衛生體制改革明顯地落後經濟體制改革。長期以來，在經濟改革方面多以國有企業改革為中心環節，造成社會上不同的群體（如：國有企業職工和非國有企業職工）不能公平地享受社會保障或公共產品，從而造成社會在醫療公共產品上的提供不均衡（引自宋曉梧，「中國宏觀經濟與改革走勢座談會」發言稿，2006年3月）。加之中國各個地區的經濟社會發展很不平衡，醫療衛生體制又涉及城鄉不同經濟類別的勞動者的醫療保障、不同情況下形成的醫療服務機構以及醫藥流通管道等許多方面的改革，情況比較複雜。在市場經濟條件下，利益主體多元化。政府從「大包大攬」的管理方式中退出。同時，由於不熟悉衛生和醫療服務的特殊規律，以致政府責任缺位，公共產品和公共服務提供不足，就自然形成畸形發展的局面。

建國初期，在計劃經濟體制下，醫療衛生體系定位明確，中國醫療衛生在醫療服務、預防保健等各個方面，都獲得很大的成就。但因社會經濟發展和綜合國力的影響以及「政事一體化」的管理，中國在醫療技術、服務水準和基礎設施建設方面，都有不同程度的問題。為適應經濟發展、社會進步和全民健康素質提高的需要，中國不斷探索醫療體制新的發展途徑，相繼進行一系列改革，尤其是從1985年開始的醫療體制改革。經過30多年的探索和實踐，獲得亮眼的成績。

（二）改革歷程

長期以來，對醫療領域的範疇沒有明確界定，甚至公共衛生和醫療服務兩類不同性質的領域，也沒有明確劃分，相關部門職能和政策界限模糊不清。因此，醫療與衛生經常不嚴格區分，中國醫療體制改革過程中，醫療改革和衛生體制改革，往往一併考慮（詳見表18-1-10）。

（三）成效與問題

應該肯定的是，改革開放以來，中國醫療衛生事業獲得很好的成績：衛生隊伍進一步壯大、衛生服務體系基本形成、衛生科技水準進一步提高、醫藥生產供給能力顯著改善、人民健康水準顯著提高、衛生法制建設得到加強等等，這些為社會經濟的發展、社會進步和全民健康素質的提高，發揮了重要的作用。從反映國民健康狀況的重要指標看，中國居民的健康水準已處於開發中國家前列。2012年，人均期望壽命達到75.2歲；孕產婦死亡率從2002年的51.3／10萬，下降到2012年的24.5／10萬；嬰兒死亡率及5歲以下兒童死亡率持續下降，嬰兒死亡率從2002年的29.2‰，下降到2012年的10.3‰，5歲以下兒童死亡率從2002年的34.9‰，下降到2012年的13.2‰，提前實現聯合國千年發展目標。從保障體系來看，透過各種醫療保險和公共衛生計畫，基本實現醫療服務全覆蓋，大大提高健康公平。

尤其是對抗SARS獲得重大勝利以來，各級政府的投入加大，公共衛生、農村醫療衛生和城市社區衛生發展加快，新型農村合作醫療保險和城鎮居民基本醫療保險獲得突破性進展，為深化醫

表 18-1-10　中國醫療體制改革過程

時　間	改革內容
1985	國務院批准衛生部《關於衛生工作改革若干政策問題的報告》提出：必須進行改革，放寬政策，簡政放權，多方集資，開闊發展衛生事業的路子，把衛生工作搞好。
1988	國務院發布「三定」方案，確定衛生部的基本職能，對直屬單位由直接管理轉向間接管理。
1989	國務院批准衛生部等部委《關於擴大醫療衛生服務有關問題的意見》提出：積極推行各種形式的承包責任制；開展有償業餘服務；進一步調整醫療衛生服務收費標準；衛生預防保健單位開展有償服務；衛生事業單位實行「以副補主」、「以工助醫」；給予衛生產業企業 3 年免稅政策，積極發展衛生產業。衛生部正式頒發實行醫院分級管理的通知和辦法。
1990	衛生部成立《中國衛生發展與改革綱要（1991～2000）》起草小組，此綱要先後草擬了 12 稿，不斷地徵求各方意見，討論修改，這個過程對深化各部門對醫改的認識，有重要意義。
1991	全國人大第 7 次會議提出「新時期衛生工作的方針」：預防為主，依靠科技進步，動員全社會參與，中西醫並重，為人民健康服務，同時把醫療衛生工作重點放到農村。
1992	國務院下發《關於深化衛生醫療體制改革的幾點意見》，衛生部貫徹國務院提出的「建設靠國家，吃飯靠自己」的精神。衛生部門工作會議中，要求醫院要在「以工助醫，以副補主」等方面獲得成績。這項衛生政策刺激醫院創收，彌補收入不足。同時，也影響醫療機構公益性的發揮。釀成「看病問題」突出，群眾反映強烈的後患。
1997	中央、國務院制定《關於衛生改革與發展的決定》，明確提出衛生工作的奮鬥目標和指導思想。提出推進衛生改革的總要求，在醫療領域主要有：改革城鎮職工基本醫療保險制度、改革衛生管理體制、積極發展社區衛生服務、改革衛生機構運行機制等。
2000～2004	提出《關於城鎮醫療機構分類管理的實施意見》、《關於衛生事業補助政策的意見》、《醫院藥品收支兩條線管理暫行辦法》等諸多改革措施。尤其是 SARS 爆發以後，市場主導和政府主導的爭論，也逐漸深入。醫院產權改革是本階段最為明晰的脈絡。
2005	《中國青年報》刊出由國務院發展研究中心負責的最新醫改研究報告，透過對歷年醫改的總結反思，報告認為：目前中國的醫療衛生體制改革基本上是不成功的。
2007	中共十七大報告首次完整提出中國特色衛生醫療制度架構，包括：公共衛生服務體系、醫療服務體系、醫療保障體系、藥品供應保障體系 4 個主要部分，全面概括新時期的衛生醫療體系。
2009～2011	《中共中央國務院關於深化醫藥衛生體制改革的意見》和《國務院關於印發醫藥衛生體制改革近期重點實施方案（2009～2011 年）的通知》等相繼發布。繼續圍繞「保基本、強基層、建機制」主軸，統籌推進醫藥衛生體制 5 項重點改革、確保基本醫療保障制度覆蓋城鄉居民，保障水準顯著提高；確保國家基本藥物制度基層全覆蓋，基層醫療衛生機構綜合改革全面展開，新的運行機制基本建立；確保基層醫療衛生服務體系建設任務全面完成，服務能力明顯增強；確保基本公共衛生服務和重大公共衛生服務專案有效提供，均等化水準進一步提高；公立醫院改革試行不斷深化，體制機制綜合改革獲得實質進展，便民惠民措施普遍得到推廣。
2013	《關於加快發展社會辦醫的若干意見》發布並提出：要優先支持社會資本興辦非營利性醫療機構，加快形成以非營利性醫療機構為主體、營利性醫療機構為補充的社會辦醫體系。持續提高社會辦醫的管理和品質水準，引導非公立醫療機構向規模化、多層級方向發展，實現公立和非公立醫療機構分工協作、共同發展。

藥衛生體制改革打下良好基礎。同時，我們也應該注意到，當前醫藥衛生事業發展水準與人民群眾健康需求及經濟社會協調發展要求不相符的矛盾，還是比較突出。城鄉和區域醫療衛生事業發展不平衡，資源配置不合理，公共衛生和農村、社區醫療衛生工作比較薄弱，醫療保障制度不健全，藥品生產流通秩序不規範，醫院管理體制和運行機制不完善，政府衛生投入不足，醫藥費用上漲過快，個人負擔過重，對此，人民群眾反映強烈。

　　但是，就目前中國醫療體制改革的效果來看，現行的醫療體制與人民日益增長的醫療服務要求不相符的矛盾相當突出，陷入改革的困境，存在諸多問題。

　　2014 年 7 月 17 日，國家衛生計生委召開「十三五」規劃編制工作領導小組會議，全面部署和

推進衛生計生事業發展「十三五」規劃編制工作。李斌主任出席會議並在會中指出，當前我國面臨多重健康問題挑戰，城鎮化、高齡化、工業化、全球化快速發展，慢性非傳染性疾病（NCDS）負擔日趨加重，隨著醫改步入深水區，一些深層次問題越來越突出地顯現出來。

中國人口迅速高齡化，非傳染性疾病增加，使得衛生體制改革的任務，變得越發迫切。非傳染性疾病已經占中國疾病負擔的80％，而且隨著城鎮化的發展，這個比例還將繼續上升。然而，中國現行的衛生服務體系仍然以治療性服務為導向，而且付費和激勵機制不能推動成本效益好、以促進健康為宗旨的醫療實踐。當前面臨的關鍵挑戰是，使衛生體制脫離對醫院服務的依賴，重振初級衛生保健體系，更好地協調初級保健與更高層級的醫療服務。

同時，中國醫療服務也正面臨著效率和公平性問題。調查顯示，供方誘導需求，在中國是相當普遍和嚴重的問題。誘導需求是指醫療服務提供者為了自身利益，利用掌握的知識和資訊影響（誘導，甚至強制）患者進行不必要的消費。在中國，供方過度服務的表現形式有：大處方、抗生素濫用、大檢查和手術濫用。過度醫療服務不僅導致有限資源的浪費，還會造成對消費者健康的損害。醫療服務公平性的下降，主要表現在城鄉之間、地區之間的衛生費用不平衡。中國醫療資源約80％集中在城市，其中2/3又集中在特大城市中的大醫院。另外，在醫療服務層級和結構方面，衛生資源集中在二、三級醫院，基層衛生服務和農村的衛生資源，嚴重不足，致使醫療衛生資源的配置，越來越不平衡。在醫療保障方面，城鎮居民享有3/4以上的衛生費用，近8成農村人口和近5成城市人口——亦即全國近3/4的人口，尚未參加各類醫療保險，在遭遇疾病風險的時候，無法得到政府的扶助。

現行醫療服務不能滿足不同層級患者需求。不同層級的收入群體對醫療服務有不同的需求。雖然，近年來中國建立一系列醫療保障制度，擴大醫療保障的覆蓋範圍，但由於保障水準有限，特別是在公平性方面，不同人群、不同地區間的醫療保障程度，依舊存在巨大的差距。中國多數綜合性醫院是「大而全」的發展模式，水準比較接近，服務類型比較單一，未能滿足患者不同層級的需求。於是，對於包括：預防接種、傳染病控制、婦幼保健、環境衛生和健康教育等在內的公共衛生服務，和絕大部分的常見病、多發病等基本醫療服務，以及非基本醫療需求、主要靠市場化的方式提供的醫療服務，界限不清，難以滿足社會不同群體的醫療需求。

（四）未來改革方向

2014年5月28日，國務院醫改辦就深化醫藥衛生體制改革回答記者提問時指出，未來醫改工作重點工作是，按照以公立醫院改革為重點，深入推進醫療、醫保、醫藥三醫聯動，鞏固完善基本藥物制度和基層醫療衛生機構運行新機制，統籌推進相關領域改革的思路。主要包括：

1. 加快推動公立醫院改革與加快家庭醫師制度和醫療聯合體制度的推進

重點解決公立醫院規劃布局不合理、公益性不強、管理制度不健全、就醫秩序不規範以及綜合改革不配套等問題。

家庭醫師以主動服務、上門服務為主要形式，以公共衛生和基本醫療服務為主要內容，使社區衛生服務機構醫務人員的工作職責、服務範圍等更加明確，社區衛生服務模式更趨科學、惠民便民，最終逐步實現「人人擁有健康檔案、人人享有家庭醫師、人人具備健康素養」的「全民、全程、全面」的健康管理新模式的目標，真正承擔起居民健康「守門員」的職責。醫聯體透過醫

療機構管理模式、醫療保險支付模式和市民就醫模式的綜合改革，構建以區域醫療聯合體為基礎的新型城市醫療服務體系，確實提高醫療資源的總體配置效率和利用效率，有效控制醫療費用，為人民群眾提供安全、有效、方便、價廉、連續的基本醫療服務。

2. 積極推動社會辦醫

　　重點解決社會辦醫在准入、人才、土地、投融資、服務能力等方面政策落實不到位和支持不足的問題。優先支持社會資本興辦非營利性醫療機構，努力形成以非營利性醫療機構為主體、營利性醫療機構為補充的社會辦醫體系。主要任務是放寬准入條件，優化社會辦醫政策環境，加快推進醫師多點執業。推動社會辦醫聯繫點和公立醫院改制試行工作。

3. 扎實推進全民醫保體系建設

　　重點解決籌資機制不健全、重特大疾病保障機制不完善、醫療服務監管尚需加強、支付方式改革有待深化等問題，進一步鞏固、完善全民醫保體系。主要任務是，推進城鄉居民基本醫保制度整合和完善籌資機制，改革醫保支付制度，健全重特大疾病保障制度，推進異地就醫結算管理和服務，發展商業健康保險。

　　(1)改革醫保支付制度：總結地方施行醫保支付制度改革的經驗，完善醫保付費總額控制，加快推進支付方式改革，建立健全醫保對醫療服務行為的激勵約束機制。重點配合試行縣（市）和試行城市的公立醫院改革，完善支付制度改革。推動建立醫保經辦機構與醫療機構、藥品供應商的談判機制和購買服務的付費機制。

　　(2)推進異地就醫結算管理和服務：加快提高基本醫保的統籌層級，提高統籌品質，鼓勵實行省級統籌。在規範省級異地就醫結算平臺建設的基礎上，啟動國家級結算平臺建設試行。以異地安置退休人員為重點，積極推進跨省（區、市）異地就醫即時結算服務。各統籌地區醫保經辦機構也可以透過自主協商、委託商業保險經辦等方式，解決跨省（區、市）異地就醫結算問題。

4. 鞏固完善基本藥物制度和基層運行新機制

　　重點解決基層醫改政策落實不平衡、部分藥物配送不及時和短缺、服務能力不足等問題。

5. 規範藥品流通秩序

　　重點解決藥品流通領域經營不規範、競爭失序、服務效率不高等問題。充分發揮市場機制，建立藥品流通新秩序。

6. 統籌推進相關改革工作

　　針對部分公共衛生服務專案效率不高、資訊化建設滯後、醫療衛生行業監管能力不強、考核評價機制不健全等問題，加大相關領域改革力度，著力增強改革的整體性、系統性和協同性，形成推進改革的力量。

　　(1)大力推進醫藥衛生資訊化建設：以推進公共衛生、醫療、醫保、藥品、財務監管資訊化建設為著力點，整合資源，加強資訊標準化和公共服務資訊平臺建設，逐步實現統一高效、互聯互通。推進醫療衛生資訊技術標準化，推行使用居民電子健康檔案和電子病歷。充分利用現有資源，加強對基層、偏遠地區的遠程醫療服務。

　　(2)廣泛動員社會力量，多措並舉發展健康服務業：充分調動社會力量的積極性和創造性，大力引入社會資本，著力擴大供給、創新服務模式、提高消費能力，不斷滿足人民群眾多層級、多樣化的健康服務需求，為經濟社會轉型發展注入新的動力，為促進人的全面發展，創造必要條件。

第二節　印度醫療制度

一、社會經濟與國民健康概況

（一）基本國情

印度共和國屬於聯邦制國家，採取英國式議會民主制，國土面積約為298萬平方公里，由28個邦、6個聯邦區和1個首都地區組成。根據憲法，各邦享有高度自治權，中央政府和邦政府依選舉產生。

印度獨立後，經濟發展一直比較緩慢，但從1991年開始實行自由主義經濟改革政策以來，經濟增長加速，2010年達到10.55％。印度國內生產總值從1990年的4,766億現價美元，增長到2013年的1,877萬億現價美元（世界銀行）。透過增加工業出口以及發展資訊技術、生物製藥、核技術、航太衛星和月球探測等創新技術，20世紀全球最貧窮國家之一的印度，在21世紀成為全球主要經濟體之一。

印度實行12年一貫制中小學教育，義務教育免費，高等教育僅象徵性收取學費。6～14歲的入學率為84.9％。但是，印度有38.0％的成年人是文盲。

（二）人口與健康

印度人口由10個大民族和眾多少數民族組成，幾乎全部有宗教信仰，其中約82.0％信奉印度教，12.0％信奉伊斯蘭教，還有基督教、錫克教、佛教和耆那教等多種宗教信徒。

2019年，印度全國人口已達13億（世界銀行）。根據預測，印度人口將在2022年左右超過中國，成為全球人口最多的國家。

儘管自獨立以來，由於社會經濟進步和疫苗、抗菌劑的使用，印度政府對傳染病的負擔有所減輕，但仍然占疾病負擔總和的約30％。只有為數不多的傳染病被優先納入政府管理的垂直疾病控制專案中，而其中僅有愛滋病和痲瘋病的控制，獲得成功，而對結核、瘧疾和內臟利什曼病控制未見成效。未被納入垂直疾病控制專案的傳染病，大都受到忽視，缺少正規監測或控制。公共衛生保健網絡因為可預防的傳染病或其他疾病所致的病患而不堪重負，由此刺激了基本處於無監管狀態的私營商業衛生保健產業的發展，導致家庭醫療衛生支出負擔加重。

由於印度大量人口生活在貧困線以下，有51.8％的孕產婦和74.3％的3歲以下兒童患缺鐵性貧血；近47％的兒童有中重度生長發育遲緩。貧困人口的生活環境缺乏基本的衛生設施和給水排水系統，農村僅20％的家庭有廁所。即使在首都德里，也沒有良好的排水系統和足夠的公廁，臨街便溺是常見現象。因此，印度居民面臨瘧疾、結核、腹瀉和肺炎等感染性疾病的威脅；印度是結核病患病人數最多的國家，染上HIV/AIDS的也有510萬人，僅次於南非，為全球第2位，其中310萬人在農村。

由於印度經濟處在快速發展過程中，期望壽命不斷提高，生活方式也逐漸在變化，印度也面臨著慢性非傳染性疾病的考驗，心腦血管疾病、癌症、失明和精神疾病，成為全印越來越嚴重的健康問題。

過去50年，印度居民健康改善速度高於大部分低收入開發中國家。男性和女性平均期望壽命

分別從1990年的57歲、58歲，上升到2012年的64歲和68歲。2012年，印度出生健康期望壽命（Healthy Life Expectancy at Birth）為57歲。5歲以下嬰兒死亡率從1990年的126‰，下降到2012年的56‰；孕產婦死亡率從1990年的560／10萬，下降到2013年的190／10萬。

根據2000年WHO報告，印度衛生系統的總體績效排在112位。按照健康水準評估，印度排在118位；按照籌資公平性排名，印度排在43位，在開發中國家名列前茅。

2009年，由於衛生和教育投入不足，印度人類發展指數（HDI）在182個國家中位居第134名。聯邦政府衛生部未設立專門的公共衛生部門，除了坦米爾納德邦（Tamil Nadu）外，其餘各州衛生部也未設立公共衛生部門。

二、醫療服務組織和監管體系

印度在1949年通過的第一部《憲法》中明確規定：所有國民都享受免費醫療。政府推行全民免費醫療制度，建立了一套公共醫療服務體系。

（一）醫療衛生行政監管體系

印度衛生與家庭福利部負責全國的衛生服務和計畫生育工作。衛生與家庭福利部下設相對獨立的2個管理局：衛生和家庭福利管理局（Department of Health & Family Welfare）和印度傳統醫藥管理局（department of AYUSH）。印度衛生和家庭福利管理局不僅負責全國疾病預防等全國性公共衛生專案，而且負責全國的醫療服務管理；不僅負責醫療衛生服務，而且負責藥品的監管政策和基本藥物政策；不僅負責基層醫療機構的管理，而且負責教學醫院的管理。

為有效地執行衛生與家庭福利部下達的一些政策和專案，衛生與家庭福利部設置附屬機構：位於孟買（Mumbai）的家庭福利培訓與研究中心（Family Welfare Training & Research Center）；位於加濟阿巴德（Ghaziabad）的同源衍生物藥典實驗室（Homeopathic Pharmacopia Laboratory）和傳統印藥的藥典實驗室（Pharmacopia Laboratory for India Medicine）。另外，還有34個法定自主管理實體（autonomous statutory body）和3個公共執行機構（public sector undertaking），如：印度醫學研究委員會（Indian Council of Medical Research）和全印醫學科學研究院（All Indian Institute of Medical Science），分別負責全印度的醫學科研工作和醫學研究生教育等工作。

印度衛生與家庭福利部的第1類工作人員是政治家，只包括衛生與家庭福利部的部長，由經全國選舉獲勝的政黨任命，向國會負責。第2類是文職官員，包括衛生和家庭福利管理局、傳統醫藥管理局的局長（Secretary of H&FW和Secretary of AYUSH），他們同時是衛生與家庭福利部的副部長，向衛生與家庭福利部長負責，具體負責2個局的行政管理。局長下屬還包括：局長助理（Additional Secretary）和司長（Joint Secretary）等文職官員。第3類是技術官員：包括相當於局長助理的總幹事（Director-General）、主任教授（Director Professor）、副教授（Associate Professor）、一級專家（Specialist Grade 1）、首席醫療官（Chief Medical Doctor）、高級醫療官（Senior Medical Officer）和醫療官（Medical Officer）。

根據印度《憲法》，州政府主要承擔向居民提供醫療衛生服務的責任，中央政府主要在政策制定、衛生專案籌資、衛生服務監管和醫學人力培養等方面承擔組織和協調的責任。為了發揮中央

政府在政策制定、專案規劃和設計等方面的優勢，縮小地區之間由於各邦經濟發展水準不同造成的政府衛生投入的差異，中央政府負責設計、制定全國性重點疾病控制專案、婦幼衛生和計畫生育專案及農村衛生專案，並負責籌集專案的全部實施經費，以保證公共衛生服務和基本醫療服務等全國性公共產品的均等化。地方政府則發揮熟悉當地情況、貼近居民和消費者等優勢，對中央確定的專案進行因地制宜的修改和完善，並負責專案的實施。

為了因應醫療衛生籌資和提供環節存在的諸多問題，印度中央政府組建了國家宏觀經濟學和衛生委員會（National Commission on Macroeconomics and Health, NCMH）。該機構建議：(1)將二、三級醫療保險全面納入醫療保險；(2)大幅增加健康領域的公共支出；(3)培育醫療服務供方競爭環境。

（二）醫療服務體系

1. 公立醫療服務體系

印度的政府公立醫療體系分為國家級、邦（省）級、地區級、縣級和鄉級醫院5個層級。各級政府醫院數量遠不及私立醫院多，但所有的政府醫院提供免費的服務，包括住院病人的伙食費等。提供免費醫療服務的主要是社區衛生中心、初級衛生保健中心和分中心以及大城市的政府醫院等。

政府醫院存在資金短缺、管理不善和條件較差等諸多問題，缺乏對患者、社區和公共目標的責任機制，普遍存在醫療品質不高、供給不足、態度冷漠以及腐敗行為，導致信譽和口碑不佳。主要表現為：藥品和診斷檢驗缺乏、病人候診時間長、醫師服務態度差以及醫院環境惡劣等。但光顧印度政府醫院的基本都是低收入人群，他們對醫療條件要求不高，只要少花錢能治病就行，而政府醫院恰恰發揮社會公平和救助貧弱的「穩定劑」作用。儘管得益於全國農村健康計畫，公立醫療機構的基礎設施、設備得到改善，醫務人員數量有所增加，但缺少問責機制的難題，依然待解。

2. 私立醫療服務體系

印度私立醫療機構的比例增加很快，是門診和住院治療的主要場所，其中尤以門診為主。近年來，印度私立醫療機構數量已經占全印醫療機構數量的93％，私立醫療機構的床位數量占所有床位數的64％，估計醫師數量為總數的80～85％。大部分私立醫療機構都是營利性機構，而大多數非營利性機構分散在慈善性的私立醫療機構和一些私人大醫院的某些部門。私立醫院擁有高水準的醫務人員，很多醫師持有英國皇家醫學院等著名醫學院校頒發的高級資質證書，再加上私立醫院有先進的醫療設備和管理方式，使得私立醫院的診療水準和費用，遠高於政府醫院，所以經濟條件好的患者，自然「分流」到私立醫院。

印度私立醫院具有以下特點：

(1)絕大多數是營利性的私人獨資機構。

(2)私立醫院的規模都比較小，平均病床數為23張。

(3)私立醫院在經濟發達和落後地區的分布數量沒有差別，說明其服務對象包括不同收入水準的人群。

(4)私立醫院很少有全職醫師，多數依靠兼職的專科醫師和全科醫師看診。兼職醫師都是公立醫院的醫師，最常見的科別包括：婦產科、全科、普通外科和兒科。但是，印度各邦的法律不同，拉賈斯坦邦（Rajasthan）衛生當局不允許公立醫院的醫師到私立醫院兼職工作，但允許醫師業餘時間在自己家中提供私人服務（private practice）。因此，公立醫院專科醫師的收入並不比私立醫院少。

(5) 大多數私立醫院不單獨購買大型醫療設備，如MRI和X光機。一般將患者轉診到診斷中心進行檢查。

(6) 私立醫院收費較高，門診和住院服務的費用是公立醫院的4～5倍，一般私立醫院的掛號費大約為500盧比，相當於1個窮人1個月的生活費。由於保險公司很少將私立醫院的服務納入保險範圍，而且印度醫療保險覆蓋率很低，到私立醫院就診，病人一般支付現金。醫療收費包括醫師收費和醫院收費2部分。醫師收費沒有政府制定的收費標準，靠醫師的判斷，考慮病人的經濟實力以及是否有醫療保險，再決定收多少；然後，醫師根據租用醫院的病房面積大小繳交租金給醫院，租金的多少由醫院和醫師談判決定，取決於醫師的聲望、談判能力和其他因素。醫院則根據病人的經濟實力，另外收費。

(7) 私立醫院提供大量的門診服務和三級的專科服務，而不是一般的專科服務和手術。

(8) 大量私立醫院的服務品質沒有保證，因為50％以上的印度私人醫師是印度傳統醫師，沒有受過西醫的培訓，卻常開立西藥；大量私立診所缺乏必要的設備和人員，開展的手術等服務未經批准，不是根據自己的能力提供服務專案，而是哪些專案賺錢就施行哪些專案；並且對於私立醫療機構、人員和服務專案缺乏法定標準。同時，印度一些大城市的私立醫院以較低的價格提供高水準、高技術和高品質的醫療服務，吸引國外的患者到印度住院和手術，形成印度獨特的「醫療旅遊」，成為印度醫療服務出口的重要內容。目前，醫療旅遊創匯3.3億美元。印度私立醫療機構承擔82％的門診服務、56％的住院病人、46％的住院分娩、40％的產前檢查和10％的預防接種工作。

私人開業醫師在印度非常普遍，但其服務範圍和品質差異很大。相比公立醫療機構，私立醫療機構更關注治療服務，較少提供預防接種和產前保健服務。印度農村有很多缺少資格的醫師，其收費標準比有資格的醫師要低1/3，而有資格的醫師主要集中於城市地區。近年來，連鎖醫療企業逐漸開始向小城市發展。由於缺少對個人執業醫師的規範管理，幾乎任何人都可以開業，從事醫療活動。幾乎所有公立醫療機構的醫師同時也在個人診所執業或在私立醫療機構擔任顧問。

（三）農村醫療體系

自1947年獨立以來，印度政府一直著手建立農村醫療體系，為這部分貧困居民提供免費的醫療服務。

在印度的第6個五年規劃（1982～1987）和第7個五年規劃（1987～1992）期間，印度政府加強農村衛生基礎設施建設，試圖建立三級醫療衛生網：每5,000人口建立1個初級衛生保健分中心（sub-center）；每3萬人口，建立1個初級衛生保健中心（PHC）；每10萬人口，建立1個社區衛生中心（CHC）。截止到2004年年底，印度全國有14.5萬個PHC分中心（60％由聯邦政府籌資）、2.3萬個PHC和3,222個CHC。印度醫療機構的層級與定位見表18-2-1。

初級衛生保健分中心是初級衛生保健中心和社區衛生中心的周邊機構，由初級衛生保健人員提供服務。一般1個初級衛生保健分中心只有1名護士或助產士，負責兒童預防接種、孕產婦產前檢查和產後訪視、計畫生育服務及健康教育等工作，一般不提供醫療服務。1個分中心負責鄰近村莊3,000至5,000位村民的衛生保健服務，是社區和傳送醫療保健服務之間的連接點。其運行費用由印度的衛生與家庭福利部全力支持。

初級衛生保健中心則一般有1名醫療官負責，3～4個醫學院本科畢業的醫師，還有檢驗員、放

表18-2-1 印度醫療機構的層級與定位

服務層級與機構名稱	床位數（張）	覆蓋人口（萬人）	服務定位
村級衛生志願者	0	0.1	志願者是經過短期培訓和認證的社會衛生工作者，只拿少量補助，主要進行婦幼保健、避孕、免疫接種和衛生設施等衛生宣傳和動員。
初級衛生保健分中心	0	0.5	主要負責兒童計畫免疫、孕產婦產前檢查和產後訪視、計畫生育服務及健康教育等工作，一般不提供醫療服務。
初級衛生保健中心	4～6	3.0	負責預防保健工作，提供門診服務。
社區衛生中心（一級醫院）	20～50	10.0	提供內、外、婦、兒等最基本的專科服務。
分區醫院（二級乙等醫院）	50～100	50.0	提供除內、外、婦、兒以外的其他基本專科服務，如：五官科或皮膚科等。
區醫院（二級甲等醫院）	150～300	100.0	提供內、外、婦、兒等各個專科的二級專業服務。
邦（聯邦區）醫院（三級醫院）	300～1,500	>100.0	提供各種先進的醫療服務。

射醫師、婦幼保健人員和護士等，一共有10幾個員工，還設有4～6張觀察床位。初級衛生保健中心除了提供門診服務外，還負責預防接種和結核病的DOTS治療等預防保健工作。雖然初級衛生保健中心有最基本的住院服務設施，但是，很少提供住院服務和專科醫療服務。其功能與中國鄉鎮衛生院非常相似。初級衛生保健中心的建立和維持，由州（聯邦）政府負責，是農村地區和地方政府衛生官員之間的第一個連接點，是每6個分中心的轉診單位，但是較為嚴重或者需要住院的病人，只能送往社區保健中心或者地區醫院。初級衛生保健中心的職責主要是提供治療性、預防性、促進性和家庭福利性服務，同時負責監管6個分中心。

社區衛生中心是有住院病床的一級醫院，主要功能是提供專科服務和住院服務。社區衛生中心也是由州（聯邦）政府建立和維持，中心配備較完善的醫療設備和充足的醫務人員，是4個初級衛生保健中心的上級轉診醫院，社區衛生中心無法處理的病人再送往地區醫院。

農村三級醫療保健網免費為大眾提供醫療服務，免費項目包括：掛號費、檢查費、住院費、治療費和急診搶救的所有費用，甚至還包括住院病人的膳食費，但不包括藥費。

綜上所述，初級衛生保健分支機構是由醫療輔助人員而不是由醫師管理和運營，屬於公共衛生服務機構。初級衛生保健中心才是有醫師提供醫療服務的最低層級的醫療機構。如果病情需要繼續觀察且留在初級衛生保健中心，還可轉診到社區衛生中心，更複雜的病例則需要到更高級別的醫院治療。

（四）印度傳統醫學

印度傳統醫學具有5,000年的歷史，包括：阿育吠陀（Ayuerveda）、瑜珈（Yoga）、自然療法（Naturopathy）、尤那尼（Unani）、悉達（Siddha）和順勢療法（Homoeopathy）等分支和流派，在

疾病預防、健康促進和治療等方面，發揮重要的作用。目前，印度有71.8萬名註冊的印度傳統醫師，每萬人口就有7個印度傳統醫師；450所傳統醫藥學校（99所學校可招收研究生）、8所國家級研究所，每年入學數為2.5萬人，每年培養研究生2,128人；全印度有3,100所傳統醫藥醫院、53,296張病床、22,635家藥局以及9,493家傳統醫藥的製藥廠。根據印度醫學統計研究所調查，37.8%的印度人患病後都要尋求傳統醫藥的幫助，因為印度傳統醫藥具有有效、價廉、方便和沒有副作用等特點。他們在得了常見病時，尤其是患了慢性胃腸疾病、關節炎、皮膚病、呼吸系統疾病或婦科疾病等慢性病時，都求助於傳統醫藥。

三、醫療籌資與支付制度

（一）醫療衛生籌資

印度政府對國民的醫療衛生投資分為中央、邦和地方政府三級。其中邦一級是最主要的部分，約占90％；全國性的計畫生育、控制麻瘋、瘧疾、結核等疾病、免疫接種、營養改善以及一些教育和研究機構，則由中央政府投資。

傳統上，印度衛生支出較少，2008～2009年，衛生總支出約占國內生產總值的4.1％，人均約合40美元。印度人口數量超過世界總人口的16％，衛生支出占世界衛生總支出的比例卻不到1％。在21世紀頭10年，衛生領域的公共支出在國內生產總值的1％左右徘徊。從衛生總支出的構成來看，中央、邦和地方政府占20％左右，居民個人支出占70％左右。

2004～2005財政年度至2008～2009財政年度，印度衛生總支出增加了64％，其中政府支出增加至原來的2倍以上，中央政府的投入力度顯著增大。2008～2009年，政府健康保險支出約占政府總支出的5％。

印度衛生籌資主要由4大部分構成（表18-2-2）：

1. 家庭自費支出

這部分資金幾乎全部用於向私立醫療機構購買醫療服務，但也有少量用於公立醫療機構掛號費。家庭醫療支出的沉重負擔，被視為導致印度貧困的重要原因之一。在印度，約80％門診和60％住院醫療服務，由私立機構提供，因此有77％的衛生總費用流向私立醫療機構（包括：慈善醫療機構和其他非營利性質的醫療機構）。

2. 財政稅收直接撥款

由政府興辦的公共醫療機構（占衛生總費用20％），原則上為印度全體國民提供服務。大部分資金來源於印度衛生與家庭福利部和各邦衛生祕書處，但同時中央和邦政府也出資興辦公立醫科院校和附屬醫院。少數獨立的公共醫療機構和非營利性醫院也獲得中央和邦政府的資助。包括一級、二級和三級醫療機構在內的公立醫療服務系統，主要由各邦負責運營，提供的門診和住院醫療服務各占20％和40％。各邦之間在住院醫療服務利用方面，存在明顯差別。

中央和邦政府衛生支出的主要資金來源是一般財政稅收，大部分用於公立醫療機構向國民提供免費或高額補助的醫療服務。中央政府的大部分衛生預算，經由衛生與家庭福利部以各種國家衛生專案支持的形式，支付給各邦。儘管中央政府衛生預算增長顯著，但自20世紀90年代以來，支付給各邦的資金占衛生與家庭福利部預算的比例急遽降低。直到2005年，中央政府啟動全國農村健康

表18-2-2 部分年分印度衛生費用來源構成

（單位：百萬盧比）

項 目	2004～2005	構成比（%）	2008～2009	構成比（%）
中央政府	90,667	7	223,857	10
中央本級支出（不包含健康保險）	44,997		90,137	
支付給各邦的資金	37,670		113,720	
健康保險支出	8,000		20,000	
邦和地方政府支出	172,465	13	362,957	17
非健康保險支出	171,465		352,957	
健康保險支出	1,000		10,000	
公共總支出	283,085		586,814	
外部援助資金	30,495	2	37,016	2
私人健康支出	1,044,135	78	1,573,935	72
自費支出	928,388		-	
健康保險支出	21,717		68,740	
其他支出	94,030		-	
衛生總費用	1,337,763	100	2,197,765	100
衛生總費用占 GDP 的比例（%）	4.25	-	4.13	-

來源：世界銀行，*Government-Sponsored Health Insurance in India: Are You Covered*？

計畫（National Rural Health Missio, NRHM），中央政府衛生支出占公共支出的比例才提高到4成。

各邦自籌資金占其GDP的比例，不盡相同。2008～2009年，大部分邦政府衛生支出占GDP的比例在0.6%至1.5%之間。邦政府衛生支出占衛生領域公共支出的58%，但各邦之間存在差別。大部分邦在傳統上都不夠重視衛生支出。

3. 社會健康保險計畫

正規私營部門職工、公務員、軍隊和鐵路職工的社會健康保險計畫占總衛生籌資的4.1%。這些保險計畫是強制性的，大部分是透過所得稅的形式向單位和個人徵繳保險費來籌集資金，同時，政府也會提供部分補助。有些由政府或國營企業全額補助，如：軍隊、鐵路職工的健康保險計畫由政府全額補助；煤炭和石油行業的半國營企業，為其職工的健康保險計畫提供全額補助。參保人員可在由保險計畫自身所有並運營的醫療機構或簽約的私立醫療機構接受醫療服務。

4. 自願商業健康保險計畫

商業健康保險計畫出現於20世紀80年代，但在21世紀初開始迅速發展。2008～2009年，約占衛生總費用的3%。保險公司提供的產品主要是私立醫療機構提供的住院醫療服務。商業健康保險市場可粗略劃分為規模相當的2大類：用人單位的團購市場、個人和家庭計畫的零售市場。2010年，商業健康保險計畫覆蓋大約6,000萬人口，占印度總人口的5%。

除上述4個部分，還有2005年之後政府出資辦理的健康保險計畫，由政府財政全額補助，覆蓋面廣，以貧困人口為主要目標人群。

剩餘的衛生支出來源還包括私營企業、外部機構和其他組織。儘管私營企業占衛生籌資相當大比例，但此類資金並不直接流向商業醫療保險或社會醫療保險，而是用於負擔企業內設醫療部門或核銷職工醫藥費。

　　根據世界銀行的數據，醫療衛生費用平均約占印度家庭總支出的5.8％，占非食品支出的10.5％。大約14％的農村家庭和12％的城市家庭，醫療衛生支出占年度消費支出總額的10％以上。與周邊開發中國家相比，印度家庭醫療衛生支出負擔高於斯里蘭卡，但低於中國、孟加拉和越南。從家庭負擔的醫療衛生支出構成來看，藥費占住院費用的45％～55％，占門診費用的70％～80％。

（二）健康保險制度

　　印度政府出資健康保險起源於20世紀40年代晚期，中央政府向私營企業藍領工人實施的職工保險計畫，以及20世紀50年代，向中央政府公務員及其家屬實施的中央政府健康計畫。這兩種健康保險計畫診療專案覆蓋都比較全面，採用傳統社會保險計畫的風險分攤方式，保險費透過單位和職工雙方以所得稅的形式繳納，由政府提供一定資金補助。其他針對鐵路和國防部門以及公務員的健康保險計畫，也在印度獨立之後不久出現。

　　2003年，印度中央政府啟動全民健康保險計畫（Universal Health Insurance Scheme, UHIS），提供住院費用補助，可透過任一邦屬保險公司自願購買，保險費享受高額補助。但截至2008～2009年，該計畫僅覆蓋370萬人口。同年啟動的另一項微型健康保險計畫（Yeshasvini），由卡納塔克邦（Karnataka）發起，對象是該邦農業合作社的社員。

　　上述全民健康保險計畫和Yeshasvini為新一代政府出資健康保險計畫，很多做法值得採用和推廣：(1) 政府向需方提供部分或大部分保險費補助；(2) 無需患方墊付現金的住院醫療待遇；(3) 由簽約的公立或私立醫療機構提供服務；(4) 基於病例的承包計費（package rate）供方支付方式；(5) 以靈活就業人員和貧困人口為對象；(6) 引入健康保險公司和第三方管理人（third-party administrator）承擔經辦和管理職能。

　　在世紀之交，印度商業健康保險規模很小，僅占印度住院醫療支出的2％。而在2008～2009年，印度10％的住院醫療支出是由健康保險公司承擔的。在大城市，這一比例更高，醫院總收入的30％來源於保險公司和第三方管理人。在21世紀前10年，醫保特約醫院數量迅速增加至大約1萬家。在這一階段後期，印度政府出資健康保險也開始利用商業健康保險的特約醫院，從而促進這些健康保險的擴張。隨著商業保險的快速發展和第三方管理人的引入，「非現金」結帳方式出現，並被所有政府出資健康保險採用。醫療費用償付在第三方管理人或保險公司與醫院之間進行，病人就醫只需支付自負或自費部分金額。政府出資健康保險計畫也受益於商業健康保險市場的激烈競爭，比如保險公司為了爭取到經辦政府出資健康保險的合約，在競標過程中，提出的保險費報價很低。

　　另外，安德拉邦（Andhra）和喜馬偕爾邦（Himachal）將原來的「首席部長救濟基金」加以規範化、制度化，轉型為健康保險計畫，其他邦也有類似考慮。

　　截止2012年，印度政府出資健康保險計畫主要有：職工健康保險計畫（Employees' State Insurance Scheme, ESIS）、RSBY健康保險（Rashtriya Swasthya Bima Yojana, RSBY）、中央政府健康計畫（Central Government Health Scheme, CGHS）、Rajiv Aarogyasri社區健康保險、Yeshasvini合作社農民健康保險、Vajpayee Arogyashri健康保險、Kalaignar首席部長健康保險、RSBY補充健康保險、Apka Swasthya Bima Yojana健康保險等。前3種由中央政府推行，後6種由邦政府推行。在這些健康保險出現之前，幾乎公共資金均直接投向政府所有和運營的醫療服務機構（表18-2-3）。

表18-2-3 印度政府出資健康保險計畫的主要特徵對比（截至2010年）

計畫名稱	職工健康保險	中央政府健康保險	Yeshasvini 合作社農民健康保險	Rajiv Aarogyasri 社區健康保險	RSBY 健康保險	Kalaignar 首席部長健康保險	Vajpayee Arogyashri 健康保險	RSBY 補充健康保險	Apka Swasthya Bima Yojana 健康保險（計畫中）
啟動年分	1952	1954	2003	2007	2008	2009	2009	2010	2011～2012
地理區域	全國範圍內部分指定區域	全國範圍內 25 個城市	卡納塔克邦	安德拉邦	全國範圍內部分邦	坦米爾納德邦	卡納塔克邦部分區域	喜馬偕爾邦	德里市
目標人群	正規私營單位職工	中央政府在職和退休職工以及其他特定人群	農業合作社社員	貧困或年收入低於 7.5 萬盧比的家庭	貧困家庭和其他目標人群	貧困或年收入低於 7.2 萬盧比的家庭以及其他特定人群	覆蓋區域的貧困人口	RSBY 保險計畫參保人員	RSBY 保險計畫參保人員
參保人數（萬）	5,540	300	300	70	70	36	7.5	0.8	0.65（家庭）
參保單位	家庭	家庭	個人	家庭	家庭	家庭	家庭	家庭	家庭
覆蓋診療專案	綜合	綜合	住院、外科二級醫療，超過 1,200 種外科手術	住院，三級醫療，938 種診療專案，含出院後隨訪	住院，二級醫療，含孕產期保健	住院，三級醫療，超過 400 種診療專案	住院，三級醫療，402 個服務專案、50 個出院後隨訪服務專案	住院，三級醫療，326 種住院診療專案	住院，指定住院醫療，指定住院診療專案
上限	無	無	每人每年 20 萬盧比	每家每年 15 萬盧比＋5 萬盧比靈活調節資金	每家每年 3 萬盧比	每家四年 10 萬盧比	每家每年 15 萬盧比＋5 萬盧比靈活調節資金	RSBY 限額的基礎上補充 17.5 萬盧比	每家每年 15 萬盧比
特約醫院最低床位數量要求	大城市 100 張，其他地區 50 張	大城市 100 張，其他地區 51 張	50 張住院床位、3 張重症加護病房床位	50 張住院床位	10 張住院床位	30 張住院床位	50 張住院床位	50 張住院床位	50 張住院床位
特約醫院數量（公、私合計）	148 家獨立擁有和運營，400 家簽約私立醫院	562 家私立醫院和所有公立醫院	543 家（含 30 家公立）	241 家私立醫院，97 家政府興辦醫院	8,111 家（含 2,507 家公立）	692 家（含 56 家公立）	94 家（含 8 家公立）	16 家	–
資金來源	按薪資繳納保險費，個人 1.75%，單位 4.75%	中央政府財政預算和職工薪資繳納險費	保險費，參保人 58%，邦政府 42%	全部由邦政府經由衛生財政預算和徵收酒水稅籌集	中央政府承擔 75%；邦政府 25%；在部分邦為中央政府承擔 90%，參保人繳納 30 盧比	全部由邦政府承擔	全部由邦政府承擔	全部由邦政府承擔	全部由邦政府承擔
2009～2010 年總支出（億盧比）	199	160	5.5	120	35	51.7	–	–	–
2009～2010 年住院人次	417,498	–	66,749	319,446	400,000	–	–	–	–

來源：世界銀行，*Government-Sponsored Health Insurance in India: Are You Covered?*

2010年，政府出資健康保險計畫覆蓋約2.4億人口，約占總人口19％。如果包含商業保險和其他形式的健康保險計畫，則超過3億人口，即25％以上印度人口享有健康保險。最近開始實施的政府健康保險計畫，將目標人群定位為生活在貧困線以下的人口和非正規部門就業人群，但不同計畫所採納的貧困線，標準不盡一致。RSBY以及部分邦層級的健康保險計畫，採用的是中央政府計畫委員會的標準，而另一部分邦層級的健康保險計畫，使用更寬泛的標準，理論覆蓋面達到脆弱貧困人口的80％，占總人口50％。職工保險計畫目標人群為月收入不低於1.5萬盧比的正規私營組織員工及其撫養對象。中央政府健康計畫對象則是中央公務員。

最新實施的政府出資健康保險計畫，主要目的是幫助遭遇災難性健康問題的貧困人口，提供抵禦經濟風險。災難性的衡量標準是與住院醫療服務相聯繫的。RSBY主要針對二級醫療保健，大多數邦層級健康保險計畫針對三級醫療保健。大多數最新實施的計畫，偏重於外科手術；門診醫療服務基本不屬於覆蓋範圍。但是不同計畫覆蓋的醫療服務專案和待遇水準，存在較大差異。大多數計畫設置家庭年度償付上限。僅有職工保險計畫和中央政府健康計畫，將預防和初級衛生保健服務涵蓋在內，也未設置年度上限。

2009～2010財政年度，前述9種政府出資健康保險計畫支出約580億盧比，約占政府衛生總支出的8％。同年，包括商業、社區和其他健康保險的健康保險支出為1,600億盧比，占衛生總費用估計值2.5萬億盧比的6.4％。政府主導的醫療服務機構，仍占據衛生領域公共投入的90％。

受不同醫療保險計畫涵蓋的服務專案、支付方式等因素的影響，醫療服務利用率之間差異較大。部分邦層級的醫療保險計畫支付範圍僅覆蓋頻率低、費用高的三級住院醫療服務，參保人員住院率僅約5‰。RSBY將大部分二級住院醫療服務納入支付範圍，參保人員住院率達到25‰。而由於逆向選擇和道德損害的可能性以及缺乏有效的費用控制機制，商業醫療保險參保人員住院率遠高於政府出資健康保險計畫，達到約64‰。

政府出資健康保險計畫使用承包計費，向簽約醫療機構購買住院醫療服務。職工保險計畫和中央政府健康計畫，還使用分項預算和薪資來償付自己的醫療機構及其員工的醫療費。承包計費是一種簡化的按病例計費方式，按照單一價格或設置最高限價，對預先明確定義的治療或手術必要的物力人力成本，進行償付。

大多數政府出資健康保險計畫，還處於發展初期，幾乎所有計畫均尚待完善的組織機構，以保證健全的管理和經辦。所有最近實施的政府出資健康保險計畫，都引入仲介機構，如：商業保險公司和第三方管理人，代表政府部門行使大部分經辦職能。近年來，印度商業健康保險產業快速發展，使保險公司的技術水準、管理經驗、專業人才等經辦能力，得以服務於政府出資健康保險計畫。而政府系統缺乏動力和能力來履行這些職能。新生的政府出資健康保險計畫，有效借助商業保險公司的經辦能力，樹立印度特有的政府出資健康保險計畫與商業保險公司和私立醫療機構合作的模式。

印度政府出資健康保險計畫，也存在誘導需求、不合理收費、欺詐等問題，並且缺少系統、積極的反欺詐措施。不過，採取措施對欺詐行為進行規制和應對，已經成為明顯趨勢。僅2010年9月，RSBY就解除與54家醫院的服務協議。

印度政府出資健康保險計畫特約的醫院大部分都是私立性質。這些計畫的支付重點是三級住院醫療服務，而公立醫療機構提供該類服務的能力有限。由於大部分參保人員傾向選擇私立醫院，私

立醫院的服務利用分額，可能要高於簽約醫院總數的比例。除了少數大型三級公立醫療機構，大部分公立醫院，尤其是地區和分區醫院，為參保人員提供的醫療服務數量，極其有限。在印度當前的管理體制下，大部分公立醫院無力與私立醫院競爭。幾乎所有公立醫院都缺少必要的自主性和靈活性來進行自我管理，在預算和投入決策方面，基本上完全依賴各邦衛生行政部門的控制。

世界銀行研究報告指出，印度政府出資健康保險計畫，在衛生領域公共籌資中引入需方購買方案，具有以下創新點：(1) 權利明確；(2) 購買與籌資分開；(3) 關注低收入人群；(4) 資訊和通訊技術的有效利用，包括參保人員的電子註冊和服務利用追蹤；(5) 患者對醫療機構的選擇權；(6) 承包計費的支付方式；(7) 私營部門廣泛參與保險、管理和服務提供等領域。

近年來，印度的醫療保險制度十分注重覆蓋弱勢群體，為了能將絕大多數人都納入社會醫療保險之中，政府積極探索醫療保險制度的創新。非正規經濟部門推出3種醫療保險：農產品加工企業組織契作農戶向保險公司集體投保、非正規經濟產業工會的健康福利專案、非政府組織為成員設計保險專案集體向保險公司投保。這些保險專案主要針對發病率較低但醫療費用較高的大病風險。

1. 農產品加工企業組織契作農戶向保險公司集體投保

該專案由1975年成立的特里布萬達基金會負責，協助古吉拉特邦科達縣（Kheda district of Gujarat）奶牛養殖戶投保住院醫療保險。目前該地區960個村有643個參加了該項基金。基金會每年一次向每個家庭收取10盧比的保費，家庭也可以分期付款的形式，每月繳納1盧比的保費，另外，還有減免機制：對最窮的村民免除保費，對不能全額負擔的家庭酌情減少保費。可自願繳納保費，且由乳品生產合作社代為收繳。在基金中，保費、醫藥收入、利息收入、乳品生產合作社投入分別占28％、27％、22％和4％，病人自付比例平均為23％。基金的會員在特約醫療站及醫院就診，可以獲得免費的初級衛生服務和門診醫療服務；符合轉院條件者在非特約醫療機構就醫，賠付比例為20％～100％。

2. 非正規經濟產業工會的健康福利專案

服務對象主要為孟買的貧民，該機構注重和婦女集體聯邦以及國家貧民聯邦合作，開展儲蓄信用計畫、消費者合作社、配給制商店和住房合作社等計畫。透過與東印度保險公司（OIC）的談判和合作，該機構1997年為貧民創立了特殊的保險計畫，一對夫婦每年交30盧比就可以獲得保障。這是綜合保險計畫，承保範圍不僅包括受益人的住院醫療費用，還包括財產與工具損失，以及意外傷亡等事件。由於該機構的貸款門檻相對較低，保費從所有貸款人支付的利息中繳納。大約60％的保險受益者是貸款人。

3. 非政府組織為成員設計保險專案集體向保險公司投保

SEWA（Self Employed Women's Association）是1972年在艾哈邁達巴德（Ahmedabad）註冊成立的工會組織，旨在為印度的個人經營婦女和一般婦女工人提高經濟、社會和政治地位的非同行業性質組織。從1992年起，SEWA著手與人壽保險公司（LIC）和聯合印度保險公司（UIIC）合作開發保險業務，這樣該組織成員可以優惠的價格，獲得主要風險的保障。目前SEWA成員遍布印度6個邦，總數為21.5萬人，是印度唯一的傳統合作保險組織（traditional cooperative insurance organization）。

在2003～2004至2009～2010期間，印度政府出資健康保險覆蓋人口數量增加了5倍以上，新增保險覆蓋人口主要是低收入群體。同一時期，商業健康保險覆蓋人口數量增加了4倍（表18-2-4）。主要的幾項政府出資健康保險計畫覆蓋約2.43億人口，擁有一定形式健康保險的人口則超過3

億，約占印度總人口的1/4。截至2017財政年度，將近4.38億人參加了各種健康保險計畫。覆蓋面的擴大主要源於3個方面：RSBY、商業健康保險和邦政府出資的健康保險計畫。其中RSBY計畫的目標是在2015年覆蓋6千萬個家庭（約3億人口），是保險覆蓋面的主要增長點。政府出資健康保險計畫和商業健康保險公司當前仍將以擴大覆蓋面作為著力點。但不同險種之間的待遇差別，非常明顯，大部分人口待遇很低，而一小部分很高。下一階段保險覆蓋面的擴大，仍然擺脫不了分散化、碎片化的窠臼，根據就業狀況（正規就業或靈活就業）、社會經濟地位等因素的不同，分別進行風險分攤，從而對抵禦經濟風險的公平性以及醫療服務購買和提供的效率，產生影響。

最新實施的政府出資健康保險計畫，目的在於為貧困人口提供抵禦災難性健康事件的經濟保護，償付範圍一般只針對住院醫療，不包括門診醫療。只有早期開始實施的職工健康保險和中央政府健康保險，才提供包括預防和初級衛生保健服務在內的全面福利，其門診服務主要透過內部職工醫療機構提供。

表18-2-4　2003～2010年印度健康保險覆蓋人口數量和增長預測

（單位：百萬人）

保險計畫	2003 ～ 2004	2009 ～ 2010	2015
中央政府計畫			
職工健康保險	31	56	72
中央政府健康保險	4.3	3	3
RSBY 健康保險	未啟動	70	300
邦政府計畫			
安德拉邦 Rajiv Aarogyasri 社區健康保險	未啟動	70	75
坦米爾納德邦 Kalaignar 首席部長健康保險	未啟動	40	42
卡納塔克邦 Vajpayee Arogyashri 健康保險	未啟動	1.4	33
卡納塔克邦 Yeshasvini 合作社農民健康保險	1.6	3	3.4
政府出資健康保險計畫合計	37.2	243	528.4
商業健康保險計畫	15	55	90
總計（包括除上述類別之外的其他健康保障計畫）	55	300	630

除了RSBY計畫以外，其他新一代政府出資健康保險計畫補助，尤其偏重於外科手術。健康保險補助範圍以服務專案的形式來界定，除了職工健康保險和中央政府健康保險以外，其他健康保險計畫都設置家庭年度支出上限。心臟、神經、腎臟、整形、腫瘤、普通外科相關疾病的診療服務，占服務專案總數的60％，而兒科、產科和婦科僅占9％。外科手術在不同科別都占據主導地位，占所有住院病人服務專案的96％。除了明確規定的服務專案以外，RSBY計畫、職工健康保險計畫、中央政府健康保險計畫，還額外將其他住院醫療服務納入補助範圍，在按專案付費的基礎上，使用保險計畫規定的規則和支付方式，進行費用給付（表18-2-5）。

醫療服務的地理可及性，是影響參保人員尋求醫療服務的重要因素，偏遠地區或住址距離特約醫院較遠的參保人員的就醫問題，還有待努力解決。

商業健康保險住院率是全國平均水準的2～3倍，存在明顯的逆向選擇和道德風險問題，保險

表18-2-5 2009～2010年印度政府出資健康保險計畫醫療服務專案和最高支付限額

保險計畫	待遇類型	住院醫療服務專案數量	是否拓展至其他醫療服務	年度最高支付限額（盧比）
職工健康保險	全面	1,900	是	無年度或終生上限
中央政府健康保險	全面	1,900	是	無年度或終生上限
RSBY 健康保險	住院，二級	727	是	3 萬／家庭
Rajiv Aarogyasri 社區健康保險	住院，三級	938	否	15 萬／家庭＋5 萬浮動額度
Vajpayee Arogyashri 健康保險	住院，三級	402	否	15 萬／家庭＋6 萬浮動額度
Kalaignar 首席部長健康保險	住院，三級	412	否	10 萬／家庭，可在 4 年裡累計使用
Yeshasvini 合作社農民健康保險	住院，二級	1,229	否	20 萬／人
RSBY 補充健康保險	住院，三級	326	否	在 RSBY 計畫上限上增加 17.5 萬
Apka Swasthya Bima Yojana 健康保險	住院，三級	-	否	在 RSBY 計畫上限上增加 15 萬

公司無法完全解決逆向選擇問題、或避免道德風險、或過度利用的問題。同時，政府出資健康保險在管理、經辦方面，非常依賴商業保險公司。而保險公司可以透過重新議價，將因為上述問題產生的額外成本，轉嫁給這些健康保險專案的主管政府機構。專案監測系統數據顯示，提供和利用不必要的醫療服務，正成為越來越嚴重的問題，如：RSBY 健康保險計畫發現，部分醫院提供的子宮切除手術數量，遠遠超出正常預期，或同時進行子宮切除術與卵巢輸卵管切除術，以便申報一筆額外的治療費用。Rajiv Aarogyasri社區健康保險計畫監測數據顯示，部分治療程序如：闌尾切除術、子宮切除術、椎板切除術／椎間盤切除術、腎結石震波碎石等，存在供方誘導需求的問題。同時，一些保險計畫還可能誘導醫院在三級住院醫療服務和昂貴醫療技術上的過度投資，而忽視門診、預防保健等。

健康保險在印度衛生籌資體系中，扮演著日益重要的角色。根據世界銀行的估計，2009～2010年，印度各類健康保險計畫費用支出為1,600億盧比，占同期衛生總費用的6.4％。在2003～2004年，政府出資健康保險計畫以中央政府健康保險和職工健康保險為主，其他政府出資健康保險計畫處於萌芽階段或尚未實施，這一時期其費用支出略高於商業健康保險計畫。但到了2009～2010年，政府出資健康保險和商業健康保險費用支出，分別增長近4倍和6倍。2015年，印度健康保險計畫費用支出，占同期衛生總費用的8.4％，達到3,800億盧比，其中商業健康保險計畫占45％。如果有更多邦啟動新的政府出資健康保險計畫，或公立醫療服務體系的支出增速減緩，健康保險方面的政府支出占健康領域公共支出的比例，將在2015年之前超過10％（表18-2-6）。

（三）費用支付方式

支付方式是購買方的有力工具，可以影響服務提供方的行為和績效。激勵機制科學的支付方式，能夠引導提供者控制成本、提高效率和改善品質，反之，則有可能導致供方服務的扭曲，

表18-2-6 印度各項健康保險計畫費用支出趨勢

（單位：千萬盧比）

保險計畫	2003 ～ 2004	2009 ～ 2010	2015
中央政府計畫			
職工健康保險	767	1,990	4,500
中央政府健康保險	700	1,600	3,500
RSBY 健康保險	-	480	4,000
州政府計畫			
安德拉邦 Rajiv Aarogyasri 社區健康保險	-	1,200	1,500
坦米爾納德邦 Kalaignar 首席部長健康保險	-	517	720
卡納塔克邦 Vajpayee Arogyashri 健康保險	-	-	660
卡納塔克邦 Yeshasvini 合作社農民健康保險	11	55	80
政府出資健康保險計畫合計	1,478	5,842	14,960
商業健康保險計畫	1,800	7,000	17,500
總計（包括除上述類別之外的其他健康保障計畫）	4,500	16,000	38,000

如：成本轉嫁、服務推諉和過度醫療。計費方法，即服務或服務專案的定價，是支付方式的基礎和核心。印度2010年醫保範圍內醫療服務專案如表18-2-7。

1.承包計費的優缺點

　　印度政府出資健康保險計畫在向供方支付住院服務費用時，或多或少都採用了承包計費的方法。承包計費是一種簡化的、基於病例的定價方式，是針對某一事先確定的治療或手術所需的一套投入和服務，收取單一費用（single fee）或不高於限定價格的費用（close-ended payment）。這裡所稱的投入和服務，一般包括：床位費（包括：重症加護病房或手術室使用費）、醫療人員服務費（會診、手術、麻醉等）、診斷設備、藥品、耗材。有些健康保險計畫的價格專案還包括：患者公共交通費用、收治入院前的門診檢查、出院後一定天數的藥品。承包計費操作簡單，如果價格合理，則有利於控制成本、提高效率和降低基金負債風險。為了爭取政府出資健康保險計畫帶來的潛在服務需求量，很多醫療機構願意接受承包價格，收取的費用遠低於自費病人以按專案付費方式支付的價格。

　　同時，承包計費也有一些缺陷：(1)幾乎所有健康保險計畫都在其覆蓋地區，採用同一承包價格結構。不同地區，如：一、二、三線城市，勞動力和其他投入價格差別很大，但支付價格並不依此進行適當調整，導致在部分地區超額支付，而在另一些地區支付不足。根據按專案付費方式下的價格，二線城市順產的價格不到一線城市的1/5，三線城市闌尾炎手術的價格不到一線城市的1/2，一線城市二人間病房和普通病房價格可能超過小城市的15～20倍；(2)如果費率與成本不相匹配，單一費率還可能導致醫院鍾情於有利可圖的服務專案。在缺少充分監管的情形下，承包計費也不能完全防止欺詐行為；(3)因費率不會根據病情嚴重程度、預料之外的併發症以及治療的複雜程度差異，進行相應調整，也導致醫院不願治療病情嚴重的患者，而傾向於挑選低風險病例；(4)絕大部分保險計畫沒有對服務專案進行標準化定義和描述，如：針對白內障手術和前列腺增生的服務專案，可能沒有明確規定醫院提供的手術方法、耗材、住院日以及診斷和藥物。由於服務專案沒有明確定義，給醫院留下很大的彈性操作空間。醫療服務供方可以使用便宜、使用壽命短，甚至劣質植入物或藥

表 18-2-7 2010 年印度按疾病種類和內外科劃分的醫保範圍內醫療服務專案

疾病組	內外科	RSBY健康保險	Kalaignar首席部長健康保險	Yeshasvini合作社農民健康保險	Vajpayee Arogyashri健康保險	職工健康保險、中央政府健康保險	Rajiv Aarogyasri社區健康保險	RSBY補充健康保險
心臟病	外科	不提供	24	135	134	85	109	109
	內科	-	1	-	-	-	11	-
腎臟病	外科	109	9	212	21	129	54	54
	內科	-	-	-	-	-	5	-
神 經	外科	50	70	67	55	38	67	67
	內科	-	-	-	-	-	12	
整 形	外科	131	29	295	8	109	68	20
	內科	-	-	-	-	-	0	-
腸 胃	外科	73	37	167	不提供	123	55	55
	內科	-	-	-	-	-	19	
腫 瘤	外科	23	121	不提供	106	11	132	
	內科	-	57	-	60	3	62	12
眼 科	外科	41	14	152	-	36	26	
	內科	-	-	-	不提供	-	-	不提供
耳鼻喉	外科	71	3	124	-	50	23	
	內科	-	-	-	不提供	-	-	不提供
婦產科	外科	46	5	60	-	75	17	-
	內科	-	-	-	不提供	-	-	不提供
普通外科	外科	148	10	117	11	26	79	0
	內科	-	-	-	-	-	-	-
兒 科	外科	31	56	10	7	22	57	不提供
	內科	-	-	-	-	-	67	-
其 他	外科	4	不提供	18	不提供	-	29	不提供
	內科	-	-	7	-	24	46	-
合 計		727	412	1,229	402	731	938	326
百分比（％）	外科	100	86	100	86	96	77	96
	內科	0	14	<1	14	4	23	4

物，或者要求病人提前出院，從而為醫療品質安全和健康結局，帶來負面影響。

2. 服務專案費率和市場價格

服務專案的費率形成機制，缺少科學依據，未能與市場價格和成本銜接。對同一服務專案而言，不同保險計畫支付的金額，存在顯著差別。同一家醫院可以和多個政府出資健康保險計畫和商業保險公司簽訂服務協議，提供相同服務獲得的經濟收入，卻大相逕庭，這可能導致醫院出現「嫌貧愛富」的傾向，偏向於為來自提供較高費率的保險計畫的患者，提供更優質的服務。一些醫療機構，尤其是大城市的大型醫院，已經出現拒收政府出資健康保險覆蓋的某些參保人員，宣稱保險計畫提供的費率低於成本。

在費率確實低於成本的情況下，醫療機構將透過違規收費、誘導自費項目需求等方式，來獲取自身收入補償，如：部分醫療機構讓患者自費承擔保險計畫覆蓋範圍內的藥品和診療專案。

四、醫療制度改革

印度政府直接興辦公立醫療機構，制定各級公立醫療機構必須提供的公共衛生服務和基本醫療服務的專案，確保在檢驗、檢查和治療等方面，有最基本裝備水準和適宜技術，制定基本藥物目錄，可向患者免費提供。二、三級醫院運轉經費，主要由邦政府承擔。初級衛生保健分中心、初級衛生保健中心和社區衛生中心建設和運行經費，則由中央政府負責，由此保證公立醫院能夠提供基本醫療服務。

由於印度公立醫院不承擔醫院建設和發展的責任，不需要醫院為了改善辦院條件和提高裝備水準而創造收入。因此，沒有提高醫療收費和增加患者負擔的內在動力。同時，由於醫師是政府雇員，領取固定薪資，醫師的收入根據工作表現決定，醫師沒有激勵提供過度服務。因此，公立醫院雖然住院條件很差，10幾個病人甚至20幾個病人住1間病房，病房沒有空調和廁所，但是，窮人在這些醫院可以得到免費的治療，不會因為罹患常見病而負債或致貧，使其發揮很強的醫療保障作用，成為社會的緩衝器，在一定程度上保證基本醫療服務的公平性。但由於公立醫療機構服務條件和服務品質，不能滿足患者需求，影響醫療服務的利用。即使是貧困人口也利用大量的私立醫療機構的服務：10%的預防接種服務、27%的產前檢查、37%的住院分娩、40%的住院和69%的門診服務。

1991年後，受經濟改革的影響，印度的公立醫院也進行自主化改革。以印度拉賈斯坦邦為例，公立醫院進行使用者付費（user fee）的改革，如：增加掛號費、對部分檢驗項目和部分藥品收費。但是，由於印度公立醫院的改革處於初級階段，管理也很不完善。對病人的收費也不參照成本，沒有合理的預算計畫，不作定期審核；對窮人的減免政策沒有明確標準，豁免的有效期也長短不一；實際工作中，有些不該免費的人也享受免費待遇，如：有權力的政府雇員和醫學生，均獲得費用減免。此外，由於印度公立醫院一直是免費的，許多居民不能接受公立醫院收費的舉措，更重要的是大多數居民缺乏支付能力，也付不起自費部分。其實，最重要的原因是公立醫院缺乏收費積極性，因為醫院在增加的收入使用上，受到政府嚴格限制，如：政府規定收費不能用於維修設備或獎勵工作人員，超過一定數額要上報獲得批准，或醫院的創收進行收支兩條線管理。所以，公立醫院收費的政策推行得很不順利，大部分醫院所收醫療費，不足預算的10%。可

見，醫院進行自主化改革，推行使用者付費是一把雙刃劍：一方面，如果是用於改善辦醫條件，提高醫務人員待遇，則容易鼓勵醫院一味創造收入，忽視其基本功能，偏離改革目標；另一方面，如果對醫院限制過多，醫院沒有決策權，醫院和醫師則沒有積極性。

印度衛生改革的重點包括：(1)加強中央、邦和地方政府的結合，以改善健康結果為中心，尤其重視落後的邦和地區的婦女和弱勢人群的健康，實現千年發展目標的要求；(2)加強與衛生領域其他夥伴的合作，形成由公共部門、私人部門、非政府組織和社區組織組成的衛生服務體系；(3)發展有利於貧困人口的衛生籌資政策，建立社會醫療保險等籌資機制。

印度衛生與家庭福利部在農村衛生工作經驗基礎上，制定了覆蓋全國65萬個村莊7.8億農村人口的7年專案──「全國農村健康計畫」（NRHM, 2005～2012），旨在加強印度農村地區、特別是落後地區的醫療衛生體系的建設。全國農村健康計畫的目標，是為農村地區的貧困和弱勢群體提供可得的、負擔得起的、負責任的、有效的和可信賴的醫療服務。該計畫以全國的農村地區18個邦為實施重點。主要策略與措施有：**(1)權力下放，動員社區參與**：將專案實施的領導權下放到區（District and sub-district）和村級的委員會，提高其管理能力，由社區承擔控制和管理公共衛生專案的責任，動員社區居民積極參與專案活動；**(2)能力建設**：加強初級衛生保健分中心、初級衛生保健中心和社區衛生中心的服務條件，充實基本藥品，提高機構的管理能力和服務能力。根據專案計畫，社區衛生服務中心數量至少增加1倍，從3,215個增加到6,500個；初級衛生保健中心從22,974個增加到25,000個；初級衛生保健分中心從143,000個增加到175,000個；**(3)採取靈活的籌資政策，保證資金跟著病人走**：拓展投資管道，發揮非政府組織的作用；將衛生與家庭福利部按照「條條」實施的疾病預防和婦幼保健專案，進行橫向整合，以減少重疊交叉，提高效率；擴大醫療保險籌資計畫，增加衛生籌資能力，確保改革所需的資金支持；**(4)人力資源管理**：在村級培訓「合格的社會衛生工作者」（Accredited Social Health Activist, ASHAs），經過一年的培訓並配備有幾十種基本藥品的小藥箱，使其向村民提供最基本的預防保健服務和藥品；充實專業技術人員，保證初級衛生保健中心每週7天、每天24小時，能夠提供急診服務；培養基層衛生機構的複合人才，勝任多種工作；**(5)加強監督和管理**：建立初級衛生保健服務規範和標準，進行服務機構調查和監測，在區、社區等基層，建立獨立的監督委員會，負責監督衛生服務品質。

印度政府還將增加對傳統印度醫藥的政策扶持和資金支持，加強基礎研究和產業開發，制定印度醫藥的品質標準和品質認證系統，促進傳統醫藥納入國家衛生服務體系，推動印度草藥進入歐盟和美國等已開發國家的醫藥市場。

五、成效、特色和問題

在醫療衛生事業的發展和改革方面，印度的理念一直很明確。印度政府將有限的政府投入，公平地補給最需要醫療服務的需方，衛生補助和社會保障的主要受益人是貧困及弱勢群體。政府的政策導向一直都偏向於貧困人口，政府醫院一直都在為貧困人口服務。印度醫療保障制度堅持既扶持政府醫院的穩定運轉，又鼓勵私立醫院健康發展。這種公立、私立醫院並存的現象，使得印度的富人和窮人病患，各有所依。

儘管印度農村醫療體系在實際運行中，存在許多不足之處，如：保健分中心和保健中心覆蓋

面不足、基礎設施薄弱、衛生人員和醫療物資缺乏等等，使得依賴這些基本條件的公共醫療衛生服務，無法充分開展，但是，印度農村的這套醫療體系，在一定程度上減輕農民家庭的經濟負擔，也實現了社會公平。

印度非正規經濟部門推出的3種醫療保險方式，克服了常規保險專案無法接納的低收入或收入不確定者投保的障礙。社區和社團集體投保，一方面降低了保險公司的交易成本，使得非正規就業者獲得正規保險服務；另一方面由於和保險公司連結，從而強化單個社區和社團的風險分散能力。興辦這些保險專案，不僅有利於成員的健康安全和收入安全，還有助於加強社區和社團的凝聚力。

從衛生系統績效來看，過去10年來，印度在降低嬰兒死亡率方面，獲得較為明顯的成效，但與孟加拉、尼泊爾等相鄰國家相比，印度在降低營養不良、孕產婦死亡率、成人死亡率和傳染性疾病發病率等方面，獲得的成就顯得相形見絀。不同地區和人群（階層、種族）的健康結局，差異很大，並未公平享有衛生領域獲得的成就。

目前，困擾印度公立衛生系統的問題依然是：(1) 機構、設備、資金和人才短缺。據預測，社區衛生中心、初級衛生保健中心和初級衛生保健分中心的醫療機構數量相較印度政府的規劃數字缺口，分別為68%、31%和29%；醫師、助理護士和助產士、多功能衛生人員、藥劑師和醫技人員的缺口分別為39%、17%、47%、22%和18%；(2) 藥品和醫用材料供應不足；(3) 管理鬆懈，職工缺乏工作積極性，服務態度不好，醫療品質參差不齊，服務效率低下。

印度城鄉之間和地區之間，經濟社會發展不平衡，居民健康水準，也存在著極大差異。衛生系統著重於為城市精英人群提供先進技術的醫療保健，缺乏對所有社區疾病控制來說十分必要的、充分的、有效的公共健康基礎設施。嬰兒死亡率城鄉分別為44.0‰和75.0‰，農村高於城市70.5%；5歲以下兒童死亡率城鄉分別為63.1‰和103.7‰，農村高於城市64.3%。以衛生系統績效比較好的喀拉拉邦與較差的拉賈斯坦邦為例，喀拉拉邦嬰兒死亡率為14.0‰，拉賈斯坦邦則高達81.0‰，二者相差4.8倍；喀拉拉邦孕產婦死亡率為87／10萬，拉賈斯坦邦為607／10萬，二者相差近6.9倍。

住院是印度居民因病致貧的主要因素。儘管理論上，印度居民有權利獲得政府提供的免費醫療服務，但是，由於公立醫療服務體系資源有限，只能提供基本醫療服務，仍然有大量居民自費到私立醫院看病，受到疾病經濟風險的威脅。而且，即使患者在公立醫院獲得免費醫療服務，其住院期間的收入損失和看病帶來的間接經濟負擔，對於貧困人口來說仍然巨大。因此，印度有1/4的住院病人因病致貧。

第三節　泰國醫療制度

一、社會經濟和國民健康概況

泰國全稱泰王國，位於東南亞。東臨寮國和柬埔寨，南面是暹羅灣和馬來西亞，西接緬甸和安達曼海。原名暹羅，1949年5月11日，泰國人用自己民族的名稱，把「暹羅」改為「泰」，主要是取其「自由」之意，因當時泰國是東南亞唯一的國家。官方語言是泰語，用泰語字母，當中約5,000萬人視為母語。大多數泰國人信奉上座部佛教，佛教徒占全國人口9成以上。全國共有76個

一級行政區，其中包括75個「府」與首都曼谷（Bangkok）。泰國屬中低收入國家，且貧富差距問題嚴重。實行自由經濟政策，屬外向型經濟，較依賴美、日、歐等外部市場。20世紀80年代，製造業尤其是電子工業發展迅速，經濟持續高速增長。1996年，被列為中等收入國家。1997年，金融危機後陷入衰退。1999年，經濟開始復甦。1961年起，實施國家經濟和社會發展5年計畫。2002年，開始第9個5年計畫。近年，經濟狀況明顯好轉。2003年7月，提前兩年還清金融危機期間向國際貨幣基金組織借貸的172億美元貸款。截至2010年底，泰國外債965億美元，外匯儲備1,721億美元。2010年，國內生產總值45,958億銖、國內生產總值增長率為7.8％、通貨膨脹率為3.3％、失業率1.04％。2013年，泰國國內生產總值387.3億美元。

泰國是以國王為國家首領的君主立憲的民主國家。全國行政劃分為5個大區、77個府（包括直轄市曼谷）、146個市、984個縣、7,159個鄉、65,170個村，首都為曼谷。截至2013年全國總人口約6,701萬，其中近1/3為華人後裔或華僑。60歲以上人口占9.3％，2003年人均期望壽命男性為66歲，女性為74歲，比中國高一些；嬰兒死亡率和孕產婦死亡率分別為22‰和12.9／10萬。2009年，泰國人的預期壽命男性是69.97歲，女性74.99歲。15到59歲的成年人的死亡率205‰，5歲以下的人口死亡率14‰。2010年，衛生醫療支出總額的人均購買力平價（PPP）為331美元，總支出約占國內生產總值（GDP）的3.9％，其中55.8％來自公共資源，31.4％來自私人資源。醫師密度為每萬人口2.98（2004年），每10萬人口有22張醫院病床（2002年）。2000～2010年間，全國平均每萬人擁有醫師3名、護理和助產人員15人、牙醫1人、藥師1人、醫院床位22張。2012年，泰國人的預期壽命男性是70.9歲，女性77.6歲。

二、醫療服務體制

（一）衛生服務體系與服務提供情況

泰國衛生服務體系由政府衛生機構和私立機構兩部分組成，以政府衛生機構為主，約占70％。主要衛生機構包括：

1. 地區醫院

泰國衛生部按地域將全國分為12個醫療區，每個區覆蓋7～10個府，至少有1個地區醫院，床位在500～1,000張之間，承擔住院醫療服務。全國有25所。

2. 府級綜合醫院

病床120張以上，一般在300～500張之間，負責區域內的住院醫療服務，現有67所。

3. 社區醫院

即縣級醫院，服務人口在5～10萬之間，床位10～120張。通常只有幾名醫師，提供綜合性的衛生服務，包括：住院服務，並負責對鄉衛生所和村初級衛生保健中心提供技術支持。現有社區醫院725所。

4. 衛生所

是設在鄉級的最基層衛生服務單位，每所服務人口在3,000～5,000之間，工作人員一般為3～5個，為大專畢業的醫務人員，負責提供基本治療、預防保健等初級衛生保健工作。目前這類機構有9,738個。

5. 初級衛生保健站

是在村級由社區志願者向村民提供初級衛生保健服務和健康宣傳的組織，目前有72,192個。政府對志願者每月象徵性提供180銖活動經費。

6. 私人醫院與診所

泰國有私立醫院436所，私人診所14,403家，大多數私立醫院是按照企業化運作的。

泰國衛生服務分為3個層級：初級衛生保健服務、二級醫療服務、三級醫療服務。初級衛生保健服務通常由社區醫院、鄉衛生所和村初級衛生保健中心提供，以鄉衛生所服務為主；二級醫療服務主要由府級綜合醫院、社區醫院和私立醫院提供；三級醫療服務主要由地區醫院和曼谷市的大醫院（包括部分大型私立醫院）提供。

（二）衛生管理體系

泰國的衛生管理結構主要由中央和府2級構成，中央級管理機構是泰國衛生部，每個府設有公共衛生辦公室。為了便於管理，泰國還將全國77個府按照地理位置分為：曼谷、北部、東北部、中部、南部5個大區進行管理，每個大區設有衛生廳，管理本區內所有府的衛生事務。

泰國衛生部是全國衛生工作主要機構，主要職責是：制定公共衛生、醫療、食品、藥品等相關法律法規，分配財政補助，規劃全國的衛生發展策略以及對地方衛生服務進行宏觀調控、監督和技術指導。泰國衛生部下設部長祕書辦公廳、衛生常任祕書辦公廳、醫療服務司、衛生司、疾病控制司、醫學科學司、食品和藥品管理局、精神衛生司、傳統醫學司、醫療支持司等10個司局，以及國家醫藥公司和衛生體制研究所2個直屬單位。2002年後，泰國衛生部進行重組，除了部長祕書辦公室外，下設3個部門，每個部門由相關的3個左右司局組成，由一位副祕書長主管。如：衛生服務發展部門下設醫療服務司、泰國傳統醫學與替代醫學司、精神衛生司。司局之間相對獨立，主要司局具有相對獨立的計畫、人事分配、資產調控和外事交流等許可權，責權較為明確。

地方一級主要是以府為單位進行管理。每個府設衛生局，由衛生部常務祕書任命醫療服務官，負責執行衛生部的決定，管理轄區內的公立衛生機構，同時還對縣衛生局予以監督和技術支持。縣衛生局主要協調社區醫院和衛生所，向當地居民提供醫療衛生服務。

根據《國家健康保險法》規定，由3個主要機構負責法律的執行，即：國家健康保障委員會、衛生服務標準和品質控制委員會、國家健康保障辦公室。國家健康保障委員會，負責設定服務內容、服務標準、基金和對非錯誤性醫療責任（no-fault liability）賠償的管理標準，並鼓勵當地政府和非政府組織參與全民健康保險計畫系統的管理。衛生服務標準和品質控制委員會，主要負責控制、監督和支持衛生保健機構的品質和標準，提出治療疾病的費用標準、管理程序、對非錯誤性醫療責任賠償等。國家健康保障辦公室（圖18-3-1），為系統管理者，確保全民保健計畫的目標實現。除了祕書機構的職責外，國家健康保障辦公室還負責收集與分析實施數據、受益人註冊情況、衛生保健提供者的註冊情況、基金管理、索賠程序和補償、監督服務品質和加快管理程序等。在府一級，成立地方「衛生委員會」，作為購買者與衛生服務提供者簽訂合約，為公民購買醫療衛生服務。沒有成立「衛生委員會」的地方，則由府衛生局承擔該項職能。受益人到指定的社區衛生中心登記，並獲得一張卡，即已加入「30銖計畫」。按規定，受益

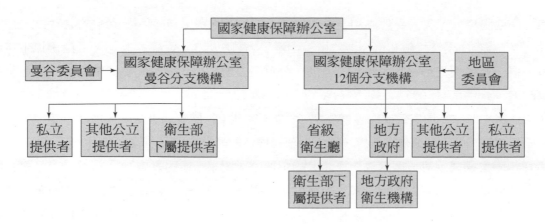

圖18-3-1 泰國國家健康保障辦公室行政隸屬關係

人只能就近選擇1個衛生所登記註冊；就近選擇1所社區醫院作為自己的二級醫療單位。受益人一旦患病，首先應到登記的衛生所就醫。除急診或意外等情況外，如無初級衛生保健單位的轉診單，受益人不允許直接進入上級醫院就診。

三、醫療保險制度

近30年來，泰國的衛生總費用有很大的增長，從1980年的253億銖，增加到2000年的2,980億銖。2002年，人均衛生支出為2,738銖（約68.4美元）。中央政府對衛生的投入加大，衛生部預算由1989年占全國財政總預算的4.2％，提高到2002年的6.2％。實行30銖計畫後，中央政府衛生支出增加了10％左右。中央財政對衛生的撥款，由衛生部按照需求直接分配到府衛生局或提供服務的相關衛生機構與組織。公立衛生機構的工作人員，包括鄉衛生所工作人員，都是國家公務員，薪資來自衛生部撥款。

泰國衛生系統實行垂直管理，所有公立衛生機構及全國的醫療衛生經費，均實行中央衛生部一級財政預算。由於政府的投入大，人員薪資待遇有保障，因此，政府的計畫調控力度很大。

（一）醫療保險制度的發展簡介

泰國在20世紀60年代，為政府公務員及其家屬建立醫療福利制度；70年代和80年代，又先後建立了公共醫療福利制度和農村自願健康保險制度，分別覆蓋窮人、老人、兒童和身障者等。20世紀90年代至2000年大約10年間，是泰國健康保障的擴展時期。1991年，建立了覆蓋正規就業人口的社會健康保險制度。1997年，泰國修改《憲法》，強調健康是公民的基本權利。在此期間，實現將工人補償基金的範圍擴大到所有私立部門雇員，實行雇主、雇員和政府三方籌資；對醫院的支付方面，則開始採用按人頭付費的方式；同時，將窮人免費醫療改革成公共救助系統，將支付方式由總額預付制，也改成按人頭向醫院付費。這一時期，泰國各種健康保障的總覆蓋率達60％左右。

2001年，泰國政府提出全民健康保障制度，即「30銖計畫」，覆蓋除公務員和正規就業人口及其家屬以外的所有人群，取代原先的公共醫療服務制度和農村自願健康保險制度。居民可以免費

獲得預防保健服務，每次只要繳納30泰銖（約合6元人民幣），即可獲得門診就醫和住院治療服務（不包括醫療美容、器官移植和腎血液透析等治療）；貧困人口、60歲以上老人、12歲以下兒童、身障者、退伍軍人與僧侶，可以免費。目前，公務員醫療福利制度、社會健康保險制度和全民健康保障制度，分別覆蓋10％、12％和74％的人口。2002年11月，泰國通過《國家健康保障法》，規定在衛生部內設立「國家健康保障辦公室」，統一管理全民健康保險制度，並逐步集中管理公務員醫療福利制度和社會健康保險制度，衛生部部長擔任該辦公室管理委員會主席。

2001年，泰國成為第一個實現全民健保的中低收入國家。泰國實施的「30銖計畫」是為國家公務員和企業職工外的其他所有人員，推行的全民醫療保險計畫，由中央財政按照一定標準預撥到府，府衛生局將資金分配給相應醫療衛生機構，參與本計畫的公民到特約醫療機構看病，無論是門診還是住院，每次只需交納30銖，即可獲得規定的基本醫療服務。成立初期覆蓋之前沒有醫療保險的人群和低收入人群——占總人口的30％以上，2002年，覆蓋人群已經擴展到80％。

（二）基本醫療保障制度

泰國醫療保障制度分為3類：(1)企業為雇員購買的強制性醫療保險；(2)對農村居民實行自願購買健康卡制度。凡農村居民，除享受免費醫療和自願參加私人醫療保險外，均可參加健康卡保險。一戶一卡，每卡家庭自費500銖，政府補助500銖（折合20美元），持卡者有病可到健康中心或區醫院就診，當基層醫院認為需要轉診時，可轉到府醫院就診。每戶1年可就診8次（同一種病多次就診算1次，每次限2,000銖，超過部分自付）。而且，健康卡的服務內容既有基本醫療保險，又有預防保健，做到了防治結合；(3)對公務員、國有企業職工、僧侶、60歲以上老人、12歲以下兒童、身障者和窮人，實行免費醫療。對貧困線以下的農民（單身月收入200銖以下，或家庭月收入2,800銖以下者）實行免費醫療制度，由政府發放免費醫療許可證，受益者占農村人口的14％。

四、醫療制度改革及評價

（一）農村健康卡及社區衛生服務制度

根據2000年人口普查顯示，泰國有4,100萬居民生活在農村地區，占全國總人口的69％。在過去的數年裡，泰國農村經濟和社會面貌發生了很大變化，但是與都市相比，還存在較為明顯的差距。

就健康狀況而言，農村地區的患病率普遍高於都市。不過，導致死亡的一些主要疾病，如：呼吸和消化系統疾病、心腦血管疾病和傳染病等，在農村地區均有顯著下降。一些危害健康的行為，如：吸菸與酗酒等，在城鄉之間存在差距。都市的吸菸與酗酒率較農村少，並且這種差距有進一步擴大的趨勢。兒童死亡率在城鄉均有明顯下降，但是在農村下降的速度要低於都市。1966年，農村兒童死亡率比都市高26％，到了1996年，這一比率達到了85％。

1. 農村健康卡制度

為達到2000年人人享有初級衛生保健，推進社區對衛生的參與，泰國政府在農村推行「健康卡」制度。健康卡主要透過自願的健康保險形式，充分使用當地的資源來實施衛生服務和社區發展，同時，完善轉診制度以促進衛生資源的充分利用，在社區提高自我救助和管理能力。

泰國的農村健康卡制度經歷了4個階段：

第一階段：1983年6月～1984年6月，主要強調婦幼衛生，由衛生部門開展預付制健康保險試驗，在7個府的18個村莊進行。

第二階段：1984～1985年，正式命名為健康卡，為擴大試行，每個府至少選2個村進行試驗，每村至少有70%的農戶自願買卡。

第三階段：1985～1987年，研究和調查健康卡的價格及使用，作為專案實施，主要是幫助建立健康卡基金，即一個家庭每年繳納300銖，單身個人繳200銖，兒童免繳100銖，衛生部提供相等資金投入該基金。

第四階段：1988年至今，研究和改革政府預算中的補助。健康卡以家庭為單位自願購卡，少於5人的家庭，每年支付500銖（約占家庭年收入的3%～5%），衛生部支付500銖；多於5人的家庭則需要另外購買（1997年金融危機之後，農民家庭的繳費金額和政府補助金額均上升為1,000泰銖）。各家庭的費用由村級志願工作者進行宣傳並負責收繳，然後上繳到社區衛生中心。

健康卡使用期為1年，期滿後需重新購買。村幹部和村志願工作者享受健康卡待遇，可以不必繳納費用。農民家庭月收入低於2,800銖的定為貧困戶，也可享受免繳待遇。持有健康卡的家庭，可以持卡和身分證到2個醫療點——社區衛生中心和區級醫院，接受免費診治。社區衛生中心和區級醫院無法醫治的患者，可以按規定轉診到上級醫院治療。住特殊病房的危重病人，病房費可享受10%的優惠。每個家庭全年最多可使用8次健康卡，每次不得超過2,000銖，全年不得超過1.6萬銖，超過部分自付。健康卡制度由各府成立的健康卡管理委員會組織管理。管理委員會統一制定健康卡憑證，規定每村必須有35%的家庭自願參加才能實施，並制定持卡者在公立醫院就診的免費範圍和轉診制度。同時，在村一級培養大批志願工作者（一般每10戶1人），志願者的主要職責是在社區衛生中心領導下，對村民進行健康教育、預防保健以及推行健康卡制度。健康卡基金在初始階段，由村長外加村民推選的4個人，組成管委會負責管理。1990年代後，改由區級負責管理，統籌範圍擴大，增強基金的抗風險能力。區管委會將部分資金存入農業銀行保值升值，年息為5%（泰國1980～1990年的通貨膨脹率為3.4%）。健康卡基金的支付按各級醫療衛生機構擔負的服務量進行結算。一般區級以上醫院占60%，區醫院和社區衛生中心占30%，另10%用於管理費用。

泰國農村的健康卡制度具有以下4個基本特點：

(1)健康卡的服務內容既有基本醫療保險，又有預防保健，使防治結合。

(2)該制度兼顧公平和效率原則。由於經過試行，逐步推行，並請國內外專家學者參與，不斷總結經驗，在管理上形成完整的、行之有效的制度，如：籌資方式和標準、基金管理辦法、就診轉診制度、免費範圍等，使健康卡制度的運行比較符合成本—效益原則。

(3)政府對健康卡制度的大力支持，是這一制度成功實施的關鍵。泰國政府財政補助每戶家庭1,000銖，鼓勵村級志願工作者宣傳推行健康卡，並規定區醫院和社區衛生中心，把培訓和支持志願工作者、開展初級衛生保健，作為中心任務。由此可見，無論是在財政上的支持，還是組織工作上的領導，都離不開政府所發揮的重要作用。

(4)將健康卡制度和社區衛生服務結合，形成穩定的社區衛生籌資管道。健康卡制度是重要的社區籌資方式，有利於居民基本醫療的保障及社區衛生服務的開展。健康卡的系統管理提高了農村社區衛生服務的連續性和可及性。

2. 農村社區衛生服務

農村社區衛生服務的發展與健康卡工程，有著密切的關係，始於20世紀70年代的初級衛生保健計畫，使農村社區衛生服務的基本內容，得以體現，但連續性不強。1985年開始，實施健康卡工程，到90年代末，持卡農民已超過3,000萬，占農業人口的70%以上。社區衛生籌資與醫療保健制度結合，大大提高了社區衛生服務的連續性。

(1)農村衛生服務體系與社區衛生服務網絡

泰國農村社區衛生服務體系結構層級分明，各級衛生機構的功能明確。由府至村各級衛生機構，雖然職能不同，但都承擔初級衛生保健的職能。府級醫療衛生機構在初級衛生保健的主要職責，是為基層衛生機構提供技術支持，如：接受轉診病人、基層衛生人員的培訓等。由於泰國的縣轄人口數量只有5～10萬，社區醫院（即縣醫院）規模相當於中國農村的鄉級衛生院，實際上是疾病防治的綜合性衛生機構。現代社區衛生服務的運作模式及管理方法，主要體現在社區醫院。農村社區衛生服務中心是鄉級衛生機構，由於只配備接受過2～3年培訓的衛生人員，農村社區衛生服務中心只能診治「小病」，主要職能是預防保健。農村衛生機構的經費，包括：人員薪資、房屋建設和設備配置費用等，主要來自國家財政。

(2)農村社區衛生服務機構及其功能

泰國農村社區衛生服務機構，主要包括：社區醫院、社區衛生服務中心和村衛生站。社區醫院一般設有30張左右的病床，臨床科室比較齊全，婦幼保健、預防及資訊管理等，均設有相應的科室。資訊管理工作電腦化程度較高。雖然社區醫院以院內服務為主，但由於以健康卡管理為「龍頭」的資訊工作主要在社區醫院，鄉、村級衛生機構對持卡病人的處置及費用發生情況，彙集於社區醫院資訊系統。同時，病人每次在社區醫院就診情況，都錄入電腦系統，社區醫院服務的連續性，由此得以實現。社區醫院職工一般在30～50人之間，以護士和衛生技術人員為主，執業醫師數量很少，只有3～5人，執業醫師的薪資一般為其他衛生人員的數倍以上。

社區衛生服務中心是鄉級衛生機構，基礎設施結構及規模，與都市社區衛生服務中心相似，服務人口在5,000人左右。衛生人員配備一般是：1名接受過2～3年培訓的醫師（衛生員）、1名助產士、1名護士。主要工作包括：健康促進、疾病預防、常見病處置、指導村衛生站的工作等。社區衛生服務中心的工作按照國家衛生部制訂的統一標準，在社區醫院的支持和指導下進行。此外，社區衛生服務中心和鄉政府一起聘請大量的社區衛生志願工作者，每個鄉大約有20名左右，他們的主要職責是配合社區醫院及社區衛生服務中心人員，提供院外服務，如：健康促進、家庭保健、預防接種及健康卡的審定和管理工作等。

村衛生站只在比較偏僻的農村才設立，服務人口500～1,000人。村衛生站一般只配備1名社區衛生工作者，國家支付其薪資。社區衛生工作者的主要服務內容，包括：健康促進、疾病預防及疾病的簡單處理等。

(3)農村社區衛生服務的支持與運作

健康卡制度、國家財政支持、地方政府重視、社區衛生資源的充分利用，是泰國農村社區衛生服務的主要特點。農村社區衛生服務的重要機構：社區醫院，並不是由縣衛生局主管，而是由縣政府直接主管，這體現了政府部門對衛生工作的重視。健康卡工程是農村社區衛生工作的「龍頭」，不僅是農民基本衛生服務的制度保障，也是農村社區衛生服務功能特色得以實現的基礎。泰

國大部分醫療機構位於農村地區，農村衛生人員薪資及衛生設施建設資金，主要來自國家和地方政府，這是農村衛生機構穩定和發展的根本保證。為確保農村醫療機構有足夠的醫師，泰國政府提出每年要專門為農村地區提供300名醫師，招收學員須與當地醫療機構簽訂合約，合約規定學員畢業後一定要到公立醫院工作2～4年。為支持這一專案，政府還建立了培訓學員的地方診所和醫院網絡。醫學院遍布全國各地，學員在受教育期間接受政府高額補助。為了熟悉未來工作環境，學員就在他們畢業後工作之處實習。這個專案大大增加農村出身的學員比例。泰國政府還從薪資制度上激勵醫師到農村醫院工作，如果醫師到偏遠地區行醫的話，政府在原有的薪資基礎上額外加上1萬泰銖。此外，大量的農村社區衛生志願工作者在社區衛生服務中心的作用，非常重要，不僅使衛生人員的工作得以順利開展，而且作為橋梁，使社區衛生服務機構及專業人員與社區及居民，建立起廣泛的聯繫。

（二）「30銖計畫」

儘管透過近30年的發展，泰國的各種健康保障制度覆蓋了超過60%的人口，但是到2000年，泰國仍然有30%的人口，沒有任何醫療保障，衛生資源使用的效率，也不近人意。針對這一狀況，泰國政府在總結以往實施的各項健康保障制度的基礎上，於2001年開始，在全國推行全民健康保障計畫──「30銖計畫」。

「30銖計畫」是泰國在除國家公務員和企業職工之外的其他所有人員中，推行的全民醫療保險計畫。由中央財政按照一定標準預撥到府，府衛生局按人力薪資、預防服務和醫療等幾個部分，分配給相應醫療衛生機構，參與本計畫的公民到特約醫療機構看病，無論是門診還是住院，每次只需象徵性繳納30銖，即可獲得規定的基本醫療服務。

1.「30銖計畫」基本衛生服務內容

參與「30銖計畫」的公民每次看病繳納30銖後，將免費得到以下服務：(1)預防服務和健康促進服務，包括：健康體檢、預防接種、計畫生育、婦女和兒童服務、愛滋病及口腔疾病預防等；(2)門診和住院服務，包括：醫學檢查、治療和醫學康復以及《國家基本用藥目錄》規定的藥品和醫療用品；(3)不多於2次的分娩；(4)正常住院食宿；(5)拔牙等常見口腔疾病的治療等。但下列患者和治療，不能納入免費服務範圍：(1)住院超過15天的精神疾病患者；(2)戒毒者的治療和康復；(3)不孕症的輔助生殖和人工受精；(4)美容手術；(5)器官移植；(6)實驗研究性治療和腎透析治療等。

2.「30銖計畫」的行政管理

泰國成立了以衛生部長為首的國家衛生委員會，負責相關政策的制定。同時，建立國家健康保障辦公室，在衛生部指導下，作為「基金持有者」，根據每個府的衛生需要，分配預算並負責監督。在府一級，成立地方「衛生委員會」，作為購買者與公立和私立衛生服務提供者簽訂合約，為公民購買醫療衛生服務。沒有成立「衛生委員會」的地方，則由府衛生局承擔該項職能。按規定，受益人只能就近選擇1個衛生所登記註冊；就近選擇1所社區醫院，作為自己的二級醫療單位。受益人一旦患病，首先應到登記的衛生所就醫。除急診或意外等情況外，受益人在沒有初級診療單位（衛生所）轉診單的情況下，不允許直接進入二級或三級醫院就醫，否則費用自理。

3.「30銖計畫」的籌資與支付方式

「30銖計畫」的基金，主要是透過調整國家衛生支出結構。國家將過去用於衛生的財政撥款，

扣除基礎設施建設、大型醫療設備購置、教學科研以及愛滋病等疾病防治的專項經費後，全部用於「30銖計畫」。新增的近10%的衛生經費，也納入該基金。

衛生委員會對醫療衛生機構一般採用2種支付制度：門診服務和住院服務都實行「按人頭支付」制度，或門診採用「按人頭支付」、住院實行總額預算下的按病種付費制度。但在具體實施中，各府支付方式也不盡相同。

4.「30銖計畫」的實施效果

泰國全民健康保險計畫的實施，改變國家對各府預算分配的方式，也改變公立醫院籌資方式。以前主要依據各府或各公立醫院歷年費用進行預算分配的方式，已經被按服務人口分配預算（即按人頭支付）的方式代替。按照服務人口分配預算，提高各府預算分配的公平性，而且試圖按照年齡、疾病負擔，調整分配額的做法，將使預算分配更好地反映各府衛生服務需要。根據健康需要或衛生服務需要分配預算的方式，能夠更好地體現衛生預算分配的公平性。而且按照健康需要或衛生服務需要分配的預算，可以作為測量預算分配公平性的指標。同時，按照服務人口分配政府衛生預算的支付方式，還可以作為手段給公立醫院施加壓力，引導衛生人力資源的重新分配。因此，這是值得推薦的政府預算分配方式。政府預算分配方式改革與供方支付制度改革，加速了泰國衛生改革進程。

因按人頭支付方式，迫使公立醫院提高效率，且利用按人頭付費的支付機制，有利於改善醫務人員在不同地區分配不合理的狀況、促進預算分配公平性、提高醫院的效率。

(1)按人頭支付方式對衛生人力資源重新分配的影響：自全民健康保險計畫實施以來，衛生部政策制定者已經認識到公共衛生服務設施與衛生人員分布存在不合理性，並試圖利用按人頭支付的方式，迫使公立衛生機構衛生人員重新分配。然而，由於準備不充分，出現許多難以控制的結果。在衛生服務人員相對過剩的地區，衛生人員抱怨新的支付制度，使他們遭受不公平的待遇，由於他們的薪資也包括在人頭預算中，使他們喪失工作安全感，導致對這一政策的反抗情緒；而在衛生服務人員短缺的地區，預算大大增加，但卻無法雇用到所需要的醫務人員。

在這種情況下，衛生部允許人員費用在府一級進行管理，並利用應急資金補助沒有得到足夠預算的醫院。這種做法將暫時緩解財力緊張。但是，衛生人員重新分配的政策，也隨之改變，而將重點放在應屆畢業生，顯然，這將減緩衛生人員重新分配的過程。這一措施也帶來新的問題。有證據顯示，2002年公立醫院辭職的醫師人數，明顯增加。2000年公立醫院醫師辭職人數為20‰、2001年為25‰、2002年約46‰。辭職醫師多為有公務員身分的年輕醫師。

(2)按人頭支付對預算分配的影響：在採取按人頭付費之前，衛生預算是按照歷史紀錄分配給各府，公立醫療機構的數量，包括：公立醫院床位數和醫務人員數，是決定預算分配的主要因素。由於衛生機構與醫務人員分布不合理，是泰國衛生系統存在的一大問題，醫師主要集中在高收入地區。因此，按這種方式分配的預算，加劇各府之間的不公平性，也就是說，按照醫師數計算，高收入地區得到的預算高於平均水準。實施全民健康保險計畫後，採取按服務人口分配預算，預算分配的公平性，應能得到改善。當然，按人頭平均分配預算，不能作為預算分配的最終目的，因為，不同地區的不同人群，有不同的衛生服務需要。由於貧困人口往往處於較差的健康狀況，具有更多的衛生服務需要，因此，富裕地區比貧困地區人均得到更多的預算，是不合理的。採取按服務人口分配預算的方法，至少能夠改善這種不公平性。但是，由於目前存在的不合

理人員分布，這種預算分配方式，將使部分公立醫療機構面臨預算不足的問題，從而需要額外預算，以維持經營。

衛生部使用應急資金解決這一問題，2003年使用調整後的人頭費分配預算，並逐步減少各府由於醫療機構數量及設施造成的預算差異。衛生部認為應急資金可以作為提高公立醫院效率的工具，為了更好地分配和使用應急基金，還制定《全民健康保險衛生人力資源管理指南》，申請應急資金的公立醫院必須按照該指南中的要求去做。在向醫院提供應急基金之前，國家級專家們將對各醫院的財務資訊和管理資訊，進行深入分析，由國家級專家們和醫院管理成員共同討論，達成一致意見，並提交改善醫院效率的提案。每個醫院的總收入（包括應急資金）不應超過2002年年度支出的90％，因此，在現有服務水準的基礎上，至少可以將效率提高10％。

泰國的實踐證明，社區衛生服務體系對擴大醫療保障覆蓋率，引導衛生服務籌資，提高衛生服務效率及愛滋病防治等，有重要貢獻。泰國的衛生籌資採取國家預算投入和社區籌資結合的基本方式，其中國家衛生預算占整個衛生籌資額的36％左右。國家對社區衛生服務的投入量很大，不僅投入到供方，如：部分人員的薪資、部分設施的建設和配置，還有針對需方的投入，主要是透過低收入健康卡工程實現。泰國的社區衛生服務被世界衛生組織稱為「市場經濟條件下，實現人人享有衛生保健改革的新思路」，在推進醫療保障體系發展、防治愛滋病等方面的經驗，為中國的社區衛生服務，也提供了有益的啟示。

第四節　越南醫療制度

一、社會經濟和國民健康概況

越南社會主義共和國通稱越南，位於中南半島東部，北與中國接壤，西與老撾、柬埔寨交界，東面和南面臨南海，海岸線長3,260多公里，首都為河內。越南面積約32.9萬平方公里，人口約8,784萬，有54個民族，京族占總人口的86％。主要語言為越南語。主要宗教有佛教、天主教、和好教與高臺教。

越南是開發中國家，1950年1月18日，中越兩國建交。1986年越南開始實行革新開放。2008年中越建立全面戰略合作夥伴關係。經過接近30年的革新，越南經濟保持較快增長，經濟總量不斷擴大，三產業結構趨向協調，對外開放水準不斷提高，基本形成了以國有經濟為主導、多種經濟共同發展的格局。1996年至2000年5年計劃期間，GDP年均增長6.7％，第一、二、三產業年均增長分別為5％、12.2％和6.4％，糧食產量年均增長130萬噸，米、咖啡出口躍居世界第二、三位。2001年，越南經濟發展的主要指標為：GDP達325億美元左右，全社會投資總額增長16％（約100億美元，相當於GDP的30.8％），外資到位資金約22億美元，新批准的外資專案有400多項。中國是越南第一大貿易夥伴，2012年雙邊貿易額為504億美元，與前一年度同期相比增長25％。2012年，越南GDP與前一年度同期相比增長5.03％。其中，1季度增長4.64％，2季度增長4.8％，3季度增長5.05％，4季度增長5.44％。農林漁業增長2.72％，貢獻0.44％；工業和建築業增長4.52％，貢獻1.8％；服務業6.42％，貢獻2.7％。2013年，越南GDP達1,714億美元。

越南已形成包括：幼稚教育、初等教育、中等教育、高等教育、師範教育、職業教育及成人

教育的教育體系。2000年，越南宣布已基本實現普及小學義務教育目標。2001年開始，普及9年義務教育。2009至2010學年，越南全國在校大、中、小學學生約1,749萬名，教師81.03萬名。全國共有376所高等院校。

2008年，越南人口已達8,650萬人，居世界第13位；2013年，越南人口約8,970萬人。然而，人均收入和其他各項涉及人民健康的指數，卻遠低於世界許多國家。因人口眾多，越南人口密度很高，每平方公里約達227人，為世界平均密度的5倍。2013年人口增長率為0.99％，出生率為16.47‰，死亡率為6.18‰，淨遷移率為－0.39‰，出生男女性別比為1.07：1，嬰兒死亡率23.61‰。預期壽命總計為71.33歲，其中男性為68.52歲，女性為74.33歲。總生育率為1.86個嬰兒／每個婦女。HIV/AIDS成人感染比例為0.4％（2003年估計），感染人數為220,000人（2003年估計），HIV/AIDS成人感染死亡人數為9,000人。

二、醫療服務體制

（一）越南的衛生系統

越南衛生服務參照蘇聯及中國模式，基層醫療單位覆蓋全國，實行全民免費醫療。世界衛生組織制定的全球衛生方面策略目標，在2000年前衛生要為全球人民服務。1992年，越南制定了1990～1995年間的相應的計畫。計畫中包括：人口在100～200萬的省，每省設省醫院1家，床位300～500張，負責轉診病人的收治；人口在15萬左右的地區及大的城鎮，至少設1個綜合性醫院，有床100～200張；全國有社區約1萬個，每個社區平均每2,000～5,000人口，設床5～10張。

在已有床位與計畫中的床位設置下，人力配備情況，在1990年，越南有醫師26,954名，每萬人口有40.7名醫師，經過中等醫學校短期訓練的醫助46,961名，每萬人口中占70.9名，還有經過培訓的助產士13,391人，每千人達2.02人。

根據越南衛生部於2008年元月中旬舉辦「總結2007年醫療服務工作及展開2008年發展計畫」會議資料顯示，全越南現今合計有13,400家公立醫院（總共151,671張病床，使用率110％），私人醫療單位3萬家，其中私人醫院66家，私人綜合中型診所300家，私人醫師診所45,000家，並於2007年12月中旬設立私人醫師協會（HoiHanh NgheY TuNhan）。2013年，據越南衛生部統計全國有157家私人醫院，其中151家為國內投資，6家為外商投資。小型私人診所超過3萬家，其中綜合診所30家，接生診所87家，外商投資診所30家，有外籍醫師的診所29家，其餘的是專科診所和醫療服務機構。

（二）越南衛生保健的管理體制

越南衛生保健的管理體制，上設中央衛生部（Ministry of Health, MOH），直轄16個司局級單位，下屬單位還有國家醫藥公司、8個醫學研究所和8個醫學院等。經費直接由財政部（Ministry of Finance, MOF）調撥。不足的部分，則直接向聯合國、瑞典國際開發機構（Swedish International Development Agency, SIDA）等援助團體申領。對外援基金的管理，另設指導委員會。越南公設醫療系統僅省及中央直轄市部分公立醫院醫療設備較齊備，但大多殘舊落後，醫務人員嚴重不足，縣市和鄉鎮民眾由於對地方醫療機構缺乏信任，絕大部分湧往省市公立醫院初診，胡志明市和河

內醫院，尤不堪負荷，病人半夜或凌晨排隊掛號看病為常態。越南總理阮晉勇於2007年11月出席越南衛生部在河內市舉辦第13屆東南亞醫學公會會議上裁示，衛生部門檢查與整頓醫療網絡，強力推動醫療事業開放政策，政府將繼續在省縣市以及鄉鎮等地區，投資軟硬體設備、培訓醫護人員以及發展專門醫科專案等；鼓勵私人與公立醫療機構合資聯營，提供個別醫療服務。

胡志明市政府於2008年初時通過，在當地守德縣、平政縣、福門縣以及古芝縣4個市郊門戶地帶建設醫院的規劃案，每家醫院有500～1,000張病床規模。此舉係當局順應越南中央政府不准河內市和胡志明市在市中心營建新學校和醫院，並將既有學校和醫院遷往近郊，以疏解市區交通擁擠的決定。

胡志明市衛生廳廳長阮文周於2008年8月初對媒體表示，該廳已完成當地市郊醫院建設保留地之土地整理工作，並開始邀請海內外業者，參加投資開發。胡志明市2015年前至少需要增加8,377張病床，服務近郊地區約300萬民眾，已收到包括：新加坡、美國以及其他亞洲國家業者，約20件醫院投資提案。新加坡醫療健康業者（Singapore Health Services Pte）、亞美德科醫療集團（AsiaMedic Limited）以及百匯醫療集團（Parkway Group Healthcare）等，先後前來胡志明市考察，並表達投資意願，多對當地西邊市郊（平新郡和新富郡一帶）投資環境，最感興趣。新加坡香格里拉醫療投資公司（Shangri-La Heathcare Investment）便於2008年7月初，取得在平新郡設立高科技醫療園區的投資執照。

香格里拉醫療投資公司係與越商華林（Hoa Lam）合資4億美元（越方占資30％，星商占資70％），面積37公頃，將建造醫院（診斷科、癌症治療科、心臟科以及婦產科等，1,750張病床規模，醫院大樓天臺有直升機坪）、護理學校以及飯店等設施，首期工程於2008年底開動（於2010年底開張），全部投資工程於2015年完工。

在過去幾年中，越南的醫療衛生實施獲得極大的成功。根據聯合國發展署的報告，在過去多年時間裡，越南的人類發展指數以高速持續增長。在1985年，越南人類發展指數只是0.582；1990年增長至0.603；2000年是0.646；根據聯合國發展署的報告，越南人類發展指數在2003年達到了0.704。越南人類發展指數的排名，在地區和周邊國家中，也是不斷提高的。從1985年到2003年，在東南亞國家協會（東協）中，這個排名從第7位上升至第6位（超過印尼）；在亞洲各國中從32位上升至28位；在與世界177個國家的數據比較，從122位上升至108位。特別是在2003年，這個指數與2002年相比，提高了4位，也是亞洲地區提升速度最快的。

在過去的時間裡，越南的人均壽命得到極大的提高：1995年，越南人均壽命65.2歲；2000年，達到67.8歲，並且在2003年達到70.5歲。越南人均壽命指數是0.76，是人均國內生產總值指數的1.4倍。人均壽命的提高，是由於人均國內生產總值的提高，衛生醫療的改善，新生嬰兒死亡率、周歲以下嬰兒死亡率、5周歲以下兒童死亡率以及2,500克以下接種疫苗的新生兒死亡率降低的體現。除此之外，每個社區的醫師擁有率超過了2005年，甚至2010年的計畫目標。新生嬰兒破傷風及小兒麻痺症，已被杜絕。

三、醫療保險制度

1986年以前，越南的醫療衛生服務是由國家全額補助。政府投資建造醫院，購買設備，為患者的治療買單，以及為從中央到地方的各級衛生醫療系統的工作人員發放薪資。所有的花費都來

自國家預算。在步入改革階段後，醫療衛生部門面臨許多困難，這是由於公共健康部門不再獲得政府的補助。因此，維持公共衛生醫療部門活動所需要的財政來源，嚴重短缺。再者，私人醫療衛生部門的快速發展，迫使公共衛生醫療部門進行新一輪的改革。由政府完全補助和控制衛生醫療部門的模式，正轉向更多地借助私有部門的力量。此外，這段期間提出許多有關醫療衛生發展的政策、法規和法律，特別是關於醫療費用、醫療保險和支持窮人享受醫療服務的政策。

目前，越南的醫療保險制度由強制型、自願型和貧困人口醫療保險3個部分組成。參保人員可以在公立醫院以及與醫保機構合作的私立醫院，享受到醫療保險服務。2007年，全國有1,087個公立醫院和醫療中心及106個私立醫院參與醫療保險服務；2010年，醫療服務機構的總數增至2,767所，確保10,600萬參保人員可以及時接受檢查和治療。

（一）強制型醫療保險

強制型醫療保險的繳費比例為：雇主每月需繳納薪資總額的2％，雇員繳納本人薪資的1％。制度為參保人提供門診和住院服務，包括：醫療保健、實驗室檢查、X光檢查及其他影像診斷檢查，還有一些昂貴的高科技醫療服務，如：心內直視手術等。此外，制度還列出了可核銷藥品的清單，涵蓋藥品的總類之多，可與已開發國家媲美。參保人員生病時，可獲得薪資75％的疾病補助，若繳費已達到15年以上，每年可休病假30天；繳費30年以上，可休病假40天。如果從事具有危險性質的工作，且繳費至少15年，可休病假40天；繳費15～30年，可休50天；繳費30年以上，可休病假70天。

（二）自願型醫療保險

自願型醫療保險的覆蓋人群為：學生和沒被強制型醫療保險覆蓋到的人群。2007年的繳費級距為：城鎮居民為16萬～32萬越盾；農村居民為12萬～24萬越盾；城鎮學生為6萬～12萬越盾；農村學生為5萬～10萬越盾，參保人員可自行選擇。制度同樣為參保者提供住院與門診服務，門診費用在10萬越盾以下的，可全額核銷；10萬越盾以上的，可核銷80％。住院費用2,000萬越盾以下的部分，可核銷80％。學生初次治療，還可外加核銷治療花費總額的17.4％。

（三）貧困人口醫療保險

自1989年起，越南政府便為貧困人口醫療保險專案（health care）提供財政資助；2002年，越南政府為所有貧困人口提供醫療保險資助金，資金用於免費的醫療保健卡（HI card）和重大疾病補助。2003年，國家財政對此專案的投入為5,120億越盾；2006年增至14,500億越盾。2005年，醫療保險制度被列入強制型醫療保險，貧困者只需繳費6萬越盾就可以享受強制型醫療保險提供的保險內容，並獲得核銷11％以上的門診費用及17％以上的住院費用補助；2008年，繳費數額上漲至13萬越盾。2010年，全國已有6,500萬人口獲得HI card。目前，此專案在全國64個省分和城市運行良好，明顯減少貧困人口的治病負擔，並縮小人們在享受醫療衛生服務方面的差距。

（四）越南醫療保險基金管理

1. 資金籌集

越南社會保險委員會（Vietnam Social Insurance, VSI）的經費來源，主要為雇主繳費、國家財政撥款、投資收益和社會捐贈幾個方向。隨著制度覆蓋範圍的擴大及最低薪資的增加，社會保險基金繳納與積累總額逐年增加。2003～2006年，籌資平均漲幅率為26.33％（圖18-4-1）。

2. 資金給付

越南醫療保險資金給付採用現收現付制（pay as you go），給付水準與繳費相關，並根據最低薪資和CPI指數的變動而調整。社會保險受益人數及最低薪資的逐年增加，也使基金支出呈現不斷增長之勢（表18-4-1）。

3. 資金運營

越南社會保險基金的投資方向，主要為銀行和政府債券，據VSS公告的數據，2007年基金的投資情況為：商業銀行41.37％、國家財政18.24％、政府債券23.05％、發展銀行15.85％、其他1.48％。

2000～2006年，基金的收益從8,241.6億越盾，增至40,810億越盾，每年平均漲幅僅7.58％。可是，基金的管理費用卻不低，2006年，花在管理上的費用為收益的3.59％，此後幾年該比例都在4％左右。投資收益扣除管理費用，再扣除消費物價指數上漲帶來的耗損（2006年物價指數漲幅為6.9％、2007年漲幅為12％），難以支撐社會保險基金長期穩定的發展，到2020年基金將入不敷出。

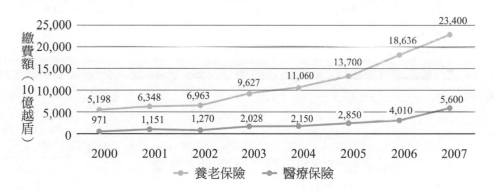

來源：越南社會安全部門（Vietnam Social Security, VSS）公告整理所得。

圖18-4-1　2000～2007年越南養老保險和醫療保險繳費數額

表18-4-1　2000～2008年越南社會保險基金支出情況表

年　分	2000	2001	2002	2003	2004	2005	2006	2007	2008
總支出（百萬越盾）	1,335	1,936	2,572	3,972	4,865	6,759	10,780	14,465	21,360
總收入（百萬越盾）	5,196	6,347	6,962	11,480	13,238	17,159	23,573	27,594	30,939
支出增長率（％）	42.00	44.99	32.86	47.42	28.32	38.92	59.48	34.18	47.66
支出／總收入（％）	25.69	30.50	36.94	33.03	36.75	39.39	45.73	52.42	69.03
收入／支出（每年）	3.89	3.28	2.71	3.03	2.72	2.54	2.19	2.08	1.98

來源：Tran Van Son, *Experiences of Social Insurancein Vietnam（2000～2007）*. 和VSS相關公告整理和計算。

四、醫療制度改革及評價

（一）收取部分醫院費用政策的實施以及影響、評價

在1994年，政府頒布關於收取部分醫院費用的法令，並於1995年實行。收取的醫院費用依不同省分及醫療機構而劃分為不同的價格，目的是使之能與每個省和每個醫療衛生機構的實際情況相符。收取部分醫院費用政策重申了醫療服務社會化的指導方針，使醫療活動多樣化，並鼓勵人民為醫療衛生做貢獻。收取部分醫院費用類似於醫療保險，在醫療衛生支出中，扮演重要角色，這個政策也減輕了國家預算的負擔。醫院收費（包括醫療保險的支付）占醫院總支出的40%、占醫療衛生系統總支出的14%左右（表18-4-2）。此外，由於醫院收費，醫療衛生檢查和治療機構可以樽節國家補助，轉用於對社會目標人群（如：窮人）、少數民族和需要長期治療的重症患者實行免費治療和減少他們的費用負擔。

表18-4-2　1998～2003年越南醫院收入來源構成表

（單位：10億越南盾）

年　度	總收入	來自國家預算	來自醫院收費和醫療保險		
			醫院收費	醫療保險	占總收入比例（%）
1998	2,720	1,450	703	567	46.7
1999	2,940	1,560	828	552	46.9
2000	3,560	1,990	727	843	44.1
2001	3,910	2,220	877	813	43.3
2002	4,420	2,540	941	939	42.5
2003	5,100	2,900	1,050	1,150	43.1

來源：越南衛生部。

（二）1998年58號法令強制性和自願性醫療保險評價

1. 強制性和自願性醫療保險的實施過程

1998年，政府頒布第58號法令，規定強制性的和自願性的醫療保險。透過醫療保險，醫療檢查與治療的費用有了極其重要的直接財政來源，這有利於人民健康的保證和醫療機構的改善，特別是社區醫院的改善。然而，醫療保險的發展並不能滿足需求，且不能覆蓋強制性保險。鼓勵人民參與強制性保險正面臨許多困難。就像醫院收費一樣，醫療保險對醫療衛生服務的公益性和多樣化，有著重要的作用。醫療保險與醫院收費增加了醫療衛生部門的收入，減輕國家預算的負擔。而且，醫療保險幫助人們相互關懷與友愛，使人們在困難的情況下，相互支持，代表越南互助的道德精神以及對他人和自己擁有更多的責任感。

2007年底，越南實施自願性醫療保險措施，撤銷之前規定購買該項保險的民眾必須同時也為整個戶口成員購置、同個街區及同個鄉鎮必須要有10%的家庭登記購買、學校要有10%學生登記購買，始獲地方公所向國家醫療保險基金代理受理的前題，擴大民眾參加醫療保險的機會。該法制訂都市民眾每人每年繳納32萬越盾的醫療保險費，鄉鎮民每人每年繳納24萬越盾；都市學生每人

每年12萬越盾，鄉鎮學生每人每年10萬越盾。政府每年為每100萬民眾發放8,000億越盾醫療保險補助（原來每人每年90萬越盾）。

2009年7月1日起，實施《醫療保險法》，擴大適用於25個階層民眾，包括：先天身障人士及愛滋病人。政府預算全額負擔經濟赤貧族群、6歲以下兒童以及對享有國家照顧政策者的醫療保險費，另外補助低收入戶及大、中學生部分保險費。參加醫療保險的民眾，將獲得醫藥機構所能給予的最高服務，包括：獲採用高科技診治設備、疾病防治以及功能復健等。

不過，由於該法案目前仍缺乏實施細則，故採漸進式實施。如：2010年元月1日起，對中學生和大學生實施；2012年元月1日起，對從事農、林、漁、鹽業者實施；2014年元月起，對參加醫療保險勞工戶籍內其有責任撫養的子女、產業合作社社員、自營業者等實施；其他對象則於2009年7月1日起實施。6歲以下兒童亦獲核發醫療保險證（2006年採用免費看病卡），並獲全額支付醫療費用。按照《醫療保險法》實施流程，希望2010年80％的越南民眾加入醫療保險；2015年實行全民醫療保險。

2. 強制性和自願性醫療保險基本專案

根據該法案，病人如確實在登記初診醫療機關就診治病，或確實在專科治療部門看病，醫療保險基金將全額負擔或與病人共同負擔醫療費用；退休民眾、領取喪失工作能力補助金者、少數族群、赤貧者，可獲醫療保險基金補助95％，其他對象補助80％。另外，持有醫療保險證的民眾，只能在郡（縣）或鄉（坊）公立醫療機構、私人醫院及私人綜合診所登記初診；在省（市）及中央醫院登記初診者，須經衛生部個案審核。2010年，調升醫療保險費用至相當個人收入的4.5％。7月1日以後，上百萬在省市（尤其是胡志明市及河內）公立醫院登記初診的鄉鎮民眾，必須依規定返回設籍地或暫居工作地的醫療機構就診（僅衛生部專案規定情況除外）。

截至2009年第1季，胡志明市有300萬餘人參加醫療保險（包括：國營企業職工、外資企業職工、軍公教職員以及民眾自願購買醫療保險等），在當地約100家醫療機構登記初診看病，其中約140萬人在當地24郡縣附設公立醫院登記，約130萬人在16家市立醫院登記，約37萬人在私人綜合診所、私人醫院以及機關附設醫療站登記，無一人在社區公所附設醫療站（tramytephuong）或市郊鄉公所附設醫療站（tramytexa）登記。由於政府尚未頒布《醫療保險法》實施細則，越南衛生部也未頒行在省市醫療機構登記看病民眾資格的規定，而不知將有多少人必須依規定返回設籍處登記看病。

根據胡志明市社會保險機關的資料，當地民眾鮮有人願意在社區公所及市郊鄉公所附設醫療機構登記初診，因此，《醫療保險法》生效後，民眾勢將湧往市區24個郡縣級的公立醫院看病。社會保險機關於2009年初向郡縣級的醫療機構詢問接納醫療保險卡病患上限，獲悉最多210萬人（增加70萬5,100張）。

在過去幾年中，醫療保險覆蓋率不斷提高：1993年，只覆蓋了5.3％的總人口；但到了2002年，這個比例已經達到16.5％；2003年，達到18.5％（相當於1,480萬人）。根據越南衛生醫療保險機構的數據顯示，2004年底為止，已經有1,750萬人加入醫療保險的行列（包括：強制性和自願的保險），相當於總人口的22％。截至2006年，這個數字上升到3,500萬人，相當於總人口的40％，其中強制性保險2,500萬人，自願保險大約1,000萬人。醫療保險的收入，正逐年迅速提高。

醫療保險不僅在強制性保險和自願性保險，都擴大了覆蓋率，還為窮人和社會目標人群提供

保險。自然地，醫療保險為服務提供者和使用者，帶來許多好處。對於使用者而言，病人在他們患病不能工作和正常生活時，他們不需要付出太多成本。保險也保證了接近貧困線的人群在遭受絕症和危險疾病的時候，不會成為貧困人口。支付給醫療保險的費用，要遠低於支付給醫院的費用。患者及其家屬不需要在醫療服務中，尋找哪些服務是他們負擔得起的，他們將能接受更好的治療。對於服務提供者（醫院）而言，最大的好處是提供醫療服務的醫師，不會再關注患者是不是有錢，而是關注患者得了哪種疾病和如何採用最有效的治療方法。患者和醫師之間的關係，將不會受到金錢的影響。醫師將會採用最適合和最好的方法治療病人。衛生部門已經徵收醫療保險，這樣就有能力再投資於材料設備、購買器材、引進高新技術，更好地服務人民。

　　透過第三者支付（醫療保險），衛生部門不再同時扮演提供者與使用者的角色。因此，為衛生機構創造有利的財政與公平競爭的環境。政府減少對衛生機構的補助，逐漸轉向以「補助輸出」的形式，直接把補助發給醫療使用者。

3. 強制性和自願性醫療保險存在的問題

　　(1)在現行法令下，醫療保險不能吸引私營部門的參與：因為醫療保險仍是沉重的資助，所以如果私營部門簽約參與醫療保險，他們將支付比公有部門更多的醫療費用。私營部門認為醫療保險支付費用太低，不能滿足病人的醫療支出，且醫療保險也不包括檢查和治療過程中的其他費用。

　　(2)由於捐獻與支付體系，許多人不被醫療保險所吸引：醫療保險費用在不同的地區卻是相同的給付，包括：富裕和貧窮的省分。因此，貧困者擔負不起醫療保險。對於可以負擔得起醫療保險的人，他們卻不信任保險，因為當他們生病時，直接支付醫療費用治病，比醫療保險更加快速有效。在他們健康時，他們不需要公共醫療衛生服務；當他們生病時，沒有受益於醫療保險，所以，他們根本不需要參與醫療保險。至於貧困者，他們沒能獲得保險資訊、對自己的利益不明瞭，也負擔不起保費，所以，這部分人也對醫療保險不感興趣。貧困人群的醫療保險參與率，比富有人群低很多。最貧困人群中，只有7.4%的人參保；而最富有人群中，有17.4%的人參保。所有參保者中，最貧困人群只占8%，但最富有人群占37%（見圖18-4-2）。

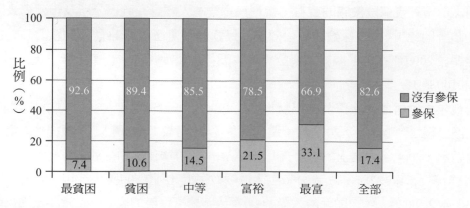

來源：VSI，2002年國家健康調查。

圖18-4-2　2002年越南不同收入人群的醫療保險分布圖

(3)**醫療保險給付費用低於檢查與治療費用**：部分原因來自醫院費用的規章，包括各個部門所支付的醫療保險。

(4)**醫療保險所支付的藥物和檢查項目太少**：醫療保險只支付基本檢查，不支付專業檢查。至於藥物費，醫療保險只支付醫療保險所列出的基本藥物，然而治療疾病，尤其是特殊疾病，必須使用特殊的藥品，但是醫療保險卻不支付這些藥品費用。

(5)**由於當前的方法，在富裕與貧困省分，醫療保險沒有扮演再分配的角色**：因為貧困省分參保人很少，而在富裕省分則有很多醫療保險參保人，醫療機構從而可以獲得更多的收入。因此，窮人與富人相互支持的目標，受到地理的阻礙。國家醫療支持專案估定醫療保險基金的金額，也說明類似的結果：參保人數集中在主要城市（29％），三角洲省分占10％，山區省分占11％。如果醫療保險僅僅覆蓋某一人群，這將擴大窮人與富人、貧困地區與富有地區的不平等。因此，醫療保險有必要調整地區間的補助金額，確保平等。

(6)**缺乏對醫療保險的認識和了解，也是阻礙參保人數提高到期望人數的主要原因之一**：許多人不知道什麼是醫療保險，去哪買保險，好處在哪裡（見表18-4-3）。

表18-4-3 VSI調查越南居民未參加醫療保險的原因構成表

（單位：％）

項　目	不了解醫療保險	經濟原因	不知道去哪買	健康，不需要	公共醫療衛生服務差	其　他	總　計
總體	57.3	10.4	25.2	3.1	1.0	3.2	100
收益							
最貧困	71.8	10.7	14.6	0.8	0.2	1.9	100
貧困	58.0	13.4	23.0	2.3	0.7	2.7	100
中等	53.5	11.7	27.3	3.4	0.9	3.2	100
富裕	52.3	8.9	29.8	4.0	1.1	4.0	100
最富裕	45.7	5.3	35.6	5.9	2.5	5.0	100
區域							
都市	45.4	9.1	33.0	5.3	2.1	5.1	100
農村	59.7	10.6	23.6	2.6	0.7	2.8	100

來源：依據VSI 2002年社會調查的結果。

(7)**醫療保險的主要問題是確保財政平衡**：2006年，醫療保險的財政赤字達15,000億越盾，由暫時基金補足。自2007年以來，暫時基金不足。如果沒有適當解決方法，有可能爆發嚴重基金危機（見表18-4-4）。

表18-4-4 2006年越南醫療保險基金財政對比表

醫療保險形式	參保人數	保險費用（越盾／人／年）	2006年赤字（10億越盾）
自願	10,000,000	120,000 ～ 160,000	900
強制	24,500,000	300,000 ～ 500,000	600

來源：VSI，2006年越南社會保險。

（三）貧困者的 139/QD-TTg 號決定及評價

2002年總理發布139/QD-TTg號決定（簡稱139決議），是貧困者檢查和治療政策的里程碑。這項決議顯示政府在貧困者衛生保健方面工作的決心。政府不再補助衛生部門，而轉用於衛生保健受益人，特別是貧困者。因此，通過139決議後，貧困者受益於以下2個方面：(1) 享受更多的公共衛生醫療服務；(2) 在減少醫院財政負擔的同時，這項決議允許各省為貧困者建立檢查與醫療基金，幫助貧困者在衛生公共部門支付檢查與治療的費用。139決議也提高各省在公共醫療衛生服務的財政和供給方面的效率和責任。這種財政獨立減少了醫院的財政壓力，但提高了醫院對公共醫療衛生服務品質的要求。因此，人民和地方政府支持139決議。直屬中央的所有省分和城市，建立了貧困者的檢查和醫療基金。這項基金透過2種形式為貧困者在享受公共醫療衛生服務時支付費用：(1) 發放70,000越盾／人／年的醫療保險卡；(2) 支付貧困者在檢查和治療中的實際支出。享受強制醫療保險的人，需要支付20％的費用（2005年共付機制改進），而透過醫療保險卡進行檢查和治療的貧困者，不需支付任何費用。75％的檢查與治療預算來自政府，其餘25％來自國際組織、捐助者、慈善事業機構、國內與國外非政府組織。

(1)正面成效：許多貧困者在省級醫院獲得檢查和治療，對貧困者的衛生保健有很大的貢獻，也確保衛生保健的平等、社會的平等、政治的穩定。依據2003年衛生部報告，有1,100萬人受益於139決議，占收益人總數的77％。其中，有25％接受醫療保險卡，52％享有實支實付保險。在2004年，越南政府在醫療服務方面，又另外投入近646億越盾，以改善超過1,300萬貧困人口的醫療狀況。根據越南衛生部的報告，在2004年上半年，越南政府花費115億越南盾，為超過300萬的貧困人口購買醫療保險（這筆費用占越南政府為改善貧困人口醫療狀況而投入的資金的18％）；另外，越南政府還花費145億越南盾，核銷超過760萬人的實際醫療支出（這筆費用占越南政府為改善貧困人口醫療狀況而投入的資金的23％）。139決議的實施，在公社和省層級對醫療衛生投入的比例，都有所提高，促進了醫療衛生網絡的建立，並提高了基層醫療服務的品質。

(2)仍然有很多弱點需要克服：139決議採取的改善醫療狀況的方法，並不是只維護一方利益的方式，在某些省分，139決議就透過核銷實際醫療費用的方式實施，而在某些地方則透過為人們購買醫療保險卡的方式實施，還有的地方會2種方法都採用。醫療保險與為醫療的實際花費進行核銷的額度都偏低，基本醫療保險並不包括窮人們在檢查和治療過程中所產生的所有花費。在中央級別的醫院裡，要實際核銷治療費用是很困難的，因為，核銷的手續非常複雜，且有很多的條款要遵守。再者，如何保證政府的投入都被利用到最需要的地方，也是139決議施行遭遇的難題。目前，越南貧窮人口是由勞動部認定；但在139決議下，對於「生活困難家庭」的認定，是由社會事務部負責，這樣一來，要確定「生活困難家庭」就會耽誤很多時間。對貧困人口的檢查和治療費用的投入，仍然很有限。原因在於很多省分直到2003年底才建立醫療基金（只比通過139決議早一年）。另外，對於醫療基金投入的來源，還非常有限。對於醫療基金資訊不夠對稱，造成的結果就是很多窮人並不了解醫療基金的情況，這也是醫療基金的使用率很低的原因之一。在實施139決議的過程中，部門之間的合作也存在很大的困難，因為在很多省分決議的實施，是由單一的醫療機構完成，這樣一來，各個部門的協同合作，就顯得尤為重要了。139決議為接近貧困線、但還未到貧困線的人，進行醫療說明，這部分人口也是非常需要醫療基金的幫助。

(3)關於解決醫療問題的兩種辦法：透過衛生部的報告，在139決議實施2年之後，很多省的

政府都選擇「直接核銷醫療費用」代替「幫助購買醫療保險」，然而，這兩種辦法都有其優勢，也有其劣勢。①「直接核銷醫療費用」的優勢：很多省分的醫療保險並沒有覆蓋到公社級別（特別是一些偏遠的山區），在這些地區「直接核銷的醫療費用」顯然更有優勢；由於政府無力為所有的人都購買醫療保險，所以「直接核銷的醫療費用」更容易操作；在各個省，醫療保險都有各種各樣的受益人，所以，全面的實施醫療保險有很多困難。「直接核銷的醫療費用」的缺點：在很多省分，對於怎樣的人才能包括在「直接核銷的醫療費用」這項福利中很難確定，這樣一來就出現有很多人很需要「直接核銷的醫療費用」，但卻不屬於139決議所規定的範圍內；在中央醫院，要直接核銷醫療費用有很多的困難；對於究竟要核銷多少醫療費用以及對醫療基金投入的使用情況，也面臨很多的困難，因為，醫療基金的使用，需要龐大的機構管理；貧困人口往往感覺核銷醫療費用手續過於複雜；貧窮的人們對於自己可以享受到的利益並不清楚，因為，很多的省分並沒有發行醫療檢查治療卡，僅僅是為貧困人群提供醫療檢查證明。②「幫助購買醫療保險」的優勢：貧困人群對於政府為其購買醫療保險更有信心，感覺更好，因為，他們與普通的病人是有區別的。這樣，他們就有更多的機會與條件去享用醫療服務。另外，貧困人群更在意他們已經是醫療保險的受益人；當擁有醫療保險，貧困人群就可以順利地享受各個層級的醫療服務。而且，在中央醫院就醫的時候，醫療保險要比核銷醫療費用，更加方便；基本上，目前在各個省分，醫療保險制度已經相當完整，能夠確保每一個醫療保險用戶享有同樣的醫療服務，這樣就可以減輕醫療基金的壓力；在發放醫療保險卡之前，地方政府首先會確定保險的受益人，以確保公平，避免錯誤；在醫療保險卡中的資金是平衡的，今年沒有用完的資金，會被累計到下一個年度，不會做其他用途。然而，使用醫療保險卡也存在著很多的問題：醫療保險無法覆蓋所有城鄉，特別是在山區、偏遠地區和一些特殊地區，這也就是為什麼很多的地方政府選擇「直接核銷醫療費用」的方法；在如何確定保險受益人以及發行醫療保險卡給所有人有很大的困難；每份醫療保險的額度很低（60,000～80,000越盾／人／年）；對於山區、偏遠地區和一些特殊地區的人們來說，如何保留和攜帶醫療保險卡是很大的問題。

透過正反面分析越南政府採取的改善貧困人口的醫療狀況的2種方法，採用醫療保險的形式，更符合社會經濟學發展，比直接核銷醫療費用更有效，而且對於醫療機構的管理和醫療財政的管理，都更加有效，因此，在相當長的一段時間裡，越南政府有必要讓醫療保險制度取代直接核銷的制度。到2010年，越南政府的目標是讓所有人都納入醫療保險制度。

第五節　菲律賓醫療制度

一、社會經濟和國民健康概況

菲律賓共和國通稱菲律賓，是地處東南亞地帶的群島國家，位於西太平洋，北隔呂宋海峽與臺灣相望，南隔西里伯斯海與印尼相望，西隔南海與越南相望，東邊則是菲律賓海，由7,641個大小島嶼組成，總面積為29.97萬平方公里。菲律賓北部屬海洋性熱帶季風氣候，南部屬熱帶雨林氣候，高溫多雨，濕度大，夏秋季多雨，維薩亞斯群島（Visayas）以北多颱風。年平均氣溫27℃，年降雨量2,000～3,000毫米。森林茂密，占全國面積的40%以上。全國劃分為呂宋、米沙鄢（維薩

亞斯群島）和棉蘭老（民答那峨島）三大部分。截至2011年9月，全國設有15個大區。菲律賓是菲律賓國家聯盟（ASEAN）主要成員國，也是亞洲太平洋經濟合作組織（APEC）的21成員國之一。2010年底，菲律賓人口達9,401萬，菲律賓人口委員會執行主任湯馬斯·歐西亞斯（Thomas Osias）說，菲律賓每年出生大約200萬人，2011年底，全國總人口將達到9,580萬人，人口增長率約2.04％，與1.04％的理想增長率，相差甚遠。菲律賓在2000～2010年平均人口年增長率為1.9％，是全球人口增加最快的國家之一。人口的年齡構成上，15歲以下兒童占35％，60歲以上老年人占6％，都市人口占49％。馬來族占全國人口的85％以上，包括：他加祿人、伊洛戈人、邦班牙人、沙鄥人和比科爾人等；少數民族及外來後裔有：華人、阿拉伯人、印度人、西班牙人和美國人；還有為數不多的原住民。全境內有70多種語言。國語是以他加祿語為基礎的菲律賓語，英語為官方語言。菲律賓有較長的殖民歷史，西班牙統治菲律賓350多年（1542～1899），隨後美國統治菲律賓近50年（1899～1946）。二戰後，菲律賓擺脫日本統治，最終獨立。受殖民統治影響，在宗教信仰方面，90％的菲律賓人信仰基督教（80％為天主教），占亞洲基督教徒的60％，是亞洲主要的基督教陣地。

菲律賓是中低收入國家，根據世界銀行統計數據，2012年，菲律賓的GDP為2,502億美元，年增長率為6.3％，人均收入為2,470美元；2009年，有26.5％的人生活在國家貧困線之下。以2009年為例，當年菲律賓的GDP為76,691.44億菲律賓比索，衛生總費用占GDP的3.6％。

根據2013年發布的人類發展指數，菲律賓得分0.654，在全球187個國家中排名114位，屬於中等水準。

根據WHO 2012年統計報告，2009年，菲律賓人口期望壽命為70.0歲，其中男性期望壽命為67歲，女性期望壽命為73歲；2010年，嬰兒死亡率為23‰，5歲以下兒童死亡率27‰；2008年，傳染病死亡率為231／10萬人，慢性非傳染病死亡率為599／10萬人，傷害死亡率為55／10萬人。

總體而言，菲律賓的健康水準在過去的20年間有較大的改善。1990～2010年期間，5歲以下兒童死亡率年減少率為29％，孕產婦死亡率年減少率99％，未改善飲用水的人口比例年減少率為8％，未獲得改善衛生服務的人口比例年減少率為26％。2000～2009年愛滋病患病率年減少率為9.5％，結核病發病率年減少率為275％。

菲律賓在健康狀況的分布上，2008年數據顯示，在5歲以下兒童死亡率、產前檢查覆蓋率和專業人員接生率上，財富前五等分位人群分別為17‰、93％、94％，財富後五等分位人群分別為59‰、61％、26％，兩者存在明顯差距。

二、醫療服務體制

（一）醫療衛生服務組織與監管

菲律賓衛生部（Department of Health, DOH）是國家衛生政策制定者和監管機構。基本上，衛生部門有三個主要的角色：(1) 領導健康者；(2) 政策推動者和能力建設（capacity building）者；(3) 管理員。任務是：制定國家計畫、健康技術標準和指導方針。衛生部除了監管醫療機構的衛生服務和產品外，還是特殊的三級醫療服務的提供者、醫療技術援助提供者和利益相關者。

（二）醫療衛生服務提供

菲律賓是新興的民主國家，衛生服務提供系統包括公立和私立兩大部分，且私立占主導地位，特別是在都市地區；農村地區的醫療機構則以政府興辦為主。政府採用預算方式支付給公立醫院。同時允許醫院透過提供服務賺取收入。但醫師的服務收費與工作量無關，服務收入由醫院統一管理，平均分配，醫師勞務是以薪資給付。公立醫院醫療服務收費通常低於私立營利性醫院，最具代表性的公立醫院為菲律賓總醫院（Philippine General Hospital）。私立部門除營利性醫院外，還有大量的慈善醫療機構。這些機構通常向貧困人口提供免費醫療，或有一點自願性付費。菲律賓華人社興辦很多類似的慈善醫療機構，實施貧困醫療救助。

（三）醫療機構的認證和床位的分布

衛生服務提供者由衛生部頒發證書並監管，但菲律賓健康保險公司（Philippine Health Insurance Corporation, PHIC，簡稱 PhilHealth）也有獨立的認證流程。公立醫院的認證床位總量多於私立醫院，但在 PhilHealth 認證的床位中，私立醫院卻占多數。

1. 衛生部認證的機構和床位

表 18-5-1 為菲律賓衛生部許可的醫院數量。其中，私立醫院占總量的 2/3，一級醫院（相對小規模的初級醫院）占 1/2。

表 18-5-1 2003 年菲律賓衛生部認證的醫院數量（按所有權和級別分）

（單位：個）

衛生部認證的醫院	一級醫院	二級醫院	三級醫院	總　數	占比（％）
公　立	327	250	82	659	39.6
私　立	465	377	164	1,006	60.4
總　數	792	627	246	1,665	-
占比（％）	47.6	37.6	14.8	-	-

來源：菲律賓衛生部網站官方數據。

衛生部認證的床位，公立醫院占主導，超過一半的床位都是公立醫院的；而且有 54％ 的床位在三級轉診醫院；超過 1/3 公立醫院的認證床位，位於首都地區，但首都地區私立醫院的認證床位只有 27％（表 18-5-2）。

表 18-5-2 2003 年菲律賓衛生部認證的醫院床位數量（按所有權和級別分）

（單位：張）

衛生部認證的床位	一級醫院	二級醫院	三級醫院	總　數	占比（％）
公　立	6,775	14,261	24,242	45,258	53.2
私　立	6,428	11,328	21,293	39,049	46.8
總　數	13,183	25,589	45,535	84,307	-
占比（％）	15.6	30.4	54.0	-	-

來源：菲律賓衛生部網站官方數據。

　　基層公共衛生服務由農村衛生行政單位（Rural Health Units, RHUs）提供，也由衛生部認證，並加蓋 'Sentrong Sigla' 的印章，作為有效認證的標誌。1991年，地方政府法規頒布之後，為深化分權，RHUs的所有權轉交地方首席行政官員。

2. PhilHealth 認證的機構和床位

　　除了衛生部認證以外，PhilHealth 有獨立的認證流程。醫院按等級可分為一級醫院、二級醫院和三級醫院。表18-5-3羅列2005年按所有權和等級、由 PhilHealth 認證的醫院數。

表18-5-3　2005年 PhilHealth 認證的醫院數量（按所有權和級別分）

（單位：個）

PhilHealth 認證的醫院	一級醫院	二級醫院	三級醫院	總　數	占比（%）
公　立	291	231	80	602	38.6
私　立	389	389	178	956	61.4
總　數	680	620	254	1,558	-
占比（%）	43.6	39.8	16.6	-	-

來源：菲律賓衛生部網站官方數據。

　　從數據來看，二級醫院的負荷似乎太高，由於 PhilHealth 目前並沒有控制認證的數量和結構，所以醫院只要符合其基本標準，就能夠獲得認證。

　　PhilHealth 在認證床位上（表18-5-4），以私立醫院占主導（55.1%），而衛生部則以公立為主導（53.2%）。除了醫院和床位，PhilHealth 目前還認證18家教學醫院和一些可以開展日間手術的流動外科診所。

表18-5-4　2005年 PhilHealth 認證的醫院床位數量（按所有權和級別分）

（單位：張）

PhilHealth 認證的床位	一級醫院	二級醫院	三級醫院	總　數	占比（%）
公　立	4,213	10,160	17,782	32,155	44.9
私　立	4,055	10,753	21,801	36,609	55.1
總　數	8,268	20,913	39,583	68,764	-
占比（%）	12.0	30.4	57.6	-	-

來源：菲律賓衛生部網站官方數據。

　　2000年，菲律賓推行限制貧困人員和資助專案的門診諮詢和診斷專案（Outpatient Consultation and Diagnostic Package, OCDP）後，PhilHealth 還對 RHU 進行認證。每個參與地方政府單元（Local Government Unit, LGU）的人，PhilHealth 支付 LGU 人頭費300比索，以提供 OCDP。尚沒有基層醫療衛生層級的私立醫院獲得該認證。2004年底，PhilHealth 已經認證了749個 RHUs 提供 OCDP。

　　除 OCDP 之外，PhilHealth 近幾年還推出幾項服務（表18-5-5），如：孕產婦服務專案（普通自

然分娩者）、結核病都治專案（TB-DOTS）。PhilHealth還設置新認證程序，醫院必須要通過認證程序，才能提供這些新的服務專案。這是PhilHealth的策略轉變——從僅關注住院後支付，轉變到提升參保者的健康水準，做好預防工作，以避免昂貴的住院服務。這一轉變同時改變服務提供者的行為，使之更注重預防工作。但在基礎衛生這一方面，與衛生部提供的公共衛生服務和基層醫療，多所重疊，並且衛生部投入更多，以2002年為例，衛生部投入量是PhilHealth的3倍多。

表18-5-5　2004年PhilHealth新服務專案的提供者認證情況

（單位：個）

機　構	提供者	認　可	延　遲	拒　絕
產婦護理中心	76	74	1	1
抗TB-DOTS中心	31	29	2	0
獨立血液透析室	19	8	1	0

來源：菲律賓衛生部網站官方數據。

　　2005年，PhilHealth首次對三類醫院的認證重新審核。相較於獲取認證的只有通過和未通過兩種結果，重新審核就相對寬鬆。已認可的醫院在重審續約時，如果未符合相關標準，如：缺少相關功能的設備，PhilHealth會發一張臨時認證，允許醫院繼續申請。如果人員不符合資質，那麼批准的床位數就會降低、申請的服務量會減少、參保者的保障水準也會降低。

3. 衛生服務人員的分布

　　衛生部負責註冊衛生專業人員，在菲律賓可以培訓醫師、護士、護理人員、助產士和衛生管理員，然而由於沒有更多正規學習和實踐訓練，因此，他們大部分都不能在菲律賓境外執業，這些地方通常是他們選擇遷移的國家。儘管菲律賓大量的衛生技術人員流失海外，但是其人均衛生技術人員相對其他國家和地區來說，還是比較高的（表18-5-6）。

三、醫療保障制度

（一）醫療保障的發展

　　菲律賓早在1969年8月4日就頒布了《健康保險法》（*Philppines Medical Care Act, Republic Act*

表18-5-6　2010年菲律賓衛生服務人員數量

（單位：人）

服務人員	總　量	每千人口數量
醫　師	93,862	1.15
護士和助產師	488,434	6
藥劑師	49,667	0.61
牙　醫	45,903	0.56

來源：菲律賓衛生部網站官方數據。

No.6111），當時沒有統一的興辦形式，籌資管道來源也很多樣。政府稅收、強制保險、預付制、私人保險和按服務收費等方式都存在。這項法案主要針對正規雇用人員，沒有覆蓋到貧窮和其他非正式經濟領域的工人，而且由於這些保險在20多年間人口覆蓋率發展緩慢，保險僅給付住院費用部分，限制了衛生服務的利用，再加上管理重複，保險費徵收不合理，提供的服務內容不能與社會需要相結合等問題，因此醫療保險亟需改革。菲律賓國家醫療保險計畫發展歷程見表18-5-7。

表18-5-7　菲律賓國家醫療保險計畫發展歷程

日　期	事　件
階段 1	覆蓋正式雇用部門的人員
1969.8.4	制定《健康保險法》（*Republic Act No.6111*）
1972	菲律賓醫療照顧委員會成立，開始強制覆蓋正式雇用部門的人員
1991	制定地方政府法規，為貧困人群提供服務
階段 2	向全國覆蓋轉變
1995	菲律賓醫療保險公司發布並實施《健康保險法》（*Republic Act No. 7875*）
1999	衛生部發起衛生部門改革議程（HSRA）
1999.10	幫困計畫
2000.7	門診諮詢和診斷專案（OCDP）
2001.12	500 計畫（針對貧困家庭）
2002.2	相對價值尺度 2001 年實施
2003.4	TB-DOTS 服務專案
2003.5	孕產婦和 SARS 服務專案
2003.7	和組織團體合作將非正式部門人員納入保障；流動外科診所的認證
2004.2	5/25 計畫——大量納入貧困家庭

來源：PhilHealth 網站轉載（http://www.philhealth.gov.ph/benefits.htm），2004。

　　1971年，菲律賓將健康保險作為其社會保險制度。1987和1991年，又對該法進行調整補充。1995年，健康保險公司頒布《健康保險法》（*Philippines Medical Care Act, Republic Act No. 7875*），旨在透過互助共濟、公平合理、保證品質、責任明確的原則，爭取在15年間達到覆蓋全國人口的目標。依法建立附屬於衛生部的PhilHealth，賦予該公司一定的權利和義務，由該公司實施《健康保險法》的有關內容。原有的各種保險，逐步納入《健康保險法》，由國有性質的PhilHealth統一實施、管理。《健康保險法》規定所有能夠負擔得起該保險的人，都可以成為保險計畫的受益人，取消原來只覆蓋國家公職人員的保險（Government Service Insurance System, GSIS）和私立機構雇傭者保險（Social Security System, SSS）的入保資格限制，而且改變原有受益範圍僅限於住院保險的狀況，擴大受益面。但是，PhilHealth還需要繼續摸索如何成為國家醫療衛生發展的動力，而不僅僅只是臨床服務的購買者。

　　菲律賓的社會保險是強制性的，只要有工作的人都加入社會保險體系（SSS），本人及其家人都可享受最基本的醫療保障。沒有工作的人也大都自願加入該計畫。菲律賓的國家醫療保險計畫（National Health Insurance Program, NHIP）是非強制性的，由雇主和雇員自願選擇加入。

　　從1972年起，保險覆蓋率穩步上升，但是在覆蓋窮人和非正式部門的雇用員工的進程，顯得有些緩慢。和其他國家一樣，對於PhilHealth來說，要實現醫療保險的全覆蓋，最重要的就是要覆蓋這2類人群。

（二）衛生籌資

　　1999年，衛生部發起的衛生部門改革議程（Health Sector Reform Agenda, HSRA）中的衛生籌資，是PhilHealth的改革重點，也是其動力。

　　2009年，菲律賓國內生產總值為76,691.44億比索，衛生總費用占GDP的3.6％，政府衛生支出占衛生總費用比例35.1％，政府衛生支出占財政支出比例7.1％。從1998～2009年，政府和私人投入比例來看，政府投入比例有所下降（圖18-5-1）。

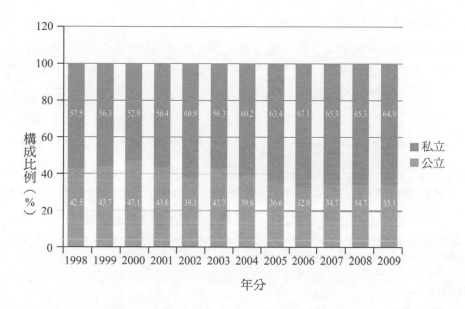

來源：菲律賓衛生部網站官方數據。

圖18-5-1　1998～2009年菲律賓衛生總費用籌資構成

　　2009年，政府支出僅占總衛生費用的35.1％，其中27.5％是透過社會醫療保險管道籌資。絕大部分的衛生費用由私人承擔，占64.9％，其中大約有83.6％由現金支付（out of pocket），10.6％由預付計畫（pre-paid plan）籌措。HSRA目標之一是到2004年PhilHealth給付占總衛生費用的25％，而這個比例在2002年僅占9％。PhilHealth給付也是政府籌資越發重要的來源，1998年僅占政府支出的8.9％，2009年已經上升到27.5％（表18-5-8）。

（三）國家醫療保險計畫

　　1972年，實施國家醫療保險計畫（NHIP）伊始，菲律賓醫療照顧委員會是政策制定主體、衛生認證部門及仲裁者。負責國營企業雇員的政府服務保險制度（GSIS）和私立機構雇傭者保險（SSS）負責登記、收繳和索賠處理。PhilHealth成立之後，將這些職責和功能都歸到這個組織。

表18-5-8 2003~2009年菲律賓政府和個人衛生支出比例構成

(單位：%)

年 分	社會保險占政府衛生支出比例	現金支出占個人衛生支出比例	個人預支計畫占個人衛生支出比例
2003	21.8	78.2	10.5
2004	23.8	77.9	12.1
2005	31.6	80.3	10.5
2006	25.8	83.5	9.7
2007	22.3	83.7	9.8
2008	21.7	82.5	12.2
2009	27.5	83.6	10.6

來源：菲律賓衛生部網站官方數據。

PhilHealth董事會主席同時是衛生部祕書，其執行委員有充分的自主組織運營權。PhilHealth仍舊服從總統辦公室的行政管理指令，但不服從衛生部。PhilHealth可以在一定範圍內，設置薪資額度，每年可以撥出12％的保險費收入作為管理費（包括薪資），PhilHealth的主席和CEO的薪資必須由總統辦公室批准，並為整個組織設立薪資限度。PhilHealth成立以來，為8,000萬菲律賓人提供醫療衛生服務，旨在提供可持續、可支付和不斷進步的社會醫療保險服務，確保所有國民都能獲得高品質的醫療保健服務。PhilHealth是資金媒介，提供可持續發展的國家醫療保險計畫：(1) 全民保險；(2) 確保參保者從可支付的保險費中獲益；(3) 透過與合夥人建立密切的夥伴關係，加強與客戶的聯繫；(4) 提供有效的內部資訊和管理體制，影響醫療保健服務的品質。NHIP的核心精神是：透過富人資助窮人、健康者救助病人、從業者幫助失業者的共濟機制，達到社會和諧發展的目的。該計畫意在全面推進衛生事業發展，讓所有公民都能承受和享受必要的生活物資、醫療以及其他社會服務。

1. NHIP覆蓋情況

自1972年醫療照顧計畫實施以來，NHIP覆蓋率穩步上升。如圖18-5-2顯示，直線代表總人群（total population）。直線以下的白色區域，大致和未參保的比例相當。由圖18-5-2可知，私立部門的雇傭員工是保障專案的主要覆蓋人群。1986、1987年期間，參保人數驟降，私立部門員工的參保人數也從236萬下降至162萬，這可能是由於這期間政權變動所導致。PhilHealth的投保者有4類：雇員專案、貧困／贊助專案、個人支付專案、免支付專案。

(1)雇員專案

《部門XIV實施細則》（*Implementing Rules and Regulations, IRR*）RA 7875規定：所有的政府和私立部門雇員，包括：家管和海外打工者，都強制參加NHIP。《健康保險法》規定支薪人員月薪的2.5％用於醫療保險，企業人員由雇主負擔1.25％，個人負擔1.25％。月薪上限為每月25,000比索。但近年來大幅提升上限，籌資變得更加公正、公平。

雖然每月會自動扣除社會保險保費，但雇員的依從性仍舊是主要問題，特別是那些非正式部門人員。保險精算辦公室預計約有70％應該參保的人，沒有支付每月保費。

2013年起，支付給PhilHealth的保費上漲。自營業者的醫療保險費用從每月100比索，上升到150比索。而月收入在8,000比索以下的雇員，每月保費從50比索，上升到87.5比索。對於那些月

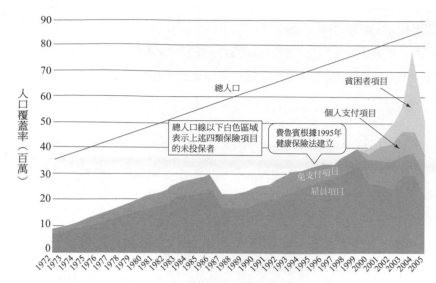

來源：PhilHealth 網站轉載（http://www.philhealth.gov.ph/benefits.htm）。

圖 18-5-2 1972～2005 年菲律賓納入國家健康保險計畫的人口數

收入在 8,001 比索至 34,999 比索的雇員，每月保費為薪資的 1.25％。而月收入在 35,000 比索以上的人，每月的保費從目前的 375 比索，上升到 437.50 比索。而其雇主也將增加相同的金額。

(2)貧困／贊助專案

由 LGU 發起，旨在讓貧困人員加入 PhilHealth 的專案，並負責資格審查。LGU 為其支付每年 1,200 比索的保費，額度隨著 LGU 的級別和時間改變，如：4～6 級的市只需為貧困人員在前 2 年支付 10％的年保險費，其餘由預算管理的中央部門支付。

在 2004 年全國選舉中，貧困人群的覆蓋是焦點問題。葛洛麗雅‧亞羅育（Gloria Macapagal Arroyo）在連任選舉時，發起了「5/25 計畫」，旨在將 500 萬家庭（2,500 萬人）納入 PhilHealth。經費來源於菲律賓慈善彩券辦公室（Philippine Charity Sweepstakes Office, PCSO），LGU 不需要承擔。儘管被認為是為獲選票的政治作秀，但該專案成功增加了參保者，並對擴大貧困人群的覆蓋率，有積極意義，成為政治議程的首要任務。

然而，「5/25 計畫」也存在弊端。貧困人群的定義方式不同，使之產生了技術難題。由於 OCDP 有當地政府共用保險費，納入 OCDP 的貧困人群，LGU 要收取 300 比索的 OCDP 人頭費。但由於「5/25 計畫」沒有費用共用，因此被納入「5/25 計畫」的人群，就不能被納入 OCDP 享受人頭費。另外，利益集團間，也存在矛盾，LGU 期待中央政府或 PCSO 全額支付某些專案，因此，就不再出資。

儘管貧困人群參保人數穩步上升，但是否可持續，還是未知數。儘管透過部分菸草稅收專項撥款，在持續籌資方面獲得一定成績，但此專案與當政者和選舉密切相關，因此，未來如何發展，仍存在變數。

PhilHealth 商討出另一個方法，是透過減少 LGU 的國內稅收年繳費，同樣月薪的年繳費也會下降，但該方法並沒有政治可行性。新的立法將增值稅的 4％作為專項資金，資助貧困專案，這部分資金將覆蓋一部分本由當地政府支出的金額，但該專項資金僅持續到 2008 年。2005～2010 年設立菸草稅收的專項資金，PhilHealth 可以每年獲得增值稅的 2.5％，預計相當於每年 1 億比索，用來覆

蓋中央對應部門支付給貧困人群的保險金。

這些對於貧困人群覆蓋的努力，都是有積極作用的。2004年，彩券基金使用之後，貧困人群保險金的集資較慢。這反映了當地政府沒有將提高PhilHealth的貧困人群覆蓋率，視為首要的工作。

(3)個人支付專案

那些沒有被雇員專案和貧窮人群專案覆蓋的人群，可以透過PhilHealth的個人支付專案（Individual Paying Program, IPP）自願參加NHIP。廣義上來說，該專案旨在針對非正式部門的非貧困人群，每年的保險費和貧困專案同為1,200比索。國際勞工組織預計菲律賓有50％雇員在非正式部門。

在這群人中，最主要的問題就是按期支付的問題。大多數的IPP成員每個季度繳納，如：每三個月交300比索，但大約2/3的人並沒有每季度繳納規定的金額。有些人可能繳交了第一個季度的保險費，但是第二個季度沒有繳，到了第三個季度又繳了。這群人的收入不穩定，導致籌資不穩定、間歇性財務保障及提供者的管理困境。

PhilHealth正在考慮將IPP成員分成幾組，並設立不同的保險費，目的在於使有能力的人支付更多的保險費（假定IPP成員存在異質性，區分相對富和相對窮）。

(4)免支付專案

該專案旨在覆蓋那些退休人員，根據法律規定，應至少向PhilHealth繳納10年（120個月）的保險金。這群高危人群沒有籌資管道，他們不用交保險金，政府也不會替他們繳納，因此，成為PhilHealth越來越關注的財務風險人群。

2004年，貧困人群專案成員比例突然上升，從16％到48％。2004年底，PhilHealth估計全國覆蓋率已經達到81％。到2005年9月，官方發布覆蓋率為63％，幾乎可全部歸因於貧困人群參保率的降低（圖18-5-3）。

2. 參保福利

NHIP參保者的參保福利主要是與住院相關。PhilHealth的實施細則規定如下：(1)住院服務：①食宿收費；②衛生保健專業人員費用；③處方、檢驗和其他醫療檢查費；④外科和醫療設施設備使用費；⑤處方藥；(2)門診服務：①衛生保健專業人員費用；②處方、化驗和其他醫療檢查收

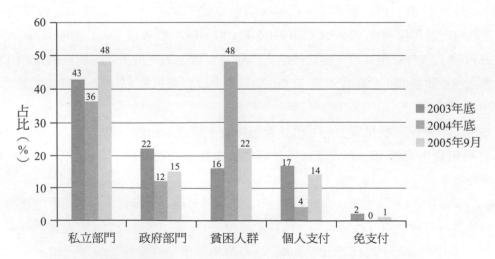

來源：菲律賓衛生部網站官方數據。

圖18-5-3 2003～2005年菲律賓免支付專案成員組成變化

費；③個人預防服務；④處方藥；(3) 衛生教育專案；(4) 急救和轉診服務；(5) 保險公司提供的其他適宜、經濟的醫療衛生服務。

　　PhilHealth 將以下服務排除在福利專案以外：(1) 第五種及以後的常規產科接生；(2) 非處方藥和設備；(3) 酒精濫用及從屬治療；(4) 驗光服務；(5) 保險公司定義的不經濟的服務。

　　福利全國通用，所有 PhilHealth 認證的醫院都適用。以上的福利根據就醫醫院的等級，有不同的核銷額度，如表 18-5-9，病房和專業費用都有所不同。一般來說，PhilHealth 區域辦公室可以在總額不變的條件下，根據所在地區調整福利專案。

表18-5-9　2009年 PhilHealth 參保人員福利（參加 NHIP 的全體成員及家屬）

（單位：比索）

福　利	一級醫院	二級醫院	三級醫院
食宿（每人每年不超過 45 天）			
情況 A	300	400	500
情況 B	300	400	500
情況 C	-	600	800
情況 D	-	-	1100
藥物（住院期間）			
情況 A	2,700	3,360	4,200
情況 B	9,000	11,200	14,000
情況 C	-	22,400	28,000
情況 D	-	-	40,000
X光、實驗室等（住院期間）			
情況 A	1,600	2,240	3,200
情況 B	5,000	7,359	10,500
情況 C	-	14,700	21,000
情況 D	-	-	30,000
專業服務費（比索／全天）			
情況 A			
全科醫師	300～1,200	300～1,200	300～1,200
專科醫院	500～2,000	500～2,000	500～2,000
情況 B			
全科醫師	400～2,400	400～2,400	400～2,400
專科醫院	600～3,600	600～3,600	600～3,600
情況 C			
全科醫師	-	500～4,000	500～4,000
專科醫院	-	700～5,600	700～5,600
情況 D			
全科醫師	-	-	600～6,000
專科醫院	-	-	800～8,000
手術室			
手術相對價值（單位：RVU）	500	RUV 30 以下 = 750；31～80 = 1,200；81～600=2,200～7,500	RVU 30 以下 =1,200；31～80 = 1,500；81～600≥3,500

來源：PhilHealth 網站轉載（http://www.philhealth.gov.ph/benefits.htm）。

PhilHealth近年來推出幾項新的服務專案（表18-5-10），包括：2003年的普通產婦保健服務專案。認證的健康保健提供者每個案例會得到4,500比索的給付，不管住院天數如何。其中，2,000比索分配給衛生專業人員，2,500比索分配給衛生設備機構，預期可以覆蓋食宿、藥物、診斷、手術室和其他基本醫療服務。

另外，在2003年推出的TB-DOTS門診福利專案，給認證的DOTS機構，每個案例固定的4,000比索，包括提供者的診斷諮詢服務以及抗結核藥物。在認證的DOTS機構完成加強階段的治療後，該機構將得到2,500比索，剩下的1,500比索會在維持性治療結束後支付給他們。PhilHealth已經在2003年將血液透析服務的給付，延伸到獨立血液透析中心，也發起SARS專案以回應SARS的公共衛生事件，每個案例支付上限為50,000比索。

表18-5-10 PhilHealth附加福利總結

福利專案	單　位	福利（比索）
OCDP	每個 LGU——參與的貧困者	300
產科服務	每個案例／每個生產	4,500
TB-DOTS	每個案例	4,000
SARS 專案	每個案例	50,000

來源：PhilHealth網站轉載（http://www.philhealth.gov.ph/benefits.htm）。

3. 財務情況

PhilHealth目前財務狀況良好。法律授權PhilHealth保留最多2年的專案保費償付額的預備金，但在實際實行中，PhilHealth在2004年保留超過4年的年償付額。圖18-5-4可以看出，PhilHealth在保費償付上，風險很低。該圖顯示了保費和償付額，在1999～2004年期間穩步上升。

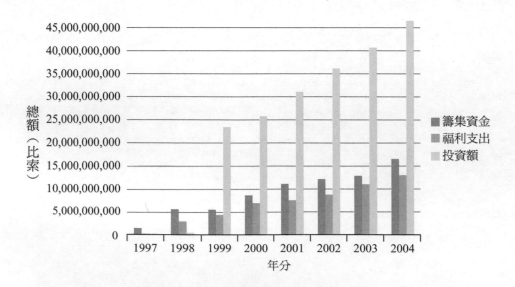

來源：PhilHealth網站轉載（http://www.philhealth.gov.ph/benefits.htm）。

圖18-5-4 1997～2004年PhilHealth財務狀況分析

PhilHealth保留4年的保費償付額，也不無道理，隨著一系列免費專案的提出，他們面臨的風險也會隨之增加。據預測，25％的保費給付予60歲以上的老年人，25％給付予20歲以下的人群。但是，PhilHealth沒有公開詳細的關於專案收入和支出的財務分析。支付給供方的免費服務，占去大量的PhilHealth償付額，這可能產生供方誘導需求的問題。表18-5-11顯示2005年3月31日的PhilHealth的資產情況，大部分是透過長期國庫債券投資所得。

表18-5-11　2004～2005年PhilHealth財務報表

（單位：億比索）

項 目	2004	2005
短期投資	118	117
短期國債	66	102
特殊儲蓄	53	15
所有權、廠房和設備	6	11
土地	5	9
長期投資	309	369
長期國債	303	368

來源：PhilHealth網站轉載（http://www.philhealth.gov.ph/benefits.htm）。

4. 社會保險的影響

雖然難以將健康狀況或貧困者健康水準的改變，完全歸因到全民健康保險專案上，但我們還是可以討論國家健康保險的一些影響：

(1)將衛生提升到首要政事：透過貧困者專案，PhilHealth將衛生服務可及性，提到中央和地方的政治議程。這有利於貧困人群的健康保險，獲得更多的資金挹注。

(2)為衛生部門提供穩定的資金：近年來，由於高水準的公共債務，財政預算嚴重削減，但PhilHealth不依靠財政預算，透過保費，保障了衛生資金的固定來源。雖然年保費隨著經濟表現增加和減少，但是相對於依靠國家預算來說，國家醫療保險的建立使得衛生服務的提供，有了更持續、穩定和可靠的資金來源。

(3)更好的衛生資訊：PhilHealth透過申請資訊系統，蒐集參保人（雖然僅限於參加國家醫療保險人員）的詳細疾病類型和其他健康相關的資訊。相比常規數據蒐集、抽樣調查幾年才更新一次，該資料庫還有隨時更新的特點。

(4)富有活力的公共部門組織：PhiHealth作為單獨、獨立自我管理的組織，開創了相對有活力的公共部門機構，打開新的思路，也在接受考驗。在許多政策領域都亟需更進一步的改進時，PhilHealth明確地定位在財務和法制框架內，在PhilHealth正確的領導和管理下，促使衛生領域的改革。

(5)提高窮人的服務可及性和財務保護：透過貧困人群和個人支付專案，擴大貧窮家庭的參保人數，使得他們的服務可及性和財務保護，都有所提高。但該人群的衛生服務使用率較低，這反映了這部分窮人的非直接成本，如：交通費、超出保額的現金支付，成為他們尋求保健服務的障礙。

(6)衛生服務品質的改進：儘管衛生服務的品質很難測量，但PhilHealth獨立的認證程序相對於

衛生部的認證程序，可能改進衛生服務品質。未來，PhilHealth也會作為購買者，進一步促進衛生服務品質的提升。

四、醫療制度改革的問題與發展趨勢

（一）衛生改革存在的問題

世界銀行報告（世界銀行，2011）中指出：菲律賓衛生體系存在以下幾個結構性問題：(1)過高的藥品價格，導致不合理和非理性的使用；(2)新疾病預防投入不足，特別是慢性非傳染性疾病；(3)過度依賴三級醫院的服務，對基層醫療和專科門診使用不足；(4)國家醫院系統組織效率低下；(5)保障體制品質不足以避免醫療資源品質低下和浪費。為解決衛生體系的問題，菲律賓採取一連串的改革，雖獲得進展，但仍存在以下策略性問題。

1. 策略問題之一：覆蓋非正式部門

可以預見，家庭的自願參保將導致逆向選擇的問題。PhilHealth正在努力遏制逆向選擇行為，如：限制非正常年保費額度，核心是要激勵那些為70％符合參保的成員提供參保IPP專案的保險公司，如：小型籌資和合作組織。希望能夠達到三贏的局面：

(1)對PhilHealth：化個人為群組參保，限制逆向選擇，也減少脫退率，進一步擴大醫保全覆蓋面。PhilHealth採取措施激勵醫療機構將符合參保IPP的人納入服務對象，降低脫退率。具體規定是：若合作機構符合條件的參保率滿足最低門檻，則PhilHealth會給合作機構提供保費折扣。如果此後，個人脫退保，參保率降到70％的門檻，那麼機構就無法享受折扣。如果合格的群組參保人員達到1,000人以上，PhilHealth還會因為管理效率，獲得收益（由於群組參保的管理效率要高於個人參保，故可以從中獲得收益）。

(2)對機構：允許向參保人員提供新產品，以更有效地滿足參保者的需求。大多數情況下，機構期望繼續向參保者收取全額的保費，但只交給PhilHealth打折後的保費，差額可以作為自己的收入，以用作行政管理成本和其他靈活性支出。PhilHealth並沒有規定組織如何使用這些基金，但提供了一些想法、建議和技術支持。有研究顯示，在一些小型籌資組織中存在一些呆帳，主要是因為參保人員生病而產生的高昂的住院和藥物費用，要優先還貸。希望能有相關策略來保障這些組織的財務穩定。

(3)對參保者：研究顯示，在工人中，支付靈活性的問題，比1,200比索的保費更重要。該策略的成功與否，也取決於組織能在多大程度上創新地為參保者提供靈活的支付方式（如：週付制）以及是否能在他們出現支付問題時幫助他們解決（如：儲蓄計畫）。PhilHealth定位為管理良好、有廣泛和有效償貸系統的組織。如果保險組織管理者推出打折的保費，那麼他們要提供PhilHealth更便宜、經濟的服務。

2. 策略問題之二：財務保護

法律規定「要提供所有的菲律賓公民財務可及的衛生服務」，但設立PhilHealth覆蓋住院費用的70％的目標並未達成，實際則只有30％～45％。實踐中，情況更加多變和不定。衛生部門改革議程2002年回顧指出：隨著福利上限的周期性提升，PhilHealth已經沒有能力提供支持福利的價值預計（Solon等，2002年）。評估PhilHealth應提供的實際支持價值的問題，源於國家醫療保險計畫

以下的2方面設計：(1)PhilHealth福利設計為覆蓋「第一個比索」；(2)若有需要，允許提供者收費（或者市場可以承受的）。

因此，患者的花費、PhilHealth的福利額度、患者的現金支付，都是高度不確定的。PhilHealth要提供的支持的價值，難以概述。在很多情況下（如：農村的公立醫院），PhilHealth的福利覆蓋所有的治療花費。但是在大城市的私立醫院，PhilHealth可能只覆蓋很小一部分費用，其他都由患者自己負擔。有調查顯示，PhilHealth統計得出他們的支持價值，在全國有62%，其中公立醫院為88%，私立醫院大概是53%。但這個數據尚沒有進一步的研究證實。

低福利和低財務保護，使得參加保險的價值降低，加劇逆向選擇和那些低風險的個人不選擇參保的問題。可以理解的是，這些都增加了PhilHealth加大福利力度的壓力。但是，如果不轉變這些福利專案的設計和PhilHealth對提供者的支付方式，那麼PhilHealth採取的前述措施也僅會使提供者而不是參保人員受益。

3. 策略問題之三：福利專案的設計和對提供者的支付方式

一項1991年的研究調查了在菲律賓132個醫院隨機抽樣的患者，數據顯示私立醫院如何提高價格從PhilHealth獲益（Gertler和Solon，2000年）。這項研究預估私立醫院對參保病人加價23.4%，加上對私人的患者多加價60%，他們預計，透過價格歧視，醫院多從PhilHealth獲取86%的福利支付，其中籌資患者的保健服務僅占14%。

研究顯示，當PhilHealth提高福利專案的上限時，私立醫院只是簡單地提高服務價格作為回應。沒有事前確定最終價格，那麼PhilHealth提高的福利，最終不會增加參保者的財務保護。

「第一個比索」計畫下，PhilHealth限制自身的財務風險，但轉嫁到患者身上，他們需要支付所有上限以上的費用。這個計畫沒有很好地約束提供者，使得患者暴露在潛在的、致貧的醫療花費下。有人提出PhilHealth可以限制參保人員的支付最高額度（第二個比索），但是，如果最終價格沒有協商好，相同的問題仍然可能產生，那麼第三個比索的問題，還會降臨在患者上。

（二）未來發展趨勢

在醫療保障方面，國際醫療保險制度的改革趨勢，是擴大健康保險的覆蓋面，將在非正式部門就業的人和窮人納入保障體系，改善醫療衛生服務的供給方式，提高醫療衛生服務的品質。在這個大趨勢下，菲律賓等各國也在推動醫療保健的改革和發展。為了提高醫療保障的效率，各國加快了醫療保健市場化和私有化的步伐，無論是在設施和經費方面，都是如此。在印尼有半數的醫院都已經私有化。新加坡也在推進私有化進程。新加坡醫療保健政策的最大特點，是政府一直在以改革的名義讓私營部門發揮更大的作用。新加坡的醫療保險專案、醫療儲蓄等專案以及政府按照私營企業模式管理醫院等政策，都是促進醫療保健私有化的步驟。透過這些改革，政府轉變成為管理者，而不僅僅是投資者。在馬來西亞，私立醫院的床位和醫師數量，都在迅速發展，預計很快就會超過公立醫院的醫師人數和床位。菲律賓的醫療制度本來就與美國的制度相似，私有分額的比重較大。只不過受經濟發展緩慢的拖累，菲律賓的窮人仍然占很大的比例，使得醫療保健私有化的步伐，不可能邁得很大。泰國的醫療機構公有成分雖然仍然占很大的比例，但是近年來也在逐步縮小。

菲律賓等各國還積極推動醫療管理的市場化。所有國家近年來都面臨醫療成本提高的問題。

原因很多樣，在需求者方面：人口高齡化、生活水準提高、疾病的變化等；在服務提供者方面：醫療技術的升級、醫藥產品的更新替代等，都是醫療成本提高的原因。菲律賓等各國政府財政，在醫療保障方面的支出，本來就少，為了保證醫療保障的發展，降低醫療成本，途徑之一是擴大私營部門在衛生保健方面的管理作用，如：資金籌措、開辦醫院，對使用公共設施的消費者收費。向使用公共設施的人徵收使用費，是菲律賓衛生保健的最新發展趨勢。菲律賓等各國的多數醫院，都開始向病人收取一定的費用，補貼醫院的日常開銷和運作。印尼鼓勵私人企業投資公立醫院，並且向病人收取50％的治療費。泰國公立醫院也向病人收取40％的費用，以彌補捉襟見肘的經費來源。馬來西亞把藥局的經營和管理、公立醫院醫療設備的管理權，都已經交給私人部門。

菲律賓國家的決策者普遍認為，私有化和市場化，將使病人在選擇服務方面更加謹慎；競爭會使醫院改進服務品質，降低價格，尤其是醫療保障管理體制的分權，可使醫療機構對病人更加負責。不過，醫療保健部門推行市場化和私有化，也引起人們的焦慮。雖然私營醫療部門可以改善服務，有效利用資源，但私營部門也存在公平問題。私立醫療機構往往設立在都市，為有經濟實力、能夠支付醫療費用的人們提供服務。如果有錢人選擇在私營部門就醫，將會形成2種醫療體系：公共醫療部門為窮人服務、私營部門為富人服務。這也將對公共部門形成較大的影響，使公立醫院缺乏資金和政治支持。而且，醫療保健的私有化和市場化，雖然可以減輕政府的財政負擔，但是也會增加消費成本，這對窮人來說是不能接受的。經濟危機爆發後，人們更加深這種擔心。馬來西亞政府也意識到，醫療保健私有化和市場化的步伐如果太快，受影響最大的將是遠在農村的馬來人，這在政治上對執政黨不利，因為農民是執政黨最堅定的支持者。

第六節　亞美尼亞醫療制度

一、社會經濟和國民健康概況

（一）總體情況

亞美尼亞共和國（簡稱亞美尼亞），是位於歐亞交界、高加索南部地區的山區小國，國土面積2.98萬平方公里。西接土耳其，南與伊朗交界，北臨喬治亞，東臨亞塞拜然。境內多山，全境90％的領土在海拔1,000公尺以上。氣候隨地勢高低而異，由乾燥的亞熱帶氣候逐漸變成寒帶氣候。

亞美尼亞是蘇聯解體之後獨立而出的共和國之一，首都為葉里溫（Yerevan）。截至2013年，亞美尼亞全國總人口數為302.21萬人，亞美尼亞族占93.3％，其他有俄羅斯人、庫爾德人、烏克蘭人、亞述人、希臘人等。

亞美尼亞絕大部分國民信奉基督教，但因為周圍被伊斯蘭國家包圍，再加上與鄰國國界的爭議問題，成為高加索地區動盪不安的火藥庫。

（二）經濟發展情況

亞美尼亞的主要經濟來源是農牧業，其中農業生產集中在首都附近的低地地帶。1991年9月獨立後，亞美尼亞的經濟發展受到經濟基礎薄弱、納卡戰爭（Nagorno-Karabakh War）和亞塞拜然、土耳其對亞美尼亞封鎖等因素影響，連年下滑。2002年12月，亞美尼亞加入世界貿易組織，

之後經濟開始回升，至2007年，國內生產總值連續保持2位數增長，人均國民總收入增長較快，國民生活水準有所提高。2008年第4季度起，受國際金融危機影響，經濟增速放緩。2009年下滑嚴重。2010年和2011年，亞美尼亞政府積極採取調整產業結構、擴大內需、加快基礎設施建設、大力扶植農業等措施，努力消除金融危機帶來的影響，獲得成效。到2013年，亞美尼亞GDP為104.17億美元，人均GDP為3,447美元，不過，仍屬於世界銀行界定的「中低收入國家」。

（三）居民健康狀況

2013年，亞美尼亞居民平均期望壽命為74歲（其中男性71歲，女性78歲），低於中亞地區平均水準（76歲），高於世界平均水準（70歲）。65歲以上老年人口占總人口的10%。5歲以下兒童死亡率為16‰，高於地區平均水準（13‰），低於世界平均水準（51‰）。孕產婦死亡率為29／10萬，高於地區平均水準（20／10萬），低於世界平均水準（210／10萬）。男性成年人死亡率為228‰，女性為94‰。結核病患病率連年下降，至2012年達52／10萬人。愛滋病病毒感染人數占15～49歲人口的0.2%。

二、醫療服務體制

（一）醫療衛生服務概述

亞美尼亞實行垂直化管理、高度集權的醫療衛生體制。獨立後亞美尼亞的醫療衛生體制，簡而言之就是保障全民享有醫療救助的初級、二級和三級保健服務。醫療衛生體系旨在覆蓋所有人群，為保護、改進人民衛生健康狀況。亞美尼亞醫療衛生系統的總體設計如圖18-6-1。

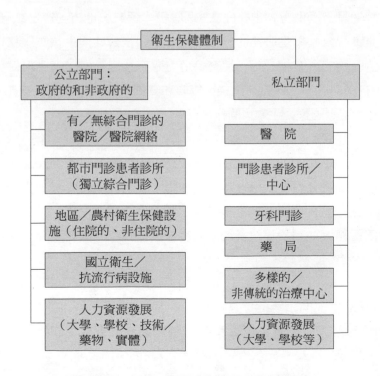

圖18-6-1 亞美尼亞醫療衛生系統的總體設計

亞美尼亞分為11個省級行政區，每個省都有自己的醫院和與之聯合的、提供非住院服務和初級衛生保健的綜合醫院，在農村地區則配有衛生院（可住院）、非住院服務和軍醫站所等。居民根據其居住地被劃分歸入特定的衛生機構和醫師。國家承擔預防和治療的經濟責任，並保障所提供的醫療衛生服務符合特定的品質標準。法律在保障人民免費享有醫療保健權利的同時，也限制選擇範圍──只有在涉及重大事故（如：致死性傳染病），醫療衛生服務的品質，才會成為評價機構與機構服務提供者表現的因素，加以考慮。

這樣的體制可以保證免費醫療救助和全民全面獲得初級、二、三級保健，但籌資和其他分配，僅基於國家規範，並未考慮到大眾的衛生需求。地區政府對本地區衛生機構的籌資，負有直接責任，但所有的資金和機制，則由國家決定。該體制導致組織擴大、衛生人員冗餘、病床過剩和資源分配不均衡──在大型醫院裡高水準的醫師眾多，但初級保健醫師數量相對不足，農村地區的衛生工作人員，亦相對缺乏。另外，亞美尼亞的初級衛生保健，在技術上也不夠發達，水準不高，主要衛生資源被放在二級保健和專科保健服務上，強調的是醫院個別部門的發展。對醫療衛生領域的領導者和提供者來說，目前開展的、以初級衛生保健為重點的醫療保健體系中，醫院和其他住院機構所扮演的角色，都是不明確的。醫院有很高的自主權，且其主要資源仍然耗費在設備、硬體建設和不透明的管理支出上。由於缺乏外部和內部的壓力和動力，故醫療效率和品質的提高速度，比較緩慢。

初級衛生保健是典型的由一線門診網絡提供的服務體系，根據特定社區人口的多少，與都市綜合醫院、醫療中心互相合作。初級衛生保健服務實質就是將患者分流、分別轉診到專科和醫院諮詢診治。

（二）服務提供者

亞美尼亞醫療衛生服務提供者，主要分為3個層級：國家、地方、市區或社區（圖18-6-2）。在獨立後，亞美尼亞實行公共衛生服務的分權重組。除國家公共衛生預防服務以及一些三級保健醫院外，管理和衛生服務的所有權，都已轉交給地方政府（用於初級衛生保健）和省級政府（醫院）。衛生部負責所有衛生服務的規劃、調控、籌資和實施，雖然減少某些職能，但卻發揮更為廣泛的協調作用，也增強制定國家衛生政策的作用。

1. 國家衛生機構

國家衛生機構（The State Health Agency, SHA）為公共籌資的衛生保健服務購買者，創建於1998年，被認為是建立國家社會衛生保健體制的前哨。SHA設有中心辦公室，並在每個省設置中心城市部門和10個地區分支。儘管SHA在創建時，只是一個獨立於衛生部外的半政府組織，但在2002年，劃歸衛生部管轄，並被授權監督國家衛生部資金預算分配的利用，並基於與衛生保健提供組織的協作機制，負責分配財政資源。

2. 其他中央部門和機構

(1)財政部：負責衛生部門預算的核查和利用，負責稅收收支，服務於衛生部和國家衛生機構；**(2)教育部**：負責醫師在校和畢業後的教育；**(3)勞動和社會事務部門**：負責保護免疫低下人群，與衛生部一起承擔為老年人、退伍軍人、身障者等提供保健服務。

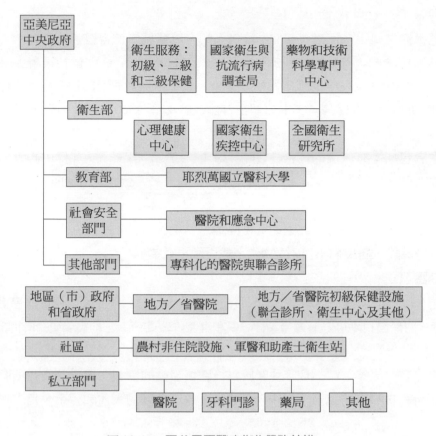

圖18-6-2 亞美尼亞醫療衛生服務結構

3. 地方政府

亞美尼亞地方政府重組之後，保留了11個地方政府。由於國家衛生機構（SHA）的出現，地方政府已不是衛生保險籌資的直接機構，但仍在日常管理工作中，保留某些制定計畫和調控的權力；地方醫療各級衛生機構需要對當地政府負責，必須定期報告其資金使用情況。

（三）服務內容

亞美尼亞在獨立前後，延續蘇聯的醫療衛生服務模式，主要透過治療的方式來降低疾病的負擔和死亡。在初級衛生保健部門工作的醫師大約只占40%，他們扮演「守門員」的角色。

1. 公共衛生

2002年，亞美尼亞的衛生和流行病學服務部門，被整合為衛生部管轄的國家衛生與抗流行病調查局，由總部、7個工作室以及10個地域性的辦公室和其他幾個機構組成。另有14個非營利性的檢驗中心，用來提供必要的實驗室控制、專業技術和公共防護。國家衛生與抗流行病調查局主要職責是：(1) 保障人群健康—流行病學安全；(2) 按照衛生法規，調查、監測特定的物質；(3) 保護公眾有效抵禦傳染性和非傳染性的疾病；(4) 設定衛生—流行病學安全標準和規範；(5) 維護健康的生活環境；(6) 傳播知識，健康教育；(7) 識別和預防危害人群健康的因素。其核心項目包括：環境流行病學監測、預防接種、健康促進等。

2. 初級衛生保健

初級衛生保健主要由多個直接接觸門診病人的、覆蓋城市綜合醫院、健康中心、鄉村非住院診所的衛生站網絡構成，其規模取決於特定社區人口的多少。一般1位初級衛生保健醫師，服務1,200～2,000名成人；1位兒科醫師負責700～800名兒童。亞美尼亞的初級衛生保健機構，由超過400個非住院診所和綜合性醫院（其中73個在首都）以及超過600個急救站組成。

3. 住院服務

主要提供者包括：有床位的綜合性醫院、婦產科醫院、診療所、保健中心等。但亞美尼亞醫院容量和床位數目，大大不足，住院體系處於工作量和人員冗餘的失衡狀態。

4. 藥物治療

亞美尼亞衛生服務可獲得性缺乏的重要標誌，就是包括基本藥物在內的藥品缺乏。在社區醫院，基本上均無藥局，居民們不得不前往鎮上或大城市買藥。

5. 康復和長期護理

此項工作一般是由以醫院為基礎的臨床服務所構成，服務對象主要為慢性病患者、暫時或永久的殘疾病人等。對於農村地區具有嚴重精神障礙和身體障礙的患者，則需要更長時間的治療和護理。

6. 臨終關懷

雖然亞美尼亞已經簽署歐洲理事會關於臨終關懷組織的協議，但現階段此項服務，仍然只依賴於腫瘤診療所和專科網絡進行，尚未全面開展。缺乏相關的人才和資金，是工作進展緩慢的原因之一。

7. 心理衛生保健

亞美尼亞以往的衛生服務體系中，並未完全整合心理衛生保健的內容，缺乏經專業訓練的社會工作者。1996年，亞美尼亞心理衛生協會成立，隨後在社區衛生服務中，開始提供心理健康支持計畫，將心理健康服務引入日常保健。

8. 牙科衛生保健

亞美尼亞的牙科衛生護理有80％都依賴私人營利的診所，在很大程度上，都是以企業的方式在運作，故受社會和經濟轉型的影響最淺。

9. 輔助醫學

主要指亞美尼亞傳統的針灸、草藥療法、反射療法、物理療法、生物共振實驗和順勢療法等短期培訓。醫師要求具備臨床醫學的大學文憑和1年的專業工作經歷。輔助醫學一般不牽涉到第三方支付，而完全是由患者自我支付。

10. 婦幼保健

主要由非住院的綜合性醫院提供，在農村和偏遠地區，此項服務則十分有限。亞美尼亞政府已經實施一系列地區性計畫，旨在提高產前保健品質和鼓勵母乳餵養，從而減少5歲以下兒童死亡率等指標。

三、醫療服務籌資

公共醫療衛生支出，由政府（中央和地方）預算中的經常性支出和資本支出、外部借款和捐

款（包括：國際機構和非政府組織的捐贈）以及社會（或強制）醫療保險基金構成。醫療衛生總支出為公共醫療衛生支出與私營醫療衛生支出的總和，涵蓋醫療衛生服務（預防和治療）、計畫生育、營養專案、緊急醫療救助等。2012年，亞美尼亞的醫療衛生總支出占GDP的4.5％。

（一）自費支付

亞美尼亞的衛生籌資改革，強調對衛生保健部門進行稅收投資的多元化，並將衛生保健籌資與所提供服務的品質和數量，互相聯繫。考慮到可使用資源的有限性，經濟改革亦旨在提高資金管理和增強衛生機構籌資的可持續性和義務性。由於現行改革的重點，是改良國家預算籌資方法和更有效地利用這些資源，故籌資仍然以自費的方式為主，約占所有醫療衛生支出的65％。

自費付款可以分成3個類別：(1)官方合作支付，針對那些部分由國家預算覆蓋的服務；(2)官方直接制定使用者付費，針對那些在國家服務專案之外的服務；(3)非官方（或非正式）支付，針對那些自願接受的、超出國家給付和使用者收費體制之外的醫療衛生服務。

2009年，亞美尼亞人均醫療衛生支出為132美元；到了2012年，亞美尼亞人均醫療衛生支出已達到150美元。個人自付醫療衛生支出，占個人醫療衛生支出的93.8％。從2009年至2012年，亞美尼亞的醫療衛生總支出占GDP的百分比，一直穩定維持在4.5％左右。

（二）自願健康保險

2004年，亞美尼亞開始允許自願健康保險（Voluntary Health Insurance, VHI）的引入和發展。由於大眾對該種保險專案的整體認識和了解有限，且對保險條款下的醫療衛生服務品質和安全性是否會優於傳統體制，持懷疑態度，再加上高額的商業保險費，所以自願健康保險的發展，在很大程度上受到限制。

（三）基本服務專案

亞美尼亞於1997年引入了基本服務專案（The Basic Benefits Package, BBP），由公共基金贊助，包含一系列詳細規定的服務類型，羅列了對所有人免費開放的服務專案，並規定免費享有任何衛生保健服務的特定人群。其他的居民若需使用BBP列表上沒有列出的醫療服務和藥物，則必須完全自費。

BBP的列表項目，一直保持定期調查，根據可用的基金水準，不斷增加或減少所覆蓋的服務範圍和服務專案。這種不確定性，讓不管是服務的使用者，還是衛生保健提供者，在使用／實施過程中，都十分謹慎。而也正是因為衛生保健非正式支付體制的廣泛性，那些被制定免費享有衛生保健的人，也經常被要求對某些服務付費。

為解決這些因每年改變而引起的不確定性，亞美尼亞政府為基本服務專案及其評估過程的標準化，盡了很大的努力。如今覆蓋的範圍有：住院病人保健（如：急救、預防保健、婦產科服務、某些免疫低下人群的衛生保健、血液透析和一些包括結核病在內的重點衛生保健）；非住院病人保健（如：初級保健、診療保健、產前和產後保健、入伍前的檢查和治療）、公共衛生和流行病學服務以及其他的衛生服務措施。

（四）其他籌資來源

國家的外部衛生籌資，除了來自人道主義者援助（醫療補給和設備捐贈）等，還有與亞美尼亞衛生部合作的贈與和信用專案。由聯合國、歐盟和世界銀行等籌資、承認和信任的專案，是外部支持的主要形式。近年來，美國政府支持亞美尼亞社會轉型專案，是對世界銀行專案的補充；日本政府則支持亞美尼亞許多二級、三級醫療衛生機構的更新和配備；德國政府透過提供設備、教育基金和一個結核病控制中心專案，來啟動高加索地區的區域衛生活動，從而加強和改善其綜合性醫院的基礎設施。

四、醫療制度改革

（一）改革的動力

亞美尼亞衛生部門改革最大的推動力，就是在新的經濟環境下，現有的衛生服務結構的不平衡，使其無法繼續維持複雜而無效率的體制。蘇聯解體之時，亞美尼亞沿襲的醫療衛生體系中，物資設施匱乏、醫療設備和供應落後、衛生保健人員過多且分配不均、醫療工作者臨床技能低下、初級衛生保健利用率不高而專科和住院服務又被過度利用、城市與農村之間的基礎設施與資源存在巨大差異。1991年獨立後，亞美尼亞經歷一段極其艱苦的時期：經濟危機，政治動盪，人民健康水準下降。

隨著獨立後公共服務的分權化和架構完善，醫療衛生服務的運作與所有權，逐步移交給地方政府（針對基層衛生保健）和省級政府（對於多數醫院）來管理。分權涉及的地方服務責任和集資，由中央移交到地方衛生機構，同時伴隨著醫院和衛生保健機構的私營化。由於執行衛生機構私營化過於果斷，且又缺乏配套方法，以致於近年來亞美尼亞政府中止了進一步私營化，並轉為對該策略進行綜合評估和檢討。總之，在分權過程中，增加自主和責任分擔的同時，也因為原有體系功能的瓦解，而面臨著巨大的挑戰。

（二）改革的目標

2000年的衛生保健策略為亞美尼亞的衛生保健發展，設定主要方向。該策略從健康和醫療衛生是人類的基本權利出發，支持醫療衛生改革的主要構成部分，應涉及以下幾方面：再次定位衛生服務，以形成初級衛生保健和醫院治療之間的平衡合作；透過控制影響健康的因素，推進疾病預防與控制；實現由狹隘的生物醫學模式，向社會化、多樣化和多部門化的健康與衛生服務轉變。所以，初級衛生保健的發展和強化，被認為是亞美尼亞衛生體制改革計畫的重大舉措。改革旨在在有限的資源條件下達到：(1)保障人群享有《憲法》保障的衛生保健權；(2)提高免費公共衛生保健的利用率；(3)建立和保持社會以及市場導向的價值與公共衛生保健體系間的適度平衡；(4)讓民眾更重視健康；(5)推行、規範醫療衛生服務中的多部門合作及職責。

（三）改革的內容

亞美尼亞在獨立後的早期便開始改革衛生部門。改革措施不僅包括住院與非住院機構衛生保健的變化，還包括財政和法規的變化，根本目的在於提高醫療衛生體制的效率和調控能力。還頒

布了《亞美尼亞共和國1996～2000年的健康保健體制發展改革規劃》、《醫療救助和公共衛生服務法》等一系列法律法規，而《醫療救助和公共衛生服務法》引入多樣的籌資手段，並有效地廢除舊有的醫療衛生體系，該法更大作用在於：(1) 國家保證人人享有國家衛生重點規劃範圍內的免費醫療救助與服務；(2) 國家負責發展和執行衛生綱領，以便充分發揮其職能，維護公眾健康；(3) 每一位居民有權選擇衛生服務提供者；(4) 衛生保險的資金來源包括：國家預算、保費、直接支付和其他被法律承認的管道。

隨後，亞美尼亞成立國家衛生機構（SHA），作為國家衛生保險服務的購買者。SHA後來成為負責償還衛生保健提供者債務的唯一主體。

儘管中央政府仍然保留很大的權力，但衛生部門的改革，導致醫療衛生體制明顯的分權。這種分權主要是透過對初級和二級衛生保健服務的供給責任由中央向地方轉移，以及透過機構設施的私有化，特別是在配藥和牙科醫療保健方面，使財政責任從政府向地方轉換來實現。

1. 職責轉移

職責轉移的第一階段為20世紀90年代中期到1998年之前，法定的衛生服務供應的財政責任，從中央政府轉移到地方政府。地方政府有某種程度的獨立權，可以和地方醫療衛生提供者談判、監測品質和填補地方預算。但是衛生部仍保留定價和定義公民衛生保健覆蓋權利的責任。在第二階段，用於衛生方面的國家財政資源的管理責任，於1998年完全轉移到國家衛生機構（SHA），該機構也從那時起，成為亞美尼亞唯一有權力對衛生服務提供者給予服務專案補助的政府機構。此外，提供初級和二級衛生保健的責任，也已轉交給地方政府，而衛生部則負責管理第三級醫療衛生機構。

2. 私有化

私有化主要透過將政府所有的醫療衛生機構轉讓或出售給個人或團體（以營利或非營利為目的），以及透過對法律架構的改變，以允許企業家建立包括醫療衛生機構在內的私人企業來完成。衛生部負責核發執照、批准經營。而政府制定了一系列的政策目標，要求：(1) 增加醫療衛生部門財政流程的透明度；(2) 透過對私營部門的投資，啟動額外的籌資來源；(3) 提高醫療衛生部門資源的有效性和有效利用率；(4) 提高衛生服務和提供者的品質和多樣化；(5) 擴大衛生保健使用者的選擇和推動競爭環境。

與此同時，國家規定在公共衛生服務、免疫預防、傳染病管理、血液管理服務和法醫等工作部門，拒絕私有化。

但在私有化的過程中，由於政府尚未透過核發許可證或其他方法來確保衛生服務品質、獲取途徑和調控市場的能力，沒有強有力的規章和監督管理做後盾，這引起一些可能出現的財政管理不善和社會功能實踐方面問題的擔憂。

3. 衛生籌資改革

亞美尼亞的衛生籌資改革，著重於使醫療衛生部門的資金收入更加多元化，並把醫療衛生籌資與所提供衛生服務的「質」和「量」相聯繫。同時，改進財政管理、增加衛生部的財政實力和責任能力，也是衛生籌資改革的目標。

因此，政府於1997年決定將預算資源用於救助社會弱勢人群和治療所有的社會重大疾病。1998年，政府又引入基本服務專案（BBP），包括一系列公共基金資助的服務，這些服務的特點在

於對免費享有所有衛生服務的人，發揮規範作用。自此，政府在可利用資金水準的基礎上，對基本服務專案的服務範圍和人群覆蓋率的增減，進行階段性的考察。

改進籌資機制，是亞美尼亞醫療衛生體制改革和持續轉型的關鍵所在。衛生部正嘗試用不同的模式，來提高有效性、財政管理能力、責任度和醫療衛生機構的財政實力。衛生籌資改革的核心，在於確定由公共基金支持的服務及利益的範圍與內容，是對醫療衛生資源的鞏固。目前，在發展國家衛生總費用（National Health Accounts, NHAs）體制，正努力朝著提高衛生部門財政和決策資訊透明度的方向前進。因此，國家統計部門展開多次民意調查，評估醫療衛生服務改革的成效，盼能探索更多有效的機制（如：預付制、使用者付費、風險共擔等），以及進行更徹底的社會價值討論和社會參與。

自獨立以來，亞美尼亞的醫療衛生體制發生了巨大的變化，已經實現由中央集權向地方分權，且很大程度上公民自費承擔的轉變。儘管政府已經在初級衛生保健中投入較大，但在缺乏相應的衛生保健標準和品質評估體制的情況下，很多有衛生服務需求的人（如：老年人、失業者、婦女和兒童）所能享受到的基本和專門的衛生保健服務，是十分有限的，他們不能及時、便捷地得到衛生服務提供者就近的治療。即使衛生服務是可及的，也通常因缺乏統一的標準和評估體系，而存在品質問題。從費用支付上來看，許多醫療衛生機構仍然期望或需要非正式的付費，這讓很多弱勢群體無法獲得基本藥物、醫療設施和醫療技術服務。

儘管面對諸多挑戰，我們可以看到，亞美尼亞正積極地改革衛生體制，從看重疾病的治療和流行，逐步向疾病預防、家庭保健和社區參與轉變。亞美尼亞轉向初級衛生保健和社區醫療的改革，是積極的，也是正確的，令人矚目和期待。

第七節 吉爾吉斯醫療制度

一、社會經濟和國民健康概況

（一）總體情況

吉爾吉斯共和國通稱吉爾吉斯，是中亞的突厥語系內陸國。1936年12月5日成為蘇聯加盟國家，1991年8月31日宣布獨立。國土面積為199,900平方公里，邊境北臨哈薩克，西臨烏茲別克，南臨塔吉克，東臨中國，首都比斯凱克（Bishkek）靠近北方邊境。截至2013年底，全國總人口為572萬人，大部分人口生活在農村地區。有80多個民族，吉爾吉斯族占71％，其他主要民族還有烏茲別克族（14.3％）和俄羅斯族（7.8％）。官方語言為吉爾吉斯語和俄語。在吉爾吉斯影響最大的宗教為遜尼派伊斯蘭教，其次為東正教。全國劃分為7州1市，包括：楚河州（Chuy）、塔拉斯州（Talas）、奧什州（Osh）、賈拉拉巴德州（Jalabad）、納倫州（Naryn）、伊塞克湖州（Ysyk-Kol）、巴特肯州（Batken）和首都比斯凱克市。

（二）經濟發展情況

吉爾吉斯國民經濟以多種所有制為基礎，農牧業為主，工業基礎薄弱，主要生產原材料。獨立初期，由於和原蘇聯各加盟國家傳統經濟聯繫中斷，加之實行激進改革，經濟一度大跌。21世

紀初，吉爾吉斯政府調整經濟改革方針，穩步漸進地向市場經濟轉軌，推行以私有化和非國有化改造為中心的經濟體制改革，經濟保持低增長態勢，工業生產為恢復性增長，物價相對穩定，通膨水準也降至獨立以來最低水準。

2013年，吉爾吉斯國內生產總值為72.26億美元，人均GDP為1,263美元，較2012年均有所提高。在世界銀行2012年的報告中，吉爾吉斯被劃分為「低收入國家」。

（三）居民健康狀況

2012年，吉爾吉斯居民平均期望壽命為70歲（其中男性66歲，女性74歲），低於中亞地區平均水準（72歲）和世界平均水準（71歲）。5歲以下兒童死亡率為27‰，高於地區平均水準（13‰），低於世界平均水準（51‰）。孕產婦死亡率為75／10萬，高於地區平均水準（20／10萬），低於世界平均水準（210／10萬）。男性成年人死亡率為279‰，女性為135‰，均高於地區平均水準和世界平均水準。

結核病發病率由2003年的138.2／10萬人，增加到2011年的175／10萬，高於地區平均水準（56／10萬）和世界平均水準（170／10萬）。愛滋病在2001年發生指數型增長，多種因素（如：廣泛的靜脈注射毒品、移民、濫交、弱勢人群的邊緣化以及公眾對愛滋病的認知淺薄）加劇愛滋病的流行。2011年，愛滋病患病率為225／10萬，仍低於地區平均水準（263／10萬）和世界平均水準（499／10萬）。瘧疾在吉爾吉斯本來是罕見疾病，但在2002年開始大規模增長，2011年瘧疾發病率為0.1／10萬。

吉爾吉斯是被陸地包圍的多山地區，特別容易受到碘缺乏的威脅。抽樣研究顯示，北部地區52％的青少年有缺碘的特徵，南部地區該數字已達到87％。和中亞其他地區一樣，女性缺鐵是普遍現象，這主要與家庭中以男性為主的食物分配方式有關。

二、醫療服務體制

吉爾吉斯獨立前，衛生系統高度集中，並由蘇聯控制。蘇聯衛生部是蘇聯主要的計畫和管理機構，15個蘇維埃社會主義國家的衛生服務，雖由各國家的衛生部監管，但各衛生部的權力均局限在執行蘇聯衛生部的最高指示上。到20世紀90年代末，這種遺留下來的慣例，仍是吉爾吉斯衛生管理面臨的主要問題。

目前，吉爾吉斯衛生部負責制定國家衛生政策、設立臨床標準。實際的實施者是地方衛生局和衛生服務提供者。衛生服務系統被分成4個政府行政等級：國家級、州級、城市級和區級。各州、市和區級的地方衛生機構，均按照要求執行國家衛生部的命令。此外，衛生服務部門的私有化，受到很多限制，私人醫療機構主要包括門診和藥局，但規模都很小。簡而概括，吉爾吉斯國家的衛生服務體制為：中央集權，層層負責（圖18-7-1）。

（一）內閣

目前，吉爾吉斯政府內閣在衛生部門有以下的責任：在國家議會批准後，內閣採納一項衛生政策，一個實施行動計畫和一個發展衛生服務的策略。內閣還採納資助並控制若干關於健康維

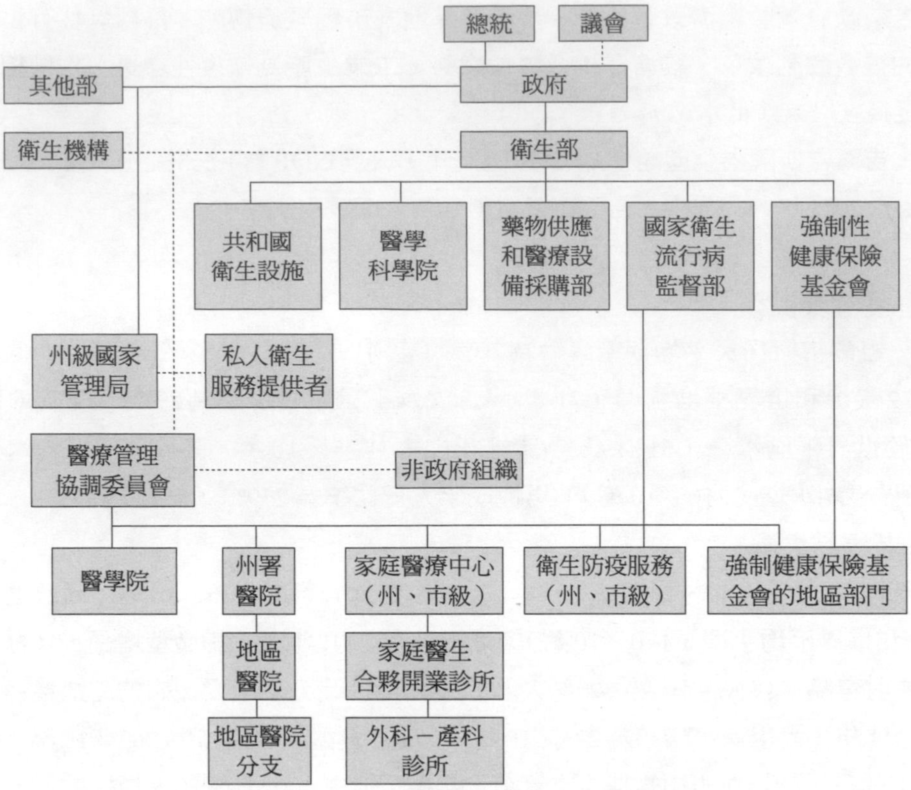

圖 18-7-1　吉爾吉斯衛生服務體系組織結構

護和國家衛生系統發展的國家級、州級以及特別專案的實施。內閣每年向議會彙報國民的健康狀況，並彙報統一的衛生服務預算的執行情況。

（二）衛生部

　　衛生部貫徹衛生政策，並在和其他機關部門的合作下，發展、實施國家福利專案和其他有針對性的衛生專案。衛生部負責衛生服務的品質與品質控制以及醫藥品、醫療產品和設備的安全性和有效性。衛生部在與所有衛生相關組織（包括：醫學教育）的關係中，都扮演監管者的角色，不論對方的所屬關係和行政級別如何。衛生部還負責批准所有組織的政策和專案法規，但是僅對為數不多的國家專門衛生機構和位於比斯凱克的三級機構，有直接經營的責任。此外，衛生部透過衛生管理協調委員會，協調和控制地區衛生機構和組織。衛生部每年向內閣彙報國民的健康狀況。

（三）國家衛生流行病監督部

　　國家衛生流行病監督部門有單獨的職責，即管理衛生防疫服務，是公共衛生服務的基礎，並直接對衛生部負責。該部門的主管是主任級別的防疫醫師，同時是衛生部副部長。該部門於1997年成立，前身是國家衛生—流行病學服務和衛生部衛生—流行病學部門。

（四）藥物供應和醫療設備採購部門

藥物供應和醫療設備採購部門也直接對衛生部負責，工作包括：藥物政策的制定以及藥物品質的監控和評估。該部門負責登記醫藥品，並向藥品製造商和零售商核發許可證。該部門於1997年由之前的國家藥物和醫療設備標準化和品質控制中心、衛生部藥物和醫療設備部以及衛生部藥物學委員會合併而成。

（五）地方醫療管理局

地方醫療管理局擁有提供初級和二級衛生保健服務的衛生機構，包括：聯合診所、州級和區級醫院（中央政府部門和一些企業擁有的除外），並負責轄區內的衛生服務工作。透過各自的衛生管理協調委員會，執行國家衛生政策、發展和執行地方衛生專案，並控制國家級、州級以及有針對性的衛生專案的執行。衛生管理協調委員會還擬定衛生服務預算，確保預算執行，並負責提高衛生人員的工作能力和改善工作條件。地方醫療管理局每年向地方委員會彙報國民的健康情況。

（六）其他機構

衛生部以外的部委和機構，也提供平行的衛生服務。平行系統包括：7個部、5個大型國有合資公司以及由國家部分出資的企業和組織所提供的服務。1998年，平行衛生服務大約占整個政府衛生服務支出的6％。這些衛生機構直接對其各自的機構負責，由國家預算籌資。

20世紀90年代以來，私人衛生機構發展起來，從藥局開始，逐步擴大到衛生服務的提供。2003年，衛生部核發了254張私人醫療執業執照，其中49張發給法人，205張發給個人。私人衛生機構能競標公共合約，並參與國家福利專案。到目前為止，這種參與主要與藥物供應有關，體現在強制性健康保險基金會在門診服務一級提供的額外藥物專案架構中。公共購買私人衛生服務，也已經開始出現。

衛生部門已經出現以專業協會形式存在的非政府組織，包括：醫師藥師協會、護士協會、心臟病專家協會、糖尿病患協會和捐血協會，與1997年建立的家庭醫療協會和醫院協會，在衛生改革方面與衛生部密切合作。

蘇聯解體後，吉爾吉斯國家醫療體系基本延襲前蘇聯模式。據世界衛生組織統計，2009年，吉爾吉斯全國醫療衛生總支出占GDP的6.8％，人均醫療健康支出152.0美元。2000～2010年間，全國平均每萬人擁有醫師23名、護理和助產人員57人、牙醫2人、醫院床位51張。截至2013年5月，吉爾吉斯醫師人數比例為24.7／萬人口，醫護人員為58.2／萬人口。2007年，吉爾吉斯全國共有160家醫院，心臟科、外科、兒科、婦產科、精神科、腫瘤科、五官科等專科醫院，多集中於比斯凱克市，燒傷科、骨科等集中在奧什市。其他均為綜合醫院，分布全國各地。另外，全國還有約90家療養院和醫療康復中心。吉爾吉斯各醫院均不設藥局，患者憑醫師處方到藥局自行購買。

近年來，吉爾吉斯很重視與國際社會加強交流，以爭取其對本國醫療衛生事業的財政援助。據吉爾吉斯報刊報導，美國、丹麥、德國、日本和瑞士等國以及世界銀行、伊斯蘭開發銀行（Islamic Development Bank, IDB）、亞洲開發銀行（Asian Development Bank, ADB）、德國復興信貸銀行（Kreditanstalt für Wiederaufbau, KFW）和世界衛生組織，都曾對吉爾吉斯醫療衛生事業，給予很大幫助。外援資金占吉爾吉斯醫療預算的60％。僅2005年10月間，世界銀行、德國復興信貸銀

行就分別援助吉爾吉斯1,500萬美元和1,600萬歐元，用於醫療綜合管理、個人醫療、人才培養等方面。日本政府於1995～2005年間，援助吉爾吉斯醫療設備總值2,150萬美元。美國對吉爾吉斯的人道主義援助（主要為醫療、衛生體系援助）至今已達2.9億美元。

三、醫療服務籌資與支出

（一）現況

目前，吉爾吉斯衛生系統由以下主要經費來源提供支持：(1)總預算收入（國家和地方政府）；(2)強制性健康保險基金（Mandatory Health Insurance Fund, MHIF）的投入；(3)公共投資專案；(4)自費支付。

根據世界銀行2004年公共支出回顧，吉爾吉斯個人自費支付構成衛生籌資的主要來源，占了將近一半的衛生總籌資；總預算收入（國家和地方政府）占衛生總籌資的44％，其中32％來自國家預算，68％來自地方政府；由世界銀行和亞洲開發銀行貸款支持的公共投資專案，占衛生籌資的0.9％；社會保險占衛生總籌資的4％。

（二）強制性健康保險基金

MHIF是衛生部門的「單一付款人」（單方支付體系），負責統籌基金、購買衛生服務以及編列衛生資金預算，還負責品質保證和衛生資訊系統的發展。該部門的主管同時是衛生部副部長。強制性健康保險基金會最初是於1997年建立，為內閣下屬的基金會；1998年，轉到衛生部之下。強制性健康保險基金會在使用預算資源和衛生服務籌資方面，向財政部和地方國家管理局負責。

MHIF是強制性的，禁止公民退出。如表18-7-1所示，MHIF的經費來源根據不同人群，有所不同。MHIF不是經費的來源，它代表特定的「參保人群」接受來自社會基金和共和國預算的財政轉移。MHIF從雇員收入中籌集資金，而這些資金也用於農民。針對兒童、社會受益人、養老金領取者和軍隊的投入，由共和國預算轉移而來。個人的保險狀況，根據社會保障鑑定、養老金領取

表18-7-1 吉爾吉斯強制健康保險的經費和覆蓋範圍

人 群	經費來源
雇員（包括正式部門的雇員）	雇主繳交雇員薪資的 2%
公務員和公共企業	雇主（也就是政府）繳交雇員薪資的 2%給社會基金
自營業者	自願購買強制性健康保險政策
農民	土地稅基礎稅率的 6%
國防部、內務部和國家保衛部人員	共和國預算撥付、相當於最低薪資的 1.5 倍
16 歲以下兒童；18 歲以下就學兒童以及 21 歲以下小學、中學和高等職業教育機構的學生（在職進修和夜校學生除外）	共和國預算撥付、相當於最低薪資的 1.5 倍
從兒童時代就殘疾以及領取社會和國家救濟者	共和國預算撥付、相當於最低薪資的 1.5 倍
養老金領取者	共和國預算撥付、相當於最低薪資的 1.5 倍
註冊失業者	共和國預算撥付、相當於最低薪資的 1.5 倍

者身分鑑定或強制性健康保險政策確定。

吉爾吉斯強制醫療保險基金會副會長阿拉馬茲‧伊曼巴耶夫（Almaz Imanbaev）表示，吉爾吉斯的強制醫療保險，覆蓋了413.7萬的人口，即總人口的76.3％。他說，強制醫保覆蓋的人員中，113.6萬人為工人、38.9萬為農民、52.1萬為退休人員、170萬為16歲以下兒童以及其他群體。除此以外，被保險的軍人超過2,000人。伊曼巴耶夫指出：目前正在起草法案，以求最大限度地使強制醫療保險覆蓋所有的公民，未覆蓋的主要人群為社會脆弱人群。

強制醫療保險基金會實行向吉爾吉斯公民提供醫療療養救助的國家保障專案，和門診外科層級的強制醫療保險附加專案的藥物保障。自2001年，MHIF在衛生籌資的作用，得到極大的提升。透過統籌所有地方（即地區、城市和州）的衛生預算收入，形成州級的唯一經費庫。採用和在全國為參保人購買服務的相同方法，MHIF為整個州的人群購買服務，從而成為州級衛生服務的單一購買方。到2002年中期，這個單方支付體系，擴大到其他2個州（納倫州和塔拉斯州），覆蓋了當時國家50％的疆域和33％的人口。到2004年，整個國家都採用單方支付體系。

在單方支付體系架構下，MHIF掌管地方衛生預算資金。新的財務規劃系統，以新的標準為基礎，購買是以最終的結果或人群需求（住院服務治療的病例數、接受初級保健的總人數、門診和衛生防疫服務提供者服務的區域人口）為基礎決定的，而不是衛生機構的能力（床位和人員等）。此外，MHIF致力於透過反映地區人口偏遠性和經濟特徵的資金分配係數，來消除地區差異。新的系統擁有以下主要特徵和目標：(1)致力於在國家福利計畫的架構下，為100％的人口提供衛生服務；(2)MHIF為衛生服務的單一購買方，實現購買方／提供方的分離；(3)衛生經費來源的整合（預算經費、MHIF經費和現金支付費用）；(4)在州級統籌預算資金；(5)以更加透明的、正式的共付，代替非正式的現金支付；(6)不受預算項目限制的資源分配；(7)從初級保健到更高級別，改善轉診系統，使之整合到整個衛生服務系統。

雖然社會基金和MHIF之間的資金籌集和統籌功能劃分明確，但分配給MHIF的經費數額，總是少於應撥付數額。在2002年，雇主付給社會基金的保險金，只有54.8％撥給MHIF。養老金領取者的撥付率甚至更低，在2002年，計畫內的撥付，無一實現。社會基金的收入之所以沒有撥付，原因在於自身的財務問題。因此，那些本應撥給MHIF的資金，實際上交叉補貼了其他部門，尤其是養老金。自2003年1月以來，社會基金撥付給MHIF的經費，得到很大改善——社會基金不能再對MHIF欠款。這個新的規定，被列入國際貨幣基金會關於新的減貧和增長機構（由國家減貧策略組成的、針對低收入國家的國際貨幣基金會借貸機構）的協議條件之一。

（三）自費支付

除去MHIF的投入，衛生系統的自費支付有4種類型：(1)非正式的私下現金或實物支付，用於公共衛生機構那些本應該免費提供的服務和產品；(2)從私人提供商那裡購買產品和服務，主要是從私營藥局和市場上購買門診藥物以及私人衛生服務；(3)正式的使用者付費；(4)正式的、由病人共同支付給包括在單方支付體系裡的衛生機構的費用。

非正式自費支付，包括：私下支付給醫護人員的費用、在公共機構接受服務所需要藥物和醫療供應品的購買以及住院時獲取食物和非醫療物資的費用。這種情況是普遍存在的。而正式的使用者自付費用，受到《公共衛生機構預算外活動法》的管制。衛生服務的價格，必須得到國家反

壟斷政策委員會的許可。正式的使用者自付費用,在衛生預算裡記作「專門收入」。目前,專門收入包括:非醫療服務(如:租金、交通、與健康無關的化學和實驗室檢驗)、對外國公民提供的醫療服務、牙科服務(除了那些包括在國家福利專案裡的服務專案)以及應個人要求提供的醫療服務(如:整容、流產和匿名治療)。

作為國家福利專案的一部分,對藥物、飲食以及醫療服務特定專案的正式共付,構成單方支付體系的主要部分。共付機制已被引入到門診服務機構和醫院。共付的水準是固定的,但對可以免除共付的患者、參保人和非參保人以及不同類型的醫療干預(醫院治療或手術;門診機構高價檢驗或常規檢驗),有所差別。共付被期望可以取代非正式的現金支付。

單方支付體系內的資金籌集和服務購買,為改革的一部分,首次嘗試引入國家福利專案,在衛生服務提供領域確立國家職責,並用透明和正式的支付方式,取代非正式的現金支付。在已經取得最初成功之時,用正式的支付方式(最終應降低這種支付水準)取代非正式支付,要獲得持續、長期的成功,還有賴於維持和增加政府的衛生支出,以此為衛生服務提供系統的重構節約成本(見圖18-7-2)。2012年,吉爾吉斯政府衛生支出占國內生產總值為7.1%。

(四)外部經費來源

外部經費來源包括:人道主義援助、技術支持、贈款和信貸。20世紀90年代,國外援助數額

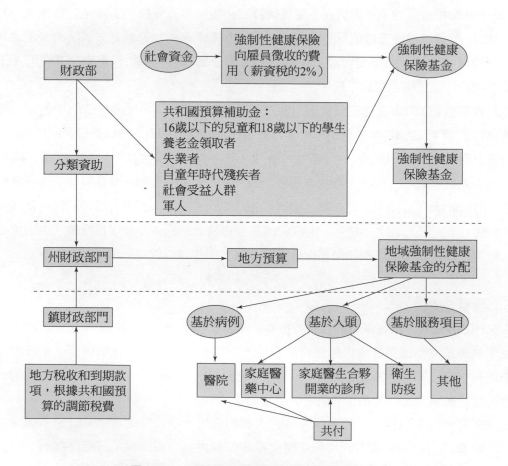

圖18-7-2 吉爾吉斯單方支付體系中的資金流

巨大。1998～2000年期間，吉爾吉斯國家衛生帳戶（NHA）收集的數據顯示，國外捐款數額高達衛生總費用的10%。

然而，隨著一些專案逐步結束，又有另一些專案啟動，國外援助的數額每年都有顯著的變化。在支持衛生改革進程方面，尤其活躍的主要捐款方為世界銀行、世界衛生組織、美國國際開發署（United States Agency for International Development）、英國國際發展署（Department for International Development）以及瑞士發展合作署（Swiss Agency for Development and Cooperation）。2003年初，全球抗愛滋病、結核和瘧疾基金會批准了1,700萬美元的愛滋病專案和110萬美元的結核病專案。

吉爾吉斯衛生服務改革司管理衛生改革專案，並向衛生部負責，協調衛生部門捐贈方的活動。許多捐贈方支持垂直專案的實施，如：結核病、愛滋病、性傳播疾病、急性呼吸道感染、計畫生育和生殖健康、免疫和藥物採購等領域。世界衛生組織支持衛生服務改革專案，並支持一系列的活動，包括：衛生機構的革新和配備、加強衛生資訊系統和衛生籌資改革。亞洲開發銀行在吉爾吉斯南部支持類似的活動。瑞士發展合作署透過簽約單位瑞士紅十字會，支持納倫州的衛生服務結構重建和初級保健發展，其中包括社區健康促進活動（Community-based health promotion activities）的新重點。

四、醫療制度改革

（一）改革的背景

1. 改革的動力

自1991年獨立以來，吉爾吉斯發生巨大的經濟和政治轉變。嚴重的經濟衰退及貧困的顯著增長，導致社會各個領域的改革。衛生經費的劇烈縮減，對衛生服務的品質產生負面的影響，這可能也是人口健康狀況惡化的原因之一。宏觀經濟環境，促成吉爾吉斯衛生服務的改革。

2. 改革的目標

(1)改善人口的健康狀況；(2)透過消除不同地區和城鄉地區的健康指標差異，確保患者的權益，提高衛生服務的可及性，來提高衛生服務獲得的平等性；(3)更有效、更高效地利用衛生資源；(4)提高衛生服務的品質。

3. 改革的形式

1994年，吉爾吉斯衛生部請求世界衛生組織歐洲地區辦公室，協助制定並實施一項全面的衛生服務改革計畫（MANAS）。在1994年，美國國際開發署也通過Zdrav改革專案，來支持最初的伊塞克湖州衛生改革試行專案。該專案與國家計畫同步進行，且很多在伊塞克湖州專案中實施的具體措施，都在1996年併入了MANAS。

衛生改革實施針對上述計畫目標，初級衛生保健得到加強，購買與供給角色分離，得以建立。但國家福利計畫原定於1997年完成，卻直到2001年才開始試行。

（二）改革的特點

1. 衛生籌資：單方支付體系

衛生服務籌資改革的集中體現是「單方支付體系」。該體系綜合汲取之前所有的積極改革。內

容包括：在衛生服務體系中建立購買與供給角色分離制度；協調衛生籌資的主要來源；在州級籌集預算資金，克服之前分散的籌資安排；以透明的、正式的共同支付，取代非正式的現金支付；根據產出而不是能力準則，向提供方分配資源。而單方支付的風險和挑戰體現在：一旦地方、中央預算收取的社會基金籌資不足額、中斷或是發生其他問題，會馬上引起對衛生服務提供者的延遲支付，這將導致衛生服務提供者在要求患者共付醫療費用的同時，還會要求患者非正式的現金支付，這就會破壞公眾對衛生服務系統的信任。另外，地區間的經濟差異，也會造成各州之間不同的共付程度。另一個風險是：衛生服務提供的合理化，會落後於公共事業稅收的上升。最後，提供衛生服務的立法倡議，必須得到相應增加的財政撥款的支持，否則，單方支付體系將難以為繼，而最終失敗。

2. 衛生服務提供體系

公立機構的合理化建設，是最難實施的一項改革。在2003年以前，因政治因素的牽制，使得此項改革的啟動被推遲。然而，在單方支付體系下運作的這些機構，借助體系新的經濟手段，這應該可以促進這些機構的合理化建設。零散的衛生服務預算，是衛生服務籌資改革及衛生服務提供系統改革，所面臨的主要挑戰。衛生籌資改革中，重要的一點是將財務集中到州，這確保更好的風險分擔。另一項補充改革，是賦予衛生機構更多的預算自主權。隨著新的供方支付方式，尤其是患者共付機制的引入，衛生機構在內部資源分配方面的靈活性，大大增強。

（三）改革的實施

1. 獨立後主要由衛生部負責

在蘇聯時期，吉爾吉斯醫療衛生體制的計畫、規範和管理，掌握在蘇聯的中央。獨立後，吉爾吉斯衛生部擔負起計畫、規範和管理的主要職責，但逐步分散自己的職能。

衛生系統的總體管理，主要還是遵循自上而下的等級制模式。首先，議會決議通過法律、法令和其他法規。隨後，衛生部頒布命令，所有政府擁有的衛生機構都必須遵守。接著，各衛生機構的管理部門頒布內部命令，確立時間表並劃分職責。各機構必須監管各自落實命令的情況，並將結果彙報回衛生部。

衛生部直接管理國家的所有衛生機構，也管理吉爾吉斯國家醫學科學院。衛生部任命國家級衛生服務組織的主管，地方國家管理局任命市級衛生組織的主管，必須事先得到衛生部的同意。衛生部主要的管理職能包括：制定所有衛生服務提供者必須遵從的指導方針、衛生服務提供者的許可與認證以及品質保證措施。衛生部協調捐贈者的活動，並提供人道主義援助，還為公立衛生機構集中採購藥品和醫療設備。

衛生部還負責財政規劃和預算管理，根據國家衛生政策和醫療收入測算制定衛生預算，尤其是計畫本國人所需衛生服務的範圍和種類，以及提供這些衛生服務所需要的財力資源。在預算過程中，財政部以及地方財政部門的作用至關重要，因為兩者都對預算資金行使財政權。但隨著單方支付體制的引入，衛生部門的工作基本簡化到了收益的徵繳。單方支付體制，包括財政部和其他財政部門的職責，在前文「三、醫療服務籌資與支出」中，有詳細介紹。

地方國家行政部門負責國家級以下的衛生規劃和管制。在2000年，地方政府改革之前，這些職能由州級衛生部門行使。隨著州級衛生部門的廢除，這些職能轉給州屬醫院，隨後又轉給衛生

管理的監管理事會。這些理事會在2003年成為衛生管理協調委員會。

衛生管理協調委員會是合議機構，其組成包括：中央政府的地方代表、相關理事會的代表、地方衛生組織和社會保障機構、州財政部、教育機構、獸醫服務機構、工會和非政府組織。協調委員會的主席由州政府的首長擔任（比斯凱克市由市長擔任），由主席建立委員會並任命委員會成員。每個委員會有2個副主席，一個是州的衛生機構的主管，另一個是強制性健康保險基金會地方部門的主管。委員會根據需要召開會議，但每季度不得少於1次。協調委員會的決議對當地所有衛生機構都具有強制性。各協調委員會都對相應的州級國家管理局以及衛生部負責。

在衛生機構一級衛生計畫、規範和管理的主管，由管理局指定，有財政和管理上的自主權。州級或市級衛生機構的主管，需要接受過較高的醫學、經濟學或行政管理學的專業教育，並需有衛生管理的註冊資格證書。對私人衛生服務提供者，包括：傳統醫藥從業者，其管理以執照為基礎。私人衛生服務提供者需要保存並提交所有必要的資料和報表。私立和公立衛生服務提供者，進行交流合作，包括：參與實施國家福利專案，要建立在契約的基礎上。

公民介入衛生規劃，仍然有限。但在一些指定的試驗區域，公民的回饋被用作未來的規劃參考。目前已經透過訪談、專題小組討論和參與農村評估研究的方式，進行各種調查，目的在於了解人們對改革的體會以及他們對衛生服務系統的總體期望。

2. 衛生服務體系的分權（地方）化

如前所述，衛生部負責制定國家衛生政策、設立臨床標準。但實際的實施者是地方衛生局和衛生服務提供者。

在最近的改革中，衛生服務系統被分成4個政府行政等級：國家級、州級、城市級和區級，服務於公眾。另外，許多國家專案，如：免疫計畫由不相關的垂直系統執行。零散的衛生服務預算，是衛生服務籌資改革及衛生服務提供系統改革所面臨的主要挑戰。衛生籌資改革中，重要的一點是將財務集中到州（改革起初於2001年在楚河州和伊塞克湖州試行，現在已擴展至全國），這確保更好的風險分擔，並打破財政和供應的集權。為避免物資過剩，另一項補充改革是賦予衛生機構更多的預算自主權。隨著新的供方支付方式，尤其是患者共付機制的引入，衛生機構在內部資源分配方面的靈活性，大大增強。

地方政府透過以下方式介入州級衛生管理：(1) 參與衛生管理協調委員會；(2) 州級財政部門將預算轉移給強制性健康保險基金會的地方部門；(3) 衛生機構的合理化；(4) 衛生人力政策；(5) 透過頒發「社會護照」，保護社會弱勢群體，並為免除共付醫療費用的患者所獲取的服務籌集資金。

3. 非政府組織逐步參與

近年來，衛生部的部分職能轉移到非政府組織身上，如：衛生機構的鑑定工作委託給醫學鑑定委員會；家庭醫療協會和醫院協會負責監控衛生服務的品質，並參與臨床協議的發展。

私人部門的規模，依然相對較小，主要包括：非住院服務和藥局。衛生部門的私有化，從藥物部門開始。在共產主義體制時期，藥物由中央採購，並按國家規定的固定價格銷售。1992年，地方製藥公司都被合併為蓋侖藥業企業（the Galenical Drugs Business Project），此企業由國家控制，並由吉爾吉斯藥物工業領頭。1994年到1995年，第二輪私有化後，這些公司轉型為合資公司或有限責任公司。負責採購和分配藥物的國家壟斷企業——吉爾吉斯藥品公司（Kyrgyz Pharmacia），於1994年私有化。到1996年，除了少數市級藥局，大多數藥局已經完全私有化。

　　衛生服務其他部門的私有化，仍受到較多制約。除了已經棄用的建築和牙科診所，2001年到2003年的私有化專案，禁止衛生機構和其他社會基礎設施的私有化。但是私立衛生服務提供者，可以新建私人衛生機構。

　　吉爾吉斯的衛生服務改革，發生在政治和經濟轉型以及嚴重經濟壓力的困難背景之下。1996年，該國在國外捐贈者的支持下，開始全面的衛生部門改革10年計畫。目前，已制定一系列衛生相關的法律、法規；引入強制性健康保險制度；推行新的供方支付方式（單方支付體系的引入，整合了之前衛生改革的所有成績，並發揮改革的催化劑的作用）；初級保健得到調整和加強。

　　但是，改革仍需進一步深化。衛生服務提供的結構調整，需要進行下去，並將重點放在醫院個別部門和疾病預防控制上，要阻止傳染性疾病的傳播，尤其是肺結核、瘧疾和愛滋病。近年，吉爾吉斯人口期望壽命雖不斷提高，但仍舊較低；同時母嬰死亡率仍舊較高。政府應當鼓勵公民對個人的健康承擔更多的責任。

　　吉爾吉斯的衛生服務改革，為其他轉型中的衛生服務體系，提供了重要的經驗，主要包括以下幾點：

　　(1)衛生部門的發展在很大程度上依靠整個社會的經濟與民主發展；

　　(2)衛生籌資改革如果不能融入國家財政體系，則實施起來很困難；

　　(3)衛生部門改革的成功，不應該導致籌資水準的降低。在引入機制保證資源更有效利用的同時，如果籌資水準下降，很有可能會在改革中失信於公眾；

　　(4)衛生服務提供體系的結構調整，不可能單靠行政手段來實現，也要考慮經濟槓桿的作用；

　　(5)協調捐助者的活動，對於改革的成功實施是非常關鍵的；

　　(6)必須要有專業、團結的改革團隊，能夠理解改革的實質。改革最主要的障礙之一可能就是醫務人員，因此，最重要的就是要保證醫務工作者受到廣泛的教育，充分掌握資訊。這些措施應該與財政和其他激勵措施結合，以提高醫務人員的積極性，改善服務品質，降低非正式收費的需求。此外，也要加強人群和民間組織對改革內容的認識；

　　(7)在專案計畫的初期，要制定新的立法框架是十分困難的，因為，法律往往落後於改革的進程。所以，新的改革方案應該首先試行，然後再推廣到全國；

　　(8)改革過程中，及時、準確的監控流程、評估效果和回饋結果，及時的控制並糾正存在的問題，是非常關鍵的。

　　由於人人免費醫療的蘇聯制度的瓦解，吉爾吉斯公民獲得均等衛生服務的權利，受到威脅。該國已經制定國家福利專案和基本藥物目錄，但還有大約一半的衛生籌資來源於個人的現金支付，其中還有許多不正式的私下支付。雖然隨著單方支付體系的引入，非正式支付在一定程度上，被正式的共同支付替代，但低收入人群在獲得衛生服務和藥物方面，仍有困難。病人支付費用高與政府支付費用低和吉爾吉斯總體經濟脆弱有關，因此，政府的支出不大可能在不遠的將來有明顯的增長。衛生服務改革計畫（MANAS），已於2006年結束，吉爾吉斯衛生部目前正在制定進一步的計畫，內容涉及：進一步改革制度、垂直計畫與總體衛生服務體系的整合以及部門間健康促進策略的制定。

| 第十九章 |

非洲三國醫療制度

第一節　南非醫療制度

一、社會經濟和國民健康概況

南非共和國通稱南非，位於非洲大陸最南端，東、西、南三面瀕臨印度洋和大西洋。總體以高原為主。南非位於南緯19度至33度的半沙漠和沙漠地帶，全國2/3以上的面積氣候乾旱，水量充沛的河流不多。全境大部分處副熱帶高壓帶，屬熱帶草原氣候。面積1,219,090平方公里，人口4,999萬（2010年6月，南非國家統計局）。分黑人、白人、有色人和亞裔4大種族，分別占總人口的79.4％、9.2％、8.8％和2.6％。黑人主要有：祖魯（Zulu）、科薩（Xhosa）、斯威士（Swazi）、茨瓦納（Tswana）、北索托（North Sotho）、南索托（North Sotho）、聰加（Tsonga）、文達（Venda）、恩德貝萊（Ndebele）9個部族，主要使用班圖語。白人主要是荷蘭血統的阿非利卡人（Afrikaners，曾自稱布爾人，約占57％）和英國血統的白人（約占39％），語言為阿非利卡語和英語。有色人是殖民時期白人、土著人和奴隸的混血人後裔，主要使用阿非利卡語。亞裔人主要是印度人（約占99％）和華人。有11種官方語言，英語和阿非利卡語為通用語言。白人、大多數有色人和60％的黑人信奉基督教新教或天主教；亞裔人約60％信奉印度教，20％信奉伊斯蘭教；部分黑人信奉原始宗教。普利托利亞（Pretoria）為行政首都，人口約200萬；開普敦（Cape Town）為立法首都，人口約290萬；布隆泉（Bloemfontein）為司法首都，人口約65萬。

南非屬中等收入國家，但貧富懸殊。2/3的國民收入集中在占總人口20％的富人手中。1994年以來，南非政府先後推出多項社會、經濟發展計畫，透過建造住房、水、電等設施和提供基礎醫療保健服務，改善貧困黑人生活條件。1997年制定《社會保障白皮書》，把扶貧和對老、殘、幼的扶助，列為社會福利重點。2010年，人均預期壽命男性為53.3歲，女性為55.2歲。

根據經濟合作暨發展組織（OECD）發表的2013年南非經濟發展與衛生情況的數據顯示，撒哈拉以南的非洲受了國內需求增長的刺激和投資的影響，GDP從2012年的3.5％的漲幅，增加到了2013年的4.7％。然而，在南非地區因其最大的經濟體系和勞工關係，受到外部需求不景氣的影響，使得南非2013年度GDP的增長僅達到1.9％。2011年，南非所有的衛生投入資金占GDP的8.5％，略低於OECD國家的平均值9.3％。其中，衛生經費投入比例最高的是美國，占其GDP的17.7％。衛生經費的投入通常與國家的收入成正比，一般來說，人均國內生產總值較高的國家，更趨向於在衛生醫療上有更高的投入。所以，南非2011年的人均醫療保健支出為943美元，低於

OECD國家的平均水準3,339美元，並不出乎意料。

在所有的OECD國家中，除了智利、墨西哥和美國，衛生經費的主要來源是公共財政撥款。在南非，2011年，衛生保健花費的47.7%是由公共財政支持，遠低於OECD國家的平均值72.2%，跟智利（46.9%）、墨西哥（47.3%）還有美國（47.8%）非常接近。

在2011年，南非的醫師數量僅占總人口的0.7‰，遠遠低於OECD國家的平均值3.2‰，同樣地，南非護士人員數量只有總人口的1.1‰和OECD的平均水準8.7‰相比，也是相差甚遠。再來看南非2010年醫院的床位數為2.4張／千人，僅有OECD平均值的一半（4.8張／千人）。

過去20年，所有OECD國家的期望壽命都有所提高，平均值從1990年的74.7歲，上升至2011年的80.1歲。相反地，南非的人均期望壽命在這段期間下降趨勢明顯，從1990年61.6歲，下滑到2011年的52.6歲。期望壽命的縮短主要歸結於HIV/AIDS的流行。OECD國家的嬰兒死亡率在過去20年有所下降，從1990年的10.9‰，下降至2011年的4.1‰。但在南非嬰兒死亡率在20年來一直保持非常平穩，在2011年的嬰兒死亡率是34.6‰。同樣地，HIV/AIDS的流行是南非嬰兒死亡率持續這麼高的重要原因。根據聯合國兒童基金會（UNICEF）的報導，50%的HIV陽性嬰兒，在他們第二個生日的時候死於HIV相關疾病（表19-1-1）。

許多國家的成年人吸菸人數比例在20年來，有所下降。在南非的吸菸人口比例在2009年為13.8%，比OECD的平均值20.9%低很多。然而，南非的吸菸比例在男女性別之間，有很大差異。南非2009年的吸菸男女比例分別為：24%的南非男性和8%的南非女性吸菸。

表19-1-1 2005～2012年南非衛生基本情況比較

項　目	2005	2006	2007	2008	2009	2010	2011	2012
人口總數	47,639,556	48,269,753	48,910,248	49,561,256	50,222,996	50,895,698	51,579,599	52,274,945
人口增長	1.3%	1.3%	1.3%	1.3%	1.3%	1.3%	1.3%	1.3%
期望壽命	51.6 歲	51.6 歲	52 歲	52.6 歲	53.5 歲	54.4 歲	55.3 歲	56.1 歲
生育率[1]	2.7	2.6	2.6	2.5	2.5	2.5	2.4	2.4
青少年生育率[2]	63.8	61.5	59.2	57.5	55.8	54.2	52.5	50.9
5 歲以下死亡率[3]	79.1	76.5	72.5	69	63.1	52.9	47.2	44.6
麻疹接種率[4]	63%	64%	62%	64%	78%	74%	78%	79%
HIV 患病率[5]	17.1	17.2	17.3	17.5	17.6	17.6	17.8	17.9
GDP 增長	5.3%	5.6%	5.5%	3.6%	-1.5%	3.1%	3.5%	2.5%

注：①每個女性的生育數；②每千個15～19歲女性的生育數；③每千個活產兒；④12～23個月的嬰兒；⑤15～49的人群。

二、醫療服務體制

（一）醫療衛生系統組織結構與管理

南非醫療衛生系統由中央、省和市三級的管理模式，中央負責統一制定政策和總體規劃，並對各地進行監督管理和考核社會福利金的發放，是否符合中央的要求，省（全國共9個省）和市兩級落實執行。中央設立社會福利部，主要目的為：(1)為正常人提供社會保障服務；(2)為弱勢、身障者、低收入者、貧窮的人提供服務。社會福利部在9個省都設有辦公室，配合地方開展社會保障工作。

除社會福利部外，南非其他政府部門也參與為國民提供社會保障，如：(1)衛生部：負責醫療保險和生育保險以及改善一些黑人的居住、生活環境等；(2)勞工部：負責失業救濟，失業人員可以領到4～6個月的失業金；(3)交通部：因交通事故受傷害後的理賠辦法，由交通部負責確定。黑人居住在黑人區，交通事故率高，交通部就有責任設立意外交通事故險。

南非10年來正在進行調查研究，如何將窮人納入社會福利制度。南非全國總財政收入1兆蘭特，其中有460億蘭特劃歸社會福利部，用於救助800萬貧窮、殘疾人員。因為用於救助的經費是有限的，所以，在南非必須是最貧窮的人，才能得到政府的幫助，月收入在800蘭特以下的家庭，都列入救助對象，主要有：(1)無人供養的老年人；(2)沒有工作的身障者；(3)無人供養的孤兒等。社會福利金發放的年齡範圍是：老年人為女士60歲以上、男士65歲以上；身障者為女士18～59歲、男士18～64歲。政府也將部分社會福利用於資助學生上學、救助病人、為低收入戶建房、為參加二次大戰的一些老兵提供幫助等，同時要求學校減免窮人費用，醫院減免窮人醫療費用。南非分別在中央和省兩級，設立評估監督小組，監察各地社會福利政策的落實情況，還有審計長負責檢查社會福利金發放情況。中央還設立人權委員會，每年對社會福利政策的制定和落實情況，向國會提供報告，政府和總統是非常重視人權委員會的報告。同時，還有非官方組織監督社會福利制度。

南非實行完全開放的市場經濟，同時，由於長期的種族歧視，導致貧富懸殊。現在就業機會很少，失業人口很多，占總人數的一半。10年來，南非政府一方面積極幫助就業，一方面致力於擺脫貧窮。勞工部設立失業救濟金，年收入不到13,000蘭特者，就可以得到救濟。

（二）教學醫院與醫學院

南非的7所醫學院每年大約有900名醫學生和300名專科醫師畢業。每所醫學院附屬1個以上的大型教學醫院，配置2,000至6,000張床位。國家透過省政府向這些醫院提供全部經費。教學醫院規模大，提供三級治療和接受轉診服務，也接受私營醫院轉來的病人。教學醫院還負責其所在地區窮人的二級治療。由於財政緊縮和醫療機構不足，教學醫院也收治大量的創傷、老年和其他與教學無關的病人。這導致教學醫院資金和人才不足，使工作人員情緒低落，辭職者增多。給教學醫院「機構自主權」和允許其向私人患者收取勞務費的建議，使衛生系統可能提供更好的科研設備和增加全日工作人員的薪資，相信這種改變將會改善醫學學術機構。但許多學者持不同看法，認為國家將會減少教學醫院治療貧困病人的經費。由於全國只有7所醫學院和少數高級學術職位，可以預見許多研究生將到私營機構謀職。另一個難題是人才外流，雖然一些醫師是因種族隔離制度而遷居國外，但許多是出國進修未歸，另一些人因西方國家薪資報酬優厚而滯留國外。這對醫學院有重要影響，但尚難判斷其對國家醫療保健系統的影響。

三、醫療保障體系

南非的醫療保障體系分為2個平行的系統：公立醫療（針對窮人和不願意購買醫療保險的有錢人所建立，由國家撥款。對象是5/6的普通民眾）和私立醫療（針對購買醫療保險的高收入者建立，對象是1/6的富裕階層）。

（一）公立衛生體系的形成

1919年以前，受到英國影響，南非的衛生體系不斷地專業化、制度化和組織化，建立各種各樣的軍人醫院和民間醫院，並制定相關的法律規範和協調相關的醫療保健。1919～1940年，提出公共衛生法令，進一步協調醫療保健；1940～1950年，重新定位衛生政策，消除現有體制的結構性缺失，從而調整和改革每個重要的方面，建立統一的、全面的、國家資助的衛生服務體系，建立以衛生保健中心為主的初級衛生保健；1950～1994年，主要是以種族歧視和隔離為主要特點，這不僅影響到衛生服務的提供，而且對人們的健康產生重大影響，衛生政策的制定反映少數白人政府的利益，試圖建立「國家衛生和醫療服務」，並逐漸向提供初級衛生保健轉化；1994年以後，尤其是1994年4月27日，民主政府上臺，政府實現統一，建立新的衛生部，試圖為非洲人提供統一、公平的衛生服務，在取消種族隔離政策後，逐步改革形成現在的醫療保障體系。政府對全體國民提供收費低廉的公立醫療服務，同時允許建立私營醫療保險計畫，能夠承擔較為昂貴的私立醫院服務。在所有醫療花費中，政府公共財政支付約占42%，病人自付約占10%，私營醫療保險計畫支付約占45%，其他支付約占3%。南非公立醫院向全體國民提供收費低廉的醫療服務，對低收入者甚至免費。公立醫院的醫療花費主要由政府公共財政支持，南非沒有專門的醫療保險稅，財政部從一般性稅收收入中撥付醫療費用給各省，各省再撥付給各公立醫院和公立醫務所。

南非透過公立醫院體系基本實現公共醫療衛生的全覆蓋，除掉參加私營醫療保險計畫的人口，南非大約有5/6的人口依賴公立醫療服務。但是，由於政府管理缺乏效率，公立醫院的醫療環境、醫務水準、服務品質較差，也難以吸引醫師和專家，公立醫院每一千病人的普通醫師數量只有私立醫院的1/16，專科醫師更是只有私立醫院的1/23。

（二）私營醫療保險

1998年，南非透過新的《醫療保障計畫法案》，允許設立私營醫療保險計畫，個人可以自願參加，個人和雇主可以分擔參保費用，政府允許部分參保費用稅前扣除。私營醫療保險計畫必須是非營利性質的，每年的結餘留存在計畫中，實質上，就是互助型商業醫療保險計畫，但是私營醫療保險計畫可以聘請市場機構負責管理計畫（計畫管理者，或第三方管理者TPA），也可以聘請管理式醫療組織負責控制醫療費用風險，還可以聘請經紀人來推銷計畫，這些市場化機構都是營利性的，收取管理費用。計畫一般向參保人提供私立醫院的醫療服務，醫療品質和醫療服務較好。截止2008年第2季度，南非大約有112個私營醫療保險計畫，提供約392種保險方案。目前，南非有約1/6的人口參加私營醫療保險計畫。

南非政府設立專門的醫療保險計畫委員會，負責對私營醫療保險計畫進行監管。該委員會隸屬於衛生部，負責計畫的核准、服務標準和償付能力監管，也負責監管跟計畫合作的計畫管理

者、管理式醫療組織。委員會對計畫的基本要求是：(1) 大眾可自由參加；(2) 禁止根據風險分類區分參保人，即禁止根據年齡、醫療史和健康狀況等，對參保人進行核保和區別定價；(3) 必須包含最低醫療保障服務；(4) 良好的內控和治理機構。概括起來，南非私營醫療保險計畫就是：政府監管、市場運作、購買專業管理服務的互助型醫療保險。

（三）公私互助

公私互助是南非醫療衛生部門的特殊方法，特指醫療系統內，政府部門與私營企業可以開展任何形式的合作與互動。強化醫院為全民醫療保障主體的作用，加強醫院的建設和服務，並加強對醫院的制度化建設；制定規章制度，以加強對醫院專業人員的管理、專業人員的培訓以及建立公平合理的保險系統。公立醫院與私立醫院共同建立地區級的醫療保健系統。同時，保障弱勢族群獲得醫療服務，基本衛生保健的重點，是發展診所和基本衛生保健專案，相關的衛生保健專案，包括：(1) 為孕婦和6歲以下的兒童免費服務，使其免費獲得基本醫療保健；(2) 建立初級衛生保健服務專案，結核控制和免疫接種專案的擴展；(3) 建立數百個診所，促進基本醫療保健提供一體化的服務，促進南非人的健康狀況。

南非允許私營醫療保險計畫外包購買市場化的管理服務，並透過專業分工和市場競爭，提高管理服務的專業化水準和控制風險的能力，如：南非Discovery Health公司為了解決醫療費用風險的控制這一世界性難題——即所有參保者都希望多花醫療費，而計畫管理者必須控制費用，以保證計畫的可持續性——整合了醫療、精算、運營管理和技術的專業力量，開發出以客戶為導向的產品結構和專門的風險管理工具，並創造出一套客制化的客戶服務，滿足客戶不同的需求。在產品結構上，Discovery Health區分醫療發生的頻率和費用高低，構建三層產品體系。針對絕大部分健康的客戶，公司吸引他們加入名為Vitality的俱樂部，鼓勵鍛煉身體、戒菸戒酒、保持健康生活方式，並給予相應的獎勵，以此促進客戶群體的健康，預防疾病；對常規性的小病，由於道德風險相對較高，公司使用客戶的醫療儲蓄帳戶進行支付，引導客戶主動控制費用；對花費巨大的重大疾病，由於發病率相對較低，客戶道德風險也較低，公司就盡可能提供最好的醫療。

表19-1-2總結了南非衛生系統面臨的公平性和可持續性的挑戰。這些挑戰大多與私立醫療計畫的危機以及公私混合的性質有關，公立與私立衛生系統不一致的現象，被普遍認為是建立南非公平衛生系統的最大障礙，世界衛生組織在進行衛生系統分類時，也認為這是南非績效較低的主要原因。

（四）醫療儲蓄帳戶計畫

南非的醫療儲蓄帳戶計畫建立於1994年，是醫保專案（medical schemes）的重要組成部分。醫保專案計畫由私營醫療保險公司提供，是基於大數法則的傳統醫療保險產品。按照2000年生效的新《醫保專案法》（*Medical Schemes Act*）規定，醫療儲蓄帳戶是醫保專案計畫的重要組成成分。按照典型的醫保專案計畫，其醫療服務供給分為：日常診療服務和重大疾病診療服務2種。其中，重大疾病診療服務部分又分為：最低福利專案（prescribed minimum benefits, PMBS）以上部分，最低福利專案服務享有無起付線、無自付且無補償上限，包括所有的急診服務、270種醫學狀態和28種慢性疾病狀態。對於最低福利專案以上的重大疾病費用，則有起付線、自付費用和最高待遇支付上限的要求。對於日常醫療服務則分為：年固定待遇、醫療儲蓄帳戶支付、自付和傳統保險計畫支付

表 19-1-2 南非衛生系統可持續性與公平性面臨的挑戰

可持續性挑戰	公平性挑戰
第一類	**第一類**
• 公立部門資源增長停滯。 • 依賴公立部門服務的人口數量增加（尤其是高風險個體）。	稅收籌資： • 不清楚稅收系統是累進的、中性還是衰減的。 • 效果／衛生服務利用不是依據需要配置。 • 政府從稅收籌資中，為每個公務員支付的醫療計畫保險費，是那些依賴公立部門服務個體的 12 倍。
第二類	**第二類**
• 較高的醫療計畫保險費年度增長率。 • 降低服務受益範圍。 • 提高共付率。 • 導致成員人數減少。 • 較多的資源只為少數人提供較少的服務。	公立與私立的合作： • 政府對私立衛生部門提供大量補助。 • 對醫療計畫保險費免稅。 • 資助培訓衛生工作者，這些衛生工作者在完成培訓後，大部分進入了私立部門。 • 對利用公立醫院服務的醫療計畫成員，按低於成本回收水準的價格收費。
第三類	**第三類**
• 醫療計畫 1/4 的成員是公務員及其家屬。 • 由於政府為公務員支付 2/3 醫療計畫保險費，導致費用過快增長，使稀缺的政府資源進一步減少。 • 醫療計畫過度依賴於公務員的數量。 • 多種服務受益範圍選擇。 • 風險分擔細化。 • 單個保險方案的不穩定性增加。	交叉補貼： • 收入（高收入者向低收入者的交叉補助）：非常少，因為保險費不是取決於收入水準。 • 健康狀況相關的交叉補助（從低風險者向高風險者轉移）：由於方案中風險分類和風險分擔的細化而減少。

4 個層級，其中年固定待遇和傳統保險計畫支付待遇為有起付線、自付費用和最高待遇有上限限制。

醫療儲蓄專案的用途，就是用於支付各種共付機制帶來的自付費用。南非醫療儲蓄帳戶的供款及利息都免稅，因此，常被視為避稅手段。自 2000 年起，為防止個人過多利用該計畫避稅，南非政府立法規定醫療儲蓄帳戶專案的年供款，不得超過相應醫保專案計畫保費的 25％，同時，對醫療儲蓄帳戶的支付範圍，限定在支付個人自付部分和醫保專案計畫不予覆蓋的醫療服務費用。

四、衛生籌資狀況

南非大部分衛生機構的籌資來源於南非的國家財政局，2007 年，公立醫院的總支出占 GDP 的 3.05％以及政府支出的 11.08％，雖然政府承擔了 40％的衛生支出，但是公立醫院為 80％的人口提供服務，面臨很大的壓力，大部分的衛生資源都集中在為 20％的人口提供服務的私立醫院。2007 年 2 月，財政部門又撥了 53 億給衛生署，擬分配給人力資源、HIV/AIDS 專案以及醫院的重建和三級服務。2003 年，政府啟動醫院重整方案，預算 19 億蘭特，不斷地提高醫院的基礎設施、增加必要的設備以及提高管理技能，從而提高公共衛生系統的績效。該方案規定，當地的醫院管理部門有權管理醫院的運行問題，如：財政和人員配置，以滿足當地人的需要。2006 年 4 月，33,220 名醫師在南非的醫師監督機構（即衛生專業委員會）登記，醫師必須遵守的持續專業發展制度，使得

他們參加定期講習班、研討會和進修課程，以獲得其年度註冊權力。為解決公立醫院面臨的資源和人力短缺的問題，公私合營正慢慢形成，一些私立醫療機構現在正為公立醫院的一些病人提供病床和醫療服務。同時AIDS和貧困相關的疾病如：結核、霍亂，對南非的醫療衛生體系產生重大的影響；HIV/AIDS產生很大的威脅，公立醫院實行相應的免費篩查和相應的治療措施。

南非的衛生保健籌資體系，主要是以公共衛生部門為主，即總稅收收入。公共衛生服務體系幾乎覆蓋所有的人群，所有的人都能使用衛生服務，服務地點分布廣泛，而且提供的基本醫療保健服務都是免費的，但是，等待時間都很長，而且基本衛生服務機構的醫師很少。這些公共衛生服務部門支持初級衛生保健的發展，為孕婦和兒童提供免費服務。

2008年，主要是發展初級衛生保健，衛生體制越來越注重為人群提供基本醫療保健，目前大約有37％的全科醫師在公立醫院工作，其他在私立醫院，這使得公立醫院的全科醫師缺少，大約有1/3的職位空缺，還有很大一部分的衛生專業人員沒有在衛生專業委員會更新註冊。42％的護士、30％的醫師在公立醫院工作；相反的，私立醫院使用了62％的衛生支出，為700萬人提供服務，而公立醫院則使用38％的費用，為3,500萬的人口提供服務。

五、醫療制度改革

（一）改革背景

種族隔離使得南非的不公平根深柢固，在收入和社會服務的獲得上，都有所體現，同時，南非也面臨著健康水準和獲得衛生服務的極端不公平。根據人口和健康調查顯示，大部分的黑人都是在公立醫院獲得服務，而白人在私立醫院獲得服務。非洲地區種族鬥爭以及HIV/AIDS猖獗，使得經濟狀況沒有增長，而治療這些病人花費的費用增加，使得南非GDP不斷減少，貧困狀況進一步增加。

從1983～1993年，公共衛生支出隨著GDP的增加有所增加，衛生服務的使用，有極大的不公平性，只有75％的南非人口獲得公共衛生服務，但是這些人大都是中等收入的人群，相反地，窮人缺乏公共衛生服務，首先是他們沒辦法很容易地到醫院，其次是儘管就醫費用很低，對於窮人來說卻是很高的，因此，基本衛生保健成為重中之重。25％的窮人在生病時不能獲得醫療保健，貧窮地區婦女和兒童面臨更多的健康問題。公立醫院的服務主要是由那些富人獲得。基本上，醫院占用所有公共衛生支出的75％，而支出幾乎都在那些學術和三級醫院，主要是富人受益。

南非的衛生保健的提供和籌資，是2個不同的體系，即：公立衛生體系和私立衛生體系，政府採取各種政策和法律措施，促進國民在公共部門能夠獲得更多的衛生保健。隨著財政資源的支出越來越多傾向於私立醫院，私立醫院有更高的補助、更好的工作條件和更高端的技術，越來越多的衛生專業人員從公立醫院轉到私立醫院，導致公立醫院出現人才危機。

隨著1994年民主政府建立，國會掌權，開始消除衛生保健裡的種族歧視。原來醫院是為白人提供服務的，並且有14個衛生部門面臨機構的分離和冗繁；住在農村地區的人需要長途跋涉去醫院獲得服務，沒有為大多數人提供公平的醫療保健。因此，衛生體制的改革，包括醫院的改革，勢在必行。

（二）改革的具體措施

1. 管理體制改革

非洲民族議會（African National Congress, ANC，簡稱非國大）掌握政權以後，加快廢除種族歧視的衛生體制，並實施以基本衛生保健為重點的重大衛生改革，以確保能夠控制本地的公共衛生服務。從1994年開始，醫院提供的服務和基本衛生保健的提供，由9個省級衛生行政部門提供，省級行政部門將部分預算撥給地方當局，以提供基本醫療服務，對於6歲以下兒童以及懷孕和哺乳期婦女的衛生服務是免費的。建立以地區為基礎的衛生系統，以確保地方政府控制公共衛生服務，並規範和協調各地的公共衛生服務。為確保衛生服務的可及性和可獲得性，政府建立700多家公立診所，2,298家診所更新了設備，建立125個移動診所。

醫院的衛生體系可以分為公共醫療服務體系和私立醫療服務體系，前者主要是為大多數的窮人提供服務，而後者主要是較富裕的少數人，隨著富人不斷轉向私立醫院就醫，私立醫院和診所不斷增加。南非23％的人使用私立醫院的服務，而醫療費用卻占總醫療費用的60％。除了護士以外，大部分的醫療專業人員都在私立醫院執業。非洲民族議會探索創新性的公私合作，加快以地區為基礎的衛生體制的發展，增加公共衛生服務提供者的自主性和效率，與相關的私立醫院的職業團體簽訂合約，為公共衛生部門的病人提供服務。1995年1月，國家健康保險制度諮詢委員會成立，委員會主要是為了建立如下的制度：為所有南非人獲得平等的初級衛生保健，服務是可支付的、可持續的，是高效率的服務。38.7％的衛生保健支出，來源是由總稅收收入和當局的稅收、使用費用收入。

2. 補償機制改革

政府的財政安排也發生很大的變化，引入聯邦財政制度，影響衛生經費的籌措和預算，使得各地以更公平的方式分配衛生資源。公共衛生部門主要是依靠稅收收入，同時地方政府有支援一部分。公立醫院的財政還包括使用者付費以及社會醫療保險。

公共衛生資源的分配，主要是在國家層級上的重新分配：減少為那些窮人和沒有保險的人提供三級醫療服務的大醫院，主要集中於已被長期忽視的基本保健和社區為基礎的保健。同時，將醫師轉移到那些需要的地區，如：對於初級醫師從事醫療服務地區，有更明確的限制。

2006～2007年，公立醫院為沒有參加保險者的初級衛生保健服務標準是人均297元，初級衛生保健由省衛生部門和地區衛生局籌資，占公立醫院衛生經費的20％。國家建立如南非醫療研究理事會專案（對TB、HIV/AIDS的治療支持和整合療法）提高公立醫院篩選疾病的能力。為那些未參加醫療保險的HIV/AIDS和結核病治療的人，提供各種模式的支持。南非全科醫務人員、專科醫師、牙醫、藥師以及精神治療醫師數量不足，並有不斷減少的趨勢，主要是公立醫院醫師的待遇太差，人才流失。現在社會醫療保險是衛生保健籌資的主要來源，並為公私合營提供重要的機會。公立醫院與私立醫院共同建立地區級的醫療保健系統，增加醫師的薪資並吸引年輕的醫師。到2007年底，綜合的HIV/AIDS服務，可以在362個公立醫院獲得。

私人醫師或病人要求使用公立醫院的設施，雖然是被允許的，但要繳付相應的費用，公立醫院從而增加收入。同時，保障相應的弱勢族群獲得醫療服務，1994年以前，在下列相關情況及人員可以獲得免費的服務：家庭規劃和消毒服務；疫苗和其他措施，以防治傳染病；做臨床試驗的病人；患有傳染病和法定疾病（如：結核病、麻瘋病、霍亂、性病）；檢查受攻擊和被性侵受害者的身體；捐贈器官、血液、奶或人體組織的人；公共部門的衛生工作人員在履行其職責受傷時。有很多的免費服

務都為那些慢性疾病、營養缺乏和精神病的病人所提供。1994年5月24日,總統宣布為包括6歲以下的兒童以及懷孕的婦女、分娩後6個星期的婦女,提供免費服務。

基本衛生保健的重點是發展診所和基本衛生保健專案。相關的衛生保健專案,包括:為孕婦和6歲以下的兒童免費服務、使所有的非洲人免費獲得基本醫療保健、地區衛生體制、基本藥物目錄和藥物法律、精神衛生、人力資源、流產的選擇、在農村建立診所等;建立初級衛生保健服務專案,結核控制和免疫接種專案的擴展。同時,建立了數百個診所,促進基本醫療保健,提供一體化的服務,促進南非人的健康狀況。

3. 運行機制改革

南非主要是在促進和允許私營醫療服務的同時,發展更加公平的公共醫療服務體制。在公共衛生部門的壓力更大,將資源分配到所有人都能獲得服務的基本醫療服務的體制,主要是提供西醫以及非洲的傳統療法,試圖建立公私合營的衛生服務體制。

公私互助是南非醫療衛生部門的特殊方法,特指醫療系統內,政府部門與私營企業可以開展任何形式的合作與互動,主要目的在於允許和促進私立醫院存在和發展的同時,建立更加公平有效的醫療服務體系,使所有人都能獲得基本醫療服務。早期由於公立醫院醫師的待遇低下,公立醫院中專科醫師、牙醫、藥師以及精神治療醫師數量不足,並有不斷減少的趨勢,使得公私合作具有其必要性。當社會醫療保險成為南非衛生保健籌資的主要來源後,為公私合作提供重要的機會。一方面,南非政府制定相應的政策,允許公立醫療機構的專業技術人員利用他們的技能,在公立醫療機構以外的地方,提供有償服務,如:到私立醫療機構兼職等,以提高他們的收入,並保證他們能夠繼續留在公立醫院工作。另一方面,南非私立醫院參與衛生服務提供,是緩解衛生資源短缺、增加衛生服務可及性、滿足多元化衛生服務需求的重要途徑。公私互動的運作方式,將實現醫療體制建設,有利於整個醫療保障事業的可持續發展、公平以及有利於在醫療服務領域實現投資的公平性原則;強化醫院作為全民醫療保障主體的作用,加強醫院的建設和服務,並加強對醫院的制度化建設;制定規章制度,以加強對醫院專業人員的管理、專業人員的培訓以及建立公平合理的保險系統。

4. 資源分布改革

南非在衛生人力資源方面,面臨嚴峻挑戰,醫師和護士數量嚴重不足,在不同地域和公私立醫療服務提供體系之間,存在分布不均的問題。2006年,南非每千人口醫師數為0.77人,每千人口護士數為4.08人;2007年,在公立醫院從事醫療工作的獨立從業者每千人口23.7人,在私立醫院每千人口多達166.3人。為了改變這種資源配置不合理的狀況,南非政府採取一系列措施,包括:建立人才培訓計畫、提高公立醫院醫師和護士薪酬、鼓勵私立醫院開辦醫學院等。目前在政府推動下,南非公立醫院增加醫師的薪資,吸引年輕的醫師,並與私立醫院共同建立區域人力資源網絡,努力實現人力資源共用。

(三)改革的發展與變遷

1. 養老金和保險提議(1928)

建議國家保險應建立國家健康保險(National Health Insurance, NHI)來覆蓋醫療,並補助產科和喪禮,幫助郊區的低收入人群。

2. 審核NHI委員會（1935）

與1928年的草案相似，但是這2項舉措都未有任何進展。

3. 國家衛生醫療委員會（1942～1944）

由葛拉克曼博士（Dr. Henry Gluckman）倡議的改革。建議實行國家衛生稅來保證醫療服務對所有南非人民免費，為讓各種人群，無論人種、膚色、財產和地位，都能根據他們的需要，獲得醫療服務。衛生中心提供綜合的一級治療，作為醫療系統的核心機構。

雖然葛拉克曼的建議書被政府認可，但只是透過一系列的方法，而不是一個單獨的方案來實行。僅僅在2年內把社區服務中心發展到44家，其他的方案從沒有實行過。

4. 衛生保健財務委員會（1994）

在1990年早期，焦點再次轉向部分義務醫療保險。有幾個政策考慮了社會或國家醫療保障。1994年的衛生保健財務委員會推薦，正式在職的公民和他們直系家屬，應形成最初的核心社會醫療保險會員，再擴展到其他人。

合作支付的方案也被提出——私營基金，也稱為私營醫療保險計畫，作為經費中間機構，提供服務者經費。個人保單的平等風險機制被提出來，穩固醫療計畫。也就是說禁止根據風險分類區分參保人，不可針對年齡、病史和健康狀況等，對參保人進行區別定價。

5. 審核NHI委員會（1995）

1995年的審核NHI委員會接著1994年的財務委員會，全力支持衛生經費委任，不同的是福利待遇。審核NHI委員會強調一級治療服務。

6. 社會醫療保險小組（1997）

1997年的社會醫療保險小組制定了管理的架構，在1998年執行《私營醫療保險計畫法案》。這個法案規範了私立醫療保險，也鞏固了開放登記、社區等級、最低福利和更好的管理機制原則。私營醫療保險計畫是非營利性的，向參保人提供私立醫院的醫療服務。個人可以自願參加，參保費用可由個人和雇主來分擔。儘管這樣，私立醫療服務覆蓋率還是低於16％，僅是相對富裕的人，才有支付能力。

7. 審核南非綜合社會保障委員會（2002）

在2002年，社會發展部委派泰勒教授（Professor Vivienne Taylor）擔任審核南非綜合社會保障委員會主席。委員會提議所有薪資在稅收線以上的人，必須承擔醫保義務，具體的貢獻金額應與收入成正比，並作為衛生稅收。委員會還提出國家應該建立國家衛生基金，用來支持公共設備。

8. 社會醫療保障專派隊伍（2002）

為了實行審核南非綜合社會保障委員會的提議，衛生部在2002年建立了社會醫療保障專派隊伍，起草具體提議，以實現社會醫療保障，並透過立法和機構機制，達到長期效果。但是，社會醫療保障模式沒有得到廣泛的認同，提議的草案，止步不前。

9. NHI諮詢委員會（2009）

在2009年8月，NHI諮詢委員會被建立來實行改革。貫徹2007年12月在波洛克瓦尼（Polokwane）會議上通過的議案。2010年9月，南非執政黨非國大（ANC）正式提出建立全民健康保險系統（NHI）。非國大健康委員會主席祟維利姆基澤（Dr. Zweli Mkhize）表示，從2012年起，南非預計需要14年來逐步完善全民健康保險體系；此外，經費成了實施這個浩大工程的主要瓶

頸：2012年，預計需要1,250億蘭特；2020年，預計需要2,140億蘭特；到2025年建立覆蓋全民的醫療體系後，預計每年至少需要2,550億蘭特。南非經濟研究機構Econex的報告稱，全民健康保險計畫的推行，投入過於巨大，政府根本沒能力承擔如此巨額支出，而且推行這一計畫，意味著南非必須在現有基礎上，增加10,000名全科醫師和7,000～17,000名專科醫師。

（四）改革的特點

1. 建立以基本衛生保健為基礎的衛生體制

在新政府成立以來，透過確定建立以地區為基礎的基本衛生保健體制，以滿足國家的衛生需求。公共資源有限，建立強大的基本醫療服務體制，對實現健康的公平性產生更重要的作用。

2. 建立公私合營的運行機制

2001年11月，國家衛生峰會提出公私互助，而且採取一系列的措施，促進合作的發展和兩者的信任，政府鼓勵公私合作，從而使更多人獲得醫療保健服務，同時，提高提供服務的標準。醫療保健的關鍵在於公平的分配衛生服務設施，降低藥品價格，擴大財政支出和私立部門參與衛生服務的提供。在南非公私互助有不斷增加的趨勢，但是，仍然缺少兩者相互合作的機制。

3. 建立以法律為基礎的衛生服務體制

法律的目的旨在減少私立機構之間的不公平性，透過重組那些對慢性病有歧視的健康保險計畫，控制藥品價格，提高對私營保險計畫的控制和管理，使沒有保險的人獲得公共衛生服務。

第二節 埃及醫療制度

一、社會經濟和國民健康概況

埃及全稱阿拉伯埃及共和國，是古代四大文明古國之一，曾經是世界上最早的國家，1952年獨立，1953年廢除帝制，建立共和國。埃及位於非洲東北部，全境96％以上的土地為沙漠。埃及是中東人口最多的國家，也是非洲人口第二大國。在經濟、科技領域，長期處於非洲領先地位。雖然，埃及在非洲和中東具有強大的影響力，但埃及的經濟卻不樂觀，全國大部分人在貧窮線以下。尤其是2011年初以來的動盪局勢，對國民經濟造成嚴重衝擊。埃及出生率非常高，也導致大約1,000萬人沒有登記在冊，歐洲專家估計，埃及人口可能已經有9,000萬，甚至達到1億人口。伊斯蘭教為國教，信徒主要是遜尼派，占總人口的84％；科普特基督徒和其他信徒約占16％。2013年，國內生產總值為2,627億美元；僑匯、旅遊、運河和石油工業，構成埃及4大外匯收入。

埃及政體是總統／議會制。首都開羅（Cario）是埃及政治文化中心，面積約3,085平方公里，人口800萬，是阿拉伯和非洲國家人口最多的城市，著名的金字塔和人面獅身像位於開羅市西南郊。

二、醫療服務體制與結構

埃及的社會保障制度是1992年建立的，並歷經1994年、1995年2次改變，主要覆蓋政府部門、機關、企業（包括農村的企業）。埃及法律規定國民必須參加政府的醫保體系，同時允許選擇

參加商業醫療保險的人員脫離政府醫保。全國有1,700萬人參加政府醫療保險，其中就業人口由勞動部下屬的社會保險局管理，沒有就業的人員由衛生部下屬的醫療保險局管理。政府公務員主要參加政府保險，也可參加政府不能提供的保險（主要是營利的私人保險）。

埃及的社會保障體系主要包括：醫療保險、工傷保險和退休人員的養老保險。社會保險費由企業主繳納雇員薪資的15％，雇員個人繳納雇員薪資的11％。其中，企業繳費中的4％和雇員繳費中的1％，合計5％為醫療保險金，政府另外給予補助。醫療保險金先繳到勞動部社保局，提撥1％做工傷保險費後，另外4％由衛生部醫療保險局管理，主要用於醫療保險費用。工傷保險費用於運送和治療因公傷殘人員，補助最高期限為半年，超過180天就領取傷殘費。50～60歲之間退休的人員，保險金非常少，約占5％。若60歲以後退休的人，即可得到退休前薪資80％的退休金（已扣稅，實際上是100％）。退休人員如願維持原來醫療保險待遇，企業主不繳費，個人繳3％，還可繼續享受醫保。

埃及的無業人員可以向有關部門繳費參加醫保，享受與就業人員同樣的醫療待遇。同時，國家還為沒有參加醫保的無業人員提供免費的基本醫療保障，無業人員可到政府設立、由衛生部門管理的醫院就醫，醫療費在政府籌集的4％的醫療基金中列支。農村約3、4個村也設有1個醫療中心，農民在醫療中心看病是免費的。

埃及經濟開放後，有些行業系統如：石油、銀行等收入，大幅提高，舊有的社會保險制度已不敷部分高收入群體的需求，商業保險應運而生。原來所有醫院都是國家所有，後來出現了能夠提供更好服務的醫院。實行經濟政策和私有制後，私營醫院大幅增加，一些私營醫院設備條件可以比美公立醫院。在這種情況下，一些高收入人群就到這些高檔的私人醫院看病，私人醫院的消費人群越來越大，個人的醫療費負擔也就非常大，因而，保險公司介入醫療保險，與國家保險公司競爭。

商業醫療保險的保障對象首先是團體，其次才是個人。雇主與保險公司簽訂協議參與團體醫療保險。參加比政府高的保險待遇後，出具證明，政府可減免雇主4％的保費，另外個人要繳交1％給社保局。商業保險可以提供更優質的條件和服務，有遍布全國各地的醫院提供服務，而政府的醫院較少。但繳費時要多繳納保費10％的管理費用。國家有保監局和保險協會監督保險行為。為減少浪費，商業保險公司建立監督體系，成立由醫院醫護人員和保險公司組成的委員會，對病人是否需要住院治療，是否需要高額費用治療等情況，進行評估。

埃及婦女通常不工作，只能參加商業保險。但在職丈夫去世後，其妻子可以繼續按丈夫的薪資繳交3％保費，享受丈夫的醫保待遇。

三、醫療制度改革與前景

作為一個以旅遊業為主要產業的開發中國家，埃及政府意識到為居民提供基本醫療衛生服務的重要性，因而開始制定衛生改革政策，改革衛生部門。埃及的衛生服務體系是多層級的，但各層級間相互脫節。政府主要提供預防和醫療服務，2005年，埃及擁有近5,000家衛生機構和80,000多張病床，其健康保險組織（HIO）1964年建立，為職工提供強制健康保險，由政府健康與人口部監管。1992年，健康保險組織擴展到覆蓋寡婦、退休人員；也為學生群體建立了學生健康保險計畫（the Student Health Insurance Program, SHIP），保險基金來源於職工薪資收入和政府徵收的菸草稅，2004年，健康保險覆蓋人口3,000萬。埃及的私立衛生部門由營利性和非營利性機構組成，

其提供的衛生服務量難以確定，因其主要為病人自費支付服務費用，但據健康與人口部2005年估計，私立衛生機構床位數約占全國總床位數的16％。雖然，埃及都市的衛生服務可及性和現代化較好，但在低收入地區和農村地區則差得多。大多數鄉村缺乏基本的醫療服務機構，計畫生育機構、公立醫院和急救中心主要集中在都市地區，近90％的大醫院集中在都市，都市居民雖然只占總人口的44％，但卻占用醫師全部工作時間的81％。

1990年代末，相當數量的外援和相對穩定的政局，為埃及的醫療衛生改革提供難得的機會。1997年，一項由美國國際開發署（United States Agency for International Development, USAID）、世界銀行（World Bank）、歐盟、非洲開發銀行（African Development Bank, ADB）和奧地利政府聯合資助的衛生部門改革計畫（the Health Sector Reform Program, HSRP）得以規劃和啟動，根本目標是解決埃及衛生服務體系效能低下的問題，徹底改變其衛生服務籌資、組織和提供方式。該改革計畫旨在全面提高埃及人口的健康水準，減少嬰兒和5歲以下兒童死亡率、提高人均期望壽命，並透過加強初級衛生保健，降低傳染病負擔。這一改革計畫基於社會保險模式，試圖整合埃及分散化的籌資結構，形成單一的國家健康保險基金（National Health Insurance Fund, NHIF），其省級分支機構稱為「家庭健康基金」（Family Health Funds, FHFs），旨在將籌資與提供分離。家庭健康基金與政府和公、私及NGO提供者建立合約，為註冊的受益者提供基本醫療衛生服務。

1999年，HSRP在埃及的3個省（亞歷山卓〔Alexandria〕、米努夫〔Menoufia〕和索哈傑〔Sohag〕）試行。試行地區的基層衛生機構設施得以改善，新的管理體系得以實施，家庭醫學人員得到培訓。其家庭醫學模式是整體醫學模式，旨在為家庭所有成員提供初級衛生保健。因此，家庭醫學組織（Family Health Units, FHU）得以建立，其員工由家庭醫師、護士、醫學輔助人員和行政人員組成，為區域居民提供初級衛生保健和全科門診服務。到2003年11月，試行專案已擁有66個家庭醫學組織，2008年達643個，2010年底的目標達到2,500個。

HSRP是在穆巴拉克（Muḥammad Ḥusnī Sayyid Mubā=rak）政府領導下規劃啟動的。然而，到了2011年1月，由於民眾的抗議，穆巴拉克宣告30年統治結束，埃及的支柱產業——旅遊業也遭到重創，許多銀行、商店和工廠關閉，為公共衛生和醫療體系帶來持久的損害，對已經啟動、且有所成效的HSRP的實施，更是雪上加霜，原定到2015年完成的醫療衛生改革計畫大受影響。埃及私立衛生機構的發展，對其政府衛生服務體系產生很大影響。私立機構在服務品質、臨床效果和顧客滿意度方面，比政府衛生機構要高得多，而政府衛生機構、特別是農村地區的政府衛生機構，缺乏衛生資源和衛生人力培訓。更有甚者，政府衛生機構人員薪資比私立衛生機構人員的薪資，要低得多，致使政府衛生機構的醫師大多私人行醫，以彌補其薪資收入的不足。這種公私交叉分立的衛生體系，已經對衛生服務提供產生負面影響，因為這樣的衛生體系實際上鼓勵醫務人員在公立衛生機構敷衍了事，而將病人引至其私人辦的醫療機構。而且，這一體系有可能導致政府衛生機構中的曠工和腐敗行為，使其服務品質每況愈下。

埃及的衛生費用偏低，僅為其GDP的3.7％（World Bank, 2010）。這樣低的衛生經費投入，在2004年，卻有57％的分額流入私人醫療服務提供者，只有43％的衛生經費投入到公共衛生體系。更有甚者，接近一半的公立衛生機構缺少醫療設備和醫務人員。這或許是埃及人均壽命僅為59歲、血吸蟲病等傳染病高發的主要原因。另外，沒有針對弱勢群體或無正式職業者的醫療保險計畫，也是一個重要原因。

埃及多年的醫療衛生改革進程遲緩，效果不佳。2011年2月，在突尼斯「茉莉花革命」的直接影響下，僅僅18天的群眾大規模遊行抗議，就把執政長達30年的中東強人穆巴拉克趕下臺。在隨後的政治轉型期內，軍方與以穆兄會為代表的埃及伊斯蘭勢力間的矛盾和對抗，日益激化，其醫療衛生改革進程與其民主化前景一樣，勢所難料。

埃及處於轉型期，新一輪的醫療衛生改革需謹慎推進，且要確立務實目標。為此，必須在人民多元價值中，達成改革共識。其中，有2個重要問題值得人民和醫療衛生人員高度重視：(1)治理結構和反腐敗問題；(2)衛生人力資源問題。但要解決這兩個重要問題，需要進一步具體化改革並確保成功實施，衛生部門官員要對實施成效負責，確保其提供的衛生服務受人民歡迎。

埃及駐美國大使舒克利（Sameh Shoukry）指出：醫改是埃及社會發展議程的優先領域。今天，埃及的政治形勢使其在許多方面都面臨挑戰，但最嚴峻的挑戰就是如何動員更多的經濟資源，以開發寶貴的人力資本。在應對各種挑戰過程中，促進人口健康的願景，更具有吸引力，是指導未來衛生改革的主要價值觀。當前，埃及衛生改革除了發展公私合作夥伴關係外，最關鍵的內容包括：透過財政可持續的健康保險計畫，提供高品質的醫療衛生服務、擴大基本醫療衛生服務覆蓋面、提高計畫生育服務水準、建立並強化消費者保護機制。他認為，革命後的新埃及特別需要在衛生這一關鍵領域進行持續、全面的改革，使人民獲得更多看得見的利益，提高埃及人民的福利水準。總之，埃及新政府亟待為提高健康水準，提出策略規劃和投資，特別要制定公共政策以克服其公私分立的衛生服務體系帶來的巨大挑戰，防止有限的資源從公立衛生服務體系流入私人部門為富裕群體服務，實現衛生資源的公平分配。在轉型期，衛生改革是社會改革的關鍵，謹慎、務實的改革，尤為必要。

第三節　摩洛哥醫療制度

一、社會經濟和國民健康概況

摩洛哥王國通稱摩洛哥，是非洲西北部君主立憲制國家，東部與阿爾及利亞接壤，南部西撒哈拉地區（實際受摩洛哥控制）與茅利塔尼亞緊鄰，西部濱臨大西洋，北隔直布羅陀海峽和地中海與葡萄牙、西班牙相望。除阿拉伯語外，在摩洛哥境內還有許多地方語言，而法語和西班牙語也被同時使用。摩洛哥海岸線1,700多公里，地形複雜，中部和北部為峻峭的阿特拉斯山脈（Atlas Mountains），東部和南部是上高原和前撒哈拉高原，僅西北沿海一帶為狹長低緩的平原。由於斜貫全境的阿特拉斯山阻擋了南部撒哈拉沙漠熱浪的侵襲，摩洛哥常年氣候宜人，花木繁茂，贏得「烈日下的清涼國土」的美譽，還享有「北非花園」的美稱。摩洛哥受副熱帶高壓帶控制和加那利寒流影響，形成乾燥的熱帶沙漠氣候；阿特拉斯山脈橫貫全國，其中圖蔔卡勒峰（4165公尺）是全國最高點。

摩洛哥全國（包括西撒哈拉）共劃分為12個大區、49個省和13個省級市、1,547個市鎮。摩洛哥80%的居民是阿拉伯人，20%是柏柏爾人。2006年文盲率為38.4%。大多數是遜尼派教徒，此外，還有少數猶太教徒和基督教徒。至2009年人口數為3,200萬人。2010年，摩洛哥國內生產總值為917億美元，人均2,839美元；經濟增長率3.2%，通貨膨脹率則為1.4%。

二、醫療服務體制

摩洛哥的衛生體制基本承襲法國，主要包括：地方衛生部門和部隊後勤衛生部門的公立醫療部門、半公半私醫療部門和私立醫療部門。

1. 公立醫療部門

公立醫療部門有：基層保健站（ESSB）和保健中心（CS）2種形式。全國具有1,653個基層保健站，設在都市有416處、設在農村的有1,237個。法國有27％的保健中心配備有一至數名醫師。50％的農民就醫困難、農村醫療問題仍很嚴重。主要是農村人口居住分散，散居在全國31,483個農村鄉鎮。77％村鎮居民數不足500人，23％的村鎮居民數介於500～3,000人之間。各村鎮之間不相鄰接，道路不暢、交通困難。為改進農村醫療工作，該國在農村的醫療保健服務，主要用以下幾種形式：

(1)固定形式醫療：以保健中心（CS）為中心，周圍環繞為數不一的基層保健站，為農村醫療的基層服務形式。每個基層保健站約負責15,000位居民，由1位護士領導，擔負日常門診、流行病的預防、婦幼保健和計畫生育工作。每個CS約負責45,000個居民，工作包括：為基層保健站配備工作人員、管轄區內的流行病監控和初級醫療。此外，還有婦產科等和向群眾作衛生宣教。每個CS設有20～30張左右的床位。固定形式的醫療負責治療服務的人數約占村民的28％。

(2)流動醫療：有家訪、定點診療和流動醫療隊3種方式。家訪由配備摩托車的護士逐戶訪視病員、進行預防和計畫生育工作。流動醫療隊至少由2人組成，有時還多加1位醫師，以摩托車為交通工具，走鄉串村，提供其他形式難以滿足的醫療服務。對特別缺醫少藥地區，還提供助產服務。流動醫藥對鄉民的覆蓋率可達57％。

上述兩類醫療能照顧到的村民達85％，還有15％照顧不到。特別某些偏僻、貧困地區，缺乏設施、人力等，其主要衛生服務多為傳統的接生服務。該國都市中的醫療條件較好，主要是固定形式。但也有較差處，還需有一定的護士進行預防和計畫生育工作。56.1％的城市居民去當地所在的基層保健站進行醫療保健，該國此類服務除個人支付部分費用外，一般為免費。1991年，該國公立醫院共有98家，床位共26,000張，占全國總床位數的86％。居民的床位占有情況在64～1307：1左右，平均每984位居民擁有1張床位。由衛生部雇用的醫師共3,855名，占全國醫師數的5％，其中59％為各類專家。屬於輔助人員的男女護士共22,802名。部隊醫院有4家、床位1,029張，兼為地方服務。

2. 半公半私醫療部門

摩洛哥的磷礦、電力、國有鐵路等企業為其雇員提供醫療保健服務，也向衛生系統投資。國家社會保險金（CNSS）的資金來源之一，就是由企業雇主按雇員和工人薪資的一定比例繳交的醫療保險費用。CNSS的主要任務是：為私人企業中領薪資的80萬人，提供醫療保險基金，補償患病職工因病、產假造成的誤工津貼、給予死者家屬的撫恤金和傷殘賠償。該國半公半私醫療部門共雇用5～7萬位工作人員，經營324家醫院及門診部，共有床位1,800張，約占國有床位的6％。

3. 私立醫療部門

該國共有診所、諮詢部2,552個，門診部110所，擁有床位25,00張，牙科診所804所以及藥局1,767家。

摩洛哥醫療支出總額占國民生產毛額4％，公共部門支出占其37％，其中，國家承擔30％、

地方政府承擔40％、國際衛生合作資助30％。1993年，衛生預算為27億迪拉姆（摩洛哥貨幣單位），醫院用去74.5％的預算，其餘主要用於預防；私立部門支出占63％。

三、醫療事業發展的困境

總體來說，摩洛哥人民的健康水準大為提高。近40年來，該國嬰兒死亡率從160‰降為57.4‰，人均壽命從47歲升到66.8歲。人群中預防接種的覆蓋率從5％，提高到90％左右。兒童傳染病發生率大為減少。1990年以來，未有白喉和百日咳的發病報告。1960到1990年間，麻疹的發病率從797.1／10萬降為6.2／10萬。小兒麻痺從前是引起身障的主要原因，1990年後，未見一例。瘧疾已徹底消滅，血吸蟲病和麻瘋已基本根絕。只有南方還有幾例沙眼。床位數雖然增加近乎一倍，但由於人口增多，1960年平均每750人擁有1張床位，1980年減少到每864人有1張，1990年則943人擁有1張。社會保險的推行，尚待繼續發展。傳染病和婦幼保健問題仍然很大。1992年，每10萬次分娩產婦死亡人數達359人。在鄉村，孕婦中進行產前檢查的只達17.5％；87％的產婦在分娩時沒有醫務人員助產。嬰幼兒和青春期的死亡率高達76.2‰，死因中腹瀉占了26％，1991年，不足5個月的18,650個兒童因此而死亡。每10萬居民中，每年結核病的新病例就有10個，全國每年該病的新病例25,403名。醫療設備陳舊，遠不能與日益增長的醫療保健需要相符。該國約50％的醫院已建立多年待修，60％的X光設備是15年以前的。此外，在管理工作上，也存在人力和物力上的浪費，效率不高。衛生人力方面，也存在數量和品質上的問題，一方面醫師數量不足，另一方面過分強調都市的醫療需要，過多側重專業化程度要求較高的三級醫療，從而加劇不平衡的情況。

這些問題本來就受財源不足的影響，又因人口增長的壓力，危機將會加劇。摩洛哥很重視計畫生育工作，但到2012年全國人口為3,200萬，人口有集中都市的傾向，60％的摩洛哥人居住在都市。為保證醫療需求，根據該國實際需要，該國每年要增加床位1,900張、醫療中心150個；每年增添醫師1,100位。為此，原有2個醫學院已不夠，須再興建2所。此外，還需再籌足資金20億迪拉姆。

| 第二十章 |
歐洲四國醫療制度

第一節　俄羅斯醫療制度

一、社會經濟和國民健康概況

　　俄羅斯聯邦通稱俄羅斯，總面積為1,700萬平方公里，地跨歐亞兩大洲，是世界上最大的國家，有14個陸上鄰國，被北冰洋和太平洋包圍，可經波羅的海和黑海通往大西洋，也是世界最大儲量的礦產和能源資源國、全球最大的天然氣出口國及石油輸出國家組織（OPEC）以外最大的原油輸出國。

　　隨著1991年蘇聯解體，俄羅斯人口的健康狀況，急遽下滑。從20世紀80年代中期以來，俄羅斯的人口增長率已出現下降趨勢，甚至在1992年出現負增長。目前，俄羅斯人口期望壽命是歐洲最低的，男性尤為如此，比歐盟平均值低近13歲。

　　孕產婦死亡率從1998年的68／10萬人的水準，逐漸呈現下降趨勢，但這項指標（2000年為39／10萬活產嬰兒），在歐洲仍處最高水準之下。此外，新生兒病死率是相當棘手的問題，一些報告顯示：20％的新生兒患有出生缺陷，僅有35％的新生兒是「完全健康」。

　　心血管疾病是導致該國人口死亡的主要原因，死亡率是歐洲地區最高的。創傷和中毒等外因致死（包括：謀殺、自殺、酒精中毒等）和心血管疾病導致的死亡，在1994年達到頂峰。癌症所導致的死亡，在該國僅次於外因致死。

　　2012年，俄羅斯人口總數1.435億，GDP為2.015萬億美元，人均國民總收入1,270萬美元，按國家貧困線衡量的貧困人口占總人口的11.0％，屬於高收入非經濟合作暨發展組織（OECD）國家。期望壽命70歲（男性65歲、女性76歲），65歲以上的人口比例為13％。死亡率為13‰，孕產婦死亡率為24／10萬（2013年），嬰兒死亡率為9‰，五歲以下兒童死亡率10‰。期望壽命和人均國民總收入，均低於高收入非OECD國家的平均水準。醫療衛生總支出占GDP的6.3％，人均醫療衛生支出為887美元。

二、醫療服務體制

　　在蘇聯解體後，俄羅斯行政體系進行地方分權，衛生保健體系權力也隨之下放。衛生保健體系隨著國家行政結構的變化，也被分為聯邦級、大區級（州級）和市級（區級）。

　　根據俄羅斯《憲法》規定，國家負責對人權和公民的權利與自由進行立法和保護，聯邦和大區級政府共同負責衛生保健問題的協調工作。

　　1993年頒布《俄羅斯聯邦關於公民健康保障的立法基礎》。法律規定聯邦政府負有以下職責：在健康保障領域保護人權和公民的權利與自由；對聯邦保護公民健康的政策進行解釋；對衛生保健發展、疾病控制、衛生保健服務與提供、公共衛生教育以及其他保護公民健康相關的聯邦計畫進行解釋和執行；確定聯邦預算中衛生保健支出的比例、解釋與健康保護相關的財政政策（包括：免稅、與預算相關關稅以及其他費用）；對保健相關的聯邦資產進行管理；在保健方面，建立統一的聯邦統計和財務體系；在醫療和藥品、衛生保健專業方面建立統一標準和聯邦教育計畫；建立醫療保健品質標準，並對其執行情況進行監控；建立並批准強制性健康保險基本計畫，並建立其年度繳費標準；對某些接受醫療社會保健服務和藥品供給的人群，確定其補助額；建立國家衛生防疫監測局並批准聯邦衛生法規、規定和衛生標準；確保國家衛生防疫監測的進行；建立在俄羅斯聯邦領土內的衛生保健體系；協調國家、行政管理部門與經濟部門的活動，以及州級、市級和私立衛生保健體系的活動；制定醫療專業技術操作規範；制定醫療服務和藥品認證程序。

　　根據相關法律，大區的職責如下：制定並分配本區預算；對大區所擁有的衛生保健機構承擔物質和技術供給；批准本地的強制性健康保險計畫；對接受醫療（社會保健服務和藥品）的人群，提供額外補助；協調州級行政部門、市級和私立健康保險體系的主體，在健康保護方面的活動；舉辦和協調健康保護人員的培訓；對本大區內的醫療和藥品活動進行認證。

　　最後，該法律還規定了市（區）級的職責：構建、維持和發展市級衛生保健機構；確保人民衛生福利；制定本地衛生保健費用預算。俄羅斯衛生系統的組織架構如圖20-1-1。

（一）衛生部

　　聯邦級衛生部是最高的行政機構，部長由總理任命、議會批准，是俄羅斯中央政策的制定機構，並在名義上保持向各大區委託工作和進行監督的權力。然而，隨著各州權力不斷加強，特別是在預算編列方面，衛生部無法確保各地能夠服從所有的中央指令。

　　衛生部的主要職責包括：制定和執行衛生保健方面的國家政策；制定和執行聯邦衛生計畫，包括：有關糖尿病、結核病、健康促進、健康教育、疾病預防和法醫學方面的計畫和決議；制定並向國家議會杜馬（dumat）提交法律草案；管理聯邦級醫療機構；醫學教育和人力資源的開發；流行病學和環境衛生監測以及衛生統計；傳染病控制；制定衛生法規；制定醫療品質保障的國家標準和建議；藥品控制和認證；災害救援（災害醫學）。

　　聯邦級別包括提供三級保健的高度專業化的醫療機構。

　　衛生防疫系統在衛生部內是獨立的服務機構。與已進行地方分權的衛生保健管理系統有所不同，衛生防疫系統仍然保持層級式結構。由市統一向州報告，州統一向聯邦報告。每所醫院都配備衛生防疫醫師和流行病學人員，他們必須向衛生防疫系統報告傳染病疫情。這種垂直的組織系統，承擔上傳所有防疫資訊並下達預警的工作。

　　衛生部從財政部獲得預算資金，並利用這些資金資助科研機構、俄羅斯醫學科學院及科學中心和醫學院。聯邦醫療機構占俄羅斯總床位的約4%。

　　目前衛生部系統所在的聯邦級政府，只控制衛生保健領域總體資源的一小部分，約占5%。

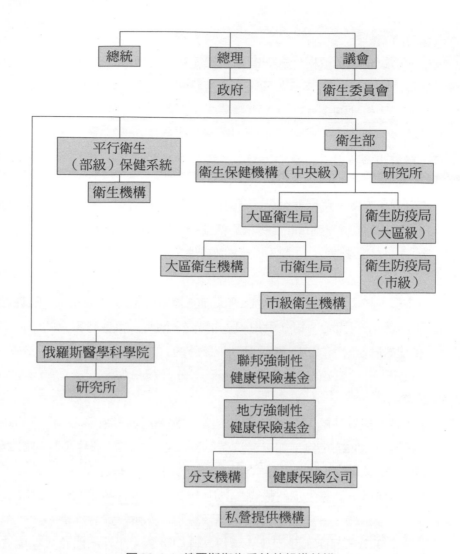

圖 20-1-1 俄羅斯衛生系統的組織結構

（二）大區級

此級別的行政機構負責管理本區域的衛生保健工作。該國在1993年之前，尚未透過立法建立強制性醫療保險系統。大區政府幾乎完全控制著本大區的衛生保健基金。在實施強制性健康保險後，他們對於新建立的地方強制性健康保險基金（MHIFs）失去部分控制權。由於健康保險體系僅部分得以實施，目前大區和地方政府控制了大約2/3的醫療保健公共資金，因此，大區級行政機構在管理中發揮顯著作用。各大區必須確保遵守聯邦計畫，特別是以控制衛生條件和傳染病為重點。這些計畫是優先發展領域，大區無需向衛生部報告具體工作。在20世紀90年代中期，中央地方分權之後，各大區在其管理機構內有相當的自主權。一些大區的衛生局積極參與制定改革時間表、監督醫療品質，並且採取與中央相類似的方案，而有些衛生局並不特別活躍。

在醫療服務的提供方面，大區醫療機構一般包括：約有1,000張病床的成人綜合醫院和400張病床的兒童醫院，並且設有住院部和門診部，以便為本地區的全部人口提供醫療服務。此外，還包括針對傳染性疾病、結核病、精神疾患和其他疾病的專科醫療機構以及1/4的藥局和超過70%的診斷中心。

（三）地方（市）級

在許多大城市，市政府非常積極地參與改革，然而在農村地區，衛生部門的作用，更趨向類似中心地區醫院院長的職責。1995年頒布的《俄羅斯聯邦地方自治政府組織總體原則》後，雖然市級政府仍然需要遵守衛生部的指令，但不再需要向聯邦和州級政府報告具體工作。這就引發了衛生政策方面的問題，因為，市級不需要服從州級衛生改革及其他政策，而只需在其許可權範圍內，提供法定衛生保健服務即可。事實上，許多大區和市已經建立起協商機制，以便保持大區衛生局對地方政府的影響力。

都市地區一般擁有多專業、規模在250張床位左右的市級醫院以及約200張床位的市級兒童醫院。此外，還有急診護理醫院、1個700張病床的傳染病和結核病專科醫院、婦產醫院、精神病院（其中一些在州級）以及身障者醫院。同時，大多數藥局、獨立聯合診所和一些診斷中心，也在這一級管轄之內。

在農村地區的區鎮，其衛生機構通常包括1所約有250張病床的中心醫院，同時可以用作聯合診所。一些區鎮可能有較小規模的、約100張床位的醫院。同時，也會有獨立的聯合診所（不屬於醫院的一部分），小型的聯合診所或由外科醫師助理服務的「門診醫院」和衛生所組成。

（四）部委級系統

部委級系統涉及衛生部以外的部委以及國有企業，這些企業傳統上只為自己的職工及其家庭成員提供衛生保健服務。國防部、鐵道部、河流海洋運輸部、內務部及許多其他部委（共有20多個）都有其聯合醫療網絡，其中一些部委還有住院機構。

這些衛生保健服務機構，總體上品質較高。其中18個民用平行系統的資金來源於財政部的聯邦預算。對於軍隊和安全系統，其資金來源於聯邦預算和額外預算資源的總和，這部分額外預算資金，不在官方統計中列出，因此，我們無法獲得其確切金額。此外，儘管大型國有企業組織的衛生保健服務機構，面臨財務困難的壓力，難以維持本企業的衛生保健服務，但是這些企業仍然繼續興辦醫療機構，並資助其活動。

這種平行系統占所有門診機構總數的15%，占住院機構的6%。

（五）私營行業

儘管有跡象顯示，私營行業提供的服務，已經得到法律認可，逐步出現的私營活動，有增長的潛力，但其在衛生行業方面發展有限。衛生行業未被納入快速私有化進程中，而這種私有化趨勢，在其他行業已非常盛行。在國際上，衛生行業私有化被廣泛排斥，因為，衛生保健機構和服務提供機構，不應為營利性的，這樣才能保持醫療服務的公平性和可及性。

醫院可以對基本福利專案以外的服務，進行收費，但實際上，其利潤不得超過正式報告收入的5%。此外，醫院可以為企業或代表雇主和參保人付費的自願健康保險機構提供床位。然而，幾乎所有的醫院都是公立部門所擁有。由於向國家購得的租賃權，在法律上存在不確定性，這就阻礙了大規模私有化的轉型趨勢。對於建立非營利性或「信託」式醫院的做法，也存在一定問題，對於慈善機構的稅收，難予確定。同時，當非政府組織介入公立機構的傳統服務領域時，這些公立機構總會表現出一定的敵意。

　　私營行業在藥品供給方面的發展，相對較為完善；牙科和眼科在商業發展中，緊隨其後。門診用藥是不包括在基本福利專案內的，病人必須從藥局直接購買，這些藥局是衛生部第一批批准私有化的企業。所有最基本的牙科服務都是以按服務付費方式提供的，但是安裝假牙和補牙，大多是私營行業提供服務。私營行業機構發展的其他領域，包括：診斷中心、康復機構以及某些專科私營門診（所）。

　　目前，國家杜馬（編按：俄語，指具諮議及立法功能的議會，現今俄羅斯聯邦以國家杜馬為下議院）正考慮制定有關對私營醫療活動進行規制的法律草案。由於私營醫療活動迅速、無序地增長，因此，急需進行有效規制，顯然這與政府稅收的顯著減少，緊密相關。

三、健康保險體系

（一）強制健康保險

1. 籌資體系改革

　　在前蘇聯體系下，衛生保健服務幾乎完全由各級政府預算資助。各共和國管理的醫療機構由各自預算支付，而市級負擔其轄區內衛生保健機構的費用。在蘇聯後期，少數俄羅斯學術界人士曾經計畫實施一項更普遍的籌資改革。隨著蘇聯的解體，討論的重點轉向俄羅斯的現實情況。

　　俄羅斯聯邦在考慮建立新的籌資模式時，重點考慮衛生保健方面嚴重的資金短缺問題，以及如何能夠在預算資金供給波動的情況下，穩定地提供資金。在英國和北歐國家中實施的體系，是將政府作為唯一的支付者，由於這體系與前蘇聯體系非常相似，因而被否定。而那些要求群眾透過自付費用的方式承擔大部分費用的做法，由於影響了公平性，同樣被否定。這樣一來，強制性健康保險體系就成為唯一解決方案。同時，由於在俄羅斯經濟領域中的其他行業，快速推行以市場為導向的改革方式，俄羅斯決定實行強制性健康保險體系，主要依靠市場力量來調節俄羅斯衛生保健體系中的諸多問題。

　　因此，於1993年4月，俄羅斯對1991年6月通過的《關於俄羅斯蘇維埃聯邦社會主義共和國公民健康保險法》（以下簡稱《健康保險法》）進行修訂，並再次頒布，作為此後衛生保險系統改革的實施依據。

　　該項法律的主要目標是能引入新的非預算性的籌資來源，以增加現有的預算資金，建立資金的統籌機制，並且在使患者可以自由選擇服務機構和保險的同時，提供全面覆蓋的衛生保健服務。要實現這些目標，就要改善衛生保健體系的管理水準，並且在保險者和經營者中，引入基於市場競爭原則的激勵機制。

　　《健康保險法》中提出的新的籌資機制，包括以下部分：建立非預算性的收入來源，但不取代現有資金來源，透過增加用於衛生保健的資金總量的方式，來對籌資體系進行改革；建立聯邦強制性健康保險基金；建立州級地方強制性健康保險基金；為保持聯邦和地方基金的平衡，由雇主支付薪資繳費率中的3.4％，將被轉入地方基金，而另0.2％轉入聯邦基金；地方政府為非工作人員支付費用（具體數額不明）；將原本未確定的保險補助範圍，由聯邦規定進一步確立，各大區可以自行確定高於上述要求的最低補助等級；允許提供自願保險，以涵蓋基於強制性健康保險福利專案之外的服務；由私立保險公司和地方強制性健康保險基金分支機構，代表公民購買保健服務，

如果某地區未設立保險公司，由地方基金單獨承擔該項任務，但在建立私立保險機構之後，則恢復常規做法；地方基金對所有資金進行統籌，並向保險機構支付根據危險因素調整後的按人數收取費用；保險機構根據業績考核，向服務提供機構付費，其付費依據是經由地方基金、大區衛生行政部門、地方政府、醫學會以及大區監管下的其他有關機構同意，透過每年協商制定收費標準。

(1)新籌資體系的構成

理論上，新的籌資體系分為4部分，如圖20-1-2所示：第一部分包括資金來源，第二部分顯示出參與資金管理的機構，第三部分列舉消費者保健服務的組織和管理機構，第四部分是參與衛生保健的機構。

第一部分中的資金來源，包括：聯邦和地方預算、雇主向強制性保險計畫和自願計畫（需願意）繳納的資金，以及公民透過自願健康保險計畫提供的資金和自付費用。據估計，1990～1991

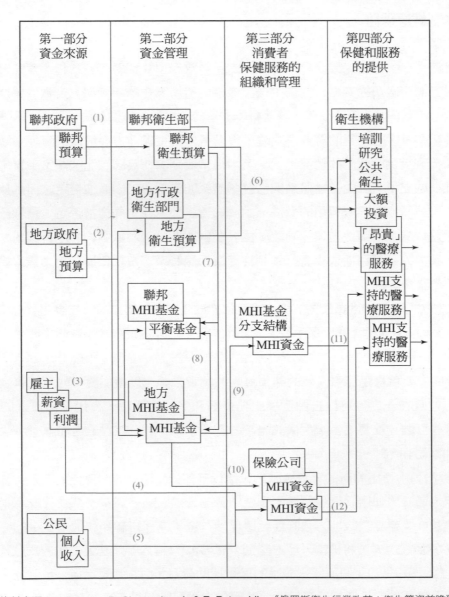

資料來源：H. Barnum, D. Chernochovsky& E. Potapchik，《俄羅斯衛生行業改革：衛生籌資前瞻》。

圖20-1-2 俄羅斯的《健康保險法》的代表形式

年，聯邦和地方預算能夠提供衛生保健籌資總額的約55％，之後由於強制性健康保險的分額不斷提高，預算分額最終將降低至約30％。

聯邦預算中，在聯邦分配的資金將主要投向第二部分（線(1)）中的衛生部，用於資助第四部分（線(6)）中的培訓、研究和公共衛生服務，以及大額投資和昂貴醫療服務。地方預算中，投向地方衛生行政部門（線(2)）的資金，將被用於資助那些聯邦政府資助的地方級別的服務（線(6)）。此外，地方預算資金將被用來資助本地非就業人口和其人口未支付的部分保險費（線(7)）。這些費用由州級批准，並按人頭支付，但不能低於雇主對每個職工提供的平均繳費額度。付費比率不必透過法律確定。同時，地方預算的一部分資金會被隨機用於支持衛生服務的活動（線(7)）。

涉及雇主（私營和政府組織）的另外一個籌資來源，包括：由雇主向強制性健康保險基金繳納、以薪資為基礎的社會保險金（線(3)），為維持公平性，薪資額的0.2％付給聯邦基金，3.4％付給地方基金。此外，雇主可為其員工購買自願健康保險，以覆蓋法定保險未包括的服務專案（線(4)）。購買自願健康保險可以透過減稅來補貼。公民如果願意，可購買自願健康保險和／或可以直接自行支付其衛生保健費用。

聯邦和地方基金是獨立的非營利性機構。起初，他們負責管理健康保險體系的資金，但後來也負責管理州級衛生系統中的資金（健康保險＋預算資金），成為州級衛生保健資金的統籌機構。這些基金組織設立理事會作為管理機構。事實上，其日常管理工作是由執行主管負責。這些理事會的人員來自政府機構、中央銀行、健康保險公司、專業醫學組織、工會和保險業者代表。聯邦基金的宗旨是：透過在各大區間健康保險資金的重新分配，從而達到公平、可及和全面覆蓋的目的。為了達到這一目標，資金可由聯邦基金機構流向地方基金機構（線(8)）。法律未規定這些資金流的規模。此外，聯邦政府額外的預算收入，也可轉向聯邦或地方基金機構，以便達到各大區間的公平性（線(7)）。

根據法律規定，有2類機構可負責消費者保健服務的組織和管理，如第三部分所示這些機構都是保險機構，它們是私營保險公司和地方強制性健康保險基金分支機構。這些機構與服務提供機構（第四部分）簽訂合約，並由地方強制性健康保險基金根據服務的人數，依照合約撥付資金（線(9)和線(10)）。這項法律允許保險機構透過本機構中的醫療人員，或向其他保健服務提供機構購買服務的方式，承擔起保健服務的管理者或提供機構的角色。這樣一來，儘管法律中還未明確規定，但事實上已經允許發展健康維護組織（HMO）和優先提供機構組織。

如第三部分所示，健康保險可分為強制性和自願性，保險機構可提供任意一種服務。

根據該項法律規定，建立地方強制性健康保險基金分支機構，僅是在那些無保險機構的地區或保險機構成立之前，進行運作的臨時措施。有人認為，這種做法適合農村和人口稀少的地區，從1993年開始，才得以實施。

公民被賦予兩級選擇權。第一級是不受雇主限制，有選擇和定期更換保險機構的權利。第二級是對於服務提供機構的選擇權。保險機構會與服務提供機構簽訂合約。很明顯，由於首先選擇了保險機構，消費者對於提供機構的選擇權會受到間接影響。

保健服務的提供機構（第四部分）可為私立或公立。無論哪種形式，他們會爭相得到保險機構（即地方強制性健康保險基金分支機構或保險公司）的合約（線(11)和線(12)）。服務機構提供服務的費用，是根據保險機構、專業組織和本地衛生部門事先協商確定的收費標準進行核銷。

(2)新籌資體系的特點

1991年通過的《衛生保健改革法》，於1993年進行修訂，建立強制性的健康保險體系，以解決衛生保健資金嚴重不足的問題，同時，也符合當時廣泛存在的要求向市場經濟快速過渡的思潮。這項任務是將購買方與提供方分離，以便透過市場運作，提高衛生保健體系的效率、品質和公平性。圖20-1-3顯示出主要相關機構及其關係。

①強制性健康保險基金

這個新的籌資體系的重要特點是：建立聯邦強制性健康保險基金（MHIF），並在大區建立地方強制性健康保險基金（在每個聯邦主體中建立1個）。

建立地方強制性健康保險基金的目的，是代表工作人口向雇主收取3.6％的薪資稅，作為保險的籌資並進行管理，同時代表非就業人口（兒童、退休人員、無業人員等）收取和管理大區政府提供的資金，並將這些資金分配到保險公司或強制性健康保險基金的分支機構。此後，這些機構代表其成員向外分包保健服務。

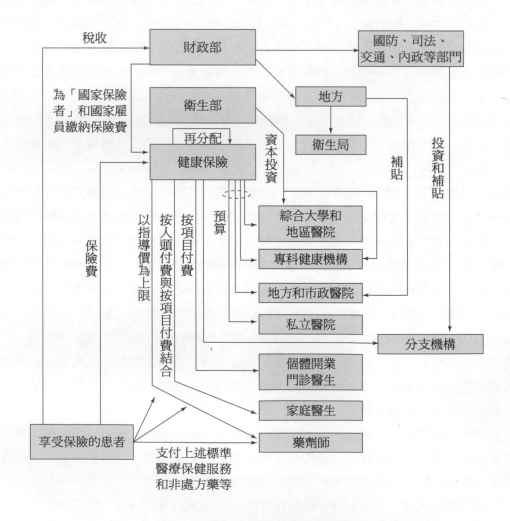

資料來源：D. Chernichovsky, E. Potapchik，《俄羅斯健康保險法框架下的衛生體系改革》。

圖20-1-3　健康保險立法框架下的俄羅斯衛生系統籌資及管理

在3.6％的薪資稅中，有3.4％用於大區級強制性健康保險基金，0.2％用於聯邦強制性健康保險基金，並透過轉移支付的方式，將這些資金補助各大區，以平衡各地的資金分配。聯邦和地方基金委員會是公立非營利性籌資機構。雖然衛生部作為董事會成員，可以保留對聯邦基金的監督權，但聯邦基金是獨立的法人，無需向衛生部進行工作報告。

聯邦強制性健康保險基金監督並管理89個地方強制性健康保險基金機構的運作，這些機構與現行的大區級管理體制相符，主要職責包括：實行平衡機制，並對保險系統進行全面規制。

地方強制性健康保險基金負責累積保險繳費金，並執行國家補助的計畫。

②獨立的第三方支付制度

衛生保健改革立法的第二個重要特徵是：建立獨立的第三方支付制度，由獨立的第三方支付者代表參保者購買衛生保健服務。這些第三方支付者有2種形式：一是獨立的運營商（保險公司），二是地方強制性健康保險基金的分支機構，在沒有保險公司的情況下，在某些州建立這樣的分支機構。保險公司（以及地方強制性健康保險基金的分支機構）根據地方強制性健康保險基金合約，按人頭收費，並有選擇地與服務提供機構簽訂合約，鼓勵服務提供機構競爭，從而促進成本降低，提高保健品質。第三方支付者作用主要是：監督資金利用和服務品質，並鼓勵將重點轉向初級保健和預防方面。這些機構也可以提供自願保險。

法律認可的保險機構允許健康維護組織（HMO）、優先提供機構組織和全科醫師進行運作，這些全科醫師可以控制患者的醫療預算。該項法律沒有明確提及這些組織的形式，但是應與保險機構選擇的、以上提及的發展方向吻合。

(3)新籌資體系的預期效益

《健康保險法》作為靈活的工具，其目的是在衛生保健體系中，建立非政府性質的、公共控制的機構，並且允許這些機構根據各大區的特點和能力，發展多種組織形式。這就可以在保持前蘇聯體系的公平、可及和全面覆蓋的特點的同時，提高資源的利用效率。

由於《健康保險法》的實施，帶來很多益處。首先，正如其規定的，健康保險籌資是對預算籌資的補充而非替代，因此，衛生保健資金總額將有所增加。據衛生部統計，健康保險帶來的資金起初會增加相當於衛生領域計畫預算的30％。此外，健康保險籌資會形成穩定並可預計的資金來源，不隨預算波動，也不與其他行業的預算分配競爭，從而解決過去採用的「剩餘原則」所帶來的資金短缺問題。

這種做法的關鍵特徵，是使衛生保健服務購買者和提供者分離，提高服務的效率和品質。透過保險機構與提供機構簽訂合約，形成服務購買機制，以加強對現有激勵機制的監控，並最終由消費者需求和要求為導向的靈活的競爭體系，替代以前的「指令—控制型」的管理體系。這些設想將透過兩級競爭來實現：①保險機構間競爭，促使消費者參加各自的保險計畫，消費者可以根據與保險機構簽訂合約的醫療機構的品質，以及保險機構品質控制的能力，來選擇保險機構；②醫院、聯合診所和所有服務提供者，無論是私立還是公立，都要相互競爭，以便與保險機構簽訂合約。這些服務提供者無需再依靠（向醫療機構提供的）預算或（向衛生人員提供的）薪資，獲取有保證的收入，而是依靠與保險機構簽訂的合約規定，獲取收入。營利性（因此，他們自己的收入也沒有保證）運作的保險機構，願意選擇能夠提供高品質和高效服務的提供機構。與保險機構簽訂合約的提供者，也願意提供質高價廉的服務。

市場機制不僅能解決低效能、低品質的問題，也能解決服務能力過度的問題，因為，提供低效、高價或低品質服務的機構，會因缺乏與保險機構的合約而被迫退出該行業。總之，消費者的自由選擇權，將會推動市場機制的運行，而這個體系就會盡量滿足消費者的需求。

（二）改革的積極進展、典範和問題

1. 改革的積極進展

《衛生保健改革法》的實施，始於1993年，建立聯邦強制性基金和地方健康保險基金，以徵收保險費。到1994年初，共建立起78個大區基金和587個分支機構以及164個保險公司。直到20世紀90年代後期，共有89個地方基金（每個聯邦主體有1個）、1,170個地方基金分支機構以及415個保險公司。之後，由於併購和破產倒閉，估計保留了300個保險公司。由於在其他領域，現有的私營保險機構的業務範圍不斷擴展（從20世紀80年代後期起，曾允許成立私營保險機構），致使在衛生領域出現眾多的獨立保險機構，許多機構已開始向衛生領域發展，並變得更加多元化。

儘管籌資改革面臨諸多困難，但卻帶來不少的積極進展。透過合約方式，確立各方職責，增強責任意識。為了實施新的體系，要求開發新的行政和資訊管理技能。針對患者、服務機構、保險機構的服務和標準的電子化資訊系統，不斷開發。雖然按績效來付費的方式，還未全面推廣，但是，已開始實施並且大大挖掘出潛在的效率，成本也越發得到重視，外部品質控制也初露端倪。同時，遵章守法的意識也越發受到重視。患者的權益意識增強，在保險公司的支持下，他們開始尋求法律援助。透過保險籌集的資金已趨向穩定，甚至在一些地區資金不斷增加。事實上如果沒有健康保險，現有的衛生保健公共資金，很可能大幅下降，正如在其他僅僅依賴預算資金的社會領域遇到的資金量下滑，就是例證。

2. 改革實施典範

改革10多年後，俄羅斯的衛生保健籌資體系，仍然處於不穩定狀態，且面臨諸多問題。該項法律規定的籌資和購買服務的機制，在大部分大區都未完全實行，只有薩馬拉州（Samarskaya oblast）是個例外。

薩馬拉州人口3,300萬，是伏爾加地區最大的工業中心。這個大區是在20世紀80年代末，參加新經濟體制的3個大區之一。由於實施新經濟體制，薩馬拉州已經顯示出一些改革的積極成果：醫院的平均住院時長降低了7％，「不必要」住院人數減少了13％，急診救護車呼叫量降低了12％，醫院床位數減少了5,500張。

1996年，薩馬拉州通過了《1996～2000年薩馬拉衛生保健發展理念法案》，包括以下目標：強制性健康保險體系的現代化改革；初級保健和全科醫師培訓的優先發展；衛生保健服務的合理化，鼓勵患者只有在必要時，才使用二級保健服務；發展包括私人執業的多種所有制形式；衛生保健管理的現代化，包括：品質控制、提高資源的利用率。

1993年，薩馬拉州採取聯邦健康保險模式，此後覆蓋該州全部人口。1999年前2個季度，徵收了100％的保險費。這是2種做法的結果：(1)薩馬拉州的地方強制性保險基金會共同努力向所有的企業徵收保險費；(2)1998年，州杜馬決定，收回市級政府為非就業人口支付保險金的職責，而該筆費用由州預算中列支。事實上，薩馬拉州是唯一切實履行1993年立法中規定的統籌資金職責的州，並完全為非就業人口繳付保險金。根據有關規定，保險費是透過衛生保健總費用減去工作

人口的保險金計算得出的。

　　薩馬拉州透過強制性健康保險，成功地徵收所有保險金，從而有能力為其公民提供補助保障計畫，而且也已增加補助專案清單。

　　透過努力提高服務實施的成本——效果使得福利專案的作用，也有所提高。1995年8月，薩馬拉州開始根據新經濟體制原則，向醫院和聯合診所支付費用。聯合診所根據其所管轄地區的人口數量，收取費用，並負責將患者向住院護理轉診，同時負擔所有住院費用——實際上，他們就是預算控制者。如果他們用於住院護理的費用少於按人收費，就可能有結餘；如果住院費用超過按人收費，他們則必須自行補足差額。這項支付機制，使住院護理成本節約了，儘管在前蘇聯時期，住院護理費用占總資源的80％，但目前這一比例已經降低至54％。

　　當然，這就出現另一個問題：是否有一些患者由於純粹的經濟原因被拒之門外，以致無法享受必須的住院護理服務。在對此問題進行的調查中，接受訪談的大多數醫師堅決認為這種現象並不存在，但是，在有些情況下，他們也承認一些患者被要求支付診斷性檢查和住院護理的費用，甚至經過轉診後，也是如此。

　　薩馬拉州的大多數聯合診所中，已經建立起日間護理機構，很顯然有助於降低住院護理的患者數量；同時，門診的外科手術機構，也正在發展中。

　　全科醫學的發展，也逐步受到重視。大區醫學院在1994年開設全科醫學系，俄羅斯的1,500名全科醫師中，估計有1/3在薩馬拉州。全科醫師被鼓勵以3人為一組，在全科診所中，以團體方式工作，團體包括1名家庭醫師、1名婦產科醫師和1名兒科醫師。

　　薩馬拉州是俄羅斯唯一通過有關私人營業法案的聯邦（1999年）。在薩馬拉州，精神科醫師、治療社會疾病、毒品和酒精依賴的內科醫師，可以進行私人執業。

　　私人開業醫師可以加入強制性健康保險體系，政府雇用的醫師可以在國有機構——醫院和聯合診所，提供服務並領取薪資。雖然患者仍無法享有自由選擇保險公司或服務提供機構的權利，但是，透過一些私有化措施，已經促進有限競爭的形成。國有機構也可以按私營方式提供服務。但由於服務運轉費用高昂，因而，私營機構數量仍然有限。

　　在公立機構中工作的醫師，仍然按照在聯邦內僵化的、同酬的薪資等級制度，領取薪酬。然而，由於可以提供收費服務，就為醫師創造一種機制，使他們可以合法地增加收入。同時，也可以使醫師間形成競爭關係，以吸引有支付能力的患者。收取的個人付費中的一部分，可以作為固定資金投入，因此，提供收費服務的機構與不提供的機構，差別明顯，因為前者配備有更精良的儀器和設備。

　　薩馬拉州的創新性做法，似乎已經部分解決了俄羅斯大多數地區正在努力解決的問題，但是，卻又引出一些重要問題。薩馬拉州有可能出現兩極的衛生保健體系，高收入人群享有高品質、更便捷的保健服務，而低收入人群仍然停留在次級服務，並且仍然面臨服務的可及性問題。這種允許和鼓勵諸多公立機構提供收費服務的做法，會造成一定的社會風險，因為可能會促使醫師為追逐利益，而只為有支付能力的患者提供服務，從而損害那些希望獲得免費服務的患者的利益。同時值得注意的是，儘管強制性健康保險體系已經成功地徵收所有的強制性保險金，但是，籌資仍然顯得捉襟見肘，無法滿足所有的衛生保健福利專案。因此，收費服務仍有其發展空間。

　　另一方面，與俄羅斯大多數大區相比，薩馬拉州根據1993年《健康保險法》推行改革的步

伐,較為迅速。此外,應當注意的是,以上提及的危險因素是由於資金缺乏,而非新體系的內在缺陷。

3. 改革實施中出現的問題

(1)由健康保險籌資部分替代預算籌資

健康保險薪資稅的實施,起初使衛生行業積累充裕的資金,這一做法實施的早期(1993～1994年),健康保險體系似乎不斷為衛生保健體系提供資金。1993年,公共資金按預期增長了35%。然而,1994～1995年,一些地方政府由於擁有健康保險為醫療機構提供的部分資金,從而開始減少對衛生行業的資金投入。到1997年為止,公共資金較1993年的水準減少了27%。其他原因包括:法律對於大區衛生部門資金投入水準的規定不明確,以及許多州面臨嚴重經濟困難。結果是健康保險籌資喪失原有的籌資補充作用,卻替代了部分預算資金的作用。但有人質疑,如果衛生保健體系仍然完全依賴預算進行籌資,20世紀90年代出現的經濟困難,早就使衛生保健費用大幅下降,如:在1991～1997年間,國內生產總值下降了38%,用於教育和文化的支出減少了36%和40%,然而,用於衛生保健的費用卻只減少了21%。因此,健康保險資金可能使衛生保健體系免受大規模預算費用削減的影響。

長期以來,衛生體系資金嚴重短缺,新的健康保險體系通過後,還未實現增加衛生保健整體資金的目標。有人稱,如果要為全人群提供免費福利專案,就要籌集足夠的資金,這就要求健康保險的薪資稅率達到7%,而目前只有3.6%。另一方面,這種做法對於許多經濟困難的企業,不具可持續性,許多企業甚至無法支付3.6%的繳費要求。

(2)實施中的區域分割和不完全執行

在俄羅斯89個大區中,約1/4的大區還未建立保險公司。因此,仍然由地方強制性健康保險基金分支機構或地方基金,提供服務。與1993年的《健康保險法》不同的是,地方強制性健康保險基金最終被賦予作為保險機構直接向服務機構購買服務的權利。在另外1/4的大區中,透過保險公司和地方基金或其分支機構,實行第三方付費。在人口稀少的農村地區,保險機構無法預見任何潛在的利潤。起初,這些分支機構只是進行一年試運營,直至保險機構建立,這種做法一直延續到1997年。目前,這些分支機構在農村地區,成為當地保險體系的永久性產物。一些大區已經從籌資體系中取消了保險機構,而靠地方基金直接支付。在許多大區中,對於非就業人口,除了提供本地預算資金外,健康保險並不為其支付任何費用。即使在那些透過保險付費的大區中,也並未完全照此執行。某些大區政府不遵照執行的原因,一方面是資金困難和擔心權力喪失。因此,這些大區政府更願意直接向醫療機構提供資金,而非繳納保險金。但是,可預見的是,一旦出現經濟困難,他們就可以停止為醫院和聯合診所核銷費用,而不必遭受懲罰,然而,延期繳納保險金卻會招致經濟處罰。還有一個原因是,一些大區政府希望阻礙健康保險體系的運作。

(3)預算和保險雙重籌資管道造成的混亂

在大多數大區中,透過預算和保險進行籌資的方式並存,但是,各大區間的具體安排迥異,如:在一些地區,預算資金支付所有的門診費用,保險負擔所有的住院費用;另外一些地區,保險只負擔成人住院護理費用;還有一些地區,保險負擔就業人口的費用,而預算資金用於支付非就業人口的費用。顯然,地方基金無法成為健康保險和預算資金的統籌機構。這就造成一個嚴重的問題,由於服務支付者提供服務的合約基礎和付費方式,有所不同,服務提供機構得到矛盾的

資訊和鼓勵性措施。結果，其計畫和財務活動，就變得越發複雜。

　　只要存在多個重點、想法不同的支付機構，就會為提供機構提出矛盾的資訊，也就無法避免出現一些混亂的情況。

(4)缺乏競爭性和有選擇性的合約關係

　　改革的基本原則就是要在保險機構和服務提供機構內部，分別引入競爭機制。如上所述，在1/3的大區中的機構、地方基金或其分支機構，就自然成為壟斷性衛生保健服務的購買者，顯然這不存在任何形式的競爭。在人口稀少的農村地區，潛在的保險機構無法預見可能的獲利。只有存在保險機構的情況下，才能在城市地區出現真正的競爭。據估計超過半數的保險公司集中在3個最大的城市：莫斯科（Moskva）、聖彼得堡（Sankt-Peterburg）和葉卡捷琳堡（Yekaterinburg）。但是，即使是在擁有一個以上保險公司的大區中，也未出現競爭，但會出現保險機構間劃分各自勢力範圍，如：在聖彼得堡，人口被劃分為不同行業，每種資金機構掌管一個行業。在這種情況下，地方基金與保險公司簽訂合約，嚴格限定其服務地區，這樣雇主和消費者就無法取得任何選擇權。

　　因此，在上述情況下，由於保險機構的參保人範圍有保證，這些機構就幾乎沒有動力監控成本和品質，並且有選擇地確立合約關係。事實上，在俄羅斯存在普遍的認識：在任何地方，保險公司都不是積極的服務購買者。

　　另外，衛生服務提供機構間的競爭，應順應衛生保健服務購買者，透過選擇而確立合約關係。如前所述，提供機構間透過競爭與保險機構簽訂合約，而消費者選擇服務提供機構，是另外一種刺激競爭的方式，然而實際上，消費者對於服務提供機構的選擇，卻受制於他們所選擇的保險機構。如果保險公司或地方基金分支機構沒有與提供機構選擇性地簽訂合約；同時，如果消費者只依靠保險機構的選擇，間接選擇提供機構，就無法形成提供機構間的競爭。

　　但是，除了以上提到的情況外，在特殊情況下，對於提供機構間形成的競爭關係，存在進一步的制約因素。主要的障礙源於前蘇聯時期的醫院和聯合診所，在各大區遺留下來的壟斷性做法。在人口稀少的地區，根據其經濟規模無法建立競爭的服務提供機構，即新的機構也沒有發展空間，高額的啟動成本，加上經濟和監管方面的阻力，阻礙競爭關係的形成。這樣，提供機構間的競爭，估計只能在機構相對集中的大城市出現。然而，事實上，即使在這些地區，也只形成了有限的競爭。

　　雖然選擇性合約對於新的籌資體系的成功，至關重要，但卻面臨諸多方面的阻力。衛生行政部門對其進行抵制，因為在某種程度上，如果市場機制占主導地位，政府的權力就會被削弱。此外，醫院和聯合診所的管理者，通常也採取抵制態度，因為，儘管這樣可能帶來更多收入，但卻會影響現有的既定做法，並且造成一些不確定性因素。甚至，俄羅斯民眾也對在相互競爭的醫療服務提供機構中進行選擇的想法，有些不安，他們更願意被動地依靠政府來安排一切。莫斯科市的強制性健康保險基金的負責人，是衛生體系改革的堅定支持者，但當他注意到「在莫斯科所有的聯合診所基本上是同樣的——同樣的服務水準、同樣的醫師資質」的時候，他也對競爭的驅動力，表示懷疑態度。

(5)保險公司並不總是承擔風險的機構

　　保險公司似乎總被認為存在一系列的不良動機。一方面，他們是私立的營利性組織，這就意

味著他們也應承擔風險，即在獲利的同時，也應承擔損失。但是，如果出現損失，他們卻不會進行內部消化。表面上，是由地方基金來承擔，但是，他們可以透過降低向提供機構支付費率，來避免損失。這樣一來，實際上是患者最終承擔了這些損失，透過自付費用的方式，彌補公共資金的缺乏。

根據1993年的立法，保險公司可以從地方基金預先獲得其覆蓋人群的按人收費。這樣，他們就會儘量減少向服務提供機構支付費用（透過選擇效率高的預付制的付費方式），並使自身的利潤最大化。

但是，地方強制性健康保險基金最終採用向保險公司和／或基金分支機構事後核銷的方式。這種做法完全打消保險公司曾有過的任何積極性——有選擇地簽訂合約，並尋求高效率、高品質的服務機構。如果保險公司的費用高於既定數額，地方基金則會補足。保險公司的利潤是向地方基金收取的每項活動費用中，抽取固定比例的費用。由於收入有保障，保險機構就不再有動力推動服務提供機構節約成本。此外，他們也願意與提供機構相互協調，達成協議，提高服務量，以增加利潤。只要保險公司不作為利潤有所保證的真正意義上的風險承擔機構，他們就不會因為提高效率而獲得潛在的利潤。

以上的討論主要集中於保險公司，但是，對於地方強制性健康保險基金的分支機構也同樣適用，由於這些機構屬於強制性健康保險體系，顯然不願意成為風險承擔機構。

(6)行政管理和財務權力的下放

保險法實施的基礎是廣泛下放大區的健康保險體系的行政管理和財務權力。

如果在某地區劃內，向來自於異地的患者提供服務，其費用支付產生一些嚴重問題。在前蘇聯時期，在地區間曾有一個專門的臨床和診斷中心網絡，為臨近市區的人口提供服務，做法是對那些為鄰近地區的患者提供服務的醫療機構，提供補助資金。這項制度允許各市的某些不同服務領域相對專業化，而有些市可以提供全面服務。能夠讓民眾利用這種服務，就是中央和州進行全面計畫的主要內容。但是，由於地方基金缺乏資金，事實上，無法提供全方位的服務。目前，那些要求在鄰近地區接受治療的患者，必須自付費用。聯邦中心目前只負責實施聯邦計畫。新的趨勢是透過區域間合作，共同解決這一跨境服務問題，但還未看到任何顯著效果。

地區間合作關係的破裂，導致衛生保健體系的「分崩離析」，並使各大區不斷趨向「主權獨立化」。目前，一些地區希望建立自己的衛生保健體系，這就造成服務的重複設置和不明智的資金投入模式。這種趨勢導致高度專業化服務和設備的利用效率不高，也沒有為促進各提供機構競爭，創造條件。

由於強制性健康保險不能支付聯邦醫院的治療服務費用，聯邦預算的削減，就影響到聯邦衛生保健機構，導致很多機構被迫關閉，可以看出地方分權的措施，重創聯邦的臨床和研究機構。以前曾經是免費專案的服務，其他機構也被迫向患者收取費用，以維持機構的生存。結果，俄羅斯廣大民眾無法享受高度專業化的治療服務；而那些喪失聯邦資助的研究機構，也被迫關閉。

(7)地區間不平衡以及平衡機制的不足

根據法律規定，聯邦強制性健康保險基金要求收取薪資的0.2％，用於平衡地區間差異。但是，由於20世紀90年代經濟危機中，各地採取不同的做法，致使俄羅斯各地區間的經濟差異顯著，已超出聯邦政府可彌補的程度。一些地區擁有堅實的工業基礎，而其他大區卻遭受嚴重的失

業狀況和本地政府預算赤字的困擾。地區間的差距，仍不斷加大。1992年，人均衛生保健費用的最低值和最高值之比為1：4.3，而1998年已達到1：7.6。

(8)衛生服務機構的激勵性做法未能改變結構

根據《健康保險法》，衛生服務提供機構可以透過多種方式獲取費用：按人收費、按服務收費、以疾病診斷關聯組（DRGs）收費或協議形成的組合方式，甚或任何其他方式。這種措施為各大區提供靈活性，使每個大區可以自由決定採用的方式。但是，在衛生保健人員方面，自前蘇聯時期以來，大多數大區還未明顯改變對衛生保健人員的付費方式。大多數醫師仍是醫療機構的雇員，也就是大區政府的職員。雖然醫院的支付方式已經有所創新，但還是沿用治療後付款的方式。結果是，對於聯合診所和醫院的激勵性做法，非但沒有促進效率的提高，反而加劇衛生保健體系的過度使用。最後，雖然有些地區擁有保險公司，這些機構也是被動地向服務提供機構支付費用，而無法激發其潛力，形成必要的動力。

(9)消費者有限的自由選擇權

根據法律規定，消費者有權自由選擇保險機構，即可以自由選擇與其保險機構簽訂合約的衛生服務提供機構。這種選擇權極為重要，不僅是提高消費者滿意度的重要因素，而且有助於促進保險機構和衛生服務提供機構的競爭。但是，由於在很多大區未設立保險機構，消費者的實際自由選擇權受到限制。即使那些擁有較多保險機構的地區，將人口劃分到「各行業」或保險公司有自己的「勢力範圍」，這種做法實際上削弱了消費者的自由權。在這種情況下，自由選擇權意味著他們只能在聯合診所中，多一點選擇醫師的權利。在以服務品質或工作量對醫師進行獎勵的激勵機制中，這種選擇權將有助於改善服務品質。但是，由於大多數醫師的收入來源，仍然是固定薪資，他們越受患者歡迎，工作量越大，但卻未因此得到相應的收入。結果，消費者選擇權所導致的競爭的潛在益處，都被埋沒了。

(10)監管的不足

在衛生保健管理方面，過度的地方分權，已使國家喪失監管權。雖然衛生部支持健康保險立法，卻未能努力協調衛生體系中，各相關機構間的關係，阻礙強制性健康保險的法律和監管基礎的形成。由於政府忽視改革進程，權力被迅速、大幅下放。此外，國家曾過度強調市場機制的作用，並將市場機制作為醫治衛生保健體系頑疾的萬能藥，而政府的監管作用，卻被束之高閣，如：在缺乏監管控制措施的情況下，要確保保險公司履行既定職責，很大程度上要依靠市場競爭機制。同樣，政府對於強制性健康保險基金的監管控制也很鬆懈。雖然，法律允許保險機構與公立、私立服務提供機構簽訂合約，但是卻未明確區分強制性保險和自願保險，或在保險機構或衛生服務提供機構層面，公立和私立籌資方式的結構或監管方面的差異。由於這些概念模糊不清，導致出現影響不了解情況的消費者的就醫行為、操縱公共合約資助的福利專案的實施，並使公共資金支持的保險機構與服務提供機構，出現相互勾結的情況，而不是保持競爭關係。不同級別的政府和健康保險機構的職責界定不明，政策協調不力，這些因素造成資源的利用效率，嚴重低下。

(11)政治作用

新的健康保險籌資機構的建立，導致新舊體制間出現利益衝突和權力鬥爭。國家級的衛生部和財政部以及地區衛生主管部門，一貫反對建立保險基金和保險公司，因為這些機構蠶食了政府部門的管理和財務職能。然而，近幾年來，政府部門好像能夠部分接受這種現實。財政部並不支

持新出現的、完全無法掌控的統籌資金。目前，一些地區政府不為非就業人口支付保險金，意在削弱保險體系的作用，以便為這些機構的解散，製造輿論。在聯邦的12個大區中，地方主管部門總是為難保險基金機構，並將籌集的資金用於支付與衛生服務無關的專案，如：住房和建築費用。

1994年，大多數大區的衛生主管部門，開始要求控制健康保險基金機構的資金累積。但同時，一些大區對於新的籌資機制改革，持積極態度，尤其是那些資金較多，且管理能力較強的大區，對於這項改革的支持力度更大。1995～1996年，高層的衛生官員曾試圖修訂《健康保險法》，以限制新成立的保險機構的權力。這些建議包括：取消強制性健康保險基金的獨立性，將其收歸政府管轄；取締那些由公共資金資助的私營保險機構。由於是代表私營保險機構和強制性健康保險基金的新保險集團的利益，這些努力被議會否決。另一方面，一些大區（如：庫爾斯克〔Kursk〕和馬里厄爾共和國〔Mari El Republic〕）決定不再沿用聯邦強制性健康保險體系，並且阻止私營保險機構參與籌資活動。

衛生部曾經反對建立健康保險體系，但1996年衛生部的解散，標誌著對保險機構和健康保險基金反對活動的終結。

(12)改革立法的不足

衛生保健改革的設計者認為，資金缺乏是蘇聯衛生保健體系的癥結所在，他們希望引入新的籌資方案，以增加可用資金的總額。有人認為，這種做法能夠使其他問題也迎刃而解。但在強調資金缺乏問題的同時，他們卻忽視符合成本效益原則的組織方式以及成本控制和效率提高機制的重要性。此外，改革設計者很大程度上沉迷於以市場為導向的改革，能夠解決體系的效率問題，然而，他們卻未認清現實：堅實的經濟、監管和組織環境以及強大的政治領導力，才是成功推行改革的前提條件。

（三）保健籌資未來的發展方向

如上所述，《健康保險法》的實施曾經面臨一系列無法預見的困難，結果也出乎意料。多年來，對於這些問題，曾引發無數的討論和建議，希望能有針對籌資體系新的改革來彌補這些缺陷。

1997年，有2項相互抵觸的建議，曾在議會中激烈討論。其中一項建議是由V‧斯大羅杜波夫（V. Starodubov，時任衛生部副部長，1999年後任衛生部長）提出的，提議取締所有的保險公司，大區和聯邦衛生主管部門將有權控制健康保險基金。這項建議基本上摒棄了新的籌資體系，而又回到中央集權化的、以稅收為基礎的衛生保健籌資模式。另外一項建議是由Y‧格爾於諾夫（Y. Goryunov，國家杜馬議員）提出，旨在支持透過強化保險公司以及其他在授權、認證和監管方面的非政府機構，還有一些私營機構的作用，來加強市場關係。該建議同時也敦促有關規定的實施，要求透過地方預算為非就業人口支付保險金。雖然，在1998年議會就這些建議進行辯論，但最終所有建議都被束之高閣。

1999年，包括來自於衛生部、聯邦強制性健康保險基金、稅務部以及其他一些部和聯邦部門的代表，組成工作小組。目的是討論薩馬拉州州長提出的建議，他表示應當提高雇主向健康保險繳納的費用，降低用於大區衛生預算的稅收。這項建議旨在提高強制性健康保險基金管理的資金分額。但是，這一建議終未獲得實質結果。

在過去的幾年時間，俄羅斯有很多關於社會和健康保險部門重組或整合的討論。此外，有關

保險經營者及其在新的改革籌資體系中的作用，也不斷引發討論和爭論。許多衛生官員和雇主普遍認為，在衛生保健籌資體系中，沒有必要擁有強制性健康保險基金，特別是保險公司。有人指責這些機構只是被動地調動資金，並且帶來更多的管理成本，使衛生體系增加不必要的負擔。另一方面，這種新的籌資體系的支持者宣稱，由於該體系還未完全實施，目前很難對新體系進行公正的評價。

在這個問題上，大多數俄羅斯人可能並不知道什麼是強制性健康保險，或由誰對此負責，因此，他們對此並沒有想法，對於繼續執行該體系，也毫無異議。

1999年，《強制性健康保險法》的法律草案，在國家杜馬第一次聽證會上獲得通過，但此後卻連遭挫敗。這項法律旨在削減保險經營者在法定籌資體系中的重要作用，並賦予大區一定的選擇權——可以隨時取締保險機構。但是，保險機構不斷反對這項法律草案，並成功阻止該項法律的通過。

有關該體系未來的發展趨勢的討論，仍不斷深入，並形成包含多因素的立法草案，在2001年和2002年初，這一草案曾備受爭議，最重要的原因是：(1) 目前地方健康保險基金向大區衛生主管部門負責。該項法律建議透過將地方基金改組成為聯邦基金的大區分支機構，從而形成一個由中央統一管理的社會和醫療保險體系；(2) 聯邦政府用聯邦預算為全體非就業人口支付保險金。這樣，聯邦基金就將有2種籌資管道：就業人口繳納的保險金以及聯邦預算為非就業人口支付的保險金；(3) 該系統將保留保險經營機構，並確定附加條件，以促使保險機構間進行競爭。這些條件包括：所有公民對保險機構有自由選擇權；對保險機構提出嚴格要求，包括：公布運營計畫，對選擇的某一服務作出合理的說明等；在與服務提供機構簽訂的合約中，明確規定保健服務量。

第 (3) 個因素的理念，與前2項不同，因為 (3) 支持自由的、市場化的觀點，據此，保險機構將在改革後的體系中，發揮重要作用。政府似乎有意支持這種做法，並且很可能將其作為法律來通過。但有諸多主要問題，政府仍在考慮當中，新的立法草案將試圖解決的焦點問題是：資金的統籌機制；如何解決過度的地方分權；對於健康保險公司的新規定；選擇性地簽訂合約；預付制；資金嚴重不足，諸如費用分擔等；由於過度的依賴市場機制，如何強化計畫工作。

最近，另外2個問題引發討論：(1) 是否可用聯邦預算繳納保險費，以便與大區為非就業人口繳納的保險費預算配套；(2) 能否用養老金為退休人員繳納保險金。

然而，應當強調的是，由於多方批評，該項法律草案的工作進展緩慢。如前所述，許多人認為目前的籌資體系，是基於保險公司而非患者的利益，來進行運作，在未來的籌資體系的改革中，必須解決這個問題。也有人提出，私立機構（如：私立保險機構）管理公共基金的做法，沒有明確的法律依據（由強制性健康保險基金徵收社會保險金）。還有人提出，《民法》規定有關強制性保險基金體系運營的各項規定，存在諸多矛盾。也有一些爭議是，利用一部法律同時約束強制性和自願健康保險的做法，不合適，需要獨立的法律來解決後續問題。要解決這個問題有很多方法，但選定最適合未來籌資體系的做法，很可能還要花一段時間。

（四）自願健康保險

自願健康保險於1991年獲正式批准，1992年進一步制定相關的監管法律。這種服務可以向個

人或團體提供（如：企業員工），並且允許所覆蓋人群獲得基本福利專案以外的額外服務。只有私立保險公司提供此項服務（其名義上是合資控股企業），這些公司是以營利為目的，但是，這對於非營利性機構進入該領域並無限制。根據1993年的《強制性健康保險法》規定，自願保險可以由強制性健康保險體系內的私立保險機構提供。

自願保險在俄羅斯的衛生保健籌資中，只發揮很有限的作用。1999年，自願保險只占衛生保健籌資總額的約3.5％。總體而言，只有那些富人和一小部分雇主為其雇員購買這種保險（除強制性保險費以外，特別是外國公司，願意為其派往海外的員工提供私人保險）。

私立保險公司將重點集中於高端市場，並提供在免費醫療保健的基本福利專案以外的附加服務。他們的重點已轉向提供更好的服務條件和飯店式服務，並確保參保人能夠在知名的醫療機構中就診。這樣，公司就願意與原本是封閉醫療系統中的、曾在前蘇聯時期得到更多資金的診所和醫院簽訂合約。鑑此，他們就能夠保證其客戶到較好的機構治療，並由水準較高的醫務人員提供服務，而無需負擔服務的全部成本（換句話說，他們得到公共資金的補助）。因此，由保險公司提供的福利，大多數僅針對那些在衛生體系中已經很有地位的人。

為了改善對該體系的監管、擴大覆蓋範圍，並且鼓勵更多人參加自願保險，俄政府修訂有關自願健康保險的法律。1997年，《關於俄羅斯聯邦衛生保健和醫學科學發展的理念法》提出應當發展自願保險，但是此後並沒有進一步的行動。

四、衛生籌資制度和資金分配

（一）衛生籌資制度

1. 籌資來源和籌資結構

根據官方的統計數據，俄羅斯的大多數衛生保健服務，是透過預算和保險資金共同資助的。表20-1-1顯示，1995～2009年，每種來源的資金提供的比例。

表20-1-1 1995～2009年俄羅斯衛生資金來源占比

（單位：％）

資金來源	1995	1996	1997	1998	1999	2000	2001	2002	2003	2004	2005	2006	2007	2008	2009
政府稅收（財政預算）	48.5	45.9	49.1	41.4	39.7	35.7	35.5	35.1	35.5	36.1	36.0	36.4	39.3	39.4	39.4
強制性健康保險	25.5	25.5	25.5	23.7	22.2	24.2	23.2	23.9	23.3	23.5	26.0	26.8	24.9	24.9	25.0
個人支付	16.9	18.1	18.1	23.0	27.5	30.0	30.5	30.9	32.8	33.2	31.3	30.0	29.7	29.1	28.8
私人保險	1.6	2.0	2.0	2.2	2.6	3.2	4.7	4.1	4.2	3.5	3.1	3.7	3.4	3.8	3.9
NGO組織	2.8	2.9	3.0	2.4	1.8	1.7	1.8	2.0	2.0	1.9	1.8	1.5	1.4	1.4	1.4
其他個人支付	4.8	5.6	6.6	7.3	6.2	5.2	4.3	4.0	2.2	1.8	1.8	1.6	1.3	1.4	1.5
總計	100.1	100.0	104.3	100.0	100.0	100.0	100.0	100.0	100.0	100.0	100.0	100.0	100.0	100.0	100.0

來源：WHO, 2011.

　　表20-1-2顯示，聯邦預算資金分配的方式。衛生部將撥付整筆資金，用於教育培訓、醫學研究、公共衛生服務、大型投資和三級（高度專業化的）保健服務。向其他機構分配的部分資金，用於俄羅斯科學院和平行衛生保健體系。但是，該筆費用不負擔平行系統的全部費用，因為其他一些部委透過官方統計數據以外的聯邦預算資金，來資助自身系統。因此，很難得出整體平行衛生保健體系費用的確切數據。

表20-1-2　俄羅斯預算中的衛生保健籌資

（單位：％）

籌資機構	1999	2000
衛生部	81.5	79.4
其他機構	18.5	20.6
總　計	100	100

來源：俄羅斯聯邦財政部。

　　政府衛生預算占衛生保健總費用的45％，但從1992年起，該項資金也在逐漸減少，2002年降至最低為35.1％，之後又上升，近年來穩定在39.3％～39.4％。

　　大區政府的預算資金可根據兩個目標進行分配：直接支付某些衛生保健服務（在改革前的體系中，許多大區都是根據福利專案計畫的規定來支付費用的）；為非就業人口支付其必須繳納的保險金。各大區政府所採用的衛生保健預算分配方式，各有不同。

　　強制性健康保險體系提供的資金較多，所提供的資金一直保持在25％左右。患者自付費用的穩步增長，彌補了由於不斷減少的預算所造成的資金短缺，部分資金被用於支付費用增長超過5倍的服務（占衛生保健總費用的8.4％），特別是被用於購買藥品（該項費用上漲超過3倍，1999年達到衛生總費用的1/4）。患者一直支付門診藥品的費用，這些費用增加的原因是藥品價格迅速攀升。國家的自願健康保險越來越多，但仍只占衛生籌資總額的一小部分。

　　應當注意的是，透過預算資金為非就業人口繳納的保險金，約占強制性健康保險可支配資金的1/4，這筆資金占衛生籌資總額的比例，從1995年起逐步下降，1999年為5.2％；透過健康保險體系為就業人口繳納的保險金占衛生籌資總額的16％；由大區衛生預算為非就業人口繳納的保險金約占5％。這遠遠不足以支付非就業人口的健康保險費用。非就業人口占總人口的55.27％，他們所需的衛生保健費用，遠遠高於就業人口的費用，因為就業人口大多年輕且身體較健康。事實上，許多大區並不為其非就業人口支付保險金，或僅支付部分費用。這就是衛生保健體系資金不足問題的根源所在。

　　表20-1-3顯示出，強制性健康保險體系的籌資來源及其發展過程。用於非就業人口保險金的預算資金，占衛生籌資總額的比例，在1995年達到峰值後，在1996～1999年穩步降低，此後又開始升高。

表20-1-3 1994～2001年俄羅斯強制性健康保險基金的籌資來源

（單位：％）

籌資來源	1994	1995	1996	1997	1998	1999	2000	2001
保險金收入	66.0	60.7	61.3	62.0	63.7	67.9	71.9	66.7
預算中為非就業人提供的資金	19.3	27.4	25.2	22.1	22.4	22.4	25.2	26.6
其他（儲蓄、處罰、罰款等）	14.7	11.9	13.5	15.9	13.9	9.7	2.9	6.7
總　計	100	100	100	100	100	100	100	100

來源：俄羅斯聯邦國家統計委員會。

　　社會研究所針對俄羅斯家庭對藥品和衛生保健支出的調查，結果顯示，1998年，用於衛生保健服務的自付費用，顯著高於俄羅斯統計局的官方統計數據。如果用新的個人付費的估計值，重新計算，不同的籌資來源的比例，如表20-1-4所示。

表20-1-4 用社會研究所測算出的個人付費估計值計算主要資金來源

資金來源	1998（10億盧布）	1998（％）
聯邦預算	5.7	3.6
大區衛生預算	58.7	36.7
就業人口強制性健康保險繳費	20.0	12.5
自願健康保險個人繳費	3.8	2.4
家庭用於醫療服務的費用	32.3	20.2
家庭用於藥品的費用	37.0	23.1
公司用於醫療服務的費用	2.6	1.6
總　計	160.0	100.0

來源：Shishkin，《俄羅斯衛生保健籌資改革》，社會研究所。

　　個人資金總額來源達到衛生籌資總額的47.3％，接近一半。這一數額遠遠高於普遍預測的情況，當然，也遠遠高於向全民提供免費衛生保健服務的衛生保健體系中的預計數額。表中個人付費存在較高估計，可能因為其中包括「紅包費」的估計。

2. 自付費用

　　在俄羅斯運作的大多數保險計畫，都不包括費用分擔條款。在一些主要的醫院或門診服務中，僅有以下一些正規收費專案：口腔護理；常規眼科服務（眼部檢查等）；大多數的醫療輔助服務和牙科補牙；門診用藥；基本福利專案中未包括的其他服務。

　　牙科護理費用、患者在門診服務機構治療時開具的處方費用以及補牙服務費用，都是沿用前

蘇聯時期的標準做法。許多類型的患者可以免除藥品費用。據官方規定，在主要的醫療機構中，需要由患者自付費用的服務專案，並沒有增加。儘管有這些官方規定，但是，在20世紀90年代，越來越多的患者參與衛生保健籌資。部分原因是由於私營行業在藥品的進口和配送過程中，發揮越來越重要的作用，導致藥品成本有所上漲。

此外，自付費用增長的另一原因是，患者被迫參與支付那些法定基金無法負擔的部分費用。名義上，免費衛生保健服務機構，如果無法透過公共基金來抵消其成本，就必須對法定要求提供的免費服務收費。由於政府無法提供必要的資金，也就被迫接受這些在法律上有爭議的做法。這就導致明顯的不公平現象，根據保健服務的提供類型或提供地點的不同，患者只能接受免費服務或只能完全自費。在接受醫院護理，特別是外科服務時，患者的自付費用可能超過其月薪，甚至年薪。除了這些半合法化的服務收費以外，還有向醫師和其他人支付的「紅包費」，紅包費將於下文討論。

社會研究所進行關於俄羅斯家庭藥品和衛生保健費用支出的家庭普查，結果顯示，自付費用的估計值與廣泛採用的官方數據間，有所差異。根據1998年1月普查顯示，自付費用包括「紅包費」，總額達到衛生保健籌資總額的47%，或占其將近一半（表20-1-4）。這項研究顯示，藥品和醫療器械費用占自付費用總額（正規與非正規統計）的62%，就其重要程度而言，門診服務和醫院服務，緊隨其後。雖然醫院服務比初級保健更為昂貴，但卻較少利用，因此，在衛生總費用中的分額較小。

2001年，有報告顯示，大約10%的就醫者自付醫療費用。其中大約一半的人「在收費處正規地支付費用」，數額在2～3,000盧布之間；大約56%的患者「向醫療人員提供金錢或禮物」，價值在10～3,000盧布之間。在住院患者中，15.4%的人自行支付住院費用；其中65.3%的人透過正規管道付費，而5.3%的人是「向醫療人員提供金錢和禮物」。

這些數據揭示了衛生籌資方面的不公平，原因是在藥品和衛生保健服務費用中，存在自付費用。儘管最貧困人群較少去門診機構，住院時間更短，並且由於費用原因，他們基本不購買藥品，但是，最貧困人群的收入與衛生相關的費用所占比例，是最富人群所占比例的3倍。1/10的受訪者聲稱，1998年間，家裡有一名成員由於考慮到費用，而未接受醫生所建議的醫院護理。有一半的家庭認為，家裡至少有一名成員至少有一次無法負擔所需藥品費用。在20%強的家庭中，其中一名家庭成員由於價格原因，沒有得到所需的心血管藥品。此外，必須注意的是，農村地區人口的收入中，自付費用的比例高於都市地區。

流向私立保健機構的費用比例，要遠遠高於家庭獲得私立方式保健服務的比例，如：為私立牙科護理服務支付的費用，達到所有牙科護理費用的60.7%，而僅有19.8%的家庭到私立診所就醫。但是1999年的普查顯示，為私立牙科護理服務支付的費用分額，已經有所減少。同樣，15.3%的醫院保健費用流向私立醫院，只有0.4%的家庭購買私立醫院的保健服務。這就清楚地顯示出，即使存在突出的紅包問題，以私立方式提供的保健服務，仍比以公立方式提供的保健服務，更為昂貴。窮人顯然由於不能負擔相應費用，而無法享有收費服務。由於缺乏免費服務和收費服務非常普遍，導致窮人通常無法享受憲法所賦予的衛生保健權利。

正規和非正規的私人付費增長的根源，是由於免費衛生保健服務的承諾，與嚴重資源短缺的現實間不均衡。根據世界衛生組織的「籌資貢獻公平性」指數，俄羅斯位列191個國家中的第185位。這些日益凸顯的不公平性現象，使得對憲法的免費衛生保健的條款的修訂工作，勢在必行。

鑑於資金嚴重短缺，以及政府無法利用現有公共資源兌現其承諾，有人開始提議將部分的法定健康保健費用，轉移給消費者，以便增加現有衛生保健資金，並且提高患者對成本的重視——更富有諷刺意味的說法是，這可以提高公平性。通常情況下，強制性實施費用分擔的做法，會導致衛生保健籌資方面的不公平性增大，因為，這會對較低收入人群造成更大影響。而且在俄羅斯聯邦，廣泛存在法律上有所爭議的紅包現象，這就更容易造成不公平性，因此，共同付費的做法，可能進一步降低目前體系的不公平性。

1997年，《俄羅斯聯邦關於衛生保健和醫學科學發展的理念法》涉及的幾項問題，其中之一就是關於由基本福利專案中所承諾的衛生保健服務的費用分擔問題。但並沒有提出標準的或法律化的機制，來支持費用分擔制度的實施。據官方稱，近年來，這一問題已經成為重點領域，但政府似乎並未討論推行費用分擔的具體方案。在2000年制定的經濟計畫中，認真考慮衛生保健服務中共同付費的問題，但是，政府並未將這一做法合法化。在2001年總統致辭時，強調由於普遍存在的大量非正規付費而造成的問題，但並未提到可能將共同付費合法化的想法。目前，由於政治因素，有人認為費用分擔在近期不會被合法化，但是，這個問題已被公開提出來，並受到廣泛關注。由歐盟支持的獨聯體技術援助計畫所進行的社會學普查的結果顯示，在莫斯科，一部分人願意拿出私有資金來支持衛生保健籌資。

一些反對聯邦法律的行政機構，已經採取相應的行動使部分共同付費合法化。這些案例包括：波姆區（Liuboml Raion）衛生局已經對門診諮詢和每日住院設定固定收費；卡盧格區（Kalutara District）正考慮對承諾的衛生保健服務實行共同付費；卡萊利亞（Karelia）共和國保留住院患者80%的退休金，用於支付他們的衛生服務費用。

3. 紅包費

在前蘇聯時期，衛生保健人員通常將答謝費作為其收入的補充部分，但真實情況並不為人所知。由於官員們不願承認這種做法，同時現金和物品的價值又很難量化，就阻礙相關數據的收集。但是，根據蘇聯社會學研究所在20世紀80年代的一項研究，衛生保健經濟中的「黑色」成分，已經達到衛生保健體系總預算的17%。據更為保守的估計，衛生保健服務中自付費用占衛生費用的7%～10%。不論哪個數據更接近現實，顯然這是一個重要的資金來源，特別是那些支付給醫師和護士的費用。

當前紅包費應當被置於俄聯邦腐敗的大環境中來認識。根據由丹麥政府和世界銀行資助、由俄羅斯的智庫INDEM進行、為期2年的有關腐敗的研究顯示，俄羅斯人每年用於行賄的費用達360億美元，相當於2002年政府支出的一半以上。其中25億美元屬於「一般腐敗」，包括：為名義上應當免費的服務支付的費用。衛生保健被認為是吸納賄賂比例最高的行業，金額超過6億美元。這項調查發現，至少有1,200萬俄羅斯人由於負擔不起紅包費，而無法獲得必要的治療服務。

因此，紅包費無疑將繼續成為衛生保健資金來源的主要管道。事實上，全面的服務專案與有限的正規資金之間，存在巨大缺口，因此，如果沒有充足的非正規管道的資金來源，衛生保健體系就無法繼續維持。

由社會科學研究所與波士頓大學法律和改革監管專案合作所進行的普查結果中，涉及到藥品和衛生保健服務費中自付部分的紅包費，在1997年12月，家庭透過非正當管道為藥品和衛生服務

支付費用的總額，達到所有自付費用的15.5%。1998年12月，消費者用於非正規付費的絕對值，略微增加，1998年為35.9盧布，而1997年為34.6盧布。但是，非正規付費占所有自付費用的比例，在1998年下降到11.5%，因為，個人支付的衛生服務費用總額有所增加。這種非正規服務費總額，是官方報告的合法付費費用的2倍。

與公立行業相比，非正規付費的現象在私營行業中較少見。整筆資金透過非正規方式用於醫院服務，實際上，住院護理費用約1/3是紅包費，且大多數費用給了醫師，而那些安排住院的衛生官員、護士和其他職員，則只得到較少的費用。

在牙科服務中，存在大量的非正規付費，在1998年12月，這一行業估計吸納了29.3%的自付費用，多數用於私立執業的牙科醫師。這是由於服務提供機構希望避免支付所得稅，同時，如果壓低記錄在案的服務費，患者和醫療服務機構就可以分享由此產生的稅費「結餘」，這對於患者和醫療機構都有好處。

藥品和公共門診部門涉及的非正規付費是最少的。有意思的是，與都市相比，農村地區的住院護理中更易發生紅包現象，這可能與農村醫療機構的護理品質較差有關，這與該國總體發展趨勢一致。如前所述，在農村地區收取的自付費用，一般較高。

（二）第三方預算的制定和資源分配

圖20-1-4展示了衛生資金的運轉流程。衛生部和財政部採用年度預算周期方式，審定衛生保健體系中，由中央資助部分的費用（部委的直接成本、聯邦機構以及對於包括預防接種在內的核心專案的支持），以便透過普通稅收在全國進行籌資。

此外，衛生部和聯邦強制性健康保險基金，每年計算在全國範圍內實行的承諾福利專案計畫

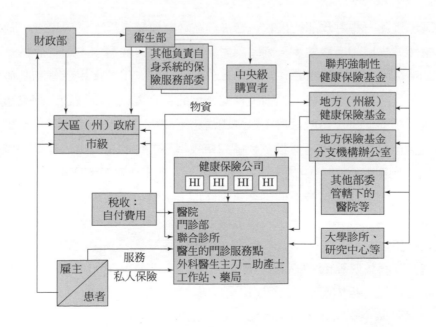

來源：世界衛生組織歐洲區辦公室衛生服務管理處。

圖20-1-4 俄羅斯衛生資金運轉圖

（PGG）成本，並根據死亡疾病譜，在徵得財政部的同意後，對每個大區的數額進行調整，為每個大區設定目標金額。大約2/3的目標金額，用於承諾的福利專案計畫，其中，初級和二級保健服務透過強制性健康保險體系，進行資助。另外1/3的金額用於三級和專科護理以及透過大區預算資助的大區專案。

雇主繳費的標準由聯邦政府設定。針對由地方政府代表非就業人口（包括：老年人、兒童、身障者和失業者）來確定的繳費水準，中央政府還未作出統一規定，因此，在各大區之間有很大差異。根據1993年的《健康保險法》，統籌繳費總額，預算加保險籌資，應當與地方政府直接支持的資金相整合，從各種管道收取的資金，包括：稅收和租賃收入，共同構成向各區分配的資金。但是，在一般情況下，大區只為生活無法自理的人所需的衛生保健支付部分費用。因此，實際能夠用於強制性健康保險體系的資金，遠遠低於目標數額，平均不到所需數額2/3的1/3。用於代替非就業人口繳納的大區預算，傾向用於直接資助醫療機構，這樣就能對其資金使用加大控制。其餘的1/3（包括三級保健等）來自於大區預算。這些資金的大部分用於資助大區級醫療機構，少量資金用於聯邦級機構。

大區級的籌資總額較少依據衛生部設定的目標，而是依據有關機構的歷史預算，其依據是：人員構成、床位數和固定成本；本地政府獲得收入的能力；本地的習慣和做法以及保險系統在本地的運作狀況，因為雇主不總是履行其義務。

在某些情況下，兩種主要資金的流動，是透過企業與服務提供機構之間，以及保險機構與平行系統的服務提供機構（其資金來源完全獨立於衛生部系統之外）之間，直接簽訂的合約，相互補充。在其他情況下，自願保險計畫為個人在主流醫療機構中接受治療服務提供資金，來增加衛生行業的收入。自付費用和紅包費明顯增加衛生行業總體預算金額。這些來源都未在制定第三方預算過程中，予以詳細界定，或沒有真正公開地調查，但是，這些資金對於衛生保健行業的發展，至關重要。

同時，大區也接受一些財政部的撥款，合併計在社會預算轉移支付項目下。劃入衛生保健、教育和其他社會領域支出的金額並不分列。應對大區的衛生保健需求，進行評估，以便具體明確轉移支付費用的金額，但是大區有權決定轉移支付的資金中，用於衛生保健和其他社會服務的金額。其決定不受監控，因此，用於大區衛生保健領域的資金資訊，未被納入國家預算總額。大區進一步向市級進行轉移支付，市級政府可以自由決定用於每項活動的資金量。市級也可透過稅收來籌集自有資金。儘管聯邦向大區級以及大區向市級轉移支付的用於衛生保健領域的金額，不是來自於本級政府，但這些資金在官方統計表中顯示為大區和市級預算資金來源。

同時，也有部分資金從大區級流向聯邦級。原則上，聯邦級醫療服務系統應根據大區配額，免費為各大區提供服務。但是，事實上，由於聯邦級缺乏資源，這一做法並未順利實施。使用聯邦級機構的服務，要求由大區或患者支付費用。這種配額系統涉及衛生部管轄下的273個聯邦住院機構中，能夠提供高科技服務的67個醫療機構。這些配額旨在涵蓋這些機構提供的大約1/4的服務活動，但事實上，由於要求付費，實際使用情況遠遠低於設定的配額。

強制性健康保險基金徵收繳費，並根據經過加權平均的按人收費公式，向保險公司轉移支付。保險公司（如未成立公司，則為聯邦強制性健康保險基金的分支機構或地方基金）根據按病例付費的方式與服務提供機構簽訂合約，這樣有望促進效率的提高。如果在某一大區沒有保險機

構，強制性健康保險基金就與服務提供機構直接簽訂合約。付款方式可以反映出第三方支付者的優先領域，以及服務提供機構的活動量。但事實上，資金撥付還是沿用歷史預算數額，很少考慮能使保險經營機構提高效率的付費方式。

　　聯邦強制性健康保險基金旨在規制資金運轉，並且重新分配0.2%的資金總額，用來補償各大區由於薪資基礎不同造成的獲得資源的差異。但這一數額仍不足以解決目前存在的不平衡狀況，因此，衛生行業的許多領域，常常面臨資源短缺的窘境。

（三）對醫院的支付和影響

1. 對醫院的支付

　　歷史上，醫院根據床位數獲得預算資金。聯合診所根據類似的方法，利用床位數代替門診訪視量，來獲得資金。根據中央批准的、包括通貨膨脹和經濟增長等因素的數額顯示，每年預算都有所增長。這種情況對醫院形成負面的影響，使其擴充床位數，以便要求更多的資源。

　　為了解決這些問題，籌資體系向部分基於保險機制的模式轉型，透過建立保險定價，迫使醫院願意縮短病人住院時間，並且更合理地進行診斷檢查。事先付費方式，是根據診斷類型目錄，對各種住院病例，按照固定價格進行付費。向聯合診所付費有多種方式，目的是鼓勵診所在門診部門為患者進行治療，而非向醫院轉診。此外，醫院和聯合診所根據其實際費用，有望從州級和市級政府獲得約30%的資金。事實上，新的資金撥付方式，更加複雜，對醫院的付費方式，已不同於最初設想的模式。

　　在全面實施保險計畫的地區，地方強制性健康保險基金與保險公司簽訂合約，向參保人提供保健服務。首先，由地方強制性健康保險基金為每位參保人向保險公司按人預先支付費用。然後，保險公司與當地服務提供機構（醫院、聯合診所和／或小型診所）再簽訂合約，提供由衛生部和聯邦強制性健康保險基金共同設定的基本福利專案的保健服務。以前價格是透過地方收費協議來設定。這種基本模式仍然保留，但現在地方強制性健康保險基金事後向保險公司的支付採取按人收費。經過對費用和儲備資金進行評估，目前付費方式最根本的變化，是為了防止資金被濫用。顯然有大量資金（約有1億美元）沒有被合理使用，至少曾經出現過一些嚴重管理不善的情況。這些問題的根源在於保險公司得到轉來的大筆資金，並將資金儲備用於投機活動，而且總是以失敗告終。

　　如果保險公司或地方基金及聯邦基金的分支機構的工作沒有到位，那麼就採用事後支付方式，向服務提供機構支付費用。事後付費的方式，可以完全消除醫院結餘費用的可能性。因此，這種支付方式產生的問題，與兩個既獨立又密切相關的因素有關：保險公司的作用值得探討，以及這種支付方式對醫院服務提供機構行為，造成何種影響。

2. 對醫院的影響

　　20世紀90年代，對於服務提供機構實行新的支付方式，但各大區所採納的方式，有很大差別。截至1997年，大多數與保險基金簽訂合約的醫院（58%），使用某種按病例付費的方式，僅有5.5%的醫院使用明細支出預算方式。保守估計，保險公司也已經根據保險基金的改革模式，轉而採取新的支付方式。總體而言，約有80%的醫院與保險基金或保險公司簽訂了合約，儘管難以劃分與各種機構簽訂合約醫院的比例。

　　在已經實行新的付費方式的地區，他們已經習慣只對透過與保險基金或公司簽訂合約方式所

提供的服務付費。這些費用估計平均只占醫院收入的1/3。其餘2/3資金來自於大區預算基金，並且仍然是根據歷史方式，採取明細支出的付費方式。

在醫院推行新的付費方式，無疑帶來積極的影響。其中包括：開發新的臨床和財務資訊系統；增加關於醫院使用、患者診斷分組和成本方面數據的收集和使用；整體提高對於成本—效果意識；並且提高對品質的重視。

然而，透過新的付費方式來改善醫院使用方式的想法，最終並未落實。有2方面的原因：第一個原因是與付費方式直接相關。有證據顯示，新的付費方式並未促使醫院服務提供機構提高效率。雖然，目前許多國家的平均住院時長正在縮短，但俄羅斯的這一指標卻維持不變，有跡象顯示，各大區不論使用投入或產出為基礎的付費方式，其住院時長並無差異。原因是大多數大區在設定核銷比例時，將長的住院時間作為診斷分組的參考值，這樣就造成效率低下。使用事後付費的方式，也未能遏制使用昂貴的醫院服務。同時發現，在莫斯科，根據明細專案進行付費的醫院的產值，高於那些採用疾病診斷關聯群付費的醫院。目前仍有一種看法：床位占有率高，就是有效地利用資源。另一方面，事先付費僅在某些情況下奏效：如果不遵守規定，就要進行有效的處罰。如果不進行處罰，某些機構就可以收取費用後，不按照合約提供相應服務。

醫院行為缺乏改變的第二個原因是：新的支付方式只涉及1/3的醫院收入，這就造成了一系列後果：(1)新的支付方式無法全面推行；(2)多種支付方式並存，造成混亂，無法利用一種合理方式對醫院財務進行管理和計畫；(3)新、舊支付方式的並存，產生衝突和矛盾的導向和動機。

最近一些新的跡象顯示，患者越發不願意利用健康保健系統的服務，造成一些疾病負擔，特別是慢性病。因為大家認為衛生系統存在問題，並且運作不當，同時，越來越多的住院患者可能要自行支付醫院的「飯店式服務」，並且要從家中自帶食物和床單等。紅包費也增加患者入院治療的成本，並且有可能進一步導致患者不願意到傳統的醫療機構就醫。這種情況本應降低保險系統的壓力，但是，現實情況並不如大家期望的結果。

大量患者脫離現有的醫療系統，同時，允許醫院靠欠債來彌補資金缺口，這些做法並不是可持續的策略。計畫者和決策者正制定進一步的改革，使保險達到提高效率和控制成本的目標。在過渡期間，醫院繼續尊重執業醫師的醫療判斷，提供保健服務，並不限制服務量。他們從地方政府和／或保險公司獲得資金，並且透過其他不同的籌資機制，獲取資金支持。但是，醫院獲得的收入，還不足以滿足提供服務的實際成本。雖然一些資金缺口，目前由半正規和不正規的自付費用來彌補，但是不清楚這種方式能夠維持多久。

（四）對醫師的支付

1991年，衛生服務行業的平均收入僅是全國平均水準的75.4%。目前醫師與小學教師的薪酬相當，只略高於護士或外科醫師助手。在公立醫院工作的一名普通外科醫師，每月收入可能僅為1,500盧布，相當於50美元，而在莫斯科富麗堂皇的私立醫院工作的一名外科醫師，月薪可以為1,500美元。在初級和二級保健行業中工作的醫師，收入並無差別。但是，專科醫師和在醫院工作的醫師，有較多提高其資質和承擔額外任務的機會，因此，他們的收入可能略高。

在公立部門工作的衛生保健人員的全部收入就是薪資，其中大多數人是間接受雇於主管其所在工作單位的相應級別的政府部門。雇用合約中明定薪資水準，並且可能明確規定工作時數或輪

班要求、工作量（根據所轄地區患者數量來核定）或其職責範圍。最近所作的調整，反映了對碩士以上資格、工作年限、該職位職責方面的要求，但是，卻未規定應當完成的工作量或品質要求。

既然所有的醫療人員由相應層級的政府雇用，中央政府就只制定基本的薪資水準。衛生部和財政部根據對衛生系統預算的整體控制，估計可調整的範圍，據此每年提高薪資水準。代表醫療行業的獨立工會並不存在，所以罷工為非法行為，這樣對於官方決策機構只有很小的壓力。但是，由於醫務人員廣泛存在對薪資水準的不滿情緒，高層決策者已經清楚地意識到：目前的做法折損醫務人員的工作熱情，並將對醫療服務的績效產生負面影響。目前，普遍存在著這樣的現象，有些醫師很少工作甚至不付出任何努力，只接待少量的患者，並且經常將患者向其他地方轉診，但是，他們卻與勤勤懇懇為患者服務的醫師拿同樣的月薪，嚴重挫傷那些努力工作員工的積極性。

為了應對這些困難局面，在改革中，國家開始進行擴大基本獎金的計畫試行。20世紀80年代，醫院和聯合診所的管理者被賦予權力，自行決定發獎金給表現好的員工。目前，已經進一步擴大醫療機構收取費用，並保留利潤的權力，醫院負責人有望利用更多的資源，建立與績效相關的激勵機制。

目前，發獎金的做法很普遍。獎金達個人月收入的20%或更多來自於額外的收入，但是，如果沒有正規的績效評估機制，董事就不會根據工作效果分配獎金。這種做法得不到正規機制的支持，最糟糕是，最難約束的高級職員可能會濫用權力，影響獎金的合理發放。但也許可以樂觀地估計，醫院和聯合診所的管理者還是會建立起不同的薪資標準。同時，仍然有希望建立更具綜合性的薪酬公式，來支付醫務人員的薪資，這樣也許可以將服務結果（而非工作量）與獎勵掛鉤。

由於紅包現象廣泛存在，利用薪酬影響員工績效的措施，就受到影響。雖然護士和醫師都接受紅包，但相比而言，醫師在控制資源、藥品使用、檢查和住院方面，有更大的自主權，因此，更容易獲得正規薪資以外的收入。這就形成非正規的收入方式，使醫師與護士和外科醫師助手的收入出現差距，同時，在醫院工作的醫師和專科醫師可以比全科醫師和初級保健醫師，得到更多的收入。

在俄羅斯聯邦，私營部門雖然未得到充分發展，但為醫師支付薪酬的方式，卻更為多樣。提供牙科和眼科保健服務的準私營性的聯合診所按服務收費，他們向員工支付薪資外加利潤分成。提供私人諮詢的醫師按服務收取費用，如果在診所外工作，他們可能會留下40%～70%的服務費，其餘部分用作運轉成本。

政府已經清楚地意識到，整體提高薪資水準是提高衛生保健行業中員工積極性和績效水準的良方。

（五）保險公司的作用

在有保險公司運作的大區，這些公司經過協商確定按病例付費的系統，通常與疾病診斷關聯組（DRGs）相關。透過這種方式，可以確定適當的住院時長、干預和檢查活動的組合以及對於某種情況的病例制定期望達到的臨床標準。但是，這些公司並不承擔風險。他們按照單個病例或每次訪視，對服務提供機構進行付費，並且向地方強制性健康保險基金核銷每項服務的費用。他們不會透過協商限制接受治療的病例數，或使醫院來決定保健需求。因此，形成一種趨勢，由於沒有正規機制來限制醫院提供的服務量，那就應「承諾支付」本地全部人口的醫療費用。這些合約

是根據基本福利專案的內容來確定，但卻沒有具體規定購買服務量的大小。

健康保險公司的作用已經越發局限於要帳和處理帳單的職能。目前，他們的利潤來源於每項需要付費的干預活動，按一定比例的費用提成，而不是對於覆蓋人口的人均費用的結餘。因此，這些公司不願減少服務量，或鼓勵醫療服務提供機構降低成本或減少不必要的干預。健康保險公司僅僅是透過處理醫院帳單獲取傭金的部門，他們對於醫院活動的標準性，很少進行監控，而只關心能夠創造的附加利潤。

1996年，對莫斯科和聖彼得堡的保險狀況進行評估，特別點出以上提及的這些情況的內在問題。一般認為，對於超過人均限額的部分，保險公司應不提供任何費用。但有調查顯示：地方基金不管費用高低，只是根據醫療需求支付費用，而保險公司對於所有處理的帳單統一收取8%的服務費。這就形成一些新的不良動機，使保險機構不願控制成本，反而鼓勵他們與服務提供機構串通，盡量收取高額費用。鑑於大多數合約是與醫院簽訂的原因，進一步助長二級服務相對於初級保健的優勢。雖然，目前已經採取措施遏制以上不當做法，但是，這些措施還是影響保險模式的自身發展。

五、醫療制度改革

（一）衛生服務改革

在20世紀80年代中期，蘇聯衛生系統的不足，越發顯現出來，衛生服務的計畫者已經意識到：解決醫療機構過度供給的必要性以及效率不高和員工工作熱情低落的問題。他們推行一系列改革，特別是在科摩羅夫（Kemorovo）、列寧格勒（Leningrad Oblast）和薩馬拉（Samara）實施試行專案，以解決二級和初級保健發展不平衡的問題。這些試行專案的目的是考察市場機制的作用以及在初級保健部門投入衛生預算，但是由於一些事件的原因，這些試行的工作幾乎都被廢棄了。

蘇聯的解體不僅暴露了傳統衛生管理方式的問題，而且使這些問題進一步加劇，這就迫切需要進行改革。人群健康水準快速下降，男性和女性的期望壽命大幅降低，10幾歲至40多歲的男性死亡率大幅上漲，幾十年來從未見到的傳染病再次爆發，慢性病的發病率和死亡率也在上升。由於20世紀90年代出現的經濟混亂，造成民眾的精神壓力，使人群的健康發展趨勢，進一步的惡化。政治家、計畫者和決策者已經非常清楚地意識到：由於資源浪費和機構重複設置等問題，需要對衛生服務進行改革，以滿足不斷增長的需求。由於稅收基礎崩潰，並且出現其他經濟事件，俄羅斯聯邦的衛生服務費用有所減少，甚至無法維持提供前蘇聯時期服務需求的資金水準。同時，衛生系統的效率大幅下降，提供的醫療服務品質也很低。

由於政治局勢的動盪，帶來了蘇聯解體，這是要求衛生系統進行改革的更深一層的重要因素。改革開放提高人們的期望，使他們不斷要求變革，新政府的成立，也給決策者和民眾帶來改革的希望。一個亟待變革的重點領域是高度的國家集權，地方分權被視為是所有改革政策的重要部分，不僅可以使地方政府有更大的決策權，也是新的政治時期的典型特點。

既然改革進程的推動力在於資金投入、效率和地方分權等問題，改革措施就應當直接著眼於解決這些問題。一系列的重點改革措施有：在全國範圍內實行強制性健康保險，對基於稅收的資金投入方式進行補充，目的是結合三種資金投入方式。在俄羅斯聯邦資金緊缺的情況下，以薪資為基礎的保險繳費，也被視為能夠為衛生部門提供額外資金的唯一方式，其優點是將資金專用於

衛生保健服務。

此外，衛生部支持在全科醫師培訓、醫院和聯合診所管理者的獨立性、員工收入以及計畫和監管方面進行的改革。目的是整合一系列措施，透過下放管理權力和財務責任的方式，打破多年來僵化和官僚化的控制模式，提高醫療服務決策方面的經濟分析能力及效率，從而更好地滿足患者和公民的醫療需求。

1991年以前，蘇聯的衛生系統是在掌控最高權力的最高蘇維埃的高度集權化下，組織建立起來的。區級行政機構負責管理本區域的衛生保健工作。平行系統（或稱為「部委級」）涉及衛生部以外的部委以及國有企業，這些企業傳統上只為自己的職員及其家庭成員，提供衛生保健服務。

在前蘇聯體系下，衛生保健服務幾乎完全透過各級政府預算，進行資助。各共和國管理的醫療機構，由各自預算支付，而市級負擔其轄區內的衛生保健機構的費用。和其他部委運作的平行衛生保健體系一樣，大型企業（工業和農業）也為當地提供衛生服務，分擔衛生保健服務成本。對於個人付費存在較高估計的主要原因，包括：對於紅包費的估計。自願保險在俄羅斯的衛生保健籌資中，只發揮很有限的作用。外部籌資來源包括由雙邊和多邊機構提供的貸款和贈款，這些援助對於俄羅斯的作用有限。

2013年10月8日，俄羅斯衛生部長斯科沃爾左娃（Skvortsova）在全俄醫療媒體論壇上宣布「保證俄羅斯公民在俄羅斯聯邦所有政府和市政機構免費享受醫療服務」。這項條款現在不會變更，以後也不會改變。所有包含在國家保障計畫下的醫療服務，從每一位俄羅斯公民一出生便可享受，並承諾這些醫療服務專案每年都會增加。

但是，這個宣布並不意味俄國政府將啟動新的免費醫療政策，全民免費醫療原則，早就在1993年的俄羅斯聯邦《憲法》裡有所規定。所以，這次宣布，只是對聯邦《憲法》的重申。根據俄羅斯聯邦1993年《憲法》第41條的規定：所有人都有權享有健保和醫療。政府應向居民免費提供醫療，透過相應的政府預算、保險繳納和其他來源負擔。在實際操作中，資金主要來自各企業、各機構，按1991年6月《俄聯邦公民醫療保險法》規定繳納的強制醫療保險費，以及俄羅斯預算中對強制醫療保險計畫的撥款，其中各企業各機構繳納的保險費用，占強制醫療保險收入總額的90％以上。

俄羅斯一直在實施政策上的免費醫療。不過，因為時常出現該政策將轉為付費醫療的傳言，衛生部長才鄭重地宣布，不僅如此，俄總統普丁（Vladímir Vladímirovic Pútin）、總理梅德韋傑夫（Dmitry Anatolyevich Medvedev）近年來都曾在不同場合重申，不會取消公民享受免費醫療的權利。

（二）衛生體制改革的特點

1. 衛生服務籌資方面

在1987～2001年間，籌資方面的新經濟體制，已經在3個試行地區推廣：聖彼得堡、科摩羅夫州和薩馬拉州。這些試行旨在使衛生系統的管理者，對於資源能夠有更大的靈活性和控制權，以便能更好地滿足患者需求，最終加強初級保健發展，避免為了節約成本而降低服務標準的風險。推行《強制性健康保險法》，主要目標是作為新的非預算性的籌資來源，以增加現有的預算資金，建立資金的統籌機制，並且在使患者可以自由選擇服務機構和保險的同時，提供全面覆蓋的衛生保健服務。

2. 衛生服務機構管理方面

20世紀80年代末，科摩羅夫試行，是提升醫院管理者個人權力的第一次嘗試，使他們可以自行決定人員的聘用或解雇，協商薪資和獎金水準，並對員工績效提出要求。他們也被賦予一定的經濟自主權，可以創造收入，並在醫院或聯合診所中保有利潤。保險基金機構無需考慮服務機構意見，可以獨立決定購買政策，雖然，目前這種模式仍然普遍，但在很多情況下，管理角色已經發生轉變，醫院管理者有望在新的系統中，獲得更多的自主權。

3. 人力資源及培訓方面

對全科醫師的培訓越發受到重視。1992年，開始實行2年制的培訓計畫，使全科醫學成為獨立的專科。在提高家庭醫師技能的同時，提高其社會地位。管理技能和相關的培訓相應地得以初步實施。目前，在莫斯科醫學科學院設立衛生保健管理系，對醫院管理者提供畢業後培訓。

4. 衛生法制建設方面

自1991年起，俄羅斯頒布一系列的法律、法規，與衛生和衛生保健相關的立法法案，得到大規模擴充。俄羅斯聯邦《憲法》第72條規定：公共衛生保健服務的立法基礎，由俄羅斯聯邦及其各主體共同確定。各主體主要負責其所轄領土的人口健康狀況、公共衛生保健機構服務的組織、管理和籌資，並有權實施應當在其所轄範圍內適用的法律。該措施完善了衛生立法體系，為衛生體制改革提供法律依據，保證改革的有序進行。

5. 衛生法制改革不徹底

俄羅斯衛生系統的改革，是在社會劇烈動盪時期和巨大的需求壓力下進行的。改革的成功受到諸多因素的影響，各方面的改革在早期獲得了成就和績效，但持續的時間過短，很多設想並未成為現實，健康指標體系仍然沒有完善。

第二節　匈牙利醫療制度

一、社會經濟與國民健康概況

（一）社會經濟發展狀況

匈牙利位於歐洲中部，北臨斯洛伐克，東鄰烏克蘭和羅馬尼亞，南接塞爾維亞和南斯拉夫西南部以及克羅埃西亞，西臨斯洛維尼亞和奧地利，領土面積為93,000平方公里（相當於歐洲面積的1％）。匈牙利在第二次世界大戰時是德國的盟國。1944年，被德國占領，後被蘇聯解放。在前蘇聯共產主義制度影響40年之後，1989年10月23日，匈牙利擺脫蘇聯制度的影響，重新獲得主權，並宣告成為獨立的共和國。從那時起，匈牙利改為穩定的多黨聯合執政的政體，議會擁有386個席位，每4年選舉一次。從1996年起，國家的領土分成7個大區，除匈牙利中心地區（布達佩斯〔Budapest〕和直屬縣）外，每個大區都有3個郡縣。該國有1,020萬人口，99％為匈牙利公民，最大的少數民族群體為吉普賽人，官方語言為匈牙利語。

20世紀90年代開始，匈牙利經濟社會制度開始轉型，經濟從1994年逐步走出谷底，之後緩慢增長。近年，經濟發展的趨勢較好，是東歐轉型國家中發展較快的國家之一。2001年，匈牙利將GDP的6.8％用於衛生事業，75％的衛生支出來源於公共籌資。2002年，匈牙利GDP增長為

3.3％，人均GDP約為6,000美元。居民月平均薪資為12.25萬福林（約為人民幣5,100元）。2004年5月，匈牙利加入歐盟。匈牙利衛生改革是適應整個的社會經濟轉型而進行的，考慮歷史（19世紀末期到20世紀中，曾實行過類似德國的醫療保健模式）、現實（加入歐盟需要與英、法、德等國的管理制度接軌）等方面的因素，匈牙利醫療衛生保健的模式，基本上是選擇德國的社會醫療保障制度。2012年，匈牙利人均國內生產總值124.601億美元。1990～2012年，匈牙利部分年分宏觀經濟指標，詳見表20-2-1。

表20-2-1 1990～2012年（部分年分）匈牙利宏觀經濟指標

指 標	1990	1995	2000	2005	2010	2012
GDP（現價美元，百萬）	33,056.1	45,561.4	46,385.6	110,321.7	127,503.3	124,600.5
GDP，PPP（現價國際美元，百萬）	92,662.1	92,738.3	121,466.6	171,223.5	211,348.9	224,549.2
人均GDP（現價美元，元）	3,186.4	4,411.0	4,542.7	10,936.9	12,750.3	12,560.1
人均GDP，PPP（現價國際美元，元）	8,932.2	8,978.5	11,895.7	16,974.6	21,134.8	22,635.2
GDP年均增長率（％）	-3.5	1.5	4.2	4.0	1.3	-1.7
總支出的GDP占比（％）	-	52.1	42.0	42.7	44.8	44.3
現金盈餘／赤字的GDP占比（％）	-	-8.9	-2.8	-7.4	-3.5	-2.6
人均衛生支出（現價美元，元）	-	323.0	325.7	922.7	1026.0	986.8
人均衛生支出，PPP（2005年不變價國際美元，元）	-	656.7	851.9	1,432.1	1,653.9	1,729.3
衛生總支出GDP占比（％）	-	7.3	7.2	8.4	8.0	7.8
總勞動力（百萬）	4.5	4.2	4.2	4.3	4.3	4.4
總失業率（％）		10.2	6.4	7.2	11.2	10.9
實際利率（％）	2.5	4.6	2.6	5.9	5.3	5.6
官方匯率（相當於1美元的本幣單位，時期平均值）	63.2	125.7	282.2	199.6	207.9	225.1

數據來源：世界銀行，2013。

（二）國民健康情況

匈牙利老年人口較多，60歲以上人口占總人口數的20.6％。自從20世紀80年代以來，人口一直是負增長，2002年的人口自然增長率達-3.5％。2012年，匈牙利總人口990萬人，年均增長率為-0.5％。1990～2012年，匈牙利部分年分人口指標，詳見表20-2-2。2012年，匈牙利衛生總費用占GDP的比例為7.8％，平均期望壽命74.3歲，其中男性為70.9歲，女性為77.9歲。1990～2012年，匈牙利部分年份死亡率基礎指標，詳見表20-2-3。

匈牙利死因排序前位分別為：循環系統疾病、惡性腫瘤、消化系統疾病（包括：肝病）、意外傷害和中毒暴力等。這個情況一直持續到2000年，各死因死亡率均持續高於歐盟27國，且惡性腫瘤及消化系統疾病的死亡率，高於歐盟12國及世界衛生組織歐洲區平均水準（數據來源：世界衛生組織歐洲區辦事處，2010）。

表20-2-2 1990～2012年（部分年分）匈牙利人口指標

指 標	1990	1995	2000	2005	2010	2012
人口總數（百萬人）	10.4	10.3	10.2	10.1	10.0	9.9
女性人口占總人口比例（％）	52.0	52.2	52.4	52.5	52.5	52.5
0～14歲人口占總人口比例（％）	20.4	18.1	16.8	15.5	14.6	14.6
65歲以上人口占總人口比例（％）	13.5	14.3	15.1	15.7	16.7	17.0
人口年均增長率（％）	-1.0	-0.1	-0.3	-0.2	-0.2	-0.5
人口密度（人／平方公里）	115.4	114.9	113.9	112.6	110.5	109.6
總生育率（每婦女生育數）	1.9	1.6	1.3	1.3	1.3	1.3
粗出生率（‰）	12.1	10.8	9.6	9.7	9.0	9.1
粗死亡率（‰）	14.0	14.1	13.3	13.5	13.0	13.0
受供養人口年齡比率（％）	51.3	47.9	47.0	45.4	45.7	46.3
都市人口占總人口比例（％）	65.8	65.2	64.6	66.4	69.0	69.9

數據來源：世界銀行，2013。

表20-2-3 1990～2012年（部分年分）匈牙利死亡率基礎指標

指 標	1990	1995	2000	2005	2010	2012
全人群出生期望壽命（歲）	71.6	71.1	71.7	72.6	73.5	74.3
男性出生期望壽命（歲）	68.3	67.4	68.2	69.0	70.0	70.9
女性出生期望壽命（歲）	75.2	74.9	75.3	76.3	77.2	77.9
每千名成年女性死亡率（‰）	132.7	130.7	114.5	107.4	-	-
每千名成年男性死亡率（‰）	305.1	318.0	271.5	256.5	-	-

數據來源：世界銀行，2013。

二、醫療服務體制

（一）衛生資源情況

匈牙利現有醫院180家，每千人口醫師數為3.7名，牙醫共有3,000名。家庭醫師（GP）共有5,125名，每個GP大約為2,000名居民提供醫療服務。每千人口床位數為8張（床位當中1/4為長期治療和康復床位），平均住院天數為8.5天。醫療機構中90％為公立醫療機構，其餘為私立醫療機構。公立醫療機構分別由衛生部或自治州政府所屬。

（二）衛生保健體制與管理機構

匈牙利曾在19世紀末期到1950年，實行社會保險制度；1950年下半年開始，實行前蘇聯的衛生保健體制。轉型後，匈牙利重新恢復原來類似德國的社會醫療制度。1993年，匈牙利開始衛生保健體制改革，透過強制性的社會保險，籌集衛生費用，建立國家衛生保險基金，醫療費用的支出基本出自於衛生保險基金。目前，實行全民保險制度，醫療保險覆蓋全體國民。

匈牙利的衛生保險基金的資金來源於3個方面：**(1)強制性的社會醫療保險：**雇主和雇員分別為職工支付薪資總額的11％和5％，這部分收入占總衛生保險基金的60％；**(2)醫療保險稅：**即雇

主每月還要為職工每人支付15歐元，這部分占衛生保險基金的20％；(3)政府預算：衛生保險基金每年都有一定款額來自政府預算支出，這部分占基金總收入的20％。

目前，衛生保險基金的總數約為60億歐元（人民幣600億左右），基金支出的結構中，50％是醫療費用，30％為藥品費用，20％為現金支出（如：身障者、低收入者的醫療補助）。同時，在匈牙利還有約15萬人參加補充保險基金，可以享受更為優厚的醫療服務。衛生保險基金支付的範圍包括：家庭醫師、家庭護理、住院服務、重大疾病醫療、慢性病治療等。

匈牙利的衛生保健組織主要由以下幾個部分組成，如圖20-2-1所示。

1. 衛生、社會和家庭事務部

除了失業津貼外（失業津貼、早退失業補助），匈牙利的社會和福利體系由衛生、社會和家庭事務部管理和監督。衛生、社會和家庭事務部主要工作為：履行政府衛生政策、社會政策和家庭政策的任務。其中，部長管理、協調和組織衛生和社會保障體系、科研活動、與社會保險有關的衛生和養老金政策（與財政部合作），另外，還管理國家醫療保險基金及國家養老金保險總司以

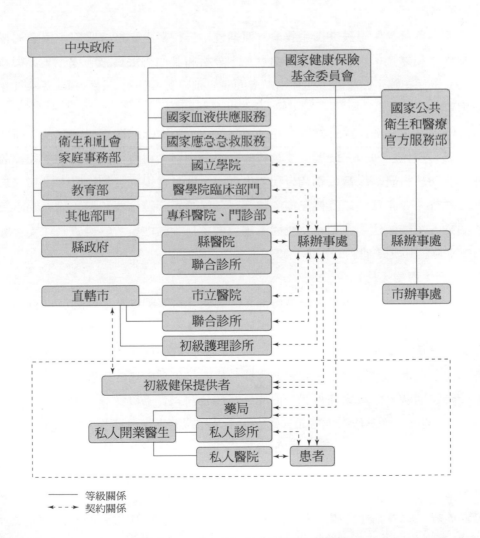

圖20-2-1　匈牙利衛生保健組織結構圖

及所有法律規定的相關工作。部長布置公共衛生和健康任務，負責疾病預防以及所有與健康促進相關的公共衛生專案，管理國家公共衛生和醫療衛生官方服務部、國家級的衛生機構、國家研究所、高等教育機構提供的衛生服務、衛生改進研究活動以及衛生部授權和行政程序辦公室。部長還管理社會政策理事會、國家衛生理事會、國家殘障理事會，他透過規章監督匈牙利醫學會和匈牙利藥劑師協會。2002年5月，政府將相關部門合併組建了衛生、社會和家庭事務部。2004年10月，因為政府結構調整，衛生、社會和家庭事務部被拆分。養老金、家庭和社會事務由新成立的青年、家庭、社會事務和均等機會部負責。衛生部負責衛生事務。

2. 國家公共衛生和醫療官方服務部

國家公共衛生和醫療衛生官方服務部（National Public Health and Medical Office Service, NPHMOS）是一個公共管理機構，主要履行國家任務，執行統一的衛生管理體系。職責包括：公共衛生和流行病學，行政許可；部門中立的職業監督；組織、監測和控制預防以及衛生改進（衛生保護、健康教育、健康促進）。NPHMOS對於匈牙利領土上的所有自然和法人實體，以及不具備法人實體資格的公司，都能進行監督執法（除了海陸空三軍和執法機構外，但是NPHMOS有權對這些機構進行衛生檢查）。

3. 國家衛生理事會

國家衛生理事會負責保證長期衛生政策的連續性，推行衛生和社會服務使用者的權利。該理事會透過提交專案和建議、評論法案和提出意見，分析和評估決策實施的程序，參與政府衛生政策起草和決策工作。在確定衛生改進工作重點方面（必須得到專家的一致同意），發揮重要作用。

4. 醫學科研理事會

醫學科研理事會是向部長提交建議、評論、諮詢和決策準備的機構。主要涉及衛生政策，醫療、醫藥、科學和其他任何衛生問題，協調政府職責範圍內的科研活動，為匈牙利及國際科研重點提交建議，協助將科研結果轉化為匈牙利衛生實踐。理事會也為人類臨床試驗和人類生物醫學科研的設計、執行、資訊管理以及控制提供建議，以保證與國際倫理和科學治療要求接軌，同時也監督這些活動的開展。理事會對科學研究活動發表意見，對地區新的科研倫理委員會的建立進行審核和評估，協調和促進他們的標準化運作。

5. 職業協會（「衛生專業人員協會」）

自1994年以來，衛生體系有2大職業類別（醫師和牙科醫師以及藥劑師）享有強制性會員基礎上的職業自治。匈牙利醫師協會以及藥劑師協會的責任，包括：在法律規定的框架下，透過直選機構或官員，對職業事務進行個人管理，定義和代表職業倫理、經濟和社會利益，為衛生政策的制定提供意見，促進衛生保健服務和醫藥服務。協會是公共機構，具有公共職責，協會根據法規，預算享受國家補助。會員資格是強制性的。在匈牙利只有協會會員，才能從事醫師或藥劑師工作。2004年3月4日，會員代表大會正式建立護士及相關衛生人員協會。在匈牙利，只有匈牙利護士及相關衛生人員協會會員，才能從事護士和相關醫療服務專業的工作。

6. 醫療專科學院

醫療專科學院是提出建議、進行審核的最高醫學專業機構，由匈牙利醫學協會和藥劑師協會管理，但運營經費由衛生、社會和家庭事務部提供。衛生、社會和家庭事務部下有37所醫療專科學院和3所藥物專科學院。除了醫療和藥物學院，護理及相關衛生人員也有自己的專科學院。醫療

專科學院根據專業領域，製作、定期評論和出版專業建議、指南，擬定職位所需的技術要求和資質證書。

（三）衛生服務體系與醫院管理

1. 初級衛生保健

1992年，地區全科醫師體系由家庭醫師體系取代，有2大目標：(1)透過引進自由選醫改變醫病的關係，將家庭醫師的酬勞與其診治的病人數掛鉤。自1992年起，另一個區的居民也能申請選定的家庭醫師，在一個家庭醫師管轄區的病人也能選擇其他區的家庭醫師。透過這一轉變，家庭醫師間必須競爭，以保住病人；病人的信任和滿意，也就變得越來越重要。雖然自由選醫在人煙稀少的農村地區，並沒有實際意義，但是對大部分公民的影響，是十分積極和明顯的；(2)讓家庭醫師擔負守門人的作用，因為他們是病人與衛生體系間接觸的第一個層級。暫時，家庭醫師體系還不能有效地履行其守門人的作用。

2. 社會保險基金及管理人員

在1988年前，匈牙利的社會保險（包括：醫療保險和養老保險）是中央預算的一部分。1989年1月1日，成立了社會保障基金，基金及其管理人員從中央預算脫離，成立國家社會保險基金管理局。1993年，社保基金分為養老保險基金和醫療保險基金；國家社會保險基金管理局也分為國家養老保險基金總司和國家醫療保險基金管理局。養老保險基金和醫療保險基金由國家監督，國家透過衛生、社會和家庭事務部管理國家養老保險基金總司和國家醫療保險基金管理局。

醫療服務主要包括：醫療專業服務（住院）和全民普通醫療服務（普通門診）2大部分。住院服務主要由醫院提供，普通門診服務主要由GP提供。醫療服務機構的組成，以公立醫療機構為主，約占總數的90％以上，其餘約10％為轉型後出現的一些私立醫院，這部分私立醫院是提供婦科、外科服務的專科醫院，主要為高收入者提供高層級的醫療服務，滿足多層級的醫療需求。

醫療費用主要由保險基金給付，病人住院免費享受醫療服務，門診僅需支付少量藥費。保險基金對醫院的給付辦法，是按照病種付費，對GP的給付是按照與GP簽約居民人數撥款承包，但政府規定了每一個GP簽約的最高限額。

公立醫院的院長由國家衛生部或地方衛生行政部門選拔和任命，大多是透過競爭聘任的形式產生院長。公立醫院的內部管理機構與中國公立醫院的內部管理機構設置，大致相當。公立醫院的醫師都是政府雇員，公立醫院可與社會上的私人醫師簽約，私人醫師根據合約規定參與公立醫院的相關醫療工作。

醫院收入主要來自國家衛生保健基金，如：布達佩斯的2家醫院經營收入中，90％以上來自保險基金，其餘5％來自個人付費，尚有少量的其他收入。保險基金對醫院目前採用的是按病種付費的方式，但同樣也規定醫院醫療收入的最高限額，以控制醫院盲目擴大醫療收入。

（四）衛生籌資政策

1990年，匈牙利進行衛生服務購買者和提供者分離的改革，即政府不再既辦醫院，又替居民向醫院購買服務。而是學習歐盟國家，推行強制的社會醫療保險計畫，實行第三方支付。1993年，匈牙利成立國家醫療保險局（匈牙利語縮寫為OEP，英語縮寫為NHIF），專門負責管理醫療

保險資金，下設41個地方辦公室，共4千多職工，每年和全國的154家醫院簽訂合約，為居民購買服務，這些醫院共有6.05萬張病床，3.3萬名醫師。和德國一樣，匈牙利醫院經費也是雙重財政，投資專案仍是政府負責，OEP負責支付醫院運營費用。但受財政經費所限，來自政府的更新維護費用很少。

19世紀90年代早期，衛生服務引入以績效為基礎的支付方式。不同服務採取不同的支付形式：OEP對家庭醫師採取按人頭支付方式；對門診服務採取按服務專案支付，引入德國的積分系統；對急性病住院服務採取按病種支付方式。學習美國的DRGs方法，對慢性病住院服務採取按床日支付方式。

公民個人稅收很高，薪資收入的70％要交各種稅收。23.5％是醫療保險金，19.5％來自雇主，4.0％來自雇員個人。

目前，匈牙利醫療保險體制面臨以下挑戰：(1)資金有限，約40％的人口（包括：老年人、兒童、失業人員以及許多從事逃避稅收的所謂「黑色經濟」工作的人員）均不需要支付保險金，卻同樣享有免費服務；(2)昂貴的新技術應用越來越多；(3)病人獲得各方面資訊越來越多，因而需求不斷提高；(4)人口高齡化問題越來越嚴重，醫療成本也隨著提高；(5)市場的取向不斷增加。因為OEP的經費有限，醫院幾乎沒有自主權，醫院發展嚴重受到資金的制約。病人的費用不是100％獲得OEP支付，而是根據政府預算的多少來調整，往往提供服務越多，從OEP獲得的經費越少。幾乎所有醫院都處於虧損狀態。少數醫院採取向私人公司租賃不動產的方式收取租金，彌補損失。一般盈餘很少，但也只夠修理儀器設備，不足以購置和更換設備。

目前計畫採取一些新的應對措施，如：設計以成本效果為依據的基本服務專案；在需求評估的基礎上，進行服務量的限定；加強OEP的購買作用；在購買服務過程中，更加注重品質評價等等。

三、醫療制度的改革變遷與特點

（一）醫療衛生體制的歷史沿革

匈牙利的衛生保健改革始於20世紀80年代中期，共產黨的自由派接管了政府，並為國家社會主義衛生保健體系的重組，制定了改革方案。改革和改革的實施，從1990年第一次自由選舉之前開始。1991年前，衛生部門改革以地方分權為主；1994年後，成本控制政策成為改革的方向。

1. 20世紀80年代後半期改革

社會事務和衛生部建立改革祕書處，該處以國際模式和經驗為基礎，提出政策性建議。衛生部發起很多試驗計畫，包括DRGs支付系統的改造。1987年，建立衛生保健資訊中心，負責DRGs計畫，成為設計和管理提供方支付方式的關鍵機構。1989年，私人衛生保健開始合法化。1990年，衛生保健的預算轉換為社會保障基金。

2. 1990～1994年改革

1990年，地方政府為新契約模式規定提供方。初級保健手術室、聯合診所和醫院的所有權，由中央向地方移交，屬地提供義務，也從中央移交給地方政府。中央政府建立「指定津貼」系統，以有條件和按比例的撥款方式，資助地方政府。1991年，成立國家公共衛生和醫療官方服務部（NPHMOS）組織傳染病監督、免疫接種和公共衛生服務。1992年，社會保險基金分為健康保

險基金（HIF）和退休保險基金。1993年，工會代表選舉之後，實行自我管理。1992年，地方醫師被重新命名為「家庭醫師」，指定必須進行從業者的研究生培訓，推出家庭醫師服務的按人頭支付方式和契約模式。同類疾病組和住院日，決定了HIF的次級預算。

3. 1994～1998年改革

1995年，推出第一個經濟穩定綜合方案，旨在提供福利，其中包括提供衛生服務。牙科服務被排除在HIF覆蓋面之外，溫泉治療的津貼被取消，職業衛生服務的責任轉移給雇主。政府解決醫院部門規模過大的問題，在1996年和1997年，從系統中取消了大約9,000多張床位。財政稅收策略包括3個方面：社會保險費基準的擴展、雇主健康保險費率的降低和一次性稅款清付，從而減少逃避社會保險的繳費，增加HIF的收入。政府於1997年透過重組，削弱HIF和退休保險基金的自主管理權，提出固定的支付方式，即按醫院預算的20％支付，而不考慮實際業績。1994～1998年的政府成功實施了成本控制政策，明顯縮減了衛生預算。

4. 1998～2002年改革

廢除社會保險基金的自我管理，從而對HIF和健康保險基金管理（NHIFA）進行全面控制。NHIFA的管理轉移給總理辦公室。廢除雇員健康保險繳費的上限。2001年1月1日，成立新衛生部，並成功地從財政部收回對NHIFA的控制權（2000年10月）。啟動一項為期10年的公共衛生行動專案，以提高男性和女性的期望壽命，使之分別達到70歲和78歲（2001年8月）。

5. 2002至今的改革

2002年以來，衛生計畫和預防得到進一步加強。國會接受「衛生10年Johan Béla」的國家專案，目標是透過公共衛生行動改善人民的健康情況。國家篩查專案還包括：乳腺癌和子宮頸癌；2006年，啟動直腸癌的篩檢專案。

（二）衛生體制改革的特點

1. 衛生體制的分散化

衛生決策和調控的權力，仍在中央政府手中，但一些職能已經轉移給準公共機構，其餘的職能也已分散。NHIFA的決策和預算都維持國家級別，而合約的管理和支付，被分散到郡縣一級。1990年，特定的公共保健職責以及相關徵稅權力，都轉移到地方政府；大部分衛生服務設施的所有權，也轉為地方政府所有，地方政府成為衛生保健系統的主要供應方。

2. 衛生服務籌資方面

衛生財政的公共來源由中央和地方稅收組成，但更多的是來自社會健康保險計畫——HIF的繳納，社會健康保險計畫是具有普遍的覆蓋性以及綜合的福利方案，僅有很少的排他性，除了藥品、醫療急救、假體、水療外，很少、甚至沒有共同支付的情況。中央、地方稅收和私人來源，是社會健康保險衛生服務籌資的補充來源。外部來源影響不大，但隨著衛生服務領域慈善組織數量的增加，私人捐贈將來可能會增加。

3. 衛生服務支出方面

在2000年的衛生總支出中，36％用於醫療產品，30％用於住院治療，16％用於門診治療，6％用於服務治療，5％用於預防和公共衛生服務。社會健康保險系統以一定的方式，允許中央政府對大多數服務實行成本控制。政府控制HIF支出，並控制藥物支出。

4. 衛生保健提供方面

衛生保健體系是基於衛生服務提供的責任建立的，涉及「屬地提供義務」的原則，1997年《154衛生法案》規定（1997/16），地方政府必須提供初級、二級和三級衛生保健。提供公共衛生、急救救護車服務和血液供應等服務（籌資），是中央政府的責任。

5. 醫院管理結構方面

政府引入針對急症住院服務的疾病診斷關聯組（DRGs）的醫院支付方式、針對慢性病入院服務的住院天數的支付方式，以及綜合財政主管、醫療主管和護理主管三方意見的醫院高層管理機構。1994～1998年的政府在醫院部門實施另外一些改革舉措：廢除三方管理機構，並確定服務提供的最小需求。醫院監督理事會的成立以及醫院品質控制系統的引入，是強制性的。1998～2002年，政府透過允許和鼓勵自由合作醫療，給醫院的管理者更多的自主權。

6. 人力資源和培訓方面

醫療工作人員和其他公共雇員薪資比平均水準增加了50％，政府引入針對高等教育雇員的強制性最低薪資制度（最低薪資的2倍）。給醫師和其他的非醫療衛生工作者，提供「忠誠獎金」（等於1年的薪水），以提高工作人員的積極性，條件是這些人必須在衛生部門工作滿4年。衛生服務專業者的培訓，分為中級、中級後以及更高水準的教育，培訓由教育部監督，同時由衛生部以職業培訓的形式，進行監督。

四、醫療制度的現存問題與發展方向

（一）優化的核心目標

在匈牙利，衛生系統的目標由各項法律、法規和政策明確規定，或隱含政府的行為。在後一種情況下，目標沒有寫下來，也不會公開宣布，但可以從實際的政策措施來推斷。一般來說，主要政黨對衛生系統中最重要的、核心的目標，至少在政治層面上會達成心照不宣的共識。就在編寫的政策目標而言，出發點始終是匈牙利共和國的《憲法》，健康定義為匈牙利公民的權利。憲法規定：(1) 匈牙利共和國境內的人民擁有最高級別的身體和心理健康的權利；(2) 匈牙利共和國為了實現這一目標，聯合衛生機構和醫療保健，透過對勞動安全的安排，透過確保定期進行身體鍛鍊的可能性，並以透過對人造和自然環境的保護等途徑實現。

縱觀各種立法期間，政府的改革措施，關於這些規定的基礎，往往會被反對黨挑戰，如：針對削減福利的措施，可能已經在大法官法院被質疑，認為政府違反「最高級別的身體和心理健康的權利」。在法規NO.56/1995中，大法官法院指出：健康權必須在經濟表現的範圍內解釋，但也認為，福利不能在不違反多項憲法權利和原則的情況下，被無限地縮減。這項裁決還要求政府制定有關社會保險的新法律，該法律最終於1997年制定。從那時起，這條法規成為了為匈牙利醫療保健制度目標提供法律依據的最重要法規。

（二）面臨的主要問題

1. 醫療資源相對過剩

衛生管理部門和保險基金管理機構普遍認為：現有的醫院數和床位數顯得過多，應該逐步削

減過多的醫療資源。

2. 醫療費用增長過快，衛生基金籌資困難

匈牙利實行的是全民社會保險制度，公平性較高，但是患者普遍缺乏健康責任感，歷史延續下來免費享用醫療服務的意識，根深柢固，費用控制意識不強，再加上人口高齡化等因素，造成醫療費用增長過快，衛生保險基金感到不堪重負。由於全民社會保險制度覆蓋全體人群，但是保險基金則主要從現有勞動力收入籌資，是「少數人保障多數人」。目前，匈牙利勞動力人口占總人口的比例約為30％～40％，同時，匈牙利也存在較為嚴重的「黑工」問題，很多勞動力是高薪資、低報稅，由此造成基金籌資較為困難。

3. 對預防保健工作重視不夠

預防保健體制一直是參照前蘇聯防疫站體制，在疾病預防控制方面的工作，比較滯後；對於慢性非傳染性疾病的防治，不夠重視；不良生活方式問題嚴重，如：酗酒、吸菸人數比例較高，體重普遍超過標準，食品結構也存在不合理問題。

（三）下一步的改革方向

匈牙利醫療衛生改革也在逐步深化，下一步醫療衛生改革將涉及以下一些方面：**(1)醫療服務體系方面的改革**：主要是想進一步引入市場機制，透過吸引社會資本投入醫療服務領域，興辦更多私立醫院，以滿足社會多層級醫療需求，改善公立醫院服務效率；**(2)控制醫療費用增長**：為進一步節約衛生資源，降低醫療費用，管理部門目前力圖鼓勵更多的病人先去看GP；**(3)改革疾病預防體系**：面對人口譜、疾病譜、死因譜的轉變和不健康生活方式的挑戰，匈牙利也在考慮對現有的疾病預防體制，進行改革，加強對人群不健康生活方式的干預，更好地控制慢性非傳染性疾病。

自20世紀90年代中期起，匈牙利的男女壽命有大幅的提升。然而，許多健康結果，包括：癌症死亡率、心血管疾病、肝病和自殺，仍然很糟糕，這使得匈牙利成為歐洲健康狀況最差的國家之一。中年男性的死亡率尤其高，主要源於不良的生活方式，如：抽菸、酗酒以及不健康的飲食習慣。預防和健康促進的經費不足，加上組織不發達，國家公共衛生計畫（National Public Health Plan, NPHP）的活動，近年來已大幅減少。部門活動協調不善和不斷增長的不平等，無法得到妥善解決。

然而，可避免的死亡率指標，如：嬰兒和產婦死亡率以及闌尾炎和疝氣的死亡率指標，比較樂觀；還有，匈牙利對兒童幾乎100％的優良免疫記錄覆蓋率，也是如此。

匈牙利有一個幾乎全民覆蓋、正常運作、單一支付方的健康保險制度，實現了從過度集中到採用新的支付方式的買賣雙方獨立模型的轉變，後者已經產生提高技術效率的激勵效果，如：匈牙利早在1993年為醫院推出DRGs為基礎的支付系統，並已積累豐富的操作經驗。DRGs支付系統擁有獨特的患者識別系統，可以為每個患者提供專科住院和門診服務中的藥品消費與使用資訊。這是豐富的、集成的大數據，在學術研究和衛生政策決策方面的潛力，還沒有得到充分發揮。

在匈牙利，單一支付方醫療保險制度的管理，已經變得越來越模糊。最初的自我監管安排，迅速被淘汰；HIF的治理結構透過一系列增加直接中央控制的改變，減少利益相關者的參與，同時將系統暴露於政治壓力，從而導致更加不透明和更加不可預測的資金安排。雖然大規模和策略性的改革舉措，解決系統的管理服務功能，大多數情況下未能實現，但是，已經出現一些有用的技術改進，尤其是在衛生籌資領域，如：成功引進衛生技術評估和建立激勵機制，以增加學名藥的競爭。

醫療改革也一直未能解決資源配置效率提高的問題，即使技術效率已經隨著時間的推移而提高。正規支付已經在衛生部門的改革中生存了20年。由於醫療保健專業人員，尤其是醫師的高齡化，人員短缺和移民增多，出現人力資源的危機。

確保適當的激勵措施，以提高患者的途徑效率，被歷屆政府所採用。CCS（Care Coordination System，1999年引進的試行專案）有很多創新的功能，對於配置效率的問題，提供國家特定的回應，但是由於沒有完整的科學評價，於2008年被淘汰。

自從2004年以來，成本控制一直占據衛生政策目標的主導地位。衛生的公共支出大幅下降，2009年降至GDP的5.1％。這對不斷增長的人力資源危機，有直接的影響。此外，在控制成本期間，成本控制所產生的效率收益，被用來減少國債，而不再用於衛生部門。一個關鍵性的問題是：仍然缺乏總體、以證據為基礎的衛生資源動員的策略。沒有這樣的策略，衛生系統在更廣泛的經濟政策目標中，仍處於弱勢。衛生系統收入來源的多元化，似乎一直在發展，同樣地，還有稅收的最新策略方針，但是，從一般稅收轉來的保險費和預算的組合，是否能提供穩定的資金安排，還有待觀察。

為了實現更高效、更公平的服務提供系統，政府面臨的2大挑戰是：基於健康需求評估重組現有能力，以及應對非正規付款。一些證據顯示，使用費的引入，降低了非正規支付的規模，雖然其規模不大。然而，也有些證明顯示，使用費影響經濟保障，股權融資，尤其是使用費得到保護。同時，如果可以進一步落實，一些現有專案將提供實質性的改進。新的資訊系統使得醫療體系更加透明和負責。然而，在衛生政策層面上，良好的政府管理，需要更多的證據為基礎、透明的決策、績效監測和問責。雖然匈牙利已經嘗試使用各種品質指標，來衡量護理的品質，但這些仍需要以系統的方式實施。

最後，匈牙利是跨境衛生保健的目標國家，重在發展牙齒護理和康復服務。因此，健康產業被政府視為經濟發展和增長的潛在策略領域。

第三節　捷克醫療制度

一、社會經濟與國民健康概況

捷克是捷克共和國的簡稱，於2006年被世界銀行列入已開發國家行列。2004年5月1日，捷克正式加入歐盟。國土面積為78,867平方公里，西鄰德國，北鄰波蘭，東依斯洛伐克，南鄰奧地利。捷克的西部稱為波西米亞（Bohemia），東部則由摩拉維亞（Moravia）和前西里西亞（Silesia）的一部分組成。

2012年，捷克人口總數0.105億，GDP為0.196萬億美元，人均國民總收入1.813萬美元，屬於高收入國家。期望壽命78歲（男性75歲、女性81歲），低於高收入非經合組織國家的平均水準；65歲以上的人口比例為16％。人口死亡率為10‰，孕產婦死亡率5／10萬（2013年），嬰兒死亡率約3‰，五歲以下兒童死亡率約4‰。醫療衛生總支出占GDP的7.7％，人均醫療衛生支出為1,432美元。死亡原因構成中，循環系統疾病排第一位，其次是惡性腫瘤，外傷和中毒排第三（2002年）。其他人口健康指標，見表20-3-1。

　　捷克醫療保障體系的3大主要特徵為：覆蓋全民的社會健康保險，由個人、雇主和國家三方籌資；多樣化的服務，主要是保險基金與私人門診服務提供者及公立醫院簽訂合約購買服務；主要利益相關者透過商討決定覆蓋和補償方案。

表20-3-1　1970～2012年捷克人口健康指標

指　標	1970	1980	1990	2000	2005	2006	2007	2012
人口總數（百萬）	9.78	10.23	10.36	10.27	10.23	10.27	10.33	10.51
人口增長率（％）	-0.65	0.00	0.01	-0.09	0.27	0.34	0.63	0.10
生育率（個）	1.93	2.10	1.89	1.16	1.28	1.33	1.44	1.50
粗死亡率（‰）	12.60	13.10	12.50	10.60	10.60	10.20	10.10	10.30
男性粗死亡率（‰）	13.70	13.73	13.20	10.98	10.83	10.51	10.44	－
女性粗死亡率（‰）	11.50	12.56	11.77	10.26	10.27	9.85	9.84	－
期望壽命（歲）	69.67	70.30	71.53	75.21	76.19	76.82	77.10	78.10
男性期望壽命（歲）	66.18	66.84	67.63	71.75	72.97	73.55	73.82	75.10
女性期望壽命（歲）	73.33	73.92	75.54	78.61	79.32	80.00	80.30	81.20
嬰兒死亡率（‰）	20.20	16.90	10.80	4.10	3.39	3.33	3.14	3.10
5歲以下兒童死亡率（‰）	－	12.42	5.19	4.13	4.12	3.98	4.70	3.80

來源：世界銀行，2013。

二、醫療服務組織和監管體系

（一）衛生服務的提供者和提供機構

　　捷克衛生服務系統的組織結構，如圖20-3-1所示。捷克衛生服務主要是私人從業者；衛生服務提供者包括：向成人提供服務的全科醫師、向兒童和青少年提供服務的全科醫師、初級衛生保健婦科醫師、初級衛生保健牙科／口腔科醫師、門診專科醫師、醫院、其他住院服務機構、急救服務、家庭保健服務、藥局、公共衛生部門、公共衛生協會。

　　除了醫院以外，專科醫療機構也提供住院服務，如：長期護理機構、精神病機構、康復機構、日托和夜托機構、結核病和呼吸系統疾病治療機構、水療機構等。醫療機構網絡也包括藥局和提供衛生服務技術的其他醫療機構。

　　門診服務和藥局服務，幾乎完全私有化，這些機構的所有者包括：醫師、藥劑師以及其他經營者。按照國會1992年第160號法案（《非國有衛生機構中的衛生服務》）規定，提供門診衛生服務的機構，需要進行登記註冊。登記註冊是以提供衛生保健服務所需的特定條件為前提，如果條件不足，則不允許註冊。

（二）衛生服務的管理機構

　　衛生部是法定的核心管理機構，職能包括：醫療服務、公共衛生、衛生服務領域的研究、管理直屬的衛生服務機構；尋找、保護和使用天然的治療資源、天然藥泉和天然礦泉；預防疾病的藥品和衛生服務技術研發；診斷和治療；健康保險和衛生服務資訊系統。衛生部的組織結構，如

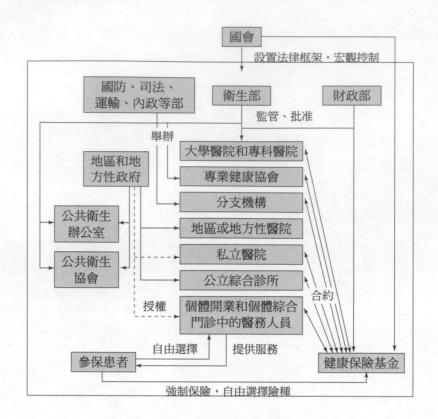

圖20-3-1 捷克衛生服務系統的組織結構

圖20-3-2所示。除中央設衛生部以外，各地區還設有區域辦公室。

衛生部直接管理和控制衛生服務機構和從事公共衛生工作的團體，以及地區和跨地區的大型醫院。主管教學醫院和專科三級保健機構。國家衛生部對社區層面的管理，於2002年廢止。在特定的條件下，允許社會團體運營小醫院，現在已有幾十家小型醫院私有化，並以商貿公司的形式運作。但這些私有化的醫院，仍然需要透過法定的健康保險進行籌資。

2002年以前，國內大部分醫院都是由區域辦事處管理；2003年1月以後，主管的任務轉至地區；到2003年為止，幾乎所有的工作都轉至地方，相應的，醫院過去的債務也從中央政府轉至地方政府。

原來地方部門的健康保健事務，全部移交給地區政府，這意味著地區權力的提升。然而，這樣做也產生了一個問題，有些權力尚未得到清晰的界定，尤其是構建服務監督網絡、評價衛生服務品質。於是，由於法律上的模糊不清，有些地區把醫院轉制為私立營利性醫院，而另一些地區則靜觀其變。衛生部至今仍未就醫院服務的性質問題，達成共識。目前，捷克有幾十家醫院是以有限責任公司的形式運作的。

三、衛生籌資和覆蓋全民的社會健康保險

（一）衛生籌資來源

捷克衛生服務的籌資來源有5個：健康保險、國家預算、市政預算、現金自付和捐贈。而自願

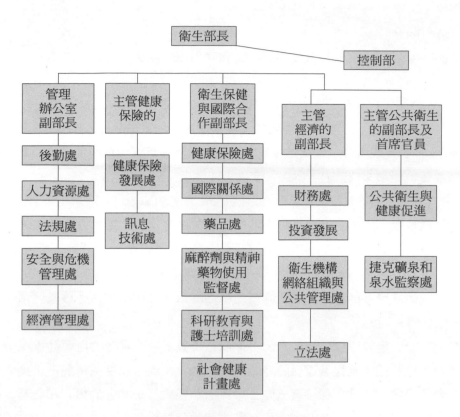

圖 20-3-2 捷克衛生部的組織結構

保險則處於醞釀階段。目前，法定的健康保險是主要的籌資來源，約占資金總量的80%。

稅收是第二大籌資來源，包括：中央政府和地方政府的投資性與非投資性支出，約占資金總量的10%。現金支付作為籌資來源之一，在捷克所占比例較低，2002年為8.3%，是所有OECD成員國中最低的國家之一。自願健康保險在該國所占的市場分額很小，不足0.1%。

（二）健康保險

1993年1月1日，捷克的醫療保障體制從以稅收籌資為基礎，轉向以健康保險籌資為基礎，新的健康保險系統引入透過法定健康保險進行籌資的方式，規定人民在捷克國內必須參加健康保險。

捷克的健康保險系統人群覆蓋面廣泛，任何擁有捷克永久居民身分的人，都有享受健康保險的資格，而那些沒有永久居民身分、但受雇於一家在捷克註冊的公司的人，也能享受健康保險。每一個健康保險基金，有義務接受任一符合參保條件的人員參加保險。不符合法定參保條件的人，可以購買合約式的健康保險。參與法定健康保險者，有權每12個月更換一次健康保險基金。根據客戶參加自願保險的相關條款以及保險支付的保健服務範圍，客戶可以選擇短期健康保險或長期健康保險。短期健康保險（持續時間小於365天）適合在國內短期逗留者，如：旅行或公務者。獲准90天以上簽證的外國人（除那些為工作目的獲准超過90天以上簽證者，因為如果他們受雇於捷克註冊的企業，他們便已經參加法定健康保險），可以參加長期健康保險（持續時間大於365天）。

目前，有9大健康保險基金支配整個健康保險系統，其中，最大的是全民健康保險基金，覆蓋

面約占總人口數的68%。

全民健康保險基金有77個地區分支機構，共和國內每一個舊的行政區域都有一個。每一個分支機構有1位主任，負責該區域的監管，他對管理委員會（由3個參保人代表和2個雇主代表組成）和董事會（由5個參保人代表和4個雇主代表組成）負責。參保人代表是由各個地區集體選舉產生的，而雇主代表則是由地區工商業協會委派的。在國家層級上，最高權力機關是「代表大會」。在國會最終通過之前，「代表大會」審核年度報告、年度帳目和年度預算。董事會負責規劃和決策。董事會有30個成員：10個來自政府（財政、衛生和社會事務部門），10個來自參保人（由國會選舉產生），10個來自雇主（由工商業協會委派）。監督委員會有9個成員：上述團體各派3名代表。

所有其他保險基金，法律上沒有規定管理委員、董事會及監督委員會中代表的數量，但是，代表成員的數量必須在國家（衛生部指派）、參保人（國會選舉產生）和雇主（工商業協會委派）三者平衡分配。與全民健康保險基金不同，董事會有權任免主管。

如果要新建一個健康保險基金，必須向衛生部和財政部提出申請。保險基金最少覆蓋50,000人，資金儲備也有明文規定。

對於那些不符合法定健康保險條件者，可採取全民健康保險基金的自願健康保險。但是，自願保險只是輔助，只能透過全民健康保險基金購買，也就是說，在這種情況下，捷克不再允許自由選擇險種。參加保險的條件、保險覆蓋面、參保人和健康保險基金的權利和義務、保險費的支付方式等問題，在全民健康保險基金頒布的《基本保險條款與條件》中，都有明文規定。那些以自願健康保險為基礎的保健機構名單，可在全民健康保險基金的各地區分支機構獲取。自願健康保險受《保險法案》（國會1999第363號法案）的監管。

1. 健康保險籌資水準

健康保險由個人、雇主和國家三方共同籌資。

保費按照法律扣除一定的稅前薪資比例：雇員支付4.5%，雇主支付9%，共計13.5%。保費的上限是捷克平均薪資水準的6倍。自營業者繳費比例約13.5%，不應超過利潤的35%。法律上對自營業者的最低繳費也有規定，可根據通貨膨脹率進行調整；2004年，每人每月905瑞典克朗（大約為28歐元）。因為差不多80%的自營業者都沒有（或宣稱沒有）任何年利潤，所以他們只需要負擔最低繳費額。因此，目前正在討論是否對《健康保險法》的這部分，進行改革。

財政部每月為享受國家保險的人繳納一定「薪資」比例的保費，如：2003年，每月薪資為3,458瑞典克朗（約108歐元），國家財政部為每人每月繳納467瑞典克朗（約15歐元）的保費。

國家對大約56%的人口提供全民健康保險，法律規定全民健康保險基金有責任為所有人提供保險，包括：替失業者、領撫恤金或退休金者、兒童和26歲以下不能自立者、學生、產假期間的婦女、軍人、囚犯以及接受社會救助沒有收入的人。雖然兒童和依靠退休金、撫恤金度日的人，可以參加任一健康保險基金，但大部分人還是參加全民健康保險基金。內政部（員警）和國防部（軍人）均有獨立的保險，是由共產主義政府時期的衛生服務系統延續而來的。大的企業或者特殊類型的職業（如：礦產業、銀行業等），通常自己組建保險。

2. 相互競爭的保險公司

個人可以自由選擇保險公司，而且每年都可以更換。如果某個保險公司破產，該公司的客戶通常會轉到全民健康保險基金。健康保險公司不允許營利，所有的結餘都要存入稱為儲備金的帳

戶中。勞動和社會事務部、財政部和衛生部，都是保險基金管理委員會的成員，其中，衛生部負責監督。

近年來，有18個健康保險公司從市場上消失了。其中一些破產，另一些則是因為不符合法律的要求，而被政府勒令停業。造成這些問題的原因很多，如：小公司分散風險能力有限、運營成本過高以及特殊專案過多（如：專門針對慢性病、針對哮喘設立專門的保險）等。一些基金兼併了其他關閉的保險企業。

保險基金的破產，也是導致衛生系統欠帳的部分原因——當衛生服務提供者得不到償付，不能支付其工作人員或供應商的資金時，債務就開始聚集。財務困難的問題，在醫院最為突出，大部分醫院都或多或少處於負債狀態。2003年年底，赤字擴大到60億瑞典克朗（約2.2億歐元），接近年衛生總支出的4%。

不同的健康保險透過提供不同服務相互競爭的想法，被證明是錯誤的。開始的時候，健康保險基金除提供福利專案所覆蓋的服務外，還提供其他各種服務來競爭參保人群。然而，事實證明，很多健康保險公司甚至沒有足夠的錢支付基本衛生保健服務。1994年，福利專案以外的服務補助，受到法律限制，而透過提供額外服務來進行競爭的做法，在1997年被法律完全禁止。由於有導致破產的先例，健康保險不再允許向客戶提供額外的服務。

3. 健康保險費繳納額度的重新分配

為了降低潛在的選擇風險，減輕由於逆選擇造成的健康保險基金的財務困難，政府重新分配健康保險費的繳納責任。所以，由全民健康保險基金根據人頭費公式，進行管理實施，將總保險費的60%重新分配：相對於60歲以下的人，60歲以上的參保人獲得的人頭費用為前者的3倍。

2003~2004年間，關於9個健康保險基金風險結構補助安排的改革，在政治上達成共識。在2年過渡期後，所有的保險費根據以下2個原則進行重新安排：一是年齡、二是其他反映資源利用程度的因素，如：慢性病治療或併發症。然而，除了年齡以外，還有哪個標準適合新的風險結構補助安排，仍然不夠清晰。

4. 保險基金存在的問題及未來的改革

近年來，健康保險基金財務困難日趨突出，尤其是全民健康保險基金。問題的原因有多方面，如：對員工工作量的監督和控制不足、繳費水準不高以及基於按服務付費的系統難以控制成本等。主要的原因可能是：服務提供網絡非常昂貴；健康保險基金和公共管理，在重構衛生服務網絡和積極透過選擇性合約，來購買服務方面的進展，較為緩慢。

那些因為管理機制存在漏洞而導致的問題，必須透過完善法規解決，如：這個系統中，絕大部分的保費來自薪資階層和雇主，而那些同樣應該繳納保險費的自營者則可以免繳或少繳。

2003年初以來，出現了一些新的建議，建議衛生部考慮引入稅收減免。衛生部也嘗試透過減少健康保險的法定儲備金及其他方法，增加衛生服務的現金流量。

（三）財務分配與資金流向

1. 醫療服務的購買

由於衛生服務經費是按人們收入的一定比例來籌集的，因此，參保人群收入水準，決定了衛生服務總體預算的規模。預算不能覆蓋的部分，由國家和地區預算解決。

衛生服務費用的高速增長，已經成為捷克衛生改革最受關注的問題。1990年以來，衛生費用每年都在上漲，在1992年和1993年之間，也就是引入健康保險系統時，漲幅最高，人均花費上升了約60%。此後，人均花費的漲幅有所回落，但仍然很高。從全民健康保險基金來看，1994年增長36%，1995年增長21%，1996年增長14%，1997年增長9%；1993～1997年增長了105%。保險基金籌集支出衛生服務系統中近90%的公共財政資源，也成為最重要的資源分配者。

健康保險基金透過與醫院和醫師簽訂服務合約，來支付醫療服務費用。原來的支付手段是按專案付費，在專案目錄上，每項服務都有相應的償付點數，這些點數與每點的貨幣值（點值）相乘，得出每一項的補償額，以此作為付費的依據。點值由多個因素決定，包括：允許的最大限度、約定價值以及該保險基金總體補償水準。最高點值由財政部設定。

由於保險合約是分別簽訂的，那些能夠募集較高保險費的保險公司，能夠支付較高的點值。這就能對服務提供者產生激勵，他們會鼓勵患者從一家保險公司轉到另一家保險公司，這樣，他們可以獲得更高的補償。不過，事實上不同保險基金的差別，不會太大，因為，其他保險基金的補償值設定，通常參照全民健康保險基金。對於所有的保險基金來說，提升某個專案的補償水準，會導致點值的降低，原因是總體補償水準的上限是既定的。

1994年之前，健康保險也沒有權力限制合約所覆蓋的服務內容。它們不得不與服務提供者簽訂沒有服務範圍限制的合約。所以，這些保險機構不是主動的服務購買者，而只是被動的支付者。經過1994年的立法，允許設定一些限制，對限制範圍以外的服務，將減少補助。

1997年，隨國會第48號法案及附加條文的頒布，新條例更為清楚地規定了可以在合約中限制服務的內容；在支付方式上，允許採用按專案付費以外的手段。統一的點值也是這次改革決定的：點值的制定需要經過保險公司和服務提供者的協商，並由財政部最後確認。以上可以看做是自1992～1993年建立健康保險系統以來，最為重要的衛生服務籌資改革舉措。

1997年7月，衛生部推出新的醫療保健操作（服務專案）目錄，並附上新的點數。這個目錄受到服務提供者和保險方的共同反對，服務提供者認為新的點值不能彌補醫療服務過程中的真實成本；保險方則認為依據新的點值，籌集的保險費不足以完全覆蓋既定的服務內容。2003年，指定需要補助的服務專案約有3,800項。

2. 費用支付

(1)醫院費用的支付

1993～1997年，點數被用於評價醫院是否按照預算要求開展活動，在這個系統下，醫院要向保險公司提交病人的費用發票，上面包括病人的身分證號碼和醫療操作專案清單。總的清單包括大約4,500個操作，按照這些操作專案的點數，根據專案發生的次數，進行補助。醫院也需要清算每天在醫院產生的償付點數，與點值相乘。另外，他們還要求一次付清醫藥品費用。點值的計算是：材料費直接補助，餘下的資金除以總點數得到點值。每一點的價值在全國都是一致的，但是，由於每個健康保險基金單獨進行計算，不同保健公司的點值可能有差別。

但這種以點數為基礎、按專案付費的醫院補償系統，存在缺陷，使得醫院（包括門診服務機構）提供過多的服務，而且，對一些專科（如：整形外科和眼科）服務的估價，往往過高。另外，對於一些勞動成本相對較高的服務提供者（尤其是在首都布拉格〔Prague〕），沒有任何補助。由於這樣的補償系統並不會使住院日降低，因此，從1994年年底開始，每床日支付的費用按比例

發生增減變化。

自1997年中期開始，醫療保險開始根據預算對醫院住院服務進行補償，預算是依據上一年度的同期花費，並考慮通貨膨脹的因素，酌情制定的。

2001年以來，除了預算，還對醫院的支付實施以治療的例數進行計算，每一例的價格是一樣的，實行每例統一價格。由於相關規定變化頻繁（一年2次），這裡只對主要原則進行描述：如果當年特約醫院治療例數低於上年同期的101%，則每例保險病人按均一價格足額支付；如果醫院治療的例數超過上年同期的101%，但低於105%，則超出部分的病例，每例只能得到相當於均一價格一半的補償（101%部分的病例仍然是全額支付）；如果治療數量超過105%，超過105%部分的病例，每例的補償額度只相當於均一價格的1/5（105%以內的病例支付方法同上）。

目前，相關部門正在準備引入「疾病診斷關聯群」來應對存在的問題。這對醫院來說是一項重大的變革。

(2)醫師費用的支付

從收入來看，私人機構的醫師和那些受雇於國家的醫師，有明顯的區別。後者大多數在國有醫院中工作，領固定的薪金，薪資水準在全國平均水準以上。私人機構中，提供服務量的多少，決定了醫師的收入。如前所述，其收入完全基於按專案付費系統。由於資金總體上是有限的，多提供服務，意味著平均下來每項服務得到的補償將減少。為了彌補減少的補償率，醫師又紛紛提高服務的數量，但這進一步降低補償。從1993年到1997年，全民健康保險基金對每個家庭醫師的支付增加了31%，而對專科門診醫師的支付增幅達到258%，而且這個增幅不能以醫院提供的門診服務減少去解釋，因為門診病人人均花費也增加了67%。

為了打破這種惡性循環，1997年，衛生部聯合全民健康保險基金在支付家庭醫師和專科醫師方面，引入了針對性的方法。對家庭醫師實行按人頭付費的辦法。這種方法把服務人群按年齡劃分為18個組，如：0～4歲設定價值參數為3.8，20～24歲設定價值參數為0.9，60～64歲設定價值參數為1.5，85歲以上設定價值參數為3.4。每個醫師服務人群的數量，受到統一的限制，超過限制意味著人頭費將降低。另外，有些家庭醫師的服務，如：預防性檢查、家庭出診等，仍然按專案付費，這些服務收入大概占家庭醫師總收入的30%。

對於專科門診醫師，1997年下半年，引入了總額支付系統，一個季度結算一次。支付水準參照1996年同季度水準，同時考慮通貨膨脹率。對醫院也採取這種支付方法。醫院服務提供的績效水準至少達到上一年同季度的70%，才能得到總額支付的全部補助。這個條件是保險公司提出的，根據衛生部的資訊，衛生服務中的20%～30%都是不必要的，提供這些服務，只是為了積攢更多的點數，從而增加收入。事實上，有數據顯示，1997年下半年的服務量下降了約20%。1998年1月，這個針對專科門診服務的補助系統，再次改革，再度實行按專案付費的機制。不過，目前，國家對服務量有了限制，對專科醫師的補助不再是無限制的了。

另外，用於計量補助額度的點值，也取決於工作的時間，如果每日工作時間達到9個小時，則每點給付1瑞典克朗；但如果工作時間達到12小時，則每點給付值下降到0.8瑞典克朗。與在辦公室工作的門診專科醫師不同，醫院和其他衛生服務機構提供門診服務時，其補助是按總額支付的。1997年7月起，牙科／口腔科服務的補助，建立了專門的價格清單。每一項服務的價格都直接用瑞典克朗表明，而不用點數；有一些操作則以專案付費。使用的材料超過標準的服務時，全部由患者

自費；此時，保險不再按標準價格支付，也不支付標準材料的費用。

　　總而言之，上述關於家庭醫師和專科門診醫師及醫院補助制度的改革，改變了對衛生服務提供者的激勵。這個改革扭轉給病人過度服務和提供不必要服務的趨向。事實上，補助機制使得一些醫師將其服務內容最少化。這些醫師心裡仍然認為他們對一些病人提供的服務「沒有得到補助」（在醫師「限定的工作時間」以後提供的服務）。然而，重要的是總體預算並沒有改變，而且對於許多醫師來說，預算其實還有所提升。

四、醫療制度體制改革趨勢

（一）醫療衛生體制的改革歷史

　　20世紀90年代早期，捷克的衛生服務系統發生很多的變革，改革的步伐很大，且執行過程非常平穩。但自20世紀90年代後期，捷克的改革變得有些遲緩。

　　20世紀90年代早期，捷克的衛生服務體制發生相當大的變革，其中大部分付諸實踐，且改革進程穩定順暢。衛生服務機構全面重建，權力重新分配，建立起健康保險系統。

　　1998～2004年間，捷克只進行少部分關於衛生服務提供政策和健康保險法規的修訂。法定健康保險的基礎性規範——國會1997年第48號法案，原來只作為臨時法案在短期內使用，但現在看來，該法案的使用期將延續到下一次選舉。這段時期，對衛生服務系統中問題最大的領域，包括：衛生籌資等，進行局部的改革。然而，這些改變並沒有給法定健康保險的財務狀況，帶來任何大的改變。

（二）衛生體制改革的總體特點

1. 衛生籌資

　　捷克建立了9個健康保險基金，負責衛生領域的籌資，其中全民健康保險基金為最主要的基金，占有絕大部分的市場分額。健康保險籌資與國家預算籌資相獨立，並強調以人為本和民主化。其後，由於法定健康保險的引入，建立起單一管道籌資的衛生服務體系的同時，也強調繼續發掘更多的資源，並尋求有效分配資源的手段，如：引入按服務付費的補助機制，起初希望其能夠強化系統的效率，但後來卻造成衛生服務的過度利用。

2. 衛生法制與管理體制

　　捷克在進行衛生改革的過程中，一系列法律、法規及政策隨之出現。1998年選舉以後，「捷克社會民主黨」組建了少數黨政府。在這個政黨題為「共同走向更好的明天」的選舉綱領中，把健康視作「公眾的財產、社會的財富和美好生活的源泉，而不只是私人的財產和物品」。所有阻礙社會團結的因素，包括：低收入、疾病和人口老化，都是不能接受的。隨後也提出一些相關法案的修改計畫，如：在2000年，衛生部向政府遞交《法定健康保險法》、《各部門、團體、公司及其他健康保險基金法》、《全民健康保險基金法》以及《全民健康保險繳費法》的修改計畫。然而，由於種種原因，這些修改意見一直沒有通過。但是，這些嘗試至少表明了，政府部門意識到透過相應法律規範及政策的制定，來推動改革進程的必要性。

3. 國際交流與國際組織的作用

　　由於捷克加入歐盟，一些法律做出相應的調整，如：國會2000年通過了關於醫療器械的第123

號法案，2001年第407號法案、《藥物依賴法》的修訂版以及《公共衛生保障法》。另外，2004年通過了《移植法》。此外，在捷克的改革進程中，也有國際組織的參與，如：2004年，世界銀行參與了捷克改革的討論。這些法律、法規的調整及國際組織的幫助，對捷克的衛生體制改革，發揮積極的推動作用。

（三）衛生體制改革的經驗

捷克的衛生服務系統，在20世紀90年代早期，經歷了廣泛而迅速的轉變。由於改革的影響滲透到衛生服務系統的方方面面，因此，改革的目的逐步明朗化。1989年，一個與國家預算籌資的衛生服務相獨立，並強調以人為本的、民主化的衛生服務系統，作為重要的課題開始醞釀。由此，借助法定健康保險的引入，建立起單一管道籌資的衛生服務體系。同時，也需要繼續發掘更多的資源，並尋求有效的資源分配的工具。被選中的工具，如：按專案付費的補助機制，起初希望其能夠強化系統的效率，但後來卻導致了衛生服務的過度利用。

捷克的衛生服務系統已經經歷重大而且迅速的改革，尤其在20世紀90年代初期。經過衛生系統的整體變革，改革的目標開始成形。從衛生服務提供來看，實際上，全人群的基本需要都充分覆蓋了。到目前為止，功大於過，不過，捷克的衛生服務系統仍然有很多問題，需要摒棄偏見，提出創造性的解決方法，並且在制定衛生政策時，注重利益均衡。

目前，衛生服務政策制定者最關注的是財務的不穩定和法定健康保險及醫院的赤字問題。捷克已經著手解決公共財政赤字增加的問題。迄今為止，財政部和中央領導都只是試圖透過限制開銷，來解決赤字問題，而不透過提高管理效率或透過加強公共部門能力的活動（如：科研和教育），來實現這一目的。在減少稅負的政治壓力下，情況變得更加糟糕。這樣的風險在於會使中低收入群體的社會和經濟負擔加重。與此同時，由於資源的無效利用以及某些服務的過度利用，或地區分布不平衡，衛生服務資源的浪費，仍然存在。政治代表和其他相關人員有必要就是否可能從根本上改變衛生政策的制定原則問題，進行討論。與斯洛伐克在世界銀行的影響下，實行的改革類似，這將關係到改革的可行性。屆時，私人營利性健康保險公司（合資公司）將掌管法定健康保險的財務資源。

2004年，世界銀行在捷克的改革討論中，也發揮了一定的作用。因此，捷克正在考慮加強法定健康保險系統的競爭以及給醫院自治權。在這樣的背景下，發展相應的醫院服務支付機制（疾病診斷關聯群）的努力，開始了。

目前已經到了考慮捷克衛生服務系統走向的時候了。這極其重要，而且社會對此非常敏感。因此，重大政治決定的通過和執行，必須保持一致性，這使得衛生服務領域的各個方面，需要保證合理化和高效，如：衛生服務的品質、衛生服務系統的籌資以及國家衛生政策。

衛生政策的發展，取決於政策制定者對提供的衛生服務立場，是應用還是限制市場機制。一種選擇是使法定健康保險系統更加「商業化」，使合約關係自由化，鼓勵服務提供者的競爭。這就涉及到把醫院的私有化和病人進行更高的費用分擔結合起來——這是目前稱作「看不見的手」的調控方式。另一種選擇是繼續沿用現行的方法，也就是繼續依賴「看得見的手」來實施調控。

系統地解決醫療問題，是未來一段時間最重要的課題，不能像過去那樣「頭痛醫頭、腳痛醫腳」。過去十年，由於政策制定者、衛生服務提供者、健康保險基金代表、專業團體代表、病人團體以及公眾缺乏溝通，使得問題變得複雜。

　　法定健康保險明確地與衛生服務的國家預算籌資分離，國家預算的任務只是衛生服務機構的投資性補助。然而，這個系統中的一些經濟激勵方式，仍值得商榷。如前所述，在過去地方分權期間，對負債醫院的不定期補助，沒有很規範的途徑，這就鼓勵醫院設法進行遊說，而不是進行結構調整和流程變革等必要措施。另一方的問題是給這些醫院的補助是回溯性的，或者說，是建立在其過去的資金流量上的，這只能部分地反映其真實的產出。對醫院來說就沒有足夠的壓力，不能推動醫院改善管理、提升產能、保持財務健康。

　　不論政府是想增加健康保險公司的競爭，還是想維持現行的結構，引入更為先進和公平的風險調整補助安排，已經極為迫切。政府必須考慮除了年齡調整以外，再增加一些調整因素，使得資源的再分配更有效、更公平，如：可以把失去工作能力作為額外調整因數，因為它確實能夠改善再分配的計算公式。

　　關於法定健康保險待遇的條款，已經通過了細緻的審定。其中覆蓋太多近乎奢侈的不必要服務，如：非處方藥、溫泉療養等，這些在歐洲其他國家大部分都是自費或是由補充醫療保險負責。

　　對於意外保險沒有整合到法定衛生系統中的情況，一直備受批評。迄今為止，仍然沒有公共意外保險。雇主不得不從私人保險公司為自己的員工購買意外保險。儘管在其他國家意外保險和健康保險通常也是分立的，這兩者的整合，仍然被認為是重要舉措。

　　與其他國家類似，整個衛生服務體系中的深層次問題，是健康保險從業人員通常缺乏必要的從業資格（衛生經濟、法律、健康保險原理、流行病學方法及保險精算的知識），國外的衛生服務工作者在準備從事他們的工作之前，一般都會接受比較長的資格訓練。而捷克的健康保險公司則沒有這樣的要求，他們的員工基本上是邊工作邊學習。要想根據知識、資質和相關資格需求，來制定並執行相應的衛生政策，又是一個漫長的過程。因為目前這些必要的知識，並沒有充分地整合到相關的本科生和研究生（衛生人力類、經濟類和法學類）的教育課程。

　　在捷克，衛生體制中一個重要的問題是：整個法定健康保險系統的發展，沒有經過充分的評估，也沒有得到足夠的關注。現在的年度綜合報告，並不能讓人滿意。所以，捷克的衛生服務系統應該更加主動地向其他歐洲國家學習，提升整個系統的透明化程度。

第四節　保加利亞醫療制度

一、社會經濟與國民健康概況

（一）基本國情

　　保加利亞共和國是歐洲東南部巴爾幹半島上的國家，簡稱保加利亞。保加利亞國家領土面積110,993平方公里，人口為760萬（2009年），全國設28個州。人口種族構成（有爭議的估計）為：85.8％的保加利亞人，9.7％的土耳其人，3.4％的羅姆人和1.1％的其他少數民族。

　　在共產主義時代以前，保加利亞是由眾多鄉村地主組成的農業大國。到20世紀80年代末，其經濟開始衰退。現在為中歐最貧窮的國家之一，保加利亞已開始慢慢從計劃經濟，向市場經濟制度轉變。但轉型後困難重重，經濟劇烈下滑，直到1998年經濟才開始恢復增長，政府支出占GDP的百分比，從1990年的65.9％，到1997年的34.9％，到2000年僅增加到44.5％。失業人數急遽上升，

表20-4-1　1990～2012年（部分年分）保加利亞宏觀經濟指標

指　標	1990	1995	2000	2005	2010	2012
GDP（現價美元，百萬）	20,726	13,107	12,599	27,188	47,727	50,972
GDP，PPP（現價國際美元，百萬）	47,066	46,508	50,919	75,924	106,553	117,192
人均 GDP（現價美元，元）	2,377	1,555	1,579	3,733	6,453	6,977
人均 GDP，PPP（現價國際美元，元）	5,399	5,533	6,232	9,809	14,408	16,041
GDP 年均增長率（％）	-9.1	2.9	5.7	6.4	0.4	0.8
總支出的 GDP 占比（％）	53.5	39.5	31.6	31.7	30.9	32.3
現金盈餘／赤字的 GDP 占比（％）	-5.0	-5.1	-0.4	3.2	-3.5	-0.8
人均衛生支出（現價美元＄）		81.6	97.7	273.5	480.2	515.5
人均衛生支出 PPP（2005 年不變價國際美元，元）		290.2	385.0	718.7	1,053.1	1,177.1
衛生總支出 GDP 占比（％）		5.2	6.2	7.3	7.6	7.4
總勞動力（百萬）	4.1	3.8	3.4	3.4	3.4	3.4
總失業率（％）		15.7	16.2	10.1	10.2	12.3
實際利率（％）		10.5	4.4	1.2	8.1	7.4
官方匯率（相當於 1 美元的本幣單位，時期平均值）	0.002	0.07	2.12	1.57	1.48	1.52

來源：世界銀行，2013。

經濟轉型造成國內廣泛的貧窮，據估計35％的人口生活在貧困線以下。至2009年，保加利亞人國內生產總值在歐盟國家中，仍然是最低的，僅有歐盟14國平均水準的41％。2012年，保加利亞國內生產總值509.752億美元，1990～2012年，保加利亞部分年分宏觀經濟指標，詳見表20-4-1。

　　保加利亞部分年分人口指標詳見表20-4-2。所有歐盟國家的平均期望壽命均有增長。同樣，保加利亞的平均期望壽命，除1989至1997年間略有下滑外，自1970年起亦保持增長。從1980年的71.2歲，增至2012年的74.3歲。一般來說，保加利亞多數的死亡率和發病率指標，均低於歐盟平均水準。1990～2012年，保加利亞部分年分死亡率基礎指標，詳見表20-4-3。

　　2009年，保加利亞3大死因疾病分別為：循環系統疾病（所有疾病的66.0％）、惡性腫瘤（15.9％）、呼吸系統疾病（3.8％）。雖說過去10年裡，嬰兒死亡率、5歲以下兒童死亡率每年下降5～6％，但該項指標仍遠落後於歐盟12國和歐盟27國的平均水準。1980～2008年，保加利亞部分年分的死因構成，詳見表20-4-4。

　　保加利亞的慢性病，如：心腦血管病引起的死亡率，不斷上升，損傷引起的死亡率，也在增大。這種模式和不健康的生活方式、不均衡的營養方式、惡化的環境和越來越多的貧困等因素，密切相關。新生兒死亡率、5歲以下兒童死亡率和孕產婦死亡率指標，在90年代同樣惡化，從1980年開始，墮胎數就超過了出生嬰兒數，保加利亞的墮胎率為歐洲最高。2003年，保加利亞全國醫療總費用約為8.5億歐元（約為85億人民幣），占GDP的4.8％，人均醫療費用每年約為100歐元（約為1,000元人民幣）。

表20-4-2 1990～2012年（部分年分）保加利亞人口指標

指 標	1990	1995	2000	2005	2010	2012
人口總數（百萬人）	8.7	8.4	8.2	7.7	7.4	7.3
女性人口占總人口比例（%）	50.7	51.0	51.3	51.3	51.3	51.4
0-14 歲人口占總人口比例（%）	20.3	17.9	15.7	13.7	13.3	13.5
65 歲以上人口占總人口比例（%）	13.2	15.1	16.6	17.4	18.3	18.9
人口年均增長率（%）	-1.8	-0.4	-0.5	-0.5	-0.7	-0.6
人口密度（人／平方公里）	78.8	76.0	73.9	71.2	68.1	67.3
總生育率（每婦女生育數）	1.8	1.2	1.3	1.3	1.6	1.5
粗出生率（‰）	12.1	8.6	9.0	9.2	10.2	9.5
粗死亡率（‰）	12.4	13.6	14.1	14.6	14.9	15.0
受供養人口年齡比率（%）	50.3	49.3	47.6	45.1	46.3	48.0
城市人口占總人口比例（%）	66.4	67.8	68.9	70.2	72.5	73.6

來源：世界銀行，2013。

表20-4-3 1990～2012年（部分年分）保加利亞死亡率基礎指標

指 標	1990	1995	2000	2005	2010	2012
全人群出生期望壽命（歲）	71.6	71.1	71.7	72.6	73.5	74.3
男性出生期望壽命（歲）	68.3	67.4	68.2	69.0	70.0	70.9
女性出生期望壽命（歲）	75.2	74.9	75.3	76.3	77.2	77.9
每千名成年女性死亡率（‰）	98.0	99.9	98.8	92.4	88.3	-
每千名成年男性死亡率（‰）	219.3	245.3	224.9	219.7	197.0	-

來源：世界銀行，2013。

表20-4-4 1980～2008年（部分年分）保加利亞死因構成（每千人口所有年齡的年齡標準化死亡率）

死 因	1980	1990	1995	2000	2005	2008
全部死因	1,162.1	1,138.3	1,170.3	1,145.8	1,065.3	995.4
傳染性疾病	7.2	5.9	7.1	8.6	7.3	6.9
肺結核	3.9	2.1	3.4	3.4	2.9	2.4
循環系統疾病	638.0	691.3	725.6	737.1	677.4	611.3
局部缺血性心臟病	185.3	230.1	234.8	193.6	163.1	126.0
惡性腫瘤	136.9	152.4	161.6	150.1	171.0	171.6
子宮頸癌	3.9	5.2	6.6	6.9	6.9	7.0
乳腺癌（女性）	16.6	21.1	22.6	21.8	23.6	23.3
氣管癌、支氣管癌、肺癌	27.0	30.7	33.2	29.0	34.6	34.5
糖尿病	11.2	17.7	21.1	19.1	16.5	18.1
精神病、神經系統、感覺器官疾病	7.2	8.3	11.2	11.0	9.6	11.0
呼吸系統疾病	107.8	68.4	56.1	46.8	43.6	41.6
消化系統疾病	27.6	33.6	37.2	30.0	33.1	34.8
其他死因（傷害、中毒）	61.1	60.9	62.7	52.4	45.0	44.9
交通事故	16.0	18.4	14.8	11.7	10.8	13.4
自殺與自傷	13.7	14.1	15.5	15.0	10.7	10.1

來源：世界衛生組織歐洲區辦事處，2010。

二、醫療服務體制

保加利亞的衛生部負責國家衛生政策制定及衛生系統的組織運行，常規聯繫所有公共衛生相關部門，如：財政部、交通部、水資源與環境部、農業部、勞動與社會保障部以及教育、青年、科技部。

1998年通過的《醫療保險法》（*Health Insurance Act, HIA*）促使保加利亞衛生系統變革為強制與自願並存的保險系統。其中的關鍵角色，包括：投保個人、衛生服務提供方、代表國家健康保險基金（The National Health Insurance Fund, NHIF）的第三方支付者、社會醫療保險（SHI）的單獨財權法人以及自願醫療保險公司（Voluntary Health Insurance Companies, VHICs）。

保險系統（包括SHI和VHI）覆蓋了投保人的診斷、治療和康復服務以及藥物費用，衛生部負責提供公共衛生服務、急救護理、移植、輸血、結核病治療和精神病人住院看護的服務及資金。同時，衛生部負責計畫和保障衛生系統人力資源、醫學科學發展以及收集儲存人口健康狀況、衛生總費用核算數據。然而衛生部在《2008～2013年國家衛生戰略》（*National Health Strategy 2008～2013*）中承認，其1989年以後，尤其是在醫療保險系統建立之後，所收集資訊的品質和可靠性惡化。

衛生服務提供者均是獨立自治的組織團體。私營企業覆蓋了所有基層醫療、牙科及藥品、多數的專科門診服務以及部分醫院等。所有的大學附屬醫院和國家醫學中心、國家級專科醫院、急救中心、精神病院、輸血與血透中心以及51％的市級地區醫院，則歸國家所有。

根據《醫療保健法》的規定，所有保加利亞公民均強制參保。他們作為患者以及參保人的權利定義，被列入《憲法》、衛生法、醫療保健以及多數其他國家級和國際法案法規中。然而一些研究顯示，保加利亞人民並未如法案中所說那樣充分享有作為病人的權利。雖說保加利亞有很多的患者組織，但他們的角色並無實質優先決定權。

（一）歷史沿革

巴爾幹戰爭（1912～1913年）和第一次世界大戰（1914～1918年）導致保加利亞的衛生和社會狀況惡化，促使當時政府對社會和衛生的改革，成為必然。1918年，制定了一部有關職工患病和工傷保險的法律；1924年，制定關於社會保險的法律，隨後一年頒布了《就業保險法》。《就業保險法》要求所有企業、組織的員工及公職人員，均強制參加社會保險，保障其事故、疾病、生育、殘疾和年老。政府建立社會保險基金，該基金為醫院、護理院、診所、社區設施和員工之家，提供經費。1929年通過的《公共衛生法》（以代替1903年的《公共衛生法》）對衛生防疫標準、抵禦社會病（社會因素發揮決定作用，並與現代生活方式和行為密切相關的疾病）和健康教育活動，進行定義。

保加利亞首個公共衛生部建立於1944年。1946年《婦女與兒童保健法》的通過，為婦女兒童的衛生保健建立了穩定的保障系統。

1949年起，保加利亞衛生系統調整為中央集權的政府系統；1951年，國會提出實行全民免費醫療保健服務，組建以區域為基礎的醫療保健供給體系。在此期間，私立醫院與藥局國有化，且醫師和藥劑師的合作以及個體醫療行為，均被禁止。此外，還建立起規範醫務人員的專門系統和

針對一些重大疾病的監控系統；門診服務由地方綜合醫院的醫師和專家提供；政府組建監控孕產婦保健和兒童保健的系統。

1973年通過新的《公共衛生法》，該法強調環境保護、行為影響因素、人口問題以及社區干預，對解決健康相關問題的重要性。

到1989年為止的這段時期，被稱為集中的財政和管理環境下的衛生系統發展期。一系列衛生和人口問題以及針對各衛生部門效率低下、衛生系統資源浪費和管理不善等缺乏有效應對措施等問題，日益凸顯。

1989年起，保加利亞社會政治生活發生重大的變化。新的《保加利亞共和國憲法》於1991年正式通過，多系統得以發展，並開始經濟改革。公共部門的改革伴隨著不穩定的改革軌跡、頻繁地修訂改革目標。對衛生系統改革為社會保健系統的需要的探討，始於中央計畫經濟向市場經濟轉變的同一時期。

《醫療保險法》（1998）、《醫療機構法》（1999）、《專業組織機構法》（1998）以及《人類醫學藥品及藥房管理法》（1995）為衛生改革提供了法律基礎。1973年的《公共衛生法》，有效實行至2004年後終止，自2005年起改為實行《衛生法》。在某些情況下，這些法律的變動，使新法與現有法律間出現不連貫、有差異的結果，導致系統中不同角色對各自權責的認知，出現混亂。

衛生保健系統的建立始於2000年，落後於其他經濟部門。1999年7月，雇主必須與員工共同分擔員工的社保繳費。這為真正啟動此次改革，提供了資金來源。保加利亞由原本的國家財政出資的衛生系統，轉變為社會衛生保險系統。改革帶來了市場原則、非集權化、醫療機構所有權以及衛生服務提供多元化。

改革產生了系統中的3個關鍵的角色：作為購買方的患者、作為提供方的門診住院機構以及作為第三方支付者的公有和私有的健康保險組織。然而，不連貫的改革，導致不同衛生部門的緊張和衝突關係。同時，醫病關係也因為組織機構的改變和不明確的權責分配，變得緊張起來。

（二）系統概況

保加利亞的衛生部透過國家衛生策略（National Health Strategy, NHS）對衛生政策制定，具有絕對權利。在區級層面，地區衛生監督所（Regional Health Inspections, RHI）負責制定與實行所在州的衛生政策。保加利亞的衛生系統是建立在結合有強制社會醫療保險和自願醫療保險（SHI和VHI）的醫保系統的基礎上。SHI由單一支付方——國家醫療保險基金（NHIF）進行統一管理，而VHI則由營利性股份制公司單獨提供。此醫保系統（SHI和VHI）涵蓋參保人的診斷、治療、康復服務及用藥。公共衛生服務、精神患者住院看護、急救、移植、輸血，則由國家衛生部管理和財政保障。

SHI系統隨1998年《醫療保險法》的制定而產生；NHIF則是獨立於國家衛生行政機關（即政府）的自治公共機構。NHIF是SHI的唯一責任機構，也因此在法律上具有壟斷地位。該機構有設在索菲亞（Sofia）的1處中心辦公室、28個地區辦事處（每個地區設有1個，稱之為地區醫療保險基金〔RHIF〕）以及108個市政辦公室。NHIF的最高主管部門包括：政府代表、參保個人和業主。NHIF的宗旨是保障參保人對衛生系統的公平、可及。NHIF為醫療和牙科服務以及包括在基本給付專案中的藥品，提供經費。其中給付專案及服務價格，由NHIF和保加利亞醫師與牙醫的行

業協會，共同商議決定。每年商議的結果，將簽訂在國家體制合約（National Framework Contract, NFC）中。NFC中亦對NHIF、衛生服務提供方、參保個人、組織架構和控制機制的權責等，明確定義。基於NFC提供方與RHIF簽訂個人協議。RHIF根據NFC中的標準與地域內運營的所有公有的和私立的醫療衛生機構簽署協議。

根據1999年的《醫療機構法》，衛生保健提供方是獨立的市場競爭者。衛生保健提供方，依法分為以下3類：(1) 門診醫療機構（個體或團體的初級、專科醫療；牙科、醫學及牙科中心；診斷化驗室）；(2) 住院醫療機構（用以長期治療及康復的專科及綜合性醫院）；(3) 一組包括急救中心、精神衛生中心、綜合癌症中心、皮膚病性病醫學中心、醫療社會保健院、臨終關懷醫院、血液透析中心、細胞庫等機構的聯合體。不論何種所有形式，所有醫療保健提供方必須根據《貿易法》或《公司法》等法律規定，進行註冊。自2011年起，私營企業包含初級醫療、多數的專科門診醫療及牙科、藥品和一些醫院。除急救外的所有衛生保健提供者，均可與NHIF和VHICs簽約。如果未納入保險的醫療服務，或如果提供方位於第三方簽約，也可以獲得個人現金支付（out of pocket, OOP）。州或市的衛生服務提供者可以獲得除NHIF和OOP之外，來自衛生部或市政的支付資金。

急救和公共衛生服務由衛生部組織和提供經費。保加利亞共有28個地區急救中心，每個區各設1個，並在城鎮下設分支機構。1999年，公共衛生系統重組為28個地區公共衛生預防控制中心（Regional Centres for Protection and Control of Public Health, RCPCPH）。2011年初，RCPCPH聯合衛生服區級代表機構——區衛生中心（Regional Health Centre, RHC）建立了新的地區衛生監督所（RHI），結合了2個機構的職能。公共衛生網絡也包括：國家放射與輻射防護中心、國家傳染病中心、國家戒毒中心、國家衛生情報中心和國家公共衛生預防中心。

（三）組織機構

保加利亞衛生系統組織機構，由以下幾部分組成，如圖20-4-1所示。

1. 國會

保加利亞是議會共和制國家，國會在國家衛生政策發展當中，具有重要地位。不僅有權批准國家預算，而且對NHIF的行為具有批准權。根據《憲法》及國會組織工作的規定，2000年代初，衛生改革建立衛生議會委員會。這個委員會具有立法權，並審查委員會成員提出的衛生相關問題以及國會、衛生部或NHIF主管的其他成員注意的其他問題。專業人員、專業協會以及非政府組織，可向委員會提出建議。委員會也發起公眾討論和公開辯論。

2. 衛生部

衛生部負責全國整個衛生系統，主要管理國家衛生保健預算，並具有國家衛生系統管理的執行力。部長提出國家衛生政策、實施國家衛生保健策略；發布每年的《國家衛生報告》，並向國會報告國家衛生策略的實施情況。

衛生部主管公共衛生、健康管理、急救、輸血、住院精神病護理、3歲以下兒童的醫療和社會照顧、移植以及衛生資訊。保證和維持衛生機構健康干預、醫療技術、醫學專業培訓以及醫學科學的發展。衛生部監管以及對部長理事會、國防部、內政部、司法部、交通部的健康相關活動負責。

衛生部負責協調系統內各角色，對負責製藥、移植的行政機構、國家公共衛生、傳染病、衛生資訊中心等，提供經費。同時，衛生部建立永久或臨時的諮詢委員會以及專業工作組，對一些

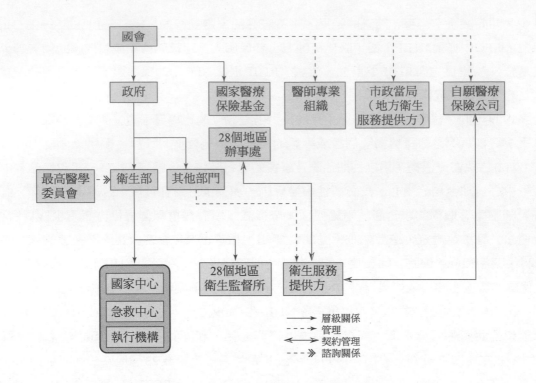

圖20-4-1 保加利亞衛生系統組織機構圖

特定問題進行討論和決策制定，如：醫院重建、HIV/AIDS和性傳染病及境外就醫等問題。

3. 其他部門

衛生部與財政部合作應對衛生系統的財政支付和基金分配。自2010年，財政部長成為主管衛生財政的副首相以後，這樣的合作變得更為緊密。實際上，這也意味著衛生部如果沒有得到財政部長的贊成，就無法獨立決定與財政相關的問題。

醫療人員的培訓問題，需要與教育、青年、科技部合作。此外，與水資源與環境部、農業與食品部合作，處理有關公共衛生、環境和食品安全的問題。同時，衛生部也與NHIF、社會救助機構、內閣建立的一些委員會，如：國家麻醉物質委員會、國家醫學委員會、中央名族委員會等，密切合作。

4. 最高醫學委員會

最高醫學委員會是衛生部的諮詢機構。成員包括：來自衛生部的5個代表、來自保加利亞醫學會的5個代表、保加利亞藥學會的3個代表、國家保險基金的3個代表、來自保加利亞衛生保健專業協會、國家市政協會、保加利亞紅十字會以及來自每個醫學高校的代表各1名。

最高醫學委員會為國家衛生策略、衛生相關法案的起草、預算起草、衛生部的年度報告、醫學衛生相關專業的學生和研究生的入學限額計畫以及有關醫學倫理等問題，提供建議。

5. 最高藥學會

最高藥學會由衛生部建立。由來自衛生部的5個代表、醫藥行業協會的5個代表、國家醫療保險機構的2個代表以及醫學高校藥學部的1個代表組成。對藥學以及醫藥政策主要方向及重點，提供建議。

6. 國家醫療保險基金

根據1998年的《醫療保險法》在1999年建立了NHIF。NHIF由1個中心辦公室、28個地區辦事處組成，由國會選出的監事會和基金理事管理。NHIF的預算是衛生系統主要的公共基金。NHIF與衛生服務提供方的關係，是建立在國家架構合約和與衛生服務提供者簽訂個人合約。NHIF補助和保證保險人對基本給付專案中定義的基本衛生服務的公平可及，包括：在基本給付專案中的衛生服務和產品的補助水準，在國家架構合約中明訂。NHIF監管和監控提供者行為，對侵害病人權利的事件，施加制裁。

7. 醫師專業組織

保加利亞有4個專業醫學協會，是依法建立的：保加利亞醫學會、保加利亞牙科學會、保加利亞藥學會以及保加利亞衛生保健協會。這些協會的成員資格，具有強制性。他們代表所在專業及成員的權利。舉例來說，他們進行的活動包括：為起草法案提供評論、參與起草臨床指南、探討倫理問題等。

8. 地區衛生監督所

在地區層面的公共衛生政策，由28個地區衛生監督所組織執行。地區衛生監督所是衛生部的地方機構，職能包括：收集、記錄、處理、儲存、分析和提供衛生資訊；審查註冊醫療服務提供方的品質；實施衛生資訊技術；規劃對疾病和自然災害的應對計畫；協調實施國家及地區衛生專案的相關工作；指導探究衛生人力資源需求的研究等。

9. 市政當局

在分權過程中，市政府成為衛生服務提供者相當大股份的所有者。自2011年起，大部分的專科病人照護、將近70%的綜合醫院積極治療以及部分專科醫院的積極治療，均為市有財產，市政當局也參與享有地區綜合醫院所有權。地方政府介入衛生的形式，包括：市議會的常設委員會以及市政衛生保健辦公室。常設委員會調查居民衛生需要和衛生服務供給中遇到的問題，並起草改進提案。市政衛生保健辦公室負責在地區衛生監督所的職責範圍內的市政內衛生保健。在某些市政，所謂的「公共衛生委員會」負有市長辦公室顧問機構的職責。

10. 私營企業

在1991年的立法改革方案中，衛生保健私營企業得以恢復。自2011年起，初級醫療、多數的專科門診醫療及牙科、藥品和一些醫院，均歸屬私營部門。2009年，私立醫院超過全國醫院總數的30%；私有住院病床占總病床數的11.4%。相比之下，歐盟27國平均的私有病床占病床總數的36.2%。2009年，私立醫院管理全部14.3%的醫院病人。據國家衛生資訊中心的數據顯示，私立醫院病床利用低於國家平均水準1.5倍，而病床周轉相當於急症醫院的平均值。私立與公立醫院的病例組合，有顯著差異，多數的私立醫院是外科、婦產科、眼科專科醫院。根據《醫療機構法》，私立醫療機構與公立機構一樣，可與NHIF簽約。另外，私立機構還提供SHI系統和公立機構提供範圍以外的醫療服務。

11. 私有醫療保險公司

自願醫療保險公司未能大量推向市場，全國僅存20家註冊公司。國會的財政監督委員會（Financial Supervision Commission, FSC）負責監督VHI公司。VHI公司提供強制醫療保險醫療服務範圍外的預防、門診、住院服務以及康復的衛生服務專案。最大的一家公司占有15.4%的市場分

額，加上另外6家公司一共占有70.4%的VHI市場。

12. 非政府組織

保加利亞衛生系統有100多家非政府組織，涉及治療與預防、環境因素、患者權益以及參與國家衛生政策的發展和實施，NGO代表與國內專家合作討論有效監管等問題，成為趨勢。

13. 醫學院校

1917年，索菲亞建立醫學院，標誌著保加利亞醫學教育的開端。1972年，集中化的教育促使醫學專科院校的恢復，這包括所有醫學教師和大學的恢復。當時醫學專科學校凝聚巨大的學術潛力：4,100多名講師和10,000名學生。1990年，醫科大學獲得更大的自主權，且自從2011年起，保加利亞有4所醫科大學：分別建立在索菲亞、普羅夫迪夫（Plovdiv）、瓦爾納（Varna）、普列文（Pleven）4個城市。另外，索菲亞大學（Sofia University）和舊紮果拉色雷斯大學（Trakia University of Stara Zagora, Bulgaria）也設有醫學院。這些大學培養臨床醫學、牙科、藥學、公共衛生、衛生管理學的碩士以及護理學、助產學、衛生管理學學士。

（四）衛生規劃

國家衛生策略中定義了衛生政策的優先權，近期衛生部制定了2008～2013年衛生策略。該策略旨在透過有效率的、財政穩定的衛生保健系統，以指導建立提供可及的、高品質服務的健康國家。據此，以下提出的幾點是保加利亞衛生系統發展的優先目標：

(1)實施「在所有政策中貫徹衛生工作」的方法；

(2)透過針對社會主要疾病實施主動的、有效的健康促進、預防和康復專案，以提高人群健康水準；

(3)培養和發展衛生人力資源，提升他們的社會經濟地位；

(4)確保實現衛生保健系統的財政穩定；

(5)提高門急診醫療救助的可及性、品質以及效率；

(6)調整和優化住院醫療管理；

(7)開發建立衛生保健系統的電子數據交換集成系統。

在2009年底，衛生部專門成立工作小組，開始公立醫院的改革，旨在確保透過整合的方式，滿足全人群、不同層級對住院和門診等醫療服務需求的品質。公立醫院原有資產統一劃分為2個部分：其中51%屬於政府，49%屬於醫院，衛生行政部門作為政府出資人代表參與管理。醫院的資金來源，由原來的完全政府預算，轉變為政府預算和保險基金共同撥付。公司化改革中，公立醫院建立理事會（董事會），理事會由出資人代表和公立醫院領導階層、專家和管理幹部若干人組成。如：一家衛生部所屬的大學附屬醫院，這家公立醫院的理事會由5人組成，其中包括：衛生部副部長、大學2名教授及該院的院長、副院長。理事會平均每個月開一次會，決定醫院的重大事務。理事會選出院長，對醫院實施日常管理。目前，保加利亞的國民議會正在通過法律，力圖推進城市小醫院實施私有化，以減少醫院過多的狀況，同時能吸引社會資本進入。

三、衛生資源配置

　　門診醫療保健設施的規劃和分布架構，是根據國家衛生地圖（National Health Map）和地區衛生地圖的屬地化管理原則制定的，但因缺少每個區域醫療衛生設施的最大限制以及缺乏對住院治療的明文規定，導致 2000 年代的後幾年，門診醫療保健設施機構的快速發展。對國家或市政衛生設施的投資，來自國家或市政在設施資本分額，而地方醫院、市政的新投資和維護成本，呈現下降的趨勢。國家衛生部開展衛生保健設施可申報的多種醫療基礎設施投資專案。

　　基本醫療保健組織的不足、全科醫師在地理上分布不平均以及對基本醫療和專科醫療服務缺少動力，導致專科醫療服務利用和住院率不斷增長。保加利亞的人均急症床位數高於歐盟 27 國的平均水準，而平均住院日略低於歐盟 27 國和歐盟 15 國。兩項指標均呈下降趨勢。

（一）資本存量和投資

　　2008 年，《區域發展法》將全國分為 6 個區域：西北、中北、東北、西南、中南、東南（《區域發展法》第 4 條第 3 款）。衛生部為了支持醫院系統改制的發展而做的分析揭示：醫院部門實質性區域的不平等。這個概念的主要目的，是提供全國平等地獲得醫院護理的管道（衛生部，2009）。

　　西南地區的醫院數量最多（約 109 家），主要因為索菲亞地區及首府所在。根據各醫療專科的現代標準，中北、西北和東南地區，沒有醫院達到高科技、高專業化的要求。中南和東北部區域情況最差，前者是唯一沒有大學醫院的區域。

　　醫院存在分布不均，特定醫療服務供過於求、醫療設備利用率不足以及重複活動（如：重複進行的檢查項目等）等問題。導致的結果是，員工逐漸變成不合格，而無法提供優質的服務，這就迫使患者到其他地方尋求治療。尤其是當地醫院一方面注重為當地居民提供門診服務，另一方面其提供的服務品質很低，在區級醫院也可以享受到。

　　2009 年，在保加利亞有 306 家醫院（《國家大劇院資訊學》，2010）。《醫療保健機構法》於 2009 年通過了根據不同標準定義醫院的類型以及規範現有公共醫療機構的改制。

　　引入醫療保險制度之前，公立醫療機構的日常開銷和投資，都是由國家財政全額資助的。目前，國家和當局根據《國家預算法》和市政預算核定補助。這些補助保留用於收購長期有形資產，維護和重組成本、資訊技術和系統等。

　　市政參與的衛生部預算，涵蓋國有醫院的資本成本，從 2000 年的保加利亞幣 610 萬（歐元 310 萬），升至 2009 年的保加利亞幣 1,770 萬（歐元 900 萬），10 年間共計保加利亞幣 11,510 萬。這些成本的主要分額分配給醫院建築的裝修和醫療設備的採購。自從 2000 年地區醫院重組，資本／生命周期／維護的持續資金，主要都由國家提供。作為一項規則，醫院維修分配到的市級資助，都是象徵性的。對於市政提供資金用於新的投資或維護少數場所，這些不會對地區醫院的狀況，產生重大影響。為市級醫院的投資和維護提供的資金，也有持續下降的趨勢。因此，很明顯地，資本投資是一個問題領域，可能需要優先進入衛生政策的議程。

　　2004 年，根據衛生部投資專案成立了循環投資基金：由世界銀行和保加利亞的貸款協議資助的「改革衛生部門」（Reforming the Health Sector）專案。該基金為醫院醫療基礎設施，如：設備

和傢俱的投資，提供免息貸款。主要目的是基於客觀需求評估和充分的計畫，建立衛生保健系統的可持續投資。為此，該基金依據明確的標準，進行透明的選擇過程，同時，為了保證合規和品質，受助人會被密切的觀察。基金的第一階段（於2007年10月結束）與30家醫療保健機構簽訂合約，數額達到500萬歐元，而與23家的進一步合約，也已經簽訂（350萬歐元）。這些錢在每家醫院的核銷流程中整合。關於各院校購買設備及應收款項的詳細資訊，由衛生部保存。

國有醫療機構在2007～2013年的「區域發展」業務方案下，申請資助，該方案於2007年由歐盟委員會批准。保加利亞分配到保加利亞幣1.48億（7,570萬歐元），衛生部作為受益人，透過「支持重建，城市公共衛生機構的改造和裝備」專案得到該筆資金。保加利亞幣7,990萬（4,090萬歐元）計畫用於醫院，來自6個地區約20家醫院，有資格申請。根據專案，最多保加利亞幣500～1,000萬（250～500萬歐元）可以用於修復、重建和改造。目標是將這些醫院變成可以提供全國統一的、高度專業化醫療服務的高科技機構，來提高醫院服務的品質和公平性。另外，保加利亞幣5,800萬（3,000萬歐元）用於現代化的放射性裝備。改制醫院護理系統的概念（衛生部，2009年）規劃成立3個放射治療中心，由該計畫提供資金。如果業務方案成功，保加利亞將有資格獲得歐盟的醫療保健基金，截止到2014年數目達到30億歐元（區域發展和公共工程部，2010）。

（二）衛生人力資源發展趨勢

在保加利亞，衛生工作者非常多，但是，護士是明顯的例外，同時受過大學教育人員的數量，呈上升趨勢。系統內不同專業群體數量，隨著人員數量的動態變化而變化（世衛組織歐洲區域辦事處，衛生部，阿達莫夫等人，2010）。

與專科醫師數量相比，全科醫師的數量很低。在保加利亞，全科醫學以專業的形式，於2001年引入。而在2000年，內科和兒科的專家已經獲得再培訓，成為全科醫師（GP）的機會，以滿足新的健康保險制度的需求。這些醫師最初並未作為全科醫師培訓，關於為了成為守門人（gate keeper）而進行培訓的正式規定，已經一再推遲。獲培訓的受益者調查顯示，全科醫師缺乏信任，預防性檢查的普及率較低，相對於初級保健服務，公眾更傾向於直接尋求專業醫療服務。在人力資源方面的不均衡性十分顯著：全科醫師數量相對較低（2008年，千人口有0.63名全科醫師，較歐盟平均水準千人口0.85低），而且貧困地區17.8％的職位仍然空缺（世界銀行，2009）。全科醫師的數量，在2000年與2008年之間下降了8％，這一部分可以用90年代初考入醫學院學生的數量來解釋。由於全科醫師的平均年齡高於50，預計接下來的幾年，有更多的全科醫師會退休，屆時數量會更少。

1990～2000年期間，保加利亞醫師與人口的比例一直在穩步增加。在此期間，這個數字一直高於歐盟15國、歐盟12國和歐盟27國的平均水準，而且遠高於羅馬尼亞和波蘭，兩者都是該區域內醫師比例最低的國家之一。2009年，在保加利亞，內科醫師的比例最高（每萬人2名），其次是婦科醫師和兒科醫師（每萬人1.8名）和外科醫師（每萬人1.6名），這樣的分布在過去的幾年相對穩定（國家統計局，2010）。

在1990年到2002年間，每千人護士人數減少了近一半（從1990年的峰值6.2，到2002年最低點3.6）。保加利亞與歐盟平均水準以及區域內的其他國家相比，其護士與人口的比例很低。自從2005年以來，護士的人數略有上升的趨勢，但是，大多數受過訓練的護士，因為社經地位低和報

酬不高，而尋求到國外就業，導致護理人力相當大的損失。與此相反，助產士與人口的比例高於歐盟27國的平均水準，但也呈現下降的趨勢。綜上所述，2008年，就醫師數量而言，保加利亞高於所有歐洲平均水準，但護士的數量在歐洲地區卻是最低的。

　　保加利亞一直是歐洲牙醫比例最高的國家。自從1990年以來，牙醫數量穩步上升，並於2006年達到峰值，每千人0.84名，隨後略有下降。該數字比歐盟12國平均水準高約40％，比歐盟27國平均水準高約25％。該現象可以用20世紀70年代和80年代，牙科招生比例提高，以及90年代缺乏牙科服務的定價法規來解釋（格奧爾吉耶娃等人，2007）。1999年和2000年，牙醫數量的巨變源於1999年底通過的法規，強制要求牙醫在行醫之前進行註冊登記。由於瓦爾納醫科大學（Medical University of Varna）新的牙科學院成立，預計牙醫數量將會增加。另一方面，牙科技師數量一直在下降，並且明顯地分布不均。

　　藥劑師數量一直穩步增長，直到1990年，超過歐盟12國的平均水準（格奧爾吉耶娃等人，2007）。然而，這種趨勢已經發生根本的變化。1990年每千人有0.48名藥劑師，到2000年下降為每千人0.12名藥劑師，使得當年保加利亞成為歐盟藥劑師比例最低的國家。2000年之後，藥劑師和藥劑師助理的數量大幅下降，是因為只有在醫療保健機構的藥劑師網上的藥劑師，才會被計算在內。這樣數據統計方式的變化，使得該數字不可靠，也解釋了為何世界衛生組織全民健康（HFA）資料庫中，沒有更新的數據。藥劑師數量普遍下降，源於很大比例的專家被國外私人製藥公司雇庸，因其提供更高的薪酬和靈活的工作時間。預計普羅夫迪夫和瓦爾納新成立的2所藥學院，將有助於未來的藥劑師數量的增加。

　　使用補充和替代醫學（CAM）來改善個人的健康，正在保加利亞推廣。《衛生法》（2005）將替代療法合法化，如：順勢療法、針灸、推拿和其他非傳統的方法以及使用有機和礦物原料的非藥用產品。CAM的所有供應商必須註冊其醫療保健的地區中心，並公開他們的行醫方式（methods of practice）方法。只有具備醫學或牙科醫學碩士學位的畢業生，可以行使（practice）順勢療法。所有其他替代治療者必須獲得醫學學士學位或曾經完成4個學期醫學研究實踐。目前，醫學和牙科醫學領域有1,666名是已經完成順勢課程的碩士學位持有者。

四、衛生籌資機制

　　保加利亞現行的是公私混合的衛生保健籌資體系。衛生保健經費由獨立的SHI、稅收、OOP、VHI保險費、企業付費、捐贈、外部基金共同提供。衛生總費用的GDP占比，從1995年的5.3％，增至2008年的7.3％。2008年，衛生總費用的36.5％由OOP支出、34.8％由社會醫療保險支出、13.6％由衛生部支出、9.4％由市政支出及0.3％由VHI支出。2008年，公共衛生支出占總衛生費用的57.8％，而私人支出占42.2％。

　　主要的衛生服務買方是始於1998年的單一支付方NHIF，這是保加利亞社會醫療保險的唯一責任機構。SHI來自參保個人每月收入的8％，或由他們的雇主或由國家支付。NHIF與衛生保健提供方的關係，建立在合約的基礎上。NHIF和醫師（及牙醫）專業協會簽訂NFC。在NFC的基礎上，衛生服務提供方與NHIF的地區辦事機構（RHIF）簽訂個人合約，根據針對人群提供的服務，對其按專案付費或按人頭付費。公共衛生服務以及由國家急救中心、精神病院、健康和社會保健兒

童之家提供的服務，由國家衛生部提供資助。

2008年，OOP占個人衛生支出的86％，占總衛生費用的36.5％。一切病人的費用，包括：看醫師（及牙醫）、檢驗室檢查、住院等均由OOP支付，而少數類型病人，如：兒童、孕產婦、慢性病人、失業及低收入人群例外。

VHI由VHIC提供資金，僅用於自願醫療保險。除NHIF所覆蓋的保險專案外，任一市民均可自由購買不同的醫療保險服務專案。同時，VHIC也可提供NHIF所涵蓋的基本醫療服務專案。VHI中買賣雙方的組織關係，以集成和補償模型為基礎。2010年，低於3％的人群購買了某種形式的VHI。

（一）衛生支出

保加利亞衛生總費用的GDP占比，相當於歐洲地區平均水準，但仍低於歐盟27國平均水準。該項指標在1996～2003年期間，顯著上升，並超過了歐盟12國平均水準，自2006年起，輕微下滑，繼而保持平穩趨勢。衛生總費用的平均年均實際增長率與年均GDP增長率，顯著正相關。

保加利亞的人均衛生支出（在國際購買力平價中，PPP）增長很快，從1995年的285美元，增至2008年的910美元，這主要是因為GDP的高增長。1.1倍的年平均增長率，仍遠低於歐盟的平均水準。2000年，歐洲人均衛生支出（1,220美元$PPP）是保加利亞同期的3倍，2008年（1,968美元$PPP）是保加利亞同期的2倍。

官方數據顯示，公共衛生支出在整個轉型期間從1989～1990年占衛生總費用的100％，逐步下降到2008年的57.8％（WHO歐洲區辦公室，2011），多年來下降趨勢平穩，偶見波動，反映了個人衛生支出的相應增長和公共衛生資源的短缺趨勢。從國際視角看，保加利亞公共衛生支出（57.8％）遠低於歐盟15國（77.5％）、歐盟12國（73.0％）以歐盟27國（76.6％）的平均水準。

2008年，醫療和康復服務的衛生支出（53.6％）占了衛生總費用的最大比例。緊隨其後的是配發給門診病人的醫療產品支出（36.8％）。國家統計局同年數據顯示，66.9％的公共衛生支出用在治療和康復上。雖然公共衛生服務、預防和健康促進，為所有衛生主管部門的首要工作，但如今這些項目的支出僅占衛生費用的4.3％。2008年，衛生部在預防和公共衛生服務的支出，僅達到衛生總費用的1.4％（國家統計局，2011a）。2008年，支付給醫院的費用占衛生總費用的41.0％最高，其次是零售商（主要是藥商）占36.9％和門診醫療服務提供方（16.7％）。

（二）收入來源和現金流

衛生系統主要收入來源是直接支付中的OOP支付、費用分擔和VHI保險費。這些收入在衛生總費用的占比，從1995年的26.7％，增至2008年的36.5％，且2007年這3項占全部私人衛生費用的96％，2008年占超過86％（國家統計局，2011）。

在採用SHI系統前，在衛生系統中，僅OOP支出以直接支付的形式，由私人衛生服務者提供。自2000年以後，這些直接支付費用透過成本分攤和未包括在NHIF中的服務支付，得以擴展。隨著政府朝建立私立的醫療保健體系和原有的公立醫療保健組織權力下放，且由於新的SHI系統未成熟，以致OOP支付的大幅增長，並成為2000年的主要收入來源，占總衛生支出的40.4％。而由於OOP支付資料中不包括非正式支付，個人支付可能被低估了，但可以假定個人支付構成了絕大部分的OOP支付。

SHI是收入的第二大來源（2008年占衛生總費用的34.8%）。這部分由職員及雇主或由自營者或失業人群獨立支付，這筆費用與收入掛鉤。根據*HIA*，投保個人應繳納保險金，稅款按個人總收入的百分比訂定。按規定自營者付全額，受雇人員由雇主和雇員分擔。受雇人員與自營者的贍養人員應另付保險金予以覆蓋。領養老金者及公務員由國家支付。

第三大來源是普通稅收，是從中央財政和RHI收入中分配給衛生部預算的非專項收入。市政可以利用地方稅收支付衛生服務，而從中央財政預算調動到市政衛生專項，約占全部分配給衛生的稅收收入的1/4。

（三）醫療保險籌資潛力

除領養老金者和公務員的醫療保險金，由國家從社會資金撥款外，國家總的稅款不再負責醫療保健費用。理論上，靠醫療保險金比靠稅收籌款有其優點，如：專款專用，政府無權移作他用，財源上也不和其他領域競爭。

保加利亞醫療保健籌資方式改變，能否取得收支平衡，要看繳納保險金多少和受覆蓋者的比例。保加利亞的SHI按HIA規定係全民覆蓋，其社會保險基金常需政府補助。保加利亞的HIA對領養老金者、公務員及失業人員，由國家及市府支付醫療保險金。然而，如此高的失業率和人口的高齡化，構成龐大的數目，將成為壓在國家和市府肩上的重擔，撥款不足或撥得慢了，SHI就有被拖垮的危險。

另外，保險金實收達不到應繳數，也會造成基金不足。實際上，保加利亞SHI計畫數中能收到半數就不錯了，對今後的平衡，令人懷疑。保加利亞人均收入太低，保險金收不足的原因就在於此。

私人小商號不以薪資計酬的工作人員或小業主，也影響繳費，因為他們的收入難以弄清，其他過度中的國家也一樣。私有化過程中，這部分人不斷增多，繳納醫療保險金義務很容易逃漏，基金財力進一步受到限制。

保加利亞SHI規定，醫療保險金由雇主、雇員分擔，根據雇員收入，雇主按一定的百分比分擔一部分，增加雇主的負擔，雇主不願意多用人，失業率也就低不下來。

雇主為避免幫雇員分擔醫療保險費，就雇用非正式的「黑工」。根據WHO歐洲分部調查，保加利亞社會保險機構申報醫療保險費徵收情況，呈惡化趨向。1993～1998年間，失業率從11%上升到16%，受雇人數卻相當穩定，保持在310～330萬之間，這個數字是不正確的，私人商號把失業人數少報，或將非正式黑工當正式員工來報。非正式黑工數在上升。

醫療保健系統靠醫療保險金來籌資，並不能保證有足夠而穩定的醫療保健預算。預算的多寡仍舊要靠政策優勢和經濟上的強制執行。經濟發展和財政制度的改善，是醫療保健財政穩定必不可少的條件。

五、醫療制度改革的特點與方向

（一）改革的經驗特點

(1) 直到20世紀90年代末，保加利亞衛生保健系統一直徘徊在公共部門改革的周邊。在90年代早期進行了一些改革：首先，通過允許私人提供衛生服務的法律；其次，重新建立醫學協會；

第三，很多衛生保健服務的責任，被移交給地方政府。更多激進的改革措施在90年代末推出，包括：引進社會健康保險制度，發展基於全科醫學模式的初級衛生保健，讓衛生保健供給網絡更合理。

(2) 在多年的經濟危機期間，改革採用一步步進行的方式。衛生部採用的改革策略，基於以下原則：公平、成本效益和服務品質，並對衛生系統的醫療、行政、輔助醫務人員，進行教育培訓，以前陌生的概念如：全科醫學、健康保險、健康促進等，被廣為接受。

(3) 保加利亞改革的第一步是1998年《健康保險法》的實施，並頒布法律，建立醫師及牙醫的專業組織；改革的另一個支柱是1999年頒布的《醫療機構法》，概述了衛生保健系統的結構變化。這些法律在短時間內為衛生保健系統的籌資和服務範圍的改革，奠定了基礎。

(4) 改革無疑獲得了一些有效的成績。透過醫院病床數量的大量減少和隨之產生的費用節省，已經看到成效。這種趨勢在可預見的將來，仍會繼續。此外，新的基於保險的財務制度可望提高效率，同時幫助衛生部門籌集資金。

(5) 病人選擇全科醫師（家庭醫師）得到許可，改革的這一特色得到患者的認同；但對更高水準服務轉診的嚴格執行，遇到了一些阻力，因為它限制了病人的選擇；消費者的選擇權也透過私人提供服務的擴充而擴大。然而，正式的醫療共同支付的推出，影響了服務的公平性，尤其是對弱勢群體，由於這些群體中有些人可能仍未享受保險，因此被排除在外。

20世紀90年代初期，保加利亞的醫療改革有2個目標：第一是提高人民的健康水準，第二是建立符合人民健康需求，並同時符合民主和市場原則的衛生系統。20年後，這些目標並未實現，因此，醫療衛生系統的改革需求，顯得更加迫切。改善國民健康狀況的效果不佳，主要健康指標仍遠低於歐盟平均水準，一般公民及醫療專業人士都對衛生保健體系不滿。新的醫療制度確立的原則，沒有得到認可。儘管自SHI引入之後，衛生支出增加了近3倍，但在各個層級，該系統仍持續處於缺乏財政資源、人口健康狀況總體較低以及嚴重不平等的現況中。

保加利亞人民正處於財政保障不足以及籌資負擔分布不均的現狀。保加利亞衛生保障體系內部的公平，是一個挑戰，這不僅是因為健康需求的差異，也存在系統內社會經濟的差距和地域的不均衡等原因。不同地區的人民，在衛生服務品質和可及性方面，存在極大差距。貧困是衛生保障可及的嚴重障礙，該因素在極大程度上依賴正式和非正式OOP支付系統，尤為顯著。

保加利亞衛生系統，類似於其他歐盟國家的衛生系統，特點是受限的中央集權。該系統在市場條件下，逐步演變而形成，但國家的衛生保健責任當局所扮演的角色重大。保加利亞同時並存公有制與私有制形式的物質資源和資金。

在地區層級，區域、次區域和市政當局影響著衛生資源和組織機構的管理。醫療服務者和專業協會，以自治的形式工作。衛生系統的經費來自各種資源，即：醫療保險基金、國家和地方預算以及OOP。市場機制運用無論資產形式。人們的健康需求由強制性醫療保險的涵蓋來保證。

雖然保加利亞衛生系統有民主、開放和以市場為導向的特點，但存在實質的缺陷，從而導致不理想的人口健康狀況。都市和農村人口衛生狀況的不平等以及衛生系統保障可及性的不平等，在整個改革的過程中，持續擴大。人口衛生狀況的增長率，如：某些健康指標，所反映的已不足以達到改革的目標。

保加利亞衛生系統在經濟上是不穩定的。醫療保健機構，特別是醫院，都存在資金不足的困

難。目前並未建立起定價透明的監管體系。價格的形成，不是基於實際成本，而是基於NHIF預算的可用資金。由於NHIF的壟斷地位，市場機制對公共保險，沒有任何作用，儘管這是整個醫療制度建設的主要目標。至今，仍有很多個人沒有被法定醫療保險覆蓋，且VHI市場也有待於發展。

（二）改革面臨的問題

1. 人群健康狀況有所下降

自轉型以後，保加利亞的經濟衰退和失業率的升高，導致人群的健康水準下降。傳染病發病率上升，新生兒患病嚴重，死亡率達16‰；肺結核、愛滋病和性病的問題，也較嚴重。同時，慢性非傳染性疾病也已成為影響居民生命狀況的重要因素。

2. 衛生資源相對過剩，籌資面臨困難

保加利亞的醫療機構、床位和醫師等醫療資源過多，目前，政府正在透過法律，調整壓縮一部分衛生資源。與此同時，因受經濟發展的制約，國家對醫療衛生的投入，在短期內估計難有較大幅度增加，這對提高醫療保險的籌資和逐步擴大醫療保險在醫療支出中的比例，都有重大影響。

3. 公立醫院的體制改革步伐，比較緩慢

轉型後的保加利亞，對醫療服務體系進行改革，普通的門診服務基本上交給私有化的全科醫師提供，公立醫院的公司化改革，雖從2000年開始，不過從目前了解和掌握的情況來看，醫院日常運營管理，並沒有實質的改變。

（三）未來的改革方向

2008～2013年，保加利亞衛生改革發展策略的9大目標舉措是：

(1)在公共衛生方面，實施有國家針對性的側重治療和預防社會性重要疾病的專案、提高公眾健康生活方式的意識、改善公共健康保護網等，保證健康促進和預防的條件；

(2)保證提供更高品質和可及性的衛生服務；

(3)提高門診醫療服務；

(4)重組醫院管理和提高效率；

(5)全面建立嚴格的品質、安全、有效的藥品控制，確保藥品和醫療產品的供需平衡；

(6)全面提高管理人員的教育品質，改進課程，開發人力資源；

(7)創建集成的衛生保健電子數據交換系統；

(8)增加醫療保健的公共籌資，提高公眾自願醫療保險的意識，確保資金穩定的國家衛生系統；

(9)在加入歐盟以後，參與歐盟機構的活動以及對於歐盟結構基金的有效吸收。

雖然在NHCS行動計畫中，大部分關於品質改進和醫院部門重組方面的計畫行動，必須在2011年之前付諸實施，但許多人並沒意識到，如：建立符合歐洲慣例病人安全系統，認證考核的關聯支付及擴展長期護理機構和康復醫院網絡等。

對於《醫療保險法》的幾項修正案，正處於草擬準備階段，欲使一般保險公司提供VHI。這將廢除只有純為自願醫療保險的公司，才可提供VHI的規定。僅覆蓋特定風險的保險，將取代VHI（其可以覆蓋包括其他福利待遇的預防活動）。提出此項修改是來自歐盟的要求，但VHICs協會不支持該專案。主要原因是不再允許VHICs提供福利待遇，尤其是提供那些保健和預防的福利待

遇。因此，當前VHI系統將會有實質性轉變。

2010年底，衛生部長在接受採訪時宣布，從2012年開始，臨床路徑將被替換為疾病診斷關聯群（DRGs），作為支付醫院的工具。根據2011年初的其他公告，電子健康紀錄的應用將被推遲，同時數據電子交換集成系統的建立，也將推至2020年（衛生部，2011B）。

雖然衛生系統會發生哪些具體的變化，還存在不確定性，但未來發展的終點是明確的。在保加利亞衛生部和世界衛生組織2010/2011歐洲區辦事處簽署的兩年一次合作協議中，提出主要優先重點事項，即2008～2013年合作中期的重點是：(1)改善衛生系統和服務提供（包括危機處理）的組織、領導和管理；(2)減少傳染病對健康、社會和經濟的負擔；(3)加強非傳染性疾病的健康促進和預防；(4)提高環境和食品安全的檢測和監控系統；(5)減少突發事件、災害、危機和衝突的健康後果，同時最小化其社會和經濟影響。

| 第二十一章 |

美洲四國醫療制度

第一節　巴西醫療制度

一、社會經濟與國民健康概況

（一）基本國情

　　巴西，即巴西聯邦共和國，1822年9月7日宣布獨立，是拉丁美洲最大的國家，人口數居世界第5；國土位於中南美洲與大西洋之間，面積為世界第5大，僅次於俄羅斯、加拿大、美國與中國，與烏拉圭、阿根廷、巴拉圭、玻利維亞、秘魯、哥倫比亞、委內瑞拉、圭亞那、蘇里南、法屬圭亞那接壤。巴西擁有遼闊的農田和廣袤的雨林，得益於豐厚的自然資源和充足的勞動力，巴西的國內生產總值位居南美洲第1，世界第10，為南美洲國家聯盟的成員國。由於歷史上曾為葡萄牙的殖民地，巴西的官方語言為葡萄牙語。1888年5月13日，巴西廢除農奴制。英國智庫經濟與商業研究中心（Centre for Economics and Business Research, CEBR）2011年12月26日公布新年度全球經濟體排名，巴西的經濟規模首次超過英國，成為全球第6大經濟體。

　　2012年，巴西總人口為1.98億。巴西的地形主要分為2大部分，一部分是海拔500公尺以上的巴西高原，分布在巴西的南部，另一部分是海拔200公尺以下的平原，主要分布在北部的亞馬遜河流域和西部。東南地區是巴西人口最多的地區，根據巴西國家地理與統計局（Brazilian Institute of Geography and Statistics, IBGE）2004年數據顯示，該地區人口約有7,800多萬，相當於巴西人口總數的42%。

　　全國共分為26個州和1個聯邦區（巴西利亞聯邦區），州下設市，全國共有5,562個市。巴西首都巴西利亞（Brasília）地處巴西高原中部，巴西利亞是20世紀50年代末，在巴西內地戈亞斯州（Goiás）境內海拔1,000多公尺的高原上興建的，是世界上海拔最高的首都之一。巴西工業居拉丁美洲之首，農牧業發達，被譽為「21世紀的世界糧倉」。經濟是自由市場經濟與出口導向型的經濟，根據世界銀行數據顯示，巴西2012年GDP為2.253萬億美元。巴西與中國、印度、俄羅斯、南非，被國際社會稱為金磚五國。巴西的社會經濟發展水準人口結構和中國十分相似，因此，在醫療衛生方面的改革措施和經驗，對中國醫改具有借鑑意義。

（二）醫療體制概況

　　巴西醫療衛生體制類似北歐的全民保健體制，始建於20世紀50年代，之後緩慢發展。巴西醫

療保障制度發生重要變化在1988年，這年《憲法》規定，健康是公民的權力，國家要為公民提供廣泛而平等的醫療保健服務。1990年，正式建立統一醫療體系（Unified Health System, UHS），實行全民免費醫療。統一醫療體系由全國所有的公立衛生站、醫院、大學醫院、實驗室、製藥廠、血庫、醫療科研機構以及公共衛生管理部門聘用的私立醫療機構組成，由衛生部、州衛生廳和市衛生局統一領導。該體系規定聯邦、州和市三級政府共同承擔保障公民健康的責任，特別要加強市政府在醫療衛生管理方面的職能。統一醫療體系惠及70％的人口，使其免費享有初級醫療服務。除了手術費用之外，其他醫療費用幾乎全免。醫院甚至承擔患者以及病童陪同照護家長住院時的伙食費。患者就醫時手續也不復雜，一般到社區醫院看門診，病情嚴重時憑社區醫師的轉診安排到綜合性醫院和專科醫院看病。

除統一醫療體系外，巴西衛生保健系統還有第二個子系統，即「補充醫療系統」，包括一些自費的私立醫療機構和私立健康保險公司，覆蓋巴西25％～30％的人。相對於公立醫院，私立醫療機構的醫療設備、人員以及所提供的醫療服務都更好。私立醫療機構的充分發展，使巴西醫療衛生系統更加多元化，人們有更多的選擇空間。

根據2014年世界銀行官網數據與世界衛生組織《世界衛生統計年鑑2013》數據，巴西的人口出生率相對比中國較高，2011年為15.2‰，總和生育率為1.8‰也高於中國。而死亡率略低於中國，為6.2‰。雖然總人口死亡率較低，但是嬰兒死亡率與5歲以下兒童死亡率仍然較高。但是相較於1990年，嬰幼兒死亡率已有明顯下降。具體來說，1990年，出生嬰兒死亡率為49‰，2011年下降為14‰，2013年世界銀行數據顯示嬰兒死亡率進一步下降為13.5‰；而5歲以下兒童死亡率則從1990年的58‰下降至2011年的16‰，2014年進一步下降為12.3‰。巴西居民2011年的期望壽命為74歲，相較於1990年提高了7歲，與中國大致相同，整體健康水準接近中等已開發國家。此外，2011年25歲以上成人空腹血糖的患病率，男性為0.4％，女性為10％；高血壓的發生率男性為39.4％，女性為26.6％，低於同等收入國家（參看表21-1-1）。

巴西十分重視疾病預防和婦幼保健，以降低發病率、提高人口的健康素質。衛生部制定了1歲至10歲兒童、11歲至19歲青少年和20歲以上成年人和60歲以上老年人，需要打預防針的種類和劑量的日程表。新華社記者在採訪時看到，每個衛生站都設有打預防針的專職人員。根據《世界衛生統計年鑑2013》，2005～2012年期間，1歲兒童疫苗接種普及率均在95％以上。

表21-1-1 巴西／中國衛生人口指標對比

指　標	1990	2011	
		巴　西	中　國
出生率（‰）	-	15.2	11.93
總和生育率	-	1.8	1.18（2010年）
死亡率（‰）	-	6.2	7.14
出生嬰兒死亡率（‰）	49	14	12.1
5歲以下兒童死亡率（‰）	58	16	15.6
預期壽命（歲）	67	74	75

來源：《世界衛生統計年鑑2013》、《中國衛生統計年鑑2012》、中國第六次人口普查數據、世界銀行資料庫（http://data.worldbank.org.cn/country/brazil）。

　　巴西衛生基礎設施和衛生資源情況。巴西的自來水覆蓋率為89％，其中城市為96％，農村為58％；衛生廁所覆蓋率力75％大致如下：其中城市為83％，農村為35％。可見，巴西在衛生基礎設施方面，存在巨大的城鄉差異，導致傳染病仍是威脅巴西居民健康的主要原因之一。此外，使用改良衛生設施的人口1990年為67％，2010年為81％；每萬人口擁有的醫師17.6人，床位23床。2010年，政府醫療衛生支出占政府總支出10.7％，衛生總費用占GDP比重為9.0％，比2000年提升近2個百分點。政府支出占總費用的47.0％，比2000年增加約7個百分點。雖然政府在醫療衛生領域投入大量的財政資金，但由於國民對醫療的需求不斷上升，政府對公立醫院的投入還是不夠，公立醫院的環境和條件比較差，患者的等待時間也很長。一方面政府鼓勵私人開辦民營醫療機構，另一方面由於公立醫院未能滿足民眾的就醫需要，民營醫療機構大量出現並快速成長，多數民營醫療機構的就診環境、醫療設備、服務效率、技術水準、服務品質，明顯優於公立醫院。高收入人群通常在基本醫療以外單獨購買商業醫療保險，到各方面條件較好的民營醫療機構就診。

二、醫療服務體制

　　巴西的醫療衛生服務提供體系，由統一醫療體系和補充醫療體系2大系統構成。統一醫療體系主要是政府興辦的醫療衛生機構；補充醫療體系則主要包括：民營醫院、診所、私立保險等，是公立系統的有益和必要的補充。

（一）醫療衛生體系的演進

　　在20世紀前，巴西主要致力於傳染病的控制，以解決飲水和汙水處理為重點，促進里約熱內盧（Rio de Janeiro）等沿海地區的貿易發展，是以衛生工作服務於經濟發展為目標的時期。20世紀初至30年代以後，巴西開始重視公共衛生，進入以預防為主的衛生發展階段。在此期間，工人罷工運動促使勞工法頒布和實施，奠定保護勞工權益的基礎，逐步建立醫療保險、養老保險、生育保險。

　　20世紀20～60年代，各個行業開始建立自己的醫院和診所等服務機構，為本部門的職工提供服務；政府也建立了公立醫院，向沒有保險的農民和窮人提供服務，結果是：公務員、工人和銀行職員等在正規部門就業的職工有醫療保險和養老保險等，農民以及失業者沒有享受的資格，被排除在保障制度之外，只能依靠非常有限、低水準的公立醫療體系提供服務，形成巴西歷史上的二元醫療保障體制，這種狀況一直到1988年軍政府下臺後，才得以改變。這種分割的衛生體制的後果是：雖然按照法律規定，巴西公民有權享受公立醫療機構提供的免費醫療衛生服務，但由於政府衛生經費的嚴重不足，農村地區和貧困人口醫療服務的可及性，仍然很差，醫療服務存在嚴重的不公平，碎片式的衛生體系還導致整個效率低下，人民健康結果也較差。在2000年世界衛生組織的評估中，雖然巴西按照購買力平價測算的人均衛生總費用排名54名（中國139位），但衛生系統的總體績效排名125位（中國144位），健康結果排名112位（中國82位），反應性排名130位（中國88位），衛生服務籌資公平性為全球倒數第3。

　　因此，巴西從20世紀80年代末，由於強大的民主運動以及全國衛生大會的推動，提出全民覆蓋、公平、連續性、一體化的改革理念，按照服務提供以州政府和市政府為主的分權化的策略，

進行衛生體制改革，創建統一衛生體系。對此，世界衛生組織駐巴西的官員 Julio Suarez 博士認為：巴西在軍政府下臺後，衛生制度建設取得很大進展，其獨特性在於，沒有遵循世界銀行以社會醫療保險為基礎的建議，形成以一般稅收為基礎的籌資制度和以初級衛生保健為主的公共服務體系，這是巴西不同於多數拉丁美洲國家的最大特點。

（二）統一醫療服務體系

統一醫療體系是以一般稅收為基礎，是一套獨具特色的籌資制度，而公共服務體系則是以初級衛生保健為主體。基於健康公平的思想，UHS 的主要思想是所有公民皆有平等的健康權利，每一個巴西公民都有權享有統一醫療體系內各個醫療機構提供的免費醫療衛生服務。統一醫療體系的實施，大大降低巴西的嬰兒死亡率、控制了各種傳染病和流行病的蔓延，提高了巴西國民的健康水準。

1. 統一醫療體系的基本理念和原則

1986 年，巴西政府為改變醫療衛生領域的不公平狀況，把保障所有公民的健康權，作為各級政府的責任，建立統一醫療體系，寫入了新憲法。憲法對統一醫療體系的基本理念和原則做了明確規定：(1) 人人享有衛生服務，每一個巴西公民，不論種族、地區、宗教信仰和社會經濟狀況，都有權得到政府興辦的各級醫療機構的免費治療；(2) 在統一醫療體系面前，人人平等，按需要進行治療，同時要滿足根據不同地區、不同人群的特殊醫療服務需要（如：婦女、原住民、老年人），因地制宜、因人而治；(3) 統一醫療體系強調醫療衛生服務的全面性和系統性，強調防治結合，醫療、預防和健康教育三位一體；(4) 統一醫療體系強調「分級管理」、「權力下放」和「社會參與」的組織原則，聯邦、州、市三級政府職責清晰、責任明確，區域內居民參與本地區統一醫療體系管理委員會的管理。

2. 統一醫療體系的組織形式和管理方式

根據新憲法的規定，在廣泛徵求各方面意見的基礎上，巴西制定了相當於實施細則的 2 個聯邦法令：Lei 8080/90 和 Lei 8142/90，其中 8080 法令嚴格規定統一醫療體系的組織形式和管理方式的具體內容，把醫院管理、臨床診斷治療的權力下放到基層；8142 法令嚴格規定統一醫療體系的資金來源和資金使用，同時也規範私立醫療機構的收費。

（三）醫療衛生服務網絡

巴西的醫療管理體系是垂直的管理方式，有社區—市鎮—州三級。據統計，巴西現有近 6,000 家公立醫院，醫務人員約 80 萬人，每年出院病人約 1,200 萬人。巴西醫院 73％為公立，27％為民營，其中民營醫院的 22.7％是教會等公益性組織興辦的慈善性質的醫院，其他的都是營利性醫院，另外還有一小部分，約 200 所工會、基金會等興辦的醫院。UHS 擁有 37.6 萬張病床，占全國總病床數的 75.5％。

1. 衛生服務網絡構成

巴西醫療衛生服務網絡由 2 大子系統構成：一是統一醫療體系政府興辦的醫療機構；二是私立醫院、診所等補充醫療系統。政府興辦的醫療衛生機構分為三級：社區衛生服務機構、小醫院、大型醫院及承擔公共衛生方面的實驗室、製藥廠、血庫、醫療科研機構等組成。分別由衛生部、

州衛生廳和市衛生局管轄。

社區衛生服務機構是巴西統一醫療體系的基礎。居民看病必須先到所在社區衛生服務站就診，社區衛生服務站醫師無法診治的病，才能轉到設備和醫療水準較好的上一級醫院。社區衛生服務站的主要職責和功能包括：(1)門、急診和首診服務，承擔常見病、多發病治療任務。對老年人慢性疾病進行隨訪治療和分發藥品；(2)轉診服務和臨床觀察。對於病情較為嚴重的病人，及時報告給市轉診中心，由轉診中心安排上級醫院就診。對臨時轉不走的病人，留在社區衛生服務站進行臨床觀察治療；(3)公共衛生和預防服務。社區衛生服務站配備專職人員，按照巴西衛生部規定對0～10歲兒童、11～19歲青少年、20歲以上成年人和60歲以上老年人，進行接種和施打相應的預防針；預防和控制傳染病，對一些重大傳染病（如：愛滋病、結核病等）進行隨訪治療等；(4)孕產婦和兒童系統保健服務。孕產婦登記和產前檢查、分娩和新生兒護理、產後訪視等；(5)開展健康教育、疾病康復等。巴西的社區衛生服務機構一般覆蓋幾萬人口，每天接診上百人，承擔大量的醫療任務。

公立醫院是巴西統一醫療體系的支柱。主要職責和功能：(1)接受社區或下級醫院需要住院和手術治療的轉診病人，進行急診、急救服務（包括：臟器移植、腫瘤、心臟病、出生缺陷等大手術）；(2)承擔國家醫學科研任務。公立大醫院擁有CT、核磁共振等大型醫療設備、ICU、CCU、中心實驗室，國家許多醫學研究和臨床實驗均放在公立醫院；(3)承擔教學與進修任務。巴西政府規定每個醫學生在大學醫學院畢業後，先到公立醫院實習，擔任住院醫師。

私人醫院和專門提供保健服務私人醫療機構很多。這些機構診療環境，設備條件很好，技術服務、諮詢指導工作比較細緻，執業人員技術水準也比較高，但醫療費用很高。由社會各類慈善組織和教會舉辦的醫療機構，在統一免費醫療的制度下，仍然發揮著重要的作用。政府評估許多慈善組織和教會興辦的醫院，將其定位為全民統一免費醫療機構，政府給予器械裝備和一定數額的經費補助，同時核定其承擔部分人群的免費醫療任務。私立醫院、診所是公立醫療衛生體系的有效補充。

2. 公立醫療機構轉診制度

在巴西，病人就醫有一套嚴格的流程規定，特點是根據病情實行雙向轉診。巴西的每個城市均設有專門的轉診辦公室，主要工作是掌握每所醫院每天病床等資源使用情況，並據此負責指揮全市每所醫療機構、每個病人的就醫流程。

患者首診必須到社區衛生服務機構看病，並需要預約。社區衛生服務機構根據病情程度確定去留，需要轉院治療時，由社區衛生服務機構直接與轉診辦公室聯絡，由轉診辦公室聯絡並安排適當的醫院就診。病人轉院後，如果大醫院認為該病人不符合重症的要求，能夠在小醫院或社區衛生服務機構治療，大醫院可以把病人退回到小醫院或社區。在聖保羅市（São Paulo）住院和手術病人，平均住院天數為8天，8天以後轉回小醫院、社區，直至家庭進行康復。巴西政府為轉診系統提供了很好的條件，在社區配備了救護車，需要轉診的病人，由社區送到轉診辦公室確定的上級醫院；對危重病人，上級醫院派醫師、護士和救護車來社區接病人。為了減少大醫院的壓力，把病人留在社區，許多醫院都派醫師到社區管理病人，減少在醫院的住院時間，如：許多糖尿病患者，在醫院確定治療方案後，讓病人回到社區，醫師經常到社區為患者治療。嚴格的就醫流程和轉診制度，使巴西的衛生資源得到充分合理利用。

（四）基本藥物制度

巴西基本藥品的定義是：基本的、必不可少的藥品。巴西基本藥品的獲得，有強而有力的法律保障，目標在於滿足人群的大多數健康需要，並且使每個人都可持續獲得。

1. 基本藥物政策

巴西UHS雖然沒有明確的基本藥物政策，但是，實際工作中採取的措施符合基本藥物政策的原則：盡量採購和使用學名藥而不是專利藥，二級醫院的藥品種類不足300種。藥品的採購主要由自治市衛生局決定，價格昂貴藥品的採購要經過州政府批准。巴西有一個長期的必需藥品計畫，聯邦政府在1970建立巴西藥品辦公室來提供這些藥品。巴西開辦了17家公共藥品工廠，為策略性的公共衛生計畫提供藥品。在1986年，統一醫療體系建立後，補充性的立法被設計用來履行為該系統提供藥品的責任。1998年的國家藥品計畫透過公共衛生系統免費提供這些基本藥品。

2. 醫藥管理模式

國家設立藥品監管局，專門負責監管藥品的生產和流通，衛生部下屬的醫療管理局，各級醫療理事會以及私人保險機構分別負責對醫療行為進行相應的監督和管理。任何醫療衛生機構都不能提供歧視性服務，不能無故拒絕病人就醫，否則會受到醫療理事會等監管部門的處罰。

三、農村和基層衛生狀況

（一）基本狀況

巴西全國農村人口比重不到20％，南部和東南部發達地區農村人口比重更低，大聖保羅地區只有6％的農村人口，由於人口比例低，政府考慮成本問題，沒有在農村建立醫療服務網絡，不過，巴西農村人口的醫療保健問題，應該不是很嚴重。從經濟承受能力考察，由於長期實行土地私有制，市場經濟和農場經營制度，農場主人較多數城市人口更富裕，就醫方面的經濟承受能力較強，而且相當一部分農場主人在城市也有住宅和業務，能實際享受到較為便利的醫療服務。農場工人就醫條件稍差一些。不過，由於每個家庭都至少有一輛汽車，開車到附近的城市通常在1到2小時之間，就醫應該也不存在嚴重問題。因此，理論上說，巴西農民不存在看不起病問題，也不存在一般意義上的因病致貧的問題。但是，由於公立衛生服務滿足不了需求，加之農民對疾病預防意識薄弱，相關知識欠缺等，實際上，還是有相當一部分農民得不到很好的預防保健服務和及時的治療，特別是偏遠地區的農民，缺醫少藥的問題，依然比較嚴重。

（二）家庭健康計畫和內地化計畫

為了更好地滿足農民和城市貧困人群的就醫和保健需要，保障這部分人的健康權利，聯邦和各州政府建立了一系列計畫，其中，聯邦政府建立的家庭健康計畫（Family Health Program, FHP）和內地化計畫（RMP），是2項重要的計畫，前者還得到世界銀行的貸款支持。

1. 家庭健康計畫

由聯邦政府1994年建立，主要針對初保、婦幼保健和疾病控制等方面的薄弱狀況而設立，該計畫改變了過去只關注個人、被動、零碎、以治療為主和以住院為中心的衛生服務傳遞模式，代之以關注家庭和社區、連續而整合的初保制度。具體執行FHP的是一個個家庭健康小組（Family

Health Team），他們分別針對不同的人口區域，對該區域內各個家庭建立初保檔案，分析該區域的健康危險因素，確定可能受害的家庭和個人，與社區工作人員一起，開展教育和預防活動。小組至少由1個醫師（全科醫師或家庭健康醫師）、1個護士、1個助理護士和4～6社區健康代理（community health advocates, CHAs）組成。CHAs是一些住在社區的基層工作人員，專門負責本區的家庭登記和每月至少1次的入戶訪問，為2歲以下兒童體檢，確保免疫和適齡兒童入學，進行健康教育宣傳和指導，維護環境衛生等。家庭健康小組一般要為600～1,000個家庭服務，最多可為4,500個家庭服務。FHP自建立以來發展很快，到2000年，幾乎每州都有3,059個市（三級管理，農村也轄於市區範圍）參加，有10,025個小組在工作，每個小組服務人口3,450人，全巴西共覆蓋3,790萬人，即覆蓋23％的人口，迄今已覆蓋50％的人口，這種快速發展與聯邦和各州政府的專項資金支持，是分不開的。

　　除社區健康代理外，每個小組可得到聯邦政府28,000雷亞爾的資金支持，1999年後，包括代理在內的整個小組，每年平均可得到54,000雷亞爾，而且，服務人口越多，資金支持越多，新成立的小組可額外獲得10,000雷亞爾的啟動支持。小組中醫師、護士的薪資高於其他公立醫療機構中的同類人員。家庭健康計畫實施後，巴西國民在婚前和兒童保健、高血壓以及癌症防治等方面服務的可及性，明顯提高，幾乎都達到90％以上。

2. 內地化計畫

　　這也是聯邦建立的一個重要計畫，旨在鼓勵醫師到偏遠地區工作，如：北部、東北部和中西部地區，去偏遠地區的醫師若開立私人診所，可得到政府較多的掛號費補助，如在發達地區開業，掛號費補助標準為每診次4美元，到內地開業每診次補助5美元，聯邦政府每月保證每一個醫師能得到4,000～5,000雷亞爾的薪資，相當於發達地區城市公立機構醫師薪資的2倍。去該地醫師要求是全科醫師，並經過政府挑選。由於目前全科醫師比較缺乏，實際挑選工作，有一定難度。

3. 農村的醫療保險制度

　　巴西的醫療保險制度建立於20世紀20年代，並逐漸發展到對全國城鄉居民實行全民醫療保險。巴西醫療保險制度的特點是，不論貧富都享有醫療保障的權利，醫療保險覆蓋面廣，發展速度快，待遇水準較高，處於開發中國家的前列。

　　(1)保險制度的管理和醫療服務的提供：巴西的醫療保險事業由社會福利部管理，下設國家醫療保險協會，由該協會自辦保險醫療機構。保險醫院分為高、中、初三個層級，除自辦保險醫療機構外，還有一些契約私人醫院和醫師。居民患病後，必須先在當地初級醫療機構就診，經初級醫療醫師同意，才能轉到中級或高級醫療機構診治。患者隨意找醫院或醫師就醫時，一切費用自付。

　　(2)醫療保險經費的籌集和支付：巴西農民醫療保險費用是以稅收附加的形式交納保險金，再加國家財政適當補助。企業雇員的醫療保險費，由本人繳納薪資的8.5％～10％，雇主繳納相當於雇員薪資的17.5％。國家稅收和財政補助約占保險基金總數的22％。醫療保險基金採用集中收繳、分散承包使用的辦法，即中央社會福利部透過銀行和財政籌集，根據各州和地區按接診人次上報的實際需要，經社會福利部審查和綜合平衡，將經費下撥到州，各州再根據預算，經州長批准，下撥經費。

四、醫療保險制度及籌資

（一）全民免費醫療制度與私人健康保險制度

目前，巴西的全民免費醫療制度已覆蓋了75％的居民。公立醫療機構對病人實行免費治療，不收取病人任何費用，住院患者還免費享受一日三餐。醫院所有費用由政府支出，政府根據醫院的工作量，採取類似DRGs的管理方式，按病種成本核定醫療機構的費用。

私人健康保險制度大約覆蓋25％～30％的巴西公民，據私立醫療保險公司協會統計，大約有4,500～5,000萬人購買各種形式的私立健康保險。他們多數是工業和服務業的雇員，由所在公司集體辦理醫療保險。有些家庭或個人直接與保險公司簽約，獲得私立醫療服務或同時享有雙重保險。保險公司按照投保人的投保額與私立醫院簽約，確定服務專案價格。考慮的因素包括：(1) 保險公司與醫院簽訂合約的人數越多，單位價格越便宜；(2) 不同年齡、性別的被保人價格不一，老年人和婦女的合約價格較高；(3) 不同治療手段、方法和服務內容價格不同，如：單項手術和病種費用，都要與保險公司協商。

（二）籌資

1. 籌資方式

UHS的籌資為公共籌資，由三級政府（國家、州和市）共同籌集。在南美國家中，巴西是唯一採用以一般稅收為基礎的衛生籌資制度，一般稅收包括：企業所得稅、營業稅、消費稅、社會保險稅等。巴西《憲法》規定，聯邦政府按GDP的1％～2％安排醫療保健費用；聯邦、各州和各市政府財政預算中，衛生經費分別不少於15％、12％、15％。巴西政府醫療衛生費用的財政支出，占全國醫療衛生總費用的一半以上。當然，由於各州經濟發展水準並不均衡，有17個州，即超過一半的州政府，無力支付規定的比重。

巴西於1967年成立社會醫療保險管理機構INPS（National Institute of Social Security〔Instituto Nacional de Previdência Social〕），負責管理就業人員的醫療保險。1988年以後，該項職能從社會保障部門分離出來，納入了UHS。巴西的私人醫療保險實行市場化運作，按照疾病風險收取保費、重點覆蓋UHS沒有的專案，成為免費醫療專案以外的有益補充。巴西有1,325家私人醫療保險公司，參保人數超過3,500萬人，年保費收入約190億美元。目前，巴西私人醫療保險的覆蓋率為19.7％，其中經濟比較發達地區的覆蓋率達到31％，落後地區只有7％。但是，由於民營醫院的服務能力不及公立醫院，46％的私人醫療保險參保人，仍然會到公立醫院就診。

2. 歷史沿革

和英國及瑞典一樣，巴西醫療保險經費的籌集，經歷了以職業為基礎的稅收籌資，到總稅收為基礎的全民稅基制的發展過程。19世紀30年代，政府為正式經濟體系的在職人士，公務員和半政府員工引入以雇主（以職業）為基礎的醫療保險，是以一般稅收為基礎的社會保障基金（Instituto Nacional de Assistência Médica da Previdência Social, INAMPS）。但是，這種正式經濟體系的社會保障基金（INAMPS）覆蓋不超過1/3的人口，大部分集中在較富有區域和城市。80年代，政府整合不同的公共專案，使其合理化，把當時複雜的醫療保險安排，重整為單一的全民稅基制。

　　目前，在巴西企業雇員的醫療保險費，由本人繳納薪資的8.5％～10％，雇主繳納相當於雇員薪資的17.5％。農民醫療保險費用是以稅收附加的形式繳納保險金，再加國家財政適當補助。國家稅收和財政補助約占保險基金總數的22％。

　　醫療保險基金採用集中收繳、分散承包使用的辦法，即中央社會福利部透過銀行和財政籌集，根據各州和地區按接診人次上報的實際需要，經社會福利部審查和綜合平衡，將經費下撥到州，各州再根據預算，經州長批准，下撥經費。

五、挑戰與改革

（一）面臨的主要問題

　　巴西現行的醫療衛生制度是基於1988年改革，雖然20多年來，一直在不斷地改革完善，但從目前情況看，仍然存在一些問題，主要是：

1. 資金壓力

　　固化財政衛生支出比重，弱化財政宏觀調控能力。巴西國家《預算指導法》規定：聯邦、各州和各市政府財政預算中，衛生經費分別不少於15％、12％、15％，財政支出比例的固化，雖然一定程度上保證衛生的投入，但這嚴重削弱財政的宏觀調控能力，減少了政府應對社會經濟發展變化的政策操作空間，一旦遇到經濟緩慢增長或其他突發社會經濟問題，政府往往無能為力，更面臨法律衝突和現實需求的雙重壓力。巴西的全民醫療保障制度始建於20世紀50年代。60、70年代，巴西經濟平均增長率達10.1％，曾被譽為「巴西奇蹟」，全民醫療保障制度運行良好。80年代中期，巴西經濟陷入嚴重衰退，國內生產總值下降，全民免費醫療制度面臨嚴重的挑戰，資金不足，醫務人員工作不安心等問題嚴重。自90年代初開始，巴西政府採取一系列措施，經濟狀況有一定好轉。但全民醫療保障問題沒有從根本上解決，資金的壓力仍然比較大。

2. 全面免費醫療缺乏可持續性

　　對醫療服務提供方的補助水準較低，醫院生存難以為繼。UHS對於醫院的補助是事後給付，以住院診斷和人均住院護理為基礎。對於供方醫療服務的補助水準較低。大量公立醫療機構的醫護人員流向私人醫療系統。薪資收入較低是公立醫療機構醫護人員（主要是醫師）外流的主要原因。為了增加收入，許多醫護人員除在公立醫療機構工作外，還透過私人性質的營業來獲得額外收入，或離開公立醫院轉向私立醫院。公立醫療機構醫護人員向私人部門的流動，加劇公立醫療機構服務的萎縮。同時，這又帶來誘導消費和醫療行為不規範，如：對具有明確編碼診斷的個體，往往選擇高於實際需要的、較有利可圖的診斷等；如：醫院透過擴大收費服務，吸引和接受更多的參加醫保的病人入院，提高盈利，刺激需求，幾乎每家公立醫院都開展收費服務，有的收費服務量已超過免費服務量。在某些公立醫院，參加醫保病人的病房內設有電視、電話、會客室、化妝室等，與高級飯店相差無幾，條件較免費病房要好得多。

3. 衛生資源分布不平衡

　　衛生資源分布不平衡，農村缺乏醫療衛生服務網絡。巴西人口主要集中於南部發達地區，地區經濟發展水準以及由此帶來的地方財力的差異，直接帶來不同地區衛生服務水準的差異。不同人群之間巨大的收入分配差距，也直接導致不同人群享受衛生服務的水準，存在極大差異。雖然巴西的

統一醫療服務體系,從制度設計上是覆蓋全體國民的,而且也採取了如「家庭健康計畫」等均衡衛生服務的措施,但受資金不足的影響,實際上,醫療機構主要集中在城市,統一醫療服務體系覆蓋範圍有限,存在不公平和品質低下等問題。一些農村和遠離城市的偏遠地區,沒有醫療機構,也缺少醫師,醫療服務的可及性較差,偏遠地區的平民很難正常享受免費醫療制度的作用。

4. 公共醫療衛生服務供不應求,效率低下

雖然《憲法》規定保障公民的健康是政府的責任,各級政府對衛生行業的投入,也是逐年增加,但初級保健、疾病預防和基本治療等公共衛生服務發展,仍不充分。在實行免費醫療制度的巴西「看病難」的問題比較嚴重。公立醫院普遍存在門診看病、取藥排隊長,住院需要長時間等待問題,到公立醫院看病通常要排很久,做超音波、CT等檢查或預約手術,有時要等幾個星期,做一個大手術甚至要等上1年以上。因此,經濟條件較好的人通常會選擇自掏腰包,購買私人醫療保險,到私立醫院或工會醫院看病。

(二)醫療衛生體系改革

近年來,巴西聯邦政府把醫療衛生制度改革的重點,放在初級衛生保健服務方面,目的是為了提高基層醫療服務能力和提高醫療品質,使更多的人在基層醫療機構就醫,緩解上級醫院的壓力。具體做法是:

1. 在全國建立家庭健康小組

家庭健康小組的醫務人員根據服務人口配置,一般有2到3名全科醫師、護士和助產士若干名,另外,還有高中畢業,經過短期培訓的社會工作者,他們主要進行家庭健康狀況調查,每個小組要服務600至1,000個家庭,主要工作包括:預防接種、孕產婦保健、健康教育等,其經費80%來源於聯邦政府,15%來源於市政府,小部分經費來源於州政府,不到5%。監管方面,除了執行內部管理規範外,當地社區代表組成的監督委員會、投訴委員會,也同時實施外部監管。這一專案使得巴西國民在疾病的預防、治療、健康促進方面的可及性,達到幾乎完全覆蓋的效果。

2. 加強政府資金投入

巴西的公立醫院由政府全額投入,聯邦政府負責房屋等基礎設施和購買設備的支出;而當地市政府負責日常運營經費,其中30%用於醫護人員的薪資,其餘約2/3用於日常運營和藥品支出。由於實行全額預算制,醫院沒有增加醫療收入的逐利趨勢。就產科而言,大部分公立醫院的剖腹產率低於15%,符合WHO的標準,但私立醫院由於剖腹產手術的收費較高,約833美元,使得剖腹產率居高不下,達到驚人的約100%。醫院的全職醫師每週工作40小時,專科醫師每週工作20小時,其餘時間則在私立的診所或醫院工作,因此專科醫師的收入比公立醫院的全職醫師高得多,這也導致巴西初級衛生保健機構全科醫師嚴重短缺。

3. 改革公共衛生管理體制,提高公立醫療機構經營靈活性

巴西全國公共衛生原先統統由聯邦政府直接管理,後來,聯邦政府將權力下放給州政府。1992年,聯邦政府衛生部決定,管理權限進一步下放,將過去由州衛生廳統辦統管的醫療機構,下放給所在地市政府管理。分散化了的醫療機構,仍是醫療服務的核心組成部分。醫療機構的分散化,給予醫療承辦者更大的獨立性,使承辦者在高層級管理上,享有完全的自主權,在財政預算、合約、支出等領域的管理上,擁有較大的靈活性。

4. 積極發展私立醫療機構與醫療保險機構

為了緩解供不應求的矛盾，政府採取讓私立醫療機構和社會慈善組織興辦的醫療機構，參與全民醫療保障系統，承擔一定數量的免費醫療任務。政府對私立醫療機構承擔的免費醫療，給予一定數額的補助，並給予一定的免稅政策，如：免除營業所得稅、醫療設備進口稅等。政府還支持社會慈善組織或教會興辦的醫療機構，幫助其維修房屋、裝備設備，使其有能力承擔免費醫療服務。

同時，發展私人醫療保險機構，鼓勵有條件的人購買私人醫療保險。巴西、阿根廷均扶持私人醫療保險機構，兩國均規定雇主和雇員購買私人醫療保險的費用，可從稅前列支，鼓勵發展私人醫療保險作為對現有醫療保險制度的補充，滿足國民的多層級的醫療需求。

第二節　古巴醫療制度

一、社會經濟與國民健康概況

（一）基本國情

古巴共和國，簡稱古巴，國名源自泰諾語「coabana」，意為「肥沃之地」、「好地方」。古巴是北美洲加勒比海北部的群島國家，面積110,860平方公里。2012年，全國總人口為1,124.79萬，其中白人占66%，黑人占11%，混血種人占22%，華人占1%。全國分成14個省和1個特區，城市人口占75.3%，農村人口占24.7%。首都哈瓦那（La Habana）是古巴最大的城市，人口約為219萬，是古巴政治、經濟、文化和旅遊中心，有「加勒比海的明珠」之稱。

古巴是現存世界為數不多的社會主義國家，而且是美洲唯一的社會主義國家。古巴由於美國對古巴進行幾十年的經濟封鎖，民眾維持生活有諸多困難，但憑藉著78.3的平均壽命和99%的識字率，讓古巴多年的人類發展指數達到高等水準。古巴於2006年成為全球唯一符合世界自然基金會可持續發展定義的國家，2010年，古巴以市場為導向的經濟改革已經展開。

（二）人口與健康

古巴政府對衛生保健的理念是「醫療衛生保健是最基本和首要的人權」。古巴在社會主義革命成功後的第二年，就開始進行醫療制度改革，強調社會主義政府應該為所有公民免費提供醫療服務。古巴把這一原則寫入《憲法》。

據2012年的統計數據，古巴新生兒死亡率為3‰，5歲以下兒童死亡率為6‰，為美洲最低。古巴人均壽命達79歲，在國際上算高壽國家，古巴有16.2%的人口已達60歲以上，步入高齡化國家。2012年，古巴全國平均每萬人病床數量達到58張、精神病床數量達到63張，截至2013年，每萬人擁有67.2醫師、90.5個護理（含助產人員）、10.7個牙科人員以及1.1個精神科醫師，產前護理覆蓋率和分娩由熟練保健人員接生率都達到100%，古巴是拉丁美洲第一個達到世界衛生組織規定的初級衛生標準的國家。

二、醫療制度的建立和發展歷程

古巴醫療衛生事業的發展大致可劃分成4個階段。

（一）在困境中的改革（1959～1974）

在1959年革命勝利前，古巴整個國家衛生資源的分配極不平衡，廣大農村缺醫少藥；只占全國人口22％的首都哈瓦那，集中全國60％的醫師和80％的病床，而廣大農村只有1所醫院，政府的醫療覆蓋面僅占農村人口的8％。革命勝利後初期，醫療改革迫在眉睫。然而，這時卻有大批的醫師外逃，致使原有的困難，雪上加霜。革命勝利前夕，全國有醫師6,300多人，而到1963年減少了一半。1960年起，美國對古巴實行禁運，古巴傳統的醫藥和醫療設備供應來源中斷。在這種形勢下，古巴的衛生和健康指標下降，一些傳染病出現反彈上升。同時，人口的快速增長，更加重問題的嚴重性，古巴的醫療衛生事業陷入困境。

面臨上述嚴峻形勢，古巴政府決定，開始實行全民醫療衛生保健免費制度，宣布享有醫療衛生服務是全體公民的權利，醫療待遇人人平等，一切費用由國家負擔。具體措施包括：(1)提出緊急的培訓計畫，盡快培養出大批醫師，以緩解緊缺狀況；(2)重點防治急性傳染病，特別是婦幼和老年人等易感染人群的衛生保健工作；(3)衛生工作重點在農村和基層。同時，古巴政府把革命前遺留下來的醫療服務機構，合併成由國家衛生部領導、統一的醫療衛生體系。

經過艱苦努力，1974年古巴擺脫醫療困境，初步建立起針對農村和基層的新型醫療體系。全國的醫師人數增至1萬多名，已能基本滿足需要；發病率和死亡率終於降了下來；3種重要傳染病（小兒麻痺、瘧疾、白喉）到1971年根絕；預期壽命提高了10歲。1958～1968年，古巴的公共衛生預算支出增長了10倍。

（二）以社區為重點的三級體系的建立（1975～1983）

經過第一階段，古巴的醫療衛生事業雖然步入正軌，但醫療改革遠未完成：整個體系仍以醫院為中心，預防和治療服務還不能較好地結合；地區間的發展也不平衡，覆蓋面有待擴大。為此，古巴衛生部在20世紀70年代中期，提出要推行「社區醫療模式」，這標誌著改革進程步入新階段。

20世紀70年代中期，古巴醫療衛生部門的三級體系，已初步形成。一般市（縣）以下的小醫院和綜合診所為初級醫療網，各省會和重要城市的中心醫院為二級醫療網，首都的全國性醫院屬三級醫療網。社區醫療模式的主要組織形式是綜合診所。政府把每一個市（縣）所轄的範圍劃分為若干衛生區，要求每個區都成立綜合診所，負擔起初級醫療網的主要職責。這種診所始建於1964年，到1974年，全國已有326個。初級醫療網的工作原則和綜合診所的任務是：(1)綜合診所負責全區居民的一切醫療衛生事宜，同時有和二、三級醫療網協調、和本社區中群眾組織等社會力量合作的任務，其工作對當地政府負責；(2)綜合診所的醫務人員被編成若干衛生隊，每隊均由4方面的專科醫師（內科、小兒科、婦產科和牙科）、護士、心理醫師和其他業務人員所組成，負責全區居民的健康；(3)堅持預防和治療結合，以預防為主。

在這一階段中，古巴的主要衛生指標繼續優化。居民的預期壽命提高了3歲，嬰兒死亡率下降了10個千分點，免疫接種已覆蓋全國兒童，急性傳染性腦炎於1981年被根絕。

（三）醫療衛生體系的完善和家庭醫師制的建立（1984～1989）

三級體系的建立和社區醫療模式的推廣，是探索適合古巴國情的醫療體制的重大進展。然而，其作用和實績和先前的設想，仍有差距。這主要表現在預防工作做得不夠和未能廣泛深入到居民。因此，繼續探索初級醫療網更佳的組織形式，便成為80年代初古巴醫療改革的重點。在民眾的積極建議下，古巴政府於1984年開始，實行家庭醫師制。

家庭醫師制的目標，是使居民得到最早期的、基本的和普遍的醫療服務；家庭醫師應掌握病人的全面情況，包括其家庭和周圍環境的情況。家庭醫師制是古巴全國醫療網中的重要組成部分，是初級醫療服務網的主體。家庭醫師不只是對病人負責，還要對管區內所有人的健康負責。家庭醫師制實行後，古巴居民可享有國家所提供的，直接、全面、方便、快捷的醫療衛生服務。每個社區都配備有若干家庭醫師，在80年代，每個家庭醫師平均負責社區中120戶家庭或600～700名居民的醫療保健工作。通常每個家庭醫師有1個診所並配置1名護士。家庭醫師住在診所的樓上或附近，診所24小時對外開放，醫師一般上午接待病人，下午外出巡診，家庭醫師還要輪流到社區中的綜合診所值班。家庭醫師診所和綜合診所無法診治的病症患者，家庭醫師負責轉至省級醫院以至中央級醫院診治，且要跟蹤和掌握患者的病情發展，配合其治療。家庭醫師要為居民定期進行體檢，充分掌握每個居民的健康情況。凡是業務技能和政治思想不合格者，都不能當家庭醫師。政府很關注家庭醫師的生活，薪資較高，其住房和傢俱都由國家提供，這樣可使他們更加安心地工作。古巴政府在大力改善初級醫療網的同時，並未放鬆第三級醫療網的建設。由於心腦血管病、惡性腫瘤等已成為主要的致死病症，對醫療技術水準提出更高的要求。為此，政府採取的主要措施是提供足夠的資金、培養高級醫學人才、購置先進的醫療設備、建立一流的醫院和科研機構。

古巴醫療水準不斷提高，也與藥品研製和醫療器械製造業的迅速發展，密不可分。到70年代中期，古巴的藥品生產已能滿足國內需要的80%。到80年代末，古巴已能生產出一批具有國際先進水準的藥品和醫療器械。

綜上，在第三階段中，古巴的三級醫療體系日臻完善和定型，基本上做到「哪裡有人民，哪裡便有醫師」。古巴的醫療衛生水準，已躋身世界先進國家的行列。

（四）對現有醫療制度的考驗和新的發展（1990至今）

1989～1991年的蘇東劇變，對古巴造成嚴重的衝擊，古巴經濟深陷危機，古巴的醫療衛生事業再次陷入困境。但是，古巴政府和人民在極其困難的條件下，仍確保全國性醫療網絡照常運轉和繼續完善，並逐步摸索出在新形勢下繼續發展醫療事業的策略和途徑，如：對藥品短缺問題採取2方面政策：一方面大力提倡使用草藥、針灸等傳統療法，以減少對化學藥品的依賴；另一方面積極發展醫藥工業，特別是生物技術和醫療器械製造業以及開展保健旅遊等。

總的說來，90年代，古巴醫療事業的發展呈現出2個特點：(1)醫療事業繼續向前發展，基本的衛生健康指標繼續優化；(2)醫藥工業，主要是生物製藥工業異軍突起，有力地支持醫療事業的發展。

在進入21世紀時，古巴的家庭醫師已超過3萬人。古巴已做到使所有社會成員都「病有所醫」。然而，政府並不滿足已有的成就，正視還存在的問題和不足，主要是初級網，由於條件和水

準的限制，許多病症不得不轉到二級醫療網去治療。針對這種情況，政府從2002年開始，實行為期數年、龐大的「非常衛生計畫」。這一計畫的基本目標是：進一步改善各種年齡的人的生命品質，其基本思想是要使初級醫療保健服務更能被公眾所享用。主要措施包括：**(1)加強綜合診所的作用**：首先是補齊各區的綜合診所；其次是增加和配齊醫療設備；第三是增加綜合診所的職能，開設康復服務、急診服務等。總之，要使綜合診所能診斷和治療大部分病症，使多數患者在初級網絡就能得到診治；**(2)提高綜合診所的醫務人員的醫療水準**：開展大規模的培訓工作，聘請知名專家、教授到綜合診所就地開辦進修班，學員也可攻讀碩士和博士學位；**(3)改善藥品服務的品質**：針對藥品短缺、藥品分配中存在的缺乏效率和不規範等問題，進行改革，並使藥品製造業的結構更加合理。

實施這一計畫後，綜合診所已具有較好的醫療能力，病人在平均6公里以內的地方就能得到治療。隨著綜合診所的增加和加強，這一距離將繼續縮短。這一改革的最終目標是使古巴在醫療方面達到世界第一的地位；卡斯楚（Fidel Alejandro Castro Ruz）曾預言，「古巴人將有世界上最好的醫療衛生體系，他們將繼續享用絕對免費的一切服務」。

三、醫療服務和監管體制

古巴醫療體制最具特色的是他們完整、健全的全國範圍的「三級醫療衛生服務系統」和「家庭醫師服務模式」，這有效地緩解了大醫院的繁忙情況。古巴政府將全國醫療服務機構，合併成由國家衛生部統一領導的醫療衛生體系。

（一）古巴醫療衛生服務體系

1. 三級衛生服務系統

到20世紀70年代中期，古巴醫療衛生部門的三級體系已初步形成。按照衛生服務系統的功能與層級，古巴在衛生領域建立和完善了一套具有本國特色的醫療衛生保健網絡，這個網絡分為三級，分為以社區為基礎的初級醫療衛生服務機構、提供專科醫療服務的中級醫療服務機構和高級醫療服務機構。初、中、高三個不同等級的服務網，構成三級醫療衛生服務體系。這三級醫療衛生保健網絡分別是：一級醫療衛生保健網絡（初級醫療網絡）：綜合醫療衛生所及家庭醫師（即初級衛生保健）；二級醫療衛生保健網絡（中級醫療網絡）：省、市級醫院及省、市級衛生檢測中心；三級醫療衛生保健網絡（高級醫療網絡）：專科醫院和研究院所（心血管淋巴管病研究院、熱帶病研究院、微生物學及流行病學研究所等）。

不同的醫療衛生機構既有明確分工又有共同合作的特點，分工主要表現在高層級、高水準上，如：專科醫院或研究院所等，這樣的醫院及研究院所，在全國有12個，負責研究和解決醫療和預防保健方面的難題。而合作主要體現在基層醫療單位，如：綜合醫療衛生所，既有臨床醫師看病，又有流行病學醫師抓疾病預防，也有衛生監督員負責管理食品、環境等衛生檢測及監督。

初級醫療網是三級衛生網絡服務系統的基礎和建設的重點，負責疾病的綜合防治和衛生保健知識的社區宣傳，主要組織形式是綜合診所，即政府把每個市（縣）轄區劃分為若干衛生區，要求每個區成立綜合診所，擔負初級醫療衛生網的服務職責。一級衛生網絡負責常見病和多發病的初診與治療，如果疾病較為嚴重，則轉入二級網絡治療，如果仍不能解決，則轉入三級網絡，當

病情緩解之後，可再轉回社區診所做康復治療。古巴的三級衛生網絡能夠實現社區首診和雙向轉診，有賴於家庭醫師系統的有效運行。

2. 家庭醫師服務模式

為了實現革命綱領中關於人民健康的承諾，革命勝利後，古巴政府開始進行醫療制度的革命，以實現「讓人人享有衛生保健」。20世紀70年代中期到80年代初，古巴建立起三級醫療衛生保健體系，大大改善醫療衛生狀況。由於當時的初級醫療單位，主要是建立於市（縣）各衛生區的綜合診所，要負責轄區人口的一切衛生事宜，並負有和二級醫療網和三級醫療網協調的任務，服務區域太大，任務過重，造成預防工作做得不夠和不能廣泛深入到居民的問題。在群眾的積極建議下，政府從1984年起開始，在城鄉實行家庭醫師制度，並於20世紀90年代，逐步推廣到全國，使家庭醫師制度成為初級醫療網更好的組織形式，顯示出其獨特的特點。

古巴城市人口占全國人口的75％以上，所以，不管是城市還是農村的社區醫療衛生保健工作，都是在綜合醫療衛生所的基礎上展開的。綜合醫療衛生所是直接受市衛生局管轄的基礎衛生單位。每個城市根據人口數設有若干個綜合醫療衛生所，一般是約1萬人口設立1個綜合醫療衛生所。在綜合衛生所轄區內，又設立若干個醫療衛生點（即家庭醫師），約600～800居民的地區設立1個醫療衛生點。

(1)家庭醫師診所

1984年起，古巴建立了家庭醫師計畫（Family Doctor Program, FDP），1990年推廣到農村。古巴政府根據綜合診所轄區內的人口數量和分布情況，在社區、街道、鄉村配置家庭醫師。一般每個家庭醫師負責120個家庭，約600～800個居民的醫療衛生保健工作，對負責的家庭人口提供初級的醫療診治和疾病預防服務，保管這些人的健康紀錄並保證管轄區內的每個人都接受疫苗注射和健康檢查。

通常每個家庭醫師有1個診所，診所設在居民區，所內配有1名護士協助醫師工作。家庭醫師計畫實現了古巴國內的全面覆蓋，政府會根據各地城鄉的醫療服務需求和發展狀況來調配人員，縮小區域差異，使全國基本處於平衡狀態。

家庭醫師診所一般由就診室、候診室、觀察室、小廚房和化妝室組成，配有必要的醫療設備，如：活動病床、冰箱、高壓消毒器、藥品櫃、小型醫療器材和藥品等，診所的設施一般由政府免費提供。家庭醫師住在診所的樓上或附近的地方，除週末和節、假日回家外，其餘時間都在診所工作和生活，與周圍居民融為一體，成為他們的親密朋友。隨著家庭醫師制度在城市和農村的推廣，家庭醫師也逐漸進駐學校、工廠、船舶、合作社和其他工作單位，實現了「哪裡有人民，哪裡就有醫師」。到20世紀90年代末，古巴有家庭醫師3萬多人，遠遠超過美國、英國、加拿大等已開發國家，涵蓋了98％的人口，遍及城鄉的每個角落。

(2)綜合醫療衛生所

在古巴的基礎醫療體制中，和家庭醫師配套的是社區聯合診所。古巴的家庭醫師都是由社區的綜合診所負責管理的。現在，古巴全國共有498個社區綜合診所，大約每15至40個家庭醫師，就有1個綜合醫療衛生所，把全國的家庭醫師都管理得井井有條。

綜合醫療衛生所是既具備醫療又具有疾病預防、衛生監督監測，同時還具有一定的衛生行政職能（負責管理下屬的醫療衛生點）的一級衛生機構。具體來看，部門設置及功能如下：

①醫療部門。綜合醫療衛生所只設有醫療急診室及專家門診。專家門診是由上級醫院每週派1～2名專家，到衛生所諮詢和為當地居民看病一天。所以，平常綜合醫療衛生所並不看病（除急診外）；

②疾病預防及衛生監督部門。負責轄區的預防接種、流行病學調查、環境衛生保護以及採取水、食品等樣品送上級監督機構檢測；

③婦幼衛生部門。負責婦科疾病的普查；指導、定期檢查婦女妊娠期、哺乳期衛生、兒童營養衛生及婦科疾病普查等工作；

④醫學教育部門。是由一批資歷較高且具豐富醫學知識和一定臨床經驗的專家組成，主要負責提高轄區內家庭醫師的臨床診治水準、理論知識。採取的方法是集中學習及到各點巡迴指導；

⑤心理、行為醫學部門。隨著人群疾病模式的改變，近年來，古巴衛生部門非常重視非傳染性疾病的防治。為此，綜合醫療衛生所均配置了心理學醫師，並開設了醫學心理、行為學諮詢門診；

⑥後勤工作部門。每個綜合醫療衛生所都有各自的餐廳，職工均在就職單位就餐。

綜合醫療衛生所提供24小時全天服務，從上午8點至午夜對門診病人開放，從上午8點至凌晨4點對急診病人開放，在這些時間之外，有2個家庭醫師全夜值班，病人隨時可以去看病。特別是夜間正常工作，為大量白天上班的勞動者提供詢醫問診的方便性，也大大提高許多夜間高發病的治療效率和診療效果。綜合醫療衛生所每天有大約800到1,000個病人。每個綜合醫療衛生所管理3萬到6萬人口的健康，透過20到40個家庭醫師形式的診療所實施。

綜合醫療衛生所向公民提供22種醫療服務，設有小兒科、婦科、檢驗科、皮膚科、放射科、精神科、統計室和臨床實驗室。絕大多數綜合醫療衛生所都配置有檢驗室，有X光機、內視鏡、超音波、視力驗光機等檢測設備，甚至有急診室，是小型的門診醫院。

綜合醫療衛生所的責任還包括：家庭計畫的制定、緊急牙科處理、婦女兒童保健預防、糖尿病患者、產婦管理和老人的護理。同時，他們還負責對區域內疾病發生的原因，進行調查研究、研究環境因素和社區人員生活習慣等對疾病的影響，有針對性地與社區行政主管溝通、彙報、研究解決方案，並進行健康教育計畫。除此外，綜合醫療衛生所還負責收集家庭醫師上報的患者紀錄，隨時上報給政府，所以古巴醫療資訊健全，便於統計分析。綜合醫療衛生所和屬下的家庭醫師密切配合，家庭醫師掌握的病人資料，都輸入綜合醫療衛生所的電子資料庫，社區病人去看病時，衛生所醫師能從資料庫中，立刻調出相關資料。

(3)家庭醫師服務模式

①綜合性的醫學服務：家庭醫師是古巴初級醫療服務網的主體，承擔為居民提供早期的、基本的和普遍的醫療衛生保健服務。首先，負責患者普通疾病的治療。居民患病後，先到家庭醫師處治療，家庭醫師解決不了的疾病，才轉到上級醫院治療。家庭醫師可診治內科、外科、兒科、婦科等方面的常見疾病。如患者需要會診，可由臨近的幾個家庭醫師共同負責。若受醫療設備限制，或無法確診的患者，則由本診所家庭醫師陪同前往上級醫院治療，並負責說明病史和以往治療情況。其次，負責居民的醫療保健工作，如：接種疫苗、病人癒後家訪、孕婦保健及產後追蹤檢查、疾病普查和定期體檢等。古巴家庭醫師每年要為居民做至少1次體檢，25歲到65歲的女性平均每3年要接受1次乳房檢查。第三，透過舉辦各種講座，對居民進行衛生知識和保健知識的宣傳教育，協助居民解決環境衛生和飲食衛生等問題，提高居民預防疾病、保養身體的知識和能

力，喚起每個家庭成員自覺地參與醫療保健，以減少發病率，增進身體健康；並和各行政機關及團體保持密切的聯繫，就居民健康狀況和生活衛生條件存在的問題，及時地向他們通報，以加強各部門對保持居民健康的領導作用。第四，建立居民家庭衛生檔案。家庭醫師為管區內每個家庭建立家庭衛生檔案，內容包括：家庭經濟、住房基本狀況、飼養何種動物、有無傳染病源、住地附近環境衛生等情況。同時，家庭醫師還為每位居民，包括兒童，建立個人健康卡。總而言之，凡與居民健康有關的事情，都是家庭醫師職責所在。卡斯楚在古巴共產黨第3次全國代表大會上的演說中，把家庭醫師稱為綜合性醫學的專家，確實當之無愧。

②全天候的服務模式：古巴的家庭醫師診所24小時對居民開放。家庭醫師的工作日程安排是：早晨起床與當地的老年人一起做保健操，早操結束後，分別為他們量血壓、脈搏，提出有益健康的生活方式或習慣供他們參考，同時，回答他們提出的問題。然後，開始一天的診治工作。如果沒有特殊情況，家庭醫師上午在診所接待病人，下午外出巡診。如果患者不能到診所治療，醫師便上門服務，家庭醫師還要定期輪流到綜合醫療衛生所去值班。此外，家庭醫師和護士每週有半天時間到綜合衛生所集中進修或培訓，更新理論知識、掌握新技術。另外，不定期地安排家庭醫師或護士到上級醫療單位進修。

③家庭醫師服務的特點：古巴高效醫療體制的根源在於其基礎醫療制度，尤其是家庭醫師制度。而具體來看，古巴家庭醫師制度具有以下4個方面的特點：

a. 預防在前。患者得了小病，家庭醫師及時就近治療，預防大病的發生。感冒、腹瀉、蟲牙這些常見的小病，都在第一時間、第一線得到治療，花小錢、防大病。家庭醫師還對有潛在患病危險的人群，採取嚴密的預防措施，如：對孕婦和新生嬰兒有一套系統的防病方法。在婦女懷孕和哺乳期間，家庭醫師或護士每天都要進行家訪，測血壓、檢查身體、詢問各項情況。家庭醫師與綜合醫療衛生所在古巴政府大量投入的母親與兒童健康計畫中，處於重要地位；在孕婦體檢、育兒知識宣傳、孕產婦和胎兒死亡原因調查等方面，都發揮了很大作用，使得孕產婦和新生兒死亡率大大降低。

b. 康復為重。康復服務主要是為慢性病患者、重病或創傷後患者提供的。及時和持久地為他們提供康復治療，可以改善他們的生理功能，使他們能過更為正常的生活，也能減少日後因功能問題，造成其他疾病而增加醫療費用的可能性。

c. 干預及時。就是計畫未來、促進未來的健康。強調社區的參與，各社區由家庭醫師和相關社區組織帶領，引導社區群眾討論社區中的醫療健康狀況，透過討論認定社區中的問題，並提出解決問題的建議。

d. 熟悉便捷。預防和康復需要一套能落實操作的體制，便捷是這套操作體制的核心。家庭醫師的診所設在社區，家庭醫師住在診所的樓上或附近；患者看病就醫非常方便，走幾分鐘就能到診所。家庭醫師緊緊地融入社區，和患者都是鄰里熟人。很多家庭醫師對自己管轄區內所有人的健康狀況如數家珍。家庭醫師一般上午在診所坐診看病，下午家訪患者，病人不用出家門就能看病。

3. 服務體系運行機制分析

(1)需求滿足：在醫療服務需求的滿足方面，①古巴廣泛覆蓋的服務網絡和遍及全國的家庭醫師，保障了全體公民病有所醫；②社區的預防、宣傳、健康檢查等服務，滿足了居民的公共衛生

需求；③固定和熟悉的家庭醫師有利於改善醫病關係，降低監督成本，有助滿足患者對醫療服務品質和服務態度需求。

(2)**費用控制**：在費用控制和對有限資源的有效利用方面，這一體系有很多優點：①服務分級和雙向轉診可以最大化分工的效率；②家庭醫師作為三級衛生網的守門人，可以透過對轉診的控制來實現三級網絡中資源的合理分配；③該體系中的醫療資源形成合理梯形結構，初級醫療保健網最為龐大，投入最多，也最受重視，服務體系透過家庭醫師的社區服務，實現了公共衛生疾病預防的功能，並透過及時方便的首診，防止小病發展成大病，節約衛生資源。

(3)**機制有效運行的前提**：該服務體系有效運行的前提條件，有如下2點：①醫療服務分級必須有實質上的功能、水準和層級差異，否則所謂的三級網絡無法發揮分工、分流和資源節省的作用。因此，社區綜合診所要有足夠多的合格全科醫師，而專科醫院或全國性醫院要有足夠高的醫療水準和與之匹配的醫療器械等硬體條件。這就要求有配套的人才培養與醫療科研機構，以及相應的教育培訓計畫；②家庭醫師必須切實發揮健康監測、疾病預防和醫療服務守門人的作用。這對家庭醫師的水準和敬業程度，都是較高的要求。如果醫師不能公平合理的判斷，而患者又沒有有效的監督與投訴管道，就無法保證體系的公平與效率。實際上，家庭醫師與社區居民之間的關係網絡，既是改善醫病關係的調節劑，也是尋租行為的催化劑。在醫療資源嚴重匱乏的情況下，醫師難免會憑藉個人好惡和關係遠近來做決策，或透過地下交易來牟利。如果缺乏投訴管道和第三方監督，其公平性就難以得到切實的保障。

（二）古巴醫療衛生人才培養體系

1. 人才培養體系的發展

在1959年革命之前，古巴的醫療衛生體系是以私人醫師和私人醫療機構為主；改革後，私人醫師們沒有生存空間，於是紛紛選擇移民出國。到1964年，全國約有一半的醫師都移民到國外，其中大部分去了美國。教授的大量流失，導致古巴首都哈瓦那唯一的綜合醫科院校，幾乎無法正常上課。

古巴政府針對醫務人員的緊缺，採取了積極的應對措施，醫學生可以公費享受免費的醫學教育，但他們在畢業後必須到偏遠的農村地區服務1年。於是，大量出身貧窮的青年入學學醫，從那以後，古巴培養了大批醫師，並且為他們提供了工作機會。到1980年，古巴每千人居民的醫師擁有數量，已經超越美國。

除了上述擴招政策帶來的醫師數量的增長，古巴政府透過對入學標準、學科設置、課程與培訓內容設計、畢業分配等事務的計畫安排，還控制了醫務人員的結構與分布。政府的醫學教育計畫以公共衛生和初級衛生保健為重點，並根據需求調節各科的招生，對報考人數較少、較冷門的專業科別給予更優惠的政策以吸引學生。此外，由於公共衛生的重要性，在就業的時候，只有畢業成績達到前10％的學生，才能被選中進入公共衛生領域。在改革之初，畢業生的工作是根據國家需求強制分配的，保證了地域之間的資源均衡，在這樣的政策支持下，截至1970年，古巴每個省都建立了1個地區醫院和1家綜合診所。

考慮到強制分配和固定工作，對醫務人員並不公平，到70年代調整和改革了這一政策，變成偏遠地區輪換服務制。即作為對免費高等教育的交換，每個醫學院學生畢業之後，要服從國家安

排到缺醫少藥的偏遠農村地區服務2年。隨著醫療教育體系的逐漸發展，古巴的醫務工作者數量，不僅能夠滿足國內需求，還作為國際援助，大量輸出國外。

2. 醫師培養計畫

古巴現在約有60,000名受過正規培訓的醫師，醫師和人口比例為1：195，為全球之冠。到1995年，古巴的醫師數目比1959年增加了整整20倍。同時，古巴政府注意從不同的地區、社會階級和種族中招收醫學院的學生，這種招生政策的結果就是：古巴的醫師背景非常多元化，包括：不同的性別、經濟背景、階級和種族，可以為多元化的民族服務。

(1)免費教育培養：從1961年開始，古巴政府開始著手培養自己的醫師，一所規模很大的女修道院被改建為醫學院，免除醫學專業的學費，並大幅度擴大招生。在醫療衛生物質資源和人力資源嚴重缺乏的雙重壓力下，古巴將醫學教育放在首位，並採取免費教育的措施，迅速充實衛生領域人力資本儲備，這無疑是解決其醫療衛生體系改革中最棘手問題的正確選擇。第一，人力資本投資的高回報率，解釋了古巴醫療衛生體系低成本的神話，在衛生資源極其有限的情況下，投資到衛生教育領域是最高效和長效的做法。第二，醫療教育由國家統一管理，透過對教育招生計畫設置，使得全國醫務人員的專業結構和水準分布都成為可控因素，使整個衛生體系更方便管理。也正是醫療教育體系中對公共衛生與預防的重視，支撐了衛生服務體系中社區醫療和初級衛生保健的基礎地位，否則如果沒有足夠的全科醫師，建立初級衛生預防保健網，只能是空談。

(2)培養課程設置：古巴對醫師的政治思想和業務素質要求很高，凡政治思想和業務技能不合格者，不能從醫。醫師出身的格瓦拉（Ernesto Che Guevara）認為，醫師應該為病人提供周到的服務，「為人民的幸福而奉獻」。古巴政府要求每一位醫師應該對病人抱有最高尚的人類感情，並從1960年起，要求凡醫學院校的畢業生必須服從國家的分配，到農村或城市的基層單位工作2至3年，然後才可以自由流動。醫學院校的學生畢業後，大約97%的人要到社區醫療站實習1年，並接受2年住院實習醫師培訓。他們必須了解生物學、心理學和社會學，懂得如何與家庭和他們的社區融和一體。

要成為家庭醫師，醫科大學畢業後，還要接受為期2年的家庭醫師業務訓練。為培養合格的家庭醫師，自1983年起，古巴創新採取特殊的家庭醫師培訓專案。從學生第一年開始，他們一邊學習醫學基礎知識，同時到綜合醫療衛生所實習。所有醫學生經過6年制的本科畢業後，都要經過2～3年的社會服務經歷，培訓成為全科醫生（家庭醫師），本科畢業生要先成為全科醫生之後，才有機會再次進入高校或研究機構學習其他醫學專科，經過進一步的專科培訓成為專科醫師。現在，古巴全國共有33,000多位家庭醫師，97%有本科學位。

醫學院校制訂了培養家庭醫師的專門教學大綱，內容包括：內科、外科、兒科、婦科、精神心理衛生、衛生防疫等，目的是將家庭醫師培養成能全面掌握醫學各學科知識和本領的全科醫師。1984年，政府在哈瓦那的區級醫院的門診部，創設了按培養家庭醫師的原則為居民提供醫療服務的新模式，目的是讓學生有機會在老師和專家的指導、幫助下，進行家庭醫療諮詢實習，逐漸熟悉和掌握家庭醫師應具備的臨床醫學、社會醫學等知識與本領。完成按培養家庭醫師的教學大綱所進行的業務培訓後，參加專門委員會舉辦的考試，合格的可以成為家庭醫師。家庭醫師和護士每週有半天時間到綜合醫療衛生所集中學習或培訓，更新理論知識、掌握新技術。另外，不定期地安排家庭醫師或護士到上級醫療單位進修。

由於學生臨床實踐很早，所以畢業後很快上手，與綜合醫療衛生所的文化很容易融和。所以儘管多年來，由於前蘇聯政治巨變，美國對古巴限制重重，古巴缺醫少藥，基礎設施條件較差，但政府在有限資源條件下，非常理性並靈活地採取各種有效措施，使人民的醫保水準逐步改善，即使在1990年經濟危機中，古巴也保證了醫療體系的良好運行，且醫療水準不斷提高。

(3)就業分配制度：醫科學生免費入學，但畢業後要到偏遠地區服務2年，這是古巴醫療衛生人力資源輸送體系最具特色的部分。這一配套政策，有擴大醫務人員隊伍和調節區域衛生資源平衡的雙重功效。對於學生來講，畢業後服務2年帶來的損失，相當於延期支付的學費，既然學習期間享受免費教育，用畢業後的勞動償還學費，是公平合理的。因此，可視為權利義務的交易，並未損害學生的教育與就業綜合選擇權利，既促進醫療體系的地區公平，也由於供需匹配而提高了制度的效率。

同時，就業分配制度是衛生教育系統與衛生服務系統的有效結合。教育要服務於就業，只有充分根據醫療服務需求來制定教育計畫，才能保證醫務人員專業結構的合理和教育資源的最優化利用。反過來說，政府充足的投入以及醫療衛生機構的建設，也為醫療教育提供了前景，如：大量的匹配單位與合理的薪資收入，畢竟，只有硬體資源投資與醫療教育投資同步增長，才能保證人力資源有實現價值的管道。古巴醫療教育政策成功實施的原因，正是它順應了整個醫療衛生體制改革的趨勢與要求，而古巴醫療衛生體制改革的成功，也是由於教育體系等配套措施的緊密配合。

同時，家庭醫師的生活，也得到了政府的重視和群眾的支持。政府對家庭醫師的生活很關心，其住房和生活設施由政府提供，薪資較高。群眾對家庭醫師的工作非常支持，有的地方，群眾甚至自發為家庭醫師和護士義務建造診所和住房，有的義務建築隊竟然由退休老人組成。由於政府的重視和群眾的支持，古巴的家庭醫師制度發展迅速，在醫療衛生保健事業中，發揮了重要作用，使古巴成為醫療強國。

3. 醫療外交計畫

古巴的醫療制度是把資源主要投入到雇用基礎醫療的醫務人員方面，而不是購置昂貴的藥物和設備，從而使醫療服務業成為高科技的勞動力密集行業。古巴的醫學院按照計畫大量培養醫師，保持醫務人員的供給充分。由於有充足的醫務人才資源，古巴能夠出口醫務換取該國所急需的石油，並塑造獨特的醫務外交。古巴不僅向六、七十個國家派出醫師，還利用其巨大的醫學院資源幫助外國培訓醫師。醫務外交正在幫助古巴重塑國際形象，從輸出革命的激進紅色，轉變為輸出醫療的純潔白色。

古巴的這一創新始自1998年，他們為許多其他國家培養醫師、藥師。拉丁美洲醫學院（la Escuela Latino americana de Medicina, ELAM）設在古巴首都哈瓦那，他們向外國人提供10,000個獎學金名額，至2007年已培養約22,000名學生在古巴完成醫學訓練，學生涵蓋拉丁美洲加勒比海地區、亞洲、非洲，甚至美國也有，其中有51％為女性。現在，這種教育已發展到與64個國家合作。2005年，古巴向各國輸送了25,000個醫師、藥師，為2003年的5,000人的5倍。這說明越來越多的國家認可古巴的醫學教育水準，委內瑞拉等國家已開始學習古巴醫療模式。古巴用「醫療外交」迅速擴大其影響力，並加強與各國的合作，幫助古巴盡快發展。目前，古巴的經濟迅速增長，2006年GDP已達12.5％的增長，連續2年達到2位數以上。

古巴對外國醫學院學生的培訓方式，也很獨特。在這裡，沒有被退學的學生。如果學生2次以

上考試不及格，就會被調整到其他學科，如：檢驗或護理。古巴認為工作沒有高低貴賤之分，只有分工不同，每個人都有自己的特長，就像5指，功能不同而已，但缺一不可，所以教學老師和學生很融洽，學生既有壓力，又很愉快。同時，國外的學生在古巴完成醫學訓練後，只能在古巴居住8年就必須離開，所以，大部分的醫師都會回到家鄉服務。

（三）古巴醫療衛生監管體系

1. 管理體系

在1959年古巴革命之前，醫師可以同時為公立和私立醫療機構工作，所有的醫師都是全國或地方醫師協會的成員，遵守協會的規定，並接受協會的管理與監督，協會採取民主運行機制，成員可以參與決策。這種行業自律的管理形式，隨著國家集中接管全國醫療體系而解體。從1961年起，全國的衛生資源與衛生機構收歸國有，並由公共衛生部（Ministerio de Salud Pública, MINSAP）集中分配，古巴逐步建立大量公立醫院，所有的醫療衛生人員都成為政府的雇員，且不允許私自開設診所營業。公共衛生部是整個體系的中央管理部門，負責規則的擬定、機構的設置和人員的分配等。公共衛生部根據國家的行政體制，將醫療衛生服務機構也劃分為相應的國家、省、市三級；地方醫療衛生工作由地方行政部門管理，成為三級衛生服務網的行政基礎。

古巴衛生行政管理屬於雙重領導模式，最高行政機構是國家公共衛生部。省級設有相應的衛生廳；省衛生廳長的選定和任命，是由國家衛生部提供每個省3位候選人名單（3人必須是醫師），由當地人民代表大會討論，從3位候選人中任命1位衛生廳長。市級則設有相應的衛生局；局長由省衛生廳提供各市3位局長候選人名單，由市人民代表大會討論，並任命1位衛生局長。此外，古巴政府為了加強地方政府對衛生工作的重視，規定各省衛生廳長或市衛生局長，分別兼任當地的副省長或副市長。

2. 監督體系

古巴的人民權力代表大會（以下簡稱「人大」）具有監督權和決策權，是選舉產生的國家權力機構，分為中央與地方各級代表大會。市級醫院和聯合診所直接對市級人大負責。省級人大由各個市級人大選舉代表產生，並制定省級醫院和教育培訓中心的政策。在中央層級，公共衛生部和國家級醫療機構受全國人大的領導和監督。人大有權制定和修改衛生計畫，或對本級醫療衛生機構實行人事調整。

為保證監督執行體系的反應靈敏與責任到位，群眾組織和衛生委員會協助完成醫療服務工作的監督與決策。1959年革命勝利之後，群眾政治組織大量湧現。其中影響最大的革命保護委員會（Comités de Defensa de la Revolución, CDRs）最初成立的目的，是負責內部安全警戒與打擊反革命行為，到1963年已成為政治決策與執行最主要的參與代表，後來，在醫療衛生領域非常活躍。其他重要的組織還有：古巴婦女聯盟（Federation of Cuban Women）、小農場主協會（National Association of Small Farmers）、人民健康委員會（People's Health Councils）、工會、地方／省級／全國的人民權力組織等。人民健康委員會具體負責協助實施預防免疫、傳染病控制、母嬰照料、職業衛生監督等工作，並對醫療服務機構的管理與醫務人員的優先任務和不足之處，提出意見和建議；而上述其他群眾組織則是透過選舉代表到地方人民健康委員會，參與醫療衛生工作的監督和管理。

3. 管理與監督體系運行機制分析

(1)衛生資源統一管理：統一管理的優勢在於可以保障資源公平分配和結構最優化配置。對人事的強制調配，使全國各地城市、農村都有醫院和醫師，極大地提高醫療服務的公平性和可及性；集中處理醫療器械購買與醫療專案的審核，可以減少重複立項的浪費，並使資源流向最需要和最有效的地方。

(2)衛生工作分散監督：各地方的人民代表及群眾組織，具有了解當地和本社區醫療衛生工作的方便條件，可以充分發揮監督作用，促進醫療衛生計畫的實施和服務品質的提高。然而，有一點需要注意的是：上文所提到的古巴各群眾組織，不同於西方的社會工作或社會服務組織，也不同於利益集團，這些群眾組織不具有充分的獨立性，實質上是政治組織，功能是透過對醫療服務工作的監督和對決策的參與，來保護革命成果。有研究甚至認為，古巴的醫院不是單純的服務場所，而是公共的政治場所，醫師是革命戰士，治病是革命任務。誠然，這種革命熱情使得醫務人員有更強烈的使命感，從而能夠投入更大的努力，但泛政治化並不是健康運行的社會應有的風氣。革命勝利的激情會隨著時間逐漸冷卻，醫療服務機構資源的天平，由百姓向政治精英傾斜，醫師的尋租行為等種種弊端開始暴露，最初設計的公平合理的制度便開始異化，這些也是古巴醫療體系目前所面臨的問題。

(3)機制有效運行的前提：統一管理能否實現資源優化配置，取決於管理者的利益動機、專業水準、資訊掌控以及資源調配的能力。首要的前提是利益動機，必須有激勵機制來促使管理者服務於民。因此，合理的評價體系和有效的監督體系，非常重要，這樣才能保證機制運行效果，有客觀的回饋和相應的獎懲，從而制約和規範管理者的行為。其次是管理者要有足夠的專業水準和資訊管道，做出正確的判斷。第三，在科學決策的基礎上，能夠自如地按照決策結果調配資源，也是機制有效運行的前提。醫療衛生體系的建立與發展，除了體系內部協調之外，還需要與其他制度密切配合與統籌安排。

古巴衛生體系的分散監督機制，一定程度上滿足了統一管理機制的部分前提要求。依靠基層群眾組織使得監督工作具有廣泛的群眾基礎和暢通的資訊管道，不僅在日常醫療衛生服務中，發揮直接的激勵和約束作用，而且為中央決策管理，提供了適當的資訊回饋。只是，監督組織的性質，需要更準確合理的定位。社區服務性的群眾自治組織、具有專業性的行業自律組織，或代理群眾利益的非營利組織，都是可供參考的定位方式，而古巴完全依靠國家輿論導向和營造政治氣氛來控制醫療服務行為，是不具有可持續性的。

四、醫療制度籌資體系

古巴的醫療衛生體系改革，是社會主義革命的重要部分。古巴革命勝利之時，剛剛確立的社會主義政權需要向內部尋求肯定，也需要向外部證明其優越。古巴核心領導人卡斯楚將衛生指標的領先，作為國民幸福和社會主義優越性的體現；將醫療衛生上的成就與國際地位，作為與帝國主義對抗勝利的標誌。這種壓倒性的意識形態控制，使得醫療體系發生深刻激烈的變革，成為可能。

提供全民醫療保障、迅速改善衛生指標和提升國民健康水準，是古巴革命政府的重要目標。古巴對醫療衛生領域有足夠的重視和大量的投入，並敢於大刀闊斧地改革。古巴政府高度的中央

集權與計劃經濟，使之能夠充分調動社會資源，來配合醫療體制改革的推行。

（一）國家保障型的全民免費醫療

　　一國的醫療衛生融資體系，一般有3種模式：國家保障型、社會保險型、自由市場型。一般成熟的上述三種模式中，國家支付責任依次遞減，個人負擔依次增加。國家保障型以政府預算為基本籌資管道，極大程度上保證了資金來源，古巴正是採取此種模式。

　　古巴的醫療衛生體系稱為國民健康服務體系（National Healthcare System, NHS），是國家醫療保障。醫療機構是公立的，籌資依靠政府預算列支。古巴《憲法》規定「保障全體公民享有醫療衛生的權利是國家的責任」，因此，全民可享受免費的醫療衛生服務。古巴醫療衛生工作全部由國家統一負責，禁止任何私人和市場介入。所有醫療、預防、保健、康復等行為以及醫療衛生工作者的薪資等，均由國家財政承擔，從而為其健康發展提供強大的物質保障。政府負責衛生基礎設施建設，醫院、診所、醫學院和醫學研究中心等機構的建立，藥品和儀器的採購，醫務人員、教師和研究人員的薪資等皆由國家負責。

　　在古巴，國民健康水準被視為政府效率的指標，財政衛生投資處於優先位置，如：醫療衛生費用占GDP的比重、財政衛生投資占國家財政總支出的比重，分別從2000年的6.7％和11.9％，穩步增長到2007年的10.4％和14.5％。為突顯衛生工作的重要，古巴各省（市）的衛生廳（局）長均由所在地的副省（市）長兼任。所有醫療衛生機構目標只有一個，即保護和促進國民健康，不考慮營利和謀生問題。

　　20世紀80年代末、90年代初，因蘇東劇變和美國封鎖的雙重影響，古巴陷入生存危機。蘇東劇變後，古巴醫療衛生投資由1989年2.27億美元，驟降到1993年0.56億美元，但沒有一家醫院被關閉。為優先發展醫療衛生工作，古巴甚至不惜削減國防經費支出。從1990年起，出現個人負擔少量醫療費用的現象，但國民除了需要承擔用於支付聽力、牙科、整形外科、義肢、輪椅、拐杖等少量醫療器材費用外，依然享有免費醫療衛生服務。近年來，儘管古巴進行大幅度的經濟改革，但是，醫療衛生領域基本沒有變化。1994年後，古巴衛生投資恢復增長，國民健康水準也日益提高。

（二）籌資體系運行機制分析

1. 保障社會公平

　　古巴實行公立醫療體制，醫療籌資完全依靠國家稅收，醫療供給禁止私人進入，所有醫務人員都是政府雇員，每個公民都享有獲得免費的預防、治療、康復等衛生服務的權利。在古巴，國家承擔醫療服務的全部責任，醫療服務的公平性、醫療服務的全民覆蓋等醫療體制的原則，得到普遍認可。

　　全民醫療保障是社會公平與社會進步的體現，免費的衛生與醫療服務，使得人們不會因貧窮而被剝奪健康權利，保證衛生資源在貧富之間的平等分配，也有利於國民整體健康水準的保障與提高。

2. 控制費用上漲

　　醫療衛生服務費用由國家承擔，醫務人員薪資由國家支付，這樣的收入機制，弱化了醫務人員追逐利潤的動機，一定程度上抑制了醫療費用的無序上漲。

3. 權利決定分配

　　古巴的醫療籌資體系公平有效的前提是：充足的資源和合理的分配方式。在衛生資源缺乏的情況下，醫療需求量遠大於供給量，而由於服務是免費提供的，價格不能成為調節供需的工具，那麼必然要有其他因素成為分配的依據。理論上，全民免費醫療應當是按需分配的，或至少是按基本需求分配，但是，當供給量連基本需求都不能滿足的時候，由誰和用哪些標準來決定分配給誰、不分配給誰呢？比較合理的方式是：按照時間先後和病情緊急程度排序。然而，由於分配機制和監督機制不完善，制度就會逐漸異化，出現一些非貨幣化的「交換」（如：政治權力的大小和社會關係的遠近），來替代貨幣執行價格職能。古巴的醫務人員雖然為數眾多，但醫療器械和藥品等必備資源都很匱乏，因而，衛生資源向政治精英集中以及醫務人員優親厚友等現象，在古巴已經十分常見。

五、醫療發展與改革經驗

　　1959年革命勝利後，古巴政府十分重視衛生工作，逐步建立人人享有、國家財政支持、預防為主、重在基層、全民參與的醫療衛生體系，為國民提供及時、有效、便捷、平等的醫療衛生服務（詳見表21-2-1）。

表21-2-1　1959年與2012年古巴的衛生健康體制的主要指標變化

主要指標	1959	2012
醫師人數	6,286名醫師，絕大多數在大城市，並從事私人醫師工作。在古巴革命初期，一半醫師選擇離開古巴。	75,600名醫師，半數為家庭醫師，醫療100%覆蓋農村地區。
嬰兒死亡率	高達60‰	4.7‰（2008年數據）
平均預期壽命	低於60歲	79歲
衛生狀況	傳染病為主，多數為可免疫接種預防的疾病。	非傳染病為主，免疫接種計畫針對13種疾病。
醫學教育機構	只有1所醫學院校	21所醫學院校

　　古巴的醫療衛生制度被認為是世界上最好的，並多次得到世界衛生組織讚揚。經過分析總結，古巴醫療衛生事業的經驗，主要有以下幾個特點：

（一）國民基本權利，人人免費享有

　　在古巴，醫療衛生服務不是產品，而是全體國民最基本和最重要的權利。古巴《憲法》明確規定，每個國民都享有獲得健康保護和護理的權利，國家透過農村醫療服務網絡、綜合醫療衛生所、醫院、預防和專業的治療中心等，提供免費的醫療和住院護理，保障國民身體健康，並透過促進健康教育、定期醫療檢查、全民免疫等公共衛生運動，防止疫情爆發等等。這是古巴醫療衛生制度的基石和根本特徵。有了《憲法》保障，古巴無論是面臨經濟封鎖、武裝干涉，甚至是生存危機，都能高度重視國民身體健康問題，並透過緊急培訓醫師、防治傳染病、強化婦幼和老年

人衛生保健、把衛生工作重點放在農村和社區等措施，迅速地提高國民健康水準，並成功將醫療衛生體系覆蓋到全國，實現了「病有所醫」的目標。

（二）堅持探索精神，符合古巴國情

　　古巴醫療衛生體系是繁複的系統，既包含3個互促互制的子系統，同時，也是整個計畫經濟社會體制的子系統。古巴醫療衛生體制改革的特點在於：從思想上和政治上突破既得利益者的層層阻力，利用國家對資源的集中調動能力，保障舊體系打破之後、新體系的迅速建立、激進的醫療變革，避免了漸進改革不徹底而引起的各種後遺症，使衛生體系無需在不停修補中克服路徑依賴的影響。古巴社會主義革命意識形態直接影響醫務工作者，群眾組織的政治監督，為醫療衛生人員帶來極大的工作壓力和動力。

　　古巴建立較完善的醫療服務體系，還在不斷地進行自我革新。古巴的醫療事業在60年代，經歷了困難時期後，便逐步建立3級醫療體系。政府採取「抓兩頭」（初級網和三級網）、「帶中間」（二級網）的策略，既解決了群眾的實際問題，又提高了醫療水準。在初級網的建設中，幾十年來經歷從綜合診所到家庭醫師、再到兩者並重的過程。由於始終堅持探索的原則，古巴的醫療服務水準不斷提高。以家庭醫師制為例，古巴是世界上人均家庭醫師最多的國家，但古巴並沒有就此止步。為了更好地發揮家庭醫師的作用，古巴政府在21世紀初，又提出要加強綜合診所的工作，使更多的病症能在初級網得到治療，讓國民的醫療服務再上一階。這種不斷進取的精神，是古巴醫療事業取得成功的根本原因。

（三）實行「三級醫療」，重在基層社區

　　按照從低到高的順序，古巴的醫療單位分為：家庭醫師診所、綜合醫療衛生所、綜合或專科醫院，分別提供不同階段的服務，是3級醫療。初級的家庭醫師診所是古巴醫療衛生體系的基礎，也是核心。家庭醫師和護士通常住在診所駐地或附近，提供全天候服務。他們一般上午坐診、下午訪視，為所轄社區或村莊內全體居民提供相關診斷、治療、保健、免疫以及心理諮詢等各項服務，並負責健康知識宣傳、協助解決影響居民健康的問題等工作。中級的綜合醫療衛生所是若干家庭醫師診所的組織和管理機構，配有X光機、超音波儀等專業醫療設備，為轄區內居民提供各種專科診治以及透視、檢驗、康復等輔助服務，並負責地方疾病防治等工作。以上兩種醫療機構的執業者，均為接受過6年制醫科大學教育的全科醫師，他們守護著全國99％的居民的身體健康。高級的綜合醫院與專科醫院，主要負責疑難雜症的治療等工作。

　　古巴醫療衛生工作的重心是基層社區。居民80％的小病都能在社區得到及時、安全的治療，有效地減少小病變大病的可能。居民步行20分鐘就能得到家庭醫師的服務，曾給赴古巴考察的英國衛生官員和醫師，留下深刻印象。對於疑難雜症或危重患者，家庭醫師則會及時將其轉往更高級的綜合診所、綜合或專科醫院，並參與患者的治療及康復等工作。古巴不僅實現了健康教育、疾病預防、診斷治療以及康復保健等服務在社區內的統一，還實現了各級醫療單位間有效結合，構成全國性的疾病監督和控制體系，既保證居民的身體健康，又有效地控制不必要的住院服務，同樣有利於醫療資源利用率的提高與公平分配。僅1985～1990年間，古巴住院人數就減少了15％。

（四）工作中心合理，突顯預防保健

古巴的醫療衛生工作堅持標本兼治，以治本為主；防治並舉，以防為主；著眼長遠利益和全局的均衡發展；以人的健康為中心，加強疾病預防、健康保護與促進，而不是以疾病治療和控制為重。這是古巴取得顯著健康成就的關鍵。

透過衛生防疫、婦幼保健、地方疾病控制以及衛生檢驗、檢疫等部門，以及與醫療機構良好的協作關係，古巴強化了健康保護和健康促進活動，相繼推行並完成疾病預防、飲用水和食品安全、母嬰保健、愛滋病防治、推進健康鍛鍊等各種計畫和專案，糾正居民的不良生活習慣，消除和控制危害健康的因素，提高居民自我保健的意識和責任感，降低患病率。目前，古巴是世界上愛滋病傳播最慢的國家之一，擁有最高的、由專業醫療衛生工作者監護的嬰兒出生率，還是高血壓治療和控制最好的國家。此外，古巴從1962年就透過加強預防和保健，既減少了國民的身心痛苦，又降低國家的經濟負擔，提高醫療資源的利用率。

因高水準的初級公眾健康保健和社區參與結合，使古巴對傳染病疫情的控制，特別成功。1962年，古巴建立「免疫日」，以期達到全民免疫的目標。透過實施全民免疫，古巴相繼根除了小兒麻痺、新生兒破傷風以及許多傳染病如：白喉、麻疹、德國麻疹等，傳染病不再是國民死亡的主因。古巴在1981年透過社區動員，把重點放在清除蚊子滋生地點，從而迅速控制登革熱。HIV/AIDS的控制，也是透過全國篩查和集中救治的方法，獲得很好的成效。巴西近50年來傳染病被消滅的情況，見表21-2-2。

表21-2-2 古巴幾種傳染病被消除情況

疾　病	消除年分
小兒麻痺症	1962
瘧疾	1967
新生兒破傷風	1972
白喉	1979
腦膜炎後腮腺炎	1989
先天性德國麻疹綜合症	1989
麻疹	1993
德國麻疹	1995
百日咳	1997

古巴的婦幼保健體系也相對完善，對孕期產婦的檢查專案達到12項，包括：超音波診斷、Alpha-Feto蛋白、多次檢查血紅蛋白和尿、血清和HIV，對於高齡孕婦還要有細胞遺傳學研究，使相關指標數據變化明顯，見表21-2-3。

（五）動員群眾參與，開展多方合作

廣泛動員群眾，就醫療衛生問題實行多方合作，被泛美衛生組織認為是古巴的重要策略。無論是日常控制高血壓、清潔環境等保健活動，還是根除瘧疾、控制登革熱等緊急行動，古巴政府都能

表21-2-3 1970～2007年古巴婦幼保健情況

指　標	1970	1980	1990	1995	2000	2002	2003	2004	2006	2007
嬰兒死亡率（‰）	38.7	19.6	10.7	9.4	7.2	6.5	6.3	5.8	5.3	5.3
5歲以下兒童死亡率（‰）	43.7	24.2	13.2	12.6	9.1	8.1	8.0	7.7	7.1	7.1
出生體重低兒童比例（％）	10.3	9.7	7.6	7.9	6.1	5.9	5.5	5.5	5.4	5.3
孕婦死亡率（‰）	-	-	-	4.8	4.0	4.1	4.0	3.9	4.9	2.13

得到社區居民及其相關組織的參與支持。

　　古巴黨和國家領導人以身作則，積極參與。卡斯楚等人帶頭戒菸、參加預防愛滋病宣傳等活動，增加了居民對吸菸危害的認識、減少了對愛滋病的恐懼。社區的日常醫療工作或消滅流行性疾病的緊急行動，古巴政府都積極爭取群眾組織和民眾的參與和支持。古巴婦女聯合會協助開展子宮頸癌篩查，許多地方婦女的參加率是100％。

　　群眾也關心醫療事業，為其發展獻計獻策；政府則充分尊重群眾的意見。古巴政府將群眾參與作為制定正確的醫療衛生政策的重要保障，居民群眾、媒體記者、心理學家以及婦聯、工會等群眾組織，也積極參與醫療衛生工作的管理，為其發展獻計獻策。政府部門、群眾組織、社區居民等廣泛討論，充分交流，不僅能夠形成正確的醫療衛生政策或措施，並有利於政策的順利實施，同時還有利於形成有效的監督與問責制度。近年來，古巴還採取向新建立的群眾委員會下放衛生政策決定權、促進更多的居民參與、將衛生保健定為優先專案的行動等措施，進一步提高衛生政策的有效性。

　　在抓根本和源頭的方針指導下，古巴醫療事業形成業內外的良性互動，促進國家經濟和社會的發展。在業內，由於著眼於提高國民的健康水準，醫療和製藥、環境衛生、婦幼和老年保健等，形成相互促進的局面。在行業之外，醫療事業的發展，一是促進婦女的就業；二是改善國民體質，促進體育事業的發展；三是開辦保健旅遊，豐富旅遊專案；四是向國外派出大量醫務人員，促進國際合作。結果又進一步促進初級衛生服務品質提高和公共衛生體系的發展。

（六）有效控制成本，提高醫療服務績效

　　透過國際比較，能夠更好地反映古巴醫療衛生體系的成效。世界衛生組織的統計顯示，在古巴、美國和中國3國之中，古巴的人均衛生花費絕對數額是最低的，而健康指標情況卻是最好的。古巴人均衛生花費不到美國的1/26，人均預期壽命卻高於美國；5歲以下兒童死亡率低於美國，而且預期健康壽命也和美國接近。中國的人均衛生花費比古巴略高，但健康指標卻遠遠落後古巴。

　　而古巴醫療衛生系統獲得良好績效的原因，可以歸納為4個方面：(1) 衛生體系結構層級合理：古巴對公共衛生與初級衛生保健的重視，使得很多疾病在萌芽階段便已遏止，節省了大量醫療費用；(2) 醫療體制所包含的籌資系統、服務系統、人才培養系統、監管系統，協調統一，四位一體，大大提高系統運行效率。國家財政負擔的籌資體系和高度集中的管理體系，是全民醫療保障系統的物質基礎和制度基礎，同時也支撐了三級衛生服務系統的建立，並主導醫療教育系統的改革。而醫療教育系統與衛生服務系統的協調，人員供求匹配，學科和培訓內容與服務方向統一，提高了衛生系統的效率，節省了醫療衛生資源；(3) 人力資源成本低廉：這首先歸功於古巴免費的教育系統，保障了醫務人員的充足供給；其次是由於計畫經濟體制下的薪資，不能充分反映

勞動力價值；(4)沒有第三方付費引起的費用膨脹：古巴醫務工作者是政府的僱員，收入與醫療服務費用無關，沒有過度醫療的動機，不會刻意誘導需求，避免醫療費用的過度上漲。

第三節　智利醫療制度

一、社會經濟與國民健康概況

（一）基本國情

智利共和國一般稱為智利，面積756,626平方公里，位於南美洲西南部、安第斯山脈西麓。東與阿根廷為鄰，北與秘魯、玻利維亞接壤，西臨太平洋，南與南極洲隔海相望，是世界上地形最狹長的國家。東為安第斯山脈，約占全境東西寬度的1/3；西為海拔300～2,000公尺的海岸山脈，大部分地帶沿海岸伸展，向南入海，形成眾多的沿海島嶼；中部是由沖積物所填充的陷落谷地，海拔1,200公尺左右。境內多火山，地震頻繁。氣候可分為北、中、南三個明顯不同的地段：北段主要是沙漠氣候；中段是冬季多雨、夏季乾燥的地中海型氣候；南為多雨的海洋性氣候。

智利分為16個大區，下設54個省和346個市。根據世界銀行數據顯示，2012年，智利總人口達到1,746萬。就人口構成來看，印歐混血種占75％，白人占20％，印第安人占4.6％，其他占2％。官方語言為西班牙語，在印第安人聚居區使用馬普切語。居民中85％信奉天主教，2.4％的人信奉福音教。2010年，全國總勞動人口為758萬人。

智利是拉丁美洲比較富裕的國家，《世界衛生統計年鑑2013》將其列為中等收入國家。智利擁有非常豐富的礦、林、水產資源，銅的蘊藏量居世界第一，擁有全球已知最大的銅礦，有「銅之王國」之稱。智利還是全球唯一生產硝石的國家。智利的農業、漁業和服務業也很發達。智利曾在20世紀80年代創造了7.7％的GDP年均增長速度，近年來，經濟發展趨緩，但仍然為南美經濟最發達的國家之一。世界銀行數據顯示，2012年，智利GDP為2,699億美元。智利是經濟強國，以開採和原材料出口為特徵，同時，也是貧富差距巨大的國家，20％最富裕人群的收入是20％最貧困人群的18.7倍。

（二）醫療衛生概況

智利是中等收入國家，主要衛生指標如：期望壽命、嬰兒死亡率、孕產婦死亡率、主要傳染病的控制等，無論在拉丁美洲國家或同等收入國家中，都屬上乘，已消滅或基本根除天花、麻疹、小兒麻痺、瘧疾等傳染病，孕產婦的醫療專業照顧率達到99.5％以上，嬰兒、幼兒的營養不良發生率，控制在1％以內。

就衛生成果而言，智利是全球績效最高的國家之一。根據世界銀行數據與世界衛生組織《世界衛生統計年鑑2013》來看，智利基本衛生指標：2011年，出生率為14.2‰，總和生育率為1.8‰，出生率略高於中國2011年出生率指標（11.93‰）；2011年，智利死亡率為5.6‰，略低於中國死亡率（7.14‰）。其中，2011、2012年，出生嬰兒死亡率均為8‰，比1990年下降了8個千分點；2011年，5歲以下兒童死亡率為9‰，比1990年下降了10個千分點；2012年，該指標下降到8.3‰（參看表21-3-1）。

表21-3-1 1990、2011年智利基本衛生統計指標

指　標	1990	2011
出生率（‰）	-	14.2
總和生育率	-	1.8
死亡率（‰）	-	5.6
出生嬰兒死亡率（‰）	16	8
5歲以下兒童死亡率（‰）	19	9
預期壽命（歲）	73	79

數據來源：《中國統計年鑑2012》、《世界衛生統計年鑑2013》、世界銀行官網（http://data.worldbank.org.cn/country/chile）。

　　就衛生資源而言，全國有990多家醫院、600家醫療衛生中心、1,850個初級衛生保健站，病床近4萬張。醫院和醫療保建中心分為公立和私立，公立占主體，包括：隸屬國家醫療服務系統中的公立醫院、各級初級醫療中心和預防保健中心；私立的則是營利或非營利的綜合門診部、專科診所和醫院。2011年，每萬人口擁有醫師10.3人，每萬人口擁有醫院1.1家，每萬人口擁有床位數20張。使用改良衛生設施的人口，從1990年的85％，上升到2011年的99％。同時，根據《世界衛生統計年鑑2013》數據，智利公共衛生普及，幾乎覆蓋全人口，如2005～2012年期間，1歲兒童疫苗普及率在98％～99％之間。

　　2010年，智利醫療衛生支出占國內生產總值約7.4％，較2000年下降3個百分點。這一比例相較於智利的收入水準而言，略低於平均數。政府支出占總醫療衛生支出的近五成（47.2％），較2000年上升約4個百分點。相對而言，《世界衛生統計年鑑2013》顯示，個人支出比例占總醫療衛生費用的52.8％，較2000年下降約4個百分點。

　　智利衛生保健制度的特點是：社會保障制度的廣覆蓋，只有10％的人口未加入任何保險機構，且這一覆蓋率對各個收入水準的人，是一致的，每一個收入等級中，只有2％的人未被覆蓋。作為中等收入國家，智利衛生保健制度之所以能做到如此廣泛的覆蓋，與該國持續的經濟增長、必要的制度安排、有效的衛生籌資機制以及其他經濟和政治因素，有密切的關係。

　　智利衛生部官員曾自豪地說：智利的衛生成果得益於政府對公共衛生、基本醫療的重視，得益於100年來政府、社會和公共衛生政策的一貫性與連續性，得益於漸進式的公共醫療衛生改革，同時也坦言，有地區性差異，部分醫療機構效率不高，與衛生資源使用效率不高、醫療服務模式滯後等問題，在一定程度上影響了公共醫療衛生政策的改革。

二、醫療服務體制

　　智利衛生體系的改革歷程，可分為3個時間段，即：國民衛生服務局（Servicio Nacional de Salud, SNS）管理下的集權計畫體制（1952～1973年）、軍政府管理下的20世紀80年代改革（1973～1990年）以及民主時期進行的政策調整（1990～2006年）。

（一）演變歷史

1. 第一階段（1952～1973年）：初級衛生保健與健康保險起步

1952年，智利創建了國民衛生服務局（SNS），將近90%的衛生資源集中於一家機構，智利成為繼英國之後、第二個建立全民免費醫療的國家。SNS運行了27年，建立5項重要的國家計畫（包括：孕產婦衛生計畫、兒童和青少年衛生計畫、老年人計畫、社會衛生計畫以及環境衛生計畫），覆蓋大多數地區和人群。在這一階段，廣泛開展初級衛生保健工作，使兒童預防接種、計畫生育等工作普及全民，形成重視健康的文化，對改善智利人民的健康，發揮了重大作用。1952年，確立綜合健康保險制度規定，不僅健康保險的有關政策由國家制定，而且具體業務也主要由政府部門經辦，國家免費提供大部分醫療服務，公共部門承擔醫院費用的90%，承擔病人治療費用的85%以上。1968年，智利起草了《雇員醫藥治療法》（*Curative Medicine for Employees Law*），將公共和私營單位的250萬職工納入社會化制度中。在SNS制度下，智利的全球衛生指標持續獲得改善，高於拉丁美洲的其他國家。

這種體制一直持續了近30年。像其他由政府包辦健康保險的國家一樣，在20世紀70年代末，智利健康保險制度出現嚴重的效率危機，包括：醫療保險支出持續增加、國家財政負擔過重等等，健康保險制度不僅成為經濟發展的瓶頸，也成為社會不穩定的重要潛在因素。健康保險制度的改革，已經迫在眉睫。

2. 第二階段（1973～1990年）：健康保險的根本轉型

20世紀80年代初，智利的政權更替，為健康保險制度的根本轉型，提供了契機。在當時全球經濟自由主義思潮占主導地位的意識形態下，智利醫療保險的改革，採取節約成本、消除浪費、充分挖掘潛力、改善醫療衛生狀況、減少不平等等方面的目標取向，實現醫療衛生制度由政府主辦向私營化、市場化方向的轉變。

1980年，皮諾契特（Augusto José Ramón Pinochet Ugarte）推翻民選總統，建立了軍事獨裁統治後，在經濟上採取新自由主義，按照「華盛頓共識」開出處方，在教育和醫療體系進行大規模的私有化改革，引入私人醫療保險。1981年，智利重新界定國家在衛生保健制度中的作用，建立私人健康保險機構（Instituciones de Salud Previsional, ISAPREs），減少政府對醫療機構的撥款，將免費的教育和醫療服務變成收費的產業發展；將初級衛生保健的責任下放到財政能力很差的自治市，大大削弱初級衛生保健工作的重要性；同時，私立醫院蓬勃發展。軍政府時期所採取的衛生政策主要基於3大原則，即：小政府、自由市場以及對私人經營的支持，並將此作為經濟發展的關鍵。該階段，智利全球衛生指標的結果，也顯示出這種制度是有效的。

在這一階段，雖然獲得一定成效，但是，市場競爭並沒有改善人民的健康，也沒有提高醫療服務體系的總體效果。以孕產婦死亡率和嬰兒死亡率為例，1960～1970年期間，以年均2.5%的速度降低，但在實行市場化的1970～1990年期間，幾乎沒有變化。

3. 第三階段（1990～2006年）：政府健康責任的確立

民選政府上臺後，調整了衛生發展政策，強調衛生改革的目標不僅是提高效率，而且必須堅持公平性、滿足居民健康需要、提供風險保護以及確保服務品質等原則，重新強化政府對人民健康的責任，發揮在衛生服務籌資、提供和監管方面的主導作用。這一階段，智利衛生部門最後一次的重要改革，是2005年《明確健康保障法》（*Explicit Health Guarantees, GES*）的頒布。該法要求

公共和私人強制健康保險機構，有義務對56種合法認定的健康問題提供服務。透過該法確立的基本專案津貼，國家在准入性、籌資和多種衛生問題的保健品質等方面，對所有公民給予保證，不因保險計畫、性別或收入的差異而有歧視。該法案的頒布標誌著智利衛生制度的重大變革，賦予受益人強制性的具體權利。

　　總結來說，智利政府20世紀90年代開始進行醫療衛生服務體制改革，主要有：**(1)重構國家醫療衛生服務體系，實施分權管理**：將全國分為27個區域醫療服務中心，每一區域內的醫療服務中心，由不同等級的醫院、醫療中心和初級保健站組成；衛生資源分配由衛生部、國家醫療基金與省政府，透過協調、協商解決，同時增加區域醫療服務中心的自主權；**(2)建立國家醫療基金**：醫療基金為政府公共部門，是衛生資源籌集、分配和管理的機構，同時履行政府醫療衛生職能；**(3)建立私人醫療保險與政府醫療保險的二元體制**：允許私人醫療保險進入醫療保險體系，形成公共醫療保險和私立醫療保險共存的雙軌制。勞動者參保既可選擇公立醫療保險，也可選擇私立醫療保險；**(4)進一步改善醫療服務的公平性和效率**：在公平性方面，將勞動者按經濟收入分類，以確定是由政府完全支付，還是由國家醫療基金共付；在增加效率方面，確立醫療衛生服務體系中不同部門的職責與管理權限；在保護病人的利益方面，強化醫療品質標準和病人等候時間的標準制訂。

（二）醫療衛生服務體系

1.基本醫療衛生制度

　　智利衛生保健制度的基本特徵是：強制性社會保障制度，近些年，覆蓋率已經達到90%。雖然宣導健康保險運作的市場化，允許私營保險企業經營健康保險，但是對於投保人而言，健康保險卻是強制性的，即政策範圍內的所有人，必須參加健康保險，只是投保人可以自由選擇參加公營還是私營的保險。但是，智利強制性的健康保險對象，僅僅為在職工人和退休工人，並未包括其他社會成員，受益人除了投保人本人之外，還包括其家屬。

　　智利如此高的醫療衛生覆蓋率與以下一些因素密切相關。

　　(1)持續的經濟增長：社會保障制度的順利推行，需要有巨大的經濟資源給予支撐，道德風險的存在，使得這一需求在制度實施早期更為明顯。所以，當公共財政足以承擔這些費用時，制度的推行會更容易。因而，健康制度的推行，往往發生在經濟出現強勁增長的擴張時期。此外，智利還有大批獲得免費的健康保障補助者（約占總人口的1/4），國家需要為這部分群體提供支持，因而，必須有足夠的資源才能這樣做。經濟增長越強勁，國家就能夠籌集越多的稅收來支持這項費用。而經濟增長對於改善衛生成果，也發揮至關重要的作用。對比部分拉丁美洲國家的嬰兒死亡率和預期壽命後可以發現，二者與經濟發展水準，有密切關係。隨著經濟水準的提高，嬰兒死亡率下降、預期壽命提高。智利為拉丁美洲預期壽命最高、嬰兒死亡率次低的國家，與其經濟的強勁增長趨勢，是分不開的。

　　(2)都市化水準、收入水準高：由於管理成本的減少，都市地區人口的集中度越高，社會保障制度的覆蓋面就越廣。智利農村人口占總人口的比例略高於10%，這是擴大覆蓋面改革的推動性因素。同時，一個經濟體的內部收入水準越高，它能夠承受社會保障廣覆蓋所需要的高管理和運營費用的可能性就越大。國際貨幣基金組織（FMI）公布的報告顯示，2010年，智利人均收入超過1.15萬美元，到2015年，達16,192美元，而4年內購買力平價有大幅增長，達到19,379美元。這一

定程度上解釋了智利社會保障制度成功擴大覆蓋的原因。

(3)有能力的、獨立的監管機構：資訊不對稱和逆向選擇，是健康保險市場上最大和最複雜的兩大難題。智利在早期不存在監管機構時，也面臨這兩大難題，如：由於資訊不對稱所產生的受保者在理解和對比衛生籌資管理機構（Fondo Nacional de Salud, FONASA）和ISAPREs所提供的保險產品時，存在困難，以及由於逆向選擇所導致的部分高風險群體被ISAPREs排除在保障範圍之外，卻無力求助的現象。因而就需要政府設立監管機構，確保該市場按照完全競爭市場的規則運行，降低此類風險。雖然，智利衛生監督局直到制度實施10年之後，才開始監管私人保險機構，20年之後，才開始監管公共保險機構，但在制度推行之初，就設立這樣的監管機構，對其他國家還是可以汲取的經驗。

(4)占支配地位的正規勞動力市場：智利經驗顯示加入社會保障制度以及其他正規的勞動力市場機制，是推動衛生保健制度擴大覆蓋面的最重要因素。如果一個國家的制度和法律，能夠有力地促進正規性，尤其是正規勞動力市場的建設和發展，那麼健康保障制度的推行，就較為容易。因為在這種情況下，類似於繳費徵收之類的行政管理程序，都將得以簡化，將大大提高健康保障制度的效率，並且為擴大覆蓋面工作，提供充分的便利條件。與其他拉丁美洲國家相比，智利無論是總體經濟表現，還是勞動力市場，都是相當正規（智利正規就業所占的比例也較高），這為其健康保障覆蓋面的擴大，提供重要的制度支撐。

2. 基本藥物制度

智利基本藥品制度可分成2部分：一是在基層社區服務機構（包括目前占絕大部分的社區綜合診所和正在改造建設的家庭服務團隊），免費提供幾十種基本藥物，這些基本藥物已經能夠滿足常見病、多發病的臨床需要。但是，基本藥物也不是固定不變的，如果當地病人臨床必需某種藥物，可經過固定的申請程序，經過衛生和醫療保障部門批准，免費獲得所需的藥品。二是在二級以上醫院，不設門診部，只設急診部，沒有門診藥局，設立住院藥局，滿足臨床需要。對於FONASA覆蓋的患者，住院藥局免費提供495種基本藥物，超過範圍的需要申請。由於沒有「以藥補醫」的機制，藥品的採購和使用，是嚴格按照臨床需要配置的。

3. 衛生行政管理體制

從衛生行政管理來說，智利也是醫療、醫保和醫藥統一管理的模式。雖然藥品監督管理機構（Institute of Public Health, ISP）和FONASA在法律上屬於獨立法人，但是，這兩個機構必須向衛生部負責，按照國家統一的衛生政策，進行藥品的監管和衛生資金的籌資、分配，形成「醫療、醫保和醫藥三醫統管的格局」。

智利從行政管理體制上，劃分為16個地區、54個省和346個自治市，但是，近年來，省級行政單位已經虛化，沒有實質性管理任務。衛生管理也沒有完全按照13個地區設置地方衛生局，而是根據自然地理和人群特徵，劃分為28個衛生局，直接歸衛生部管理。地方衛生局與地方政府的關係是橫向協作關係，各地區和各衛生局直接興辦和管理醫院以及初級衛生機構。可見，在自治市的立法、行政和司法獨立的環境中，各地衛生工作依然維持垂直管理的基本格局，只不過在對醫療服務的監督方面，更多地發揮社區參與的作用。

4. 醫療救助制度

改革前，智利社會保險制度實行「現收現付制」，政府負責繳費的徵收和基金的管理，社會保

險部門的赤字完全由國家財政彌補。在這種制度下，政府專門為窮人設計或針對某些特殊需要制定的社會救助計畫，通常與社會保險計畫混在一起，無論資金來源、還是管理體制，都很難自成體系。改革後，建立強制儲蓄制和完全基金制的養老金制度，部分醫療保險交由私營保險公司管理。同時，逐步把分散的社會救助計畫與社會保險分開，設立相關機構，對政府的社會計畫統一管理、協調與其他社會組織和機構的社會計畫的關係，從而形成比較完整、比較有系統的社會救助制度。

智利政府按收入將人口從低到高分成Ａ、Ｂ、Ｃ、Ｄ、Ｅ組。Ｅ為高收入人群，一般參加私人保險，其餘4組人群一般參加公立保險。Ａ人群不需繳保險費，所享受的衛生服務費用全部源於公共資金。Ｂ人群繳一定比例的保險費，不足部分由Ｃ、Ｄ兩組人群在公立衛生系統中的支付剩餘補足。

智利採用這種方式籌資穩定，提供的服務也較為完善，滿足窮人的衛生服務需要。對窮人的補助採用政府和社會其他人群聯合的交叉補助方法，體現了互助共濟。但這種制度，在衛生服務中，對窮人的界定方法尚待完善；管理成本較高；交叉補助中的貢獻者多為中等收入與中等偏高收入人口，高收入人口貢獻不多，社會公平性尚待提高；窮人的費用意識不強，造成資源浪費。此種方式相對於全民衛生服務體制，公共資源更利於流向最需要服務的人群，而且總成本較低，多見於開發中國家和中等收入國家。

三、醫療保險制度分析

（一）健康保險制度的體制架構

智利有二大保險機構：一是公立醫療保險機構，另一種是私立的醫療保險機構。2010年，智利公立和私立醫療保險機構分別覆蓋了68％和32％的人群。具體來說，2/3以上由公共保險機構（FONASA）覆蓋，1/5到1/6由私人健康保險機構（ISAPREs）覆蓋，剩餘的一小部分透過大學或軍隊，由私人保險覆蓋。

根據法律，智利所有非自營業的正規部門工人、領取年金的退休工人或參加退休基金會的自營業者，都必須參加強制健康保險制度，每月繳交其收入或年金的7％，月上限為2,000美元。其他個人也可以加入該制度。這些個人包括：自營業者、經過合法鑑定的窮人和失業者。此外，對於衛生服務購買而言，智利法律規定FONASA必須從公立醫院和衛生中心購買其所提供的大部分衛生服務，而這些機構也必須向FONASA出售其大多數醫療服務，向私人患者和ISAPREs受益人所出售的醫療服務種類和數量，都要受到嚴格限制。智利衛生保健制度的主要保險機構——FONASA和ISAPREs是競爭關係，這種競爭關係是智利健康保障制度高效運行的支柱。

（二）籌資：混合的衛生籌資體制

智利實行的是一般稅收與社會保險稅混合的衛生籌資體制，目前已經基本實現全民覆蓋。但是，由於允許居民自願選擇參加政府舉辦的社會醫療保險或參加私人醫療保險，所以，從制度設計上，又造成人群分割，造成健康狀況好且收入高的居民，大多參加私人醫療保險，可享受更加及時和更加舒適的服務；健康狀況差且收入低的人，被迫留在公共籌資體制內，從公立醫院和公立社區診所獲得服務。這種制度安排，沒有發揮保險「富人補助窮人、健康人補助病人」的社會共濟功能，由此WHO對其評價較低。

智利法律規定，每個有收入的人必須加入醫療保險計畫，參加社會醫療保險的保費為薪資的7％，投保人口占73％；其餘參加私人醫療保險，保費超過法定的7％，至少為薪資的10％。在智利的衛生總費用中，強制性保險費占17％、一般性稅收籌資占28％、共付占27％、其他占28％。

FONASA為智利衛生資金的管理部門，負責規劃資金的投入重點和投入方式。目前，智利政府確定的衛生投入重點是初級衛生保健，包括2個部分：**(1)人頭費**：根據各個初級衛生保健機構覆蓋的人口測算，轉移支付的額度，並根據各地經濟發展水準、人口統計學特徵，如：貧困人口、原住民人口、婦女兒童的比重以及當地主要疾病發病率或患病率等，對人頭費進行調整。人頭費一般占初級衛生保健機構經費的70％；**(2)專項撥款**：根據衛生部制定的重點衛生干預專案及完成各個專案的工作量，撥付專項資金，專項專案經費一般占初級衛生保健機構經費的30％。對處於偏遠地區、規模較小的初級衛生保健站，按照運行成本，國家撥付一筆固定的經費。可見，智利衛生投資並沒有停留在所謂補供方或補需方的爭論上，而是關注如何使衛生經費分配更加公平、更加有效。對醫院的經費撥付，也是根據2個原則：50％經費取決於提供多少服務，50％經費取決於醫院運行成本。這種撥款方式，也避免陷入「到底是購買服務，還是財政直接補助醫院」的無謂爭論。

（三）公營健康保險機構與私營健康保險機構的政策差別

1. 公立醫療保險機構

公立醫療保險機構根據參保人的月收入由低到高，分為A、B、C、D、E 5個等級類別，A級屬於法定窮人，B級月收入低於144美元，C級月收入在144～225美元之間，D級為月收入225美元以上，E級是收入特別高的少數人，前4級分別占總人口的41.2％、31.5％、12.8％和13.9％，E級人群不在公立醫療保險的覆蓋範圍。

公立醫療保險機構為參保人提供初級和二、三級醫療保健。參保人因病請假也給予津貼，高齡婦女還可享受5個月的產前和產後津貼。劃分收入等級的重要意義，體現在共付制上，一般而言，A、B兩類人共付率很低，C類約為10％，D類為20％。

2. 私立醫療保險機構

私立醫療保險機構是智利醫療衛生和醫療保險體制改革的產物，在智利獲得成功的發展，也成為智利最盈利的經濟部門，醫療保險人群覆蓋面增加，是最好的佐證。私立醫療保險機構覆蓋人群數，從成立初期的210萬，增加到目前的380萬；覆蓋人群所占比例，從成立初期的19％，增加到目前的32％。

3. 兩者的區別

在智利，公立醫療保險機構與私立醫療保險機構的主要區別是：

(1)參保人員繳費的費率不同：公立醫療保險機構基本上按統一的7％醫療保險稅徵繳，而私立醫療保險機構則根據投保人的年齡、性別、家庭人數、健康等因素，有所區別，平均費率為8.5％。此外，私營醫療保險的醫療保障水準，取決於繳納醫療保險費多少，毋容置疑呈正比；**(2)醫療保險內容不同**：公立醫療保險服務內容包含初級，二、三級醫療保健內容（當然僅限於公立醫院），包括：大病、重病醫療服務。但私立醫療保險往往不包括大病醫療保健服務，因此，在智利有參保人同時參加公立、私立醫療保險的現象；**(3)私立醫療保險的共付比例，明顯高於公立醫療保險**：這也是私立醫療保險控制「道德風險」的主要方法，不少醫療方案中，私立醫療保險提

供的**醫療保障**程度是很低的，但由於服務品質與效率較好，還是很受歡迎。而公立**醫療保險**則根據收入情況，確定共付率，通常在0～20％。

（四）私營醫療保險的發展

20世紀80年代初，智利的政權更替，為健康保險制度的根本轉型，提供契機，在當時全球經濟自由主義思潮占主導地位的意識形態下，智利健康保險的改革，採取節約成本、消除浪費、充分挖掘潛力、改善醫療衛生狀況、減少不平等等方面的目標取向，實現健康保險制度由政府主辦向私營化、市場化方向的轉變。同時，智利還調整了健康保險的管理體制和具體的政策措施，1981年，國家衛生服務體系和國家醫療服務體系重組為國家衛生基金會（公營健康保險機構）和國家健康保險服務局（Sistema Nacional de Servicios de Salud, SNSS），作為公共部門履行政府對健康保險事業的責任。同時，中央政府下放部分衛生事業管理權力，初級健康保險交由市級管理。但是，智利健康保險的市場化並不徹底，健康保險也只是實行了部分私有化經營，從而確立智利公營健康保險和私營健康保險同時並存的二元健康保險體制。

智利健康保險改革之初，雖然社會公眾留戀社會醫療，排斥私營健康保險，但是，由於政府在政策上遵從經濟自由主義的理念，具有社會政策特色的公共醫療保險基金，還是出現普遍縮水和持續遞減。健康保險部分私有化，導致私營保險機構持續擴張，私營保險機構發展成為智利最盈利的經濟部門。1990年11月至1996年期間，私營健康保險機構的數量，雖然沒有變化，但是，私營健康保險機構中的受益人，卻從1990年的210萬人，增加到1996年的380萬人，強制健康保險制度中，由私營健康保險機構承保的人數比例，從1990年的19％上升到1996年的32％。1990～1996年，私營健康保險機構平均對每位受益人的醫療費用支出上升了18％。然而20世紀90年代後期，經濟衰退加上私營健康保險機構創新能力不足，私營健康保險機構無力提供新產品來增加市場分額，使得智利私營保險沒有出現大的發展，1999年後，參加私營健康保險機構的人數，幾乎沒有增長。

私營保險公司的進入，使得健康保險部門成本意識增強，公營健康保險機構的運作，似乎也獲得明顯的成功。1981年的健康保險制度改革，導致公營保險體系的普遍重構，包括：剝離部分功能和堅持消費者需求導向，在公營保險部門中引入市場機制，使得制度效率大大提高，同時，促進診斷和醫療需求的提高，並因此提高醫療保險的總支出。

四、醫療制度評價與總結

（一）醫療衛生與保險制度的特點

1. 有明確的改革原則和法律保障

智利歷經3次基本醫療衛生體制的變革，每次變革均有明確的改革原則，如：第一次改革基本原則是「建立覆蓋全體居民的醫療保險制度、保證醫療衛生服務的公平性」，而第二次改革的原則則是「提高醫療服務的效率」，第三次改革則體現可持續性原則，以「兼顧政府與市場」為衛生改革的指導原則，並透過《衛生法》甚至《憲法》加以保障。

2. 有廣泛的群眾參與以及高度的改革共識

智利改革原則的確定以及改革方案的制定，均經過從下到上、從衛生部門內部到社會各界的

公開討論，從根本上避免在改革方向上，出現偏差。智利在各地建立社區居民參與的衛生管理委員會，直接對各地衛生工作提供諮詢、監督和問責，提高各地衛生工作的針對性和居民的滿意度。此外，強調衛生改革的公平性目標以及針對重點健康問題進行改革，已經成為各級衛生管理人員的理念。智利一個只覆蓋3萬人口的社區衛生中心主任，介紹當地工作時，利用當地的人口金字塔，介紹疾病模式轉變和應對策略的思路。這不僅反映了基層衛生管理人員的素質，也反映了衛生改革堅持公平性的思想，已經深入人心。

3.「醫療、醫保和醫藥三醫合一」的衛生行政管理體制

智利堅持「綜合、統一、高效」的原則，建立集「醫療、醫保和醫藥三醫合一」的「大衛生部制」的衛生行政管理體制。FONASA、醫療服務監督局的局長，雖然由總統任命，但是，仍然需要向衛生部長負責，保證醫療保障政策和醫療服務政策的協調性，衛生總費用的增長，也得到很好的控制。2010年，衛生總費用僅為GDP的7.4％。

4. 強制社會保險，覆蓋面廣

智利衛生保健制度的基本特徵是：強制性社會保障制度。智利醫療衛生體制經歷3個主要發展階段，在第一階段就確立政府對人民健康的責任。近些年，覆蓋面已經達到90％，只有約10％的人口，未加入任何保險機構。

5. 政府責任明晰，公益性凸顯

智利醫療衛生與保險公益性，主要體現2個方面：**(1) 公營保險費率僅與受益人的收入有關，而與其年齡、受益人數和健康狀況無關**：每位購買公營保險的投保人繳納收入的7％作為保險費。公立醫療保險機構根據參保人的月收入由低到高分為A、B、C、D、E 5個等級類別，A級屬於法定窮人，B級月收入低於144美元，C級月收入在144～225美元之間，D級為月收入255美元以上，E級是收入特別高的少數人，E級人群不在公立醫療保險的覆蓋範圍；**(2) 關注未參保人的結構**：我們發現，未參保人群並不是老人、身障者、失業人群、無收入人群等弱勢群體，未參保人群對於各個收入水準的人是一致的，即每一個收入等級中只有2％的人未被覆蓋。該制度明確規定：除了所有非自營業的正規部門工人、領取年金的退休工人或參加退休基金會的自營業者，都強制參保外，其他個人（包括：個體勞動者、經過合法鑑定的窮人和失業者等）也可以加入該制度，享受同等醫療衛生服務。

6. 社會保險與私營保險相結合，兼顧公平與效率

智利醫療衛生改革極具特色，三個階段的改革與政府主導社會經濟發展理念，密切相關。第一階段凸顯公益性，體現大政府理念。在這一階段，醫療衛生事業得到快速發展，公共衛生與人們健康水準，得到極大提升。然後，凸顯公平、強調廣覆蓋的同時，卻導致醫療需求的增加、醫療費用的快速上漲。這為第二階段改革奠定優化醫療效率的主旋律。當然這也與政府宣導的「小政府大社會」的自由主義理念有關。然而，凸顯效率導致的後果是：人民醫療負擔加重，貧富差距導致醫療服務公平性、可及性受到挑戰。於是第三階段，也就是目前智利所宣導的理念，便應運而生：宣導社會保險與私營保險相結合，兼顧公平與效率。社會醫療保險機構（FONASA）與私營機構（ISAPREs）並存，兩者相互競爭，同時這種競爭關係，成為智利健康保障制度高效運行的支柱。但是，對於投保人而言，可以自由選擇參加公營還是私營保險人的保險。

（二）新健康保險制度存在的問題及原因

隨著時間的推移，智利新的健康保險制度受到公眾越來越多的批評，這些批評對象主要是私營保險公司，其中比較為人詬病的為以下2方面：

(1)所謂的「擠出精英」（cream skimming），指私營保險公司把那些收入比較高、健康狀況比較好的人，從公營保險制度中脫離出來，成為自己的保障對象，而把最需要健康保險的那一部分人，特別是低收入的窮人，排除在私營保險制度之外。智利的商業保險和社會保險的混合模式，因公平性的缺失而遭到批評。社會保險是強制保險，但是，並不對所有人強制，只要求企業員工和退休人員參保（員工需繳納其薪資的7％）。而商業保險的服務對象是高收入人群。因為缺少政府的監管，智利商業保險市場存在「刮脂效應」，造成商業保險只承保風險較低的人群。有統計數據顯示，在智利，65歲以上的老人中，只有6.9％能獲得商業醫療保險保障，與之相比，25～54歲人中，有大約26.7％的人可獲得商業醫療保險保障。商業保險和社會保險市場是割裂開的，仍有許多人被排除在商業保險和社會保險保障範圍以外。

(2)私營保險提供的保障程度過低，主要表現在共付率很高，所謂「共付率」是指被保險人（投保人）承擔的醫療費用比例。由於「擠出精英」問題，又引起不為智利公眾所注意的第三個問題。大量收入高而身體健康狀況好的人，離開公共健康保險機構，使智利降低衛生保健公共支出的健康保險制度改革目標，沒能實現。反過來，公營健康保險機構為了改善財務狀況，一方面推出新的措施吸引高收入、體質好的受益人，與私營健康保險機構爭奪市場；另一方面，自1996年起，也開始推行共付制度。公營健康保險機構醫療費用共付制度的推行，使得受益人個人承擔的醫療費，出現巨大增長，特別是對窮人帶來巨大的經濟負擔。

究其原因，主要有以下幾個方面：

(1)健康保障服務水準和保險價格的雙軌制：公營健康保險由國家衛生保健基金管理，其保險費與承保的人數和人口特徵無關，均為投保人薪資的7％，同時獲得相同的保障服務。也就是說，公營健康保險制度的保險費，隨收入的增長而增長，保險價格僅僅是收入的增函數，由於個人收入存在差別，那麼收入高的個人在獲得相同醫療服務品質和數量的前提下，要付出更高的代價。並且，公營健康保險一般要求受益人在公立醫院接受醫療服務，因此，選擇公共健康保險的人，幾乎無一例外地面臨公共醫療服務供給方的諸多限制，如：通常獲得的醫療服務品質低，不能及時就診，出現排隊等待現象等。私營健康保險制度的保障服務，取決於個人有支付能力的需求，保險費依據家庭需要的保障水準和家庭成員的風險狀況確定，保險費和保障程度是按照市場原則確立的對等關係，體現權利和義務的對等性和公正性，較高的保險費，就能獲得較高品質和數量的醫療服務，且醫療服務具有相當的便利性，能夠隨時獲得，不會出現公營保險排隊等待的現象。因此，收入較高的人當然會選擇加入私營健康保險機構。高收入富裕家庭成員的健康狀況，一般也比較好，而高風險的窮人只能留在公營健康保險機構中。

(2)共付制度：由於政府對共付制度沒有明確的政策規定，私營保險人從自身的利益出發，導致共付制成為其排擠高風險人群的手段。公營健康保險部門雖然也有共付制，但共付比例在同類人群中是一樣的。而私營保險人是在了解每一個投保人的社會經濟條件之後，再確定每個受益人的共付比例的。往往收入越低的人群，在私營健康保險機構中，自己承擔的醫療費用比例高，而獲得的經濟保障程度卻較低，因此，共付制發揮的作用是對中低收入群體獲得私立醫療健康保險，設置了進入的

附加障礙。總體上看，私營健康保險機構的經濟保障程度，基本沒有超過醫療費用的1/3，最低的到10％以下，病人不得不承擔66～91％的經濟負擔。有研究證實，對於醫療費支出每年少於50萬比索的人，自己付費占總費用的31.3％；醫療費用超過500萬比索，受益人支付的占總費用的44.9％。

(3)私營和公營健康保險的成長，不是互相促進，而是相互約束：私營健康保險制度和公營健康保險制度的差異，實際上為投保人提供2種不同的契約機制，使投保人自動分成2類：收入低、風險高的人，留在公營保險體制內；而收入高、風險低的投保人，則轉向私營醫療保險制度。那麼，公營保險制度中，高收入的人向低收入人的補助機制被破壞，政府對公營健康保險機構的投入增長，不僅得不到抑制，增長的速度反而更大。1995年，智利政府為公立衛生健康保險提供了93,280萬美元，相當於智利國民人均67.59美元，或公營健康保險機構870萬人均110.17美元。1985年、1990年和1996年，智利的醫療保健支出分別占GDP的1.6％、2％和2.3％。這和智利改革健康保險制度是為了削減政府負擔的初衷，是相矛盾的。公營保險為了改善財政狀況，已經推出新的專案，吸引高收入的投保人留在公營保險制度之內，如：為高收入的人提供就診津貼證明，使他們在公立醫院看病享受費用優待，只需付更低的醫藥費用，從而形成和私營保險爭奪高品質投保人的局面。

（三）經驗與啟示

1. 堅持醫療衛生事業的公益性

智利的經驗告訴我們，只有在政府主導下開展醫療衛生工作，才有可能提升全體國民的健康素質。智利在第一次衛生體制改革後，全球衛生指標得到持續改善。而效率主導的改革，顯然沒有獲得預想中的效果，雖然改革目標是提升效率，但是，不管是基本醫療，還是公共衛生，都必須以國民基本健康需求為導向，必須以提高國家基本健康水準為終極目標。而效率主導下的衛生體制改革，顯然無法實現這些。

2. 醫療衛生及醫療保障制度向弱勢人群、困難人群傾斜

在醫療保險制度設計和實施中，各國政府都把醫療保障適度向弱勢人群、困難人群傾斜，作為政府醫療衛生與保障的基本政策和導向。智利是全球社會保障實施較成功的國家之一，有3個特點：低收入者共付制個人自付為零；A級（貧困者）的醫療費用，由政府專門支出，不在公共基金中支出；A級（貧困者）可免繳7％的醫療稅。一次分配講效率，二次分配講公平。在中國，根據中央構建和諧社會的總體要求，醫療保險（包括全科醫療制度）覆蓋上海市絕大多數居民，醫保的醫療待遇、醫保綜合減負政策，已向弱勢群體傾斜。就上海市醫療衛生與醫療保障的具體情況而言，政府公共財政如何加大對貧因人群（低保無業等對象）醫療救助的力度；如何根據收入狀況、職退狀況，確定更為科學的醫療和醫療保障政策等問題，應盡快作為進一步提高醫療保障公平性與構建和諧社會的重要工作來研究，並加以實施。

3. 醫療衛生廣覆蓋下的費用控制

智利經驗對於中國醫療衛生事業改革，極具借鑑意義。中國自90年代新一輪醫療改革後，開始推行醫療衛生的廣覆蓋政策，尤其重視基本醫療衛生的實施。目前，已逐步建成城鎮職工基本醫療保險、新型農村合作醫療保險、城鎮居民基本醫療保險三大保險體系，試圖進行全人口基本醫療保險覆蓋。然而，智利經驗明確提示：廣覆蓋有可能帶來醫療需求的上漲以及醫療

費用的上漲。如何利用有限醫療資源，產出高品質醫療衛生服務，有效提升醫療健康指標，是中國亟待解決的問題。

4. 取消「以藥補醫」，有效控制藥品價格

智利基本藥品制度，可分成2部分：(1) 在基層社區服務機構（包括目前占絕大部分的社區綜合診所和正在改造建設的家庭服務團隊），免費提供幾十種基本藥物，能夠滿足常見病、多發病的臨床需要；(2) 在二級以上醫院，不設門診部，只設急診部，沒有門診藥局，設立住院藥局，滿足臨床需要。由於沒有「以藥補醫」的機制，藥品的採購和使用，是嚴格按照臨床需要配置的。同時，因為沒有「以藥補醫」機制，所以，沒有形成多賣進口藥和開大處方等扭曲的醫療行為。由此可見，解決藥品費用過度膨脹的核心，在於取消「以藥補醫」機制，不是取消醫療機構提供藥品的功能，尤其是在基層社區醫療機構，提供基本藥物恰恰是其關鍵的服務功能之一。

5. 建立基本藥物制度是解決醫藥領域一系列問題的政策基礎

智利在基層醫療服務機構以及二、三級醫院，根據國家基本藥物目錄，基本免費提供藥品，保證基本藥品的可及性，控制藥品費用的膨脹。另外，因為沒有「透過變更藥品、改變組方、劑型、包裝而註冊新藥」的藥品註冊政策以及根據成本定價的價格政策，所以，沒有造成「代金銷售」政策和價格空間，智利藥品生產和流通市場，沒有醫藥費用過快上漲的問題。因此，系統解決基本藥品政策、新藥審評和藥品定價政策，才是深化藥品生產、流通和消費領域問題、控制藥品費用過快上漲的治本之策，而不是單純靠剝離門診藥局政策。

6. 引入市場競爭機制，提升醫療衛生效率

智利健康保險的第二階段的改革，採取節約成本、消除浪費、充分挖掘潛力、改善醫療衛生狀況、減少不平等等方面的目標取向，實現健康保險制度由政府主辦向私營化、市場化方向的轉變。具體做法是建立私立醫療保險機構，與公立社會醫療保險機構並存競爭。這樣的體制雖然遭到詬病，但是，「公立保基本，私立講品質」的做法，是值得學習的。因為公立保險機構倘若一味追求醫療服務的高品質，容易導致醫療需求的快速上升以及醫療費用的高速增長，而捨棄公益性，只追求效率，明顯也是走不通的。智利的做法無疑為中國提供改革思路。目前，中國醫療衛生體制改革中，在追求廣覆蓋、保基本的同時，不妨鼓勵商業醫療保險的發展，這可以是當下改革發展的短期策略，為進一步深度改革服務品質的長期目標服務。

7. 以公共籌資為主的多層級衛生籌資體制

在醫療保障制度的實施策略上，智利雖然也強調醫療保障的強制性，但是，允許個人選擇私人醫療保險公司，形成醫療保障「二元體系」。這種制度的分割，影響了社會保障制度應該具備的「富人補貼窮人的交叉補貼性質」，扭曲了社會保障分散風險的目標。這提示我們在醫療保障制度設計時，一定要明確未來制度發展的遠景及其實現策略和路線。以目前中國的醫療保障制度安排來說，一定要確立基本保障制度覆蓋全體國民的底線，確保人人享有基本醫療保障的健康權益，滿足抵抗基本醫療風險的需要，並在此基礎上，由私人醫療保險滿足多層級的醫療保障需求，提出逐步將各類醫療保障制度並軌的路線。

第四節　墨西哥醫療制度

一、社會經濟與國民健康概況

（一）基本國情

墨西哥合眾國一般稱為墨西哥，面積為 1,972,550 平方公里，是拉丁美洲第 3 大國，領土面積位居世界第 14，位於北美洲南部，拉丁美洲西北端，是南美洲、北美洲陸路交通的必經之地，素稱「陸上橋梁」。北鄰美國，南接瓜地馬拉和貝里斯，東瀕墨西哥灣和加勒比海，西臨太平洋和加利福尼亞灣。墨西哥全國劃分為 31 個州和 1 個聯邦區（墨西哥城），州下設市（鎮）和村。首都為墨西哥城（Mexico City），面積約為 1,485 平方公里，人口約 2,000 萬（含衛星城），是墨西哥人口最多的城市。

墨西哥是拉丁美洲經濟大國，國內生產總值居拉丁美洲第 2 位，僅次於巴西。但同時國內的貧富分化，也極其嚴重，墨西哥國家統計局 2008 年統計結果顯示，墨西哥貧困人口約占總人口的 45%，其中極端貧困人口占總人口的 18%。

（二）人口與健康

截止至 2012 年，墨西哥全國人口為 1.16 億，在拉丁美洲僅次於巴西，居第 2 位，位居世界第 11 位，其中印歐混血種人約占 60%，印第安人後裔占 30%，歐洲人後裔占 9%。根據聯合國人類住區規劃署（UN Human Settlements Program）發布的有關 2012 年拉丁美洲和加勒比地區城市狀況調查報告，墨西哥是全球移民（移出）最多的國家。根據該報告，2010 年，超過 3,000 萬拉丁美洲和加勒比出生的人，生活在別的國家，其中近 40% 的人為墨西哥人，即有近 1,200 萬墨西哥人生活在國外，占墨西哥總人口的 10.7%。墨西哥的官方語言為西班牙語，有 7.1% 的人講印第安語。居民中 89% 信奉天主教，6% 信奉基督教新教，其餘 5% 的人口信奉其他宗教，或沒有宗教信仰。

1983 年，墨西哥通過《憲法修正案》和《衛生基本法》，賦予每個人獲得健康保護的基本權利，「人人享有醫療保障」被正式寫入《憲法》，為實現醫療衛生服務和醫療保障的全覆蓋，墨西哥政府實施多次醫療衛生制度改革，以期擴大醫療服務的可及性、提高衛生體系的服務品質，建立統一的衛生制度架構。最近一次改革即為 2004 年 1 月 1 日生效的《社會健康保障制度》法案，目的是到 2010 年建立覆蓋全民的醫療保險制度，該法案提出全面衛生改革的思路，其中以建立「大眾健康保險」（Public Health Insurance, PHI）作為改革的突破口，逐步實現健康保障制度全面覆蓋的目標。

透過大眾健康保險制度的推廣覆蓋，建立社區衛生保健資金，用於預防和改善健康，透過加強預防，進一步減輕疾病帶來的雙重負擔。有調查顯示：幾種非傳染性疾病早期檢測，得到較大的提高。至 2008 年，墨西哥國內瘧疾發病率降低了 60%、接受風濕病治療的人數增加 6 倍、肺結核的致死率下降 30%、產婦接受免疫接種已經達到 95% 的覆蓋率，是全球產婦免疫接種最全面的國家。據世界衛生組織的數據顯示，2012 年，墨西哥的新生兒死亡率已經降低為 7‰，5 歲以下兒童死亡率從 2000 年的 25‰ 降低到 16‰，人均壽命也從 71 歲提高到 76 歲。同時，隨著大眾健康保險覆蓋面越來越廣，貧困家庭得到更多的經濟保護，因高額的衛生保健支付而致貧的家庭減少了 20%。

二、醫療制度的歷史演進

在過去180多年歷史中，墨西哥衛生體系經歷4個發展階段。墨西哥衛生體系的演進和改革，是對衛生改革的目標、政策和策略不斷調整和完整的過程，也是該國複雜的社會、經濟和政治制度變遷的結果。

（一）初步創建階段

20世紀初，是墨西哥現代衛生體制初步形成時期，出現了收治窮人的慈善醫院、針對中產階級的私人醫院、針對普通居民的公立醫院。墨西哥醫療衛生制度可以追溯到1917年「公共衛生部」（Public Health Department, PHD）的建立。1910年，墨西哥資產階級革命勝利後，政府將衛生服務等社會服務，作為政府的職責，因此，於1917年建立了公共衛生部，整合鬆散的衛生服務機構（如：教會醫院和慈善機構），並初步建立一些近代化的醫療機構。但限於當時動盪的政治局勢，國家經濟實力有限，政府在社會政策的制定和實施上，難有太大作為，只能提供有限的公共衛生資金和服務。因此，當時的公共醫療衛生服務主要由一些宗教團體和慈善機構等社會公益性組織，自願提供。公共衛生部只負責管理公立和私立衛生機構，工作重點是改善農民的一般衛生條件，防治傳染病等。

20世紀30年代，墨西哥政權完成從「考迪羅主義」向政黨政治的過渡，客觀上要求政府更加積極地介入改善民生等社會事務。另外，1929年，世界性經濟危機的爆發，也給墨西哥造成沉重打擊，民眾陷入生活困難，對政府的不滿情緒，透過工人罷工和農民奪地等事件，尖銳地表現出來，因此，加強公共醫療衛生制度建設，成為當時政府關注民生的重要舉措。但限於當時日益惡化的經濟危機，國家財力有限，政府只能透過加強對已經存在的各種公益性組織的管理，協調和整合這些組織的醫療衛生服務，並致力於改善城市衛生環境和防治傳染病。

1937年，墨西哥成立公共救助部（Ministry of Public Assistance, MPA），與先前成立的公共衛生部一起協調不同醫療衛生服務提供者的醫療衛生政策，並向兒童、政府雇員和軍人等特殊人群，提供健康保護。同時，一些農村合作社開始向社員提供醫療服務，並在城鎮地區和一些有條件的農村地區，開始建立衛生院。1943年，墨西哥政府將先前成立的公共衛生部和公共救助部合併後，組建了衛生與救助部（Ministry of Health and Assistance, MHA），旨在向無法參加社會基本醫療保險計畫的窮人，提供醫療衛生服務，進一步擴大公共醫療衛生覆蓋的範圍，並統一公共衛生政策，但所提供的服務範圍和待遇水準，依然非常有限，甚至有些人群根本沒有被覆蓋。

（二）全面發展階段

1943年至20世紀70年代，是墨西哥衛生體制初步建立和全面發展階段，逐步形成由社會醫療保險機構、衛生與救助部、私人保險和醫療機構組成的複雜而彼此分割的衛生服務體系。

1943年，政府整合原公共衛生部和公眾救助部的職能，成立衛生與救濟部，擴大對貧困人群的衛生服務職能，制定全面的公共衛生政策，與州政府共同負責醫療服務的提供，對衛生機構集中管理。衛生與救助部還成立了墨西哥兒童醫院，為第一家國立衛生研究機構，承擔複雜的三級醫療服務、專科培訓和科研工作。但是，這一時期，醫療機構建設大部分集中在城市，農村地區的貧困人群很難得到公立醫療機構的服務，許多家庭只能依靠自己財力，利用品質低下並缺乏管

制的私人機構提供的服務。

從20世紀40年代開始，基於職業身分和經濟地位的社會基本醫療保險計畫，在一些人群中開始建立。同在1943年，墨西哥成立社會保障部（IMSS），負責養老保險和醫療保險等社會保障制度的政策與管理，這些保險專案的籌資管道，一般由雇主、雇員和聯邦政府三方繳費構成，政府財政資金、雇主和雇員的所得稅分別占保費的1/3。主要是不同的工會和行業建立的保險計畫。社會保障部的醫療保險覆蓋範圍，是私人部門正式就業的職工及其家屬，由全國職工保險協會（Institute of Social Security, ISS）管理。但該協會並沒有將這些分散的醫療保險計畫統一起來，甚至有些保險計畫的基金和服務，都不受該協會的控制。此後，又建立了石油工人醫療保險（PEMEX）、軍人保險等其他強制性社會醫療保險制度，覆蓋石油工人、軍人及其家屬。後來，這種分散的醫療保險制度安排，在墨西哥醫療衛生體制中，逐漸確立主體地位。

1959年，建立由國家公務員社會保障和福利部（ISSSTE）管理的公務員社會服務和保障計畫，覆蓋範圍包括：政府雇員及其家庭，專門向其提供醫療衛生服務和其他社會福利。社會保險基金來源於政府財政資金和雇員的所得稅，分別占2/3和1/3。這進一步固化墨西哥分散的醫療衛生制度。同時，墨西哥政府根據《社會保障法》，嘗試擴大社會醫療保險收益，希望將臨時工和農村的工人也納入醫療保險體制，但是，這些政策並沒有得到有效的貫徹實施，社會醫療保險的擴大工作陷於停滯。

這些透過社會保障制度提供的醫療衛生服務，都局限在正規部門的雇員，完全把在非正規部門就業的雇員和其他低收入者排除在外（這部分人群的醫療服務，理論上由衛生與救助部提供，但由於政府財力有限，他們所獲得的醫療服務數量和品質，都非常有限）。另外，這種不是基於需求，而是基於職業地位和支付能力訂定的制度安排，導致社會資源和政府財力向具有一定經濟和政治地位的高收入者傾斜。最後，從地域分布上來看，墨西哥城等高收入地區集中了全國大部分的醫療衛生設施和服務，而向農村和欠發達地區提供的醫療衛生設施和服務，明顯不足。隨著時間的推移，這種兩極分化趨勢，越來越明顯。

（三）局部調整階段

20世紀70年代開始，到90年代末，是墨西哥衛生服務體系局部調整階段。墨西哥政府針對衛生體系在籌資公平性方面逐步暴露出的嚴重缺陷，將初級衛生保健擴大到缺醫少藥的農村地區和城市貧困人群，並針對具體問題推進改革方案，但成效不明顯。

20世紀60年代中後期，政府已經意識到醫療資源分布的不均衡，對社會團結和政策的有效性造成威脅，於是，在《社會保障法》中加入特別條款，要求覆蓋所有臨時雇員和農業工人，由政府提供資金，並由墨西哥社會保障部負責運營管理。20世紀70年代，各州利用IMSS等社會保障體系，增加基本醫療服務可及性和對窮人的社會保護，為農村居民和非正規部門的從業人員，提供部分社會保障待遇，使貧困人群可以利用衛生部門以外的資源，獲得醫療服務，即由社會保險部門實施的醫療救助專案（IMSS-CO-PLAMAR，後來稱為IMSS-SOLIDARIDADE和OPORTU-NIDADES）。該專案由IMSS農村事務部負責協調管理，由政府和IMSS簽訂協議，利用IMSS的醫療機構，為城鄉貧困人口提供醫療服務，經費由聯邦政府撥付，該專案覆蓋了1,400萬人口。但是，因為籌資管道有限，這些貧困人口所享受的醫療衛生服務品質，要遠低於正規就業人員。簡單地

說，該措施就是透過國家出資、利用社會保險（社會醫療保險）制度，向未參保人員提供低水準的醫療衛生服務，藉此實現醫療衛生服務的全覆蓋。但由於70年代經濟低迷，這項條款幾乎沒有實施。另外，這種制度分立的局面，導致墨西哥社會保障部和衛生與救助部，難以有效協調，政策措施大打折扣，甚至無效。

20世紀80年代，墨西哥政府又開始新一輪醫療衛生制度改革，目標仍然是實現醫療衛生服務的全覆蓋和提高醫療衛生服務品質。墨西哥政府為了擴大醫療服務的可及性、提高衛生體系的服務品質，建立更加統一的全國衛生改革的政策框架，協調社會醫療保險部門與衛生部門所屬服務提供者的關係。墨西哥政府第一次試圖將衛生服務提供的責任，轉移到州政府。於是，在1984～1988年，出現第一波權力下放改革，中央政府開始權力下放，並要求地方政府承擔醫療衛生服務，以期實現權力和責任的重構。聯邦政府的醫療救助專案和醫療服務，均由州政府直接負責提供，在地方上整合墨西哥社會保障部、衛生與救助部一些分支機構和當地政府所提供的服務，協調彼此的政策。但是，應當注意的是：中央政府的權力下放，只是將一部分職能下放給州政府，而不是衛生行政管理權限的全面下放，而且，只有經濟發達的14個州，進行這項改革。為了順利推進此項改革，總統同時也成立自任主席的「健康內閣」，提供政治支持，並負責協調各相關部門的行動，同時，還制定了國民醫療服務制度，由衛生與救助部負責國民醫療衛生政策的制定和協調。

1983年，墨西哥還通過《憲法修正案》和《衛生基本法》，賦予每個人獲得健康保護的基本權利。「人人享有醫療保障」被正式寫入《憲法》，後來制定的《普通醫療衛生法案》正是基於這一《憲法》條款。衛生與救助部更名為「衛生部」。1986年，墨西哥成立全國健康委員會（National Health Council, NHC）主要職責是協調聯邦政府和州政府衛生政策。儘管這次改革由總統主持的「衛生內閣」統一領導，並做了大量前期準備和規劃，但墨西哥在此期間再次遭遇經濟下滑。墨西哥金融危機的爆發，使聯邦財力陷入歷史最低點，政府沒有足夠財力為改革提供轉型成本，再加上利益集團的極力反對，使衛生改革再次陷入停滯，改革最終還是以失敗告終。

到了90年代，墨西哥政府再一次對全國的醫療衛生制度進行改革，又重新啟動第二波權力下放改革。這次改革基本上還是沿襲80年代的方向進行，只不過在要求地方承擔更多責任上，更加堅決和徹底，即在地方分權的基礎上，向國民提供更為有效的醫療衛生服務。剩餘的18個州參加改革行動，完成權力下放改革計畫，將更多的衛生管理職能和責任以及相應的籌資責任，下放給州政府，以進一步強化州政府衛生服務體系（State Health Services, SHS）。從表面上看，這次改革似乎是削弱了衛生部的中央權力，但從本質上來看，這次改革在於將衛生部基層深入到地方，從而實現衛生部在履行協調、管理、監管和評估職能的主導作用。在此期間，衛生部制定了1995～2000年衛生改革計畫，將擴大基本醫療保險的幾項改革，放在重要位置，提出擴大基本醫療保險的特別專案「保險擴大計畫」（Coverage Extension Program, CEP），繼續向低收入者提供基本的醫療衛生服務。同時，90年代早期，墨西哥政府開展針對貧困人口的減貧專案，抵禦金融危機的影響。

應該說，儘管上述措施在擴大醫療衛生服務覆蓋面上，發揮了一定作用，但只是部分滿足了低收入者的醫療衛生需求，醫療衛生制度還需要進一步改革。截止到2000年，在墨西哥1億人口中，大約52%沒有醫療保險。同時，由於墨西哥不同的醫療保險計畫，都有一套獨立的法律、法規和政策體系、獨立的管理機構和組織以及獨立的醫療服務機構，形成複雜的管理系統，增加不同部門之間政策的協調難度，影響墨西哥衛生改革的總體績效。

（四）整體改革階段

面對上述問題，2000年以後，墨西哥進行結構性和制度性衛生改革，即在醫療保障、服務提供和管理體制方面，整體推進，目標是到2010年實現健康保險的全民覆蓋，保護全體居民免受疾病風險的威脅。改革推進的策略是先從沒有醫療保險的人群著手，針對收入最低的脆弱人群，建立新的保險專案，而不急於對現有的社會保險和職工保險等進行改革，使改革容易起步和實施。衛生部制定了「2001～2006年全國衛生規劃」，提出全面衛生改革的方向，其中以建立社會健康保障制度為整體方案，以建立大眾健康保險（PHI）作為改革的突破口，逐步實現健康保障制度全面覆蓋的目標。

2003年4月，通過《社會健康保障制度》（*System of Social Protection in Health, SSPH*）法案，於2004年1月1日生效，目的是到2010年建立覆蓋全民的醫療保險制度。根據*SSPH*方案設計，一方面加強衛生部的領導作用，包括：對醫療衛生制度的監督、績效評估和管理；另一方面擴大社會醫療保險的覆蓋面，最終覆蓋占總人口中一半以上的無醫療保險人群。新增參保人員的籌資來源主要由聯邦和地方財政轉移支付構成，個人只需繳納一小部分保險費。個人繳費比重根據家庭收入情況而定，家庭收入越低，繳費越少；最貧困的20％家庭，則不需要繳交任何費用。初期主要向社會醫療保險覆蓋範圍有限的貧窮地區傾斜，旨在到2010年基本消除在公共醫療籌資上的地區差異，並在2011年基本實現醫療保險的全覆蓋。墨西哥不僅將健康保險覆蓋全國居民，而且將對縱向分割的衛生管理、籌資和服務功能，進行改革和整合。

在著手進行醫療保障制度改革的同時，新一屆墨西哥政府對藥品與食品衛生、環境衛生、職業衛生、進出口檢驗、檢疫等，涉及公眾健康和安全的監管機構和監管工作，進行整合，成立衛生部領導的「健康保護與監督局」，對其組織結構、目標和功能，進行全面調整，改變過去僅僅加強衛生過程監管職能的傳統，將工作重點放在威脅人民健康的危險因素的預防上。同時，對原來分散在聯邦政府不同的部門的監管職能，進行整合，形成真正意義上的「綜合衛生執法」，降低協調成本，提高執法效率。

健康保護與監督局的職能，大幅度擴展，負責9大專案、涵蓋248個行業的健康危險因素的保護與監督工作，包括：傳統的藥品監督局的審核工作，如：醫療器械、藥品、血液製品、組織、器官移植監管；工業產品的毒性、危險性審查，如：農藥、化肥、化學製品和基本化學品；各種民用產品的衛生，如：食品、菸草、飲料、化妝品、生物製品等監督審查；職業衛生，如：職業危害暴露檢測和預防；環境衛生，如：水、土壤和空氣和汙染檢測。

縱觀墨西哥醫療衛生制度改革過程，改革的重點主要有2個：一是擴大覆蓋面，將未參保的非正規部門和無就業家庭，都納入社會醫療保險制度，最終實現社會醫療保險的全覆蓋；二是整合原有醫療衛生體系分散的「碎片化」制度安排，重要舉措就是加強衛生部在整合醫療衛生資源上的主導作用，最終讓人民在享受醫療衛生服務上，實現基本公平。

三、醫療組織與服務體系

（一）醫療衛生制度

墨西哥醫療衛生制度從建立以來，歷經幾次大的改革，目前的醫療衛生制度基本架構，已經

形成。從大的方面來說，墨西哥的醫療保障和衛生體系由3部分組成：公共醫療衛生制度、社會醫療保險制度和私人醫療服務制度（詳見表21-4-1）。

1. 公共醫療衛生制度

公共醫療衛生制度主要是指墨西哥社會保障部的「機會專案」（IMSS-Opportunity），是由衛生部主導，並由聯邦財政提供資金，屬於帶有救助性質的福利保障計畫，主要向過去沒有社會醫療保險的農村偏遠地區和城市周邊貧困人口，提供醫療服務。公共醫療衛生制度由政府提供資金，只能向未參保人員提供一些基本的醫療服務，但在籌資過程中，往往受到政府預算的限制，籌資來源不穩定。未來的改革方向是加強衛生部的管理、監督和評價職能，整合現有的醫療衛生資源；專注於促進國民健康和衛生防疫工作，而原有的醫療服務，交由社會醫療保障機構負責；擴大醫療保險的覆蓋面，將未參保人群逐步納入大眾健康保險制度（PHI）中。

2. 社會醫療保險制度

社會醫療保險制度專案多樣化，其中覆蓋正規部門雇員的幾項計畫籌資來源相對穩定，提供的服務品質較好。社會醫療保險系統有幾種不同的保障類型：

(1)墨西哥社會保障部全國職工保險協會（ISS）管理的社會保障計畫，主要覆蓋全體正規部門就業人員，主要對象有企業工人、自營業者和農民，覆蓋5,000萬人，占總人口的50%，籌資來源於雇主、雇員和聯邦政府三方繳費，工人按薪資的一定比例繳納保險費，是墨西哥傳統的社會醫療保險制度。雇員每月繳納薪資的2.25%，雇主按雇員薪資的6.3%繳納，政府補助部分相當於雇員薪資的0.45%。

(2)國家公務員社會保障和福利部（ISSSTE）管理的公務員社會服務和保障計畫，主要覆蓋全體公務員，籌資來源於個人和聯邦政府繳費，涵蓋人口1,700萬。除此之外，還有為軍職人員建立的醫療保險計畫。

(3)墨西哥石油公司醫療保險計畫，主要為墨西哥石油公司職工及其家庭提供醫療衛生服務，籌資來源於雇員繳費和聯邦政府。

(4)大眾健康保險制度，這是2003年醫療改革之後建立的保險專案，旨在改變醫療服務的不平等現象和避免人民因病致貧。該項保險把4,000萬、占總人口40%的沒有任何保險的墨西哥窮人納入醫療保障範疇之內。籌資來源於聯邦政府、州政府和部分家庭繳費，並為他們的成員購買衛生部的醫療服務。

表21-4-1 墨西哥醫療衛生機構和衛生體系的構成

衛生制度	衛生機構	建立時間	覆蓋範圍	籌資來源
公共醫療衛生制度	衛生部	1979	貧困人口	政府
社會醫療保險制度				
社會保障計畫	社會保障部	1943	正規部門職工	雇主、雇員、政府
公務員社會服務和保障計畫	公務員社會保障和福利局	1960	公務員	雇員和政府
石油公司醫療保險計畫	國家石油獨營公司	1940	石油公司職工	雇員和公司
大眾健康保險計畫		2004	其他未覆蓋人口	政府和部分家庭
私營的醫療保險系統	私人機構	-	高收入人群	個人繳費

3. 私營的醫療保險系統

　　私人服務制度向有經濟負擔能力而未參加社會醫療保險制度的人群提供，醫療服務提供者形式多樣化，大約300萬富有的墨西哥人購買私人保險，享受高品質的醫療服務。但是，部分私人機構管理不受規範，甚至有些提供者尚未取得行醫資格。

（二）醫療衛生機構與衛生體系

　　在拉丁美洲國家中，墨西哥社會保障制度建立較早，也較為健全，覆蓋公務員家庭、其他正式就業家庭和非正式就業及無業家庭。針對不同的醫療制度，分別由公務員社會保障和福利局、社會保障部和聯邦衛生部主管，由公務員社會保障和福利局、社會保障部和州衛生局下設的分支機構經辦。此外，海軍、國防部、國家石油獨營公司等部門（機構），擁有自己的社會保障制度和管理機構。

　　墨西哥社會保障部是拉丁美洲規模最大的社會保障機構，於1943年建立，為大約5,000萬在正規單位工作、有固定收入的職工及家屬，提供從孕期至死亡的醫療衛生服務和非醫療衛生福利。制度的籌資來源有3：聯邦政府對每個參保人按照1997年首都墨西哥城最低薪資標準的13.9%（每年根據通膨率調整）進行補助，參保人任職單位繳納同樣額度的保險金，參保人個人根據薪資繳納不同額度的保險金。2009年，個人籌資額度約為2,500美元。參保人需到社會保障部系統的醫療衛生機構就醫，繳費後才可免費獲得全部的醫療衛生服務和藥物，但急診可以到系統外的醫療衛生機構就醫。社會保障部有自己的一級、二級、三級醫療機構、急救中心、家庭醫療中心、輔助醫療服務中心、流動醫院等3,000餘所，此外，還有21家科研機構。

　　公務員社會服務和保障計畫於20世紀60年代成立，為聯邦政府公務員和一小部分地方政府公務員家庭，提供全部醫療衛生服務及非醫療衛生福利。後者包括：養老金、房貸、旅行及飯店補助、食品有價格優惠等，目前約有280萬職工參保，連同其家屬在內，共有1,000萬參保人，絕大多數集中在都市，30%集中在首都墨西哥城。籌資來源為：聯邦政府、地方政府和個人，較之社會保障部管理的保險制度，籌資額度更高，醫療保險部分的運行機制類似。除急診外，參保人也需到系統內的醫療機構就醫，且新制定的改革法案允許社會保障部、公務員社會服務和保障計畫覆蓋的參保人員，退休後可以同時享受系統內醫療衛生機構提供的服務。

　　聯邦衛生部擁有少量醫療衛生機構，直接向少數人口提供服務。聯邦衛生部主管的覆蓋非正式就業及無業家庭的制度，是大眾健康保險制度，從公務員社會服務和保障計畫及社會保障部系統的醫療衛生機構處購買服務。墨西哥的各項社會保障制度自建醫療機構，直接向參保人提供醫療衛生服務，除急診服務外，不得互通。

　　將墨西哥三大衛生制度和相應的衛生機構進行總結整理，見表21-4-1。墨西哥的醫療保障制度，在實現全民覆蓋方面，為其他國家提供了有益的經驗，但醫療保障體系分散，是該國面臨最大的問題。不同的社會保障制度自建醫療機構，造成國家醫療機構重複建設、多頭規劃；不同制度的參保人不得在外系統就醫，造成醫療衛生資源的不當浪費和醫療衛生服務利用公平性差。為此，墨西哥總統已做出承諾，於2012年將分散的各項社會保障制度，整合為一項覆蓋全民的制度，從而結束當前分散分割的局面，建立更科學、高效的體制，為國民提供更好的醫療保障。

四、醫療保障的籌資與分配機制

1983年，墨西哥通過了《憲法修正案》和《衛生基本法》，賦予每個人獲得健康保護的基本權利。2003年4月，墨西哥修改《衛生基本法》，通過《社會健康保護制度》法案，其中最重要的是向未被傳統以職業為基礎的社會保障制度覆蓋的人群，提供醫療保障。法案規定「所有墨西哥人都有權加入衛生社會保障制度」，到2010年，建立覆蓋全民的醫療保險制度。墨西哥的衛生籌資，得到了法律的保證。

（一）醫療保險的籌資結構

根據上文所述，墨西哥衛生保險計畫，主要由以下3部分構成：社會保障計畫、公務員社會服務和保障計畫和大眾健康保險計畫。相應的墨西哥的保險人群，主要也有3類：私有企業雇員及其家屬，由社會保障計畫覆蓋；公共部門職員及其家屬，由國家公務員社會服務和保障計畫覆蓋；以前沒有保險的人，被大眾健康保險計畫所覆蓋。以上3種醫療保險的籌資結構，都是基於權責的三方結構建立起來的，屬於混合型的籌資機制。社會保障計畫、公務員社會服務和保障計畫和大眾健康保險制度的社會保險機構的結構很相似。這種結構包括：共濟金、聯邦政府、州政府與家庭之間的責任分攤。墨西哥醫療保險籌資組成（參見表21-4-2），如下：

表21-4-2 墨西哥醫療保險的籌資組成

保險類型	參保對象	組 成		
		受益人	共付方	政 府
社會保障計畫	私有機構的雇員	雇員	私有雇主	聯邦和州政府
公務員社會服務和保障計畫	公共機構的雇員	雇員	公共雇主	聯邦和州政府
大眾健康保險計畫	無固定薪資勞動者、自營業者、其他無保障家庭	家庭		聯邦和州政府

1. 政府資金

資金來源是聯邦政府對每戶家庭的固定衛生投入，也成為社會定額，這保證了3類人群的平等性。政府撥付給每一家庭固定的資金，會根據通膨情況，對額度進行階段性的調整，並有法律明文規定聯邦政府和州政府各自的負擔金額。2004年，聯邦政府的社會定額為最低薪資的15%，相當於每戶家庭一年230美元。

2. 共付部分

資金來源是每類人群的資金共付配套和在各州之間的再分配。在社會保障計畫的體系中，這一部分資金來源於雇主，即對私有企業雇員而言，其共付方是雇主；在國家公務員社會服務和保障計畫的體系中，來自於作為雇主角色的政府，即對公共部門職員而言，其共付方是公立部門和單位；在大眾健康保險計畫中，由於沒有明確的雇主，共付方是聯邦政府和州政府，資金由聯邦和州政府根據各州的發展水準和具體情況，協商籌集，這樣可以糾正各州之間發展的巨大不平衡

性。通常，聯邦的配套額度是每戶醫療費的社會定額的1.5倍，州的衛生資金配套的標準是每戶醫療費的社會定額的0.5倍，來源於州的稅收和其他收入。

3. 受益人或受益家庭投入

這一方式具有累進的特點和收入再分配的功能，繳費與個人或家庭收入成正比。對私有企業雇員和公立部門職員而言，他們的衛生保險費是根據薪資水準的高低，從總薪資中直接累進扣繳的。對於以前沒有參加保險的人群，為了保證公平，其資金投入也是累進的，每個家庭應該繳納的保險金，與其收入成正比。也就是說，家庭收入越高，繳納的保費就越高，這類家庭保險費投入的上限是：家庭可支配收入的5%；而收入最低的20%家庭，不用付保險費，但是必須參加有關的健康專案。

（二）醫療保險的資金分配

新衛生體系中，聯邦資金的分配，主要用於支持以下4部分：衛生部的管理監督職能、社區衛生服務、非重大疾病的個人服務和重大疾病昂貴的個人服務。保險基金在聯邦和州兩級，進行分配。根據保險精算，重大疾病保險金得到聯邦政府社會定額總和的8%，以及聯邦和州政府的保險配套資金。剩餘資金用於初級衛生服務，而家庭投入在州一級收繳和使用。聯邦固定衛生投入，根據一定的公式，在各州之間分配，目的是糾正存在的衛生問題和地區差異，達到分配的公平性。由於各州獲得的聯邦資金，在很大程度上取決於參與大眾保險專案的家庭多寡，這就打破了從前根據歷史習慣和醫務人員多少來進行分配的舊格局。

其中，個人醫療服務分為：基本和二級醫療衛生服務、三級以上醫院提供的昂貴醫療服務2部分。基本醫療服務主要針對風險性低、常見的衛生需要，費用由州政府負擔。服務主要包括：在小規模診所和醫療站獲取的基本醫療服務和二級醫院的基本專科服務。重大疾病風險性高、發生概率低，而州一級風險的分擔機制較為薄弱，因此，重大疾病資金由國家來籌集。國家衛生委員會負責支持確定重大疾病保險的核銷範圍，通常包括：癌症、心血管病、腦血管病、重傷、長期康復、愛滋病、新生嬰兒重護、器官移植、血液透析等，其確定標準包括：疾病負擔、成本效益指標和資源的多少等。

（三）大眾健康保險計畫

1. 大眾健康保險改革歷程

20世紀90年代以來，墨西哥醫療系統出現「三低」問題：公共衛生支出低、醫療保險覆蓋率低、各州之間人均衛生支出的均衡性低。20世紀末，墨西哥仍有半數人口沒有醫療保障、「因病致貧、因病返貧」現象嚴重。有鑑於以上問題，新的墨西哥衛生系統改革進入試運行階段，該階段的墨西哥醫改核心在於逐步建立針對全民的社會醫療保障系統，而社會醫保系統得以奏效的關鍵，則是建立起以中低收入人群為主要受益目標的大眾健康保險，在2006年底達到500萬個家庭。

墨西哥於2001年至2003年開始試行大眾健康保險制度。在衛生部的主持下，大眾健康保險計畫在全國5個州推廣。2002年，成立了全國社會健康保障委員會，監督管理該計畫的具體實施，目標是在2010年前將所有墨西哥人納進大眾健康保險計畫。這意味著墨西哥將向著全民醫療保險體系前進。

2003年5月15日，墨西哥政府頒布了相關法律；2004年1月1日起，依法建立社會醫療保障系

統，並在全國正式啟動改革。改革的重點是建立覆蓋全民的醫保制度，為此設立了4個目標：首先是要建立一個以漸進的、可預測和財政上持續的方式，增加公共衛生支出；二是提高配置效率，透過確保資金用於成本效益好的社區，干預專案，達到更高的分配效率；三是透過集體機制有效管理風險，使家庭免於在衛生支出花費過多；四是轉變衛生系統的激勵方式，透過將激勵機制從供方轉向需方，來提高品質、效率和對病患需求的敏感性。

2. 大眾健康保險籌資及支付方式

(1) 保險籌資

大眾健康保險對未被其他公共保險體系覆蓋的墨西哥公民，提供籌資保護。籌資結構是基於權責的三方結構。大眾健康保險的基金，由3部分組成：一是聯邦政府補助。聯邦政府對每戶家庭的衛生投入，都是固定的社會配額；二是州政府補助。不同人群的資金共付配套和在各州之間的再分配；三是家庭購買保險的費用。按家庭的收入水準繳納固定定額的保險費用，上限為5％，同時，還必須在醫療機構參加相關健康促進活動，而一部分最貧窮家庭則不用繳費。三部分合計平均到每個家庭約為680美元。主要資金來源是聯邦稅收和州政府提供的補充贊助。每年初，全國各州制訂工作計畫，州衛生部向聯邦衛生部報告參加醫保的人員名單，聯邦衛生部審核後，由財政部門直接將補助款撥付各州衛生部門。

具體來看，聯邦政府對每戶家庭予以衛生投入，從2004年開始，聯邦政府按照首都墨西哥城最低薪資標準的15％，對每個家庭給予補助，這一部分稱為社會配額；其次，聯邦政府再按照該社會配額的1.5倍、地方政府按照社會配額的0.5倍，進行補助，為政府對參保家庭的支持；最後，家庭根據收入情況，預先繳納少量的保險費。為提高籌資公平性，自願參加專案的家庭，根據收入多寡分為10組，收入越多、支付的保費越高。收入最低的2組家庭不需繳納任何保險金，但是，加入的前提條件是參加健康促進活動；3至7組有孕產婦及5歲以下兒童的家庭，也不需繳納任何保險金；對於其他收入水準的家庭，保險金是可支配收入的某一共同的固定額度，上限為5％。但對於收入最高的10％人口，由於收入最高的這些人口收入分布的差別巨大，因而建立了兩段付費制，依據組別繳納55美元到830美元不等的保險金。從平均水準看，2008年，墨西哥家庭平均籌資額度約為360美元。有資格參加保險的人口包括所有未從社會保險中受益的個體，包括：自營業者、失業者或失去勞動能力者。他們大多數為貧困人口或來自於女性當家的家庭。

(2) 保險支付

大眾健康保險計畫從2004年執行到2010年，每年接受14.3％的沒有保險的家庭（約1,100萬戶家庭）進入該保險，低收入家庭享有優先權。大眾保險計畫設計用來向個人衛生服務提供資金，大眾健康保險制度沒有自己的醫療衛生機構，透過購買社會保障部和公務員社會服務和保障計畫系統的醫療衛生服務，為參加保險的人群，提供針對特定服務專案和藥物目錄的保障。

大眾健康保險對個人衛生服務的支付，分為2部分：(1)基本衛生服務專案，包括：在普通醫院提供初級和二級水準上的干預措施；(2)對重大疾病的高級專業干預專案。經費由中央政府、州政府以及雇主、家庭分擔。家庭所繳保費隨著收入的增加而增加。基本醫療保險的個人醫療服務資金，由州政府負責管理，用於支付醫療服務站和全科醫院提供的基本服務。重大疾病保險資金則由中央政府負責管理，用於支付專科醫院提供的高成本服務。

基本衛生服務包括：初級水準的門診諮詢和臨時照料以及二級基本住院服務。參保人員享受6

大類266個醫療服務專案和116種兒童疾病的治療。而重大疾病專業干預包括的服務，也在逐漸更新，構成基於外在的、明顯的標準優先機制。大眾衛生委員會負責制定其範圍，選取的標準是根據疾病的負擔、成本效益和可供利用的資源。目前，重大疾病干預的疾病種類包括：癌症、心血管疾病、腦血管疾病、嚴重的意外傷害、長期康復、愛滋病、新生兒重病護理、器官移植、血液透析。隨著籌集的資金逐漸增加，干預專案數量也逐步上升，從91種干預專案、168種藥物療法，分別上升到154種和173種。

因為基本衛生服務專案大都是風險低、易頻發，因此，其所需的基金放在州一級上統籌。對重大疾病干預因其低概率、花費高，州一級統籌不能抵禦這種風險，所以就建立了全國的風險池（risk pool）。更進一步說，從供方角度來看，高專業性的干預透過集中服務，更有效率。

理論上，大眾健康保險可以向衛生部系統、社會保障系統和私人部門的醫療機構購買服務。但是在現階段，參與提供服務的還僅限於聯邦和州衛生部系統的醫療機構。目前，大眾健康保險對衛生部系統醫療機構的支付方式，是根據提供的服務而有所不同。對於基本衛生服務，按照人頭付費；對於重大疾病按照病例付費。但是，兩者都僅包括服務專案的變動成本部分，固定成本部分繼續按照傳統預算的方式撥款，到2010年以後，將合併兩種支付管道。

3. 大眾健康保險的實施效果

為了達到2010年實現全民覆蓋的目標，每年需要有接近150萬的家庭，必須加入。2003年，有614,000個家庭加入；到2004年，有接近1,722,000個家庭加入，這個數字約占沒有醫療保險的全部家庭的13％；2006年底，已有接近510萬個家庭加入。在橫向覆蓋的同時，縱向覆蓋也在提高，覆蓋更多的福利，利用費用效用分析，為他們提供綜合的醫療保障服務，從門診服務到基本專科服務、高級專科服務。墨西哥醫療衛生支出占全國GDP的比重，從2000年的5.7％升至2006年的6.8％；在最貧困人口中，擁有醫保者的比例從7％增至55％；從農村醫療站到大型專科醫院，墨西哥在全國新建1,700個醫療機構；在財政分配、人均衛生支出上，原本相差懸殊的32個州，也逐步縮小差距。新的衛生系統不局限於對疾病的治療，建立了社區衛生保健資金，用於預防和改善健康，透過加強預防，進一步減輕疾病帶來的雙重負擔，調查顯示幾種非傳染性疾病早期檢測，得到了較大的提高。

五年時間雖然比較短，但變化是大的。墨西哥瘧疾發病率降低了60％、接受風濕病治療的人數增加6倍、肺結核的致死率下降30％、產婦接受免疫接種已經達到95％的覆蓋率，且是世界上產婦免疫接種最全面的，過去五年產婦死亡率加速降低，使產婦的死亡率減少了20％，且新生兒死亡率在2015年前降低2/3、吸菸的男性青少年減少了17％、接受乳房透視檢查的人增加17％、接受早期癌變檢查的人增加32％。隨著大眾健康保險覆蓋面越來越廣，貧困家庭得到了更多的經濟保護，因高額的衛生保健支付而致貧的家庭減少了20％。

附　錄

參考文獻

1. Abel S. B. "The rise and decline of the early HMOs." *Milbank Memorial Fund Quarterly*, 1989, 66(4): 694-719.

2. Abel S. B. *An introduction to health, policy, planning and financing*. London and New York: Longman, 1994.

3. Abel S. B., Creese A. *Recurrent costs in the health sector*. Geneva: WHO, 1989.

4. Abel S. B., Dua A. "Community-financing in developing countries: the potential for the health sector." *Health Policy and Planning*, 1988, 3(2): 95-108.

5. Aggarwal A. "Impact evaluation of Inida's 'Yeshasvini' community-based health insurance programme." *Health Economics*, 2010, 19(5): 5-35.

6. Armstrong A. "A comparative analysis: new public management-the way ahead?" *Australian Journal of Public Administration*, 1998, 57(11): 12-24.

7. "Assessment of health systems' crisis preparedness-Poland," 2010.

8. "Australian Institute of Health and Welfare 2011 Australia's hospitals 2009-10: at a glance." *Health services* series no.39. Cat. no. HSE 106. 2011, Canberra: AIHW.

9. Austrialian Government. "National health reform: progress and delivery." http://www.yourhealth.gov.au/internet/yourhealth/publishing.nsf/Content/nhr-progress-delivery.

10. Axel K. "Health interview surveys in developing countries: a review of the methods and results." *International journal of epidemiology*, 1983, 12(4): 465-481.

11. Balarajan Y., Selvaraj S., Subramanian S. V. "Health care and equity in India." *Lancet*, 2011, 377(9764): 505-515.

12. Balarajan Y., Selvaraj S., Subramanian S. V.. "India: towards universal health coverage 4 health care and equity in India." *Lancet*, 2011, 377(2): 505-515.

13. Bank T. W. "Czech republic." http://data.worldbank.org/country/czech-republic, 2014/05/01.

14. Bank T. W. "Russian federation." http://data.worldbank.org/country/russian-federation, 2014/05/01.

15. Basch P. F. *International health*. New York: Oxford University Press, 1978.

16. Bassetti M., Di Biagio A., Rebesco B., et al. "Impact of an antimicrobial formulary and restriction policy in the largest hospital in Italy." *Int J Antimicrob Agent*, 2000, 16(3): 295-298.

17. Beaver C., Zhao Y., McDermid S., et al. "Casemix-based funding of Northern Territory public hospitals: adjusting for severity and socio-economic variations." *Health Economy*, 1998, 7(1): 53-61.

18. Berndt. *Journal of Economic Perspectives*, 2002, 16(4): 45-66.

19. Bhat R. "Regulation of the Private Health Sector in India." *International Journal of Health Planning and Management*, 1996, 11(3): 253-274.

20. Bhattacharjya A. S., Sapra P. K. "Health insurance in China and India: segmented roles for public and private financing." *Health Affairs*, 2008, 27(4): 1005-1015.

21. Black D. "Inequalities in health." *American Journal of Public Health*, 1991, 105(21): 23-27.

22. Blanpain Jan, et al. *National health insurance and health resources: the Eurpean experience*. Cambridge Mass: Harvard University Press, 1978.

23. Bloom G. "Managing health sector development: markets and institutional reform." *Neoliberalism and the Development Policy Debate*. New York: Oxford University Press, 1991.

24. Bloom G., et al. *Financing health services in poor rural areas: adapting to economic and institutional reform in China (IDS Research Report 30)*. England: Institute of Development Studies.

25. "Boards of Trustees of the Federal Hospital Insurance and Federal Supplementary Medical Insurance Trust Funds." *2002 Annual Report*. Germany, 2003.

26. Bradshaw J. "The conceptualization and measurement of need: a social policy perspective." In *Jennie Popay and Gareth Williams Researching the people's health*. (ed.) London-New York: Routl, 1994.

27. Brown L. D. "Exceptionalism as the Rule? US Health Policy Innovation and Cross-National Learning." *Journal of Health Politics, Policy and Law*, 1994, 23(1): 35-51.

28. Bryndová L., Pavloková K., Roubal T., et al. "Czech republic: health system review." *Health Systems in Transition*, 2009(1): 1-122.

29. Canadian Association of Medical Clinics. *New horizons in health care: proceedings of first international congress on group medicine*. Winnipeg, Manitoba: Wallingford Press, 1970.

30. Canadian Institute for Health Information. *Canada's health care providers, 2000 to 2009-a reference guide*. Ottawa, Ont.: CIHI, 2011.

31. Canadian Institute for Health Information. *National health expenditure trends, 1975 to 2011*. Ottawa, Ont.: CIHI, 2011.

32. Chen T. J., Chou L. F., Hwang S. J. "Application of concentration ratios to analyze the phenomenon of 'Next-Door' pharmacy in Taiwan." *Clinical Therapeutics*, 2006(28) 8: 1225-1230.

33. Chou Y. J., Cyip W., Cheng-hua Lee. "Impact of separating drug prescribing and dispensing on provider behaviour Taiwan's experience." *Health policy and planning*, 2003, 18(3): 316-329.

34. Cichon M. "Health sector reforms in central and eastern Europe: paradigm reversed." *International Labour Review*, 1991, 130(3): 311-327.

35. Claudia J. *Flawed but fair: Brazil's health system reaches out to the poor.* Geneva: World Health Organization, 2008.

36. Cleary M. I., Murray Jo M., Michael R., et al. "Outpatient costing and classification: are we any closer to a national standard for ambulatory classification systems?" *The Medical Journal of Australia*, 1998, 169(Suppl): 26-31.

37. Commerce USDO. *Income, poverty, and health insurance coverage in the United States: 2010*, 2011.

38. "Constitution of the Republic of South Africa (No.108 of 1996)." *Statutes of the Republic of South Africa - Constitutional Law*, 38: 1241-1331. http://www.info.gov.za/documents/constituti.

39. Coopers, Lybrand D. *Costing and pricing contracts, pricing in hospitals: a case study.* London: NHS Management Executive, 1990.

40. Coovadia H., Jewkes R., Barron P., et al. "The health and health system of South Africa: historical roots of current public health challenges." *Lancet*, 2009, 374(9692): 817-834.

41. Creese A. "Global trends in health care reform." *World Health Forum*, 1994, 15(4): 317-322.

42. Creese A. "User charge for health care: a review of recent experience. Current Concerns. SHA paper number 1." *Division of Health Service Strengthening.* Geneva: WHO, 1990.

43. Dahlgren G., Whitehead M. *Policies and strategies to promote equity in health.* Geneva: WHO, 1992.

44. Dang T., Antolin P., Oxley H. "Fiscal implications of aging: projections of age-related spending." *Economics department: Working paper.* Paris: Organisation for Economics Cooperation and D.

45. David B. H., Kemp K. B. *The Management of health care technology in nine countries.* New York: Springer Publishing Co., 1982.

46. David H., Megan N. "South African health review 1995." Durban: Health Systems Trust (2004-05-05). http://www.hst.org.za/sahr/chap4.htm, 2011/10/21.

47. Davies A. M. "Epidemiology and the Challenge of Aging." *International journal of epidemiology*, 1985, 14(1): 9-21.

48. Department of Health (1999). *Health sector reform agenda: Philippines 1999-2004.* Manila, Philippines.

49. Department of Health Studies, Bureau of Statistics. *Canada Health Survey 2002.* Ottawa, 2003.

50. Department of Health. *White paper for the transformation of the health system in South Africa*, 1997.

51. Devadasan N., Criel B., Van Damme W., et al. "Performance of community health insurance in India: findings from empirical studies." *BioMed Central*, 2012, 6(1): 9.

52. Development data, World Data Bank, 2013. http://databank.worldbank.org/data/home.aspx.

53. Dimova A., Rohova M., Moutafova E., et al. "Bulgaria: health system review." *Health Systems in Transition*, 2012, 14(3): 1-186.

54. DOH (2005). "Department of health, government of the Philippines." Accessed online at: http://www.doh.gov.ph.

55. Duckett S. J. "Casemix funding for acute hospital inpatient services in Australia." *Medical Journal of Australia*, 1998, 169: S17-S21.

56. Duckett S. J. "Hospital payment arrangements to encourage efficiency: the case of Victoria, Australia." *Health Policy*, 1995, 34: 113-134.

57. Ellis R. P., Alam M., Gupta I. "Health insurance in India: prognosis and prospectus." *Economic and Political Weekly*, 2000, 35(4): 207-217.

58. Epistein A. M. "Medicaid managed care and high quality, can we have both?" *Journal of American Medical Association*, 1997, 278(19): 1617-1621.

59. Epstein A. M. "US teaching hospitals in the evolving health care system." *Journal of American Medical Association*, 1995, 273(15): 1203-1207.

60. Evans J. RKL H., Warford J. "Shattuck lecture-health care in the developing world: problems of scarcity and choice." *New England Journal of Medicine*, 1981, 305(19): 1117-1127.

61. Fan V. Y., Mahal A. "Learning and getting better: rigorous evaluation of health policy in India." *National Medical Journal of India*, 2011, 24(6): 235-237.

62. Fleury S., Belmartino S., Baris E. *Reshaping health care in Latin America: a comparative analysis of health care reform in Argentina, Brazil, and Mexico.* Canada: The International Deve.

63. Fries J. F. "Aging, natural death, and the compression of morbidity." *New England Journal of Medicine*, 1980, 303(3): 130-135.

64. Funchs V. R. "Managed care and merger mania." *Journal of American Medical Association*, 1997, 277(11): 920-921.

65. Furnas B. *American Health Care Since 1994.* 2009.

66. Gaál P., Szigeti S., Csere M., et al. "Hungary health system review." *Health Systems in Transition*, 2011, 13(5): 1-266.

67. General information of the plan. http://bps.ops.moph.go.th/H.doc, 2011.

68. Gertler P., Solon O. *Who benefits from social health insurance in developing countries?* University of California Berkeley, Working Paper, 2000.

69. Giang T. L. "Social health insurance in Vietnam: current issues and policy Recommendations." *ERIA Research Project Report*, 2009, 10: 292.

70. Gilson L., McIntyre D. "Post-apartheid challenges: household access and use of health care in South Africa." *International Journal of Health Services*, 2007, 37(4): 673-691.

71. *Global status report on noncommunicable diseases 2014.* WHO, 2014.

72. Goudge J., Russel S., Gilson L., et al. "Illness-related impoverishment in rural South Africa: why does social protection work

for some households but not others?" *Journal of International Development*, 2009, 21(2): 231-251.

73. Government of Canada. "Healthy Canadians- a federal report on comparable health indicators 2008." http://www.hc-sc. gc.ca/hcs-sss/pubs/system-regime /index -eng.php.

74. Government of United Kingdom. *Department of Health-Spending Review 2010*, 2011.

75. Graser W. *Health insurance in practice: international variations in financing, benefits, and problems*. Oxford: Jossey-Bass Publishers, 1991.

76. Haley D. R., Beg S. A. "The road to recovery: Egypt's healthcare reform." *J Health Plan Manage*, 2012, 27(1): 83-91.

77. Ham C. "Learning from the tigers: stakeholder health care." *Lancet*, 1996, 347(9006): 951-953.

78. Hamed A. "Egypt's transition towards a third wave of health sector reform." http://egyhealthcare. info/archives/306.

79. Hollingsworth J. R., et al. *State intervention in medical care: Ithaca*. New York: Cornell University Press, 1991.

80. Hu S., Tang S., Liu Y., et al. "Reform of how health care is paid for in China: challenges and opportunities." *Lancet*, 2008, 372(9652): 1846-1853.

81. Huby M., Dix G. *Evaluating the social fund*. UK: Social Policy Research Unit, University of York, 1992.

82. Hurst J. *The reform of health care: a comparative analysis of seven OECD countries*. OECD: Paris, 1992.

83. International Union of School and University Health and Medicine. *School Health Symposium*. Stockholm, Sweden, 1975.

84. Japan Ministry of Health and Welfare. "Annual report on health and welfare 1999-2000." *Seeking for new image of the elderly as social aging proceeds into the 21*st *century*. Japan, 2001.

85. John T. J., Dandona L., Sharma V. P., et al. "India: towards universal health coverage 1 continuing challenge of infectious diseases in India." *Lancet*, 2011, 377(9761): 252-269.

86. Kaiser. "KPMG survey of employer-sponsored health benefits, 1996 and 1998." *Health Research and Educational Trust (HRET)*, 1999.

87. Kaiser. "Survey of employer-sponsored health benefits, 1999 and 2000." *Health Research and Educational Trust (HRET)*, 2001.

88. Kalimo E. "Health service needs: measurement of levels of health." *WHO Regional Publications, European Series*, 1988, 7: 64-71.

89. Karen E., Li L., Meng Q. Y., et al. "Health service delivery in China: a literature review." *Health E-conomics*, 2008, 17(2): 149-165.

90. Kassirer J. P. "Mergers and acquisitions-who benefits? Who loses?" *New England Journal of Medicine*, 1996, 334(11):722-723.

91. Kim H. J., Chung W., Lee S. G. "Lessons from Korea's pharmaceutical policy reform: the separation of medical institutions and pharmacies for outpatient care." *Health Policy*, 2004, 68(3): 267-275.

92. Kobe, Japan. "The development of community health care in Shanghai." *Emerging patterns of primary health care for the ageing population of a megalopolis*. WHO Centre for Health Development, 2004, 4(1): 61.

93. Korea National Health Insurance Corporation. *Major indicators of the national health insurance by year*. Seoul, Korea: Korea National Health Insurance Corporation, 2002. http://www.nhic.

94. Kumar M. "India: towards universal health coverage." *Lancet*, 2011, 377(9777): 1568-1569.

95. Kuszewski K., Gericke C., Busse R. *Health care systems in transition: Poland*. Copenhagen: WHO Regional Office for Europe, 2005.

96. Kuttner R. "Columbia / HCA and the resurgence of the for-profit hospital business." *New England Journal of Medicine*, 1996, 335(6): 446-451.

97. Kwon S. "Changing health policy process: polices of health care reform in Korea." *Journal of Health Politics, Policy and Law*, 2005, 30(6): 1003-1026.

98. Kwon S. "Pharmaceutical reform and physician strikes in Korea separation of drug prescribing and dispensing." *Social Science & Medicine*, 2003(57): 529-538.

99. La Forgia G., Somil N. S. *Government-sponsored health insurance in India: are you covered?* The World Bank, 2012.

100. Labour and Social Affairs OECD. *The reform of health care–a comparative analysys of seven OECD Countries*, OECD, 1992.

101. Lee E. K., Malone D. C. "Comparison of peptic-ulcer drug use and expenditures before and after the implementation." *Clinical Therapeutics*, 2003; 25(2): 578-592.

102. Levin L. S., et al. *Self care: lay initiatives in health*. New York: Prodist, 1976.

103. Levitt R., Wall A. *The reorganized national health service*. London: Chapman & Hall, 1992.

104. Lin V., Smith J., Faekes S. "Public health practice in Australia: the organized effort (2nd edition)." *Australian Journal of Primary Health*, 2015, 21(1): 115.

105. Ma S., Sood N. *A comparison of the health systems in China and India*. The RAND Corporation, 2008.

106. Magrini A. "New approaches to analyzing prescription data and to transfer pharmacoepidemiological and evidence-based reports to prescribers." *Pharmacoepidemiology and Drug Safety*, 2002, 11(8): 721-726.

107. Mahal A., Yazbeck A. S., Peters D. H., et al. "The poor and health service use in India." The World Bank: Health, Nutrition and Population(HNP) Discussion Paper.

108. Markham B. "Trends in health care coverage and financing and their implications for policy." *New England Journal of Medicine*, 1997, 337(14): 1000-1003.

109. Marmot M. G., et al. "Immigrant mortality in England and Wales 1970-1978." In *OPCS Studies of medical and population*

subjects (No.47). London: HMSO, 1984.

110. Masami H. "Health service in Japan." In M. W. Raffel, *Comparative Health Systems* (ed.). University Park: Pennsylvania State University Press, 1984, 335-370.

111. Matsuda S. "Regulatory effects of Health examination programs on medical expenditures for the elderly in Japan." *Social Science of Medicine*, 1996, 42(5): 661-667.

112. Maxwell R. J. "Health and wealth: an international study of health-care spending." *Lexington Books*, 1981.

113. McGuire A., Henderson J., Mooney G. *The economic of health care: an introductory text*. London: Routledge & Kegan Paul, 1994.

114. Ministry of health of Singapore. *Annual report 2001*. Singapore: Ministry of Health, 2001.

115. Ministry of health of Singapore. *State of health 1998–the report of the director of medical services*. Singapore: Ministry of Health, 1998.

116. Ministry of health of Singapore. *State of health 2000–the report of the director of medical services*. Singapore: Ministry of Health, 2000.

117. Ministry of health of Singapore. *State of health 2001–the report of the director of medical services*. Singapore: Ministry of Health, 2001.

118. Ministry of Health. *Affordable health care: a white paper*. Singapore: SNP Publishers, 1993.

119. Ministry of Health. *Blue paper on the national health plan*. Singapore: Ministry of Health, 1983.

120. Ministry of Health. *Labour and welfare of Japan, annual reports on health and welfare 1998-1999 social security and national life*. Japan: Ministry of Health, Labour and Welfare, 2009.

121. Ministry of Health. *Pillars of health–a pictorial record of public health care facilities in Singapore*. Singapore: Ministry of Health, 1994.

122. Ministry of Labor, Invalids, and Social Affairs (MOLISA). *Mot so van deve chinh sach bao dam xa hoi onuoc ta hien nay* (the Current situations of social protecti).

123. Ministry of Public Health (MOPH). *Health survey in rural China (in Chinese)*. China: MOPH, 1986.

124. Mossialos E., Oliver A. "An overview of pharmaceutical policy in four countries: France, Germany, the Netherlands and the United Kingdom." *Interactional Journal of Health Planning Management*, 2005, 20(4): 291-306.

125. National Center for Health Statistics. *Health, United States, 2010: With Special Feature on Death and Dying*. Hyattsville, MD, 2011.

126. National Centre for Health Statistics (NCHS). *National Household Survey 1999*. Washington, 1990.

127. National Health Insurance, Department of Health of the Republic of South Africa website, http://www.doh.gov.za, 2011.

128. Nguyen Thi Vinh Hoa. "Voluntary Social Insurance in Vietnam." http://siteresources.worldbank.org/INTTHAI-LAND/Resources/333200-1089943634036/475256-115139885839.

129. Noeikhiew N. Takeover of private hospitals. "Democrat deputy leader says someone speculating on failure of Bt 30 health scheme." *The Nation*, 2003.

130. Nordberg E. *Invisible needs, past household health survey in third world countries: a review of method*. Gothenburg: Nordic School of Public Health, MPH thesis S.

131. Normand C., Weber A. *Social Health Insurance: a guidebook for planning*. WHO, 1994.

132. Office for Population Census and Surveys (OPCS). *General household survey*. London: OPCS, 1993.

133. Park S., Soumerai S. B., Adams A. S. *Antibiotic use following a Korean national policy*. Oxford University Press, 2005.

134. Parker R. L., Hinman A. R. "Use of health services." *American Journal of Public Health*, 1982, 72(9 Suppl): 71-77.

135. Patel V., Chatterji S., Chisholm D., et al. "Chronic diseases and injuries in India." *Lancet*, 2011, 377(9763): 413-428.

136. Paul V. K., Sachdev H. S., Mavalankar D., et al. "Social determinants of health." *Cent Eur J. Public Health Supplement*, 2007, 15: S30-S32.

137. Pauly M. V. "The evolution of health insurance in India and China." *Health Affairs*, 2008, 27(4): 1016-1019.

138. Pharmaceutical Price Regulation Scheme. "Seven report to Parliament, UK." *PMPRB Annual Report, 2001-2002*. Canada, 2003, 205.

139. PhilHealth. *The PhilHealth Chronicles: The Journey Towards Universal Social Health Insurance*. Corporate Planning Department, Philippine Health Insuran, 2004.

140. Philip M. "The impact of the economic crisis on health ang health care in Latin America and the Caribbean." *WHO Chronicle*, 1986, 40(4): 152-157.

141. Philippines National Health Accounts 2003. Data is accessed online at: http://www.nscb.gov.ph/stats/pnha/2003/default.asp. DATA ALSO ACCESSED FROM... World Health.

142. Phua K. H. "Privatisation and restructuring of health services in Singapore." *Occasional paper 5*. Singapore: Times Academic Press, 1991.

143. Pongpisut Jongudomsuk. "Effect of capitation payment on resource allocation and financing of public hospital in Thailand." *Conference paper*, Asia Healthcare & Insurance, 2003(06): 88-90.

144. Popovich L., Potapchik E., Shishkin S., et al. "Russian federation: health system review." *Health Systems in Transition*, 2011, 13(7): 1-190.

145. Prakongsai P., Limwattananon S., Tangcharoensathien V. "The equity impact of the universal coverage policy: lessons from Thailand." *Advances in Health Economics and Health Services Resource*, 2009, 21: 57-81.

146. Prinja S., Bahuguna P., Pinto A. D., et al. "The cost of universal health care in India: a model based estimate." *PLoS One*, 2012, 7(1): e30362. doi: 10.1371/journal.pone.0030362.

147. Ramani K. V., Mavalankar D. "Health system in India: opportunities and challenges for improvements." *Journal of Health Organization and Management*, 2006, 20(6): 560-572.

148. Rao M., Rao K. D., Kumar A. K. S., et al. "India: Towards Universal Health Coverage 5 Human resources for health in India." http://www.thelancet.com, 2011.

149. Ratha D., Timmer H. "Resource book of community-based health care organization social health insurance schemes in the Philip." *Global Economic Prospects 2006*, World Bank GTZ, 2003.

150. Reddy K. S., Patel V., Jha P., et al. "India: yowards universal health coverage 7 towards achievement of universal health care in India by 2020: a call to action." *Lancet*, 377(9767): 760-768.

151. Research Unit in Health and Behavioural Change (RUHBC). *Changing the public health*. Chichester: Willey, 1989.

152. Robertson P. *Rethinking need: the case of criminal justice*. Dartmouth: Aldershot, 1991.

153. Rodwin M. A., Okamoto A. E. "Physicians' conflicts of interest in Japan and the United States: lessons for the United States." *Journal of Health Politics, Policy and Law*, 2000, 25(2): 343-375.

154. Roemer M. I., John E. I. "The social consequences of free trade in health care: a pubic health response to orthodox economics." *International Journal of Health Service*, 1982, 12(1): 111-129.

155. Sankar D., Kathuria V. "Health system performance in rural India: efficiency estimates across states." *Economic and Political Weekly*, 2004, 39(13): 1427-1433.

156. Sapelli C., Torche A. "The mandatory heath insurance system in Chile: explaining the choice between public and private insurance." *International Journal of Health Care Finance Economists*, 2001, 1(2): 97-110.

157. Savedoff W. "Tax-based financing for health systems: options and experiences." http://www.WHO.EIP/FER/DP.Beijing, 2004, 2007/05/06.

158. Scholkopf M. "The hospital sector in Germany: an overview." *World Hospitals and Health Services*, 2000, 36(3): 13.

159. Siranee I. "The provincial health office as performance manager: change in the local healthcare system after Thailand's universal coverage reforms." *International Journal of Health Planning Management*, 2012, 27(4): 308-326.

160. "Social insurance enrollments surge." http://www.dztimes.net/post/social/social insurance enrollments surge.aspx, 2011.

161. Solon O., Panelo C., Gumafelix E. *A review of the progress of health sector reform agenda implementation*, 2002.

162. Spf in Vietnam 2010 working paper of ministry of labor, invalid and social affairs. http://www.socialsecurityextension.org/gimi/gess/RessShowRessource.do?ressource.

163. Stevens A., Gabbay J. "Needs assessment needs assessment." *Health Trends*, 1991, 23(1): 20-23.

164. Strindhall, Margareta R. N., Henriks, Göran M. B. A. "How to improved access to health care successfully spread across Sweden." *Health Care Management Review*, 2007, 16(1): 16-24.

165. Sun X. M. *Health access and health financing in rural China*. Ph.D. Thesis. UK: Keele Publish House, 1996.

166. Sun X. M., et al. "Survey of the medical financial assistance schemes of the urban poor in Shanghai." *International Journal of Health Planning and Management*, 2002, 17(2): 91-112.

167. Supon L., Phusit P. "Why has the universal coverage scheme in Thailand achieved a pro-poor public subsidy for health care?" *BMC Public Health*, 2012, 12(Suppl 1): S6, PMC3382631.

168. Tatara K. "Prescribing and dispensing in Japan: conflict of interest?" *Clin Med*, 2003, 3: 555.

169. *Thailand: Sustaining Health Protection for All*. 2012.

170. "Thailand-country cooperation strategy: at a glance." http://www.who.int/countryfocus/cooperation_strategy/ccsbrief_tha_en.pdf, 2010.

171. "Thailand-country healt profile, glabal health observatory." http://www.who.int/gho/countries/tha.pdf, 2011.

172. "Thailand-country statistics, global health observatory." http://apps.who.int/ghodata/?vid=19400&theme=country, 2011.

173. The Health Care Study Group. "Understanding the choices in health care reform." *Journal of Health Politics, Policy and Law*, 1994, 19(3): 499-541.

174. *The health care workforce in Europe-learning from experience*, 2006.

175. The Kaiser Commission On Uninsured. *The Uninsured: A Primer*, 2007.

176. Tilley I. *Managing the internal market*. London: Paul Chapman Publishing Ltd., 1993.

177. Toh C. "Impact of a free market system on medicine in Singapore." *Singapore Medical Journal*, 1997, 38: 7-10.

178. Tran Thi Mai Oanh. "An assessment of health care for the poor in Vietnam social insurance enrollments surge." http://www.dz-times.net/post/social/social insu, 2011.

179. Tran Van Son, General Statistical Office(GSO). *Niengiamthongke* (Statistical Yearbook). Experiences of Social Insurance in Vietnam (2000-2007).

180. Tran Van Son. *Experiences of Social Insurance in Vietnam (2000-2007)*.

181. U. S. Census Bureau, Population Division. *Annual estimates of the population for the United States, Regions, States, and Puerto Rico: April 1*, 2010 to July 1, 20.

182. United Nations Children's Fund. *Children state in the world*. Washington D. C., 1999.

183. United Nations. *Population Aging 1999*. New York, 2000.

184. White A., et al. *Health survey for England 1991*. London: HMSO, 1993.

185. Whitehead M. *The concepts and principles of equity and health*. WHO: Copenhagen, 1990.

186. Whitehead M. *The health divide, Inequalities in health*. Penguin: Harmondsworth, 1992.

187. WHO. *Social health insurance, selected case studies from Asia and the Pacific*. 2005.

188. Wiggins D. *Needs, values and truth*. Oxford: Blackwell, 1987.

189. Wikipedia. "Health insurance in the United States." http://en.wikipedia.org/wiki /Health insurance in the United States.

190. Wilkinson R. G. *Income and mortality in Wilkinson, class and health*. London, 1988.

191. World Bank. "Discussion Briefs, World Bank Philippines Country Office." Accessed from the website at: http://siteresources.worldbank.org/INTPHILIP., September 2005.

192. World Bank. "Philippines Data at-a-Glance." information accessed online at: http://devdata.worldbank.org/AAG/phl_aag.pdf., 2005.

193. World Bank. Latest PPP data taken from World Development Indicators online at website: http://siteresources.worldbank.org/ICPINT/Resources/Table1_1.pdf., 2002.

194. World Bank. *World Development Report 1986*. New York: Oxford University Press, 1986.

195. World Bank. *World Development Report*. Washington D. C.: World Bank, 1985.

196. World Health Organization, "Evaluation of recent changes in the financing of health services." Report of a WHO Study Group, WHO Technical Report Series, No. 829.

197. World Health Organization. "World Health Statistics 2013." http://www.who.int/gho/publications/world_health_statistics/2013/en/.

198. World Health Organization. "World health statistics 2014." http://www.who.int/gho/publications/world_health_statistics/2014/en/.

199. World Health Organization. *A report of the health and health insurance*. (unpublished document WHO/SHS/NHP/94.3) Geneva: WHO, 1994.

200. World Health Organization. *Financing health for all: economic strategies to support the strategy for health for all.*(unpublished document prepared for Executive)

201. World Health Organization. *Intersectoral action for health*. Geneva: WHO, 1986.

202. World Health Organization. *The public / private mix in national health systems and the role of ministers of health*. (unpublished document WHO/SHS/NHP/91.2) Geneva.

203. World Health Organization. *The world health report–health systems financing: the path to universal coverage*. Geneva: World Health Organisation, 2010.

204. World Health Organization. *World Health Statistics (2012-2014)*. 2012-2014.

205. World Health Organization. *World health statistics 2010*, 2011.

206. World Heath Organization. *Prevention of Perinatal Morbidity and Mortality*. Geneva: WHO (Public Health Papers NO.42), 1972.

207. Yiengprugsawan V., Kelly M., Seubsman S. A., et al. "The first 10 years of the universal coverage scheme in Thailand: review of its impact on health inequalities and lessons learnt for middle-income countries." *Australas Epidemiol*, 2010, 17(3): 24-26.

208. Yip W., Hsiao W. "China's Health care reform: a tentative assessment." *China Economic Review*, 2009, 20(4): 613-619.

209. Yoder R. A. "Are people willing and able to pay for health services?" *Social Science and Medicine*, 1989, 29(1): 35-42.

210. Yuen P. P. "The corporatization of public hospital services in hong kong: a possible public choice explanation." *Asian Journal of Public Administration*, 2014, 16(2): 165-181.

211. Zhang X., Hattori S., Nghia B. T. "Technical assistance to the socialist republic of Vietnam for developing the socialsecurity system." http://www.adb.org/documents/t.

212. Zollner D., Kohler P. A., Zacher K. F. *The evolution of social insurance 1881-1981 (eds.)*. London: Francis Printer, 1982.

213. 〈日本醫藥分業鏡像〉,《醫藥經濟報》。http://www.hyey.com/MemberServices/ArtcleCharge/ShowArticle.aspx?ArticleID=75898, 2006/09/15。

214. 〈泰國:僅30泰銖保障,卻人人看得起病〉,《新華每日電訊》, 2006/04/12。

215. 〈奧巴馬吹響醫改「集結號」〉,《寧波晚報》, 2010/03/20。http://daily.cnnb.com.cn /nbwb/html/2010-03/20/content_175067.htm。

216. A. H. 羅伯遜著,金勇進等譯,《美國的社會保障》。北京:中國人民大學出版社, 1995。

217. Chan C. K.、楊陽、趙明傑,〈30泰銖治療所有疾病——泰國醫療保健制度的一種嘗試〉,《醫學與哲學(人文社會醫學版)》。2007, 28(10):7-8, 13。

218. Fragonard B.〈醫療保險走勢預測〉,法國社會保險部門網站。http://www.securite-sociale.fr/institutions/hcaam/rapport2007/hcaam_rapport2007.pdf., 2006

219. Krzysztof Kuszewski Christian Gericke著,羅昊譯,《轉型中的衛生體制:波蘭(2005)》。北京:北京大學醫學出版社, 2007。

220. Raffel M. W., 夏宗明,〈捷克斯洛伐克的醫療制度改革〉,《國外醫學(衛生經濟分冊)》。1993, 10(3):121-127。

221. Ward R.，陳靜英，〈墨西哥的醫療保健〉，《國外醫學（衛生經濟分冊）》。1988，5(3)：34-37。
222. 丁棟興、馬亞娜，〈國外醫療救助支付方式對我國的啟示〉，《衛生經濟研究》。2009(8)：22-24。
223. 于金富、張詩悅，〈經濟發展理論的制度主義分析範式及其比較〉，《經濟縱橫》。2012(9)：14-18。
224. 于倩倩，〈國際醫療救助費用控制實踐及啟示〉，《中國衛生經濟》。2008，27(12)：13-15。
225. 于廣軍，〈區域性醫療衛生聯合體的構建〉，《中國醫療保險》。2009(4)：33-35。
226. 于廣軍、馬強，〈處於轉型中的波蘭醫療衛生制度〉，《中國衛生資源》。2007(3)：153-156。
227. 山西科普網，〈美使用計算機和染色體信息拓寬現有藥物用途〉。http://www.sxkp.com/kpw/kjbnews/News_View.asp?NewsID=100172，2011/08/19。
228. 中共中央國務院，〈中共中央國務院關於深化醫藥衛生體制改革的意見〉。2009/03/17。
229. 中國勞動諮詢網，〈赴德國、匈牙利醫療保險考察報告〉。http://www.51shebao.com，2009/05/06。
230. 中國價格協會，〈全球視野下藥品價格管理政策研究〉。2011，3：207-217。
231. 中國衛生部國外貸款辦公室，〈美國醫療衛生服務管理體制對中國農村衛生發展的借鑑和啟示〉，《中國衛生經濟》。2008，27(11)：75-80。
232. 中華人民共和國國家發展和改革委員會價格司，〈法國藥物價格管理概況〉。http://jgs.ndrc.gov.cn/jgqk/t20071119_173105.htm。
233. 中華人民共和國統計局，《國際統計年鑑》。2011。
234. 孔德樹、李偉、姚舜路，〈赴古巴醫療組治療頸椎病100例報告〉，《頸腰痛雜誌》。2001，02：142-143。
235. 尤川梅、馮友梅，〈捷克衛生體制改革概況〉，《中國社會醫學雜誌》。2009(2)：85-86。
236. 尤建複、邊文，〈日本醫療保險制度改革問題〉，《國外醫學（衛生經濟分冊）》。1998，15(3)。
237. 尹榮秀、胡大一，〈古巴醫療體制的成就帶來的思考——他山之石，可以攻玉〉，《中國醫藥導刊》。2008，06：807-809。
238. 方力，〈泰國保險公司調整醫療保險的經營策略〉，《保險研究》。1999(8)：48-49。
239. 毛相麟，〈古巴全民醫療制度的建立與完善〉，《中國黨政幹部論壇》。2007(6)：39-41。
240. 毛相麟，〈古巴的全民醫療制度是怎樣建立起來的〉，《學習月刊》。2007(7)：42-44。
241. 毛相麟，〈古巴的全民醫療保障制度〉，《科學決策》。2007(8)：54-55。
242. 毛群安，《美國醫療保險制度剖析》。北京：中國醫藥科技出版社，1994。
243. 毛聖昌，〈德國社會醫療保險改革趨勢〉，《國外醫學（衛生經濟分冊）》。2002，19(3)：126-130。
244. 牛序茜，〈中國與墨西哥醫療保障對比研究〉，《全國商情（理論研究）》。2012，22：43-44。
245. 王小萬、劉麗杭，〈已開發國家衛生保健管理模式的比較研究〉，《衛生經濟研究》。1995(5)：18-20。
246. 王小萬、劉麗杭，〈國際衛生保健制度發展趨勢與基本理論模式的評述〉，《中國社會醫學雜誌》。1995(2)：53-56。
247. 王小麗，〈國外醫療保險支付方式的比較及思考〉，《中國醫院管理》。1999(4)：10-12。
248. 王利軍，〈古巴醫療模式對我國醫療改革的啟示〉，《藥學教育》。2009(4)：1-3。
249. 王宏東，〈人口形勢與我國人口發展戰略〉，http://wenku.baidu.com/link?url=S46_efwIugnaAaxqVNPh4F8n3I5b6MLYJZ8p2sPUOuXxTw4-E6i5o0D77C_0Aw5xqPFpcDP0jMLJN，2013。
250. 王秀娟，《臺灣與中國大陸醫療保障制度比較研究》。武漢：武漢科技大學碩士學位論文，2011。
251. 王東升、饒克勤，〈巴西、阿根廷衛生保健體制改革與發展〉，《中國衛生經濟》。2006(11)：78-80。
252. 王欣，《泰國30銖醫療計畫及對中國新農合的啟示》。山東：山東大學碩士學位論文，2013。
253. 王青、劉麗杭，〈英國全科醫師支付方式的改革與發展趨勢〉，《中國衛生經濟》。2008，27(12)：82-85。
254. 王軍，〈台、日醫藥分業之旅〉，《中國藥店》。2011(7)：48-49。
255. 王倩，《中國與全球衛生資源的比較研究》。北京：北京協和醫學院碩士學位論文，2013。
256. 王珩、李念念，〈國外醫療保障制度的改革發展及其啟示〉，《學術界》。2010(4)：219-223，289。
257. 王茹玲、聶聰，〈日本居家護理現狀的啟示和探索〉，《中國預防醫學雜誌》。2010，11(11)：1151-1152。
258. 王偉，〈日本醫療制度的課題與改革〉，《日本學刊》，2002(3)：99-109。
259. 王彩波、丁建彪，〈社會公平視角下公共政策有效性的路徑選擇——關於公共政策效能的一種理論詮釋〉，《吉林大學社會科學學報》。2012(2)：61-66。
260. 王敏，〈日本強制性醫療保險制度〉，《中國保險》。2001，6。
261. 王清，〈劉易斯與舒爾茨經濟發展理論比較研究〉，《經濟縱橫》。2011(1)：20-24。
262. 王琬，〈2009年中國醫療保障研究綜述〉，《中國衛生政策研究》。2010，3(2)：34-39。
263. 王雲霞、李倩、董全林等，〈波蘭衛生體制改革概況〉，《中國社會醫學雜誌》。2008(1)：18-19。
264. 王榮華，〈四維健康人與社會：四維健康新理念〉，《社會觀察》。2007(12)：5-9。
265. 王福重，〈公共物品理論的發展及其對中國財政問題的認識意義〉，《財貿經濟》。2000(9)：23-27。
266. 王賢吉，〈香港醫院管理局：概況、組織架構和運作機制〉，《衛生政策研究進展（內刊）》。2009(7)：16-37。
267. 王澤民、楊振君，〈墨西哥的醫療保險制度〉，《醫學與哲學（人文社會醫學版）》。2007，12：45-47。
268. 王諾，〈古巴醫療體制的評價及其對中國的啟示〉，《拉丁美洲研究》。2009(2)：50-55。
269. 王諾、王靜，〈古巴醫療體制發展歷程及其啟示〉，《中國社會醫學雜誌》。2009(1)：19-22。
270. 王錦霞，〈「醫藥分開」的必要性與可行性〉，《中國藥品流通》。http://jiankang.cntv.cn /20120312/100535.shtml，2012/03/12。

271. 王鴻勇，〈國外醫療保險模式和改革發展比較分析〉，《國外醫學（衛生經濟分冊）》。1999，16(2)：49-63。
272. 王鴻勇，〈國際醫療保險模式和改革發展比較分析〉，《國外醫學（衛生經濟分冊）》。1999，2(16)。
273. 王鴻勇，〈論國際醫療保險費用控制機制的發展趨勢〉，《中國衛生經濟》。1998，8：13-15。
274. 王鴻勇、牛鍾順，〈醫療費用控制機制的發展趨勢〉，《國外醫學（衛生經濟分冊）》。1998，15(3)：97-100。
275. 王豐，〈全民健保——最實惠的臺灣奇跡〉，《共產黨員》。2009(24)。
276. 世界銀行資料庫，http://data.worldbank.org.cn/country/poland#cp_wdi。
277. 世界衛生組織，〈實現全民健康覆蓋的最佳實踐〉，《中國衛生政策研究》。2013(3)：10。
278. 世界衛生組織，《1997年世界衛生報告：征服疾病，造福人類》。北京：人民衛生出版社，1998。
279. 世界衛生組織，《2000年世界衛生報告》。2001。
280. 世界衛生組織，《世界衛生統計報告》。2011。
281. 世界衛生組織官方網站，http://www.who.int/en/。
282. 付晨，〈香港醫療衛生體制簡介〉，《衛生政策研究進展（內刊）》。2009(7)：9-11。
283. 付晨、張鋼，〈臺灣地區醫療衛生管理體制的啟示和借鑑〉，《中國衛生資源》。2007，10(1)：24-25。
284. 代濤、王小萬、何平，〈香港和臺灣地區醫務人員經濟激勵機制的特點〉，《衛生經濟研究》。2007(8)：16-18。
285. 加里著，沈娟、任琛譯，《轉型中的衛生體制：匈牙利（2004）》。北京：北京大學醫學出版社，2008。
286. 尼古拉斯·巴爾、大衛·懷恩斯著，賀曉波、王藝譯，《福利經濟學前沿問題》。北京：中國勞動社會保障出版社，2003。
287. 尼古拉斯·埃伯施塔特著，國研網編譯，《世界人口前景與全球經濟展望——未來的發展形勢》。2011。
288. 弗朗索瓦－格紮維埃·施威耶著，張春穎、馬京鵬摘譯，〈法國醫療公職部門改革——醫療衛生、社會契約與市場〉，《國家行政學院學報》。2010(5)：139-140。
289. 甘劍斌，〈一個歷史唯物主義的視角——開發中國家貧困落後的根本原因〉，《江海學刊》。1999，5：103-105。
290. 田春潤，〈墨西哥的醫療保險制度〉，《中國勞動科學》。1989(11)：35-37。
291. 田春潤，〈墨西哥醫療保險醫院「一條龍」管理〉，《勞動保障通訊》。2000(9)：41。
292. 石光、雷海潮，〈印度衛生保健體制概況——印度衛生保健體制考察報告之一〉，《中國衛生經濟》。2008，27(8)：91-94。
293. 石光、雷海潮，〈印度衛生體制面臨的挑戰與改革——印度衛生保健體制考察報告之二〉，《中國衛生經濟》。2008，27(9)：95-96。
294. 石光、雷海潮、高衛中，〈巴西和智利衛生改革考察報告〉，《衛生經濟研究》。2008(06)：13-18。
295. 石祥、周綠林，〈國外弱勢群體醫療救助制度對我國的啟示〉，《中國衛生經濟》。2007，11：78-80。
296. 任冉，〈澳大利亞衛生保健系統的改革（一）〉，《國外醫學（衛生經濟分冊）》。2000，17(1)：18-26。
297. 任苒，《中國醫療保險制度發展框架與策略》。北京：經濟科學出版社，2009。
298. 任麗明、劉俊榮，〈城市醫療救助與城鎮居民基本醫療保險制度相銜接模式的分析及建議——以廣州市為例〉，《中國衛生事業管理》。2010，27(8)：525-528。
299. 伍海華，〈現代經濟發展理論的新發展〉，《經濟學動態》。1995(4)：53-56。
300. 匡莉，〈管理醫療——美國醫療保險運行方式的主流〉，《國外醫學（醫院管理分冊）》。2000，2：49-52。
301. 曲創、臧旭恒，〈公共物品理論研究中的實驗方法〉，《經濟學動態》。2003(7)：27-31。
302. 朱正國，〈農村醫療保險制度改革的經濟學分析〉，《衛生經濟研究》。2010(3)：13 16。
303. 朱佳，《中國醫療保障制度變遷：路徑依賴及超越》。北京：首都經濟貿易大學碩士學位論文，2010。
304. 朱坤、謝宇、尤川梅等，〈南非衛生領域公私合作夥伴關係及啟示〉，《中國衛生政策研究》。2009，2(6)：57-60。
305. 朱坤、謝宇、栗成強等，〈英國社區衛生服務管理體制的經驗與啟示〉，《中國初級衛生保健》。2010，24(6)：19-21。
306. 朱益宏，〈臺灣地區全民健康保險以點數結算的總額預付制度簡介〉，《衛生政策研究進展》。2012(2)。
307. 朱雪奇、劉曉強，〈越南健康保險制度實施概述〉，《國外醫學（衛生經濟分冊）》。1995，04：148-152。
308. 朱瑩、孫曉明、梁鴻，〈上海市貧困人口醫療救助政策實踐評價〉，《社區衛生保健》。2002，3(3)：158-161。
309. 江耘，《香港公立醫院薪酬情況》。中華醫院管理學會赴港考察組，1999。
310. 江勝珍，〈政府責任與教育公平：基於公共物品理論的探討〉，《現代大學教育》。2011(6)：7-10。
311. 江鎧，〈拉丁美洲新自由思想醫療體制改革評析〉，《國外醫學》。2007，24(4)：178-183。
312. 米馬納里夫等著，司徒素儉譯，《轉型中的衛生體制：吉爾吉斯斯坦》。北京：北京大學醫學出版社，2007。
313. 艾自勝，〈新加坡醫療保險模式的發展與剖析〉，《上海交通大學學報》。1998，19(9)。
314. 何兆煒，〈香港公立醫院管理改革與醫管局發展思路〉，「上海市衛生發展研究中心雙月論壇」，2011/04/18。
315. 余薺，〈從社會政策導向看構建社會主義和諧社會——從組織行為學公平理論談起〉，《毛澤東思想研究》。2007(6)：109-111。
316. 吳丹，〈法國醫療保險制度概況〉，《中國勞動保障》。2009(5)：61-62。
317. 吳妮娜、李倩、馬麗娜等，〈瑞典衛生體制改革〉，《中國社會醫學雜誌》。2007，24(4)：235-237。
318. 吳思，〈巴西、埃及等發展中國家醫療保障經驗及啟示〉，《中國公共衛生管理》。2014(1)：26-28。
319. 吳偉，〈西方公共物品理論的最新研究進展〉，《財貿經濟》。2004(4)：88-92。
320. 吳淼，《淺析「金磚五國」經濟發展》。2012。

321. 吳雅冰、何潤欣、蔡江南,「世界醫改啟示錄（七）」〈俄羅斯：從政府主導到角色缺失〉,《中國醫院院長》。2011(16)：54-58。

322. 吳傳儉、路正南、王玉芳,〈社會醫療保險對社區醫療服務機構公平性的影響分析〉,《中國全科醫學》。2005,8(17)：1426-1427。

323. 呂學靜,《日本社會保障制度》。中國：經濟管理出版社,2000。

324. 宋大平、任靜、趙東輝、張立強、汪早立,〈墨西哥醫療保障制度概況及對我國的啟示〉,《中國衛生政策研究》。2010(7)：49-51。

325. 宋心德,〈墨西哥為農民提供醫療保障〉,《瞭望新聞週刊》。2001,43：18。

326. 宋秀娟、劉剛,〈產業升級的兩類比例及經濟學基礎——西方經濟學與馬克思主義經濟學的比較與綜合〉,《齊魯學刊》。2013(5)：107-111。

327. 宋連仲、趙竹岩、劉秀峰,《國外醫療保險制度比較研究》。北京：北京醫科大學、中國協和醫科大學聯合出版社,1994。

328. 李久輝、樊民勝,〈法國醫療保險制度的改革對我們的啟示〉,《醫學與哲學》。2010,31(8)：44-46。

329. 李宇輝,〈中俄基本醫療保障制度比較研究〉,《國外醫學（衛生經濟分冊）》。2012,29(4)：145-148。

330. 李安良,〈澳大利亞的衛生服務〉,《國外醫學（醫院管理分冊）》,1994,11(4)：156-159。

331. 李亞青,〈政府在衛生服務市場中的作用〉,《國外醫學（衛生經濟分冊）》,1996(1)。

332. 李享、葉露,〈德國藥品價格形成和補償機制對我國的啟示〉,《中國衛生資源》。2010,13(6)：307-309。

333. 李岳峰、高新才,〈中國衛生制度演進的新解析〉,《中國衛生經濟》。2007,26(8)：20-23。

334. 李明輝,〈中外農村醫療保險制度比較〉,《世界農業》。2013,09：79-84。

335. 李林、劉惠玲,〈赴匈牙利、捷克考察報告〉,《中國康復》。2006,05：348。

336. 李俊,《商業保險公司參與社會醫療保險管理的模式研究》。成都：西南財經大學碩士學位論文,2012。

337. 李玲、陳秋霖,〈人口變化對醫療衛生體系的影響〉。http://ccer.pku.edu.cn/download/713121.pdf。

338. 李珍,《社會保障理論》。北京：中國勞動社會保障出版社,2001。

339. 李珍、王保真、周芸,〈中國醫療衛生事業監管的現狀及問題分析〉。2007(4)。http://wenku.baidu.com/link?url=6mbGCmtn9W6vLQndZFqPcqv-8qFOrEcJtfijpUHv-YUjv_Fs4pNtveRuTED4Gws9D_xTTcPDnwh25FAz_4ojHknARiF4Q0gmIoK5JvH_gle。

340. 李珍主編,《社會保障理論》。北京：中國勞動社會保障出版社,2007。

341. 李紀才,〈社會主義公平：理論、歷史和現實〉,《中共中央黨校學報》。2011,01：5-9。

342. 李英偉,〈德國、捷克共和國醫療保險制度的借鑑與啟示〉,《勞動保障世界》。2009(11)：50。

343. 李偉強,〈全民健康保險制度制度對醫療品質的影響〉。「第二屆海峽兩岸醫院醫保管理高層論壇」,江蘇：南京,2010。

344. 李啟英,〈以馬克思、恩格斯公平理論為指導解決社會和諧中的矛盾〉,《當代經濟研究》。2007,10：12-16。

345. 李國鴻,〈加拿大醫療保險模式及其發展評析〉,《國外醫學（衛生經濟分冊）》。2005,22(1)：5-11。

346. 李國鴻,〈法國醫療保險制度改革評析〉,《國外醫學（衛生經濟分冊）》。2007,24(3)：102-107。

347. 李國鴻,〈瑞典醫療服務體系研究〉,《國外醫學（衛生經濟分冊）》。2006,23(2)：49-55。

348. 李國鴻,〈瑞典醫療保險體制改革概述〉,《國外醫學（衛生經濟分冊）》。2001,18(3)：100-105。

349. 李琮,《西歐社會保障制度》。北京：中國社會科學出版社,1989。

350. 李超,《中國醫療保障體制改革規制研究》。西安：西安科技大學碩士學位論文,2012。

351. 李磊,〈新加坡與泰國醫療救助的經驗及其啟示〉,《經濟研究導刊》。2012(3)：213-214。

352. 李魯濱,〈當代全球衛生概況及走向——全球衛生峰會及《費城協議》簡介〉,《解放軍預防醫學雜誌》。2005,23(4)：311。

353. 李曉輝、劉啟明、曹媞,〈日本的「醫藥分業」改革及其對我國的啟示〉,《現代商業》,2009(36)：206-208。

354. 李靜,《瑞典醫療保障制度研究》。上海：復旦大學經濟學院,2010。

355. 沈華亮,〈德國、法國醫療保險制度及其對我國醫改的啟示〉,《中國衛生事業管理》。2000,16(7)：441-442。

356. 沙拉姆·赫斯馬特著,應向華譯,《衛生管理經濟學》。北京：北京大學醫學出版社,2004。

357. 肖玉明,〈效率公平：對人本主義公平觀的挑戰——兼論改革的社會公平理論〉,《理論探討》。1996(4)：86-88。

358. 肖宏浩、郭振華、饒曉兵,〈澳大利亞的經驗對我國基本藥物目錄遴選的啟示〉,《中國藥事》。2008,22(11)：961-968。

359. 初笑宇、黃麗佳、韓鵬飛,〈俄羅斯衛生體制改革概況〉,《中國社會醫學雜誌》。2009(8)。

360. 初笑宇、韓鵬飛、黃麗佳等,〈匈牙利衛生體制改革概況〉,《中國社會醫學雜誌》。2008,25(5)：271-273。

361. 周令、任苒、王文娟,〈墨西哥醫療保障體系改革及其對我國的借鑑〉,《醫學與哲學（人文社會醫學版）》。2007,10：4-6。

362. 周永波,〈按人頭付費、多層次保障——泰國醫療保險的幾個特點〉,《中國社會保險》。1999,12：34。

363. 周宇,〈加拿大醫療保險支付制度的特點和改革實踐〉,《中國衛生資源》。2005,8(4)：185-187。

364. 周建瑩,〈提高醫療衛生資源使用效率——上海探索構建區域性醫療聯合體〉,《醫院院長論壇》。2009(6)：13-14。

365. 周海燕,〈美國鄉村醫學教育計畫對我國醫學教育的啟示〉,《中國高等醫學教育》。2011,2：114-115。

366. 周國順、潘小麗、李凱霖,〈探索研究醫師工作量績效評估的依據〉,《醫院管理論壇》。2008,25(12)：20。

367. 周紹東，〈以勞動與分工為硬核的馬克思經濟發展理論研究〉，《社會主義研究》。2013，01：8-14。
368. 周壽祺，《對策與思考——城市醫療保障制度改革縱橫談》。貴州：貴州人民出版社，2002。
369. 孟慶越、姚嵐，《中國城市醫療救助理論和實踐》。北京：中國勞動社會保障出版社，2007。
370. 孟慶躍，〈全民健康覆蓋：從理念到行動〉，《中國衛生政策研究》。2014(2)：1-4。
371. 宗曉卞，〈英國藥物目錄遴選有哪些程序〉，《中國醫療保險》。2010，8：62。
372. 岳公正、潘虎，〈管理型醫療運行模式國際比較及其政策啟示〉，《經濟師》。2005，12：11-12。
373. 彼得・戴蒙德，〈社會保障私有化：智利經驗〉，《拉丁美洲研究》。2010，32(6)：64-71。
374. 易雲霓，〈市場經濟國家衛生經濟政策的特點及對我國的啟示〉，《衛生經濟研究》。1996，8。
375. 易雲霓，〈西方發達國家衛生經濟政策的調整與變化〉，《中國衛生經濟》。1996，7：8。
376. 易雲霓，〈國外社會醫療保險制度管理體制比較研究〉，《中國衛生經濟》。1995，14(2)：17-19。
377. 易雲霓，〈國外醫療保險支付制度比較研究〉，《國外醫療保險比較研究》。1994，9。
378. 林名清，〈關於醫藥分業問題的探討（上）〉，《中國醫院藥學雜誌》。1998，18(3)：132-135。
379. 林明健、周海沙，〈新加坡衛生保健體制的變遷——對新加坡保健體制的回顧〉，《國外醫學（醫院管理分冊）》。2002(1)：38-40。
380. 武川正吾、左藤博樹著，李黎明、張永春譯，《企業保障與社會保障》。北京：中國勞動社會保障出版社，2003。
381. 武瑞雪、葉露，〈英國專利藥價格管理政策述評〉，《中國藥房》。2009(7)：483-485。
382. 知識產權實驗室，〈美國藥品專利保護研究及啟示〉。http://zhangchu.fyfz.cn/ art/1018791.htm，2011/07/03。
383. 邱家學、趙麗華，〈日本、泰國、韓國、巴西農村醫療制度對我國的啟示〉，《中國藥業》。2007，16(14)：4-6。
384. 邵海亞、彭翔，〈藥品定價與補償政策的國際經驗比較〉，《價格理論與實踐》。2011(9)：69-70。
385. 金春林，〈日本醫療保險改革進展〉，《中國衛生資源》。1999，2(1)：39-40。
386. 金祥榮，〈劉易斯的古典二元經濟發展理論評述〉，《世界經濟研究》。1988，04：72-78。
387. 金維剛，〈新加坡如何實現全民醫保（上）〉，《中國醫療保險》。2011(4)：65-67。
388. 金鐘範，《韓國社會保障制度》。上海：上海人民出版社，2011。
389. 俞立巍、徐衛國，〈法人治理結構在區域性醫療聯合體中的實施路徑探析〉，《中國醫院》。2010(12)：35-37。
390. 俞衛，《國際社會保障動態——全民醫療保障體系建設》。上海：上海人民出版社，2013。
391. 勇素華，〈臺灣全民健康保險制度制度績效論析〉，《經濟研究導刊》。2009(2)：192-193。
392. 姚建紅，〈澳大利亞的醫療保險制度〉，《中國衛生經濟》。2006，6(25)：49-50。
393. 姚淑梅、姚靜如，〈金磚國家的崛起及其發展前景〉，《宏觀經濟管理》。2012，28(8)：84-86。
394. 姜立剛、王偉，〈金磚國家醫療衛生體制對中國醫改的啟示〉，《當代經濟研究》。2014(3)：38-41。
395. 姜相春、徐傑，〈巴西醫療衛生體制考察與思考〉，《中國初級衛生保健》。2003(7)：93-95。
396. 姜愛華、王妍婷，〈政府在醫療服務中的責任——古巴的經驗和啟示〉，《全球化》。2013，09：50-58，126-127。
397. 柳玉芝、張純元，〈高齡老人的經濟和醫療保障現狀、問題與對策思考〉，《人口與經濟》。2003(1)：12-16。
398. 段昆，《當代美國保險》。上海：復旦大學出版社，2001。
399. 段雲鋒、王小萬，〈日本衛生保健制度改革與發展趨勢〉，《國外醫學（衛生經濟分冊）》。2002(4)：166-170。
400. 美國社會保障總署，《全球社會保障制度—1995》。北京：華夏出版社，1997。
401. 胡丹丹、隋丹、黃麗佳等，〈亞美尼亞衛生體制改革概況〉，《中國社會醫學雜誌》。2008，25(4)：219-221。
402. 胡玲，〈英國全民醫療服務體系的改革及啟示〉，《衛生經濟研究》。2011(3)：21-23。
403. 胡善聯，〈美國聯邦醫療保險計畫的介紹〉，《衛生經濟研究》。2006(12)：41-42。
404. 胡善聯，〈發達國家的藥品定價政策〉，《醫藥經濟報》。http://www.yyjjb.com. cn/html/2011-08/03/content_147675.htm，2011。
405. 胡善聯，〈評價衛生系統績效的新框架——介紹2000年世界衛生報告〉，《衛生經濟研究》。2000(7)：5-7。
406. 胡愛平、王明葉，《管理式醫療保健——美國的醫療服務與醫療保險》。北京：高等教育出版社，2010。
407. 胡睿，〈印度：醫療服務普及性最差〉，《中國社區醫師》。2012，28(44)：23。
408. 胡蘇雲，《醫療保險和服務制度》。成都：四川人民出版社，2001。
409. 范文勝，〈西方國家控制醫療花費的改革〉，《國外醫學（衛生經濟分冊）》。1996(3)：121-122。
410. 范文勝，〈政府間衛生資源轉移和分配的原則〉，《國外醫學（衛生經濟分冊）》。2000，17(1)：32-34。
411. 范桂高、南方，〈墨西哥東北部醫療資源分配不均問題調查〉，《國外醫學（衛生經濟分冊）》。2006(3)：140-144。
412. 赴三國醫療保險制度考察團，〈巴西、阿根廷、墨西哥醫療保險制度考察〉，《中國衛生經濟》。1989(2)：59-64。
413. 韋瀟、郭岩、沈娟，〈中亞五國的衛生體制及其改革政策〉，《中國衛生經濟》。2010，29(8)：94-96。
414. 香港食物及衛生局網站，http://www.fhb.gov.hk。
415. 香港特別行政區政府衛生署，衛生署公共衛生服務收費預覽，2011。
416. 香港衛生署健康寶庫網站，http://www.healthyhk.gov.hk。
417. 香港醫院管理局網站，http://www.ha.org.hk。
418. 倪思明、董鳴，〈阿根廷、智利醫療衛生和醫保制度考察〉，《中國醫藥指南》。2007(02)：111-114。
419. 卿思敏、孫津，〈從古巴的公共醫療看中國醫改〉，《中國發展》。2013(4)：43-47。

420. 唐金成、陳黎勇，〈越南保險市場發展研究〉，《東南亞縱橫》。2012(10)：48-54。

421. 夏文斌，〈建立社會主義公平觀——學習鄧小平社會公平的理論〉，《北京大學學報（哲學社會科學版）》。1999(2)：17-23。

422. 夏宗明，〈越南海防市試行健康保險計畫評價〉，《國外醫學（衛生經濟分冊）。1995(3)：125-126。

423. 孫利華、孫倩、劉江秋，〈國外基本藥物遴選的成功經驗及其對我國的啟示〉，《中國藥房》。2010，21(4)：4513-4516。

424. 孫志剛，〈衛生體制改革考察報告〉，http://www.iiyi.com/med/thread-2089234-1.html。

425. 孫昕霙、郭岩、孫靜，〈健康信念模式與計畫行為理論整合模型的驗證〉，《北京大學學報（醫學版）》。2009(2)：129-134。

426. 孫柏英，〈新政治經濟學與當代公共行政〉，《北京行政學院學報》。2002(3)：20-24。

427. 孫洪波，〈古巴的醫療外交〉，《拉丁美洲研究》。2007(5)：52-55。

428. 孫炳耀，《當代英國瑞典社會保障制度》。北京：法律出版社，2000。

429. 孫統達、童亞琴、馬藻華，〈健康公平——建設健康城市的公共政策基石〉，《中國農村衛生事業管理》。2007(10)：723-725。

430. 孫會、宋璐璐、魏春豔，〈城鄉醫療救助制度發展趨勢初探〉，《地方財政研究》。2013(9)：66-68。

431. 孫瑩，〈俄羅斯醫療保障體制改革及其前景〉，《學理論》。2011(26)：79-80。

432. 孫曉明，〈21世紀上海衛生發展大趨勢〉，《中國衛生政策》。1999(9)：21-23。

433. 孫曉明，〈21世紀初上海衛生發展的背景、機遇與挑戰〉，《衛生經濟研究》。1984(8)：15-16。

434. 孫曉明，〈中國加入WTO對上海醫療市場的影響〉，《中國衛生政策》。2000(3)：20-22。

435. 孫曉明，〈公立醫院管理體制改革戰略思考〉，《社區衛生保健》。2002，2（5）：305-307。

436. 孫曉明，〈制約型醫療服務模式比較性研究〉，《中國衛生事業管理》。2001(3)：164-166。

437. 孫曉明，〈知難而進，迎接挑戰——上海衛生系統貫徹國務院醫改決定的配套改革情況〉，《中國衛生經濟》。2000(1)：28-29。

438. 孫曉明、張鋼、趙丹丹等，〈上海衛生資源存在問題和對策研究〉，《中國衛生政策》。1998(11)：10-12。

439. 孫曉明、梁鴻，〈從四維空間看社區衛生服務發展〉，《中國衛生政策》。2002(4)：24-26。

440. 孫曉明、梁鴻、田文華，〈社區衛生服務改革與發展〉，《社區衛生保健》。2002，1(1)：1-7。

441. 孫曉明、陳雄熊、鮑勇，〈上海社區衛生服務實踐與研究（上）〉，《中國衛生政策》。1999(11)：18-22。

442. 孫曉明、陳雄熊、鮑勇，〈上海社區衛生服務實踐與研究（下）〉，《中國衛生政策》。1999(12)：13-16。

443. 孫靜，〈WHO基本藥物概念與國家實踐〉，《中國衛生政策研究》。2009，2(1)：38-42。

444. 席驍儒，〈「敗絮其中」的俄羅斯免費醫療〉。http://view.163.com/special/reviews/medicalinsuranc1010.html，2013/10/10。

445. 徐志堅，〈不同醫療服務模式的經濟學特徵及我國醫療改革模式探討〉，《中國腫瘤》。2007，16(11)：872-875。

446. 徐明江、張新花、梁文傑，〈中國與東盟國家醫療保障體系比較研究〉，《醫學與哲學（A）》。2013，12：67-69。

447. 徐勇勇、劉丹紅、王霞等，〈國家衛生系統績效測量與統計指標的概念框架〉，《中國衛生統計》。2006(5)：386-389。

448. 徐洪濤，〈日本醫療保險考察〉，《衛生經濟研究》，2002(5)：36-37。

449. 徐祖榮，《社會轉型期城市醫療救助的理論和經驗》。北京：中國經濟出版社，2010。

450. 徐強，《英國城市研究》。上海：上海交通大學出版社，1995。

451. 徐祥生，〈社會公平問題的理論定位〉，《人文雜誌》。2000(1)：10-15。

452. 徐毓才，〈中國醫改向俄羅斯學什麼〉，《醫藥經濟報》。2013-10-30。

453. 徐瑾真，《我國醫療衛生服務提供的公私合營模式研究》。上海：交通大學碩士學位論文，2009。

454. 烏日圖，《醫療保障制度國際比較》。北京：化學工業出版社，2003。

455. 烏日圖，《醫療保障制度國際比較研究及政策選擇》。北京：中國社會科學院博士學位論文，2003。

456. 烏日圖，《醫療保險信息管理》。北京：中國勞動社會保障出版社，2002。

457. 秦健等，〈英國通科醫師收入獎勵機制〉，《國外醫學（衛生經濟分冊）》。1999，2(16)：72-75。

458. 翁玉虎，〈泰國醫療保險制度對我國的啟示〉，《中南財經政法大學研究生學報》。2012(3)：120-124。

459. 翁新愚，《美國人看不起病？奧巴馬醫改戰爭內幕》。北京：機械工業出版社，2011。

460. 荏苒、黃志強，《中國醫療保障制度發展框架與策略》。北京：經濟科學出版社，2009。

461. 袁方、梅哲，〈對底線公平理論的辯證思考〉，《高校理論戰線》。2010(2)：44-48。

462. 袁蓓蓓，〈全民健康覆蓋：需要研究證據支持的全球運動〉，《中國衛生政策研究》。2014(2)：5-10。

463. 郝志梅、田煒、曹伊，〈日本公立醫院的現狀與改革〉，《中國醫院管理》。2009，29(8)：66。

464. 郝嵐，〈臺灣的醫藥分業「雙軌制」困局〉，《中國藥店》。2008(12)：40-42。

465. 郝潔，《新型農村合作醫療制度的可持續發展研究》。天津：天津財經大學碩士學位論文，2013。

466. 馬丹、任苒，〈巴西醫療保障體系〉，《醫學與哲學》。2007，28(10)：1-3。

467. 馬強、姜麗美，〈當代四大醫療保障制度模式比較及借鑑〉，《中國衛生事業管理》。2008，25(12)：815-816，824。

468. 馬斯洛著，石磊編譯，《馬斯洛談自我超越》。天津：社會科學院出版社，2011。

469. 馬進、張重華、方修仁等，〈菲律賓衛生系統對我國弱勢人群醫療救助的啟示〉，《中國衛生經濟》。2006(1)：75-77。
470. 馬翠、姚萱、張向陽，〈中國與俄羅斯醫療衛生狀況的比較〉，《新疆醫科大學學報》。2011，34(7)：770-773。
471. 馬慶鈺，〈關於「公共服務」的解讀〉，《中國行政管理》。2005(2)：78-82。
472. 馬曉靜、王小萬，〈國際衛生服務系統績效評價框架與趨勢比較研究〉，《中國衛生政策研究》。2009(7)：52-56。
473. 馬聯華，〈國外（歐美）藥品生產、營銷及補償的有關經濟政策〉，《中國衛生經濟培訓與研究網絡論文集》。石家莊：河北科技出版社，1998。
474. 高大林，〈德國衛生保健改革〉，《國外醫學（衛生經濟分冊）》。1999，16(3)：97-102。
475. 高大林，〈德國醫療設備管理及費用控制〉，《國外醫學（衛生經濟分冊）》。2000，17(1)：4-10。
476. 高大林，〈德國藥品管理及費用控制〉，《國外醫學（衛生經濟分冊）》。1999，16(4)：147-151。
477. 高波，〈全球化時代的經濟發展理論創新〉，《南京大學學報（哲學‧人文科學‧社會科學版）》。2013，01：13-26。
478. 高美、林晨、孫微，〈俄羅斯「全民免費醫療」真相〉，《時代人物》。2013，11：64-65。
479. 高新強、趙明鋼，〈俄羅斯聯邦醫療衛生體制概況與啟示〉，《現代醫院管理》。2014，12(2)：22-24。
480. 健康網，〈發達國家控制藥品費用政策的對比分析〉。http://www.healthoo.com/A9/200206/A9_20020612194900_96028.asp，2002/06/12。
481. 國家發展改革委、衛生部考察團，〈波蘭衛生體制改革的基本經驗與啟示〉，《宏觀經濟管理》。2005，11：58-60。
482. 國務院發展研究中心課題組，〈對中國醫療衛生體制改革的評價與建議〉，《中國發展評論》。2005，增刊1。
483. 崔志偉、賈剛田、付祥明等，〈日本醫療制度改革的方向〉，《國外醫學（衛生經濟分冊）》。2000，17(1)：13-15。
484. 常峰、張子蔚，〈國外藥品補償規制政策解構分析〉，《中國藥房》。2010(33)：77-82。
485. 康芒斯，《制度經濟學》。北京：商務印書館，1997。
486. 張一飛、馮學山，〈衛生系統績效研究與發展〉，《醫學與社會》。2013，10：35-38。
487. 張大成，〈香港管理局五個發展策略〉，《中國醫院管理》。1997，17(7)：23-25。
488. 張文貞，〈試論埃及的經濟體制改革〉，《西亞非洲》。1993，3：44。
489. 張文燕，〈金磚三國醫院挑戰各異〉，《中國醫院院長》。2010，6(4)：26-27。
490. 張冉燃，〈法國衛生績效第一的秘密〉，《瞭望》。2010，35：30-31。
491. 張玉傑，〈越南健康保險計畫的昨天和今天〉，《中國醫療保險》。2011(2)：64-66。
492. 張立富，〈日本醫療保險制度及其改革措施〉，《日本研究》。2003，1：42-45。
493. 張宇，〈馬克思的公平理論與社會主義市場經濟中的公平原則〉，《教學與研究》。2006(2)：19-25。
494. 張奇林，〈美國的醫療衛生費用及其控制〉，《世界經濟》。2002，6：53-59。
495. 張企康、金繼君，〈法國社會醫療保險制度現狀一瞥〉，《醫療保險研究》。2002(11)。
496. 張奎力，〈泰國農村醫療衛生體制及其啟示〉，《社會主義研究》。2010(3)：112-116。
497. 張笑天，〈美國醫療保險制度現狀與借鑑〉，《國外醫學（衛生經濟分冊）》。2002，19(3)：98-101。
498. 張笑天、方輝軍，〈論發展我國非營利民營醫療保險制度〉，《保險研究》。2009，8：39-44。
499. 張偉，〈臺灣地區藥政管理近況及醫藥分業的進展〉，《首都醫藥》。2000，7(3)：4-6。
500. 張朝陽、孫磊，〈全民健康覆蓋的內涵界定與測量框架〉，《中國衛生政策研究》。2014(1)：19-22。
501. 張琪，《中國醫療保障理論、制度與運行》。北京：中國勞動社會保障出版社，2002。
502. 張登文，〈古巴醫療衛生工作的基本經驗及啟示〉，《中共石家莊市委黨校學報》。2011(9)：29-32。
503. 張愷悌，〈社區服務於人口高齡化的政策研究〉，《國家老齡政策研究報告》。1999。
504. 張新平等，〈德國健康保險的逐步發展機制〉，《國外醫學（社會醫學分冊）》。2000，17(1)。
505. 張毓輝、郭峰、萬泉等，〈2010年中國衛生總費用測算結果與分析〉，《中國衛生經濟》。2012，31(4)。
506. 張群，〈美國的醫療保險制度現狀及引發的思考〉，《中國衛生經濟》。2007，26(6)：79-80。
507. 張遠新，〈馬克思主義社會公平理論與當代中國社會的公平問題〉，《雲南社會科學》。2010，06：19-23。
508. 張廣華、童芳芳，〈醫療保險制度改革的契約經濟學分析〉，《江西財經大學學報》。2006(2)：23-26。
509. 張養志，〈俄羅斯社會保障體制改革評析〉，《東歐中亞市場研究》。2002，6：13-20。
510. 張寶仁、王新剛，〈淺析近來朝鮮經濟發展理論與政策出現的新變化及其走勢〉，《東北亞論壇》。2004(3)：49-54。
511. 戚寶昌，〈俄羅斯醫療聯合體的活動原則和管理〉，《中國衛生經濟》。1996，15(6)：57。
512. 曹妍，〈俄羅斯實行免費醫療〉，《當代社科視野》。2013(11)：51-52。
513. 曹俊山，〈瑞典醫療保險制度概況、改革進展與啟示〉，中國醫療保險研究網。2006/9。
514. 梁立霖、John C. Langenbrunner，〈全民健康覆蓋的發展道路：基於外部視角〉，《中國衛生政策研究》。2013，02：1-3。
515. 梁浩材，《國外健康保險制度》。北京：北京醫科大學、中國協和醫科大學聯合出版社，1992。
516. 梁智、克建平、孫寧生等，〈澳大利亞衛生保健制度研究〉，《國外醫學（衛生經濟分冊）》。2001，18(2)：49-55。
517. 梁雲、邵蓉，〈國外醫療保險模式的比較及對我國的啟示〉，《上海醫藥》。2007，28(6)：257-259。

518. 梁鴻、孫曉明，〈發展社區衛生服務理論與政策的聚焦〉，《社區衛生保健》。2002，10：1-6。
519. 梁鴻、孫曉明、朱瑩，〈上海市貧困人口醫療救助政策設計〉，《社區衛生保健》。2002，3(3)：153-157。
520. 梁鴻、孫曉明、雷海潮等，〈衛生改革新政策與合理用藥〉，《中國衛生經濟》。2002，1：56-58。
521. 梁馨元，〈縱向模式使我們服務無間隙——加拿大普羅維登斯醫療集團首席執行官 Carl Roy 談中加醫院的比較，《當代醫學》。2003，9(5)：28-29。
522. 淩英，〈英國人出國治病花公費〉，《決策與資訊》。2002(4)。
523. 畢娟，〈基於公共物品理論的政府科技管理定位研究〉，《科技進步與對策》。2011，11：6-9。
524. 盛小勃，〈英國建立醫療衛生需求和結果評價框架〉，《國外醫學（衛生經濟分冊）》。2001(2)：65-70。
525. 符定瑩、蘭禮吉，〈印度、巴西和墨西哥的醫療保障制度及其對我國的啟示〉，《醫學與哲學（人文社會醫學版）》。2011，10：44-46。
526. 符振中，〈臺灣健康保險制度制度的評價〉。「第二屆海峽兩岸醫院醫保管理高層論壇」，江蘇：南京，2010。
527. 許銘，〈世界主要國家醫藥分業情況〉，《中國藥品流通》。2012，http://jiankang.cntv.cn/20120313/100574.shtml。
528. 郭士征，〈國外醫療保險近期發展特點和控制費用的經驗〉，《中國衛生經濟》。1998(5)：60-61。
529. 郭士征，《社會保障——基本理論與國際比較》。上海：上海財經大學出版社，1996。
530. 郭文博、張嵐、張春豔，〈醫療保險費用支付方式研究評述〉，《衛生經濟研究》。2011，10：23-26。
531. 郭岩、劉培龍、許靜，〈全球衛生及其國家策略研究〉，《北京大學學報（醫學版）》。2010(3)：247-251。
532. 郭岩、謝錚，〈用一代人時間彌合差距——健康社會決定因素理論及其國際經驗〉，《北京大學學報（醫學版）》。2009(2)：125-128。
533. 陳志興、孟垂祥、周曾同，《醫院領導》。上海：上海科學技術出版社，2002。
534. 陳昱方，《「金磚四國」醫療衛生體制的比較研究》。武漢：華中科技大學博士論文，2011。
535. 陳昱方、張亮，〈金磚四國醫療衛生體制的比較分析〉，《中國衛生經濟》。ISTICPKU，2013，32(3)：5-7。
536. 陳怨祥，《美國貧困問題研究》。武漢：武漢大學出版社，2000。
537. 陳培元，〈新加坡政府醫療保健政策白皮書介紹〉，《國外醫學（醫院管理分冊）》。1995：3。
538. 陳翔，〈澳洲的聯邦國民醫療保險制度〉，《中國衛生事業管理》，2002/4。
539. 陳愛雲，〈醫療費用控制的國際比較及對我國的啟示〉，《國際醫藥衛生導報》。2005(23)：9-11。
540. 陳瑤、韋瀟等，〈南非公立醫院改革的主要做法與特點〉，《中國衛生政策研究》。2012(8)：18-21。
541. 陳鳳志，《城鎮職工醫療保險制度改革使用手冊》。北京：地震出版社，1999。
542. 陳德君、羅元文，〈日本醫療保險制度及其對我國的啟示〉，《日本研究》。2002(3)：52-58。
543. 陸靜，〈我國醫療體制改革歷程及展望〉，《中國集體經濟》。2012(16)。
544. 傅鴻鵬、蘇健婷、單楠等，〈香港醫院管理局藥物集中採購方法及經驗〉，《衛生經濟研究》。2010(9)：38-40。
545. 勝彥婷，〈美國醫院與醫療保險〉，《中華醫院管理雜誌》。2002，18(1)：61-62。
546. 復旦大學，《日本社會保障制度——兼論中國社會保障制度改革》。上海：復旦大學出版社，1996。
547. 曾祥炎，〈國外醫療保障政府失靈問題研究綜述〉，《發展研究》。2009(1)：54-57。
548. 森德爾·加萊、巴拉茨·杜波斯、袁婷等，〈匈牙利醫療改革探析（1990-2010）〉，《公共行政評論》。2010，03(5)：25-64。
549. 湯嘉琛，〈俄羅斯「免費醫療」的鏡鑑意義〉，《中國衛生人才》。2013，11：16。
550. 湯曉莉，〈英國國家衛生服務制度的起源及幾次重大改革〉，《中國衛生資源》。2001(6)：280-282。
551. 程傑、趙文，〈人口高齡化進程中的醫療衛生支出：WHO 成員國的經驗分析〉，《中國衛生政策研究》。2010，2(4)：57-62。
552. 程曉明，《醫療保險學》。上海：復旦大學出版社，2003。
553. 程曉明、羅五金，《衛生經濟學》。北京：人民衛生出版社，2003：67-71。
554. 舒展、尤川梅、聶建剛，〈吉爾吉斯坦衛生體制改革概況〉，《中國社會醫學雜誌》。2009，26(4)：222-223。
555. 費裏西亞·瑪麗亞·納烏勒、埃克多爾·阿雷奧拉·奧爾內拉斯、奧斯卡·門德斯－卡爾尼阿多、瑪莎·米蘭達－穆尼奧茨、張錄法，〈墨西哥的全民醫療保險改革〉，《經濟社會體制比較》。2009(4)：61-68。
556. 馮顯威、王慧、程剛，〈巴西醫療衛生體制改革及其對我國的啟示〉，《醫學與社會》。2007，20(12)：30-32。
557. 黃二丹，〈法國醫療服務籌資與支付機制對我國的借鑑〉，《中國衛生經濟》。2008，27(5)：77-81。
558. 黃二丹、李衛平，「世界醫改啟示錄（五）」〈法國醫改的鏡鑑價值〉，《中國醫院院長》。2011(14)：68-71。
559. 黃淇敏、黃登笑、郭瑩瑩等，〈醫衛聯合體——中國式管理型醫療模式的有益探索〉，《上海交通大學學報（醫學版）》。2010，30(8)：919-924。
560. 黃紹芳，〈發達國家一些醫療保健制度的啟示〉，《廣西大學學報（哲學社會科學版）》。1995(2)：87-89。
561. 黃敬群、楊娟，〈構建醫院藥品處方集系統的意義和原則〉，《衛生經濟研究》。2008(9)：7-8。
562. 黃藝羨，〈關於社會公平的幾個理論問題〉，《當代世界與社會主義》。2011(3)：144-147。
563. 塗宏彪，〈對加拿大、墨西哥醫療保險制度和藥價監管的考察〉，《中國價格監督檢查》。2005(11)：37-39。
564. 新加坡衛生部官方網站，http://www.moh.gov.cn/publicfiles/business/htmlfiles /zwgkzt/ptjnj/year2010/index2010.html。
565. 新加坡衛生部官方網站，http://www.moh.gov.sg/content/moh_web/home /statistics/Health_Facts_Singapore/Population_And_Vital_Statistics.html。
566. 新產經，〈多元醫改之路：發達國家的經驗〉。http://finance.jrj.com.cn/opinion/2012/05/06200313007391.shtml，

2012/05/06。

567. 楊善發，〈埃及的醫療衛生改革與民主化困境〉，《中國農村衛生事業管理》。2013，33(2)：151-153。

568. 楊惠芳、陳才庚，〈墨西哥和巴西的農村醫療保險制度及其對中國建立農村新型合作醫療制度的幾點啟示〉，《拉丁美洲研究》。2004(5)：50-53，58-64。

569. 楊惠慶，〈歐盟國家社會保障制度的改革對中國的啟示〉，《世界經濟情況》。1999。

570. 楊舒傑、王淑玲，〈古巴公共醫療體系建設及其對我國的啟示〉，《中國藥業》。2009，14：3-5。

571. 楊華生，《美國醫療》。合肥：中國科學技術大學出版社，2002。

572. 楊詩昊編，〈古巴的醫療保健奇蹟〉，《中國信息界（e醫療）》。2013(3)：24-25。

573. 楊鳳山，〈匈牙利的人口衛生狀況〉，《東歐》。1998(3)：64。

574. 楊衛平、楊勝剛，〈英、美、日、智利社會保障制度改革比較研究〉，《財經理論與實踐》。2005，26(5)：32-35。

575. 楊繼瑞、祝志勇，〈90年代我國農民收入缺口形成的深層原因解析〉，《四川大學學報（哲學社會科學版）》。2001(4)：5-13。

576. 葉平、楊波、王魁英等，〈國外部分發達國家全科醫師的培養和使用概況〉，《西南軍醫》。2007，9(2)：112-113。

577. 葛恒雲，〈印度醫療衛生體制及其對我國的啟示〉，《醫院領導決策參考》。2009，11：41-44。

578. 董卿君、李國鴻，〈保加利亞醫療保健財政改革〉，《國外醫學（衛生經濟分冊）》。2002，19(4)：159-162。

579. 詹國彬、王雁紅，〈英國NHS改革對我國的啟示〉，《南京社會醫學》。2010，9：36-42。

580. 賈永成、李冰，〈從泰國看我國的醫療保險改革〉，《管理觀察》。2008，11：203-204。

581. 鄒良志，〈論醫療服務市場與市場經濟運行機制〉，《中國衛生經濟》。1996，5。

582. 鄒根寶、郝群，〈若干發達國家社會保障制度改革的比較〉，《世界經濟文匯》。2002。

583. 鄒富良，〈將醫療保險付費標準建立在疾病分類、分級的基礎之上——澳大利亞醫療保險核算、付費方式的啟示〉，《醫學與社會》。2002，15(6)。

584. 鄔烈興，〈古巴——最窮的國家之一有著最好的公共醫療體系〉，《中國改革（農村版）》。2003(8)：42-46。

585. 雷海潮，〈國外大型醫用設備配置和管理的方法與經驗〉，《國外醫學（衛生經濟分冊）》。2000，1(17)：1-4。

586. 雷鳴，〈古巴醫療衛生及保健體系〉，《全球科技經濟瞭望》。1999，11：44-45。

587. 廖黎黎，〈日本醫療保險病例組合支付方式介紹〉，《國外醫學（衛生經濟分冊）》。2006，23(4)：167-170。

588. 熊必俊等，《人口高齡化與可持續發展》。北京：中國大百科全書出版社，2002。

589. 熊春文，〈論教育公平與社會公平——基於帕森斯理論視角的一個反思〉，《中國教育學刊》。2007(7)：5-10。

590. 熊繼平、馬麗娜、盧祖洵等，〈保加利亞衛生體制改革概況〉，《中國社會醫學雜誌》。2008，25(3)：150-151。

591. 裴小革，〈論中國理論經濟學的三大基礎〉，《中州學刊》。2005(2)：21-26。

592. 裴麗昆、劉朝傑、David L.，《全民醫療保障制度的挑戰——澳大利亞衛生體制的啟示》。北京：人民衛生出版社，2008。

593. 褚添有，〈構建服務型政府：多維理論之考察〉，《南京社會科學》。2007(9)：81-87。

594. 趙永生，〈日本醫療保障的特徵及其借鑑〉，《中國醫療保險》。2010(1)。

595. 趙永生，〈勞者有其保——日本職域醫療保險的發展與改革〉，《中國醫療保險》。2009(3)：62-65。

596. 趙永生，「日本醫療保障制度與中日比較」專欄（1）〈國民皆保險——現代日本醫療保障制度綜覽〉，《中國醫療保險》。2009(2)。

597. 趙永生，「日本醫療保障制度與中日比較」專欄（10）〈日本醫療保障法的發展與改革〉，《中國醫療保險》。2009(11)。

598. 趙永生，「日本醫療保障制度與中日比較」專欄（3）〈統籌城鄉的全民醫保制度——日本國民健康保險的發展與現狀〉，《中國醫療保險》。2009(4)。

599. 趙永生，「日本醫療保障制度與中日比較」專欄（4）〈應對人口高齡化——日本高齡老人醫療保障制度改革〉，《中國醫療保險》。2009(5)。

600. 趙永生，「日本醫療保障制度與中日比較」專欄（5）〈國民健康的最後防線——日本醫療救助體系的發展與現狀〉，《中國醫療保險》。2009(6)。

601. 趙永生，「日本醫療保障制度與中日比較」專欄（6）〈日本社區衛生服務的發展與護理保險的首創〉，《中國醫療保險》。2009(7)。

602. 趙永生，「日本醫療保障制度與中日比較」專欄（9）〈日本醫療衛生供給制度的發展與現狀〉，《中國醫療保險》。2009(10)。

603. 趙林，《TRIPS協議下藥品專利保護的法律研究》。遼寧：大連海事大學碩士學位論文，2008。

604. 趙要軍、王祿生，〈中國、美國、泰國三國醫療保險制度比較分析〉，《中國衛生經濟》。2009，11：41-44。

605. 趙曼，《社會保障理論探析與制度改革》。北京：中國財政經濟出版社，1999。

606. 趙斌、嚴嬋，〈新加坡醫療保障體系〉，《東南亞南亞研究》。2009(4)：48-52。

607. 趙湘平，〈臺灣全民健康保險制度借鑑〉，《中國醫療保險》。2011(7)：68-70。

608. 趙福昌、李成威，〈國外醫療保險與醫療救助制度及其銜接情況與啟示〉，《經濟研究參考》。2011(46)：52-60。

609. 趙銳，〈古巴的社區醫療保健體系〉，《全球科技經濟瞭望》。2003，06：59。

610. 齊日光、高永泉、夏冰、李體鋒，〈我國農村醫療保險應借鑑泰國模式〉，《金融時報》，200710/01。

611. 齊傳鈞，〈墨西哥醫療衛生制度的變遷與改革〉，《拉丁美洲研究》。2010(4)：43-48，80。

612. 劉太剛，〈公共物品理論的反思──兼論需求溢出理論下的民生政策思路〉，《中國行政管理》。2011，09：22-27。

613. 劉太剛，〈對傳統公共物品理論的破與立──兼論後公共物品時代的政府職能定位理論〉，《北京行政學院學報》。2011，03：12-17。

614. 劉文海，《發達國家社會保障制度》。北京：時事出版社，2002。

615. 劉世錦，〈為什麼中國「發展中國家」的身份會成為一個問題〉。http://www.qstheory.cn/zxdk/2011/201111/201105/t20110530_83225.htm，2011/06/01。

616. 劉玉娟，〈泰國「30銖計畫」對我國醫療保險的啟示〉，《衛生經濟研究》。2011，04：45-47。

617. 劉冰、李小芳、盧祖洵，〈斯洛伐克轉型期的醫療保健體系〉，《醫學與社會》。2006，19(7)：62-65。

618. 劉見祥，〈全民健康保險與各國健康照護服務系統現狀比較〉。「2002年全球健康照護研討會」，美國：哈佛大學，2002。

619. 劉青建，《開發中國家與國際制度》。北京：中國人民大學出版社，2010。

620. 劉俊、張鋼、艾曉金等，〈匈牙利、保加利亞醫療衛生改革述評（上）〉，《中國衛生資源》。2005，8(4)：184-185。

621. 劉俊、張鋼、艾曉金等，〈匈牙利、保加利亞醫療衛生改革述評（下）〉，《中國衛生資源》。2005，8(5)：234-235。

622. 劉則楊，〈古巴康復醫療狀況〉，《國外醫學（醫院管理分冊）》。1999，03：50-51。

623. 劉芩玲，〈各國社會醫療救助制度及其對建立我國城市貧困人口社會醫療救助的啟示〉，《人口與經濟》。2006，01：65-70。

624. 劉娟、李系仁、周士金等，〈中國臺灣地區全民健康保險制度運行16年的經驗及啟示〉，《衛生軟科學》。2012，26(2)：104-107。

625. 劉浩、湯曉莉，〈新加坡中央公積金制度考察報告〉，《國家經濟體制改革委員會1997年國外考察報告彙編》。1998。

626. 劉得明、龍立榮，〈國外社會比較理論新進展及其啟示──兼談對公平理論研究的影響〉，《華中科技大學學報（社會科學版）》。2008，05：103-108。

627. 劉莉、萬燕，〈衛生部──世界衛生組織合作案醫療機構產權制度改革專案考察報告（上）〉，《中國衛生產業》。2005(2)：90-92。

628. 劉莉、萬燕，〈衛生部──世界衛生組織合作案醫療機構產權制度改革專案考察報告（下）〉，《中國衛生產業》。2005(3)：80-82。

629. 劉朝傑、李偉、姚嵐，〈澳大利亞的社區衛生服務與全科醫療對中國的影響和蘊義〉，《中國全科醫學》。2004，7(21)：1545-1550。

630. 劉漢英、崔志偉，〈日本的醫療制度及其改革〉，《國外醫學（衛生經濟分冊）》。2000，17(2)：49-51。

631. 劉曉雲，〈泰國全民健康覆蓋經驗及對我國的啟示〉，《中國衛生政策研究》。2014，02：11-16。

632. 劉曉鷺，〈發展中國家醫療體制述評〉，《中共山西省委黨校學報》。2006，29(2)：74-76。

633. 劉嶽、張亮，〈衛生系統績效評價研究進展〉，《醫學與社會》。2008，06：22-23。

634. 劉嶽、張亮，〈衛生系統績效評價理論框架的研究進展〉，《醫學與社會》。2008，08：29-31。

635. 劉瀟、仇雨臨，〈古巴醫療衛生體系再審視：運行機制與經驗借鑑〉，《拉丁美洲研究》。2010，06：51-56。

636. 劉繼同、郭岩、陳寧珊等，〈什麼是「好」的衛生政策〉，《中國醫院管理》。2007，04：3-6。

637. 厲以寧，《經濟學的倫理問題》。北京：生活‧讀書‧新知三聯書店，1995。

638. 潘傑、徐菲、劉國恩等，〈臺灣地區全民健康保險制度建立對內地醫改的啟示〉，《中國衛生經濟》。2011(7)：42-44。

639. 蔡仁華，《中國醫療保險制度改革大全》。北京：中國人事出版社，1996。

640. 蔡仁華，《醫療保險培訓實用教材》。北京：北京醫科大學出版社，1999。

641. 蔣自強、徐為列，〈簡論亞當‧斯密在《國富論》中所建立的富國裕民的經濟理論體系〉，《上海經濟研究》。1986，05：17-21。

642. 蔣東生，〈發展經濟學理論的傑作──評劉易斯《二元經濟論》〉，《管理世界》。1990，02：220-222。

643. 蔣露，《澳大利亞醫療保障制度解析》。武漢：武漢科技大學碩士學位論文，2009。

644. 衛生部國際合作司，《轉型中的衛生體制──瑞典（2005）》。北京：北京大學醫學出版社，2007。

645. 衛生部婦幼衛生考察組，〈墨西哥的醫療保健組織形式〉，《中國婦幼保健》。1990(5)：45。

646. 鄧大松，《美國社會保障制度研究》。武漢：武漢大學出版社，1999。

647. 鄧峰、呂菊紅、高建民等，〈「金磚五國」醫療資源與衛生費用比較分析〉，《中國衛生經濟》。2014(2)：94-96。

648. 鄭先榮，〈醫療服務市場的失靈與政府干預〉，《中國社會醫學》。1994，6。

649. 鄭岩、楊志宏，〈社會保障與社會公平相關性的理論分析〉，《稅務與經濟》。2011，04：51-55。

650. 鄭秉文，〈信息不對稱與醫療保險〉，《經濟社會體制比較》。2002，(6)。

651. 黎宗劍、王治超、朱銘來，《臺灣地區全民健康保險制度研究與借鑑》。北京：中國金融出版社，2007。

652. 曉恭，〈匈牙利的人口狀況〉，《國際論壇》。1990(1)：45-49。

653. 盧祖洵、金生國，《國外社區衛生服務》。北京：人民衛生出版社，2001。

654. 穆懷中，《發展中國家社會保障制度的建立和完善》。北京：人民出版社，2008。

655. 穆懷中主編，《社會保障國際比較》。北京：中國勞動社會保障出版社，2007。
656. 閻中興，〈日本的醫療保險制度及其對我國的啟示〉，《現代日本經濟》。1999(5)：31-35。
657. 鮑建國，〈澳洲醫療保險和昆士蘭州衛生系統考察報告〉，《中國衛生資源》。2000，3(3)。
658. 儲振華，〈美國的非營利性醫院〉，《衛生經濟研究》。2001(7)：41-42。
659. 儲振華，〈新加坡醫療制度的改革與實施〉，《國外醫學（衛生經濟分冊）》。1994(4)：145-148。
660. 應曉華、許可、胡善聯等，〈城市貧困人口醫療救助的模式〉，《中國衛生資源》。1999，2(1)：26-28。
661. 戴衛東，〈「金磚四國」醫療衛生體制改革比較及思考〉，《華中科技大學學報》。2011，25(2)：113-119。
662. 聯合國，《2000年民意測驗》。紐約：聯合國，2000。
663. 聯邦德國衛生部，《衛生改革2000（改革草案）》。德國：柏林，1999。
664. 謝和均、李雅琳，〈越南社會保險制度研究〉，《東南亞縱橫》。2011(8)：62-66。
665. 謝聖遠，〈智利健康保險制度改革分析〉，《經濟社會體制比較》。2006(5)：88-91。
666. 謝錚、劉培龍、郭岩，〈全球制定衛生領域後千年發展目標的行動、進展及啟示〉，《北京大學學報（醫學版）》。2013(3)：495-498。
667. 韓方群，〈中、澳社區衛生服務的比較及啟示〉，《中國全科醫學》。2005，8(18)：1506-1507。
668. 叢樹海，《社會保障經濟理論》。北京：生活•讀書•新知三聯書店，1996。
669. 豐雷、楊世民，〈國外和我國港臺地區「醫藥分業」現狀及啟示〉，《中國藥房》。2005，16(24)：1907-1909。
670. 羅元文，《國際社會保障制度比較》。北京：中國經濟出版社，2001。
671. 譚崇台，〈從資產階級經濟思想史看經濟發展理論的源流〉，《武漢大學學報（社會科學版）》。1982(3)：20-26。
672. 關昕，〈英國國家衛生服務體系近年改革對我國的啟示〉，《中國衛生資源》。2010，13(1)：48-50。
673. 嚴強、魏姝，《社會發展理論：發展中國家視角（第2版）》。南京：南京大學出版社，2005。
674. 嚴漢平、斯密、馬克思，〈熊彼特經濟發展理論比較研究〉，《中南財經政法大學學報》。2003(2)：37-43。
675. 蘇素、吳丹，〈發達國家藥品價格體系現狀〉，《價格月刊》。2002(3)：33-34。
676. 蘇嬌銀，〈中越養老保險制度比較研究〉，《勞動保障世界（理論版）》。2011(8)：54-58。
677. 龔幼龍、嚴非，《社會醫學（第二版）》。上海：復旦大學出版社，2005。

英語縮略語表

ABF：基於活動的籌資方案

ACCME：（美國）職業醫學教育認定委員會

ACGME：（美國）畢業後醫學教育認定委員會

ACO：（美國）醫療責任組織

ADL：日常生活照顧

AFDC：（美國）對有未成年孩子的低收入家庭的醫療
　　　救助

AHRQ：（美國）衛生研究和品質機構

AMA：（美國）醫科大學協會

ANAES：（法國）全國醫療評價認證機構

ANDEM：（法國）全國醫療評價開發機構

APEC：亞洲太平洋經濟合作組織

AR-DRGs：澳洲疾病診斷關聯群

ARH：（法國）地方醫院廳

ARRA：（美國）經濟復甦和再投資法案

ASEAN：菲律賓國家聯盟

BBA：（美國）平衡預算法案

BBP：（亞美尼亞）基本服務專案

BRICS：金磚國家

CADES：（法國）社會保險債務稅

CANAM：（法國）自營及自由執業制度

CCF：（加拿大）合作聯邦聯盟

CDRs：（古巴）革命保護委員會

CEM：（波蘭）醫學考試中心

CEO：（新加坡）首席執行官

CEP：保險擴大計畫

CES：（法國）高等研究證書

CGHS：（印度）中央政府保險計畫

CHAs：（巴西）社區健康代理

CHC：（印度）社區衛生中心

CHIP：（美國）兒童健康保險專案

CHIPRA：（美國）兒童健康保險專案重新授權法案

CHS：（英國）社區衛生服務

CHU：（法國）大學醫療中心

CHW：社區衛生工作者

CLASS：（美國）社區生活補助及支持專案

CME：（美國）職業培訓

CNSS：（摩洛哥）國家社會保險金

CNST：（英國）委託機構醫療過失監督計畫

CON：（美國）需求證明

CONS：（香港）顧問醫師

CP：臨床路徑

CPD：（法國）診斷、診療行為和病理診斷編號

CQC：（英國）保健品質委員會

CQI：（香港）持續品質改善

CRAM：（法國）地方疾病基金會

CSDH：健康的社會決定因素委員會

CSMF：法國醫師公會聯盟會

CT：電腦斷層掃描

DALE：傷殘調整期望壽命

DHHS：（美國）衛生及公共服務部

DKG：德國醫院聯合會

DOH：菲律賓衛生部

DPC：（日本）按病例組合支付制度

DRASS：（法國）地方衛生和社會事務局

DRGs：疾病診斷關聯群

EBM：循證醫學

EBM：（德國）保險診療的統一評價基準

ECPR：擴大自付比例

EHCS：（加拿大）延伸醫療服務

EIU：英國經濟學人

ELAM：拉丁美洲醫學院

EN：（香港）登記護士

EPSDT：（美國）對未滿21歲者的早期疾病篩查、診
　　　　斷、治療服務

ESIS：（印度）職工健康保險計畫

FCTC：菸草控制框架公約

FDA：（美國）食品藥品監督管理局

FDP：（古巴）家庭醫師計畫

FFS：按服務專案付費

FHFs：（埃及）家庭健康基金

FHP：（巴西）家庭健康計畫

FHT：（巴西）家庭健康小組

FHU：（埃及）家庭醫學組織

FIMG：（美國）全面綜合醫療組織

FLEX：（美國）州醫學評議會聯盟

FMF：法國醫師聯盟

FMGEMS：（美國）外國人醫師資格考試

FMI：國際貨幣基金組織

FONASA：（智利）公立保險體系

FONASA：（智利）衛生籌資管理機構

FSC：（保加利亞）財政監督委員會

GC：總量控制

GDP：國內生產總值

GES：（智利）明確健康保障法

GMC：英國醫學會

GMENAC：（美國）畢業後醫學教育諮詢委員會

GMS：（英國）綜合醫療服務

GNI：人均國民總收入

GNP：國民生產毛額

GP：全科醫師

GSIS：（菲律賓）政府服務保險制度

HA：（香港）醫院管理局

HAB：（香港）醫院管理局大會

HALE：健康期望壽命

HAS：（英國）健康諮詢服務局

HCFA：（美國）衛生保健財務管理局

HCS：新加坡保健公司

HDI：人類發展指數

HGC：（香港）醫院管治委員會

HGP：（美國）人類基因組計畫

HI：（美國）醫院保險信託基金會

HIA：（保加利亞）醫療保險法

HiAP：將健康融入所有的政策

HIO：（埃及）健康保險組織

HIPC：（美國）購買醫療保險的集團

HMO：健康維護組織

HSC：（英國）保健服務委員會

HSD：（香港）醫院事務署

HSRA：（菲律賓）衛生部門改革議程

HSRP：衛生部門改革計畫

IDS：（美國）綜合服務集團

IDS：（臺灣）偏遠地區醫療服務

IF：實施照護的中間設施

IGAS：（法國）社會事務督察署

IHR：國際衛生條例

IMA：個人帳戶

IMCHCE：（新加坡）老年健康保健部際協調委員會

IMD：瑞士洛桑國際管理學院

IMSS：墨西哥社會保障部

INAMPS：（巴西）社會保障基金

INPS：（巴西）社會醫療保險管理機構

INRUD：國際合理用藥網絡

IPA：（美國）獨立執業協會

IPP：（菲律賓）個人支付專案

ISAPPEs：（智利）私人保險機構

ISAPRES：（智利）私人健康保健機構

ISS：（墨西哥）全國職工保險協會

ISSSTE：（墨西哥）國家公務員社會保障和福利部

JCAHO：（美國）醫療服務機構評鑑聯合委員會

LCME：（美國）醫學教育聯絡協會

LF：（瑞典）市聯合會

LGU：（菲律賓）地方政府單元

LICUS：低收入困境國家

MAAC：請求費用限額

MAC：最高允許費用

MANAS：（吉爾吉斯）衛生服務改革計畫

MCAT：（美國）醫科大學升學考試

MD：（美國）醫學士

Medicaid：（美國）醫療幫困救助制度

Medicare：（美國）老人醫療保險制度

Medicare：（澳洲）國民醫療保險制度

Medifund：（新加坡）保健基金

Medisave：（新加坡）保健儲蓄

Medishield：（新加坡）健保雙全計畫

MEDPAC：（美國）老年醫療保險支付諮詢委員會

MEWR：（新加坡）環境及水源部

MHA：（墨西哥）衛生與救助部

MHIF：強制性健康保險基金

MIGAG：（法國）專項資金預算

MINSAP：（古巴）公共衛生部

MO：（香港）醫師

MOF：財政部

MOH：衛生部

MOM：（新加坡）人力部

MPA：（墨西哥）公共救助部

MRI：核磁共振

MSO：（美國）管理服務集團

NBME：（美國）全國醫學考試評議會

NCDS：非傳染性疾病

NCMH：（印度）國家宏觀經濟學和衛生委員會

NDA：新藥上市許可

NGO：非政府組織

NHA：國家衛生帳戶

NHC：（墨西哥）全國健康委員會

NHE：居民醫療保健支出

NHF：（波蘭）國家健康基金會

NHG：（新加坡）國立衛生保健集團

NHI：全民健康保險

NHIF：國家健康保險基金

NHIFA：健康保險基金管理

NHIP：（菲律賓）國家醫療保險計畫

NHP：（新加坡）國家衛生計畫

NHS：（古巴）國民健康服務體系

NHS：國家衛生服務制度

NHS：（保加利亞）國家衛生策略

NICE：英國國家衛生醫療品質標準署

NICE：（英國）國家臨床醫學卓越研究所

NIH：（美國）國立衛生研究院

NPHMOS：（匈牙利）國家公共衛生和醫療官方服務部

NPHP：（匈牙利）國家公共衛生計畫

NRHM：（印度）全國農村健康計畫

OBRA：（美國）財政調停法

OCDP：（菲律賓）門診諮詢和診斷專案

OECD：經濟合作暨發展組織

OMA：（加拿大）省醫師協會

ONDAM：（法國）費用支出量目標

OOP：（保加利亞）個人現金支付

OPEC：石油輸出國家組織

OQN：（法國）全國目標數額

OT：（美國）職業療法

PBAC：（澳洲）藥品核銷諮詢委員會

PBM：（美國）藥品福利管理機構

PBS：（澳洲）藥品福利計畫

PCIP：（美國）為已經患病的對象提供的專門保險計畫

PCPS：（新加坡）初級保健合作專案

PCSO：菲律賓慈善彩券辦公室

PEMEX：（墨西哥）石油工人醫療保險

PET：正子攝影

PFFS：（美國）醫療保險看病付費計畫

PFI：私人籌資計畫

PFP：（英國）按績效付費

PGG：福利專案計畫

PHC：初級衛生保健

PHC：（印度）初級衛生保健中心

PHI：（墨西哥）大眾健康保險

PHIAC：（澳洲）私人醫療保險管理理事會

Philhealth：菲律賓健康保險公司

PHO：（美國）醫師醫院組織

PIMG：（美國）部分綜合醫療組織

PMBS：最低福利專案

PMI：（美國）商業醫療保險

PMSI：（法國）醫療資訊化系統

POS：（美國）定點服務計畫

PPO：（美國）優先服務提供者組織

PPP：公私合營計畫

PPP：購買力平價

PPRS：（英國）藥品價格調控計畫

PPS：定額預付款制

PRO：（美國）同行審查委員會

PSRO：（美國）行業標準審核組織

PT：物理治療法

QOF：（英國）品質和結果評價框架

RAC：（香港）區域諮詢委員會

RAWP：區域衛生規劃

RBRVS：以資源為基礎的相對價值比率

RCPCPH：（保加利亞）地區公共衛生預防控制中心

RHA：（美國）地區健康聯盟

RHC：（保加利亞）區衛生中心

RHI：（保加利亞）地區衛生監督所

RHIF：（保加利亞）地區醫療保險基金

RHUs：（菲律賓）農村衛生行政單位

RMO：醫療評價指標

RMP：（巴西）內地化計畫

RN：（香港）註冊護士

RVO：帝國保險法

RVS：相對價值量表

SARS：嚴重急性呼吸道症候群

SCHIP：聯邦兒童健康保險計畫

SDH：健康的社會決定因素

SDP：醫藥分業

SHA：（亞美尼亞）國家衛生機構

SHIP：（埃及）學生健康保險計畫

SHS：新加坡衛生保健服務集團

SHSP：（加拿大）省衛生服務計畫

SIDA：瑞典國際開發機構

SMO：（香港）高級醫師

SN：（香港）學生護士

SNF：專業護理機構

SNS：（智利）國民衛生服務局

SNSS：（智利）國家健康保險服務局

SPRI：瑞典醫療計畫合理化研究所

SROS：（法國）地方醫療計畫

SSI：（美國）社會安全生活補助金

SSPH：（墨西哥）社會健康保障制度法案

SSS：（菲律賓）私立機構雇傭者保險

TAC：（英國）藥物和醫療技術目錄准入顧問委員會

TBA：傳統接生婆

TEFRA：（美國）稅制均衡財政責任法

TFR：全球總生育率

UC：全民覆蓋

UHC：全民健康覆蓋

UHIS：（印度）全民健康保險計畫

UHS：（巴西）統一醫療體系

UN：聯合國

UNCTAD：聯合國貿易與發展會議

UNDP：聯合國開發計畫署

UNICEF：聯合國兒童基金會

UNPFA：聯合國人口基金會

USAID：美國國際開發署

USPSTF 美國疾病預防特別工作小組

VHI：自願健康保險

VHIC：自願醫療保險公司

VSI：越南社會保險委員會

VWO：（新加坡）志願福利組織

WHO：世界衛生組織

WTO：世界貿易組織

YLL：壽命損失年

ZOZ：（波蘭）綜合的衛生管理組織

表格檢索

圖片檢索

LEARN 052

世界醫療制度

作　　者──孫曉明
主　　編──陳信宏
特約編輯──李玉霜
校　　對──王瓊苹
責任企畫──吳美瑤
美術設計──陳素蓁
繪　　圖──黃秋玲
內頁排版──極翔企業有限公司

編輯總監──蘇清霖
董 事 長──趙政岷
出 版 者──時報文化出版企業股份有限公司
　　　　　108019台北市和平西路三段240號3樓
　　　　　發行專線──（02）2306-6842
　　　　　讀者服務專線──0800-231-705
　　　　　（02）2304-7103
　　　　　讀者服務傳真──（02）2304-6858
　　　　　郵撥──19344724時報文化出版公司
　　　　　信箱──10899臺北華江橋郵局第99信箱
時報悅讀網──http://www.readingtimes.com.tw
電子郵件信箱──newlife@readingtimes.com.tw
時報出版愛讀者粉絲團──https://www.facebook.com/readingtimes.2
法律顧問──理律法律事務所　陳長文律師、李念祖律師
印　　刷──絃億印刷有限公司
初版一刷──2020年11月20日
定　　價──新臺幣1500元

時報文化出版公司成立於1975年，
並於1999年股票上櫃公開發行，於2008年脫離中時集團非屬旺中，
以「尊重智慧與創意的文化事業」為信念。

世界醫療制度 = World health systems / 孫曉明著. --
　　初版. -- 臺北市：時報文化，2020.11
　　面；　公分(Learn ; 52)

　　ISBN 978-957-13-8410-8 (精裝)

1.醫院行政管理 2.健康照護體系 3.醫療服務

419.2　　　　　　　　　　　　　　　　　　109015691

ISBN 978-957-13-8410-8

Printed in Taiwan